Rolak/Wiendl
Fragen und Antworten zur Neurologie

Bücher aus verwandten Sachgebieten

Riecker
Fragen und Antworten zur Inneren Medizin
2000. ISBN 3-456-83379-2

Hülshoff
Das Gehirn. Funktionen und Funktionseinbußen
2. Auflage 2000. ISBN 3-456-83433-0

WHO
Internationale Klassifikation neurologischer Erkrankungen. ICD-10, Kap. VI (G)
2001. ISBN 3-456-82188-3

Weitere Informationen über unsere Neuerscheinungen finden Sie im Internet unter:
http://verlag.hanshuber.com oder per E-Mail an: verlag@hanshuber.com.

Loren A. Rolak

Fragen und Antworten zur Neurologie

«Neurology Secrets»

Deutschsprachige Ausgabe übersetzt,
herausgegeben und ergänzt von Heinz Wiendl

Verlag Hans Huber
Bern · Göttingen · Toronto · Seattle

Die Deutsche Bibliothek – CIP-Einheitsaufnahme

Rolak, Loren A.:
Fragen und Antworten zur Neurologie = Neurology secrets / Loren A. Rolak. –
Dt.-sprachige Ausg., 1. Aufl. / übers., hrsg. und erg. von Heinz Wiendl. – Bern ; Göttingen ;
Toronto ; Seattle : Huber, 2001
  Einheitssacht.: Neurology secrets <dt.>
  ISBN 3-456-83398-9

Die Verfasser haben größte Mühe darauf verwandt, dass die therapeutischen Angaben insbesondere von Medikamenten, ihre Dosierungen und Applikationen dem jeweiligen Wissensstand bei der Fertigstellung des Werkes entsprechen. Da jedoch die Medizin als Wissenschaft ständig im Fluss ist, da menschliche Irrtümer und Druckfehler nie völlig auszuschließen sind, übernimmt der Verlag für derartige Angaben keine Gewähr. Jeder Anwender ist daher dringend aufgefordert, alle Angaben in eigener Verantwortung auf ihre Richtigkeit zu überprüfen.
Die Wiedergabe von Gebrauchsnamen, Handelsnamen oder Warenbezeichnungen in diesem Werk berechtigt auch ohne besondere Kennzeichnung nicht zu der Annahme, dass solche Namen im Sinne der Warenzeichen-Markenschutz-Gesetzgebung als frei zu betrachten wären und daher von jedermann benutzt werden dürfen.

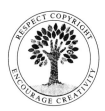

Dieses Werk, einschließlich aller seiner Teile, ist urheberrechtlich geschützt. Jede Verwertung außerhalb der engen Grenzen des Urheberrechtes ist ohne Zustimmung des Verlages unzulässig und strafbar. Das gilt insbesondere für Vervielfältigungen, Übersetzungen, Mikroverfilmungen sowie die Einspeicherung und Verarbeitung in elektronischen Systemen.

1. Auflage 2001
© 2001 by Verlag Hans Huber, Bern

Anregungen und Zuschriften an:
Verlag Hans Huber
Lektorat Medizin
Länggass-Strasse 76
CH-3000 Bern 9
Tel: 0041 (0)313004500
Fax: 0041 (0)313004593
E-Mail: verlag@hanshuber.com

Lektorat: Klaus Reinhardt
Herstellung: Daniel Berger
Gesamtherstellung: Kösel, Kempten
Printed in Germany

Inhaltsverzeichnis

Geleitwort IX

Vorwort XI

1. Klinische Neurowissenschaften 1
Dennis R. Mosier

Histologie und Blut-Hirn-Schranke 1
Nervenleitung 2
Synapsen 4
Neurotransmitter 6
Ionenkanäle 9
Neuronale Schädigungen und Zelltod 11
Molekularbiologie 13

2. Klinische Neuroanatomie 19
Sudhir S. Athni, Igor M. Cherches
und Brian Loftus

Embryologie 19
Muskel 20
Muskeleigenreflex und Fremdreflex 22
Plexus lumbosacralis und Innervation der
    unteren Extremität 26
Plexus brachialis und Innervation der oberen
    Extremität 29
Nervenwurzeln und Dermatome 32
Rückenmark: Anatomie 36
Sensibilität: Hinterstränge und
    Propriozeption 38
Sensibilität: Vorderseitenstränge 39
Kleinhirnseitenstrangbahnen 40
Motorik: Kortikospinale Bahnen 41
Motorik: sonstige Bahnen 41
Hirnstamm: Allgemeines 42
Hirnstamm: Hirnnerven allgemein 42
Hirnstamm: Mesenzephalon 44
Hirnstamm: Pons 46
Hirnstamm: Medulla 50
Hirnstamm: Atmung 52
Hirnstamm: Körpermotorik 54
Gleichgewichtsapparat 54
Gehörsystem 55
Augenbewegungen 59
Kleinhirn 60
Basalganglien 64
Thalamus und limbisches System 67
Geruch 69
Auge und Sehen 70
Gesichtsfelder 73
Kortex 74
Gefäßversorgung 77
Liquor- und Ventrikelsystem 81

**3. Grundzüge der neurologischen
Untersuchung** 85
Loren A. Rolak

4. Erkrankungen der Muskulatur 93
Yadollah Harati

Allgemeines 93
Diagnose und Differentialdiagnose 94
Metabolische Myopathien und Krampi 96
Periodische Lähmungen 100
Muskeldystrophien und kongenitale
    Myopathien 101
Inflammatorische Myopathien 105
Toxische Myopathien 107
Malignes Neuroleptika-Syndrom 108
Myoglobinurie und Rhabdomyolyse 108

5. Erkrankungen der neuromuskulären Synapse 111
Clifton L. Gooch und Tetsua Ashizawa

Anatomie und Physiologie der neuromuskulären Synapse 111
Myasthenia gravis 112
Lambert-Eaton-Syndrom (LES) 125
Andere Erkrankungen der neuromuskulären Synapse 128

6. Erkrankungen des peripheren Nervensystems 131
Yadollah Harati und Robert J. Kolimas

Allgemeines 131
Polyneuropathien 134
Schädigungen peripherer Nerven 141
Immunoneuropathien 142
Immunoneuropathien: akutes Guillain-Barré-Syndrom 145
Immunoneuropathien: chronische inflammatorische demyelinisierende Polyneuropathie (CIDP) 148

7. Nervenwurzelschädigungen und degenerative Wirbelsäulenerkrankungen 153
Steven B. Inbody

Wirbelsäule allgemein 153
Lumbale radikuläre Syndrome 156
Lumbale Spinalkanalstenose 158
Diagnostik der Lumbalgie/Lumboischialgie ... 160
Behandlung von Rückenschmerzen 163
Erkrankung der BWS 165
Erkrankungen der HWS 166

8. Erkrankungen des Rückenmarks ... 171
Richard M. Armstrong

Anatomie 171
Myelopathien 174
Spinale Syndrome 175
Spezielle Myelopathien 177
Motoneuronerkrankungen 182

9. Erkrankungen des Hirnstamms 187
Eugene C. Lai

Funktionelle Neuroanatomie und topische Diagnostik 187
Vaskuläre Erkrankungen des Hirnstamms 193
Vaskuläre Erkrankungen des Hirnstamms: «klassische» Hirnstammsyndrome 194
Andere Hirnstammsyndrome 199
Andere Hirnstammerkrankungen 202
Schwindel 204
Bewusstseinsstörungen 207

10. Erkrankungen des Kleinhirns 211
Eugene C. Lai

Funktionelle Neuroanatomie 211
Erkrankungen des Kleinhirns 217

11. Erkrankungen der Basalganglien und Bewegungsstörungen 227
Philip A. Hanna, Francisco Cardoso und Joseph Jankovic

Anatomie und Physiologie 227
Parkinson-Syndrom 230
Therapie des Parkinson-Syndroms 237
Progressive supranukleäre Blickparese 247
Multisystematrophien und kortikobasale Degeneration 250
Tremorsyndrome 251
Dystonien 257
Tics 264
Chorea 267
Medikamenten-induzierte Bewegungsstörungen 269
Andere Bewegungsstörungen 271

12. Erkrankungen des autonomen Nervensystems 277
Yadollah Harati

13. Multiple Sklerose und demyelinisierende Erkrankungen 301
Loren A. Rolak

Diagnose 304
Ätiologie der MS 308
Behandlung 310
Symptomatische Behandlung 311

14. Demenz 313
Rachelle S. Doody

Allgemeines 313
Alzheimer-Erkrankung 316
Vaskuläre Demenz 322
Subkortikale Demenz 324

15. Klinische Neuropsychologie 327
David B. Rosenfield

Aphasie 327
Alexie und Agraphie 334
Agnosie 335
Apraxie 337
Gedächtnis 338

16. Sprech- und Schluckstörungen ... 341
David B. Rosenfield

Dysarthrie und Dysarthrophonie 341
Dysphagie 346

17. Vaskuläre Erkrankungen 349
David Chiu und John P. Winikates

Pathophysiologie und Klinik des Schlag-
   anfalls 349
Diagnostik 355
Risikofaktoren 358
Therapie 360
Subarachnoidalblutung (SAB) 366
Hirnvenenthrombose 371

18. Neurologische Onkologie 375
Everton A. Edmondson

Neurologische Komplikationen von Tumor-
   erkrankungen 375
Primäre ZNS-Tumoren: Diagnose und
   Therapie 379
Hirn- und Rückenmarksmetastasen 391
Meningeosis carcinomatosa 394
Neurologische Komplikationen der Tumor-
   therapie 395

19. Schmerz und Schmerzsyndrome .. 399
Steven B. Inbody

Klassifikation und Charakteristika von
   Schmerzen 399
Myofasziales Schmerzsyndrom und
   Fibromyalgie-Syndrom 402
Sympathische Reflexdystrophie (SRD) ... 404
Neuropathische Schmerzsyndrome 407
Gesichtsschmerzen 410
Prinzipien der Schmerztherapie 413
Tumorschmerzen 417

20. Kopfschmerzen 421
Howard S. Derman

Allgemeines 421
Migräne 424
Clusterkopfschmerz und chronisch
   paroxysmale Hemikranie 429
Spannungskopfschmerzen 432
Medikamenten-induzierter Dauerkopf-
   schmerz 433
Postpunktionskopfschmerz 433
Postkoitaler Kopfschmerz 434
Kopfschmerzen bei Hirntumoren oder intra-
   kraniellen Raumforderungen 434
Pseudotumor cerebri 435
Arteriitis temporalis 436

21. Epilepsien und Anfallssyndrome .. 439
Paul A. Rutecki

Definition und Klassifikation 439
Ätiopathogenese und Pathophysiologie .. 447
Diagnostik und Differentialdiagnostik . 450
Therapie 453
Status epilepticus 462
Epilepsiechirurgie 464
Epilepsie und Fahrtauglichkeit 465

22. Schlafstörungen 467
James D. Frost

23. Neurologische Komplikationen von systemischen Erkrankungen 479
R. Glenn Smith und Loren A. Rolak

Herzkrankheiten 479
Gastroenterologische Krankheitsbilder 480
Lebererkrankungen 482
Nierenkrankheiten 485
Lungenkrankheiten 486
Hämatologische Erkrankungen 487
Endokrine Erkrankungen 489
Wasser- und Elektrolythaushalt 492
Rheumatologische Erkrankungen 494
Vaskulitiden 495
Schwangerschaft und Sexualstörungen 499

24. Infektiöse Erkrankungen des Nervensystems 503
Maria E. Carlini und Richard L. Harris

Bakterielle Infektionen 503
Bakterielle Toxine 510
Spirocheteninfektionen 511
Pilz-, Parasiten- und andere Infektionen 514
Prionerkrankungen 516
Virusinfektionen 519
HIV-Infektion und AIDS 523

25. Neuropädiatrie 527
Angus A. Wilfong

Pränatale Erkrankungen, Entwicklungsstörungen und Fehlbildungen des Gehirns und Rückenmarks 527
Metabolische und neurodegenerative Erkrankungen 532
Neurokutane Syndrome (Phakomatosen) 535
Krampfanfälle und andere paroxysmale Erkrankungen 537
Andere Störungen kognitiver Leistungen 538

26. Elektroenzephalographie (EEG) ... 541
Richard A. Hrachovy

27. Elektromyographie (EMG) und Elektroneurographie (ENG) 557
James M. Killian

28. Neuroradiologie 563
Loren A. Rolak

29. Neurologische Notfälle 565
Loren A. Rolak

30. Neurologische Geschichten und Geschichte 567
Loren A. Rolak

Sachregister 579

Geleitwort

Die Neurologie gehört zu den blühendsten Fächern der Medizin, damit aber wird sie auch komplexer und komplizierter. Das existierende Wissen ist äußerst umfänglich, nach seinen Quellen verstreut, doch über die modernen informationstechnischen Suchsysteme zur Hand. Aber wie soll man sich rasch orientieren, um die im klinischen Alltag richtigen Fragen zu stellen und wie soll man angesichts der Fülle der Information die Übersicht behalten?

Die in der medizinischen Ausbildung der angloamerikanischen Länder mehr als hier praktizierte Umsetzung des sokratischen Ansatzes der Wissensaneignung über das Stellen der richtigen Fragen hat in einer dort sehr bekannten Buchserie («Secrets of...») seine Entsprechung gefunden. Eine Gruppe von amerikanischen Neurologen am Baylor College of Medicine haben unter Führung von Loren Rolak in sehr pragmatischem Zugang ein dem modernen Stil zu lernen entsprechendes handliches Kompendium des neurologischen Fachgebietes geschaffen, das zunächst für den Hausgebrauch konzipiert, dort sehr erfolgreich ist und vor allem von jungen Ärzten genutzt wird. Es werden Antworten zu vielen ärztlichen Fragen gegeben, deren didaktische Aufbereitung die Besonderheit dieses Buches ist. Unter den deutschen, in der Regel ja sehr systematischen Lehrbüchern, findet sich nichts Ähnliches.

Heinz Wiendl war diesem Buch schon als Student begegnet und hat es seither begeistert genutzt. Er wollte das gelungene didaktische Konzept in eine der deutschsprachigen Neurologie angepasste Form transferieren und hat das Werk übersetzt, bearbeitet und ergänzt. Der vorliegende Band bietet stichwortartig eine große Fülle von Wissen in komprimiertester und systematisch aufbereiteter Form, angereichert durch viele anatomische Skizzen, differentialdiagnostische Tabellen, Klassifikationen oder veranschaulichende Bildbeispiele. Selbst der Erfahrene kann dieses Buch mit großem Gewinn zu Rate ziehen, nicht als vertieften Text und nicht wegen der Vollständigkeit seiner Darstellung, sondern als reiches Instrument der Qualitätskontrolle etwa bei differential-diagnostischen Überlegungen. Der weniger Erfahrene findet hier Antworten auf viele neurologische Alltagsfragen und kann es hervorragend als Arbeits- und Nachschlagebuch sowie für Prüfungsvorbereitungen nutzen.

Ich bin sicher, dass die «Fragen und Antworten» auch den Neurologen in unserem Land weithin hilfreich sein sollten.

Tübingen, im Oktober 2000
J. Dichgans

Vorwort

Als ich vor einigen Jahren während meines Praktischen Jahres beim Stöbern im «book store» der Duke University auf die «Neurology Secrets» stieß, war ich von dem Konzept dieser Darstellung des neurologischen Fachgebietes im Frage-Antwort-Stil zunächst selbst überrascht. Ich ergriff die Chance und suchte nach Antworten auf Fragen, die mir während des Lernens und bei der praktischen Arbeit selbst schon durch den Kopf geschossen waren oder bei Visiten und Prüfungen zur Diskussion standen: «Welche Polyneuropathien beginnen eher proximal als distal, warum ist das Ausfallsmuster bei zentralen Trigeminusschädigungen eigentlich zwiebelschalenförmig, warum ist der Thymus für die Myasthenia gravis immunpathogenetisch entscheidend, wie häufig sind Kopfschmerzen Symptom eines Hirntumors…?» In der Tat waren eine Menge solcher Informationen enthalten. Das Buch wurde für mich zu einem hilfreichen Kompendium und ich beschloss daher später, dieses gelungene Konzept für den deutschsprachigen Markt zu bearbeiten.

Die Absicht war es, ein Werkzeug anzubieten, welches die Neurologie zusammen mit ihren Grenzgebieten abdeckt und dabei das Prinzip verwendet, über Fragen – zusätzlich zur Stoffvermittlung – Probleme und Fakten zu klären oder zu erklären, die in klassischen Lehrbüchern oft nicht, oder nur durch Querlesen aufzufinden sind. Es sollte darüber hinaus der Vorbereitung für Prüfungen dienen und dem Leser im klinischen Alltag den zeitraubenden Zugriff zu speziellen Lehrbüchern oder Fachzeitschriften ersparen.

Das vorliegende Buch eignet sich demnach als Lern-, Arbeits- und Nachschlagebuch, will und kann dabei aber kein klassisches Lehrbuch oder bei speziellen Fragen die Lektüre der Fachliteratur ersetzen. Bei der inhaltlichen Darstellung wurde ein Mittelweg zwischen allzu groben Vereinfachungen und unnötiger Komplexität angestrebt. Da gerade auch seltenere neurologische Krankheitsbilder viel zum pathobiologischen und genetischen Verständnis beitragen, wird auf die Besprechung solcher «Exoten» nicht verzichtet (zudem sind sie in Prüfungen manchmal sehr beliebt!). Die deutsche Ausgabe wurde neben den notwendigen Aktualisierungen und Adaptierungen an hiesige Verhältnisse auch inhaltlich komplettiert. Fehlende Krankheitsbilder wurden hinzugefügt, insgesamt ätiologische, pathophysiologische oder molekulargenetische Aspekte vertieft und ergänzt. Die Therapie der Erkrankungen ist – soweit sinnvoll – möglichst exakt genannt. Der rote Faden ist die detaillierte Darstellung der neuroanatomischen Grundlagen, die zusammengefasst auch in einem eigenen Kapitel besprochen sind. Eine Reihe von Abbildungen, Definitionen und Tabellen wurden neu eingeführt. Sie sollen zur besseren Übersicht beitragen, das Nachschlagen erleichtern und dem Leser differentialdiagnostische Denkschemen und klassifikatorische Strukturen mitgeben.

Am Beginn des Buches stehen 2 Kapitel, die die wichtigen Aspekte der «Klinischen Neurowissenschaften» und der «Klinischen Neuroanatomie» behandeln. Nach den Grundzügen der neurologischen Untersuchung folgen die Kapitel zu den neurologischen Erkrankungen. Sie sind zunächst nach primär anatomischen Gesichtspunkten unterteilt. Es wird begonnen mit der einfacher aufgebauten Peripherie (Muskel, neuromuskuläre Synapse, peripheres Nervensystem) und geht dann schrittweise zu der Komplexität der «zentralen» Neurologie mit Störungen des Rückenmarks und des Gehirns vor. Themenkomplexe zu übergreifenden Gebieten wie Epilepsien, Infektionen, Klinische Neuropsychologie etc. werden in der Folge besprochen. Die interdisziplinären neurologischen Erkrankungen werden in eigenen Kapiteln abgehandelt (Neurologische Onkologie, Schlafstörungen, Schmerz, Neuropädiatrie und neurologische Komplikationen von systemischen Erkrankungen). Das klinische Spektrum und die Aussagekraft elektrophysiologischer Techniken (EEG und EMG/ENG) werden mit Abbildungsbeispielen ebenfalls in eigenen Kapiteln dargestellt. Ein kleiner Streifzug durch die neurologische Geschichte bildet den Abschluss.

Am Ende der jeweiligen Kapitel finden sich auch Hinweise auf weiterführende Literatur zu den entsprechenden Themenkomplexen, (sowohl angloamerikanische als auch deutsche), die neben der aktuellen Literatur als Standardwerke bei tiefergehenden Fragen zu Rate gezogen werden können.

Möge das Buch als Wegbegleiter in der neurologischen Ausbildung seine Leser finden.

Tübingen, Oktober 2000
Heinz Wiendl

Danksagung

Frau Dr. Barbara Schmid bin ich für die wertvolle Mithilfe bei den Themen zur Elektrophysiologie und der Korrektur vieler Kapitel sehr dankbar. Herrn Dr. Martin Schmid bin ich für die Bearbeitung des Kapitels zu den neurologischen Komplikationen von systemischen Erkrankungen und für die wichtigen Anmerkungen zum Kapitel Schlaf und Schlafstörungen herzlichst verbunden. Mein Dank für die Durchsicht einzelner Kapitel sowie die Verbesserungsvorschläge und Anregungen gilt Lucienne Kirstein, Dr. Oliver Neuhaus, Dr. Martin Kerschensteiner, Dr. Thomas Misgeld und Dr. Thomas Neuhardt. Stellvertretend für den Verlag Hans Huber danke ich Herrn Dr. Reinhardt für die Möglichkeit zur Umsetzung dieses Projektes und die ständige Unterstützung.

1. Klinische Neurowissenschaften

Dennis R. Mosier

1. Warum ist es wichtig, die molekularen und zellulären Grundlagen normaler und pathologischer Funktionen des Nervensystems zu verstehen?

Das komplexe und schwer überschaubare Gebiet der Neurowissenschaften mag dem Laien und vielleicht auch dem praktisch tätigen Arzt manchmal wie die Karrikatur in der **Abbildung 1.1** (S. 3) erscheinen. Ein Verständnis der molekularen und zellulären Prinzipien des Nervensystems ist jedoch für folgende Punkte wichtig:

1. Erweiterung der diagnostischen Möglichkeiten und der Behandlungsoptionen.
2. Kompetentere Auswahl diagnostischer Tests und Interpretation von Testergebnissen.
3. Möglichkeit, Medikamentennebenwirkungen und -interaktionen vorherzusagen.
4. Auswahl der optimalen Medikamente.
5. Kritisches Verständnis für neue pathogenetische Konzepte und Therapiestrategien.
6. Verständnis für den rationellen Hintergrund aktueller klinischer Studien.
7. Hintergrundwissen als Basis zur Kommunikation mit Patienten und deren Angehörigen.

2. Welche zellulären Veränderungen können direkt zu neurologischen Symptomen führen?

Eine (unvollständige) Liste ist hier aufgeführt:

1. Veränderte Volumenregulation (z. B. zytotoxisches Ödem),
2. Anatomische Alterationen, wie
   a) Neuronenverlust (z. B. Vorderhorndegenerationen),
   b) Axonverlust (z. B. toxische Polyneuropathie),
   c) Verluste synaptischer Verbindungen (z. B. bei Demenzen),
   d) falsche synaptische Verbindungen (z. B. falsches Aussprossen nach Nervenschädigung).
3. Deafferentierung (z. B. Rezeptorenverlust in sensiblen oder sensorischen Endorganen),
4. Veränderte Erregbarkeit von Zellmembranen (z. B. bei Elektrolytstörungen),
5. Versagen der Nervenleitung («Leitungsblock»),
6. Krankhafte synaptische Funktionen (z. B. Ionenkanalerkrankungen, blockierende Antikörper),
7. Gestörtes Zusammenspiel zwischen Muskelerregung und Kontraktion.

Histologie und Blut-Hirn-Schranke

3. Beschreiben Sie die Haupttypen von Gliazellen im ZNS und ihre Bedeutung für neurologische Erkrankungen

1. Astrozyten: Große Gliazellen, die die extrazelluläre Kaliumkonzentration (Na^+/K^+-Gradienten) stabilisieren und durch spezifische Mechanismen der zellulären Aufnahme die Anhäufung extrazellulären Glutamats limitieren. Als eine Folge verschiedenartiger ZNS-Schädigungen kommt es zur Proliferation von Astrozyten; diese schütten neuronale Wachstumsfaktoren (z. B. NGF, «nerve growth factor») aus oder formen eine Barriere gegen die Ausbreitung von Infektionen.
2. Oligodendrozyten: Myelin-bildende Gliazellen; Myelinantigene können das Ziel autoimmuner Angriffe bei der Multiplen Sklerose sein.
3. Ependymzellen: Neuroepitheliale Zellen, die das Ventrikelsystem, die choroidalen Plexus und den Zentralkanal des Rückenmarks auskleiden.

4. **Mikrogliazellen:** Ortsständige mononukleäre phagozytierende Zellen, die bei degenerativen und demyelinisierenden Erkrankungen sowie bei akuten ZNS-Schädigungen aktiviert werden. Sie bilden eine Vielzahl von Zytokinen (zur Regulierung entzündlicher Ereignisse), präsentieren Antigene für T-Zellen oder sezernieren eine Reihe von zytotoxischen Faktoren (z. B. freie Radikale, Stickoxid, niedermolekulare Neurotoxine). Bei vielen ZNS-Erkrankungen können also aktivierte Mikrogliazellen zu neuronalen Schädigungen führen oder sie verschlimmern und stellen somit ein mögliches Ziel therapeutischer Interventionen dar.

4. Was ist die Blut-Hirn-Schranke und welche Bestandteile hat sie?

Die Blut-Hirn-Schranke (BHS) ist keine einzelne Barriere, sondern besteht aus mehreren Komponenten. Sie dient der Kontrolle des Eintritts von Substanzen aus dem Blut in das Gehirn:
1. **Endothelzellen der Kapillaren,** die durch «tight junctions» (Zonulae occludentes) verbunden sind und über spezielle Mechanismen für die Aufnahme bestimmter metabolischer Substrate (z. B. Glukose, Aminosäuren) verfügen,
2. eine **Basalmembran,** die zwischen Endothelien und benachbarten Zellen liegt,
3. **perikapilläre Astrozyten,** die mit ihren zellulären Endfüßchen an die Kapillaren grenzen.

Ein ähnliches System existiert für das Epithel der Plexus choroidei (**Blut-Liquor-Schranke**). Schließlich existiert noch die **Hirn-Liquor-Schranke,** welche hauptsächlich durch die Ependymzellen gebildet wird. Analog zur BHS gibt es im peripheren Nervensystem die Blut-Nerven-Schranke (BNS).

5. In welchen Hirnregionen fehlt eine funktionelle Blut-Hirn-Schranke?

In einigen Regionen des Gehirns, bestimmten Mittellinienstrukturen nahe an den Ventrikelräumen, fehlt eine funktionierende Blut-Hirn-Schranke. Sie werden **zirkumventrikuläre Organe** genannt und umfassen die Area postrema, das Organum vasculosum der Lamina terminalis, das subfornikale und subkommissurale Organ, die Eminentia mediana des Hypothalamus und die Neurohypophyse.

6. Welche pathologischen Zustände führen zu einer erhöhten Durchlässigkeit der Blut-Hirn-Schranke?
1. Entzündung (z. B. durch Infektion oder autoimmune Prozesse),
2. Osmotische Schädigung,
3. Maligne Hypertension,
4. Neovaskularisation (z. B. bei Tumoren),
5. Zerebrale Ischämie und Reperfusion,
6. Epileptische Anfälle (Regionen mit Krampfaktivität).

Eine verstärkte Kontrastmittelaufnahme bei bildgebenden Verfahren («contrast enhancement») oder die akute Erhöhung von Liquorproteinen weisen oftmals eine erhöhte Durchlässigkeit der Blut-Hirn-Schranke nach. Ein vasogenes Ödem, unphysiologische Anreicherungen von Antibiotika oder Medikamenten sowie der mögliche Eintritt potentiell toxischer Substanzen aus der Blutzirkulation ins ZNS können als Folgen einer gestörten Blut-Hirn-Schranken- oder Blut-Liquor-Schrankenfunktion auftreten.

Nervenleitung

7. Was ist das Nernst-Potential?

Das Nernst-Potential ist das Gleichgewichtspotential für eine bestimmte Ionenart. Es ist das Membranpotential, bei dem die elektrische Kraft, die aus der Potentialdifferenz resultiert, ebenso groß ist wie die chemische Triebkraft, die aus dem Ionengradienten resultiert, ihr aber genau entgegengerichtet ist, so dass keine Nettoladungsbewegung stattfindet.

Das Gleichgewichtspotential (E) lässt sich für jede Ionenart anhand der **Nernst-Gleichung** berechnen: $E_{Ion} = (RT/zF) \ln ([Ion]_a/[Ion]_i)$

$[Ion]_a$ ist die Konzentration eines gegebenen Ions außerhalb der Zellmembran, $[Ion]_i$ die Konzentration desselben Ions intrazellulär. Der Faktor RT/zF ist temperaturabhängig (T) und besteht im übrigen aus bekannten Naturkonstanten. Für monovalente Kationen wie Kalium (K^+) ist bei Raumtemperatur RT/zF etwa +25 mV. Das Ruhemembranpotential bei Neuronen hängt hauptsächlich vom K^+-Kon-

Abbildung 1.1: Die Gehirnforschung – eine Karrikatur ▷

1. Klinische Neurowissenschaften

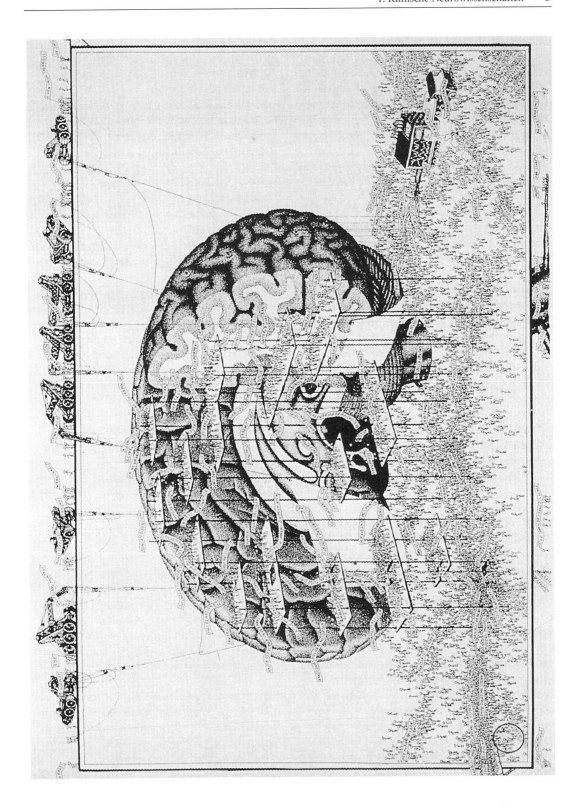

zentrationsgradienten ab; auch andere Ionen wie Natrium (Na⁺) oder Chlorid (Cl⁻) tragen in geringerem Ausmaß bei. Deswegen führen selbst kleine Veränderungen in der extrazellulären Kaliumkonzentration zu deutlichen Veränderungen des Membranpotentials.

8. Was ist ein Aktionspotential?

Nach klassischer Definition ist ein Aktionspotential eine kurzfristige, gerichtete «Alles-oder-Nichts-Depolarisation» eines Nerven. In Axonen wird die Anstiegssphase (Depolarisierung) durch die Aktivierung von spannungsgesteuerten Natriumkanälen eingeleitet, was die Membran in Richtung des Nernst-Potentials für Natrium depolarisiert. Die Repolarisierung der Membran wird durch zwei Prozesse beeinflusst: Zum einen die spannungsabhängige Inaktivierung der Natriumströme und zum anderen die spannungsabhängige Aktivierung der Kaliumströme, die das Membranpotential in Richtung des Nernst-Potentials für Kalium hyperpolarisieren. In vielen Axonen folgt dem Aktionspotential ein Hyperpolarisationspotential, das durch einen oder mehrere Arten von Kaliumkanälen bewirkt wird. Solange die Mehrzahl der Natriumkanäle inaktiviert ist, kann kein neues Aktionspotential eingeleitet werden, unabhängig von der Intensität des Reizstroms (**absolute Refraktärzeit**). Erholen sich im Anschluss an das absolute Refraktärstadium die Natrium- und Kaliumleitfähigkeiten wieder, so kann ein Aktionspotential mit sehr starker Stimulation ausgelöst werden (**relative Refraktärzeit**).

9. Was ist eine saltatorische Erregungsleitung?

Bei **markhaltigen (myelinisierten) Nervenfasern** werden die für das Aktionspotential notwendigen Ionenströme jeweils von einem zum nächsten **Ranvier-Schnürring** weitergeleitet. Die Fortleitung des Nervenaktionspotentials geschieht durch die **Aktivierung der spannungsgesteuerten Natriumkanäle in der exponierten Axonmembran an jedem Schnürring** (gewöhnlich alle 1 bis 2 mm), wo ein depolarisierender Strom erzeugt wird. Das «Springen» (lat. saltare = springen) der Impulse von Knoten zu Knoten, das die Leitungsgeschwindigkeit stark erhöht, wird saltatorische Erregungsleitung genannt.

Synapsen

10. Wie werden Signale durch chemische Synapsen übertragen?

Die neuromuskuläre Synapse ist die am besten erforschte exzitatorische **chemische Synapse** (neben chemischen Synapsen existieren übrigens noch **elektrische Synapsen**, die «gap junctions»).

Folgende Ereignisse laufen dabei ab:
1. **Depolarisierung der präsynaptischen Endigungen des Motoneurons durch ein ankommendes Aktionspotential**,
2. **Aktivierung von spannungsabhängigen Kalziumkanälen** (VGCC, «voltage-gated calcium channels»),
3. **Eintritt von Kalzium** (Ca^{2+}), das lokal die Kalziumkonzentration in den Nervenendigungen erhöht,
4. Synchronisierte, «gequantelte» Freisetzung von Neurotransmittern aus der präsynaptischen Endigung (als «gequantelt» beschreibt man die Übertragung an einer chemischen Synapse durch Freisetzung von Transmitter«quanten» = Einheiten; jedes Transmitter«quant» besteht aus rund 5000 Transmittermolekülen, die aus einem einzigen präsynaptischen Vesikel durch Exozytose freigesetzt werden),
5. **Diffusion des Neurotransmitters in den synaptischen Spalt** (dieser ist in der Regel 20 bis 40 nm breit),
6. Bindung der Neurotransmitter an spezifische Rezeptoren der postsynaptischen Membran,
7. Rezeptorvermittelte Aktivierung von Ionenkanälen, die ein exzitatorisches postsynaptisches Potential auslösen (bei der neuromuskulären Synapse Endplattenpotential genannt),
8. Initiation eines Aktionspotentials an der postsynaptischen Zelle, sobald das postsynaptische Potential die Aktivierungsschwelle der postsynaptischen Natriumkanäle erreicht.

Bei der neuromuskulären Synapse wird der Transmitter Acetycholin (ACh) durch das Enzym Acetylcholinesterase (AChE) rasch inaktiviert (hydrolytische Spaltung in Cholin und Acetat).

Bei den meisten inhibitorischen Synapsen ist das postsynaptische Potential hyperpolarisierend. Dieses Potential macht es für exzitatorische Potentiale an der postsynaptischen Zelle schwieriger, die Schwelle für die Auslösung eines Aktionspotentials zu erreichen. Die Bindung des Neurotransmitters an den Rezeptor kann bei einigen Synapsen neben den Veränderungen für die Ionenleitfähigkeit die Aktivierung von Second-Messenger-Signalen auslösen.

11. Nennen Sie einige synaptische vesikelassoziierte Proteine. Was ist ihre Bedeutung für neurologische Erkrankungen?

Synaptische Vesikel sind membranumhüllte subzelluläre Organellen, in denen Transmitter gespeichert werden. Verschiedene vesikelassoziierte Proteine sind bekannt, die möglicherweise beim Transport der Vesikel, beim Andocken und bei der Freisetzung der Transmitter eine Rolle spielen (**Tab. 1.1**).

12. Können sich Synapsen verändern?

Synapsen sind keine statischen Strukturen: Veränderungen der Nervenzellfortsätze (z. B. Aussprossen = «sprouting» und Bildung neuer Synapsen sowie Zurückbildung und Retraktion synaptischer Verbindungen) oder Veränderungen in der Effizienz synaptischer Verbindungen (z. B. synaptische Verstärkung = «facilitation», Potenzierung, funktionelle Depression) führen zur ständigen Modifizierung. Dieses Phänomen wird **synaptische Plastizität** genannt und tritt an zentralen wie peripheren Synapsen auf.

13. Beschreiben Sie kurz die zellulären Prozesse, die dem Lernen und dem Gedächtnis zugrunde liegen

Die meisten Modelle postulieren als wichtigste biologische Grundlage für Lernen und Gedächtnis die Veränderungen synaptischer Funktionen:
1. **Langzeitpotenzierung** (LTP, «long term potentiation»): Einige Stunden oder Tage anhaltende Zunahme der Amplitude einer synaptischen Antwort nach Stimulation. LTP kann durch eine schwache, aber zeitlich zusammenhängende Stimulation verschiedener «input»-Wege zu demselben postsynaptischen Neuron ausgelöst werden (assoziative Langzeitpotenzierung), was dem Verhaltensphänomen der klassischen Konditionierung gleicht. Zur Auslösung einer Langzeitpotenzierung scheint die postsynaptische Erhöhung von Kalzium notwendig, was wahrscheinlich über Ca^{2+}-permeable Glutamatrezeptoren bewirkt wird. Ob prä- oder postsynaptische Veränderungen zur LTP führen, ist allerdings nicht vollständig geklärt.
2. **Langzeithabituation** (LTD, «long term depression»): Eine zeitlich andauernde Stimulation kann zur Langzeitreduktion der Synapseneffizienz führen, das zelluläre Pendant zum Verhaltensphänomen der Habituation.

Langzeitveränderungen der Synapsenfunktion liegen nicht nur physiologischen Prozessen wie Lernen oder Gedächtnis zugrunde, sondern sind z. B. auch bedeutend bei der Entstehung von chronischen Schmerzsyndromen oder beim Heilungsprozess nach ZNS-Schädigungen.

Tabelle 1.1: Vesikelassoziierte Proteine

Vesikelassoziiertes Protein	Bedeutung
Synaptophysin	Marker für die neuronale Differenzierung von Tumoren Marker für die Identifizierung von Synapsen (z. B. bei der Quantifizierung von Synapsen in Demenzstudien)
Synaptobrevin («vesicle associated membrane protein»)	Spaltung durch Tetanustoxin und Botulinustoxin B, D, F, G
SNAP-25 («soluble NSF attachment protein»)	Spaltung durch Botulinustoxin A und E
Syntaxin	Spaltung durch Botulinustoxin C1
Synaptotagmin (P65)	mutmaßlicher Ca^{2+}-Sensor zur Transmitterfreisetzung
VMAT 1,2 («vesicular monoamine transporters»)	Aufnahme von Monoaminen in synaptische Vesikel; Inhibition durch Reserpin

Sudhof TC: The synaptic vesicle cycle: A cascade of protein-protein interactions. Nature 375:645, 1995

Neurotransmitter

14. Wann bezeichnet man eine chemische Substanz als Neurotransmitter?

Klassischerweise sollte eine gegebene Substanz folgende vier Kriterien erfüllen, um als Neurotransmitter bezeichnet zu werden:
1. Sie wird in Neuronen synthetisiert,
2. Sie liegt in der präsynaptischen Endigung vor und wird in genügend großer Menge freigesetzt, um eine bestimmte Wirkung am postsynaptischen Neuron oder Effektororgan hervorzurufen,
3. Wird die Substanz in entsprechender Konzentration exogen verabreicht, ahmt sie die Wirkung eines endogen freigesetzten Transmitters exakt nach (d. h. sie aktiviert in der postsynaptischen Zelle die gleichen Ionenkanäle oder Second-Messenger-Systeme),
4. Es gibt einen spezifischen lokalen Inaktivierungsmechanismus, um die Substanz vom Wirkungsort (dem synaptischen Spalt) zu entfernen (z. B. enzymatischer Abbau, Aufnahme in die Nervenendigungen oder durch Gliazellen).

15. Was ist das Dale-Prinzip? Welche Ausnahmen gibt es?

Das Dale-Prinzip – in seiner Modifikation durch J. C. Eccles – besagt, dass jedes Neuron stoffwechselmäßig eine Einheit darstellt und daher an allen seinen präsynaptischen Endigungen den gleichen Transmitter freisetzt. Ein spinales Motoneuron beispielsweise enthält und setzt denselben Neurotransmitter (Acetylcholin) frei, was wiederum denselben Effekt, nämlich eine Exzitation, an beiden Nervenendigungen bewirkt (an der neuromuskulären Synapse und an den rückläufigen Kollateralsynapsen zu den Renshaw-Zellen). Diese hilfreiche Verallgemeinerung erlaubt die Einteilung der Neurone nach ihren hauptsächlichen Transmittern oder Funktionen (z. B. ein glutamaterges exzitatorisches Neuron oder ein cholinerges inhibitorisches Neuron).

Es gibt Ausnahmen bzw. Einschränkungen dieser Regel:
1. Einige Neuronen können mehr als einen Transmitter enthalten und freisetzen, sowie neuromodulatorische Peptide oder nichtpeptidische Substanzen aus derselben Nervenendigung absondern.
2. Abhängig von vorangegangenen Stimulationen kann ein und dieselbe Nervenendigung zu unterschiedlichen Zeitpunkten verschiedene Mengen von Neurotransmittern oder neuromodulatorischen Substanzen freisetzen.
3. Ein Transmitter, der von einem einzelnen Neuron freigesetzt wird, kann an verschiedenen Synapsen unterschiedliche Effekte bewirken.

16. Wo kommt der Neurotransmitter Acetylcholin vor und welche Funktionen hat er?

An **peripheren Synapsen** kommt Acetylcholin (ACh) als hauptsächlicher Neurotransmitter in folgenden Nervenzellen vor:
1. Motoneurone der quergestreiften Skelettmuskulatur,
2. Präganglionäre autonome Neurone für die Innervation von vegetativen Ganglien,
3. Postganglionäre parasympathische Neurone,
4. Schweißsekretionsfasern des Sympathikus.

Die Funktionen **zentraler cholinerger Synapsen** und die entsprechenden Rezeptorsubtypen sind im Allgemeinen schlechter definiert als die der peripheren Synapsen.

Zentrale cholinerge Leitungswege oder Kernstrukturen sind:
1. Tractus olivocochlearis (efferente Regulation von Gehörimpulsen),
2. Pontine Kerngruppen (Nuclei pontis; Modulation von Schlafstadien, Verbindung Großhirn zum Kleinhirn),
3. Septohippocampale Projektionsfasern (Regulation des sogenannten hippokampalen *theta*-Rhythmus, der zu den Prozessen der Lern- und Gedächtnisfunktion gehört),
4. Projektionsfasern aus den basalen Vorderhirnkernen zum Neocortex (v. a. vom Nucl. basalis Meynert; dieser scheint bei den frühen Stadien der Alzheimer-Erkrankung beteiligt zu sein),
5. Lokale Interneurone des Striatums (Regulation der Motorik).

17. Beschreiben Sie die beiden Haupttypen des Acetylcholin-Rezeptors (AchR)

1. Nikotinische Acetylcholin-Rezeptoren (nAChR): kommen an der neuromuskulären Endplatte, in

autonomen Ganglien und im Gehirn vor (Rezeptorfamilie der nAChR). Der nAChR der neuromuskulären Endplatte funktioniert nach Aktivierung durch Acetylcholin (ACh) als nichtselektiver Kationenkanal (**ionotroper Rezeptortyp**).
2. **Muskarinischer Acetylcholin-Rezeptor** (mAChR): kommt an parasympathischen Nervenendigungen und im Gehirn vor. Die mAChR bewirken eine G-Protein-gekoppelte Aktivierung von Second-Messenger-Systemen (**metabotroper Rezeptortyp**).
Beide Typen von AchR können sowohl präsynaptisch als auch postsynaptisch lokalisiert sein.

18. Welches ist der wichtigste exzitatorische Transmitter im ZNS? Über welche Mechanismen wirkt er?

Der exzitatorische Neurotransmitter **Glutamat** (eine Aminosäure) wird durch Transaminierung aus α-Ketoglutarat sowie durch das Enzym Glutaminase aus Glutamin synthetisiert. Glutamat kann nach Freisetzung aus der präsynaptischen Nervenendigung mit einigen Rezeptoren interagieren. Sie werden in **NMDA-Rezeptoren** (1) und **non-NMDA-Rezeptoren** (2 bis 4) unterteilt:
1. NMDA (*N*-Methyl-*D*-aspartat)-Rezeptoren,
2. AMPA (α-Amino-3-hydroxy-5-methyl-4-isoxazole)-Rezeptoren,
3. Kainat-Rezeptoren,
4. metabotrope Glutamat-Rezeptoren.

Die NMDA- und einige der non-NMDA-Rezeptoren sind Kationenkanäle mit Permeabilität für Kalzium sowie monovalente Kationen (K^+, Na^+). Diese Rezeptoren sind wahrscheinlich maßgeblich beteiligt bei Kalzium-abhängigen Prozessen, die dem Lernen und dem Gedächtnis zugrunde liegen. Bei exzessiver Stimulation dieser Rezeptoren kann es zu neuronalen Schäden kommen (siehe Exzitotoxizitätshypothese Frage 31).

19. Was ist GABA? Wie wirkt es?

GABA (γ-**Aminobuttersäure**) ist ein Neurotransmitter, der aus Glutamat über das Enzym Glutamat-Decarboxylase (GAD) gebildet wird. Nach Freisetzung in den synaptischen Spalt wird die Wirkung durch die Aufnahme des Transmitters über einen spezifischen GABA-Transporter beendet. GABA wird durch eine GABA-Transaminase zu Succinat-Semialdehyd metabolisiert. Es gibt zwei Rezeptoren für die γ-Aminobuttersäure, **$GABA_A$**- und **$GABA_B$-Rezeptoren**. Der $GABA_A$-Rezeptor (häufigster GABA-Rezeptor) ist ein ionotroper Rezeptor, der für Cl^--Ionen permeabel ist. Der $GABA_B$-Rezeptor ist metabotrop und aktiviert eine Second-Messenger-Kaskade, die ihrerseits einen K^+-Kanal aktiviert. Insgesamt werden hemmende (inhibitorische) Effekte ausgelöst. Viele Medikamente greifen in das GABA-System ein. Barbiturate und Benzodiazepine modulieren $GABA_A$-Rezeptoren, Baclofen ist ein Agonist für $GABA_B$-Rezeptoren; Vigatrabin (γ-Vinyl-GABA), ein effizientes Antikonvulsivum, hemmt die GABA-Transaminase.

Bei den einigen Patienten mit Stiff-Man-Syndrom (Moersch-Woltman-Syndrom), einer Erkrankung, die durch eine ständige, unkontrollierbare Muskelaktivität und Muskelsteifheit gekennzeichnet ist, finden sich **anti-Glutamat-Decarboxylase-Antikörper** (GAD-Ak).

20. Beschreiben Sie Synthese, Sekretionsmechanismus, Wirkung und Inaktivierung des Neurotransmitters Dopamin

1. Synthese der Katecholamine
   1. Tyrosin → L-Hydroxyphenylalanin (L-DOPA); Enzym: Tyrosin-Hydroxylase (TH),
   2. L-DOPA → Dopamin; Enzym: DOPA-Decarboxylase,
   3. Dopamin → Noradrenalin; Enzym: Dopamin-β-Hydroxylase (DBH),
   4. Noradrenalin → Adrenalin; Enzym: Phenylethanolamin-N-Methyltransferase (PNMT).

2. Sekretion

Dopamin wird normalerweise aus dem Zytoplasma durch sogenannte vesikuläre Monoamin-Transporter (VMAT) in die synaptischen Vesikel transportiert und dann exozytotisch freigesetzt. Unter bestimmten Umständen kann auch zytoplasmatisches Dopamin ohne Exozytose über bestimmte Aminosäuretransporter in der Plasmamembran sezerniert werden.

3. Wirkung

Fünf Typen von Dopamin-Rezeptoren (D1 bis D5) sind bekannt, wobei jeder einzelne ein bestimmtes pharmakologisches Profil sowie eine charakteristische neuroanatomische Verteilung besitzt. D1-artige Rezeptoren (D1 und D5) wurden ursprünglich als Dopamin-Rezeptoren identifiziert. Die Signaltransduktion über G-Proteine führt dabei zur Aktivierung der Adenylat-Cyclase. Im Gegensatz dazu hemmen die D2-artigen Rezeptoren (D2A, D2B, D3, D4) die Adenylat-Cyclase über Pertussistoxin-sensitive G-Proteine. In neueren Studien wurde gezeigt, dass Dopamin-Rezeptoren die verschiedenartigsten Second-Messenger-Systeme aktivieren können (siehe dazu Kapitel 11 Frage 8).

4. Inaktivierung
Der Hauptmechanismus der Inaktivierung ist die Wiederaufnahme des Transmitters durch spezifische Transporter. Daneben existiert auch ein enzymatischer Weg der Wirkungsbeendigung. Intrazelluläres Dopamin wird durch die Monoamino-Oxidase (MAO) zu Homovanillin-Mandelsäure (HVMS) deaminiert, extrazelluläres Dopamin durch die Catechol-O-Methyltransferase (COMT) zu Dihydroxy-Phenyl-Essigsäure (DOPAS) methyliert.

> Fon EA, et al.: Vesicular transport regulates monoamine storage and release but is not essential for amphetamine action. Neuron 19:1271, 1997.

21. Zählen Sie die Hauptfunktionen von Dopamin im Nervensystem auf
1. Kontrolle der Motorik (über nigrostriatale Fasern),
2. Modulation des Kurzzeitgedächtnisses (über Faserzüge von der ventralen Haubenregion zum präfrontalen Cortex),
3. Verstärkung des emotionalen Verhaltens (über mesolimbische Projektionsfasern),
4. Hypothalamische Regulation der Hypophysenfunktion (z. B. Inhibition der Prolaktinsekretion),
5. Modulation des Brechzentrums (v. a. Area postrema der Medulla),
6. Vorkommen von dopaminergen Neuronen im Bulbus olfactorius, in der Retina, sowie im Darm; die Rolle von Dopamin in diesen Systemen ist nicht genau bekannt.

22. Was ist Serotonin? Wo kommt es im Nervensystem vor?
Das biogene Indolamin **Serotonin** – oder **5-Hydroxytryptamin (5-HT)** – wurde ursprünglich in den enterochromaffinen Zellen des Darms beschrieben. Aus der Aminosäure Tryptophan entsteht durch die Tryptophan-Hydroxylase zunächst 5-Hydroxytryptophan, danach durch eine Pyridoxalphosphatabhängige Decarboxylase das Amin Serotonin. Die Wirkungsbeendigung von 5-HT an der Synapse geschieht durch Wiederaufnahme in die Nervenendigungen. Das Ausscheidungsprodukt ist die 5-Hydroxyindolessigsäure, gebildet über eine oxidative Deaminierung durch die Monoamino-Oxidase (MAO).

Serotonin-produzierende Neurone finden sich besonders in den Raphe-Kernen nahe der Mittellinie am Boden der Rautengrube und innerhalb des zentralen Höhlengraus des Mittelhirns (Nucl. Raphe dors., Nucl. Raphe magnus u.a.). Die rostral gelegenen Neurone haben Faserverbindungen zu Strukturen des Zwischen- und Endhirns, die kaudal gelegenen projizieren zur unteren Olive sowie zum Rückenmark. Das Hormon **Melatonin** wird in Zellen der Epiphyse aus Serotonin produziert (nach Acetylierung durch die Hydroxyindol-N-Acetyltransferase und Methylierung durch die Hydroxyindol-O-Methyltransferase).

Es gibt eine Reihe von Rezeptoren für 5-HT. Die 5-HT_{1B} und 5-HT_{1D}-Rezeptoren findet man an den trigeminalen Nervenendigungen zur Versorgung der Hirngefäße und der Meningen. Sie modulieren Gefäßerweiterungen, die mit Migräne assoziiert sind. Die sowohl peripher als auch zentral wirkenden 5-HT_3-Rezeptor-Antagonisten (wie Ondansetron) unterdrücken effektiv Übelkeit und Erbrechen.

23. Was ist eine «Denervierungs-Hypersensitivität»?
Zwei bis drei Wochen nach dem Verlust eines innervierenden Neurons entwickelt die postsynaptische Membran der innervierten Zelle eine erhöhte Empfindlichkeit für den zuvor aus den präsynaptischen neuronalen Endigungen freigesetzten Neurotransmitter. Dieses Phänomen stellt die Grundlage für die Testung einer sympathischen Denervierung beim Horner-Syndrom (und auch zur Differentialdiagnose eines zentralen versus peripheren Horner-

Syndromes) dar: Sympathomimetika werden in verschiedenen Verdünnungen eingesetzt und die erfolgende Pupillenerweiterung quantifiziert.

In Tiermodellen der Parkinson-Erkrankung kann eine Überempfindlichkeit des Striatums auf dopaminerge Agonisten nachgewiesen werden, was Einfluss auf das Ansprechen einer dopaminergen Therapie hat.

Ionenkanäle

24. Was ist ein Ionenkanal? Wie funktioniert er?

Ein Ionenkanal besteht aus einem (oder mehreren) transmembranären Protein, das den selektiven und schnellen Fluss von Ionen durch die Zellmembran ermöglicht.

Ionenkanäle werden durch spezifische Stimuli geöffnet:
1. Änderungen des Membranpotentials (spannungsgesteuerte Kanäle, «voltage-gated channels»),
2. Chemische Agonisten (transmittergesteuerte Kanäle, «ligand-gated channels»),
3. Mechanische Einflüsse (mechanisch gesteuerte Kanäle).

Kanäle haben drei funktionelle Zustände:
1. Ruhend (geschlossen und aktivierbar),
2. Aktiv (offen) und
3. Refraktär (geschlossen und nicht aktivierbar).

Die Öffnung eines Kanals (das «gating») wird durch eine Änderung der Proteinkonformation bewirkt, was **Aktivierung** genannt wird; dadurch wird eine Pore geöffnet, durch die Ionen fließen können. Die **Inaktivierung** des Kanals geschieht oftmals in Gegenwart des aktivierenden Stimulus und dauert zeitlich länger als die Aktivierung. Ionenkanäle sind charakterisiert durch eine spezifische **Leitfähigkeit**, das Maß der Durchlässigkeit des Kanals für ein bestimmtes Ion. Viele Ionenkanäle haben eine **selektive Permeabilität** für gewisse Ionen. Ionenkanäle können durch lokale Ionenkonzentrationen (z.B. Ca^{2+}, H^+), Phosphorylierung, Zusammenlagerung mit anderen Kanälen oder regulatorischen Proteinen, Veränderungen in der Synthese, Internalisierung in die Zelle oder andere Faktoren reguliert werden.

Veränderungen von biochemischen und physiologischen Eigenschaften (Kinetik, Leitfähigkeit, selektive Permeabilität oder Regulation) können zur Fehlfunktion des Ionenkanals auf molekularer Ebene und damit eventuell zu Erkrankungen führen.

25. Was sind Ionenkanal-Erkrankungen? Wie verlaufen sie klinisch?

Ionenkanal-Erkrankungen oder Erkrankungen, deren klinische Symptome primär auf einer Dysfunktion von Ionenkanälen beruhen, präsentieren sich häufig mit kurzdauernden Exazerbationen oder Episoden, in denen Ausfälle oder Störungen auftreten. Typischerweise sind die Patienten bei diesen Erkrankungen (z.B. bei der periodischen Paralyse, PP) außerhalb der Anfälle beschwerdefrei und die Attacken werden durch spezifische Faktoren ausgelöst (z.B. körperliche Anstrengung, Änderung der Temperatur, Schreckreaktionen, Medikamente). Zusätzlich zur kausalen Behandlung der Ionenkanal-Fehlfunktion (z.B. Autoimmunprozess) und den symptomatischen Maßnahmen ist die Therapie auf die Identifizierung und die Vermeidung von Trigger-Faktoren ausgerichtet. Ein weiterer Ansatzpunkt sind Medikamente, die zur Verbesserung der Kanalfunktionen auf molekularer Ebene führen.

> Ackerman MJ, Clapham DE: Ion channels – basic science and clinical disease. N Engl J Med 336:1575, 1997.

26. Nennen Sie die wichtigsten physiologischen Wirkungen neuronaler Kaliumkanäle. Wie ist der Wirkmechanismus von therapeutischen Kaliumkanalblockern?

Kaliumkanäle in Neuronen haben folgende physiologische Effekte:
1. Einstellung des Ruhemembranpotentials,
2. Verkürzung der Aktionspotentialdauer,
3. Einstellung einer Hyperpolarisationsphase, die dem Aktionspotential folgt (und somit Verlängerung der relativen Refraktärzeit bis zur Auslösung eines neuen Aktionspotentials),
4. Beendigung der repetitiven Entladungen bei Neuronen,

5. Vermittlung oszillatorischer Aktivitäten in Neuronen mit Spontanentladungen,
6. Ursache bestimmter Arten inhibitorischer postsynaptischer Potentiale (IPSP).

Die derzeit verfügbaren **Kaliumkanalblocker** (4-Aminopyridin, 3,4-Diaminopyridin) unterscheiden nicht selektiv nach unterschiedlichen Kanalsubtypen. Sie verlängern generell die Dauer des Aktionspotentials. Beim Lambert-Eaton-Syndrom (LES) kann diese Beeinflussung der Aktionspotentialdauer die spannungsabhängige Öffnung von Kalziumkanälen in den Nervenendigungen verlängern. Damit kann mehr Kalzium in die Zelle eintreten, was zur verstärkten Transmitterfreisetzung (Acetylcholin) führt. Die medikamentöse Verlängerung der Aktionspotentialdauer soll auch bei einigen Patienten mit Multipler Sklerose helfen (eingesetzt bei «fatigue»): durch die längerdauernden Ionenströme reduziert man möglicherweise die Wahrscheinlichkeit eines Leitungsblocks bei demyelinisierten Axonen. In höheren Dosisbereichen können Kaliumkanalblocker die Krampfneigung des Gehirns erhöhen. Diese Nebenwirkung beruht wahrscheinlich auf der Förderung spontaner und repetitiver Entladungen von Neuronen.

27. Zählen Sie Erkrankungen mit Beteiligung des Nervensystems auf, denen Funktionsstörungen von Kaliumkanälen zugrunde liegen

1. **Episodische Ataxie Typ 1 (Ataxie-Myokymie-Syndrom, EA-1)**: Die äußerst seltene autosomal dominante Erkrankung beginnt in der frühen Kindheit und ist klinisch durch Sekunden anhaltende Attacken von Ataxie und Dysarthrie gekennzeichnet. Zwischen den Attacken kann man Myokymien vor allem der periorbitalen und der Handmuskeln beobachten. Ursache der EA-1 ist eine Mutation im Gen des menschlichen Kaliumkanals (*KCNA1*) auf Chromosom 12p. Dieser Kaliumkanal wird im zentralen und peripheren Nervensystem exprimiert und funktioniert dort als sogenannter Gleichrichter («rectifier»), d.h. er leitet Ionen besser in eine Richtung als in die andere.
2. Zwei autosomal dominante Formen von **QT-Syndromen (LQT1 und LQT2)**: Neben der abnormen Verlängerung der QT-Zeit im EKG zeigen die Patienten epileptische Anfälle, Synkopen oder sterben am plötzlichen Herztod. Die Erkrankung ist assoziiert mit Mutationen in Genen, die einen Gleichrichter-Kaliumkanal im Herz kodieren (*KvLQT1* auf Chromosom 11p15 bei LQT1 und *HERG* auf Chromosom 7q35–36 bei LQT2).
3. Die autosomal rezessive Form des **QT-Syndroms** (Jerve-Lange-Nielsen-Syndrom): die Patienten leiden unter Taubheit sowie Synkopen oder Kammerflimmern. Das Gen für *KvLQT1* kann mutiert sein, das sowohl im Herzen als auch in der Stria vascularis des Innenohrs exprimiert wird.
4. Das Syndrom der autosomal dominanten **benignen familiären Neugeborenenkrämpfe** («benign familial neonatal convulsions») ist mit Mutationen auf für Kaliumkanäle kodierenden Genen *KCNQ2* (auf Chromosom 20q13) und *KCNQ3* (auf Chromosom 8q24) verknüpft. Die Patienten haben ein erhöhtes Risiko, im Erwachsenenalter eine Epilepsie zu entwickeln.
5. Einige Fälle erworbener Neuromyotonien (**Isaacs-Syndrom**) beruhen vermutlich auf einer Antikörper-vermittelten Autoimmunerkrankung gegen Kaliumkanäle auf Motoneuronen.
6. Erworbene **Antihistaminika-assoziierte QT-Syndrome**: nichtsedierende Antihistaminika wie Terfenadin erhöhen das Risiko des plötzlichen Herztods bei prädisponierten Personen oder wenn sie in Kombination mit Erythromycin gegeben werden. Terfenadin kann *HERG*-Kaliumkanäle blockieren und damit toxisch wirken.
7. Einige **Schlangengifte** (z.B. Dendrotoxin aus der afrikanischen grünen Mamba) sind potente Kaliumkanalblocker.

Curran ME, et al: A molecular basis for cardiac arrhythmia: HERG mutations cause long QT-syndrome. Cell 80:795, 1995.
Hart IK, et al: Autoantibodies detected to expressed K$^+$ channels are implicated in neuromyotonia. Ann Neurol 41:238, 1997.
Biervert C, et al: A potassium channle mutation in neonatal human epilepsy. Science 279:403, 1998.

28. Nennen Sie die wichtigsten Wirkungen von Kalzium in und auf Zellen

Die folgende Liste ist eine Auswahl:
1. Regulation der Membranerregbarkeit (über die extrazelluläre Kalziumkonzentration),
2. Vermittlung des Aktionspotentials,
3. Koppelung von Stimulus und Sekretion (z. B. Freisetzung von Neurotransmittern),
4. Veränderungen der Effizienz einer Synapse in Abhängigkeit von der Stimulation,
5. Regulation von Ionenkanälen,
6. Regulation von Enzymen,
7. Regulation des axoplasmatischen Transports,
8. Einfluss auf das axonale Wachstum in der neuronalen Entwicklung,
9. Koppelung von Erregung und Kontraktion im Skelett- und im Herzmuskel,
10. Regulation der Genexpression.

> Gosh A, Greenberg ME: Calcium signaling in neurons: Molecular mechanisms and cellular consequences. Science 268:239, 1995.

29. Welche Arten von Kalziumkanälen gibt es? Wie arbeiten sie?

1. **Spannungsgesteuerte Kalziumkanäle** (VGCC, «voltage-gated calcium channels»), lokalisiert auf Plasmamembranen:
   Typ T: »transient«, wird bei niedrigen Potentialen aktiviert,
   Typ L: «long-acting» (langsam inaktiviert); wird bei hohen Spannungen aktiviert und kommt im Skelett-, Herzmuskel sowie in einigen zentralen Neuronen vor,
   Typ N: wird bei mittleren Spannungen aktiviert; in vielen zentralen Neuronen; vermittelt die Freisetzung von Transmittern im vegetativen Nervensystem,
   Typ P/Q: wird bei hohen Spannungen aktiviert; in vielen zentralen Neuronen exprimiert; vermittelt wahrscheinlich die Transmitterfreisetzung an der neuromuskulären Synapse quergestreifter Muskeln,
   Typ R: resistent gegen VGCC-Blocker,
2. **Transmittergesteuerte Kalziumkanäle** LGCC («ligand-gated calcium channels»), lokalisiert auf Plasmamembranen (z. B. Glutamat-Rezeptoren vom NMDA-Typ, siehe Frage 18),
3. **Intrazelluläre Kalziumkanäle** (z. B. der Ryanodin-sensitive Kanal im endoplasmatischen Retikulum).

30. Welchen neurologischen Erkrankungen liegen Störungen oder Veränderungen von Kalziumkanälen zugrunde?

Siehe **Tabelle 1.2**

Tabelle 1.2: Erkrankung mit Störungen von Kalziumkanälen

Erkrankung	Störung
Lambert-Eaton-Syndrom (LES)	Autoimmunreaktion gegen den P/Q-Typ VGCC («voltage-gated calcium channel») an Motoneuronen
Hypokaliämische periodische Lähmung (hypoPP)	Mutation im *CACNL1A3*-Gen (Chromosom 1q31–32), das für den Dihydropyridin-sensitiven VGCC im Skelettmuskel kodiert
Maligne Hyperthermie	Mutation im *RYR1*-Gen (Chromosom 19q13), das für den Ryanodin-Rezeptor im Skelettmuskel kodiert
Familiäre-hemiplegische Migräne	Mutation im *CACNA1A*-Gen (Chromosom 19q13), das für den P/Q-Typ VGCC im Gehirn kodiert
Episodische Ataxie Typ 2 (EA-2)	Mutation im *CACNA1A*-Gen (Chromosom 19q13), das für den P/Q-Typ VGCC im Gehirn kodiert

Neuronale Schädigungen und Zelltod

31. Was versteht man unter der «Exzitotoxizitäts-Hypothese»? Erklären Sie die Relevanz für neurologische Erkrankungen

Das Konzept der Exzitotoxizität beschreibt die Korrelation einer chemischen oder elektrischen Überstimulation mit neuronalen Zellschädigungen oder Zelltod. Im ZNS soll diese Exzitotoxizität im Zusammenhang mit Prozessen auftreten, die zur Erhöhung von exzitatorischen Aminosäuren wie Glutamat führen (z. B. Ischämie, Krampfaktivität, neurodegenerative Prozesse). Die Interaktion von Glutamat mit Glutamatrezeptoren führt zum Einstrom von Kalzium (NMDA-Rezeptoren und einige Typen der AMPA-Rezeptoren). Die Erhöhung der intrazellulären Kalziumspiegel schädigt bestimmte Zellen. In Tiermodellen des Schlaganfalls verhindern Antagonisten dieser Glutamatrezeptoren die meisten Schäden nach kurzfristiger Ischämie (die klinische Testung dieser Medikamente in einer Reihe von Studien beim akuten Schlaganfall erbrachte bislang jedoch keine wesentlichen Erfolge).

Riluzol, ein Medikament, das auch Effekte auf die Glutamatrezeptorfunktion hat, wird bei Patienten mit Amyotropher Lateralsklerose (ALS) eingesetzt. Der Erfolg ist allerdings limitiert, allenfalls eine geringe Verzögerung der Krankheitsprogression kann erreicht werden.

Beim «slow-channel»-Syndrom, einem kongenitalen myasthenen Syndrom mit progressiver neuromuskulärer Endplattenmyopathie, wird ebenfalls eine exzitotoxische Schädigung als Pathomechanismus postuliert.

> Choi DW: Excitotoxic cell death. J Neurobiol 23:1261, 1992.
> Gomez CM, et al: Slow-channel transgenic mice: A model of postsynaptic organellar degeneration at the neuromuscular junction. J Neurosci 17:4170, 1997.

32. Was sind freie Radikale?

Freie Radikale sind Moleküle mit einem oder mehreren freien Elektronen. Viele dieser freien Radikale werden in lebenden Zellen produziert, wie beispielsweise Superoxid-Anion (O_2^-) oder Hydroxylradikal ($OH^{\cdot}$), und entstehen aus Sauerstoff im Rahmen der Atmungskette. Biochemische Veränderungen durch freie Radikale wurden beim Hirninfarkt sowie bei vielen neurodegenerativen Erkrankungen nachgewiesen. Ob diese freien Radikale primär Zellschäden verursachen, andere pathologische Prozesse amplifizieren oder einfach letztlich als späte Zeichen eines Zellschadens nachweisbar sind, war und ist Gegenstand intensiver Forschung. Eine Form der familiären Amyotrophen Lateralsklerose (ALS) ist mit Mutationen im *SOD1*, einem Gen für die Cu/Zn-Superoxid-Dismutase, assoziiert. Diese Dismutase ist ein Schlüsselenzym im Stoffwechsel der Sauerstoffradikale.

Derzeit werden zwei Hauptstrategien zur Beeinflussung Radikal-induzierter Schäden bei neurologischen Erkrankungen getestet:
1. **Antioxidantien:** Reduktion der Produktion freier Radikale,
2. **Radikalfänger:** Umwandlung freier Radikale in unschädliche und inerte Moleküle.

33. Erklären Sie die Unterschiede zwischen Nekrose und Apoptose

Nekrose wird normalerweise durch physikalische oder chemische Zellschädigungen ausgelöst (z. B. Hitze, elektrischer Strom etc.), welche die zelluläre Homöostase lahmlegen und zur Zellschwellung, Ruptur der Zellorganellen und letztlich zur Zelllyse der sterbenden Zelle führen. Die Freisetzung intrazellulärer Bestandteile in den Extrazellulärraum (z. B. proteolytische Enzyme, toxische Intermediärprodukte des Zellstoffwechsels) bewirkt Schädigungen benachbarter Zellen.

Apoptose führt (im Gegensatz zum nekrotischen Zelltod) zu charakteristischen Veränderungen wie Kondensation des Chromatins, Fragmentierung der DNS, Blasenbildung der Zellmembran, Verlust der Kernmembran oder Zerkleinerung der Zelle in «apoptotic bodies», welche leichter phagozytiert werden können. Apoptotische Zellen richten deutlich weniger Schaden an benachbarten Zellen an als nekrotischer Zelldebris. Apoptose wird z. B. durch Bestrahlung (bei Tumorzellen), Glukokortikoide (bei Lymphozyten), zytotoxische T-Lymphozyten (bei Antigen-präsentierenden Zellen, APC) oder Entzug von Wachstumsfaktoren induziert. Auch in der normalen Entwicklung vieler Zellarten des Nervensystems (wie bei den bulbären und spinalen Motoneuronen) kommt eine Phase apoptotischen Zellsterbens vor.

Bestimmte früh auftretende Formen der **spinalen Muskelatrophie** sind mit Genmutationen für ein neuronales Apoptose-Inhibitor-Protein (*NAIP*, «neuronal apoptosis inhibitory protein») oder mit Mutationen in sogenannten «survival motor neuron»-Genen (*smn*) assoziiert. In Tiermodellen neurodegenerativer Erkrankungen wurde bei den Nervenzellen eine gesteigerte Apoptoserate nach subletaler Schädigung im Vergleich zu Kontrolltieren festgestellt. Die Rolle des apoptotischen Zelltods in der Pathogenese der entsprechenden humanen Erkrankungen ist jedoch noch nicht geklärt.

34. Was sind Adhäsionsmoleküle? Welche Rolle spielen sie bei der Pathogenese neurologischer Erkrankungen?

Adhäsionsmoleküle sind notwendig für Zell-Zell-Kontakte und die Interaktion von Zellen mit der Extrazellulärmatrix. Beispiele hierfür sind das Wachstum oder die Erkennung von Zellen, das Auswachsen der Neuriten in der neuronalen Entwicklung, Lenkung von Immunantworten oder die Migration von Zellen aus den Blutgefäßen in den Extravasalraum.

Zwei Beispiele solcher spezialisierter Zell-Adhäsionsmoleküle mit ihrer pathophysiologischen Bedeutung sind genannt:

1. **ICAM-1** («intercellular adhesion molecule 1»): wird in Endothelzellen nach zerebraler Ischämie hochreguliert; potenziert möglicherweise die Primärschädigung durch Bindung an neutrophile Granulozyten und Erleichterung des Eintritts ins Hirnparenchym. Bei der Multiplen Sklerose stellt der Austritt von enzephalitogenen T-Lymphozyten aus den Blutgefäßen in das ZNS wahrscheinlich einen entscheidenden Schritt in der pathogenetischen Kaskade dieser entzündlichen Erkrankung dar. ICAM-1 ist dabei hochreguliert und stellt somit einen möglichen therapeutischen Ansatzpunkt dar.
2. **Merosin** (eine Isoform von Laminin im Muskel): ist ein Bestandteil der Extrazellulärmatrix und bindet α-Dystroglykan (eine Komponente des Muskel-Dystrophin-Glykoprotein-Komplexes); bei einer Form der kongenitalen Muskeldystrophie fehlt Merosin.

> Campbell KP: Three muscular dystrophies: Loss of cytoskeleton-extracellular matrix linkage. Cell 80:675, 1995.
> Connolly ES Jr, et al: Cerebral protection in homozygous null ICAM-1 mice after middle cerebral artery occlusion. J Clin Invest 97:209, 1996.

35. Was sind neurotrophe Faktoren?

Für das Überleben von Neuronen in der Entwicklung des Nervensystems sind bestimmte Faktoren notwendig. Diese heißen **neurotrophe Faktoren** und werden von den Zielzellen oder Organen produziert, die durch die Neurone innerviert werden. Der **Nervenwachstumsfaktor (NGF,** «nerve growth factor») ist der bekannteste dieser Spezies von Molekülen, deren Aufgabe die Förderung des Überlebens und des Wachstums von Neuronen ist; NGF beeinflusst vor allem die Neurone der Spinalganglien (Hinterwurzelganglien) und die Ganglien des Sympathikus. Weitere Faktoren wie **BDNF** («brain-derived neurotrophic factor»), **CNTF** («ciliary neurotrophic factor»), **GDNF** («glial cell-derived neurotrophic factor») und **CT-1** («cardiotrophin-1») wirken auf andere neuronale Zellen, wie z. B. Motoneurone. Zwar konnte bei keinem dieser neurotrophen Faktoren bislang gezeigt werden, dass das primäre Fehlen (wie z. B. bei «knockout»-Tieren) eine neurodegenerative Erkrankung auslöst, gesichert ist jedoch ihr Potential, am adulten Gehirn auf Neurone regulierend einzuwirken und deren Überleben nach Schädigungen zu fördern. **IGF-1** («insulin-like growth factor 1») zeigte in einer klinischen Studie bei der Amyotrophen Lateralsklerose (ALS) einen positiven Effekt auf die Krankheitsprogression. Eine Studie mit intrathekalem BDNF wird derzeit bei der ALS durchgeführt.

> Lai EC, et al: Effect of recombinant human insulin-like growth factor-1 on progression of ALS. A placebo-controlled study. Neurology 49:1621, 1997.

Molekularbiologie

36. Wie haben sich die Fortschritte der Molekularbiologie auf die Betreuung von Patienten mit neurogenetischen Erkrankung ausgewirkt?

Die Fortschritte der Molekularbiologie führten zu/r:
1. Einem verbesserten Verständnis der biologischen Grundlagen für Erkrankungen (z. B. Identifizierung neuer Gene und Genprodukte, Entdeckung neuer molekularer Mechanismen der Krank-

heitsentstehung, Entdeckung und Identifizierung von Genen, die die Krankheitsprogression beeinflussen),
2. Einer verbesserten genetischen Diagnostik,
3. Entwicklungen spezifischer Therapien oder Prophylaxemaßnahmen auf Grundlage gentherapeutischer Strategien,
4. Notwendigkeit der Festlegung ethischer Standards und gesetzlicher Vorgaben gegen den Missbrauch genetischer Information (z. B. Verweigerung von Versicherungszahlungen aufgrund eines bestimmten Genotyps).

37. Was ist das «fundamentale Prinzip» der Molekularbiologie?

Das fundamentale Prinzip der Molekularbiologie besagt, dass der **Fluss der genetischen Information** immer von der DNS (Desoxyribonukleinsäure) über die RNS (Ribonukleinsäure) zum Protein geht. Das Genom besteht als Träger der Erbinformation aus DNS. Die Synthese von RNS aus DNS wird **Transkription** genannt, die Synthese von Protein aus RNS **Translation**. Eine äußerst wichtige Ausnahme dieses Grundprinzips ist die Replikation bestimmter RNS-Viren (Retroviren). Sie verfügen über ein Enzym, die reverse Transkriptase, mit dem sie DNS aus einer RNS-Matrize synthetisieren können.

38. Definieren Sie die Begriffe Gen, Allel, Polymorphismus und Mutation

Ein **Gen** ist eine Sequenz von Nukleinsäuren, welche die Information für die Synthese eines bestimmten Polypeptids darstellt. **Allele** sind die alternativen Formen (Sequenzvarianten) eines Gens oder Genlokus. Jeder Genlokus, von dem viele Allele als stabile Bestandteile in der Bevölkerung existieren, wird als **polymorph** bezeichnet (beispielsweise die Moleküle des «major histocompatibility complex», MHC). Eine genetische Variante, die keine Erkrankung hervorruft, wird **benigner Polymorphismus** genannt. Eine **Mutation** ist eine Veränderung in der DNS-Sequenz, die zu einem erkennbaren Defekt führen kann, aber nicht muss. Offensichtlich sind Allele aus Mutationen in der Vergangenheit entstanden, auch solche, die keine pathologische Bedeutung haben (benigne Polymorphismen).

39. Zählen Sie Möglichkeiten von genetischen Veränderungen auf, die zu einer Erkrankung führen können

1. Ein einzelner **Basenaustausch** kann eine einzelne Aminosäure verändern (ein Basentriplett kodiert für eine Aminosäure entsprechend dem genetischen Code) oder ein Stopkodon einführen, bei dem das Ablesen der DNS abbricht,
2. Eine **Insertion** oder **Deletion** einer oder mehrerer Nukleotidbasen verändert den Leserahmen durch sogenannten «frameshift» (Verschiebung des Leserahmens),
3. **Wiederholung** von bestimmten Nukleotidsequenzen z. B. «triplet repeat»-Mutationen bei Erkrankungen wie der Dystrophia myotonica oder bei Chorea Huntington,
4. **Duplikation** eines Gens oder eines Chromosoms z. B. die *PMP22*-Genduplikation bei der Charcot-Marie-Tooth-Krankheit Typ 1 A (eine hereditäre motorisch-sensible Neuropathie),
5. **Chromosomale Deletion**, **Duplikation** oder **Translokation** wie z. B. bei der Trisomie 21 (Down-Syndrom),
6. Beim **genetischen «imprinting»** haben väterliche oder mütterliche Kopien eines Gens verschiedene Aktivität (z. B. Prader-Willi-Labhart-Syndrom und Angelmann-Syndrom).

40. Was ist eine Funktionsgewinnmutation? Können Mutationen in einem Gen zu verschiedenen Krankheiten führen?

Hat ein Genprodukt aufgrund einer Mutation nur noch eine eingeschränkte oder gar keine Funktion mehr, dann spricht man von einer **Funktionsverlustmutation** («loss of function»). Entwickelt ein Genprodukt aufgrund einer Mutation eine abnorme Funktion, so liegt eine **Funktionsgewinnmutation** vor («gain of function»). Es gibt Gene, bei denen beide Arten von Mutationen gefunden wurden, die dann zu einem unterschiedlichen Phänotyp führen können (siehe Beispiele **Tab. 1.3**).

In der Regel führen Funktionsverlustmutationen zu einem rezessiven Phänotyp, wenn etwa die halbe Menge des Genprodukts für eine normale Funktion ausreicht. Ist jedoch die 50%ige Gendosis für eine normale Funktion unzureichend, liegt ein autosomal dominanter Erbgang vor.

Führen Punktmutationen und Deletionen zu

Tabelle 1.3: Beispiele von Genen, die für mehrere Krankheiten verantwortlich sind

Gen	Genlokus	Mutation	Erkrankung
PMP22	17p11	• Duplikation (Gendosis = 150%) • Deletion (Gendosis = 50%)	• Charcot-Marie-Tooth-Erkrankung Typ 1A • Tomakulöse Neuropathie (HNPP)
SCN4A	17q13	• Punktmutation (fehlerhaftes Öffnen des Natriumkanals) • Punktmutationen	• Paramyotonia congenita (Eulenburg) • Hyperkaliämische periodische Paralyse (hyperPP)
AR	Xq21–22	• ? • instabile Trinukleotidwiederholung («CAG-repeats»)	• testikuläre Feminisierung • bulbospinale Muskelatrophie (Typ Kennedy)

demselben klinischen Phänotyp, liegt wahrscheinlich ein Funktionsverlust als Krankheitsursache vor (z. B. Duchenne-Muskeldystrophie, Becker-Muskeldystrophie). Auch Spleißmutationen verursachen in der Regel einen Funktionsverlust. Ist jedoch allein eine spezifische Mutation in einem Gen für den Phänotyp verantwortlich, so liegt sehr wahrscheinlich eine Funktionsgewinnmutation vor. Bei der Chorea Huntington konnte gezeigt werden, dass Deletionen des Huntingtin-Gens nicht den Phänotyp Chorea major hervorrufen, während eine Erhöhung einer bestimmten repetitiven Trinukleotidsequenz (CAG) über 39 Einheiten zum klassischen Krankheitsbild führt.

41. Was ist die Polymerasekettenreaktion (PCR)?

Die PCR («polymerase chain reaction») ist eine Technik zur Amplifikation (Vervielfachung) einer bestimmten Region der DNS, mit deren Hilfe man mit hoher Sensitivität selbst kleinste Mengen von Nukleinsäuren nachweisen kann. Auch RNS lässt sich nach Umschreiben der RNS in DNS mit Hilfe der reversen Transkriptase (RT) vervielfachen (RT-PCR). Ist die DNS-Sequenz auf beiden Seiten der Zielregion (5'- und 3'-«flanking sequence», flankierende Sequenzen) bekannt, werden mit Hilfe eines Paars von ausgewählten Oligonukleotiden («primer») beide komplementäre DNS-Stränge durch eine hitzestabile DNS-Polymerase kopiert; die «primer» passen dabei genau zu diesen «flanking sequences». Die gewonnenen DNS-Stränge werden durch Hitzeeinwirkung denaturiert (also in zwei Einzelstränge aufgetrennt), die «primer» heften erneut an die Bindungsstellen und die DNS-Polymerase synthetisiert neue komplementäre DNS-Stränge. Dieser Zyklus wird bis zur gewünschten Vervielfachung einer DNS- oder RNS-Zielregion wiederholt, das Produkt wird meist mittels Gelelektrophorese nachgewiesen.

42. Erklären Sie das jeweilige Prinzip der Funktionsklonierung und der Positionsklonierung

Es gibt zwei Hauptstrategien, um die Gene zu isolieren und zu identifizieren, welche einer genetischen Erkrankung zugrunde liegen:

1. **Funktionsklonierung**: Die Strategie basiert auf der Identifikation desjenigen Proteins, das aufgrund seiner Veränderung zur Erkrankung führt. Dieses Protein wird sequenziert, und danach versucht man, die kodierende DNS-Sequenz entweder über die entsprechende «messenger-RNA» oder auf der genomischen Ebene zu finden. Im wesentlichen benützt man dazu PCR-Technologien. Der Nachteil dieses Weges ist, dass man das krankhafte und defekte Protein kennen muss. Diese Kenntnis ist bei den meisten Erbkrankheiten nicht gegeben.

2. **Positionsklonierung**: Dieser Weg, auch **reverse Genetik** genannt, ist neuer. Beim positionellen Klonieren kartiert man das für den Krankheitsphänotyp verantwortliche Gen auf einem Lokus eines bestimmten Chromosoms entweder durch die detaillierte Analyse von Markern, die mit dem Gen verbunden sind («**linkage analysis**»), oder

durch die Identifizierung eines assoziierten genetischen Defekts (chromosomale Translokation oder Deletion). Die Kandidatenregion wird grob kartiert, kloniert und schließlich sequenziert, um genetische Veränderungen (z. B. Mutationen) bestimmen zu können, die zu dem Krankheitsphänotyp führen. Die Funktion(en) des veränderten Proteinproduktes sowie die Pathomechanismen, die zur Erkrankung führen, können erst im Anschluss daran identifiziert werden. In vielen Fällen ist diese Aufgabe deutlich schwieriger als die Identifizierung des Krankheitsgens.

43. Was sind «triplet repeats»? Was ist ihre Bedeutung für neurologische Erkrankungen?

In vielen Genen treten kurze Blöcke von sich wiederholenden Nukleotidsequenzen (z. B. CAG-CAG..., CTGCTG..., CGGCGG...) auf. Sie werden «triplet repeats» oder «Trinukleotid-repeats» genannt. In den letzten Jahren konnte bei einer Reihe von Erkrankungen gezeigt werden, dass die Verlängerung dieser Wiederholungen über das normale Maß hinaus insbesondere mit Neurodegeneration in enger Verbindung steht. Die «repeats» können im Bereich des Gens liegen (z. B. Chorea Huntington), sich aber auch außerhalb des Gens befinden (fragiles X-Syndrom). Die häufigste Form sind die «CAG-repeat»-Erkrankung (Polyglutaminerkrankungen), von denen derzeit 8 bekannt sind. Obwohl physiologischerweise eine gewisse Schwankungsbreite der Anzahl von «triplet-repeats» besteht (Polymorphismus), die mit normaler Proteinfunktion vereinbar ist, kommt es ab einer bestimmten Anzahl von **CAG-Wiederholungen** zu pathologisch expandierten **Polyglutaminanteilen**, die offensichtlich die kodierten Proteine so verändern, dass sie eine toxische Funktion erlangen (z. B. Protein Huntingtin bei der Chorea Huntington). Für die meisten dieser Erkrankungen gilt, dass die Erkrankung umso früher auftritt und/oder schwerer verläuft, je länger die «triplet-repeats» sind. Die Länge dieser Trinukleotid-Wiederholungen ist nicht stabil und verlängert sich von Generation zu Generation weiter. Dies führt bei den Erkrankungen zum klinischen Phänomen der **Antizipation** (früheres Auftreten der Krankheitssymptome und ausgeprägterer Phänotyp in jeweils der darauffolgenden Generation).

Tabelle 1.4 gibt eine Zusammenstellung der Trinukleotid-Erkrankungen.

> Ashizawa T, Zoghbi HY: Diseases with trinucleotide repeat expansions. In Appel SH (Ed): Current Neurology, Vol. 17. Amsterdam, IOS Press, 1997.

44. Was besagt die «Prion-Hypothese»? Welche neurologischen Erkrankungen stehen damit im Zusammenhang?

Die übertragbaren spongiformen Enzephalopathien werden durch proteinartige Partikel verursacht (Prion, «proteinaceous infectious organism»), die gegen alle Prozeduren der Nukleinsäure-Inaktivierung resistent sind (Nukleinsäuren sind sozusagen der gemeinsame biologische «Nenner» für die Vermehrung aller bislang bekannten Krankheitserreger). Die «Prion-Hypothese» besagt, dass das infektiöse Prinzip allein ein verändertes Protein ist und keine DNS oder RNS zur Vermehrung benötigt wird. Eine Konformationsänderung eines normalen Wirtsproteins (PrP oder Prion-Protein, z. B von der α-helikalen Struktur in eine β-Faltblattstruktur) wird durch die Interaktion der «abnormen» pathologischen Form mit der normalen Form katalysiert, was zur Produktion des veränderten Proteins führt. Aus der Akkummulation des pathologischen Prion-Proteins resultieren die charakteristischen histopathologischen Veränderungen sowie die klinischen Symptome. Die Hypothese impliziert weiterhin, dass die Information zur Replikation des infektiösen Proteins in der Konformation eben dieses Proteins selbst liegt. Dies steht im Widerspruch zu dem fundamentalen Prinzip der Molekularbiologie, d. h. dem Fluss der genetischen Information von der DNS zum Protein hin. Humane Prionerkrankungen sind **Kuru**, das **Gerstmann-Sträussler-Scheinker-Syndrom**, die **fatale familiäre Insomnie** («fatal familiar insomnia», FFI), die **Creutzfeldt-Jakob-Krankheit** (CJD) in der klassischen Form sowie die erst kürzlich beschriebene «**new variant**» **Creutzfeldt-Jakob-Krankheit** (nvCJD). Letztere soll im Zusammenhang mit der bovinen spongiformen Enzephalopathie bei Rindern (BSE) aufgetreten sein.

Tabelle 1.4: Erbrankheiten mit instabilen Trinukleotid-Wiederholungs-Mutationen

Erkrankung	Genort	Normale Nukleotid-wiederholungszahl, (repetitive Sequenz)	Wiederholungszahl bei Erkrankung	Genprodukt
Neurodegenerative Polyglutaminerkrankungen («CAG-repeats»)				
1. Chorea Huntington	4p16.3	6–34 $(CAG)_n$	39–120	Huntingtin
2. Spinozerebelläre Ataxie Typ 1 (SCA1)	6p23	29–36 $(CAG)_n$	43–60	Ataxin-1
3. Spinozerebelläre Ataxie Typ 2 (SCA2)	12q24	15–29 $(CAG)_n$	35–59	Ataxin-2
4. Spinozerebelläre Ataxie Typ 3 (SCA3; Machado-Joseph-Erkrankung)	14q32	12–37 $(CAG)_n$	61–84	Ataxin-3
5. Spinozerebelläre Ataxie Typ 6 (SCA6)	19p	4–16 $(CAG)_n$	21–27	*CACNA1A* (α-1A) spannungsabhängiger Kalziumkanal°
6. Spinozerebelläre Ataxie Typ 7 (SCA7)	3p	7–16 $(CAG)_n$	41–306	Ataxin-7
7. Dentato-rubro-pallido-luysiale Atrophie (DRPLA)	12p	7–34 $(CAG)_n$	49–70	Atrophin
8. Bulbospinale Muskelatrophie (Kennedy-Syndrom)	Xq21	11–33 $(CAG)_n$	38–66	Androgenrezeptor°
Andere «triplet-repeat»-Erkrankungen				
9. Myotone Dystrophie	19q13	5–35 $(CTG)_n$	50–4000 (37–50 = Prämutation)*	Myotonin-Proteinkinase
10. Friedreich-Ataxie	9q1	7–22 $(GAA)_n$	200–1200	Frataxin
11. Fragiles X-Syndrom (FRAXA)	Xq27.3	6–54 $(CGG)_n$	200–1000 (50–200 = Prämutation)*	FMR1-Protein

* Prämutation ist der Bereich von Trinukleotid-Wiederholung zwischen dem Normwert und derjenigen Anzahl, die tatsächlich zur Manifestation der Erkrankung benötigt wird.
° Mit Ausnahme der Genprodukte der spinobulbären Muskelatrophie und der SCA6 sind die Funktionen der normalen Proteine (Huntingtin, Ataxin, Frataxin, Atrophin, FMR-1-Protein) nicht bekannt.

Literatur

1. Bostock H, Kirkwood PA, Pullen AH (eds): The Neurobiology of disease: Contributions from neuroscience to clinical neurology, Cambridge, Cambridge University Press, 1996.
2. Fishman RA: Cerebrospinal fluid in diseases of the nervous system, 2. Aufl. Philadelphia, W. B. Saunders, 1992.
3. Hille B: Ionic channels of excitable membranes, 2. Aufl. Sunderland, MA, Sinauer, 1992.
4. Kandel E. R., Schwartz J. H., Jessel T. M. (Hrsg.): Neurowissenschaften, Heidelberg, Spektrum Akademischer Verlag, 1996.
5. Schwartz LM, Osborne BA (Eds): Cell death (Methods in Cell Biology, Vol. 46). San Diego, Academic Press, 1995.

2. Klinische Neuroanatomie

Sudhir S. Athni, Igor M. Cherches und Brian Loftus

Embryologie

1. Beschreiben Sie die Bildung des Neuralrohrs

Das sich ausschließlich aus dem Ektoderm entwickelnde Nervensystem wird in der menschlichen Embryonalentwicklung sehr früh angelegt. Um den 16. Tag (noch vor der Somitenbildung aus den Mesodermplatten) beginnt zu beiden Seiten der etwas einsinkenden Mittellinie (Neuralrinne) eine Auffaltung des Ektoderms (Neuralwülste). Diese schiebt sich nach der Mitte zu vor, um schließlich miteinander zu verkleben. Dadurch entsteht das **Neuralrohr,** das in der ganzen Länge des Keimlings dorsal unter dem Ektoderm liegt. Der Verschluss erfolgt zunächst in der Mitte, so dass vorne und hinten zunächst noch breite Öffnungen vorhanden sind (Neuroporus ant. und post.). An der Grenze zwischen Neuralplatte (später Neuralrohr) und Ektoderm gibt es noch eine besondere Zellformation. Sie wächst peripherwärts aus, behält allerdings den Kontakt zum Neuralrohr bei und heißt **Neuralleiste** (Crista neuralis).

2. Welche Zellen entstehen aus der Neuralleiste?

1. Spinalganglien und periphere Ganglien
2. Grenzstrangganglien und periphere vegetative Ganglien
3. Chromaffine Zellen des Nebennierenmarks und sympathische Paraganglien
4. Einige Mikrogliazellen
5. Pia mater
6. Zellen der Arachnoidea (Spinngewebshaut)
7. Melanozyten
8. Schwann-Zellen

3. Was ist die Grund- und die Flügelplatte? Was entsteht daraus?

Bei der Bildung des Neuralrohrs senkt sich in Längsrichtung auf jeder Seite eine Rinne ein (Sulcus limitans), die das Neuralrohr in eine dorsale Hälfte (**Flügelplatte**) und eine ventrale Hälfte (**Grundplatte**) unterteilt. Aus der Flügelplatte entsteht das Prosencephalon (Endhirn), die sensiblen und koordinativen Kerngruppen des Thalamus, die somato- und viszeroafferenten Ganglien der Hirnnerven, die koordinativen Kerngruppen im ZNS mit Kleinhirn, unterer Olive (Oliva inf.), Nucleus ruber, Vierhügelplatte (Lamina quadrigemina oder Lamina tecti) sowie das Hinterhorn (Columna post.) des Rückenmarks. Die Grundplatte endet auf Höhe des Zwischenhirns (Diencephalon). Daraus entstehen die Motoneurone der Hirnnerven sowie das Vorderhorn des Rückenmarks (Columna ant.).

4. Beschreiben Sie kurz die Entwicklung der Ventrikel, des Endhirns, Mittelhirns und Rautenhirns

Etwa gegen Ende des ersten Schwangerschaftsmonats bilden sich im ersten zervikalen Somiten eine Reihe von Bläschen. Kranial ist das Vorderhirnbläschen oder **Prosencephalon**. Aus seinem Hohlraum im Innern entstehen die beiden Seitenventrikel sowie der 3. Ventrikel. Aus dem verbindenden Zwischenteil, dem **Diencephalon,** wachsen die Augenbläschen aus, die über die Bildung des Augenbechers letztendlich zur **Retina,** zum **Pigmentepithel** und zum **N. opticus** werden. Das zweite primäre Hirnbläschen ist das **Mesencephalon** oder Mittelhirnbläschen. Sein Innenraum wird zum Aquädukt (**Aquäductus mesencephali**), der Verbindung zwischen 3. und 4. Ventrikel. Die dritte und kaudalste Ausbuchtung ist das

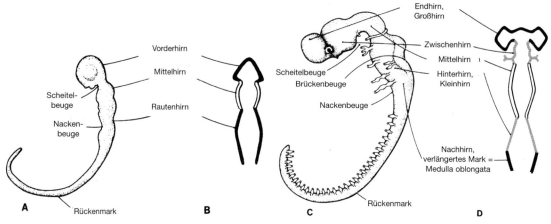

Abbildung 2.1 (A, B, C, D): Stadien der Gehirnentwicklung. (Aus Gilman S, Newman SW: Manter and Gatz's Essentials of Clinical Neuroanatomy and Neurophysiology, 8. Aufl. Philadelphia, F. A. Davis, 1992, mit freundl. Erlaubnis)

Rautenhirnbläschen oder **Rhombencephalon**, dessen Hohlraum zum 4. Ventrikel wird. **Abbildung 2.1** gibt eine grobe Übersicht zu den Stadien der Hirnentwicklung.

5. Welche Strukturen entstehen aus dem Prosencephalon, dem Mesencephalon und dem Rhombencephalon?

Das Vorderhirn (**Prosencephalon**) entwickelt sich zum Endhirn (**Telencephalon**) und zum Zwischenhirn (**Diencephalon**). Ersteres beinhaltet den zerebralen Cortex (**Cortex cerebri**) und die **Basalganglien**, zu Zweitem gehört der **Thalamus**, der **Hypothalamus**, die Hypophyse, die Epiphyse und der N. opticus. Das Mittelhirn (**Mesencephalon**) behält seinen Namen. Anatomisch gehören die **Pedunculi cerebri**, die Haube (**Tegmentum**) und das Dach (**Tectum**) dazu. Das Rautenhirn (**Rhombencephalon**) entwickelt sich zum **Metencephalon** (**Pons** und **Cerebellum**) sowie zum **Myelencephalon** (**Medulla oblongata**) (siehe dazu **Tab. 2.1**).

Muskel

6. Beschreiben Sie den Aufbau eines quergestreiften Muskels

Der Skelettmuskel besteht aus langen, dünnen, zylindrischen multinukleären Zellen, genannt **Muskelfasern**. Jede Muskelfaser besitzt eine **motorische Endplatte** und seine **neuromuskuläre Synapse**. Die kontraktilen Elemente innerhalb der Muskelfasern werden **Myofibrillen** genannt. Die Muskelfasern werden von Bindegewebe umgeben, dem sog. **Endomysium**. Eine Gruppe von Muskelfasern (ein **Muskelfaszikel**) wird vom bindegewebigen **Perimysium**, mehrere Faszikel werden vom **Epimysium** umhüllt (Abb. 2.2A).

7. Was ist der A-Streifen, der H-Streifen, der I-Streifen und der Z-Streifen?

Im Elektronenmikroskop lassen sich in den Muskelfasern verschiedene Streifen erkennen (siehe **Abb. 2.2**).

Der **A-Streifen** (anisotroper Streifen) enthält die dünneren **Aktinfilamente** sowie die dickeren **Myosinfilamente**. Der **H-Streifen** (helle Zone oder Hensen-Streifen) ist der Bereich des Sarkomers innerhalb des A-Streifens, der nur Myosin enthält, der **I-Streifen** (isotroper Streifen) dagegen der Bereich, der nur Aktin enthält. Am **Z-Streifen** (Zwischen-

Tabelle 2.1: Übersicht der embryonalen Hirnabschnitte und ihrer Derivate beim Erwachsenen

Hirnabschnitt (embryonal)		Derivate beim Erwachsenen	Ventrikelräume
Endhirn (Prosencephalon)	Telencephalon	Cortex cerebri, Basalganglien	Seitenventrikel
	Diencephalon	Thalamus, Hypothalamus, Subthalamus, Epithalamus	3. Ventrikel
Mittelhirn (Mesencephalon)		Tectum, Pedunculi cerebri	Aquaeductus mesencephali
Rautenhirn (Rhombencephalon)	Metencephalon	Cerebellum, Pons	4. Ventrikel
	Myelencephalon	Medulla	
Rückenmark (Medulla spinalis)		Rückenmark	Canalis centralis (meist obliteriert)

scheiben oder Telophragmata) sind die Aktinfilamente verankert. Zwischen zwei Z-Streifen liegt der eigentlich funktionelle Abschnitt der Myofibrille, das etwa 3 μm lange **Sarkomer**, in dem alle für die Kontraktion wichtigen Strukturelemente enthalten sind. In Abbildung 2.2 ist der Aufbau des quergestreiften Muskels in den verschiedenen Größendimensionen verdeutlicht.

8. Wie kontrahiert sich ein Muskel?

Sobald das **sarkoplasmatische Retikulum** depolarisiert wird, treten Kalziumionen in die Zelle ein und binden an **Troponin**. Dies bewirkt eine Konformationsänderung, die die Aktin-Bindungsstelle für Myosin freisetzt, woraufhin die Myosinköpfchen an Aktin binden. Unter Freisetzung von ADP (Adenosin-Diphosphat) und Phosphat kommt es dann zu einer Drehung der Köpfchen um 45°, wodurch die (dünneren) Aktinfilamente zwischen die dickeren Myosinfilamente gezogen werden und sich das Sarkomer verkürzt (**Gleitfilament-Theorie**). Adenosin-Triphosphat (ATP) wird benötigt, um die Myosin-Aktin-Verbindung zu lösen und den Muskel wieder zu relaxieren (ATP als «Weichmacher») (Abb. 2.2 C).

Inzwischen existieren eine Reihe von Erweiterungen dieses klassischen **Aktin-Myosin-Kontraktionsmodells**. Neuere Erkenntnisse (z. B. die Charakterisierung vieler weiterer Muskelproteine und ihrer Funktionen) postulieren ein «3-Protein-Modell» der Muskelkontraktion. Hierbei ist das sehr große Muskelprotein **Titin** als zusätzlicher Bestandteil für

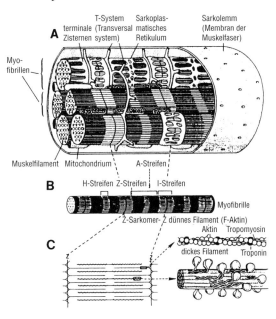

Abbildung 2.2: Histologie des Skelettmuskels. (Aus Kandel E, Schwartz JH, Jessell TM (eds): Principles of Neuroscience, 3. Aufl. New York, Elsevier, 1991, S. 549, mit freundl. Erlaubnis)

die Elastizität, d.h. die passive Rückstellung nach Kontraktion der Sarkomere verantwortlich (nicht in Abb. 2.2 gezeigt).

9. Welche Muskelfasertypen gibt es?

Innerhalb der quergestreiften Muskulatur unterscheiden sich die Muskelfasern durch ihr Kontraktionsverhalten, ihre Ermüdbarkeit sowie ihren Stoffwechsel. Man unterscheidet Typ-I- und Typ-II-Muskelfasern.

Typ-I-Fasern sind Muskelfasern, die fortwährend arbeiten und Dauerleistung vollbringen (z. B. autochthone Rückenmuskulatur). Diese sogenannten langsamen, «roten» Fasern zeichnen sich durch einen höheren Gehalt an Myoglobin, viel Sarkoplasma, viele Mitochondrien und große ATPase-Aktivität aus.

Typ-II-Fasern sind Muskelfasern, die sich schneller und extremer kontrahieren, wie es beispielsweise bei kurzfristigen Hochleistungen notwendig ist. Diese «weißen» Muskelfasern sind dicker (ca. 100 µm gegenüber 50 µm bei «roten»), enthalten mehr sarkoplasmatisches Retikulum und Myofibrillen. Typ-II-Fasern werden nach Anzahl der Mitochondrien und der Enzymaktivität noch in **Typ-II-A-Fasern** («rote, schnelle Fasern»), **Typ-II-B-Fasern** («weiße, schnelle Fasern») und **Typ-II-C-Fasern** (Hybrid- oder Übergangsfasern) unterteilt.

Muskeleigenreflex und Fremdreflex

10. Welche Nervenfasern innervieren den Muskel? Wie werden Nervenfasern klassifiziert?

Der quergestreifte Skelettmuskel wird von motorischen Vorderhornzellen durch sogenannte α-**Motoneurone** innerviert. Sie sind die Nervenfasern für die Muskelkontraktion der **extrafusalen Muskulatur**. Die efferente Innervation der intrafusalen Muskelfasern (Innervation der **Muskelspindeln**) geschieht durch die sogenannten γ-Fasern.

Der klinisch gebräuchlichen Ausdrucksweise von «α- und γ-Motoneuronen» liegt die Einteilung der Nervenfasern nach Erlanger und Gasser zugrunde (Aα-Fasern bzw. Aγ-Fasern, siehe **Tab. 2.2**). Diese Klassifikation teilt alle Nervenfasern nach Durchmesser und Leitungsgeschwindigkeit von A bis C ein. Für die Einteilung der afferenten Nervenfasern existiert noch eine andere Klassifikation (Lloyd und Hunt). Hier werden römischen Ziffern von I bis IV benutzt.

Tabelle 2.2a: Klassifizierung der Nervenfasern

Faserart	Durchmesser in µm	Leitungsgeschwindigkeit (m/s)	Funktion/Vorkommen
Aα	15 (12–20)	100 (70–120)	Efferente Fasern zur quergestreiften Muskulatur Afferente Fasern aus Muskelspindeln
Aβ	10 (5–12)	50 (30–70)	Afferente Fasern von Hautrezeptoren (Druck, Berührung)
Aγ	5 (3–6)	25 (15–30)	Efferente Fasern für Muskelspindeln
Aδ	3 (2–5)	20 (12–30)	Afferente Fasern von Hautrezeptoren (Schmerz, Temperatur)
B	3	10 (3–15)	Präganglionäre Fasern (vegetatives Nervensystem)
C	1	1 (0,5–2)	Schmerzfasern, Fasern des vegetativen Nervensystem

Tabelle 2.2b: Klassifizierung der Nervenfasern nach Lloyd-Hunt

Faserart	Durchmesser in µm	Leitungsgeschwindigkeit (m/s)	Funktion/Vorkommen
Ia	10–15	100 (70–120)	Primäre sensible Fasern der Muskelspindeln
Ib	10–15	100 (70–120)	Afferente Fasern der Sehnenspindeln
II	10 (5–12)	50 (30–70)	Sekundäre sensible Fasern der Muskelspindeln. Afferente Fasern von Mechanorezeptoren der Haut
III	5 (2–5)	25 (10–30)	Afferente Fasern von Schmerz- und Temperaturrezeptoren
IV	1	1	Marklose Schmerzfasern, Nerven des peripheren vegetativen Nervensystems

So spricht man von den primär sensiblen Fasern der Muskelspindeln immer als «Ia- oder Ib-Fasern» (nach Lloyd-Hunt), obwohl sie eigentlich auch zu den Aα-Fasern der «Erlanger-Gasser-Klassifikation» gehören. Verwirrenderweise werden die afferenten Schmerzfasern trotzdem fast immer als «C-Fasern» bezeichnet. Dies entspräche den «IV-Fasern» bei Lloyd-Hunt.

11. Was sind Renshaw-Zellen?

Renshaw-Zellen sind Interneurone, die durch α-Motoneurone stimuliert werden und über einen «feedback»-Mechanismus wiederum dieses α-Motoneuron hemmen, wodurch es zur Autoinhibition kommt.

12. Welche Nervenfasern bilden im Rückenmark synaptische Verbindungen mit den α-Motoneuronen?

Die beiden wichtigsten Fasersysteme sind der **efferente motorische Tractus corticospinalis** und die **afferenten sensiblen Ia-Fasern**. Sie regulieren im Wesentlichen die Aktivität der motorischen Vorderhornzellen im Rückenmark.

Daneben gibt es noch eine ganze Reihe anderer Nervenfasern. Dazu gehören die Faserverbindungen aus Hirnstammstrukturen wie **Tr. vestibulospinalis**, **Tr. rubrospinalis** und **Tr. tectospinalis** oder Interneurone wie die **Renshaw-Zellen**, die über synaptische Verbindungen modulierend einwirken.

13. Beschreiben Sie die neuronalen Elemente des Muskeldehnungsreflexes. Was ist die Funktion der Ia-Nervenfasern? Was ist die physiologische Funktion des Eigenreflexapparates?

Abbildung 2.3 zeigt vereinfacht die neuronalen Elemente des sogenannten monosynaptischen Muskeldehnungsreflexes (Muskeleigenreflexapparat). Es existieren ein **efferenter Schenkel** (das α-Motoneuron) und ein **afferenter Schenkel** (Ia-, Ib- oder II-Fasern), die über die synaptische Verbindung an der motorischen Vorderhornzelle interagieren. Wird der Muskel gedehnt, dehnen sich mit der extrafusalen Muskulatur auch die intrafusalen Muskelfasern sowie die Sehnenansätze des Muskels. Die sensiblen Endigungen der intrafusalen Muskulatur (**anulospiralige Endigung**; Ia- oder II-Fasern) oder die **Sehnenspindeln** (Ib-Fasern) werden erregt und stimulieren über die Hinterwurzel das Motoneuron in der Vorderwurzel, das mit einer Muskelkontraktion reagiert.

Der Muskeldehnungsreflex ist das klinisch prüfbare Phänomen eines Systems zur Konstanthaltung von Muskellänge und Muskeltonus im Schwerefeld der Erde. Der Muskeleigenreflexapparat wirkt so-

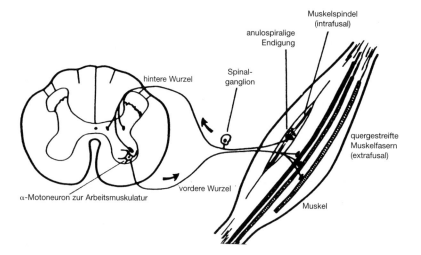

Abbildung 2.3: Schema der neuronalen Elemente des monosynaptischen Dehnungsreflexes (MER, Muskeleigenreflex). (Aus Garoutte B: Survey of Functional Neuroanatomy, 2. Aufl. Greenbrae, CA, Jones Medical Publications, 1992, S. 60, mit freundl. Erlaubnis)

wohl als **Längenkontrollsystem** wie auch als **Spannungskontrollsystem**.

14. Ist der Muskeleigenreflex monosynaptisch oder polysynaptisch?

Der Ia-Faser-Muskeleigenreflex gilt in seiner paradigmatischen «Urform» tatsächlich als monosynaptisch. In der Realität, d. h. in seiner Einbindung in den Gesamtorganismus, funktioniert er jedoch polysynaptisch. Die Kontraktion eines Muskelagonisten benötigt beispielsweise immer gleichzeitig die polysynaptische Inhibition der jeweiligen antagonistischen Muskelgruppen.

15. Welche Rolle spielen die efferenten γ-Motoneurone beim Muskeleigenreflexapparat?

Die γ-Motoneurone innervieren die intrafusale Muskulatur und dienen der Fein- und Nachjustierung des Muskelspindelapparates. Wird ein Muskel gedehnt, dann würde die gleichzeitige Dehnung der Muskelspindel bald den Längenbereich überschreiten, in dem die primären anulospiralen Windungen noch erregt werden könnten. Indem die γ-Motoneurone die Muskelspindeln der sogenannten Kern-Sackfasern aktiv kontrahieren können, erhalten sie diesen «Messapparat» für jeden Kontraktionszustand des Muskels in einem sensitiven Zustand.

16. Wo entspringen Ib-Fasern? Wo enden Sie? Was ist ihre Funktion?

Die sensiblen **Ib-Fasern** kommen von den **Golgi-Sehnenorganen**, die an den Muskelansätzen reichhaltig vorkommen. Sie dienen der Kontrolle der Muskeldehnung im Sinne eines **Spannungskontrollsystems**. Die anulospiralen Windungen der intrafusalen Muskulatur, an denen die Ia-Fasern beginnen, dienen dagegen als **Längenkontrollsystem** der Muskulatur. Im Rückenmark hemmen die **Ib-Fasern** polysynaptisch die α-Motoneurone, um die Muskelkontraktion zu verhindern. Gleichzeitig werden die γ-Motoneurone erregt, um den Muskeltonus zu senken.

17. Was sind Fremdreflexe? Geben Sie die Unterschiede zwischen Fremd- und Eigenreflexen an

Fremdreflexe (**exterozeptive Reflexe**) werden im Gegensatz zu den Eigenreflexen nicht durch einen die sensiblen Apparate des zuckenden Muskels selbst betreffenden Reiz ausgelöst. Der Reiz greift an den **Exterozeptoren** an, d. h. an der Haut und den hautnahen Schleimhäuten (daher Bezeichnung auch als «Hautreflexe»), ferner an der Kornea und dergleichen. Auch die Reflexbögen verschiedener Sinnesorgane (optische, akustische, olfaktorische Reflexe) zählt man zu den Fremdreflexen. Physiologisch stehen die Fremdreflexe im Dienste der Abwehr bzw. Anpassung an die Umwelt. Über die Charakteristika bzw. die Unterschiede von Fremd- und Eigenreflexen informiert **Tabelle 2.3**.

Tabelle 2.3: Eigenschaften von Eigen- und Fremdreflexen

	Eigenreflexe (einfache, myostatische Systeme)	Fremdreflexe (komplexe, polysynaptische Systeme)
Neurone	Monosynaptisch 2 Neurone	Polysynaptisch Mehrere Neurone
Muskulatur	Vorwiegend Streckreflexe Vorwiegend Einzelzuckungen Monotone, gleichförmige Reaktionen	Vorwiegend Beugereflexe Vorwiegend tetanische Muskelkontraktionen Variable, verschiedenartige Reaktionsabläufe
Rezeptoren	Steuerung durch Spindelafferenzen (Tiefensensibilität)	Steuerung durch Afferenzen der Hautrezeptoren (Oberflächensensibilität)
Reflexzeit	Kurz (10–20 ms), konstant	Lang (40–180 ms), abhängig von der Reizstärke
Ermüdbarkeit	Sehr gering	Stark
Ausbreitungstendenz	Keine	Mit Zunahme der Reizstärke Ausbreitung auf weitere Muskelgruppen
Charakter der Bewegungen	Myostatischer Tonus, Gehen	Isolierte Einzelbewegungen (Flucht-, Abwehrbewegungen etc.)
Beispiele	Patellarsehnenreflex, Bizepseigenreflex	Fluchtreflex (Schmerzreiz auf Fußsohle), kutane Bauchdeckenreflexe

18. Was sind physiologische, was sind pathologische Fremdreflexe? Wie verhalten sich Fremdreflexe bei Schädigungen?

Physiologische Fremdreflexe dienen der Abwehrreaktion bzw. der Anpassung an die Umwelt (z. B. Hand wird von der heißen Herdplatte weggezogen). Die klinisch prüfbaren physiologischen Fremdreflexe sind zumeist Hautreflexe, wie die kutanen Bauchhaut- oder Bauchdeckenreflexe (BHR oder BDR; im Gegensatz zu den muskulären Bauchdeckenreflexen, die Muskeleigenreflexe darstellen!), der Kremasterreflex oder der Analreflex.

Pathologische Fremdreflexe treten (im Erwachsenenalter) erst bei bestimmten organischen Prozessen auf. Bei Schädigung der Pyramidenbahn treten beispielsweise der Babinski-, Oppenheim-, Gordon-, Mendel-Bechterew-Reflex oder die Enthemmung des Fluchtreflexes auf. Die physiologischen Fremdreflexe dagegen können durch solche Prozesse abgeschwächt oder zum Verschwinden gebracht werden (Abschwächung bzw. Aufhebung der Bauchdeckenreflexe und des Plantar- und Kremasterreflexes). Die Intaktheit der kortikospinalen Bahnen ist eine entscheidende Voraussetzung für die physiologischen Fremdreflexe (z. B. Fehlen der BHR bei Multipler Sklerose), daneben können auch Läsionen im einfachen Reflexbogen selbst zum Ausfall führen (Höhendiagnostik!). Physiologische Fremdreflexe verhalten sich in der Regel genau entgegengesetzt wie die Eigenreflexe (z. B. bei spastischer Hemiplegie links: Eigenreflexe links gesteigert, Fremdreflexe links abgeschwächt oder fehlend). Siehe auch Tabelle 2.3

19. Was ist der Unterschied zwischen einem Muskeleigenreflex, einem Muskelsehnenreflex und einem Knochenreflex?

Der Unterschied ist rein nomenklatorischer Art. Sehnen- und Knochenreflexe (Bizepssehnenreflex oder Radiusperiostreflex) sind früher gebräuchliche Reflexbezeichnungen nach dem Ort der Reizapplikation. Sie gehören jedoch allesamt zu der Gruppe der Muskeleigenreflexe und werden auch heute meist so bezeichnet (Bizepseigenreflex oder schlicht Bizepsreflex; Brachioradialisreflex oder Radialisreflex).

20. Nennen Sie die klinisch wichtigsten Reflexe

Die **Tabelle 2.4** gibt eine Übersicht der in der neurologischen Untersuchung gebräuchlichen Reflexe.

Plexus lumbosacralis und Innervation der unteren Extremität

21. Aus welchen Nervenwurzelsegmenten entsteht der Plexus lumbalis?

Der **Plexus lumbalis** entsteht aus den Wurzeln L1, 2, 3, 4. Manchmal ist Th12 noch beteiligt (siehe **Abb. 2.4**).

22. Nennen Sie die beiden Hauptnerven des Plexus lumbalis mit ihren Versorgungsgebieten

1. N. obturatorius (L2, 3, 4): Er tritt durch das Foramen obturatorium aus dem Becken aus und innerviert motorisch die Oberschenkeladduktoren sowie sensibel ein kleines Areal an der Innenseite des Oberschenkels,
2. N. femoralis (L2, 3, 4): Er verlässt das Becken zusammen mit der A. femoralis unter dem Lig. pectineum (Leistenband) und versorgt motorisch die Hüftflexoren sowie die Knieextensoren. Distalwärts setzt sich der N. femoralis als **N. saphenus** fort. Dieser sensible Nerv innerviert die mediale Knievorderseite und den medialen Unterschenkel einschließlich Malleolus medialis (siehe Abb. 2.4).

23. Nennen Sie die restlichen Nervenäste des Plexus lumbalis

1. N. iliohypogastricus (Th12, L1): Sensible Innervation der seitlichen Hüftgegend und der Regio pubica; motorisch beteiligt an der Innervation der breiten Bauchmuskulatur.
2. N. ilioinguinalis (L1): Sensible Innervation der Haut des Mons pubis und des oberen Teils des Scrotums, bzw. der Labia majora; motorisch beteiligt an der Innervation der breiten Bauchmuskulatur.

Tabelle 2.4: Die klinisch wichtigsten Reflexe (Eigen-, Fremdreflexe, pathologische Reflexe und Enthemmungsphänomene)

I Kopfbereich	II Schulter-Armbereich	III Rumpf	IV Untere Extremität
Pupillenreflex	Bizepsreflex (BSR oder BER)	Bauchhautreflex (BHR)	Adduktorenreflex
Korneareflex	Radiusperiostreflex (RPR;	Bauchdeckenreflex (BDR)	Patellarsehnenreflex
Ziliospinaler Reflex	Brachioradialisreflex)	Kremasterreflex	(PSR; Kniereflex)
(Schmerzreflex)	Trizepsreflex (TSR oder TER)	Bulbokavernosusreflex	Tibialis-posterior-Reflex
Massetereflex	Trömner- und Knipsreflex	Analreflex	(TPR)
Würgreflex	(= Fingerbeugereflex)		Achillessehnenreflex
Fress- oder Saugreflex	Greifreflex (pathologisches		(ASR)
Palmomentalreflex	Greifen)		Babinski*
(PMR)			Oppenheim*
Schnauzenreflex			Gordon*
(Chvostek)			Strümpell*
			Mendel-Bechterew und
			Rossolimo (= Plantarmuskelreflex)
			Fußsohlenreflex
			Fluchtreflex

* Klassische Pyramidenbahnzeichen mit Extension Großzehe und Abspreizen der Digiti II – V

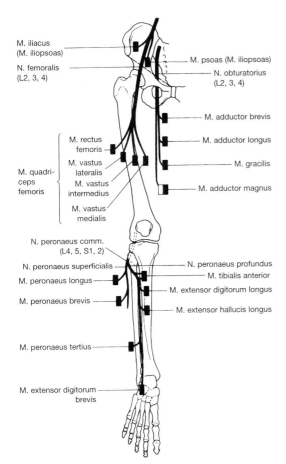

Abbildung 2.4: Schematische Darstellung der Muskelinnervation der unteren Extremität (von ventral). (Aus Medical Research Council: Aids to the Examination of the Peripheral Nervous System, London, 1976, mit freundl. Erlaubnis)

3. **N. genitofemoralis (L1, 2):** Der **Ramus genitalis** verläuft durch den Leistenkanal und innerviert motorisch den M. cremaster und sensibel die Haut des Skrotums bzw. der Labia majora sowie den gegenüberliegenden Hautbezirk des Oberschenkels. Der **Ramus femoralis** versorgt sensibel die Haut des Oberschenkels lateral des Gebiets vom Ramus genitalis.
4. **N. cutaneus femoris lateralis (L2, 3):** Rein sensible Versorgung der anteriolateralen Bereiche des Oberschenkels; aufgrund seines oberflächlichen Verlaufs unter dem Leistenband ist er durch Druck leicht zu schädigen («Jeansnerv»).

24. Welcher Nerv kann bei einer Appendektomie leicht geschädigt werden (McBurney-Inzision)?

Da der **N. iliohypogastricus** zwischen dem M. obliquus externus und internus verläuft, kann er bei dieser Schnittführung leicht durchtrennt werden. Als Folge entsteht möglicherweise eine Schwäche in der Region des Leistenkanals, was wiederum zur Entwicklung einer Leistenhernie prädisponiert.

25. Was ist eine Meralgia paraesthetica?

Meralgia paraesthetica bezeichnet Taubheit und Kribbeln des lateralen Oberschenkels als Folge einer Kompression des **N. cutaneus femoris lateralis**, der unter dem Leistenband verläuft. Häufiger tritt dies bei Adipösen oder Schwangeren auf, seltener bei sehr schlanken Personen nach Tragen enger Hosen («Jeansnerv»).

26. Welcher Nerv versorgt den M. glutaeus maximus?

Für die Versorgung des M. glutaeus maximus ist der **N. glutaeus inf. (L5, S1, 2)** verantwortlich. Er kommt aus dem Plexus sacralis und tritt durch das Foramen infrapiriforme aus. Bei einer Lähmung ist die Streckung im Hüftgelenk geschwächt (Abb. 2.5).

27. Nennen Sie den längsten peripheren Nerv des menschlichen Körpers. Welche Funktionen hat er?

Der **N. ischiadicus (L4–S3)** besteht aus zwei Komponenten, dem **N. peronaeus communis (L4–S2)** und dem **N. tibialis (L4–S3)**. Im kleinen Becken und im Oberschenkel verlaufen sie in einer gemeinsamen Bindegewebshülle und imponieren deshalb dort als einheitlicher Nervenstamm. Die motorisch innervierten Muskeln des N. ischiadicus sind in der **Abbildung 2.5** dargestellt. Sensibel versorgt er die lateralen Anteile der Unterschenkels (**N. cutaneus surae lat., N. peronaeus superficialis, N. peronaeus profundus**). Der Zwischenraum zwischen Großzehe und 2. Zehe wird sensibel durch den N. peronaeus profundus versorgt. Dies hilft als wichtige Differenzierungsmöglichkeit gegenüber dermatomalen Sensibilitätsausfällen sowie zur Unterscheidung oberflächlicher gegenüber tiefer Peronaeusschädigungen.

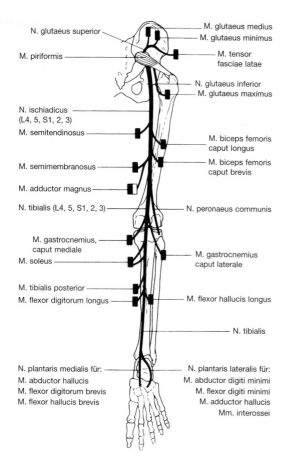

Abbildung 2.5: Schematische Darstellung der Muskelinnervation der unteren Extremität (von dorsal). (Aus Medical Research Council: Aids to the Examination of the Peripheral Nervous System, London, 1976, mit freundlicher Erlaubnis)

28. Welcher Nerv tritt als einziger durch das Foramen ischiadicus major oberhalb des M. piriformis aus (Foramen suprapiriforme)?

Der N. glutaeus sup. (L4, 5, S1). Er versorgt den M. glutaeus medius, den M. glutaeus minimus sowie den M. tensor fasciae latae. Diese Muskeln helfen bei der Abduktion und der Innenrotation des Oberschenkels, weshalb bei einer Lähmung die Abduktion des betroffenen Beines geschwächt ist. Beim Stand auf dem betroffenen Bein und beim Anheben des gesunden Beines sinkt die andere Beckenseite ab (**Trendelenburg-Zeichen**). Siehe auch Abbildung 2.5

29. Welcher Nerv versorgt sensibel das Gesäß und die Dorsalseite des Oberschenkels?

Der **N. cutaneus femoris posterior** (S1–S3) aus dem Plexus sacralis versorgt die unteren Teile des Gesäß sowie die Dorsalseite des Oberschenkels. Er verläuft zusammen mit dem **N. glutaeus inferior** (L5–S2) und dem **N. ischiadicus** (L4–S3) durch das Foramen infrapiriforme.

30. Welcher Nerv versorgt das Perineum?

Die Versorgung des Dammbereiches erfolgt durch den **N. pudendus** (S2–S4).

31. Welcher Oberschenkelmuskel wird ausschließlich von dem dorsalen Anteil des N. ischiadicus (d. h. dem peronaealen Anteil) versorgt? Warum ist das wichtig?

Der **M. biceps femoris** wird ausschließlich vom peronealen Anteil des N. ischiadicus versorgt. Dieser Punkt ist klinisch zur Differenzierung von Schädigungen des **N. peronaeus communis** vs. des **N. ischiadicus** selbst wichtig.

32. Welche Muskeln innerviert der N. tibialis?

Der ventrale Anteil des N. ischiadicus (N. tibialis; L4–S3) versorgt den M. tibialis posterior, den M. popliteus, den M. semitendinosus, den M. semimembranosus, den M. plantaris, den M. triceps surae (M. gastrocnemius), sowie die langen und kurzen **Fußflexoren** (Plantarflexoren) und die Muskeln zur **Inversion** des Fußes.

33. In welche Nerven teilt sich der N. peronaeus communis? Was versorgen sie?

1. **N. peronaeus profundus:** Motorisch Muskulatur für die Dorsalextension des Fußes und der Zehen, sensible Versorgung eines kleinen Areals zwischen 1. und 2. Zehe.
2. **N. peronaeus superficialis:** Motorisch Muskulatur für Eversion (Pronation) des Fußes, sensible Versorgung des Unterschenkels dorsal und lateral.

Plexus brachialis und Innervation der oberen Extremität

34. Aus welchen Nervenwurzeln entsteht der Plexus brachialis?
Der Plexus brachialis entsteht aus den Nervenwurzeln C5–C8 und Th1 (**Abb. 2.6**).

35. Welche Nerven gehen aus den Rami ventrales ab, bevor sich der Plexus brachialis formiert?
1. **N. dorsalis scapulae (C5):** Er innerviert die Mm. rhomboidei und den M. levator scapulae für Anhebung und Stabilisierung des Schulterblattes. Bei Schädigung kann eine **Scapula alata** entstehen.
2. **N. thoracicus longus (C5–C7):** Er innerviert den **M. serratus anterior** für Abduktion und Endrotation der Scapula. Der Muskel ist wichtig für die Abduktion der Schulter, bei Schädigung kann eine **Scapula alata** entstehen.

Die Prüfung dieser Nerven ist für die Differenzierung einer Wurzelschädigung vs. Armplexusläsion wichtig. Findet sich ein klinisches oder elektrophysiologisches Defizit an einem dieser Nerven, so liegt die Läsion proximal des Plexus brachialis.

36. Aus welchen Nervenwurzeln bilden sich die drei Primärstränge des Plexus brachialis?
Der Plexus brachialis formiert sich aus den Rami ventrales zunächst in 3 Primärstränge, den **Truncus superior (C5–C6)**, den **Truncus medialis (C7)** und den **Truncus inferior (C8–Th1)**. Nach kurzem Verlauf bilden sich daraus die drei **Faszikel** des Armplexus.

37. Welcher Nerv geht als einziger von den Primärsträngen (Trunci) des Plexus brachialis noch vor der Bildung der Faszikel ab?
Der **N. suprascapularis (C5)** ist der einzige Nerv, der aus einem der Hauptstämme vor der Bildung der Faszikel abgeht (**Truncus superior; C5–C6**). Er versorgt den **M. supraspinatus** (Abduktion und Außenrotation der Schulter) und den **M. infraspinatus** (Außenrotation der Schulter).

38. Welches Gefäß verläuft mit den drei Sekundärsträngen (Faszikel) des Plexus brachialis?
Die drei Sekundärstränge, der laterale Faszikel (**Fasciculus lateralis, C5–C7**), der mediale Faszikel (**Fas-**

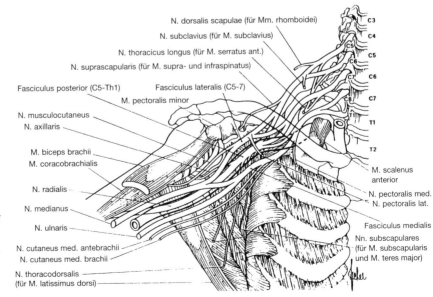

Abbildung 2.6: Schematische Darstellung des Plexus brachialis. (Aus Tindall B: Aids to the Examination of the Peripheral Nervous System. London, W.B. Saunders, 1990, mit freundl. Erlaubnis)

ciculus medialis, C8–Th1) und der hintere Faszikel (**Fasciculus posterior, C5–C8**) sind nach ihrer Lage in Bezug zu der **A. axillaris** benannt (siehe Abb. 2.6).

39. Zählen Sie die Äste der drei Faszikel des Plexus brachialis mit ihren Innervationsgebieten auf

I. Fasciculus lateralis (C5–C7)
1. Nn. pectorales laterales (C5–C7): Innervation des M. pectoralis minor (Senkung des Schultergürtels)
2. N. musculocutaneus (C5–C6): Innervation des M. biceps brachii (Beugung und Supination im Ellenbogengelenk), M. coracobrachialis (Adduktion des Armes) und M. brachialis (Beugung im Ellenbogengelenk)
3. N. medianus (lateraler Anteil, C5–C7): Innervation des M. pronator teres (Pronation und Beugung im Ellenbogengelenk)

II. Fasciculus medialis (C8–Th1)
4. N. pectoralis medialis (C8–Th1): Innervation des M. pectoralis major (Adduktion der Schulter)
5. N. ulnaris (C8–Th1): Innervation der langen Fingerflexoren und der kleinen Handmuskeln
6. N. medianus (medialer Anteil, C8–Th1): Innervation der langen Fingerflexoren und der kleinen Handmuskeln
7. N. cutaneus brachii medialis (C8–Th1): Hautinnervation der vorderen medialen Fläche des Oberarms sowie des proximalen Unterarms
8. N. cutaneus antebrachii medialis (C8–Th1): Hautinnervation der vorderen medialen Fläche des Unterarms

III. Fasciculus posterior (C5–Th1)
9. N. subscapularis (C5–C6): Innervation des M. subscapularis (Innenrotation des Humerus) und des M. teres major (Adduktion des Humerus)
10. N. thoracodorsalis (C6–C8): Innervation des M. latissimus dorsi (Adduktion und Innenrotation der Schulter)
11. N. axillaris (C5–C6): Innervation des M. deltoideus (Abduktion des Humerus) und des M. teres minor (Außenrotation des Humerus)
12. N. radialis (C5–Th1): Innervation der Extensoren und Daumenabduktoren der oberen Extremität
(siehe **Abb. 2.7** und **2.8**)

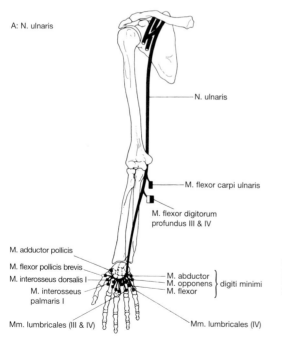
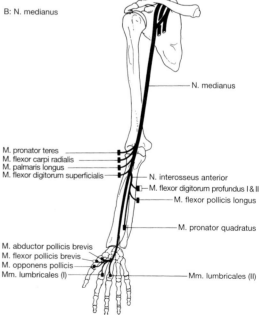

Abbildung 2.7: Schematische Darstellung der Muskelinnervation der oberen Extremität. (Aus Medical Research Council: Aids to the Examination of the Peripheral Nervous System. London, 1976, mit freundl. Erlaubnis)

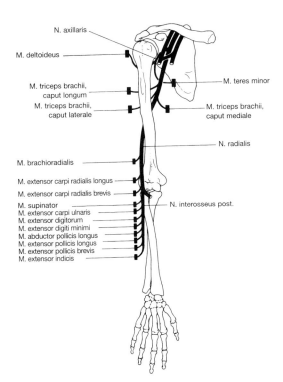

Abbildung 2.8: Schematische Darstellung der Muskelversorgung des N. axillaris und N. radialis. (Aus Medical Research Council: Aids to the Examination of the Peripheral Nervous System. London, 1976, mit freundl. Erlaubnis)

40. Was ist eine Erb-Lähmung?

Die **obere Armplexuslähmung** (Erb-Lähmung, Erb-Duchenne-Lähmung) ist eine Schädigung des oberen Plexus brachialis (C5 und C6) infolge exzessiver Hals- bzw. Schulterstreckung oder Überdehnung (z. B. bei Ausrutsch-Unfällen oder infolge zu starken Zuges am Hals des Kindes beim Geburtsvorgang). Sie ist gekennzeichnet durch eine Parese der Abduktoren und Außenrotatoren des Schultergelenks, der Oberarmbeuger und des M. supinator. In den Dermatomen C5 und C6 ist die Sensibilität vermindert. Der Arm wird in Adduktionsstellung gehalten, die Finger zeigen nach hinten, was als «**Kellner-Hand**» bezeichnet wird. Die distalen Muskeln der oberen Extremität sind nicht betroffen.

41. Was ist eine Klumpke-Lähmung?

Die **untere Armplexuslähmung** (Klumpke-Lähmung, Déjèrine-Klumpke-Lähmung) ist eine Schädigung des unteren Anteils des Plexus brachialis (C8–Th1) z. B. als Folge einer Maximalabduktion der Schulter. Sie ist gekennzeichnet durch Paresen der Handmuskeln, mitunter auch der langen Fingerbeuger und Flexoren des Handgelenks. Eine Sensibilitätsstörung wird in ulnaren Bezirken von Unterarm und Hand angegeben. Langanhaltende und heftige, vorwiegend ulnar lokalisierte Schmerzen sind oft ein führendes Symptom, zumal dann, wenn es zu Wurzelausrissen gekommen ist. Manchmal wird von den Patienten mit Wurzelausriss auch ein Phantomgefühl beschrieben. Nicht selten besteht auch ein **Horner-Syndrom**, was eine proximal gelegene Läsion anzeigt (das **Centrum ciliospinale** für die sympathische Innervation des Kopfbereiches liegt zwischen C8 und Th2, die vegetativen Nerven ziehen zunächst mit den Rami ventrales der Spinalnerven und gehen dann über die Rami communicantes zum Grenzstrang; zum Horner-Syndrom siehe Frage 209).

42. Was ist das Parsonage-Turner-Syndrom?

Das Parsonage-Turner-Syndrom ist eine **akute Armplexusneuritis** (**Plexusneuritis, neuralgische Schulteramyotrophie**). Zumeist ist der obere Armplexus betroffen, wobei haupsächlich der N. thoracicus longus, der N. musculocutaneus und der N. axillaris befallen sind. Nach akut einsetzenden, heftigsten Schmerzen im Schulter-Arm-Bereich kommt es Stunden später zu proximal betonten Paresen mit Sensibilitätsstörungen. Bei ca. 20% der Patienten ist die Symptomatik bilateral.

Die Plexusneuritis kann als postinfektiöses Geschehen (nach Mononucleosis infectiosa, Zytomegalie-Infektion oder anderen Virusinfektionen) oder als serogenetische Neuritis nach Vakzinationen auftreten. Gehäuft wird es beim Diabetes mellitus, SLE (systemischer Lupus erythematodes), Kollagenosen (Panarteriitis nodosa) oder M. Hodgkin beobachtet. Oftmals ist allerdings kein spezifischer Auslöser auszumachen.

Die Prognose dieser Erkrankung ist zumeist gut: ein Drittel der Patienten erholen sich innerhalb eines Jahres, 90% der Patienten innerhalb von 3 Jahren, bei 10% ist der Verlauf rezidivierend (virale Genese?).

43. Welche Nervenschädigung kann infolge schlecht angepasster Krücken auftreten? Wo kann der Nerv noch geschädigt werden?

Die «Krückenlähmung» ist eine Druckschädigung des N. radialis in der Axilla, die zum Ausfall aller radialisversorgten Muskeln einschließlich des M. triceps brachii führt. Es kommt zu Paresen der gesamten Streckermuskulatur des Armes mit Ellenbogen, Handgelenk und Fingern sowie des M. brachioradialis. Der N. radialis kann auch bei Schädigungen im Bereich des Oberarmschaftes in Mitleidenschaft gezogen werden, so z. B. nach Oberarmschaftfrakturen oder als Folge von Druckschädigungen im dorsalen Oberarmbereich (»Parkbanklähmung«). Wegen der Form der heute zumeist verwendeten Krücken wird die Krückenlähmung manchmal mit der eigentlichen Parkbanklähmung verwechselt. Aufgrund des Radialisverlaufs in einem eigenen Knochenkanal am dorsalen Humerusschaft führt hier eine Schädigung des Nerven zum Ausfall der radialisversorgten Muskeln am Unterarm. Im Gegensatz zur Krückenlähmung ist der M. triceps brachii meist wenig oder nicht betroffen. Liegt die Läsion am distalen Oberarm, kann der M. brachioradialis ebenfalls ausgespart sein (zum Nervenverlauf siehe auch Abb. 2.8).

44. Welcher Nerv kann bei einer Schulterluxation oder bei einer Humerusfraktur geschädigt werden?

Aufgrund seiner topographischen Nähe zum Collum chirurgicum des Oberarmknochens kann der N. axillaris hier geschädigt werden. Abduktion, Elevation und Zirkumduktion des Arms nach hinten sind vermindert, was eine erhebliche motorische Behinderung bedeutet. Sekundäre Probleme durch eine Schrumpfung der Schulterkapsel können hinzukommen. Sensibilitätsstörungen werden in den Dermatomen C5 und C6 beobachtet.

45. Was ist ein «thoracic outlet»-Syndrom?

«Thoracic outlet»-Syndrome sind Engpasssyndrome der oberen Thoraxapertur, die infolge der Kompression des Gefäß-Nerven-Bündels von Plexus brachialis und Armarterie klassischerweise zu einer Verminderung der arteriellen Pulse mit Kribbel- und Taubheitsgefühl im medialen Armbereich führen.

Anatomisch und ätiologisch unterscheidet man vier Engpasssyndrome:
1. **Halsrippensyndrom:** Kompression der A. subclavia und Plexus brachialis zwischen M. scalenus anterior und Halsrippe,
2. **Skalenus-Syndrom:** Kompression des Gefäß-Nerven-Bündels zwischen dem M. scalenus medius und M. scalenus anterior,
3. **Costoclavicular-Syndrom:** Kompression des Gefäß-Nerven-Bündels zwischen Clavicula und 1. Rippe,
4. **Hyperabduktions-Syndrom:** Kompression des Gefäß-Nerven-Bündels unter dem Ansatz des M. pectoralis minor.

Die klinischen Symptome sind durch verschiedene Manöver provozierbar und differenzierbar. Dazu gehören der Armzug nach unten, das **Adson-Manöver** (Kopf nach ipsilateral gedreht und rekliniert bei tiefer Einatmung), das «**signe du plateau**» (Parästhesien beim Tragen eines Tabletts auf der nach oben gewendeten Handfläche), die Rückwärtsbewegung der Schultern oder des Arms oder die aktive Bewegung des maximal angehobenen Arms nach hinten.

Nervenwurzeln und Dermatome

46. Welche Nervenfasern verlaufen in der Vorderwurzel (Radix ventralis), welche in der Hinterwurzel (Radix dorsalis)?

In der **Vorderwurzel** verlaufen im Wesentlichen motorische (efferente) Axone, in der **Hinterwurzel** hauptsächlich sensible (afferente) Axone.

47. Nennen Sie die Äste eines Spinalnerven

Der gemeinsame Nerv eines jeweiligen Spinalnervensegments, der sich aus einer Vorderwurzel und einer Hinterwurzel gebildet hat, heißt **Spinalnerv**.

Er besitzt fünf Äste:
1. **Ramus dorsalis:** Er versorgt die autochthone Rückenmuskulatur sowie die dorsalen Dermatome der Haut meist mit einem medialen und lateralen Ast,

2. **Ramus ventralis:** Er bildet im Rumpfbereich die Nn. intercostales, im Extremitätenbereich die **Plexus cervicales, brachiales** und **lumbosacrales**,
3. **Ramus spinalis:** Er ist ein rückläufiger, sensibler Ast für die Rückenmarkshäute,
4. **Ramus communicans albus:** Er bringt markhaltige Nervenfasern vom Rückenmark zu den Grenzstrangganglien und erscheint daher weißlich (albus),
5. **Ramus communicans griseus:** Er bringt markarme und marklose Nervenfasern rückläufig vom Grenzstrangganglion zum Spinalnerven und erscheint daher grau (griseus).

48. Welche Synapsen findet man im Spinalganglion? Was ist ein Ganglion?

In den Ganglien der Hinterwurzeln (Spinalganglien) findet man keine Synapsen. Die Hinterwurzelganglien enthalten **pseudounipolare Ganglienzellen**, also Nervenzellkörper, bei denen – im Unterschied zu **bipolaren Ganglienzellen** – das aus der Peripherie kommende afferente Axon und der in das Rückenmark ziehende Dendrit so zusammengewachsen sind, dass sie unipolar aussehen. Echte **unipolare Ganglien** findet man dagegen beispielsweise im Nebennierenmark!

Ganglien entprechen der Ansammlung von Nervenzellkörpern (Somata oder Perikarien), man sieht sie makroskopisch als Verdickung eines Nerven. Dabei gibt es Ganglien mit synaptischer Verschaltung von einem Neuron zum nächsten (viele der efferenten Hirnnervenganglien) oder ohne synaptische Verschaltung (meist afferente bipolare Ganglien wie z. B. das Ganglion Gasseri).

49. Nennen Sie die entsprechenden Dermatome folgender Körperteile: Daumen, Mittelfinger, kleiner Finger, Mamille, Nabel, Knie, Großzehe, Kleinzehe. Nennen Sie zum Vergleich den jeweiligen Hautnerv, der diese Körperteile versorgt

Siehe dazu **Abbildung 2.9**

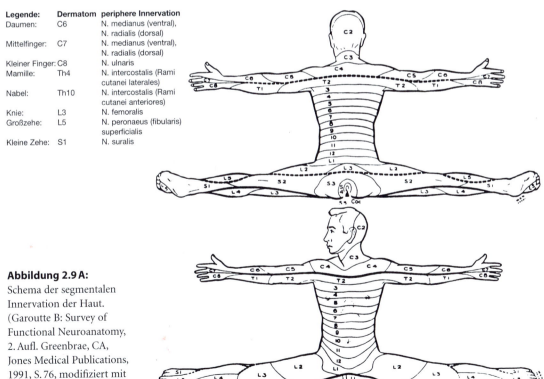

Legende:	Dermatom	periphere Innervation
Daumen:	C6	N. medianus (ventral), N. radialis (dorsal)
Mittelfinger:	C7	N. medianus (ventral), N. radialis (dorsal)
Kleiner Finger:	C8	N. ulnaris
Mamille:	Th4	N. intercostalis (Rami cutanei laterales)
Nabel:	Th10	N. intercostalis (Rami cutanei anteriores)
Knie:	L3	N. femoralis
Großzehe:	L5	N. peronaeus (fibularis) superficialis
Kleine Zehe:	S1	N. suralis

Abbildung 2.9 A:
Schema der segmentalen Innervation der Haut. (Garoutte B: Survey of Functional Neuroanatomy, 2. Aufl. Greenbrae, CA, Jones Medical Publications, 1991, S. 76, modifiziert mit freundl. Erlaubnis)

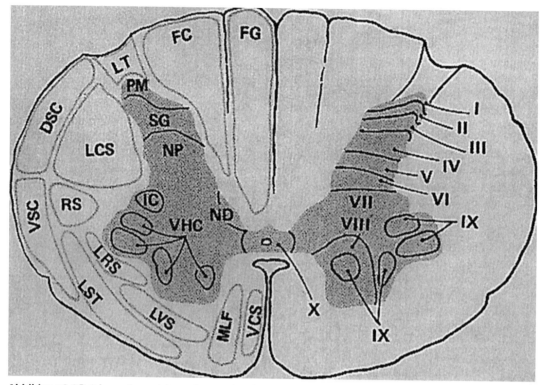

Abbildung 2.9 B: Schema der peripheren Innervation der Haut

50. Nennen Sie die Symptome und Befunde lumbaler Wurzelschädigungen. Welche Nervenwurzel ist am häufigsten betroffen?
Siehe dazu auch Tabelle 7.1

1. Schmerzen und Sensibilität:
Lumbale Wurzelschädigungen (Wurzelkompressionssyndrome, Radikulopathie, radikuläres Syndrom) verursachen Rückenschmerzen mit Ausstrahlung typischerweise bis unterhalb des Knies, die der dermatomalen Versorgung folgen.

Die Kompression der Wurzel L4 (**L4-Syndrom**) führt zu Schmerzen, die in die Hüfte, den vorderen Oberschenkel, das Knie und die mediale Unterschenkelseite einstrahlen. Die Sensibilität im Dermatom L4 ist im Bereich des medialen Unterschenkels und im Versorgungsgebiet des N. saphenus beeinträchtigt (Abb. 2.9). Ein **L5-Syndrom** führt zu Schmerzen, die über das posterolaterale Gesäß, den lateralen dorsalen Oberschenkel in den seitlichen Unterschenkel strahlen. Der Sensibilitätsverlust liegt meist in einem Dreieck zwischen Großzehe, 2. Zehe und Fußrücken. Die Schmerzausstrahlung bei Wurzelkompression S1 (**S1-Syndrom**) strahlt über das Gesäß und die Unterschenkelhinterseite bis zur lateralen Fußseite. Der Sensibilitätsverlust liegt an der lateralen Fußseite und betrifft die Zehen III, IV und V.

Der Schmerz nimmt bei L5- und S1-Syndromen, gelegentlich auch bei L4-Syndromen durch Anhebung des gestreckten Beines am liegenden Patienten (**Lasègue-Zeichen**, Ischiadikus-Dehnungsschmerz) zu (bzw. ist provozierbar). Ein **umgekehrtes Lasègue-Phänomen** (Femoralis-Dehnung), das in Bauchlage durch Anhebung des gesteckten Beins ausgelöst wird, findet man bei höher gelegenen Wurzelkontakten. Ein **gekreuztes Lasègue-Zeichen** weist auf eine mediale Diskushernie hin. Der N. ischiadicus ist möglicherweise in seinem Verlauf, vor allem in der Glutäal- und Oberschenkelregion, druckdolent (**Valleix-Druckpunkte**). Der Schmerz nimmt beim **Valsalva-Manöver** zu.

2. Motorik:
Man findet bei Wurzelkompressionssyndromen meist nur leichte Paresegrade der betroffenen Muskulatur. Paresen beim **L4-Syndrom** sind wegen der überlappenden Innervation mehrerer Nervenwurzeln oft schwer nachzuweisen. Betroffen können der M. quadriceps, der M. adductor longus, der M. glutaeus medius und der M. tibialis ant. sein. Am ehesten kann man bei der Krafttestung eine Schwäche der Fußheber (M. tibialis ant.) nachweisen. Beim **L5-Syndrom** sind der M. extensor hallucis, der M. extensor digitorum brevis und der M. peronaeus longus betroffen. Am leichtesten lässt sich dabei eine Schwäche der Großzehenstreckung nachweisen, alternativ Schwierigkeiten beim Hackengang. Muskelparesen bei einem **S1-Syndrom** sind manchmal nicht leicht zu objektivieren. Am ehesten findet man Schwächen des M. flexor hallucis brevis, des M. flexor digitorum longus, des M. biceps femoris und des M. gastrocnemius. Der Zehengang kann pathologisch sein.

3. Reflexe:
Die Abschwächung der Reflexe kann relativ (im Vergleich zur Gegenseite) oder absolut sein. Eine **L4-Schädigung** zeigt einen abgeschwächten Patellarsehnenreflex (PSR, L2–L4), eine **L5-Schädigung** einen abgeschwächten Tibialis-posterior-Reflex (TPR, L5, häufig schwierig auslösbar!), eine **S1-Schädigung** einen abgeschwächten Achillessehnenreflex (ASR, S1–S2).

Statistisch ist die L5-Schädigung vor der S1- und der L4-Schädigung am häufigsten. Die intervertebralen Disci sind auf diesen Höhen infolge der physiologischen Lendenwirbellordose am stärksten beansprucht, d. h. dem größten Druck ausgesetzt. Deshalb kommt es dort relativ häufig zu Diskushernien und nachfolgender Kompression einer oder manchmal auch mehrerer Nervenwurzeln.

51. Nennen Sie die Symtome und die Befunde zervikaler Wurzelschädigungen. Welche Nervenwurzel ist am häufigsten betroffen?
Siehe dazu auch Tabelle 7.1

Zervikale Wurzelschädigungen (Wurzelkompressionssyndrome, Radikulopathie, radikuläres Syndrom) verursachen in der Regel radikuläre **Brachialgien**.

Patienten mit zervikalem Bandscheibenvorfall berichten meist über ein plötzliches Auftreten von Nacken-Schulterschmerzen nach Drehbewegungen des Kopfes (typischerweise stärker bei Drehung in Richtung der Läsionsseite) oder nach längerer Kyphosestellung (z. B. beim Lesen, Schreibtischarbeit, morgens beim Aufwachen). Die ziehend-reißenden radikulären Schmerzausfälle in Arm und Hand folgen der dermatomalen Versorgung und werden in der Nacht durch Positionswechsel typischerweise verschlimmert. Häufige Begleiterscheinungen sind Hinterkopf- oder Stirnkopfschmerzen, diffuser Schwindel, manchmal Tinnitus, nuchale Parästhesien oder Abgeschlagenheit. Die sensomotorischen Defizite der geschädigten Wurzeln können manchmal von Zeichen einer spinalen Kompression begleitet sein.

Die Kompression des **6. Zervikalnerven** (entweder durch Osteophyten oder Diskushernien auf Höhe HWK 5/6) verursacht Paresen des M. deltoideus und des M. biceps brachii, einen abgeschwächten Bicepseigenreflex (sowie Brachioradialisreflex) und eine Sensibilitätsminderung am Daumen sowie radialen Zeigefinger.

Die Kompression des **7. Zervikalnerven** (entweder durch Osteophyten oder Diskushernien auf Höhe HWK 5/6) führt zur Schwäche des M. triceps brachii, einem abgeschwächten Tricepsreflex sowie einer Sensibilitätsminderung des Mittelfingers und des ulnaren Zeigefingers. Bei Kompression des **8. Zervikalnerven** ist die Fingerflexion und der Faustschluss paretisch, der Trömner-Reflex (Fingerbeugereflex, C7–C8, Th1) ist abgeschwächt, eine Sensibilitätsminderung findet man ulnar am Hypothenar und kleinen Finger.

Die häufigste zervikale Wurzelkompression betrifft das Segment C7 (>C6 >C8 >>C5). Die Kompression ist entweder durch Bandscheibengewebe allein («soft disc») oder durch zusätzliche Spondylarthrose («hard disc») hervorgerufen.

Rückenmark: Anatomie

52. Beschreiben Sie die anatomische Organisation des Rückenmarks

In der gesamten Länge des Rückenmarks findet man im Querschnitt ein schmetterlingsförmiges Areal grauer Substanz. Abhängig von der Schnitthöhe haben die Kolumnen eine unterschiedliche Breitenausdehnung (Columna ant., post. und lat.), diese sind von weißer Substanz umgeben. Die weiße Substanz besteht vorwiegend aus longitudinalen, zumeist myelinisierten Nervenfasern und enthält die Gesamtheit der aufsteigenden und absteigenden Nervenstränge der verschiedenen Tractus. In der Mittellinie besteht ventral und dorsal eine Einkerbung, die Fissura mediana ant. und post. Die Schmetterlingsfigur der grauen Substanz unterteilt man in Vorderhörner, Seitenhörner und Hinterhörner (siehe auch Abb. 2.10).

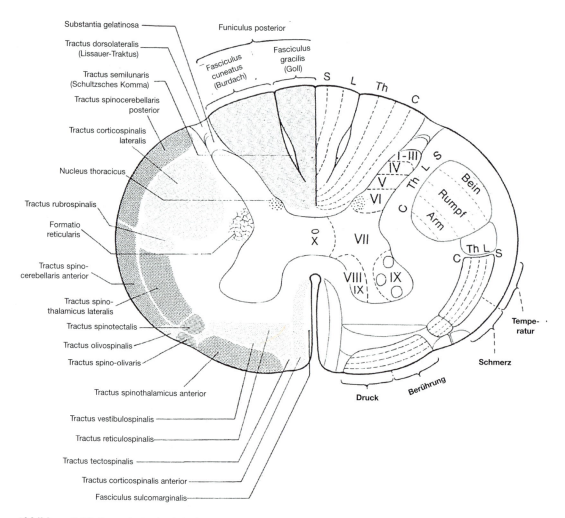

Abbildung 2.10: Querschnitt des Spinalmarks (auf Höhe C7) mit der Topographie der langen auf- und absteigenden Bahnen, deren segmentale Anordnung (links) und der Laminae nach Rexed (zytoarchitektonische Gliederung im Rückenmark = römische Ziffern I bis X; rechts).
Aus: Duus P: Neurologisch-topische Diagnostik, 5. Aufl. Stuttgart, New York, Thieme, 1997 (mit freundlicher Erlaubnis).

53. Wie wird die graue Substanz im Rückenmarksquerschnitt unterteilt?

Die graue Substanz des Rückenmarks kann in verschiedene Kerngruppen unterteilt werden. Stellt man sich das Rückenmark als Aufaddierung von Einzelschnittbildern vor, erscheinen die Kerngruppen als Zellsäulen oder Laminae gegliedert. Nach der gebräuchlichen Gliederung nach zytoarchitektonischen Gesichtspunkten existieren 10 differenzierbare Laminae (Rexed-Laminae). Jede Lamina erstreckt sich über die ganze Länge des Rückenmarks, wobei z. B. die Lamina I am weitesten dorsal verläuft, die Lamina IX am weitesten ventral und die Lamina X um den Zentralkanal liegt. Die Lamina II wird auch Substantia gelatinosa genannt und entspricht dem Bereich der synaptischen Verschaltung des afferenten Tractus spinothalamicus. Die Lamina IX enthält die Perikarien der motorischen Vorderhornzellen.

Abbildung 2.10 zeigt einen Rückenmarksquerschnitt mit der Gliederung nach Rexed und gleichzeitiger topographischer Darstellung der langen auf- und absteigenden Bahnen in segmentaler Anordnung.

54. Nennen Sie die wichtigsten aufsteigenden Bahnen des Rückenmarks

Die wichtigsten aszendierenden Bahnen des Rückenmarks sind:
1. **Hinterstrangbahnen:** Tr. spinobulbaris med. und lat. (Goll- und Burdach-Strang),
2. **Vorderseitenstrangbahnen:** Tr. spinothalamicus ant. und lat.,
3. **Kleinhirnseitenstrangbahnen:** Tr. spinocerebellaris ant. und post.

Siehe auch Abbildung 2.10

55. Nennen Sie die wichtigsten absteigenden Bahnen des Rückenmarks

Die wichtigsten deszendierenden Bahnen des Rückenmarks sind:
1. **Pyramidenbahn:** Tr. corticospinalis lat. und ant.
2. **Retikulospinale Bahn:** Tr. reticulospinalis lat.
3. **Vestibulospinale Bahn:** Tr. vestibulospinalis lat.
4. **Vegetative Bahnen:** Columna intermediolateralis
5. **Mediales Längsbündel:** Fasciculus longitudinalis med.

Siehe auch Abbildung 2.10

56. Nennen Sie die fünf Abschnitte des Rückenmarks von kranial nach kaudal

Das Rückenmark ist in fünf Abschnitte gegliedert: das zervikale, thorakale, lumbale, sakrale und coccygeale Mark.

57. Auf welcher Höhe endet das Rückenmark?

Beim Erwachsenen endet das Rückenmark auf Höhe der Wirbelkörper L1 bis L2. Während es im 4. Fetalmonat noch fast bis zum Ende des Wirbelkanals reicht, aszendiert das Rückenmark (relativ verzögertes Längenwachstum gegenüber Wirbelsäule) bis zur Geburt nach L3 und erreicht beim Adulten schließlich L1.

58. Wieviele Spinalnerven entspringen den einzelnen Abschnitten des Rückenmarks? Wie ist der anatomische Bezug von Wirbelkörper, Spinalnervensegment und Spinalnerv?

Insgesamt gibt es 31 Spinalnervenpaare: 8 zervikale (C1–C8, der erste liegt bereits zwischen Os occipitale und Atlas), 12 thorakale (Th1–Th12), 5 lumbale (L1–L5), 5 sakrale (S1–S5) und 1 coccygeales.

Der Spinalnerv tritt in embryologisch-anatomischen Bezug zum ursprünglich zugehörigen Wirbelkörper aus dem Spinalkanal aus. Während die ersten 7 zervikalen Nervenwurzeln über den zugehörigen Wirbelkörpern austreten, liegen die restlichen jeweils unter den Wirbelkörpern. Der Spinalnerv C5 tritt demnach zwischen dem 4. und 5. Halswirbel aus, der Lumbalnerv L5 aber zwischen dem 5. Lendenwirbelkörper und dem Kreuzbein. Das zugehörige Rückenmarkssegment L5 liegt aber aufgrund der Aszension des Rückenmarks deutlich höher als der 5. LWK, also in etwa auf Höhe der unteren Thorakalwirbelkörper (siehe Abb. 8.2).

59. Was ist das Filum terminale?

Das Rückenmark endet in etwa auf Höhe L1, setzt sich aber als dünner Faden fort, der Filum terminale genannt wird. Dies ist ein bindegewebiger Strang der weichen Hirnhaut (Pia mater), der innerhalb des Subarachnoidalraums bis zum Ende des Duralsacks läuft, wo es mit der Dura mater verschmilzt und am Os coccygeum befestigt ist.

60. Was sind die Intumeszenzen, der Conus medullaris, der Epikonus und die Cauda equina?

Das Rückenmark (**Medulla spinalis**) hat in seinem Verlauf zwei spindelförmige Anschwellungen, die **Intumescentia cervicalis** im Halsbereich und die **Intumescentia lumbalis** im Lendenbereich. Sie resultieren aus den hier entspringenden Nervenplexus für die Extremitäten und der damit größeren Anzahl von motorischen Vorderhornzellen. Am unteren Ende verjüngt sich das Rückenmark zum **Conus medullaris** (oder auch **Conus terminalis** genannt), der die Spinalnervensegmente S3 bis C enthält. Die Region oberhalb des Conus medullaris wird anatomisch **Epiconus** genannt und enthält die Spinalnervensegmente L4 bis S2. Die hier auf engstem Raum entspringenden Spinalnerven, die dann bis zu ihren jeweiligen Austritten in den jeweiligen Foramina intervertebralia im Duralsack verlaufen, sehen aus wie ein Pferdeschwanz, was zu der Bezeichnung **Cauda equina** geführt hat.

61. Wie erfolgt die Blutversorgung des Rückenmarks?

Das Rückenmark wird aus zwei Quellen mit Blut versorgt: von den **Aa. vertebrales** und den **Segmentarterien** (**Aa. intercostales** und **Aa. lumbales**). Es gibt eine vordere und zwei hintere Spinalarterien (**A. spinalis ant.**, **Aa. spinales post.**), die zur Blutversorgung entlang des Rückenmarkes verlaufen und aus den **Aa. vertebrales** entspringen. Die **Segmentarterien** (Rami spinales, vordere und hintere Radikulararterien) dagegen treten zusammen mit den Spinalnerven durch die Foramina intervertebralia. Versorgen sie nur die Nervenwurzeln, werden sie **Rami radiculares**, versorgen sie Wurzel und Rückenmark, werden sie **Aa. radiculospinales** genannt. Jede radikulospinale Arterie versorgt in etwa sechs Rückenmarkssegmente, mit einer wichtigen Ausnahme, der **A. radicularis magna** (**Adamkiewicz**). Sie tritt normalerweise mit dem linken 2. Lumbalnerven durch das Foramen intervertebrale (Variationsbreite von Th10 bis L4) und versorgt die größten Anteile des unteren Rückenmarksdrittels (siehe dazu Abb. 8.3).

Die A. spinalis ant. versorgt vor allem die Vorderhörner, die Basis der Hinterhörner und den größten Teil des Vorderseitenstrangs, die Aa. spinales posteriores versorgen die Hinterstränge sowie den Rest der Hinterhörner.

Sensibilität: Hinterstränge und Propriozeption

62. Welche Empfindungsqualitäten werden in den Hinterstrangbahnen geleitet? Nennen Sie die klinischen Zeichen einer Hinterstrangschädigung

Die **Hinterstrangbahnen** (Tr. spinobulbaris med. et lat., Goll- und Burdach-Strang, Funiculus post., Fasciculus cuneatus et gracilis) leiten Vibrationsempfindung, taktile Diskrimination, Lageempfindung sowie einen Teil der Berührungsempfindung. Die Information über Lage der Gelenke, Stellung im Raum oder Spannung der Muskulatur nennt man **Propriozeption**. Wesentliche Anteile der Propriozeption werden neben den Hinterstrangbahnen von der vorderen Kleinhirnseitenstrangbahn geleitet.

Klinische Zeichen einer Hinterstrangschädigung sind:

1. **Aufhebung des Lage- und Bewegungssinnes** (Kinästhesie): Der Kranke kann bei geschlossenen Augen die gegebene Lage seiner Glieder nicht mehr genau angeben.
2. **Aufhebung des Vibrationssinnes**: Der Kranke kann die Vibration einer schwingenden Stimmgabel, die über einen Knochen aufgesetzt wird, nicht mehr wahrnehmen.
3. **Astereognosie:** Der Kranke kann Gegenstände durch Betasten bei geschlossenen Augen nicht in ihrer Form und Substanz erkennen und beschreiben (Cave: auch bei kortikalen Schädigungen möglich!)
4. **Aufhebung der 2-Punkte-Diskrimination** (Cave: auch bei kortikalen Schädigungen möglich!)
5. **Positives Romberg-Zeichen**: Der Kranke kann bei geschlossenen Augen und Fußschluss nicht mehr sicher stehen, er schwankt und droht umzufallen. Öffnet er die Augen, kann er den Verlust der Tiefensensibilität weitgehend ausgleichen (im Gegensatz z. B. zu einem Kleinhirngeschädigten!)

63. Welche Rezeptoren vermitteln die Impulse für die Hinterstrangbahnen?

1. Lageempfindung: Muskelspindeln und Golgi-Sehnenorgane
2. Vibrationsempfindung: Vater-Pacini-Körper
3. Oberflächliche Berührungsempfindungen: Meissner-Tastkörperchen

Vater-Pacini-Körper und Meissner-Tastkörper sind Beispiele für Mechanorezeptoren.

64. Welche Typen von Nervenfasern sind bei der Leitung über die Hinterstrangbahnen beteiligt?

Die Hinterstrangbahnen bestehen hauptsächlich aus dicken, myelinisierten, schnell leitenden Nervenfasern (Typ I-Nervenfasern nach Lloyd-Hunt).

65. Beschreiben Sie den Weg, den eine Information über die Hinterstrangbahnen bis zum zerebralen Kortex nimmt

Z. B. Empfindung auf der Haut → afferente sensible Nervenfaser (1. Neuron) → pseudounipolares Spinalganglion (keine Synapse, nur Zellkörper der afferenten Nervenzelle) → Hinterwurzel → Hintersäule (Columna dosalis) der ipsilateralen Seite (Fasciculus gracilis, medial gelegen, für Informationen untere Extremität, Fasciculus cuneatus, lateral gelegen, für Informationen obere Extremität) → Medulla oblongata → synaptische Verschaltung im Nucleus gracilis und cuneatus (Beginn 2. Neuron) → Fibrae arcuates → Kreuzung auf die Gegenseite als mediale Schleifenkreuzung (Lemniscus medialis) → Nucleus ventralis posterolateralis des Thalamus (VPL-Kern, Beginn 3. Neuron) → durch hinteren Anteil der Capsula interna → Gyrus postcentralis des Cortex cerebri (primär sensibles Rindenareal).

66. Wo kreuzen die Fasern der Hinterstrangbahnen? An welchen Stellen liegen die synaptischen Umschaltungen der beteiligten Neurone?

Die Fasern der Hinterstrangbahnen kreuzen auf Höhe der unteren Medulla oblongata, nach synaptischer Verschaltung im Nucleus gracilis und cuneatus. Diese kreuzenden Nervenfasern stellen damit den Hauptbestandteil des Lemniscus medialis (mediale Schleifenkreuzung). Eine zweite synaptische Verschaltung ist der ventrale posterolaterale Kern des Thalamus (Nucl. ventr. posterolateralis, VPL-Kern), bevor die Information als 3. Neuron den Kortex erreicht.

Sensibilität: Vorderseitenstränge

67. Welche Empfindungsqualitäten werden in den Vorderseitensträngen geleitet?

Die Vorderseitenstrangbahnen (Tr. spinothalamicus ant. et lat.) leiten Berührung, Druck, Schmerz und Temperatur. Die Empfindungsqualitäten sind in topographischer Weise von medial nach lateral angeordnet: Druck, Berührung vom Tr. spinothalamicus ant., Schmerz, Temperatur vom Tr. spinothalamicus lat. (siehe Abb. 8.1). Während die Hinterstrangbahnen feinere und abgestufte Berührungsempfindungen leiten (epikritische Oberflächensensibilität), verlaufen im anterioren Tr. spinothalamicus mehr grobe Berührungs- oder Tasteindrücke und weniger abgestufte Druckempfindungen (protopathische Oberflächensensibilität). Zu den Schmerz- und Temperaturempfindungen zählt man auch Kitzeln, Jucken oder sexuelle Empfindungen.

68. Welche Typen von Nervenfasern sind bei der Leitung über die Vorderseitenstrangbahnen beteiligt?

Die Vorderseitenstrangbahnen bestehen hauptsächlich aus dünnen, myelinisierten und nicht-myelinisierten Nervenfasern (z. B. Typ-C-Fasern nach Erlanger-Gasser oder Typ IV-Fasern nach Lloyd-Hunt).

69. Beschreiben Sie den Weg, den eine Information über die Vorderseitenstrangbahnen bis zum zerebralen Kortex nimmt

Z. B. Grobe Berührung auf der Haut → afferente sensible Nervenfaser (1. Neuron) → pseudounipolares Spinalganglion (keine Synapse, nur Zellkörper der afferenten Nervenzelle) → Hinterwurzel → Hintersäule (Substantia gelatinosa ipsilateral) → Synapse (Beginn 2. Neuron) → Kreuzung vor dem Zentralkanal zur Gegenseite → Tr. spinothalamicus der kontralateralen Seite (Berührung und Druck: Tr. spinothalamicus ant., Schmerz und Temperatur: Tr. spinothalamicus lat.) → Nucleus ventralis posterolateralis des Thalamus (VPL-Kern); auf Höhe der Medulla und im Übergang zum Rautenhirn lagern sich Fasern des Lemniscus medialis an und enden ebenfalls im VPL (Beginn 3. Neuron) → durch hinteren Anteil der Capsula interna → Gyrus postcentralis des Cortex cerebri (primär sensibles Rindenareal).

70. Wo kreuzen die Fasern der Vorderseitenstrangbahnen? An welchen Stellen liegen die synaptischen Umschaltungen der beteiligten Neurone?

Die Fasern der Vorderseitenstrangbahnen kreuzen bereits im Rückenmark zur kontralateralen Seite. Die Kreuzung geschieht jedoch nicht streng auf gleicher Segmenthöhe des jeweils afferenten Neurons. Die meisten Fasern – vor allem des Tr. spinothalamicus ant. – kreuzen erst, nachdem der zentrale Fortsatz der Spinalganglienzelle noch vor der synaptischen Verschaltung in den Hintersträngen etwa 2 bis 15 Segmente aufwärts gezogen ist. Einige Kollateralen ziehen auch 1 bis 2 Segmente abwärts. Die erste synaptische Umschaltung ist in der Substantia gelatinosa der Hintersäule gelegen (Lamina II nach Rexed). Der Beginn des 3. Neurons liegt nach synaptischer Umschaltung im Nucl. ventralis posterolateralis thalami (VPL).

71. Welche Rezeptoren werden für die Leitung von Schmerz- und Temperaturimpulsen erregt?

Schmerz- und Temperaturempfindungen werden über «nackte» Nervenendigungen von Aδ- und C-Fasern perzipiert. Viele spezialisierte Chemorezeptoren werden durch Gewebssubstanzen erregt, die als direkte Folge schädigender Noxen oder inflammatorischer Stimuli gebildet werden. Einer der wichtigsten Neurotransmitter, der an den interneuronalen Verbindungen von den Aδ- und C-Fasern freigesetzt wird, ist die **Substanz P**.

72. In welche anatomischen Regionen projizieren die afferenten Nervenfasern aus dem Nucleus ventralis posterolateralis (VPL-Kern)?

Die Nervenfasern aus dem VPL-Kern enden im **Gyrus postcentralis** (Area 3, 1, 2 nach Brodmann; auch **somatosensorisches Areal I** genannt) sowie im hinteren Bereich der oberen Lippe der **Fissura lateralis Sylvii** (**somatosensorisches Areal II**).

Kleinhirnseitenstrangbahnen

73. Über welchen Weg erreicht die Propriozeption der Beine, der Arme und des Halsbereiches das Kleinhirn?

Es gibt **vier Bahnen**, die das Kleinhirn über die Stellung von Extremitäten, Rumpf und Hals informieren.

1. *Tractus spinocerebellaris posterior:*
   Schnellleitende Ia-Fasern, die von den Muskelspindeln und Sehnenorganen kommen, enden an Zellen, die in einer Kernsäule im Bereich der Basis der Hinterhörner in einer Ausdehnung von C8 bis L2 zusammengefasst sind (**Nucleus thoracicus, Clarke-Säule, Stilling-Kern**). Von hier werden sie auf ein zweites Neuron umgeschaltet, den **Tractus spinocerebellaris posterior** (**Flechsig-Strang**). Dieser erreicht dann als hintere **Kleinhirn-Seitenstrangbahn** auf dem Weg über den unteren Kleinhirnstiel (Pedunculus cerebellaris interferior) ipsilateral das **Spinocerebellum**.

2. *Tractus spinocerebellaris anterior:*
   Ein anderes Kontingent der afferenten Ia-Fasern bildet Synapsen mit Strangzellen in den Hinterhörnern und in den mittleren Anteilen des Rückenmarksgraus. Hier werden sie auf ein zweites Neuron umgeschaltet, das schon im unteren Lumbalbereich zu finden ist, den **Tractus spinocerebellaris anterior** (**Gowers-Strang**). Die **vordere Kleinhirn-Seitenstrangbahn** erreicht sowohl ipsilateral wie kontralateral (die vordere Kleinhirn-Seitenstrangbahn hat mehr gekreuzte Fasern als die hintere!) das Kleinhirn, diesmal über den oberen Kleinhirnstiel (**Pedunculus cerebellaris superior**).
   Diese beiden genannten Kleinhirnbahnen leiten vor allem die Informationen für untere Extremitäten und Rumpf zum Kleinhirn.

3. *Tractus spinocerebellaris rostralis:*
   Die Information aus der oberen Extremität wird vor allem über diesen Faserstrang geleitet.

4. *Tractus cuneocerebellaris:*
   Dieser vierte Faserstrang ist besonders wichtig, da er dem Kleinhirn die Informationen aus Mus-

kulatur und Gelenken des Halsbereiches übermittelt.

74. Wo liegt der spinozerebelläre Trakt topographisch im Rückenmark?

Der Tractus spinocerebellaris ant. und post. liegt im Rückenmark ganz lateral (siehe Abb. 2.10).

Motorik: Kortikospinale Bahnen

75. Wo haben die Nervenfasern für die Motorik ihren Ursprung?

Die motorischen Nervenfasern entspringen im Gyrus praecentralis (Area 4 nach Brodmann). Die Initiation einer Bewegung beginnt dagegen im prämotorischen Kortex (Area 6 nach Brodmann), der vor dem Gyrus praecentralis liegt.

76. Beschreiben Sie die Topologie der Fasern in der Capsula interna. Wo liegen die Fasern für die Motorik?

Die kortikospinalen Fasern nehmen in der Capsula interna die vorderen Anteile des hinteren Schenkels ein. Die kortikonukleären Fasern (Tr. corticonuclearis) als Fasern für die motorische Innervation des Gesichts liegen genau im Kapselknie, also unmittelbar vor den kortikospinalen Fasern. Die sensiblen Fasern (Projektionsfasern aus dem Thalamus) liegen vorwiegend im hinteren Schenkel der inneren Kapsel, obwohl auch afferente Fasern aus dem Thalamus im vorderen Abschnitt liegen. Ganz am posterioren Ende des hinteren Schenkels liegen die Hörstrahlung und die Sehstrahlung.

77. Welcher Hirnnerv entspringt im Mittelhirn in unmittelbarer Nachbarschaft der kortikospinalen Fasern?

Der 3. Hirnnerv (N. oculomotorius) tritt auf Höhe des Mittelhirns medial der Pedunculi cerebri (Hirnschenkel) in der sogenannten Fossa interpeduncularis aus. Diese anatomische Nähe erklärt die gemeinsamen Symptome bei bestimmten Hirnstammschädigungen. Beim Weber-Syndrom (Mittelhirnsyndrom) kommt es nach Gefäßverschluss in diesem Areal zu einer ipsilateralen Lähmung des N. III sowie einer kontralateralen Hemiparese.

78. Wo liegt die Kreuzung der zentralen motorischen Fasern?

Der Tractus corticospinalis kreuzt in der unteren ventralen Medulla oblongata (Decussatio pyramidarum oder Pyramidenbahnkreuzung). Etwa 90% der Fasern ziehen hier auf die Gegenseite und setzen sich kontralateral als Tr. corticospinalis lateralis (laterale Pyramidenbahn) fort, der Rest zieht ipsilateral ungekreuzt ins Rückenmark als Tr. corticospinalis anterior (vordere Pyramidenbahn), um dann auf Segmentebene zu kreuzen.

79. An welchen Neuronen enden die Fasern der Pyramidenbahn im Rückenmark?

Die zentralen Neurone des Tractus corticospinalis (1. motorisches Neuron) enden synaptisch an den α- und γ-Motoneuronen der Vorderhörner (Lamina IX nach Rexed).

Motorik: sonstige Bahnen

80. Was ist die retikulospinale Bahn (Tr. reticulospinalis)?

Die Fasern für die retikulospinale Bahn entspringen wie die Pyramidenbahn im Gyrus praecentralis. Sie ziehen jedoch nicht ohne Unterbrechung ins Rückenmark, sondern haben synaptische Verbindungen mit der Retikularisformation. Dies ist eine aufgelockerte Kernstruktur, die den gesamten Hirnstamm durchzieht und in der verschiedene Retikulariskerne liegen. Von dort zieht der motorische Nervenstrang dann als Tractus reticulospinalis ins Rückenmark und hat vorwiegend inhibitorische Effekte auf die α- und γ-Motoneurone.

81. Was ist die vestibulospinale Bahn (Tr. vestibulospinalis)?

Der Tr. vestibulospinalis ist der hauptsächliche efferente Faserstrang des Nucl. vestibularis lateralis (Deiters-Kern). Die vestibulospinale Bahn liegt seitlich der sensiblen Vorderseitenstrangbahnen und sorgt für die Koordination von Motorik und Gleichgewichtsregulation.

82. Was ist der Fasciculus longitudinalis medialis?

Der **Fasciculus longitudinalis medialis** (mediales Längsbündel) ist ein wichtiger koordinativer Faserstrang, der ebenfalls als Efferenz vom **Nucl. vestibularis lateralis** (**Deiters-Kern**) ausgeht. Er verbindet die integrativen Vestibulariskerne mit den motorischen Hirnnervenkernen III, IV und VI (für die Augenmuskelbewegungen des N. oculomotorius, N. abducens und N. trochlearis) sowie dem Rückenmark. Seine Hauptfunktion ist die Koordination von Kopf- und Körperhaltung mit den Augenbewegungen. Schädigungen dieses im Hirnstamm sehr medial gelegenen Faserbündels führen z. B. zur internukleären Ophthalmoplegie (INO) oder dem Ein-Einhalb-Syndrom («one-and-a half-syndrome») (siehe dazu Kap. 9, Fragen 41 und 42).

Hirnstamm: Allgemeines

83. Aus welchen Abschnitten besteht der Hirnstamm? Was ist der Unterschied zwischen Hirnstamm und Stammhirn?

Zum Hirnstamm gehören **Mittelhirn** und **Rautenhirn** (**Pons** und **Medulla oblongata**). Als Stammhirn bezeichnet man die Gesamtheit von Hirnstamm, Zwischenhirn sowie bestimmten Teilen des Endhirns (vorwiegend die zentral gelegenen phylogenetisch älteren Strukturen des limbischen Systems mit Basalganglien).

Zur Funktion des Hirnstamms und den einzelnen Anteilen siehe auch Kapitel 9.

84. Was ist die Retikularisformation? Welche Funktionen hat sie?

Die **Formatio reticularis** ist eine locker organisierte Ansammlung von vorwiegend Interneuronen, die sich zentral gelegen durch die gesamte Länge des Hirnstamms zieht. Sie füllt Räume zwischen Hirnnervenkerngruppen und Olivenkernen und liegt zwischen den auf- und absteigenden Faserzügen. Ihre Neurone erhalten afferente Information aus dem Rückenmark, den Hirnnervenkernen, dem Kleinhirn und dem Großhirn und entsenden wiederum efferente Impulse zu denselben Strukturen. Die weitverzweigten Verbindungen bedingen den bedeutenden Einfluss auf viele neuronale Aktivitäten.

Die **Hauptfunktionen der Retikularisformation** sind in vier Punkten zusammengefasst:
1. Steuerung der Vigilanz bzw. des Schlaf-Wach-Rhythmus (aufsteigendes retikuläres Aktivierungssystem).
2. Modulation der segmentalen Muskeleigenreflexe und des Muskeltonus als Kontrolle der Motorik.
3. Koordination und Regulation der autonomen Funktionen sowie der respiratorischen oder kardiovaskulären Automatismen (vegetative Zentren der Retikularisformation).
4. Modulation der Schmerzwahrnehmung.

> Steriade M: Arousal: Revisiting the reticular activatin system. Science 272:225–227, 1996.

Hirnstamm: Hirnnerven allgemein

85. Nennen Sie die 12 Hirnnerven

I	N. olfactorius
II	N. opticus
III	N. oculomotorius
IV	N. trochlearis
V	N. trigeminus
VI	N. abducens
VII	N. facialis
VIII	N. vestibulocochlearis oder N. vestibularis (früher: N. statoacusticus)
IX	N. glossopharyngeus
X	N. vagus
XI	N. accessorius
XII	N. hypoglossus

86. Was sind somatisch afferente Nerven? Welche Hirnnerven haben solche Nervenfasern?

Somatisch afferente Nervenfasern (**Somatoafferenzen**, **Somatosensibilität**) führen exterozeptive (Schmerz, Temperatur, Berührung) sowie propriozeptive (Tiefensensibilität: Lage- und Vibrationsempfinden) Qualitäten.

Hirnnerven mit **exterozeptiven** Anteilen: V, VII, IX, X
Hirnnerven mit **propriozeptiven** Anteilen: III, IV, V, VI, XII

Die N. IV, VI und XII sind eigentlich rein motorische Hirnnerven, sie haben aber auch propriozeptive Fasern, die z. B. über die Stellung der Zunge im Raum informieren!

87. Was ist der Unterschied zwischen sensiblen und sensorischen Nervenfasern?

Sensibel meint eigentlich somatisch afferent (siehe Frage 86). **Sensorisch** meint afferente Faserqualitäten, die mit Sinnesorganen zu tun haben (z. B. Geschmack, Geruch, Gleichgewichtssinn). Im üblichen Sprachgebrauch ist die Trennung zwischen sensiblen und sensorischen Faserqualitäten oft nicht exakt. So führt der N. glossopharyngeus sowohl sensorische (Geschmack des hinteren Drittels der Zunge) sowie sensible Fasern (Pharynx), der N. trigeminus dagegen nur sensible Fasern (Sensibiliät von Gesicht und Zunge).

88. Was sind viszeroafferente Nervenfasern? Welche Hirnnerven haben solche Fasern?

Viszeroafferente Nervenfasern (Viszerosensibilität) führen Impulse aus vegetativen Strukturen (wie Eingeweide oder Pharynx). Der IX. und der X. Hirnnerv haben solche Fasern.

89. Was sind spezielle somatoafferente Nervenfasern? Welche Hirnnerven führen solche?

Spezielle Somatoafferenzen (somatosensorische Fasern) sind sensorische Nervenfasern, die Impulse aus speziellen Sinnesorganen führen (Sehen, Hören, Gleichgewichtssinn). Dazu gehören die Hirnnerven II und VIII.

90. Was sind spezielle viszeroafferente Nervenfasern? Welche Hirnnnerven führen solche?

Spezielle Viszeroafferenzen (viszerosensorische Fasern) sind sensorische Nervenfasern, die Impulse aus den Geruchs- und Geschmacksorganen führen. Dazu gehören die Hirnnerven I (Geruchssinn), VII, IX und X (Geschmackssinn).

91. Was sind somatoefferente Nervenfasern? Welche Hirnnerven führen solche?

Allgemeine **somatoefferente Nervenfasern** (somatomotorische Nervenfasern) sind für die Innervation von somatischen Skelettmuskeln zuständig. Dazu gehört die Muskulatur des Gesichts- und Kopfbereichs, der Zunge und die äußere Augenmuskulatur. Sie werden durch die Hirnnerven III, IV, VI (Augenmuskeln) sowie XII (Zunge) versorgt.

92. Was sind viszeroefferente Nerven? Welche Hirnnerven führen solche Fasern?

Allgemeine **viszeroefferente Nervenfasern** (viszeromotorische Nervenfasern) sind **parasympathische Axone**. Sie entspringen bestimmten autonomen Kerngebieten im Hirnstamm und ziehen mit den Hirnnerven zu ihren Innervationsgebieten.

Folgende Hirnnerven haben solche Anteile:
1. **N. oculomotorius III** (**Edinger-Westphal-Kern**): Die präganglionären parasympathisch-viszeromotorischen Fasern stammen vom kleinzelligen Edinger-Westphal-Kern (Nucl. oculomotorius accessorius). Sie ziehen mit dem N. oculomotorius zum **Ganglion ciliare**, wo sie umgeschaltet werden. Die postganglionären Fasern innervieren die Pupille (**M. sphincter pupillae, M. ciliaris**).
2. **N. facialis VII** (**Nucl. salivatorius sup.**): Die präganglionären Fasern aus dem Nucl. salivatorius sup. ziehen als Bestandteil des N. VII (**N. intermedius**) vom äußeren Fazialisknie im Felsenbein dann als **N. petrosus major** in das **Ganglion pterygopalatinum** (liegt in der Fossa pterygopalatina). Die postganglionären Fasern innervieren über die sog. «Tränenanastomose» mit N. V die Tränendrüse sowie Drüsen der Nasenhöhle. Andere Fasern des N. intermedius verlassen den N. VII in der **Chorda tympani** und ziehen als präganglionäre Fasern in den Mundboden zum **Ganglion submandibulare**. Nach Umschaltung innervieren die postganglionären Fasern die Unterzungen- und Mundbodendrüsen.
3. **N. glossopharyngeus IX** (**Nucl. salivatorius inf.**): Die präganglionären Fasern kommen aus dem Nucl. salivatorius inf. und enden im **Ganglion oticum** (**N. petrosus minor** aus dem N. tympanicus nach Durchtritt durch das Foramen lacerum an der Schädelbasis). Die postganglionären para-

sympathisch-sekretorischen Fasern treten zusammen mit sympathischen Fasern über eine Anastomose in den **N. auriculotemporalis** ein und von ihm über eine weitere Anastomose in den **N. facialis**, mit dessen Ästen sie sich in der Parotisdrüse (**Glandula parotis**) verzweigen und sie innervieren.

4. N. vagus X (**Nucl. motorius dorsalis**): Der dorsale motorische Vaguskern innerviert parasympathisch-motorisch die intrathorakalen und abdominellen Eingeweide.

93. Was sind spezielle viszeroefferente Fasern (sekundär somatomotorische Fasern)? Was sind Kiemenbogennerven?

Skelettmuskeln, die sich entwicklungsgeschichtlich aus den Kiemenbögen ableiten, werden von sogenannten **speziellen viszeroefferenten Fasern** oder **sekundär somatomotorischen Nervenfasern** aus den Kiemenbogennerven versorgt (Hirnnerven V, VII, IX und X). Der N. V$_3$ (N. mandibularis) versorgt die Kaumuskulatur, die aus dem 1. Kiemenbogen entstanden ist. Der N. VII innerviert die mimische Muskulatur aus dem 2. Kiemenbogen, der N. IX innerviert den M. stylopharyngeus und zusammen mit dem N. X den weichen Gaumen und den Pharynx, die sich aus dem 3. und 4. Kiemenbogen entwickelt haben. Manche zählen den N. accessorius XI ebenfalls noch zu den Kiemenbogennerven. Zum einen versorgt er den M. sternocleidomastoideus und den M. trapezius, die aus dem 6. Kiemenbogen entstanden sind. Zum anderen verläuft ein Anteil des N. accessorius mit dem N. vagus und innerviert den ebenfalls aus dem 6. Kiemenbogen hervorgegangenen Kehlkopf.

Hirnstamm: Mesenzephalon

94. Wie wird das Mittelhirn anatomisch unterteilt?

Das Mittelhirn wird anatomisch in drei Abschnitte unterteilt, das **Tectum** (Dach) dorsal, das **Tegmentum** (Haube) ventral und die **Pedunculi cerebri** (Crura cerebri, Großhirnstiele). Siehe dazu **Abbildung 2.11**.

95. Was ist die Vierhügelplatte?

Die **Lamina tecti** (Lamina quadrigemina) liegt dorsal im Mittelhirn und besteht aus dem Tectum sowie den oberen und unteren Zweihügeln (Colliculi superiores et inferiores). Die oberen und unteren Zweihügel sind Kerngebiete, die in reflektorische Vorgänge des visuellen und auditiven Systems eingebunden sind («Oben Sehen, unten Hören»).

Siehe auch Abb. 2.11.

96. Was ist die Substantia nigra?

Die **Substantia nigra** (schwarze Substanz) ist ein motorisches Kerngebiet des Basalgangliensystems (extrapyramidal-motorisches-System, EPS). Dieser paarige graue Kern liegt zwischen Haubenregion (Tegmentum) und Großhirnstielen (Pedunculi cerebri). Die Nervenzellen enthalten viel Melanin und Eisen, was ihre charakteristische Farbe bedingt. Histologisch und funktionell unterscheidet man eine

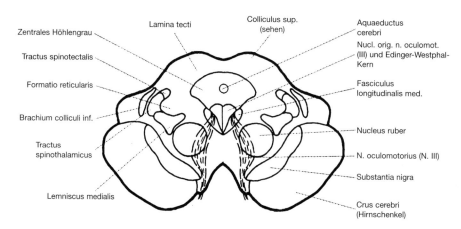

Abbildung 2.11: Querschnitt durch das Mittelhirn auf Höhe der oberen Zweihügel

Pars compacta (**SNc**) und eine Pars reticulata (**SNr**). (Abb. 2.11)

97. Welche Erkrankung betrifft die Substantia nigra? Wie ist der neuropathologische Befund?

Beim **idiopathischen Parkinson-Syndrom** (IPS, M. Parkinson) kommt es zu einer Neurodegeneration der Substantia nigra. Der hauptsächliche efferente Neurotransmitter der Substantia nigra ist **Dopamin**. Das Krankheitsbild ist gekennzeichnet durch den Verlust und die Degeneration solcher dopaminerger Neurone v.a. in den ventrolateralen Anteilen der Substania nigra pars compacta. Diese erscheint durch den Verlust von Melanin depigmentiert und weißlich. In den verbleibenden degenerierenden Neuronen sieht man **Lewy-Körperchen** («Lewy bodies», hyaline eosinophile Einschlusskörperchen), extrazelluläres Pigment sowie Mikroglia- und Astrogliaaktivierung. Neben den dopaminergen Neuronen der Substantia nigra sind zusätzlich Neurone im noradrenergen **Locus coeruleus**, in serotoninergen **Raphe-Kernen**, im cholinergen **Nucl. basalis Meynert**, im **dorsalen Vaguskern** und in den peripheren sympathischen Ganglien betroffen.

98. Was ist der Nucleus ruber?

Der **Nucleus ruber** ist ein rötlichgelber Kern rostral im Tegmentum und ventral des Aquädukts (Abb. 2.11). Er ist durch eine Markkapsel gegen die umgebende Formatio reticularis abgesetzt und arbeitet als eine Art «Relais»-Zentrum für viele efferente Kleinhirnbahnen und Regelkreise. Die gekreuzten Fasern aus den oberen Kleinhirnstielen (Pedunculi cerebellaris superiores) laufen durch den Nucleus ruber und um ihn herum. Über den deszendierenden **Tractus rubrospinalis** nimmt der Nucleus ruber auch Einfluss auf die spinale Motorik. Während diese Bahn bei niederen Vertebraten wie z. B. Mäusen für die Motorik noch wichtiger als die Pyramidenbahn ist, scheint die Bedeutung dieser Nervenbahn beim Menschen eher untergeordnet.

99. Was ist der Edinger-Westphal-Kern?

Die **paarigen Nuclei Edinger-Westphal** liegen im posterioren Mittelhirn. Sie stellen die **Ursprungskerne für die** parasympathisch-autonome Versorgung des Auges dar. Die vegetativen Fasern verlaufen mit dem N. oculomotorius in das **Ganglion ciliare** und versorgen den **M. ciliaris** (für Akkommodation) und den **M. sphincter pupillae** (für Adaptation und Pupillenverengung).

100. Wo liegt der Ursprung des N. oculomotorius, wo tritt er aus dem Hirnstamm aus, wie gelangt er in die Augenhöhle?

Das Kerngebiet des N. oculomotorius findet sich im periaquäduktalen Grau unterhalb des Aquädukts im Gebiet der Colliculi superiores (siehe Abb. 2.11). Es besteht aus zwei Anteilen: einem mittleren parasympathischen Kerngebiet, den Edinger-Westphal-Kernen (Nucl. oculomotorius accessorius autonomicus) und einem beiderseits daneben liegenden größeren Kernkomplex für die äußeren Augenmuskeln (Nucl. originis N. III). Der N. III tritt in der **Fossa interpeduncularis** zwischen den beiden Großhirnstielen (Pedunculi cerebri) aus dem Mittelhirn aus. Er zieht zunächst zwischen der A. cerebelli superior und der A. cerebri posterior hindurch, dicht am Rande des Tentorium cerebelli vorbei, perforiert die Dura und verläuft dann durch den Sinus cavernosus, um schließlich durch die Fissura orbitalis superior in die Augenhöhle zu gelangen.

101. Nennen Sie die Funktionen des N. oculomotorius

Der 3. Hirnnerv (N. III, N. oculomotorius) versorgt alle äußeren Augenmuskeln mit Ausnahme des M. rectus lateralis (N. VI) und des M. obliquus superior (N. IV). Er innerviert den **M. rectus medialis**, den **M. rectus superior**, den **M. rectus inferior** und den **M. obliquus inferior**. Daneben versorgt er noch den **M. levator palpebrae**. Die vegetativen Fasern des N. III versorgen weiterhin den **M. ciliaris** und den **M. sphincter pupillae** parasympathisch (dessen Antagonist, der M. dilatator pupillae, ist sympathisch innerviert).

102. Welche Formen der Okulomotorius-Schädigung unterscheidet man?

Man unterscheidet zwischen einer **Ophthalmoplegia interna** (innere Okulomotoriusparese) und einer **Ophthalmoplegia externa** (äußere Okulomotoriusparese).

Bei der **inneren Okulomotoriusparese** sind die parasympathischen Fasern für die inneren Augenmuskeln geschädigt. Sie verlaufen im äußeren Teil des Nerven und werden deshalb leichter durch Kompression geschädigt (z. B. durch Aneurysmen). Klinisch fallen hier eine **Mydriasis** mit Ausfall des Lichtreflexes sowie Beeinträchtigung von Konvergenzreaktion und Akkommodationsreflex auf.

Bei der **äußeren Okulomotoriusparese** sind nur die äußeren Augenmuskeln betroffen. Die Fasern liegen im Innern der Hirnnerven und können z. B. infolge einer Ischämie geschädigt sein. Der Bulbus weicht nach außen und unten ab (der M. rectus lateralis und der M. obliquus sup. intakt), der Patient hat eine Ptose (Ausfall des quergestreiften M. levator palpebrae) und sieht Doppelbilder (**Diplopie**). Sind auch die parasympathischen Fasern betroffen (komplette innere und äußere Okulomotoriusparese), kommt eine Mydriasis hinzu.

103. Welche Funktion hat der N. trochlearis (N. IV)?
Der 4. Hirnnerv (**N. trochlearis**; **N. IV**) innerviert den **M. obliquus superior** des Auges. Dieser Muskel bewegt den Bulbus nach unten und dreht ihn nach außen.

104. Beschreiben Sie den anatomischen Verlauf des N. trochlearis
Der N. trochlearis entspringt dem Nucleus originis N. IV. Dieser liegt im Mittelhirn nahe dem Aquädukt in Höhe der unteren Zweihügel. Die Fasern steigen im Bogen nach dorsal, kreuzen über dem Aquädukt im Tectum (einziger «gekreuzter» Hirnnerv!) und verlassen das Mittelhirn am Unterrand der unteren Zweihügel. Der Nerv verlässt als einziger Hirnnerv den Hirnstamm an der Dorsalfläche. Er zieht im Subarachnoidalraum zur Schädelbasis herab, wo er (wie auch der N. III) zwischen der A. cerebelli superior und der A. cerebri posterior hindurchzieht, tritt dann am Rande des Tentorium cerebelli in die Dura ein und verläuft weiter durch die laterale Wand des Sinus cavernosus. Der N. IV hat mit etwa 7,5 cm damit den längsten intrakraniellen Verlauf aller Hirnnerven. In die Augenhöhle gelangt er durch die Fissura orbitalis superior. Wegen seiner Kreuzung innerviert der rechte N. trochlearis also den M. obliquus superior des linken Auges.

105. Wie hält der Patient bei einer Parese des M. obliquus superior den Kopf?
Der M. obliquus superior senkt den Bulbus und abduziert ihn geringfügig nach außen. Bei einer Lähmung des linken M. obliquus superior weicht das Auge nach oben und etwas zur gesunden Seite nach innen ab. Dies fällt besonders beim Blick des linken Auges nach unten und innen auf. Eine Kopfneigung nach rechts vermindert die Doppelbilder des Patienten, während die Kopfneigung nach links die Diplopie verschlimmert (der Höherstand des paretischen Auges bei Kopfneigung zur paretischen Seite wird als **Bielschowsky-Phänomen** bezeichnet). Der Patient hält also seinen Kopf vom betroffenen Auge weg, diese **kompensatorische Kopfhaltung** stellt das paretische Auge in den oberen temporalen Quadranten (Kopfneigung und -drehung zur gesunden Seite mit Kinnsenkung).

Hirnstamm: Pons

106. Welche Hirnnerven treten am Übergang vom Pons zur Medulla aus dem Hirnstamm?
Der 6. Hirnnerv (**N. abducens**, N. VI) tritt exakt am Übergang vom Pons zur Medulla medial aus. Lateral nennt man diese Region **Kleinhirn-Brücken-Winkel**, die durch Zerebellum, Pons und Kleinhirnstiele anatomisch definiert ist. Hier tritt die sogenannte **Fazialisgruppe** der Hirnnerven aus, wozu der 7. Hirnnerv (**N. facialis**, N. VII zusammen mit dem N. intermedius, der zum N. facialis gezählt wird) und der 8. Hirnnerv (**N. vestibulocochlearis**, N. VIII) gehören. Siehe auch **Abbildung 2.12**.

107. Wo tritt der N. trigeminus aus dem Hirnstamm aus?
Der 5. Hirnnerv (**N. trigeminus**, N. V) verlässt seitlich in etwa mittlerer Höhe des Pons den Hirnstamm. Kurz nach dem Austritt liegt das Ganglion trigeminale (Gasseri) in einer Duratasche auf der Vorderfläche des Felsenbeines, danach teilt sich der mächtige Nerv in seine drei Hauptäste auf, den N. ophthalmicus (N. V1), den N. maxillaris (N. V2) und den N. mandibularis (N. V3).

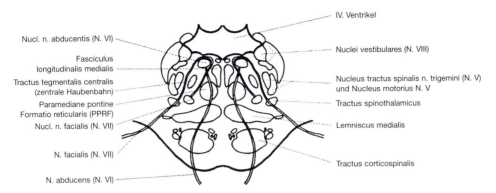

Abbildung 2.12: Querschnitt durch das Rautenhirn auf Höhe der Brücke (Pons)

108. Was versorgt der N. trigeminus?

Der N. trigeminus führt sensible Fasern für die Haut und Schleimhäute des Gesichtes (Somatoafferenzen) und motorische Fasern (spezielle Viszeroefferenzen; der N. V ist der 1. Kiemenbogennerv!) für die Kaumuskulatur (M. pterygoideus medialis et lateralis, M. masseter, M. temporalis), den M. mylohyoideus, den Venter anterior des M. digastricus, den M. tensor veli palatini und den M. tensor tympani.

109. Nennen Sie die vier Anteile der Trigeminuskerngebiete

Der N. trigeminus hat drei sensible und ein motorisches Kerngebiet:

1. **Nucleus sensorius principalis n. V** (Nucleus pontinus n. V): **epikritische Sensibilität** (Berührung, Diskrimination); Lage im Pons
2. **Nucleus spinalis n. V** (spinaler Trigeminuskern): **protopathische Sensibilität** (Schmerz, Temperatur); Lage im Pons bis Zervikalmark, somatotopische Anordnung (**zwiebelschalenförmige Anordnung der zentralen sensiblen Versorgung, Sölder-Linien**)
3. **Nucleus tractus mesencephalici n. V** (mesencephaler Trigeminuskern): **Propriozeption** (Muskelspindeln) der Kaumuskulatur; Lage im Mittelhirn
4. **Nucleus motorius n. V**: motorische Versorgung Kaumuskulatur, M. mylohyoideus, Venter anterior m. digastrici, M. tensor veli palatini und M. tensor tympani)

Der N. trigeminus führt sensible und motorische Fasern. Das **Ganglion trigeminale (Gasseri)** entspricht den Spinalganglien der Peripherie, worin sich pseudounipolare Spinalganglienzellen befinden, die dort nicht synaptisch verschaltet werden. Deren periphere Fortsätze setzen sich zu den Rezeptoren für Berührung, 2-Punkte-Diskrimination, Druck sowie Schmerz und Temperatur fort. Die zentralen Fortsätze enden im (1) **Nucleus sensorius principalis n. V** (Nucleus pontinus n. V für Berührung, Diskrimination) und im (2) **Nucleus spinalis n. V** (Schmerz, Temperatur). Eine Besonderheit stellt das 3. Kerngebiet der sensiblen Anteile des N. V dar, der (3) **Nucleus tractus mesencephalici n. V**. Seine Zellen entsprechen Spinalganglienzellen und stellen gewissermaßen ein in das Zentralnervensystem hineinverlagertes Ganglion dar. Von seinen Zellen ziehen Fasern zu den peripheren Rezeptoren in den Muskelspindeln der Kaumuskulatur sowie bestimmten Druckrezeptoren. Die genannten drei sensiblen Kerngebiete erstrecken sich damit vom Halsmark bis hinauf zum Mittelhirn.

Die motorischen Fasern des N. V stammen von großen multipolaren Nervenzellen des **Nucleus motorius n. V**.

110. Beschreiben Sie den Weg, den eine sensible Empfindung aus dem Gesichtsbereich bis zum Cortex cerebri nimmt. Differenzieren Sie dabei nach Empfindungsqualitäten

Nachdem der N. trigeminus in den Hirnstamm eintritt, verzweigen sich die afferenten Nervenfasern in drei Teile, solche für die (1) **epikritische Sensibilität**

(Typ «Hinterstränge»: Berührung und Diskrimination), solche für die (2) **protopathische Sensibilität** (Typ «Vorderseitenstränge»: grobe Berührung, Schmerz und Temperatur,) und solche für die (3) **propriozeptive Sensibilität** (Tiefensensibilität).

1. Epikritische Sensibilität (Berührung, Diskrimination)
   Berührung → ipsilateral zum **Nucleus sensorius principalis n. V** (Nucleus pontinus n. V) im Pons → Synapse (Beginn 2. **Neuron**) → Kreuzung zur Gegenseite als **Lemniscus trigeminalis** (medial vom Lemniscus medialis gelegen) → Nucleus ventralis posterolateralis des Thalamus (VPL) → Synapse (Beginn 3. **Neuron**) → durch hinteren Anteil der Capsula interna → Gyrus postcentralis des Cortex cerebri (primär sensibles Rindenareal).
2. Protopathische Sensibilität (grobe Berührung, Schmerz, Temperatur)
   Schmerzreiz → **Nucleus spinalis n. V** (spinaler Trigeminuskern): somatotopische Anordnung vom Pons bis zum Halsmark (zwiebelschalenförmige Anordnung der zentralen sensiblen Versorgung!) → Synapse (Beginn 2. **Neuron**) → ungeordnete Kreuzung zur Gegenseite und Formation des kontralateralen **Lemniscus trigeminalis** → Nucleus ventralis posterolateralis des Thalamus (VPL) → Synapse (Beginn 3. **Neuron**) → durch hinteren Anteil der Capsula interna → Gyrus postcentralis des Cortex cerebri (primär sensibles Rindenareal).
3. Propriozeption (Tiefensensibilität: Lageempfinden)
   Die Afferenzen für die **Propriozeption** (Tiefensensibilität) aus den Muskeln enden im mesenzephalen Trigeminuskern (**Nucleus tractus mesencephalicus n. V**) und ziehen nach Kreuzung ebenfalls mit dem Lemniscus trigeminalis über den VPL-Kern des Thalamus zum Gyrus postcentralis.

111. Erklären Sie den Unterschied zwischen einer peripheren und einer nukleären Schädigung des N. trigeminus

Der N. trigeminus (N. V) hat drei Hauptäste, den N. ophthalmicus (N. V1), den N. maxillaris (N. V2) und den N. mandibularis (N. V3), die sich peripherwärts des Ganglion Gasseri differenzieren lassen. Jeder dieser Äste hat einen definierten peripheren sensiblen Versorgungsbereich, wobei der N. V1 zur Orbita, der N. V2 zum Oberkiefer und der N. V3 zum Unterkiefer zieht und die Nervenaustrittspunkte (NAP) die Endäste dieser Hauptäste darstellen (N. supraorbitalis, N. infraorbitalis und N. mentalis).

Die nukleäre sensible Versorgung des Gesichts folgt einer anderen Verteilung. Diese zentrale Versorgung des Gesichts hat eine zwiebelschalenförmige Anordnung (**Sölder-Linien**), wobei die Fasern für die periorale Region in der langen Kernsäule des spinalen Trigeminuskerns kranial, die Fasern für die anschließenden Hautbezirke im Hirnstamm weiter kaudal enden. Da im Nucl. spinalis n. V die Empfindung für Schmerz und Temperatur endet, imponiert die nukleäre Schädigung oftmals als **dissoziierte Empfindungsstörung** (nur Ausfall von Schmerz und Temperatur, Berührung und Druck jedoch erhalten).

112. Welche Funktion hat der N. abducens?

Der rein somatomotorische 6. Hirnnerv (**N. abducens, N. VI**) innerviert den **M. rectus lateralis**. Dieser Muskel abduziert den Bulbus oculi nach lateral. Die Fasern des N. VI treten am Unterrand der Brücke und oberhalb der Pyramiden medial aus dem Hirnstamm aus.

113. Welche Funktionen hat der N. facialis?

Der 7. Hirnnerv (**N. facialis, N. VII**) führt motorische Fasern für die mimische Muskulatur des Gesichts (spezielle Viszeroefferenzen), sensible Fasern für einen Bereich des äußeren Ohres (allgemeine Somatoafferenzen) und in einem separat aus dem Hirnstamm austretenden Nervenbündel (**N. intermedius**) Geschmacksfasern für die vorderen $2/3$ der Zunge (spezielle Viszeroafferenzen) und sekretorische Fasern für die Tränendrüse, die Nasendrüsen, die Glandula sublingualis und die Glandula submandibularis (allgemeine Viszeroefferenzen). Der N. VII ist der 2. Kiemenbogennerv.

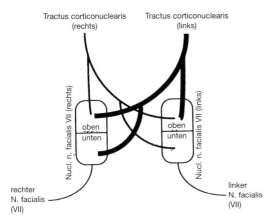

Abbildung 2.13: Schematische Darstellung der kortikonukleären Verbindungen des N. facialis

114. Wie wird das motorische Fazialiskerngebiet kortikal versorgt?

Die Innervation der mimischen Gesichtsmuskulatur kann unterteilt werden in eine Versorgung der oberen Anteile (Stirnmuskulatur, periorbitale Muskulatur) und der unteren Anteile (periorale Muskulatur u. ä.). Die Stirnmuskulatur wird supranukleär von beiden Hirnhälften innerviert, die übrige Gesichtsmuskulatur nur von der kontralateralen Präzentralregion (**Abb. 2.13**). Diese Verhältnisse sind die Grundlage der Differenzierungsmöglichkeit von zentraler, nukleärer und peripherer Fazialisparese.

115. Was sind die klinischen Befunde der Fazialisschwäche? Was ist der Unterschied zwischen einer zentralen (Schädigung des 1. motorischen Neurons) und einer peripheren (Schädigung des 2. motorischen Neurons) Fazialisparese?

Die motorischen Funktionen des N. facialis lassen sich auf einfache Weise prüfen (Stirnrunzeln, Augenschluss, Nase rümpfen, Wangenaufblasen, Mund spitzen, Pfeifen, Zähne zeigen). Für die **periphere Fazialisparese** ist eine homolaterale Gesichtslähmung mit unvollständigem Lidschluss (**Lagophthalmus**, «Hasenauge») typisch. Das **Bell-Phänomen** ist positiv: bei unvollständigem Lidschluss und seltenem Lidschlag wird die physiologische Aufwärtsbewegung des Bulbus oculi sichtbar. Eine diskrete Fazialisparese ist ebenfalls am fehlenden Lidschlussreflex (**Orbicularis-oculi-Reflex**) zu erkennen, der beim Gesunden durch Beklopfen der Glabella auszulösen ist. Ein weiteres Zeichen ist das «**Signe des cils**»: Wenn der Patient die Augen fest zukneift, bleiben die Wimpern der gelähmten Seite sichtbar. Beim Lachen fällt eine Mangelinnervation des Platysmas auf, die Artikulation ist vor allem wegen Schwäche der Wangen- und Lippenmuskeln beeinträchtigt (Mm. buccinator und orbicularis oris). Hinzu kommen je nach Ausmaß der Läsion eine Geräuschüberempfindlichkeit (**Hyperakusis**, durch Ausfall des M. stapedius), eine Geschmacksstörung in den vorderen $2/3$ der Zunge oder eine Verminderung der Tränen- und Speichelsekretion (**Schirmer-Test**). Die Läsion liegt also ipsilateral entweder **nukleär oder infranukleär** (d. h. peripher) im Verlauf des Hirnnerven.

Kann der Patient die Stirne noch runzeln, und ist der Lidschluss noch intakt, dann liegt die Läsion supranukleär, d. h. zentral im Tractus corticobulbaris auf der kontralateralen Seite (z. B. im Genu capsulae internae, im Crus cerebrum etc.). Siehe auch Abbildung 2.13.

Die im klinischen Sprachgebrauch übliche Bezeichnung der supranukleären Funktionsstörung als zentrale Fazialisparese ist eigentlich nicht korrekt, da es zwar eine supranukleäre Funktionsstörung distaler Muskelgruppen, aber keine zentrale Läsion einzelner peripherer Nerven gibt (zentrale Radialislähmung?!).

116. In welche Reflexbögen ist der motorische Fazialiskern einbezogen?

Der motorische Fazialiskern ist in verschiedene Reflexbögen einbezogen. Beim **Kornealreflex** ist der N. facialis der efferente Schenkel des Reflexbogens, der N. trigeminus der afferente. Beim **Blinzelreflex** werden von den oberen Zweihügeln über den Tractus tectobulbaris optische Impulse vermittelt, so dass bei starker Lichtreizung der Lidschluss erfolgt. Beim **Orbicularis-oculi-Reflex** (Lidschlussreflex) löst das Beklopfen der Glabella ebenfalls einen Lidschluss aus. Akustische Impulse über den Nucleus dorsalis corporis trapezoidei gelangen zum Fazialiskern und bewirken je nach Stärke des Geräusches Entspannung oder Anspannung des M. stapedius.

117. Was ist das Möbius-Syndrom?
Das Möbius-Syndrom ist eine kongenitale nukleäre Degeneration beider Faziliskerne, was zum Bild der **Diplegia facialis** führt. Bei den Patienten können zusätzlich beide Kerne des N. abducens fehlen.

118. Was ist das innere und das äußere Fazialisknie? Durch welches Foramen tritt der N. facialis aus dem Schädel aus?
Die Wurzelfasern des motorischen Fazialiskerns winden sich im Hirnstamm zunächst um den Abduzenskern herum (**inneres Fazialisknie**) und verursachen am Boden der Rautengrube eine kleine Vorwölbung (**Fazialishöcker**). Diese anatomische Nähe ist der Grund für die häufige Assoziation einer Schädigung beider Hirnnerven bei Hirnstammaffektionen. Zusammen mit dem N. intermedius und dem N. vestibulocochlearis zieht der N. facialis in den Meatus acusticus internus hinein und läuft in einem eigenen Kanal (**Canalis facialis**) bis zur Höhe des Knieganglions (**Ganglion geniculi**). Hier macht der Fazialiskanal eine scharf nach unten gerichtete Biegung, was als **äußeres Fazialisknie** bezeichnet wird. In seinem Kanal läuft der N. facialis an der medialen Wand der Paukenhöhle vorbei und verlässt den Schädel durch das **Foramen stylomastoideum**.

119. Welche Funktion hat der N. vestibulocochlearis?
Der 8. Hirnnerv (**N. vestibulocochlearis**, N. VIII) hat zwei funktionell verschiedene Anteile: den **N. vestibularis** (Gleichgewichtsnerv, Radix vestibularis) und den **N. cochlearis** (Gehörnerv, Radix cochlearis). Der N. vestibularis leitet von seinen Sinnesrezeptoren (den Bogengängen, dem Utriculus und dem Sacculus) Informationen über Position und Bewegung des Kopfes. Der N. cochlearis leitet die Gehörimpulse aus dem Corti-Organ.

Hirnstamm: Medulla

120. Welche Nerven treten aus der Medulla direkt hinter der Olive aus?
Die sogenannte **Glossopharyngeus-Vagus-Gruppe** der Hirnnerven tritt gemeinsam in der Medulla lateral der unteren Olive (**Oliva inferior**) aus. Dazu gehört der 9. Hirnnerv (**N. glossopharyngeus**, N. IX), der 10. Hirnnerv (**N. vagus**, N. X) und der spinale Anteil des 11. Hirnnervs (**N. accessorius**, N. XI, Radices spinales).

121. Was ist der Nucleus ambiguus?
Der Nucleus ambiguus ist ein zigarrenförmiger Kern in der Tiefe der Medulla, der das motorische Kerngebiet sowohl des N. glossopharyngeus und N. vagus, wie auch des kranialen Anteils des N. accessorius (Radices craniales) darstellt. Von ihm aus wird die willkürliche Muskulatur des weichen Gaumens (N. IX), des Pharynx (N. IX und N. X), des Larynx (N. X.) und des quergestreiften oberen Anteils des Ösophagus (N. X) innerviert. Er erhält supranukleäre Zuflüsse durch den Tractus corticonuclearis von beiden Hirnhälften, weshalb eine einseitige Unterbrechung dieser zentralen Fasern keine schwerwiegenden Ausfälle zur Folge hat. Der Nucleus ambiguus enthält Afferenzen vom Nucleus spinalis n. V sowie vom Nucleus tractus solitarii als Bestandteil von Reflexbögen, die von den Schleimhäuten des Respirations- und Verdauungstraktes ausgehen und Husten, Würgen sowie Erbrechen auslösen (**Hustenreflex, Würgereflex, Brechreflex**).

122. Was ist der Nucleus tractus solitarii (Nucleus solitarius)?
In diesen medullären Kern münden die afferenten Information aus dem Larynx (über N. X) und dem hinteren Pharynx und vermitteln über Verbindung mit dem motorischen Nucleus ambiguus den **Husten-Würgereflex** (N. IX und N. X). Die Schmerz- und Temperaturempfindungen aus den Versorgungsgebieten des N. IX und X enden dagegen im **spinalen Trigeminuskerngebiet** (N. spinalis n. V). Die afferenten Informationen für die Geschmacksempfindung münden ebenfalls in den Nucleus solitarius. Die vorderen $^2/_3$ der Zunge werden von der **Chorda tympani** (N. facialis) innerviert, das hintere $^1/_3$ vom N. glossopharyngeus, die Epiglottis vom N. vagus. Da sich im Erwachsenenalter die wichtigsten Geschmackspapillen am hinteren Drittel der Zunge befinden, gilt der N. glossopharyngeus als der Hauptgeschmacksnerv.

123. Was sind die Nuclei salivatorii?
Vom **Nucleus salivatorius superior** in der oberen Medulla gehen die efferenten sekretorischen Fasern des N. facialis (allgemeine Viszeroefferenzen) für

die Innervation von Glandula lacrimalis, Glandula sublingualis, Glandula submandibularis sowie der Schleimhäute von Nase und Gaumen (Palatum durum et molle) aus. Vom **Nucleus salivatorius inferior** entspringen die autonomen Fasern für die sekretorische Innervation der Parotisdrüse (Glandula parotis).

124. Beschreiben Sie die Funktionen der Hirnnerven IX und X (Glossopharyngeus-Vagus-Komplex)

Der 9. (**N. glossopharyngeus**, N. IX) und der 10. Hirnnerv (**N. vagus**, N. X) werden wegen ihrer teilweise überlappenden Funktionen normalerweise zusammen besprochen. Beide Hirnnerven treten an derselben Stelle aus dem Hirnstamm aus (in der Medulla hinter der Oliva inf.), ziehen gemeinsam intrakraniell und verlassen die Schädelbasis durch das **Foramen jugulare**. Der **Nucleus ambiguus** ist das wichtige motorische Kerngebiet für die Innervation der Willkürmuskulatur des Pharynx (N. IX und X) und des Larynx (N. X). Die Afferenzen aus dem Kehlkopf (N. X) enden in der Medulla im **Nucleus tractus solitarii**, die Geschmacksfasern des hinteren Zungendrittels laufen über den N. IX, die der Epiglottis über den N. X und enden ebenfalls im Nucleus solitarius. Der N. glossopharyngeus enthält zudem parasympathische Fasern für die sekretorische Innervation der Parotisdrüse, die aus dem **Nucleus salivatorius inferior** entspringen. Weiterhin besitzt er rein sensible Äste für die Versorgung des Mittelohrs. Äste des N. vagus setzen sich unterhalb des Larynx für die vegetativ-parasympathische Innervation von Herz, Lunge und abdominellen Eingeweiden fort. Der N. vagus stellt damit das **kranielle parasympathisch autonome System** dar, das in etwa bis zur linken Kolonflexur (**Cannon-Böhm-Punkt**) die Baucheingeweide versorgt. Der Rest wird durch das **sakrale autonome System** innerviert. Die viszeromotorischen Fasern des N. vagus entspringen dem **Nucleus dorsalis n. X**, der lateral vom Nucleus n. hypoglossi am Boden der Rautengrube liegt. Die obere Wurzel des **N. accessorius** (N. XI, Radices craniales) ist für die Innervierung der Willkürmuskulatur des Larynx zuständig. Sie entspringt ebenfalls im Nucleus ambiguus, neben denen Ursprungszellen des N. vagus, weshalb man diesen Anteil des N. XI als Bestandteil des 10. Hirnnerven betrachtet.

125. Beschreiben Sie die Funktionen des N. accessorius

Der 11. Hirnnerv (**N. accessorius**, N. XI) hat zwei Wurzeln: die **Radices craniales** und die **Radices spinales**. Die Perikarien der oberen Wurzel (Radices craniales) liegen wie die motorischen Zellen des N. IX und N. X im Nucleus ambiguus. Deshalb sieht man diesen Anteil des N. XI als Bestandteil des N. vagus an, der für die Innervation der Willkürmuskulatur des Larynx zuständig ist. Im Foramen jugulare verlässt er den spinalen Anteil des Nerven bereits, um sich dann mit dem N. vagus zu vereinigen. Die **Radices spinales** bilden einen eigenen kleinen Hirnnerven mit etwa 3500 Motoneuronen, die aus den oberen zervikalen und unteren medullären Vorderhornzellen entspringen. Nach Austritt aus dem Foramen jugulare versorgt der N. XI den **M. sternocleidomastoideus** und den **M. trapezius**.

126. Was ist das Foramen-jugulare-Syndrom?

Das Foramen-jugulare-Syndrom (**Siebenmann-Syndrom**) gehört zu den sogenannten Schädelbasis-Syndromen. Da die Hirnnerven IX, X und XI gemeinsam durch das Foramen jugulare aus dem knöchernen Schädel austreten, resultiert eine Schädigung auf dieser Höhe (typischerweise durch einen Tumor) in gemeinsamen Hirnnervensymptomen der Hirnnerven IX bis XI, die der Höhe dieser Läsionsstelle entsprechen: Geschmacksausfall des hinteren Zungendrittels (**Ageusie**), Stimmbandlähmung (**Recurrensparese**), Paresen des weichen Gaumens und des Pharynx, Paresen der Mm. trapezius und sternocleidomastoideus.

127. Welche Funktionsausfälle resultieren aus einer Schädigung des linken N. accessorius (Radices spinales)?

Der linke N. accessorius (spinaler Anteil) versorgt den linken M. sternocleidomastoideus und den M. trapezius. Der M. sternocleidomastoideus links macht eine Kopfdrehung nach rechts und Kopfbeugung nach hinten. Eine Schädigung führt zur Unfähigkeit der Kopfdrehung nach rechts und zu Schwierigkeiten, die linke Schulter anzuheben (M. trapezius).

128. Welcher Hirnnerv tritt medial der unteren Olive aus der Medulla aus?

Der 12. Hirnnerv (**N. hypoglossus**, N. XII) tritt aus dem Hirnstamm zwischen der Pyramide (Pyramis) und der unteren Olive (Oliva inf.) aus. Das Kerngebiet des N. XII befindet sich im unteren Drittel der Medulla oblongata, dicht neben der Mittellinie und dicht unter dem Boden der Rautengrube (**Trigonum n. hypoglossi**). Es besteht aus mehreren Zellgruppen, von denen jede Zellgruppe bestimmte Zungenmuskeln innerviert. Die Zellen selbst entsprechen motorischen Vorderhornzellen. Der N. hypoglossus ist ein rein somatisch efferenter Nerv für die Innervation der quergestreiften Zungenmuskulatur. Die Topographie der Medulla auf Höhe der Hypoglossuskerne ist in **Abbildung 2.14** gezeigt.

129. In welche Richtung weicht die Zunge ab, wenn der linke Hypoglossuskern geschädigt ist?

Die Schädigung eines motorischen Hirnnerven-Kerngebietes verhält sich ähnlich wie die Schädigung eines peripheren Nerven. Die einzige wichtige Ausnahme ist der N. trochlearis, welcher nach Austritt aus dem Hirnstamm auf die Gegenseite kreuzt! Der linke N. XII innerviert die linken Zungenmuskeln, welche die Zunge zur rechten Seite bewegen, wenn sie ohne die Muskeln der rechten Seite aktiviert werden. Genauso verhält es sich mit den rechten Zungenmuskeln, die der rechte N. hypoglossus innerviert und die die Zunge nach links bewegen können. Wird die Zunge gerade herausgestreckt, besteht eine Balance zwischen linker und rechter Seite. Ist allerdings der linke N. hypoglossus geschädigt, überwiegt die rechte Seite, und die Zunge weicht nach links, also zur geschädigten Seite hin, ab.

Hirnstamm: Atmung

130. Wo liegt das Atemzentrum?

Das **Atemzentrum** liegt in der Formatio reticularis der Medulla oblongata und dient der Atemregulation (**bulbäres Atemzentrum**). Es besitzt einen in- und einen exspiratorischen Teil, welche durch Autorhythmie und gegenseitige Wechselwirkung gemäß den Erfordernissen des Organismus den Wechsel von Ein- und Ausatmung bewirken. Verschiedene Impulse helfen mit, die in Beantwortung von Afferenzen aus Hirnrinde, Hypothalamus, Kälterezeptoren der Haut, Dehnungsrezeptoren der Lunge und Chemorezeptoren (z.B. des Glomus caroticum) an die Motoneurone des Rückenmarks abgegeben werden. Ein Ausfall dieses Zentrums bedeutet eine Atemlähmung.

131. Benennen Sie die Atmungsstörungen der Abbildung 2.15

132. Was ist eine Cheyne-Stokes-Atmung? Welche Schädigungen führen zu dieser Atemstörung?

Die **Cheyne-Stokes-Atmung** ist durch ein periodisches hyperpnoisches Crescendo/Decrescendo des Atemzugvolumens mit interponierten apnoischen

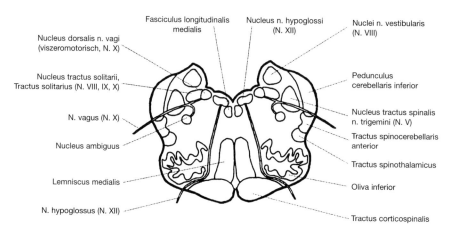

Abbildung 2.14: Querschnitt durch die Medulla oblongata auf Höhe der Hypoglossuskerne

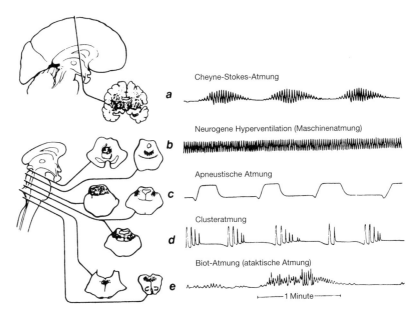

Abbildung 2.15: Schematische Darstellung von charakteristischen Atmungsstörungen und ihrer zugehörigen Läsionsorte.
(Aus Plum F, Posner J: The Diagnosis of Stupor and Coma, 3. Aufl., Philadelphia, F. A. Davis, 1986, S. 65, mit freundl. Erlaubnis)

Phasen gekennzeichnet (Abb. 2.15 a). Sie ist eine häufige und typische neurogene Störung des Atemmusters bei bilateralen Hemisphärenläsionen, Hirndruck mit drohender transtentorieller Einklemmung, frontodienzephalen Strukturschäden, hypoxischem oder metabolischem Koma. Ursache ist offenbar die Kombination eines gesteigerten Hirnstammantriebs bei CO_2-Anstieg (**Hyperpnoe**) mit einem verminderten frontalen Atemantrieb während des dadurch bedingten CO_2-Abfalls (**Apnoe**). Manchmal findet sich eine Cheyne-Stokes-Atmung auch bei nicht primär neurogenen Störungen, z. B. durch Verlängerung der Kreislaufzeit bei Herzinsuffizienz (Störung der Rückkopplung) oder durch metabolische Einflüsse (Veränderung der Rezeptorsensibilität).

133. Was ist eine zentrale neurogene Hyperventilation? Welche Schädigungen führen zu dieser Atemstörung?

Die **neurogene Hyperventilation** (Maschinenatmung, Abb. 2.15 b) ist ein seltenes zentrales Atemmuster bei Schädigungen der pontomesenzephalen Haubenregion. Findet sich hierbei keine pCO_2-Erniedrigung (Hypokapnie), so ist die Hyperventilation meist durch eine pulmonale Erkrankung (Pneumonie, Lungenödem) bedingt.

134. Was ist eine apneustische Atmung? Welche Schädigungen führen zu dieser Atemstörung?

Die **apneustische Atmung** in Form inspiratorischer (auch exspiratorischer), Sekunden andauernder Atempausen oder eines prolongierten inspiratorischen Krampfes (Abb. 2.15 c) ist ebenfalls eine seltene zentrale Atemstörung und zeigt eine Schädigung der dorsolateralen Brückenhaube (Läsionsort kaudal im Vergleich zu dem der neurogenen Hyperventilation) an. Sie kann bei Basilarisverschluss, Mittelhirneinklemmung, Enzephalitis oder hypoxischer Hirnschädigung auftreten.

135. Was ist eine Clusteratmung?

Bei kaudalen Hirnstammschädigungen (unterer Pons, obere Medulla) können der Cheyne-Stokes-Atmung ähnliche, aber mehr unregelmäßige Atemmuster einer periodischen Hypoventilation oder **Clusteratmung** auftreten (Abb. 2.15 d).

136. Was ist eine ataktische Atmung? Welche Schädigungen führen zu dieser Atemstörung?

Die **ataktische Atmung** (**Biot-Atmung**) zeigt eine Funktionsstörung des medullären Rhythmuszentrums an und ist charakterisiert durch ein irreguläres Atemmuster mit verlangsamter Frequenz und unterschiedlich tiefer Atemzüge sowie unvermittelter Atempausen (Abb. 2.15 e). Ursachen sind foraminale Einklemmung durch Tiefertreten der Kleinhirntonsillen bei infratentorieller Drucksteigerung infolge Blutungen, Infarkten oder Tumoren sowie Hirnstammenzephalitis oder Demyelinisierungen. Die Restatmung dieser Patienten ist unberechenbar. Sie ist daher besonders empfindlich gegenüber zentral sedierenden Pharmaka (Benzodiazepine, Hypnotika). Da es jederzeit zu einem Atemstillstand kommen kann, ist eine maschinelle Beatmung erforderlich.

137. Was ist eine Schnappatmung?
Die **Schnappatmung** ist ein präfinaler Kollaps des medullären Atemantriebs und durch einzelne oder kurze Gruppen abrupter, funktionell unzureichender Atemzüge mit langen apnoischen Pausen charakterisiert.

138. Was ist Undines Fluch?
Als **Undines Fluch** bezeichnet man den zeitweiligen Verlust der automatischen Atmung während des Schlafes. Diese **Schlafapnoephasen** sind üblicherweise durch Obstruktionen der oberen Luftwege bedingt, können jedoch auch zentral durch Funktionsstörungen des medullären Rhythmuszentrums (Strukturläsion, medikamentös, toxisch) entstehen, wenn der an die Wachheit gebundene Frontalhirnantrieb vermindert ist (siehe auch Kap. 22, Schlafstörungen; zur Namensgebung des Syndroms Kap. 30, Frage 26).

Hirnstamm: Körpermotorik

139. Was ist eine Dezerebrationsstarre? Welche Schädigungen führen dazu?
Eine **Dezerebrationsstarre** (Enthirnungsstarre) bezeichnet eine stereotype Reaktion auf Schmerzstimuli. **Strecksynergismen der Arme** (Adduktion, Innenrotation, Extension, Pronation, Hand-Finger-Flexion) und der **Beine** (zum Teil **Opisthotonus**) sprechen für ein mehr kaudales Läsionsniveau der komatösen Patienten im Bereich des unteren Mittelhirns, das oberhalb der Vestibulariskerne liegt.

140. Was ist eine Dekortikationsstarre? Welche Schädigungen führen dazu?
Inadäquate schmerzinduzierte **Beugesynergismen der Arme** (Adduktion und Flexion) mit oder ohne gleichzeitige Strecksynergismen der Beine (Extension, Innenrotation) sprechen für ein mehr rostrales, supratentorielles Läsionsniveau (unterhalb des Thalamus), das in seiner unscharfen Beschreibung als **Dekortikationsstarre** bezeichnet wird.

Gleichgewichtsapparat

141. Nennen Sie die fünf Rezeptorstrukturen des Gleichgewichtsorgans (Labyrinthorgan). Welche Information erkennen sie?
Die **drei Bogengänge** (Ductus semicirculares anterior, lateralis et posterior) sind halbkreisförmige, in den drei Ebenen des Raumes senkrecht aufeinanderstehende, rundliche Schläuche. Sie erkennen **Rotationsbeschleunigungen** in den drei Raumebenen. Der horizontal gestellte **Utriculus** und der vertikal orientierte **Sacculus** erkennen mit ihren Rezeptorstrukturen (**Maculae mit Statolithenmembran**) Linearbeschleunigungen.

142. Wo befinden sich die Synapsen der Rezeptorafferenzen aus dem Labyrinthorgan?
Die Radix vestibularis des N. vestibulocochlearis leitet die Information aus den Rezeptorstrukturen des Gleichgewichtsorgans. Die Afferenzen der Pars vestibularis werden in den **Vestibulariskernen** am Boden der Rautengrube synaptisch verschaltet.

Man unterscheidet vier in der Area vestibularis lokalisierte Vestibulariskerne:
1. Nucleus terminalis medialis n. VIII (Schwalbe),
2. Nucleus terminalis lateralis n. VIII (Deiters),
3. Nucleus terminalis superior n. VIII (Bechterew),
4. Nucleus terminalis inferior n. VIII (Roller).

143. Wohin werden die Informationen aus den Vestibulariskernen weitergeleitet?
Die Vestibulariskerne sind in unterschiedlicher Weise in die Gesamtkontrolle von Körpermotorik, Gleichgewichtsregulation und Augenmotorik eingebunden. Die wichtigsten efferenten Bahnen der Vestibulariskerne sind die Verbindungen mit dem Kleinhirn (**Tr. vestibulocerebellaris**), die Verbin-

dung mit dem Rückenmark (Tr. vestibulospinalis) und die Verbindungen zu dem integrativen koordinativen Faserstrang zur Kontrolle von Augen- und Kopfstellung durch das mediale Längsbündel (**Fasciculus longitudinalis medialis**).

144. Wo liegt der Tractus vestibulospinalis innerhalb des Rückenmarks?

Der Tractus vestibulospinalis liegt dorsal des Tractus spinothalamicus anterius (siehe Abb. 2.10).

145. Zu welchen Kernstrukturen haben die Vestibulariskerne Verbindungen?

Die Vestibulariskerne projizieren in folgende Kerngebiete und Strukturen:
1. Nuclei origines III, IV, VI (Augenmuskelkerne),
2. Accessoriuskerngebiet (N. XI),
3. Zervikale Kerngebiete für Kopf- und Halsstellung,
4. Nuclei fastigii des Kleinhirns,
5. Flocculus und Nodulus des Kleinhirns (Vestibulocerebellum),
6. Formatio reticularis im Hirnstamm.

146. Was ist ein Nystagmus? Ist ein Nystagmus physiologisch?

Als **Nystagmus** wird die regelmäßige Sequenz einer raschen sakkadischen Augenbewegung in eine Richtung mit einer langsamen, gleitenden Rückführung der Bulbi in die entgegengesetzte Richtung verstanden, wodurch bei Registrierung ein typisches sägezahnartiges Kurvenbild entsteht. Die Benennung des Nystagmus (rechts/links, oben/unten) erfolgt nach der Schlagrichtung der raschen Phase. Von diesem «Rucknystagmus» werden andere **Oszillationen** der Augen, z.B. der für die Multiple Sklerose typische **erworbene Fixationspendelnystagmus** oder Nystagmen mit «pathologischer Schlagform» wie der **kongenitale Nystagmus** und der **Blindennystagmus** abgegrenzt.

Zu den **physiologischen Nystagmen** gehört der **optokinetische Nystagmus** («Eisenbahnnystagmus»), der **kalorische Nystagmus** sowie der **Endstellnystagmus**. Der Endstellnystagmus tritt beim Gesunden nach längerer Seitwärtsblickbewegung auf und ist normalerweise erschöpflich. Daneben gibt es **pathologische, kongenitale und erworbene Nystagmen**.

147. Was passiert bei einer gesunden Person, wenn man den linken Gehörgang mit kaltem Wasser spült?

Reizt man durch Ausspülen des äußeren Gehörgangs mit kaltem Wasser den lateralen Bogengang, so erzeugt die Temperaturveränderung eine **Endolymphströmung** mit nachfolgender Erregung der ampullären Rezeptoren. Dies ruft eine rhythmische Bewegung der Augen in der Ebene des Bogengangs hervor mit einer zunächst langsamen Bewegung in Richtung des Ohres nach links, gefolgt von einer schnellen Rückstellkomponente des Nystagmus nach rechts (**kalorischer Nystagmus**).

148. Was bewirkt die Gehörgangsspülung mit kaltem Wasser auf der linken Seite bei einem komatösen Patienten, dessen Hirnstamm intakt ist?

Der Patient reagiert auf die Spülung des Gehörgangs mit einer langsamen Augenbewegung nach links. Die schnelle Rückstellphase des Nystagmus fehlt jedoch.

Gehörsystem

149. Nennen Sie die anatomischen Strukturen des äußeren Ohres, des Mittelohres und des Innenohres

Zum **äußeren Ohr** gehört die Ohrmuschel (Auricula), der äußere Gehörgang (Meatus acusticus externus) und das Trommelfell (Membrana tympanica).

Das Trommelfell stellt die Grenze zum **Mittelohr** dar, das den Raum der Paukenhöhle (Cavum tympani) umfasst. Hierzu gehören die Gehörknöchelchen Hammer (Malleus), Amboss (Incus) und Steigbügel (Stapes), das ovale und runde Fenster (Fenestrum ovale et rotundum) sowie die Verbindung in den Nasen-Rachenraum (Tuba auditiva, Eustachische Röhre). Die Gehörknöchelchen arbeiten als **Impedanzwandler**, um die Luftschwingungen des Trommelfells in Flüssigkeitsschwingungen des Corti-Organs umzusetzen. Dabei arbeiten zwei quergestreifte Muskeln (M. tensor tympani, M. stapedius) als Feinregler sowie im Sinne einer Dämpfungsfunktion bei hohen Schallintensitäten. Zum **Innenohr** gehören das ovale und das runde Fenster

(Fenestra vestibuli et cochleae), an denen die Flüssigkeitsräume der häutigen Schneckengänge (Scala vestibuli et tympani) beginnen bzw. enden, und die knöcherne Schnecke (Cochlea) im Felsenbein (siehe **Abb. 2.16**).

150. Welche Anteile der Cochlea sind mit Perilymphe gefüllt? Welche mit Endolymphe?

Folgende zwei Kompartimente innerhalb der knöchernen Schnecke (Cochlea) sind mit **Perilymphe** gefüllt:
1. **Scala vestibuli** (oben): sie ist von der Scala media durch die **Reissner-Membran** getrennt,
2. **Scala tympani** (unten): sie ist von der Scala media durch die **Basilarmembran** getrennt.

Die **Scala media** ist das dritte Kompartiment, in der das Corti-Organ mit den Sinnesrezeptoren (innere und äußere Haarzellen) liegt. Es befindet sich zwischen der Reissner-Membran und der Basilarmembran und ist mit **Endolymphe** gefüllt (siehe auch Abb. 2.16). Während die Zusammensetzung der Perilymphe einer normalen extrazellulären Flüssigkeit entspricht, gleicht die Endolymphe aufgrund ihrer ionalen Zusammensetzung (Reichtum an Kalium-Ionen) eher einer intrazellulären Flüssigkeit. Der Endolymphraum ist ferner 80 mV positiv gegenüber der Perilymphe geladen, wobei das Potential und die Ionenzusammensetzung durch Epithelzellen der **Stria vascularis** erzeugt wird.

151. Wie bewegt sich die Flüssigkeit in der Cochlea, nachdem eine Luftschwingung mit einer gegebenen Frequenz über das Mittelohr geleitet wird?

Der Steigbügel überträgt die Schwingungen direkt auf das ovale Fenster an der medialen Wand der Paukenhöhle. Die Schwingungen des Steigbügels erzeugen in der Perilymphflüssigkeit laufende Wellen, die in einer frequenzabhängigen Entfernung von der Schneckenbasis in beiden Skalen charakteristische Flüssigkeitsbewegungen erzeugen. Die durch die Steigbügelschwingungen erzeugten Volumenänderungen in der inkompressiblen Perilymphflüssigkeit der Scala vestibuli finden ihren Ausgleich in einer gegensinnigen Flüssigkeitsbewegung der Scala tympani mit Ausbauchung der Membrana tympani im runden Fenster. Dies ist nur möglich, da der die beiden Skalen trennende Schneckengang, insbesondere die Basilarmembran, schwingungsfähig ist. Die Schwingungen in der Scala vestibuli überträgt diese auf die Reissner-Membran, was die Scala media zum Vibrieren bringt und letztlich im sogenannten Frequenzan-

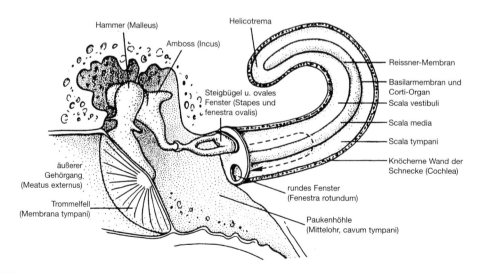

Abbildung 2.16: Schematische Darstellung des Gehörapparates
(Aus Kandel E, Schwartz JH, Jessell TM (eds): Principles of Neuroscience, 3. Aufl. New York, Elsevier, 1991, S. 369, mit freundl. Erlaubnis)

sprechgebiet beim Schwingungsmaximum der Basilarmembran die Haarzellen erregt. Diese Theorie der Flüssigkeitsbewegung im Innenohr mit Erzeugung der frequenztypischen Rezeptorimpulse nennt man **Wanderwellentheorie**.

152. Beschreiben Sie die Lage und die Charakteristika der neuroepithelialen Zellen im Corti-Organ

1. Die **äußeren Haarzellen** (drei nebeneinander stehende Reihen) sitzen auf der Basilarmembran, ihre **Stereozilien** zeigen in Richtung der darüberliegenden **Membrana tectoria**; die äußeren Haarzellen werden von **Deiters-Stützzellen** umgeben; diese Haarzellen können sich kontrahieren und bewirken eine Endolymphströmung in Richtung der inneren Haarzellen.
2. Die **inneren Haarzellen** (eine Reihe) sitzen direkt auf dem Knochen und sind nicht kontraktil; diese Zellen werden durch die Endolymphströmung der äußeren Haarzellen erregt und leiten die allermeisten Afferenzen in Richtung des **Spiralganglions** (**Ganglion spirale**) der Radix cochlearis.

153. Erklären Sie kurz, wie das Corti-Organ als Detektor für Hörfrequenzen arbeitet

Die anatomische Anordung der Haarzellen im Zusammenspiel mit der charakteristischen Flüssigkeitsbewegung, die durch frequenzspezifische Luftschwingungen (**Wanderwellendispersion**) erzeugt wird, erlaubt eine frequenztypische Rezeptorerregung:
1. Die **Basilarmembran** wird durch hohe Frequenzen (hohe Töne) an seiner Basis, durch niedrige Frequenzen (tiefe Töne) an seiner Spitze (Apex, in der Nähe des Helicotrema) erregt.
2. Die **Haarzellen** im Ductus cochlearis haben an der Schneckenbasis **kurze und dicke Stereozilien**, welche durch hohe Frequenzen erregt werden.
3. Die **Haarzellen** im Ductus cochlearis haben an der Schneckenspitze **lange und dünne Stereozilien**, welche durch niedrige Frequenzen erregt werden.

154. Beschreiben Sie den Verlauf der Hörbahn

Man unterscheidet eine sogenannte **dorsale Hörbahn**, welche phylogenetisch jünger sein soll und ausgiebigere Verbindungen mit der Großhirnrinde besitzt (**spezifische Hörbahn**) und eine **ventrale Hörbahn**, die vornehmlich im Dienste reflektorischer Schaltungen im Bereich des Stammhirns (insbesondere der Formatio reticularis) steht (**unspezifische Hörbahn**). Die Hörbahn wird in ihrem Verlauf mehrfach umgeschaltet und setzt sich bis zum Erreichen des Kortex aus mindestens drei Neuronen zusammen.

Erregung der Haarzellen → Ganglion spirale (bipolares Ganglion) → Radix cochlearis N. VIII → **Nuclei cochleares** (Nucleus cochlearis ventralis et dorsalis): liegen dorsal an der Verbindung vom Pons zur Medulla (Gliederung der Kochleariskerne nach Frequenzen) → Beginn 2. Neuron →

1) über **Corpus trapezoideum** (Trapezkörper: breite mit Nervenzellen durchmischte, ventral gestellte Faserplatte) und Nucleus corporis trapezoidei dorsalis, Nucleus corporis trapezoidei ventralis, Nuclei lemnisci laterales zur **Oliva superior** (etwa 50% der Fasern aus dem ventralen Kochleariskern kreuzen)
2) über **Striae acusticae dorsales** (Striae medullares: liegen oberflächlich am Boden der Rautengrube) zur **Oliva superior** (etwa 50% der Fasern vor allem aus dem dorsalen Kochleariskern kreuzen)

→ **Lemniscus lateralis** → untere Zweihügel (Colliculi inferiores) → Corpus geniculatum mediale (medialer Kniehöcker des Thalamus) → Capsula interna (hinterer Schenkel) → **Heschl-Querwindung** (Gyrus temporalis transversus, Area 41 = primäres auditives Rindenareal).

155. Mit welchen Strukturen haben die Hörfasern neben der zentralen Hörbahn noch Verbindungen?

Neben der mehrneuronigen zentralen Hörbahn, die die auditiven Impulse zu dem primären auditiven Rindenareal leitet, gibt es noch eine Reihe von wichtigen Nebenverbindungen. Diese vermitteln über Verbindungen zum N. trigeminus und N. facialis, zu den unteren Zweihügeln (**Colliculi inferiores**, Verbindung mit motorischen Zentren) und zur Retikularisformation (Aktivierungssystem) vor allem akustische Reflexverbindungen.

156. Auf welcher Höhe kreuzen die Fasern der rechten und linken Hörbahn?

Die Fasern beider Hörbahnen kreuzen auf der gesamten Strecke zwischen dem Trapezkörper (Corpus trapezoideum) auf Höhe der unteren Rautengrube bis zu den medialen Kniehöckern (Corpus geniculatum mediale) im Zwischenhirn.

157. Wo muss eine Läsion lokalisiert sein, um eine einseitige Taubheit hervorzurufen?

Die Schädigung muss direkt auf Höhe der Kochleariskerne oder weiter peripher sitzen. Da es zentralwärts multiple Kreuzungen der Hörbahn gibt, resultiert niemals eine unilaterale Taubheit.

158. Erklären Sie den Weber-Versuch

Eine Vibrationsgabel wird auf die Mitte des Scheitels gesetzt. Der Ton wird beim Gesunden auf beiden Seiten gleich wahrgenommen. Bei einer **Schallleitungsschwerhörigkeit** wird der Ton lauter gehört, d.h. zum kranken Ohr hin lateralisiert, weil keine Abstrahlung von Schallenergie über die Gehörknöchelchenkette und das Trommelfell erfolgen kann (Knochenleitung > Luftleitung). Bei einer **Schallempfindungsschwerhörigkeit** wird der Ton auf der Seite des gesunden Ohrs lauter empfunden (Luftleitung > Knochenleitung).

159. Erklären Sie den Rinne-Versuch

Man setzt eine vibrierende Stimmgabel an das Mastoid und prüft damit die Knochenleitung. Wird der Ton nicht mehr wahrgenommen, wird die Stimmgabel vor das Ohr gehalten und der Ton soll dort mehr als doppelt so lange gehört werden («Rinne positiv»). Wenn die Luftleitung deutlich verkürzt ist, dann liegt eine **Schallleitungsschwerhörigkeit** vor («Rinne negativ», Knochenleitung > Luftleitung). Sofern auf dem betroffenen Ohr überhaupt noch etwas gehört werden kann, ist bei einer **Schallempfindungsschwerhörigkeit** die Luftleitung > Knochenleitung.

160. Was ist der Fowler-Test?

Bei einer Schädigung des Corti-Organs (Schallempfindungsschwerhörigkeit) werden Töne gleicher Lautstärke im betroffenen Ohr leiser gehört. Mit zunehmender Lautstärke werden die intakten Haarzellen rekrutiert, so dass ein Lautheitsausgleich erfolgt und die Töne in beiden Ohren dann gleich wahrgenommen werden («recruitment positiv»). Dies ist beispielsweise der typische Befund einer labyrinthären Schädigung beim M. Menière. Erfolgt kein Lautheitsausgleich («recruitment negativ»), so liegt die Schädigung retrolabyrinthär, d.h. zentralwärts, (z.B. beim Akustikusneurinom).

161. Welche Nerven sind an der sensiblen Versorgung der Ohrmuschel und des äußeren Gehörgangs beteiligt?

Vier Hirnnerven beteiligen sich an der sensiblen Versorgung der Ohrmuschel und des äußeren Gehörgangs: der N. trigeminus (N. V_3; N. mandibularis), der N. facialis, der N. glossopharyngeus und der N. vagus.

162. Welche Hirnnervenschädigungen können zu einer Hyperakusis führen?

1. Schädigung des **N. facialis** (N. VII): Er innerviert den M. stapedius, der den Steigbügel (Stapes) aus dem ovalen Fenster (Vorhoffenster mit Verbindung zur Scala vestibuli) zieht und so die Übertragung der Schallwellen auf die Perilymphströmung abschwächt.
2. Schädigung des **N. trigeminus** (N. V): Er innerviert den M. tensor tympani, der am Hammer (Malleus) ansetzt und so das Trommelfell anspannen kann, um die Vibration des Trommelfells abzuschwächen oder zu verhindern.

163. Gibt es eine efferente Innervation der Haarzellen des Corti-Organs?

Vom oberen Olivenkomplex (Oliva superior) gehen Fasern aus, die das Corti-Organ in efferenter Richtung erreichen und an den Haarzellen selbst oder an den Axonen der afferenten Neurone enden (**Tractus olivocochlearis** oder **Rasmussen-Bündel**). Dieses olivo-kochleäre Bündel arbeitet als «feedback»-Schleife, welche gleichzeitig mit dem Erreichen von auditorischen Signalen auf Höhe der oberen Olive rücklaufend die Signalintensität und die Rezeptorempfindlichkeit der äußeren Haarzellen und der afferenten Fasern aus dem Spiralganglion regulieren kann.

Augenbewegungen

164. Was ist die paramediane pontine Formatio reticularis (PPRF)?

Die paramediane pontine Retikularisformation (PPRF) ist eine Ansammlung von Zellen im Pons in unmittelbarer Nachbarschaft des N. abducens (N. VI). Sie ist ein wichtiges **Zentrum für die Generierung der horizontalen Blickbewegung**. Efferente Fasern aus der PPRF projizieren über das **mediale Längsbündel** (Fasciculus longitudinalis medialis) in den ipsilateralen Aduzenskern (N. VI) sowie zum kontralateralen Okulomotoriuskerngebiet (N. III). Dies bewirkt in beiden Bulbi eine gleichgerichtete, jedoch antagonistisch innervierte Horizontalbewegung.

165. Was ist der Unterschied zwischen Sakkaden und Blickfolgebewegungen? Wo werden sie generiert?

1. Sakkaden
Sakkaden sind rasche, in Richtung, Amplitude und Geschwindigkeitsverlauf vorprogrammierte, konjugierte Augenbewegungen, die z. B. zum Erfassen neuer Sehobjekte (**Blickzielbewegungen**) dienen. Eine Sakkade kann während ihres Ablaufs nicht in ihrer Richtung, Amplitude oder Geschwindigkeit korrigiert werden (die maximalen Winkelgeschwindigkeiten liegen beim Menschen zwischen 500 und 700 Grad pro Sekunde). Diese willkürlichen Zielbewegungen werden im parieto-okzipitalen Assoziationskortex (Area 17), in den prämotorischen frontalen Augenfeldern (Area 8) und den oberen Zweihügeln (Colliculi superiores) gesteuert. Horizontale Sakkaden und rasche Nystagmusphasen werden durch sogenannte «burst»-Neurone in der paramedianen pontinen Retikularisformation (PPRF) generiert, vertikale durch «burst»-Neurone des rostralen Interstitialkerns im Fasciculus longitudinalis medialis des Mittelhirns. **Verlangsamte Sakkaden** finden sich bei Hirnstammläsionen, **hypermetrische** und **hypometrische Sakkadendysmetrien** gelten als Symptom zerebellärer Erkrankungen. Im Koma fallen alle Sakkaden aus, auch als Bestandteil verschiedener Nystagmusformen.

2. Blickfolgebewegungen
Konjugierte, langsame Blickfolgebewegungen (»smooth pursuit«) sind unwillkürliche reflektorische Folgebewegungen zur Zentrierung eines sich langsam bewegenden Blickziels in der Fovea centralis (z. B. Betrachtung eines fliegenden Vogels). Im Gegensatz zu den Sakkaden erreichen sie lediglich Winkelgeschwindigkeiten von 30 bis 50 Grad pro Sekunde. Blickfolgebewegungen in eine Richtung werden im ipsilateralen Okzipitallappen generiert (Area 18 und 19). Im Gegensatz zu den vorprogrammierten Sakkaden können die Folgebewegungen ihre Richtung und Geschwindigkeit durch Registrierung der retinalen Bildwanderung des Fixationsziels kontinuierlich über den parietalen Kortex und den archizerebellären Flokkulus und Nodulus nachregeln. Langsame gleitende Augenbewegungen können beim Betrachten einer stationären Umwelt nicht willkürlich ausgeführt werden. Versucht man beispielsweise, sich an einer Zimmerwand ein kontinuierlich bewegendes Objekt wie einen wandernden Lichtpunkt vorzustellen, so kommt es nicht zu einer Blickfolgebewegung, sondern zu einer Serie einzelner Blicksprünge (**sakkadierter Blick** wie z. B. beim Lesen).

166. Was ist eine Blickstabilisierung?

Die **Blickstabilisierung** dient der Fixation eines Blickziels bei Eigenbewegung des Kopfes oder Körpers (im Gegensatz zu Sakkaden und Blickfolgebewegungen, bei denen das erfasste Objekt bewegt wird und der Kopf fixiert bleibt!). Dies geschieht über den **vestibulo-okulären-Reflex (VOR)**. Dieser wichtige Reflexbogen reicht vom pontomedullären Übergang zum Mittelhirn: Vestibularisafferenzen stehen über den Fasciculus longitudinalis medialis mit den okulomotorischen Hirnnervenkernen in Verbindung. Die durch eine Kopfbewegung ausgelöste Reizung der labyrinthären Bogengänge des Labyrinths hat eine reflektorische kompensatorische Augenbewegung zur Folge, die die Fixation des Sehobjekts im Raum ermöglicht.

167. In welchem Hirnstammgebiet werden die vertikalen konjugierten Blickbewegungen generiert?

Nahe den oberen Zweihügeln (Colliculi superiores) existieren subtektale und praetektale Zentren zur

Kontrolle der konjugierten vertikalen Augenbewegungen. In dieser sogenannten **mesencephalen Formatio reticularis (MRF)** liegen der Nucleus praestitialis (für die Blickbewegung nach oben), der Nucleus commissurae posterior (für die Blickbewegung nach unten), der Nucleus interstitialis (Cajal-Kern) sowie der Nucleus Darkschewitsch (beide für die rotatorische Blickbewegung). Sie gehen über den Fasciculus longitudinalis medialis Verbindungen zu den Hirnnerven III, IV und VI ein.

168. Über welche Verbindungen werden willkürliche vertikale Augenbewegungen generiert?

Willkürliche vertikale Blickbewegungen werden symmetrisch aus beiden Frontallappen generiert. Fasern aus der Area 8 (Brodmann) werden beidseits aktiviert und projizieren über den **Tractus frontopontinus** bilateral auf die Hirnnervenkerne III, IV und VI, die daraufhin die konjugierte Augenbewegung ausführen.

169. Was ist eine Blickparese?

Blickparesen sind Störungen der koordinierten, d. h. gleichsinnigen Bulbusbewegung. Im Gegensatz zu Paresen einzelner Augenmuskeln infolge bestimmter Hirnnervenschädigungen ist hierbei das Zusammenspiel der Augen gestört.

Man unterscheidet zwei Hauptformen:
1) **Konjugierte Funktionsstörungen** der Bulbi mit Einschränkung der horizontalen oder vertikalen Blickbewegung. Ursachen sind zumeist supranukleäre Läsionen, vor allem Hirninfarkte, -blutungen und -tumoren. Bei massiver Hirnblutung mit Zerstörung der Area 8 einer Seite kommt es initial zur **Déviation conjugée**. Der Patient blickt als Folge eines Übergewichtes der Area 8 der intakten anderen Seite den Herd an.
2) **Ein- oder beidseitige Adduktionsparesen** in der horizontalen Augenbewegung bei jedoch erhaltener Konvergenz (**internukleäre Ophthalmoplegie, INO**). Ursache hierfür sind Läsionen im Hirnstamm, meist bei Multipler Sklerose oder lakunären Infarkten (Schädigung des Fasciculus longitudinalis medialis).

Eine Kombination aus beiden Formen ist das **Eineinhalb-Syndrom**, bei dem neben einer horizontalen Blickparese eine internukleäre Ophthalmoplegie (INO) besteht. Es entsteht durch ausgedehnte pontine Läsionen, die gleichzeitig das horizontale pontine Blickzentrum (PPRF) und den Fasciculus longitudinalis medialis erfassen (siehe Kap. 9, Frage 42 und 43).

Kleinhirn

siehe auch Kapitel 10: Funktionelle Neuroanatomie

170. Wie wird das Kleinhirn anatomisch unterteilt?

Das Kleinhirn (Cerebellum) besteht aus zwei Hemisphären, einem unpaaren Wurm (Vermis) und dem Lobus flocculonodularis (mit Flocculus und Nodulus). Durch transversal verlaufende Fissuren ergeben sich drei Hauptlappen. Die Primärfissur (Fissura prima) liegt an der kranialen Oberfläche und unterteilt das Kleinhirn in einen **Lobus anterior** und einen **Lobus posterior**. Die Fissura posterolateralis liegt an der Unterseite und teilt den Hinterlappen vom kleinen **Lobus flocculonodularis** ab (siehe Abb. 10.1). In der tiefen medullären Region gibt es drei paarige Kerngruppen. Von medial nach lateral betrachtet sind das der **Nucleus fastigii**, der **Nucleus interpositus** (Gruppe aus **Nucleus globosus** und **Nucleus emboliformis**) und der **Nucleus dentatus**.

171. Welche Funktionen haben die einzelnen «Lappen» des Kleinhirns?

Die anatomisch unterteilbaren Lappen sind in unterschiedliche funktionelle Aufgaben einbezogen (Zugehörigkeit zu funktionellen Systemen). Der **Lobus flocculonodularis** ist in die Gleichgewichtsregulation einbezogen (Vestibulocerebellum), der **Lobus anterior** hat Verbindung mit dem Rückenmark und dem extrapyramidal-motorischen System (Spinocerebellum), der **Lobus posterior** ist durch die Verbindungen mit dem Pons und der Großhirnrinde dem pyramidal-motorischen System verbunden (Pontocerebellum). Die Unterteilung des Kleinhirns basierend auf longitudinalen Zonen (Zonengliederung) und ihren verschiedenen Faserverbindungen ist für eine funktionelle Untergliederung sinnvoller. Man unterscheidet eine Zone in der Mittellinie, den unpaaren Wurm (**Vermis**), der die beiden Kleinhirnhemisphären voneinander trennt. Jede Hemisphäre besteht aus einer **intermediären** und einer **lateralen Zone** (Zona intermedia und Zona lateralis). Diese drei Zonen repräsentieren zusammen mit dem Lobus flocculonodularis die wichtigsten funktionellen Untereinheiten des Kleinhirns auf Grundlage ihrer verschiedenen afferenten und efferenten Bahnverbindungen (siehe Abb. 10.1 B).

172. Welche drei Schichten hat die Kleinhirnrinde?

Die relativ dünne Kleinhirnrinde zeigt beim Erwachsenen eine Gliederung in drei Schichten: außen die **Molekularschicht** (Stratum moleculare), innen die **Körnerschicht** (Stratum granulosum) und dazwischen die Schicht der großen Ganglienzellen, die **Purkinje-Zellschicht** (Stratum ganglionare).

173. Welche Zellen sind in den einzelnen Schichten der Kleinhirnrinde lokalisiert?

Die **Molekularschicht** (Stratum moleculare) enthält:
1) Sternzellen,
2) Korbzellen,
3) Dendriten der Purkinje-Zellen,
4) Dendriten der Typ II Golgi-Zellen,
5) Axone der Körnerzellen.

Die **Purkinje-Zellschicht** (Stratum ganglionare) enthält vorwiegend die Zellkörper der großen Purkinje-Zellen (6).

In der **Körnerschicht** (Stratum granulosum) finden sich:
7) Körnerzellen,
8) Typ II Golgi-Zellen,
9) Glomerusartige Knäuel (Glomeruli cerebellares: Parenchyminseln mit synaptischen Komplexen, die Moosfasern, Axone, Dendriten der Typ II Golgi-Zellen sowie Dendriten der Körnerzellen enthalten).

174. Welche Fasersysteme gibt es im Kleinhirn?

Die Dendriten der großen Purkinje-Zellen im Kleinhirn verbreiten sich außen im Stratum moleculare (Molekularschicht) fächerförmig parallel zum Wurm (Vermis). Ihre Axone ziehen von der Kleinhirnoberfläche durch das Mark zu den Kleinhirnkernen. Die Purkinje-Zellen sind die einzigen Kleinhirnzellen, die efferente Impulse von der Kleinhirnrinde führen. Durch ihre Dendriten erhalten sie teils direkt, teils indirekt, nach Umschaltung teils erregend, teils hemmend, umfassende Meldungen aus allen Teilen des ZNS. Die Meldungen erreichen die Purkinje-Zellen über verschiedene Neurone, die als **Kletterfasern, Moosfasern, Korbfasern, Tangential-, Parallelfasern** usw. bezeichnet werden. Impulse aus dem Rückenmark, aus den Vestibulariskernen sowie aus der Brücke gelangen fast ausschließlich über die **Moosfasern** in das Stratum granulosum, wo sie an den Granularzellen zu den Purkinje-Zellen umgeschaltet werden (Glomeruli cerebellares).

175. Wie nennt man die afferenten Fasern, die das Kleinhirn über die untere Olive erreichen? Durch welchen Kleinhirnstiel ziehen sie?

Die afferenten Fasern, die aus dem unteren Olivenkern das Kleinhirn erreichen, nennt man **Kletterfasern**. Sie gelangen durch den unteren Kleinhirnstiel (Pedunculus cerebellaris inferior) direkt zu den Dendriten der Purkinje-Zellen.

176. Was ist das Mollaret-Dreieck?

Das Mollaret-Dreieck (**Guillain-Mollaret-Dreieck**) ist ein zerebellärer Regelkreis zwischen Nucleus ruber, Tractus tegmentalis centralis (zentrale Haubenbahn), Oliva inferior, Cerebellum (Kletterfasern zu Purkinje-Zellen), Nucleus dentatus und wieder Nucleus ruber. Eine Schädigung in dieser Faserverbindung kann zum **Gaumensegel-Myoklonus** führen.

177. Nennen Sie die wichtigsten Afferenzen und Efferenzen des Kleinhirns

Das Kleinhirn stellt ein Koordinationszentrum dar, das durch Regelkreise und komplizierte Rückkopplungsmechanismen vor allem der **Gleichgewichtserhaltung**, der **Kontrolle des Muskeltonus** und der präzisen und **zielgerechten Ausführung aller motorischer Aktivitäten** dient. Das Kleinhirn hat auch Funktionen beim **Lernprozess**. Folgende Ursprungsgebiete senden Zuflüsse direkt oder indirekt zum Kleinhirn: Großhirnrinde, Vestibulariskerne, Formatio reticularis, Oliva inferior, Nucleus cuneatus accessorius, Rückenmark (siehe auch **Tab. 2.5**).

Vereinfacht hat man sich einen solchen Rückkopplungsmechanismus folgendermaßen vorzustel-

Tabelle 2.5: Übersicht zu den wichtigsten Afferenzen und Efferenzen des Kleinhirns
A: Kleinhirnstiele und Hauptfasern
B: Die wichtigsten Faserverbindungen des Kleinhirns (Efferenzen, Afferenzen und «feedback loops»)
  CPC: Tractus cortico-ponto-cerebellaris; SC: Tractus spinocerebellaris; VC: Tractus vestibulocerebellaris; LVS: Tractus vestibulospinalis lateralis; MLF: Fasciculus longitudinalis medialis

A	Kleinhirnstiele (Pedunculus cerebellaris)		Verbindung zu:		Hauptfaserverbindungen			
	Superior		Mittelhirn		Tractus dentato-rubro-thalamicus, Tractus spinocerebellaris ant.			
	Medialis		Brücke		Tractus cortico-ponto-cerebellaris			
	Inferior		Medulla		alle anderen Faserzüge zum und vom Kleinhirn			
B	**Ursprung**	**Afferenz**	**afferenter Kleinhirnstiel**	**Kleinhirnkern**	**efferenter Kleinhirnstiel**	**Efferenz**	**Ziel**	
	Gyrus praecentralis	CPC	Ped. cerebell. medialis	Nucl. dentatus	Ped. cerebell. sup.	Tractus dentato-rubro-thalamicus	Gyrus praecentralis	
	Medulla spinalis	SC	Ped. cerebell. inf./sup.	Nucl. fastigii	Ped. cerebell. inf.	–	Nuclei vestibulares	
	Nuclei vestibulares	VC	Ped. cerebell. inf.	Nucl. vestibularis (Deiter)	Ped. cerebell. inf.	LVS (MLF)	Medulla spinalis	

len: eine zerebelläre Afferenz erreicht die Kleinhirnrinde aus einem bestimmten Ort des Großhirns, des Hirnstamms oder des Rückenmarks. Die efferenten Fasern projizieren genau zu diesem Ort zurück, nachdem sie in einem der Kleinhirnkerne synaptisch verschaltet wurden und über die Kleinhirnstiele wieder Verbindung zum Hirnstamm erlangt haben (siehe auch Frage 178).

178. Nennen Sie die Kleinhirnkerne und ihre Verbindungen

In jeder Kleinhirnhälfte finden sich vier Kerngebiete.

Ganz medial im Dach des IV. Ventrikels liegt der **Nucleus fastigii**. Er erhält afferente Fasern aus dem Lobus flocculonodularis (Vestibulocerebellum). Seine efferenten Fasern ziehen direkt über den oberen Kleinhirnstiel zu den Vestibulariskernen (**Tractus fastigiobulbaris**). Zahlreiche Fasern kreuzen auch auf die Gegenseite des Kleinhirns und verlaufen um den kontralateralen Pedunculus cerebellaris superior herum, um zur Formatio reticularis und zu den Vestibulariskernen zu gelangen (**Russel-Hakenbündel**).

Etwas lateral vom Dachkern (Nucleus fastigii) liegen zwei kleinere Kerngebiete, der **Nucleus globosus** sowie der **Nucleus emboliformis** (zusammen als **Nucleus interpositus** bezeichnet). Beide erhalten Zuflüsse aus der paravermalen Zone des Spinocerebellums und projizieren über den Pedunculus cerebellaris superior zum Nucleus ruber der Gegenseite. Vom Nucleus ruber aus nimmt das Kleinhirn Einfluss auf die spinale Motorik (**Tractus rubrospinalis**). Da dieser Faserstrang auf die Gegenseite kreuzt (**Forel Kreuzung**), wirken sich die zerebellären Aktivitäten ipsilateral aus.

Im Mark der Kleinhirnhemisphären liegt schließlich der größte der Kleinhirnkerne, der **Nucleus dentatus**. Dieser erhält seine Zuflüsse von der neozerebellären, zum Teil auch von der paläozerebellären Rinde (also dem Pontozerebellum und dem Spinozerebellum) und projiziert über den oberen Kleinhirnstiel zum Nucleus ruber der Gegenseite, sowie zum Thalamus (Nucleus ventrolateralis, VL-Kern). Hier erfolgt eine Umschaltung zur motorischen Hirnrinde (Area 4 und Area 6).

Alle afferenten Zuflüsse zum Kleinhirn enden in der Kleinhirnrinde, Kollateralen verlaufen aber auch zu den Kleinhirnkernen. Folgende Ursprungsgebiete senden Zuflüsse direkt oder indirekt zum Kleinhirn: Großhirnrinde, Vestibulariskerne, Formatio reticularis, Oliva inferior, Nucleus cuneatus accessorius, Rückenmark.

179. Welche Fasern verlaufen in den Kleinhirnstielen?

Das Kleinhirn ist mit dem Hirnstamm über die Pedunculi cerebelli (Kleinhirnstiele) verbunden. Die afferenten und efferenten Fasern erreichen über den oberen, mittleren und unteren Kleinhirnstiel ihre Zielstrukturen. Allgemein kann man sagen, dass das Kleinhirn über den oberen Kleinhirnstiel mit dem Mittelhirn, über mittleren mit der Brücke und mit dem unteren mit der Medulla verbunden wird.

1. **Pedunculus cerebellaris inferior** (Corpus restiformis):
Der untere Kleinhirnstiel enthält hauptsächlich **afferente Fasern**.
Die 5 wichtigsten Afferenzen über den unteren Kleinhirnstiel sind:
(1) der **Tractus vestibulocerebellaris**,
(2) der **Tractus olivocerebellaris**,
(3) der **Tractus spinocerebellaris post.** (hintere Kleinhirnseitenstrangbahn),
(4) der **Tractus cuneocerebellaris** (Propriozeption aus dem Halsbereich),
(5) der **Tractus reticulocerebellaris**.

Es gibt nur einen wichtigen **efferenten Strang**, den **Tractus fastigiobulbaris**, der den Lobus flocculonodularis mit den Vestibulariskernen verbindet, daneben existiert noch eine sogenannte **direkte sensorische Kleinhirnbahn**, die ohne Umschaltung über den Nucleus fastigii als **Tractus cerebellovestibularis** die Vestibulariskerne erreicht.

2. **Pedunculus cerebellaris medialis** (Brachium pontis):
Der mittlere Kleinhirnstiel enthält nahezu ausschließlich die gekreuzten **afferenten Fasern** aus den pontinen Kernen (**Nuclei pontis**), die Impulse aus dem Cortex cerebri zu der Zona intermedia (Spinocerebellum) und der Zona lateralis (Pontocerebellum) leiten (**Tractus cortico-ponto-cerebellaris**).

3. **Pedunculus cerebellaris superior** (Brachium conjunctivum):
Der obere Kleinhirnstiel enthält hauptsächlich **efferente Projektionsfasern** aus dem Cerebellum. Aus dem Nucleus dentatus und dem Nucleus interpositus entspringen die Verbindungen zum Nucleus ruber (**Tractus cerebellorubralis**), zum Thalamus (**Tractus dentatothalamicus**) und zur Retikularisformation (**Tractus cerebelloreticularis**). Der **Tractus fastigiobulbaris** rectae verläuft im Brachium conjunctivum über eine kurz Strecke, bevor er dann über den unteren Kleinhirnstiel zu den ipsilateralen Vestibulariskernen gelangt.

Zu den **afferenten Fasern** gehört die vordere Kleinhirnseitenstrangbahn (**Tractus spinocerebellaris ant.**), sowie die propriozeptiven Fasern aus dem Trigeminusgebiet (**Tractus trigeminocerebellaris**) und die Projektionen aus der Vierhügelplatte (**Tractus tectocerebellaris**).

180. Wo liegen die fronto-ponto-zerebellären Fasern in der Capsula interna?

Der **Tractus fronto-ponto-cerebellaris** (Tractus cortico-ponto-cerebellaris, **Tractus frontopontinus**) liegt im vorderen Schenkel der Capsula interna, zieht über die Großhirnstiele in den Pons. Hier wird er verschaltet, kreuzt auf die Gegenseite und erreicht über den mittleren Kleinhirnstiel die Kleinhirnrinde.

181. Welche Fasern aus der Kleinhirnrinde haben inhibitorische Wirkung auf die Aktivität der Kleinhirnkerne?

Die efferenten **Purkinje-Fasern** aus der Kleinhirnrinde haben synaptische Verbindungen mit den Kleinhirnkernen und können inhibitorisch wirken.

182. Wo wird der Tractus dentato-rubro-thalamicus im Thalamus synaptisch verschaltet? Wohin ziehen diese Fasern?

Der **Tractus dentato-rubro-thalamicus** wird im ventrolateralen Kern (VL-Kern) des Thalamus umgeschaltet, bevor er zum Cortex cerebri zieht.

183. Nennen Sie Krankheitssymptome bei Störungen im Neozerebellum (Pontozerebellum).

Erkrankt das Neozerebellum, also die Anteile des Kleinhirns, welche mit dem pyramidal-motori-

schen System in Verbindung stehen, sind folgende klinische Symptome zu erwarten:
1. **Ataxie** der Gliedmaßen, besonders der Extremitätenenden, sowie eine Fall- und Gangabweichung nach der Seite des Herdes (ipsilateral).
2. **Dysmetrie**, d. h. die Unfähigkeit, eine Zielbewegung rechtzeitig vor dem Ziel zu stoppen. Der Finger schießt bei der Zielbewegung über das Ziel hinaus (**Hypermetrie**), die raschen Blickzielbewegungen sind pathologisch (**Sakkadendysmetrie**).
3. **Asynergie.** Das exakte Zusammenspiel verschiedener Muskelgruppen zur Durchführung einer bestimmten Bewegung gelingt nicht mehr. Die einzelnen Muskelgruppen werden jede für sich, aber nicht gemeinsam zu einer koordinierten Bewegung innerviert.
4. **Dysdiadochokinese** bzw. **Adiadochokinese.** Das rasche Zusammenspiel antagonistischer Muskelgruppen gelingt nicht. Die Bewegungen, z. B. bei rascher Pro- und Supination der Hände («Glühbirnen einschrauben») sind langsam, stockend und arrhythmisch.
5. **Intentionstremor**, besonders bei Schädigungen des Nucleus dentatus oder der Kleinhirnstiele. Es ist ein Tremor, der bei Zielbewegungen auftritt und umso stärker wird, je mehr sich der Finger dem Ziel nähert.
6. **Rebound-Phänomen.** Wenn der Kranke mit voller Kraft gegen die Hand des Untersuchers drückt und dieser dann plötzlich seine Hand wegzieht, fehlt die sofortige Abstoppung der Zugbewegung. Der Arm des Kranken schlägt ungebremst zurück.
7. **Hypotonie** der ipsilateralen Muskulatur, die auch infolge Störungen der tonischen Innervation leichter ermüdet (**Asthenie**).
8. **Skandierende Sprache** aufgrund fehlender Synergie der Sprachmuskulatur. Das Sprechen erfolgt langsam, stockend, schlecht artikuliert und mit ungleicher Betonung der einzelnen Silben («dritte reitende Artilleriebrigade»).
9. **Fallneigung** und **Gleichgewichtsverschätzung** auf die bzw. der erkrankten Seite, wahrscheinlich aufgrund der zerebralaren Asthenie.

Basalganglien
siehe auch Kapitel 11: Anatomie und Physiologie

184. Was sind die Basalganglien?
Unter Basalganglien versteht man im allgemeinen jene grauen Kernmassen innerhalb der weißen Substanz des Telenzephalons, die aus dem **Ganglienhügel** des Keimlings hervorgegangen sind und funktionell zusammengehören. Es sind dies der **Nucleus caudatus (Schweifkern)** und das **Putamen (Schalenkern)**, welche zusammen als **Corpus striatum (Streifenkörper)** bezeichnet werden. Sie dienen überwiegend der **Kontrolle der Motorik**. Ferner zählen das **Claustrum** sowie das **Corpus amygdaloideum (Mandelkern)** zu den Basalganglien. Letztere stehen allerdings im Zusammenhang mit dem **limbischen System**.

Im klinischen Sprachgebrauch gelten als Basalganglien die zum extrapyramidal-motorischen System (**EPS**) gehörenden Kerngebiete:
(1) das **Corpus striatum** (kurz Striatum oder Neostriatum), bestehend aus dem **Nucleus caudatus** und dem **Putamen**,
(2) der **Globus pallidus** (kurz Pallidum, GP), der sich aus einem inneren (Globus pallidus internus, **GPi**) und einem äußeren Kern (Globus pallidus externus, **GPe**) zusammensetzt,
(3) der **Nucleus subthalamicus** (**STN**) und
(4) die **Substantia nigra**, mit einer Pars compacta (**SNc**) und einer **Pars reticulata** (**SNr**).
(siehe auch Kap. 11, Basalganglien Anatomie und Physiologie sowie Abb. 11.1).

185. Aus welchen Anteilen besteht das Corpus striatum?
Der Streifenkörper (Corpus striatum) besteht aus dem Nucleus caudatus und dem Putamen (Putamen = lateral).

186. Was ist der Linsenkern?
Der **Nucleus lentiformis** (Linsenkern, Linsenkernkomplex) besteht aus dem **Globus pallidus** (Pallidum = medial gelegen) und dem **Putamen** (Putamen = lateral gelegen). Sie liegen anatomisch zwar zusammen, gehören jedoch zu unterschiedlichen funktionellen Fasersystemen.

187. Welche Struktur liegt lateral des Nucleus caudatus?

Lateral am vorderen Anteil des Schweifkerns liegt der vordere Schenkel der Capsula interna (siehe **Abb. 2.17**).

188. Nennen Sie die Hauptefferenzen aus den Basalganglien

Globus pallidus internus (**GPi**) und Substantia nigra pars reticulata (**SNr**) bilden zusammen die **Ausgangsstruktur der Basalganglien.** Vom GPi und vom SNr gehen Projektionsbahnen zum Thalamus aus, die von dort zum motorischen Kortex ziehen. Zum einen ist das ein Faserbündel, welches als (1) **Fasciculus lenticularis** bezeichnet wird (Feld H2 von Forel), zum anderen ein Faserbündel, das sich um die Capsula interna schlingt und (2) **Ansa lenticularis** genannt wird. Diese Fasern vereinigen sich mit dem aus dem Kleinhirn kommenden Tractus dentato-rubro-thalamicus und ziehen dann gemeinsam als Fasciculus thalamicus (oder Feld H1 von Forel) zum Thalamus. Sie haben mit folgenden Thalamuskernen synaptische Verbindungen: Nucleus centromedianus (**CM-Kern**), Nucleus ventralis anterior (**VA-Kern**) sowie Nucleus ventralis lateralis (**VL-Kern**). Von diesen Thalamuskernen laufen Projektionsfasern zum Motorkortex (Area 6, Area 4).

189. Gibt es noch andere Efferenzen aus dem inneren Pallidumglied?

Ja. Neben dem oben genannten Fasciculus lenticularis und der Ansa lenticularis verlässt noch ein dritter efferenter Faserstrang das innere Pallidumglied (medialer Anteil des Globus pallidus, Globus pallidus internus): der **Tractus pallidotegmentalis** (**Tractus pallidorubralis**) zieht in Kerngebiete des Mittelhirn (Nucleus ruber, Haubenkerne des Mittelhirns), um von dort auf die Kontrolle der Körperhaltung und Motorik einzuwirken. Der davon ausgehende **Tractus rubrospinalis** ist die wichtigste deszendierende Bahnverbindung aus den Basalganglien.

190. Gibt es Efferenzen aus den Basalganglien, die nicht aus dem inneren Pallidumglied entspringen?

Es gibt zwei wichtige efferente Bahnverbindungen, die als schmale Faserstränge das äußere Pallidumglied (Globus pallidus externus, laterales Pallidumglied, lateraler Anteil des Pallidum) verlassen,
1. den **Tractus pallidosubthalamicus,** der zum **Nucleus subthalamicus** zieht,
2. den **Tractus pallidonigralis,** der zur **Substantia nigra** zieht.

191. Nennen Sie die haupsächlichen Afferenzen für die Basalganglien. Nennen Sie die Organisationsebenen der Basalganglien

Die hautsächlichen Afferenzen für die Basalganglien kommen aus dem Motorkortex, bestimmten Thalamuskernen sowie aus der Pars compacta der Sustantia nigra. Das **Striatum** (Nucleus caudatus und Putamen) stellt die **Eingangsstruktur der Basalganglien** dar.

192. Beschreiben Sie die funktionelle Organisation der Basalganglien

Stark vereinfacht kann man sich die Basalganglienfunktion als Rückkopplungsschleife vorstellen: Cortex cerebri → Basalganglien → Thalamus → Cortex cerebri.

Die Basalganglien sind in der Planung sowohl motorischer als auch mentaler Aktionen beteiligt. Sie erhalten Informationen aus großen Teilen der Hirnrinde und subkortikaler Areale. Diese Informationen werden innerhalb der Basalganglien parallel verarbeitet, um dann dem Frontalhirn (supplementär motorisches Areal, prämotorischer Kortex) über den Thalamus als Relaisstation zugeführt zu werden. Das **Striatum** (Nucleus caudatus und Putamen) stellt die **Eingangsstruktur der Basalganglien** dar. Insbesondere das Putamen erhält hierbei zahlreiche Afferenzen aus motorischen und prämotorischen Kortexarealen sowie aus der Pars compacta der Sustantia nigra. Vom Putamen aus gehen Projektionsbahnen einerseits zum Globus pallidus internus und zur Pars reticulata der Substantia nigra, andererseits zum Globus pallidus externus, der seinerseits zum Nucleus subthalamicus projiziert. Damit wird der **direkte Weg** («direct pathway») vom Striatum direkt zum GPi vom **indirekten Weg** («indirect pathway»), mit einem Umweg über Globus pallidus externus (GPe) und Nucleus subthalamicus (NST) unterschieden (siehe dazu Abb. 7.2).

Globus pallidus internus (**GPi**) und Substantia

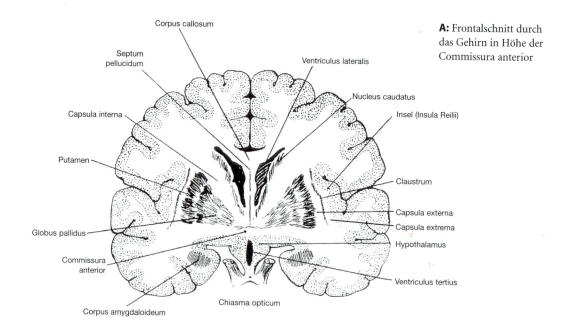

A: Frontalschnitt durch das Gehirn in Höhe der Commissura anterior

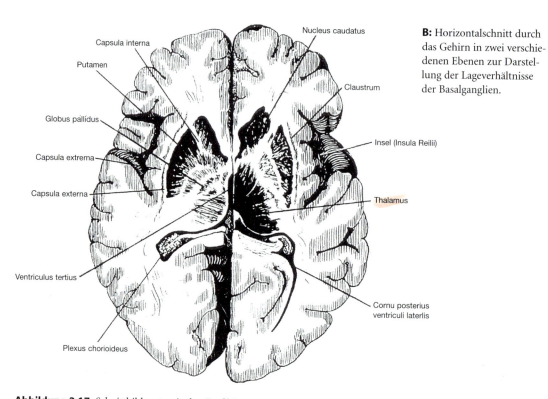

B: Horizontalschnitt durch das Gehirn in zwei verschiedenen Ebenen zur Darstellung der Lageverhältnisse der Basalganglien.

Abbildung 2.17: Schnittbildanatomie des Großhirns

nigra pars reticulata (SNr) bilden zusammen die **Ausgangsstruktur der Basalganglien**. Vom GPi und vom SNr gehen Projektionsbahnen zum Thalamus aus, die von dort aus zum motorischen Kortex ziehen. Die beschriebenen Verschaltungswege können als **kortikale Feedbackschleifen** interpretiert werden, in denen Informationen aus dem gesamten Neokortex sequentiell durch das dorsale Striatum (Neostriatum), Pallidum und Thalamus und vom Thalamus zurück zum Kortex und insbesondere zum Frontalhirn geschickt werden. Die Projektionen erfolgen streng getrennt und parallel (Abb. 11.2).

Funktionell hat die **Aktivierung des direkten Weges** eine **exzitatorische Wirkung** auf den motorischen Kortex, während die **Erregung des indirekten Weges zu einer Hemmung** führt.

Thalamus und limbisches System

193. Welche Struktur liegt anatomisch seitlich (lateral) des Thalamus? Welche liegt medial?

Der hintere Schenkel der Capsula interna ist die laterale Begrenzung des Thalamus. Medial des Thalamus liegt der III. Ventrikel (Abb. 2.17).

194. Welche anatomischen Strukturen findet man von medial nach lateral, wenn man einem Horizontalschnitt durch das Gehirn auf Höhe der Massa intermedia des Thalamus folgt?

Siehe Abbildung 2.17

Massa intermedia (Adhaesio interthalamica) → Thalamus (Zwischenhirn) → Capsula interna (hinterer Schenkel) → Globus pallidus → Putamen → Capsula externa → Claustrum → Capsula extrema.

195. Beschreiben Sie die Anatomie des Thalamus. Wie werden die Kerngruppen unterteilt?

In jeder Hirnhälfte befindet sich beiderseits vom III. Ventrikel ein großer eiförmiger Ganglienzellkomplex von etwa 3 × 1,5 cm Durchmesser (siehe Abb. 2.18). Es handelt sich dabei aber nicht um einen einheitlichen Zellkomplex, sondern um ver-

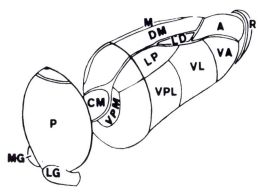

Kerne des Thalamus

R	Nucleus reticularis
M	Mittellinienkerne
CM	Nucleus centromedianus
DM	Nucleus medialis dorsalis
A	Nuclei anteriores thalami
LD	Nucleus lateralis dorsalis }
LP	Nucleus lateralis posterior } dorsale Reihe
P	Pulvinar thalami }
VA	Nucleus ventralis anterior }
VL	Nucleus ventralis lateralis }
VPL	Nucleus ventralis posterolateralis } ventrale Reihe
VPM	Nucleus ventralis posteromedialis }
LG	Corpus geniculatum laterale
MG	Corpus geniculatum mediale

Abbildung 2.18: Schematische Darstellung der Hauptkerne des Thalamus (Blick auf den rechten Thalamus von lateral). (Aus Dunkerley GB: A Basic Atlas of the Human Nerv System. Philadelphia, F. A. Davis, 1975, S. 89, mit freundl. Erlaubnis)

schieden differenzierte Zellanhäufungen (Nuclei), die einen unterschiedlichen afferenten Einstrom aufweisen und mit zum Teil mehreren Hirnanteilen in Verbindung stehen.

Durch Züge weißer Substanz (**Laminae medullares internae**) lässt sich jeder Thalamus in **drei größere Zellgruppen** unterteilen, und zwar in eine **laterale**, eine **mediale** sowie durch eine rostrale Gabelung der Lamina in eine **anteriore**. Die laterale Zellgruppe lässt sich nochmals in eine **ventrale** und **dorsale Reihe** unterteilen. Als **4. großer Zellkomplex** schließt sich kaudal das **Pulvinar thalami** an, mit dem darunter gelegenen lateralen und medialen Kniehöcker (**Corpus geniculatum mediale et laterale**; Verbindung mit der Hör- und Sehbahn). Innerhalb der Lamina befinden sich einige kleinere Zellgruppen sowie auch ein größerer zentral gelegener Zellkomplex, der wichtige **Nucleus centromedianus**. Dieser intralaminäre Kern ist Bestandteil der

Retikularisformation, die den Cortex cerebri aktiviert. Lateralwärts wird der Thalamus gegen die innere Kapsel durch die **Laminae medullares externae** abgegrenzt. An diese äußeren Laminae schmiegt sich als dünne Zellschicht der **Nucleus reticularis** an. Diese kleine Neuronengruppe projiziert in andere Thalamuskerne und hilft bei der Regulation der kortikalen Aktivität. Man unterscheidet noch verschiedene **Mittellinienkerne**, die mit dem Hypothalamus in Verbindung stehen.

Bis heute hat man mehr als 150 Zelluntergruppen definiert. Die folgende Zusammenstellung nennt die **wichtigsten Kerne der anterioren, medialen und lateralen Kerngruppen** (siehe Abb. 2.17):

1. Anteriore Gruppe: Nuclei anteriores thalami (A, A-Kern)
2. Mediale Gruppe: Nucleus medialis dorsalis (DM, DM-Kern)
3. Laterale Gruppe: dorsale Reihe
   Nucleus lateralis dorsalis (LD, LD-Kern)
   Nucleus lateralis posterior (LP, LP-Kern)
   Pulvinar thalami
     Corpus geniculatum laterale (LG)
     Corpus geniculatum mediale (MG)
   ventrale Reihe
   Nucleus ventralis anterior (VA, VA-Kern)
   Nucleus ventralis lateralis (VL, VL-Kern)
   Nucleus ventralis posterolateralis (VPL, VPL-Kern)
   Nucleus ventralis posteromedialis (VPM, VPM-Kern)

196. Geben Sie die Hauptverbindungen der Thalamuskerne an

Tabelle 2.6 informiert über afferente und efferente Verbindungen der wichtigsten Thalamuskerne mit ihrer jeweiligen funktionellen Bedeutung.

197. Was bezeichnet man als Lobus limbicus?

Der Lobus limbicus («grand lobe limbique», Broca 1878) ist ein unscharfer Begriff für die Gesamtheit der Strukturen, die mit der Regulation und Generierung des emotionalen Ausdrucks, des Gefühls, der emotionalen Färbung unserer Sinneseindrücke sowie mit dem Gedächtnis in Zusammenhang stehen (**limbisches System**).

Im wesentlichen werden folgende Strukturen hinzugerechnet:
1. Gyrus cinguli
2. Gyrus parahippocampalis
3. Gyrus hippocampalis
4. Gyrus dentatus
5. Uncus
6. Corpus amygdaloideum

Zum **limbischen System** zählt man ferner die Area entorhinalis und septalis, das Indusium griseum, die Corpora mamillaria sowie die Insel.

198. Was ist der Papez-Regelkreis?

Der Papez-Regelkreis ist eine Bahnverbindung, die das limbische System mit dem Hippokampus, dem Thalamus, dem Hypothalamus und dem zerebralen Kortex verbindet. Papez stellte 1937 aufgrund der nachgewiesenen starken Faserverbindungen zwischen den einzelnen Anteilen des limbischen Systems die Theorie auf, dass ein derartiger Erregungskreis («**Papez circuit**») das anatomische Substrat für die **Affektgestaltung** und die die **Triebe** begleitenden Stimmungen darstellen könne.

Der **Papez-Regelkreis** verläuft wie folgt:
Vom **Hippokampus** (Ammonshorn) gelangen Erregungen in großem Bogen über den **Fornix** zum **Corpus mamillare.** Von diesem Kerngebiet nimmt der **Tractus mamillothalamicus** (Vicq d'Azyr-Bündel) seinen Ausgang, um im **Nucleus anterior** des Thalamus zu enden. Hier erfolgt die Umschaltung zum Gyrus cinguli über die **Radiatio thalamocingularis.** Vom Gyrus cinguli gelangen dann die Erregungen über das **Cingulum** zurück zum **Hippokampus,** womit der Neuronenkreis geschlossen ist. Die **Amygdala** (Corpus amygdaloideum) sind nicht Bestandteil des klassischen Papez-Regelkreises.

Tabelle 2.6: Hauptverbindungen der Thalamuskerne

Kern	Hauptafferenz	Hauptafferenz	Funktion
Nucleus lateralis posterior (LP)	Parietallappen	Parietallappen	sensorische Integration
Nucleus lateralis dorsalis (LD)	Gyrus cinguli	Gyrus cinguli	emotionaler Ausdruck
Pulvinar thalami	Assoziationskortex	Assoziationskortex	sensorische Integration
Nucleus medialis dorsalis (DM)	Amygdala, olfaktorische Gebiete und Hypothalamus	praefrontaler Kortex	limbisches System
Corpus geniculatum mediale (MG)	Hörbahn	primäres auditive Rindenfelder (Area 41, 42)	Hören
Corpus geniculatum laterale (LG)	Tractus opticus	primäres visuelles Rindenfeld (Area 17)	Sehen
Nuclei anteriores thalami (A)	Corpora mamillaria	Gyrus cinguli	limbisches System
Nucleus ventralis anterior (VA)	Globus pallidus	praemotorischer Kortex	Motorik
Nucleus ventralis lateralis (VL)	Kleinhirn	praemotorischer und motorischer Kortex	Motorik
Nucleus ventralis posteromedialis (VPM)	Lemniscus trigeminalis	Gyrus postcentralis	Somatosensibilität (Gesicht)
Nucleus ventralis posterolateralis (VPL)	Lemniscus medialis, Tractus spinothalamicus	Gyrus postcentralis	Somatosensibilität (Körper)
Nucleus centromedianus (CM)	Formatio reticularis, Globus pallidus, Hypothalamus	Basalganglien (Striatum)	sensorische Integration, Geschmack, limbisches System

Geruch

199. Wo liegen die Rezeptoren für die Geruchsempfindung? Wo ziehen sie hin?

Die rezeptorischen Zellen für die Geruchsempfindung, die **Riechzellen**, sind bipolare Neurone. Sie verlaufen durch die Schleimhaut der **Regio olfactoria** und gelangen durch die **Lamina cribrosa** zum **Bulbus olfactorius**. Die zentralen Fortsätze der olfaktorischen Rezeptorzellen bilden insgesamt den 1. Hirnnerven (N. olfactorius, N. I).

200. Beschreiben Sie die Anatomie der Riechbahn

1. Im **Bulbus olfactorius** gehen die aus der Riechschleimhaut kommenden Neuriten der Riechzellen ausgedehnte und komplizierte Synapsen mit den Dendriten der großen **Mitralzellen** sowie mit den Fortsätzen der **Büschelzellen** und **Körnerzellen** ein. Dadurch entstehen knäuelartige Riesensynapsen, die sogenannten **Glomeruli olfactorii** (Durchmesser von 100–120 μm).
2. Die Axone der Mitralzellen und Büschelzellen bilden den **Tractus olfactorius,** der sich bald in eine (1) **Stria medialis** und eine (2) **Stria lateralis** teilt.

Die Fasern der **Stria medialis** kreuzen über die **Commissura anterior** auf die kontralaterale Seite, die Fasern der **Stria lateralis** enden in der Substantia perforata anterior, dem **Amygdala-Komplex** (Kernkomplex mit und um die Corpora amygdaloidea) und dem **Gyrus olfactorius lateralis** (**Area praepiriformis**). Letztere entspricht dem primären olfaktorischen Rindenareal.

3. Aus dem **lateralen Gyrus olfactorius** (**Area praepiriformis**) projizieren Fasern in den **entorhinalen Kortex**, den **Nucleus dorsalis medialis** des Thalamus (DM-Kern) und den **Hypothalamus**.

201. Was ist die Besonderheit der kortikalen Projektion olfaktorischer Fasern?

Im Gegensatz zu allen anderen sensiblen oder sensorischen Informationen erreicht die Geruchsempfindung kortikale Areale ohne Zwischenschaltung im Thalamus.

202. Nennen Sie die häufigsten Gründe für eine Anosmie

Die häufigsten Gründe für einen Ausfall der Geruchsempfindung (Anosmie) sind in **Tabelle 2.7** aufgelistet.

Tabelle 2.7: Die häufigsten Ursachen einer Anosmie

1. Rhinitis/nasale Verstopfung
2. Rauchen
3. Schädel-Hirn-Trauma
4. Kraniotomie
5. Subarachnoidalblutung (SAB)
6. Meningeome der Olfaktoriusrinne
7. Zinkmangel und Vitamin A-Mangel
8. Hypothyreose
9. Kongenital (Kallmann-Syndrom)
10. Dementielle Erkrankungen (Alzheimer-Erkrankung, Parkinson-Erkrankung)
11. Multiple Sklerose

Auge und Sehen

203. Wie sind die Zapfen und die Stäbchen in der Retina angeordnet?

Die etwa 6 Millionen Zapfen konzentrieren sich im Zentrum der Retina (**Macula** und **Fovea centralis**, Stelle des schärfsten Sehens), die 120 Millionen Stäbchen liegen in der Peripherie der Netzhaut. In der Fovea centralis, die zentral in der Makularegion liegt, ist jeder Zapfen durch eine Ganglienzelle versorgt, was eine extrem hohe Auflösung im Sinne eines scharfen Sehens bewirkt (**Z**apfen – **T**agsehen). In der Peripherie versorgt eine einzige Ganglienzelle viele Stäbchen, was zwar eine hohe Sensitivität, jedoch eine geringe Auflösung bedeutet (Stäbchen – Dämmerungssehen).

204. Welche Funktion haben die Stäbchen?

Die Stäbchen haben eine höhere Empfindlichkeit für Licht im Wellenbereich für grün und blau. Sie dienen dem Sehen in der Dämmerung und in der Nacht.

205. Welche Funktion haben die Zapfen?

Die Zapfen dienen dem Farbsehen und dem Sehen bei Tageslicht. Es gibt drei Arten von Zapfen, die über das Sehpigment vorwiegend Licht im grünen, blauen oder roten Wellenbereich erkennen.

206. Beschreiben Sie den afferenten und den efferenten Schenkel des Pupillenreflexes (Lichtreflex)

Wenn Licht auf die Retina trifft, verengt sich die Pupille. Der afferente Schenkel dieses Reflexes sind die Fasern des N. opticus (N. II), die den retinalen Ganglienzellen entspringen. Die Fasern ziehen mit dem Nervus und dem Tractus opticus bis zum Corpus geniculatum laterale, treten aber nicht in dieses ein, sondern verlaufen weiter in Richtung der oberen Zweihügel (Colliculi superiores) und enden an Kernen in der **Area praetectalis** (**Nucleus praetectalis**). Zwischenneurone ziehen zu den parasympathischen **Edinger-Westphal-Kernen** (Nucleus accessorius autonomicus). Diese Fasern ziehen sowohl ipsi- wie auch kontralateral zu den Edinger-Westphal-Kernen, zudem sind die Nuclei praetectales über die sogenannte **Commissura epithalamica** verbunden. Dies ist die anatomische Grundlage für die **konsensuelle Lichtreaktion**, d. h. beidseitige Pupillenverengung nach Lichteinfall in ein Auge. Von diesen Kerngebieten ziehen die parasympathischen Fasern mit dem N. oculomotorius in die Augenhöhle, werden im Ganglion ciliare synaptisch umgeschaltet und erreichen als postganglionäre parasympathische Fasern den **M. sphincter pupillae**.

207. Von welchem Kern entspringen die Fasern für die Verengung der Pupille?

Der **Edinger-Westphal-Kern** (Nucleus Edinger-Westphal, Nucleus accessorius autonomicus) ist der Ausgangspunkt für die präganglionären parasympathischen Fasern des N. oculomotorius für die Innervation des **M. sphincter pupillae**.

208. Beschreiben Sie die Bahnverbindungen für die Pupillenerweiterung

Der **M. dilatator pupillae** ist sympathisch innerviert («schreckgeweitete Augen»). Das efferente Kerngebiet für die sympathische Augeninnervation befindet sich im Seitenhorn des Rückenmarks in Höhe C8 bis Th2 (**Centrum ciliospinale**).

Die Bahnverbindung für die Pupillenerweiterung hat 3 Neurone. Das **1. Neuron**, die Afferenz zum Centrum ciliospinale, ist nicht nicht ganz geklärt. Man nimmt an, dass der Tractus opticus indirekte Verbindungen zum Hypothalamus hat, von wo aus die **zentrale Sympathikusbahn** nach Kreuzung im Mittelhirn durch Hirnstamm und Halsmark hindurch bis zum Centrum ciliospinale (C8–Th2) zieht. Von hier zieht das efferente präganglionäre **2. Neuron** mit dem Sympathikus im Grenzstrang zum **Ganglion cervicale superius** (oberes Halsgrenzstrangganglion). Das postganglionäre 3. Neuron erreicht mit der A. carotis interna (periadventitielles Sympathikusgeflecht) die Augenhöhle und innerviert den M. dilatator pupillae.

209. Was ist das Horner-Syndrom?
Das Horner-Syndrom ist Folge einer Unterbrechung der sympathischen Versorgung des Auges. Folgende **Symptomentrias** ist charakteristisch:
(1) **Miosis** (Ausfall des M. dilatator pupillae),
(2) **Ptosis** (Ausfall des glatten M. tarsalis superior und inferior) und
(3) **Enophthalmus** (Ausfall des M. orbitalis Müller; meist nicht objektivierbar!).

Die parasympathischen Pupillenreaktionen (Lichtreflex, Akkommodationsreflex) sind hierbei nicht gestört. Eine **Schweißsekretionsstörung** (Anhidrosis) und eine **Vasodilatation** in der betreffenden Gesichtshälfte bzw. des oberen Körperquadranten kommen hinzu, wenn das Centrum ciliospinale (C8 bis Th2) bzw. die daraus hervorgehenden und zuständigen efferenten Fasern geschädigt werden.
  Nach Lokalisation der Schädigung unterscheidet man:
(1) **zentrales Horner-Syndrom**,
(2) **präganglionäres peripheres Horner-Syndrom**,
(3) **postganglionäres peripheres Horner-Syndrom**.

Beim zentralen Horner-Syndrom (nach Schiffter und Schliack, 1974) kommt es infolge der Unterbrechung der absteigenden Sympathikusbahn (z. B. nach Hirnstamm-Infarkt) neben der Augensymptomatik zur Hemianhidrose. Eine Schädigung vom Centrum ciliospinale bis zum Ganglion cervicale sup. führt zum präganglionären Horner-Syndrom, eine Unterbrechung des Grenzstrangs am oder oberhalb des Ganglion cervicale sup. verursacht ein postganglionäres Horner-Syndrom mit nur das Gesicht betreffender oder quadrantenförmiger Anhidrosis.

210. Was ist das Raeder-Syndrom?
Das von J. G. Raeder (1924) beschriebene Syndrom beinhaltet die Konstellation aus Miosis, Ptosis und Enophthalmus (Horner-Syndrom) ohne Schweißsekretionsstörungen, das von Schmerzen und Sensibilitätsstörungen im 1. Trigeminusast (N. V1, N. ophthalmicus) begleitet ist. Ursache ist meist ein paraselläres Neoplasma.

211. Beschreiben Sie die pharmakologische Testung zur Diagnose eines Horner-Syndroms
In beide Augen wird eine 2%ige Kokain-Lösung oder ein vergleichbares Mittel eingeträufelt. Dadurch werden die Pupillen maximal erweitert, die Wiederaufnahme des sympathischen Neurotransmitters **Noradrenalin** in den Nervenendigungen dabei aber verhindert. Erweitert sich ein Auge nicht, so kann man die Diagnose eines Horner-Syndroms stellen, da die ausbleibende Mydriasis eine Unterbrechung der sympathischen Augenversorgung mit Noradrenalin anzeigt. Die Schädigungsstelle lässt sich lokalisieren, indem man in das betroffene Auge **Amphetamin** träufelt (Amphetamin verdrängt Noradrenalin von den Nervenendigungen und erweitert die Pupille). Erweitert sich die Pupille nach diesem Test, so liegt die Läsionsstelle im 3. Neuron (postganglionäres Neuron nach dem Ganglion cervicale superius), da dies zu einer Denervierungshypersensitivität führt. Reagiert das Auge hier nicht, dann liegt die Schädigung im zentralen Sympathikusbereich (1. Neuron) oder im präganglionären Sympathikusneuron zwischen Centrum ciliospinale und Ganglion cerv. sup. (2. Neuron).

212. Wo muss die Schädigung sitzen, wenn eine Pupille nicht auf direkten Lichteinfall reagiert?
Wenn der direkte Lichteinfall weder auf der angeleuchteten, noch auf der konsensuellen Seite zu einer Pupillenreaktion führt, spricht man von einer **amaurotischen Pupillenstarre**. Die Schädigung muss also im afferenten Schenkel des Lichtreflexes, noch vor dem Chiasma opticum sitzen. Die Pupillen sind normalerweise isokor (gleich weit), da die Efferenzen nicht über den betroffenen N. opticus laufen und das andere Auge noch intakt ist.

213. Was ist eine Marcus-Gunn-Pupille?
Wie in Frage 212 beschrieben, findet sich bei Patienten mit einem blinden Auge eine amaurotische Pupillenstarre. Mit der Technik der **alternierenden Augenbeleuchtung** («swinging flashlight test») lassen sich auch leichtere afferente Pupillenstörungen

entdecken, die dann als **Marcus-Gunn-Pupille** bezeichnet werden. Fällt Licht auf das gesunde Auge, verengt sich die Pupille (und das erkrankte Auge verengt sich konsensuell). Leuchtet man rasch auf die andere Seite hinüber, dann erweitert sich die Pupille des beleuchteten, erkrankten Auges. Dies wird durch die relative Abdunkelung durch Wegnahme des Lichtes vom gesunden Auge bewirkt, das mit einer Pupillenerweiterung reagiert. Die betroffene Pupille scheint sich damit also bei direkter Beleuchtung zu erweitern.

214. Welche Bedeutung hat der Lichtreflex für die diagnostische Einordnung von Okulomotoriusschädigungen?

Die parasympathischen Fasern des 3. Hirnnerven (N. oculomotorius) laufen im Nerven an der Außenseite. Deshalb führen Druckschädigungen zunächst meist nur zur Schädigung der parasympathischen Fasern (**Ophthalmoplegia interna**, Lähmung der inneren Augenmuskeln), was zur **Mydriasis** des betroffenen Auges führt. Man diagnostiziert dies durch den Ausfall des efferenten Schenkels von Lichtreflex (Pupillenreflex) sowie Akkomodations- und Konvergenzreaktion. Tumore oder Aneurysmen führen durch Kompression der Nervenfasern häufiger zur **Ophthalmoplegia interna**. Äußere Okulomotoriuslähmungen (**Ophthalmoplegia externa**) mit Schädigungen der innen liegenden somatomotorischen Fasern (ohne Beteiligung der Pupille) werden z. B. durch Ischämien oder Vaskulitiden hervorgerufen.

215. Erklären Sie die Begriffe Konvergenz und Akkommodation. Welche Bahnverbindungen sind für diese Vorgänge wichtig?

Beim Betrachten eines Objektes, das sich im Gesichtsfeld immer mehr nähert, werden mehrere reflektorische Vorgänge gleichzeitig ausgelöst. Man nennt sie Konvergenz, Akkommodation und Pupillenverengung:

1. **Konvergenz:** Nähert sich ein von beiden Augen fixierter Gegenstand aus weiter Entfernung, adduzieren beide Mm. recti mediales, so dass sich die anfangs parallel verlaufenden Blicklinien zu schneiden beginnen. Der fixierte Gegenstand verbleibt so im Schnittpunkt der Blicklinien und wird stets in beiden Maculae abgebildet.

2. **Akkommodation:** Dies beschreibt die Anpassung des Sehens in die Nähe und in die Ferne, die durch den komplexen Akkommodationsapparat im Auge bestehend aus Linse, Aufhängevorrichtung (= Zonula ciliaris), Ziliarkörper und Choroidea bewirkt wird. Durch Kontraktion des M. ciliaris (über parasympathische Fasern mit dem N. III) lässt die Spannung der Linse nach. Diese rundet sich ab, wodurch eine scharfe Abbildung des nahen Objektes auf der Netzhaut erreicht wird.

3. **Pupillenverengung:** Die Pupille verengt sich als optische Hilfe, um ein möglichst scharfes Abbild auf der Netzhaut zu erhalten («Irisblendenapparat»). Wie beim Photoapparat erhöht eine kleine Blende die Schärfe.

Alle drei genannten Reaktionen können willkürlich ausgelöst werden, indem man einen nahen Gegenstand fixiert. Dasselbe geschieht aber auch **reflektorisch (Fixationsreflex)**, wenn ein ferner Gegenstand sich plötzlich nähert. Die Impulse verlaufen afferent von der Retina bis zur Sehrinde (Area 18 Brodmann) und efferent von hier (kortikofugale Fasern) über die **Area praetectalis** zu einem parasympathischen Kerngebiet, das als **Nucleus Perlia** (Perlia-Kern) bezeichnet wird. Dieser unpaare Kern befindet sich in der Mitte und ventral der beiden Nuclei Edinger-Westphal im Mittelhirn. Von hier gehen die Impulse zu den Kernen der beiden Mm. recti mediales (**Konvergenzbewegung**) und zu den Nuclei Edinger-Westphal. Von dort ziehen die Fasern über das Ganglion ciliare zum M. ciliaris (**Akkommodation**) sowie zum M. sphincter pupillae (**Pupillenverengung**).

216. Was ist eine Argyll-Robertson-Pupille?

Die Argyll-Robertson-Pupille bezeichnet eine Form der **reflektorischen Pupillenstarre**, die nahezu pathognomonisch für die Lues (Syphilis) ist. Die Pupillen sind auffallend eng (Miosis), entrundet sowie lichtstarr (reagieren weder direkt noch indirekt auf Licht). Konvergenz und Akkommodation sind dagegen erhalten. Dieses Phänomen zeigt, dass die Verbindung der parasympathischen Fasern des N. III für die Innervation des M. sphincter pupillae und des M. ciliare verschieden sind, da der Lichtreflex und der Akkommodationsreflex hier isoliert ausfallen. Als Ursache wird eine entzündliche oder durch Mikroblutungen bedingte Mittelhirnläsion angenommen, bei der selektiv die Neurone für den Lichtreflex betroffen sind. Selten findet man diese Konstellation von gestörtem Lichtreflex bei erhaltenem Akkommodationsreflex auch bei Multipler Sklerose oder bei der Wernicke-Enzephalopathie.

217. Beschreiben Sie ausgehend von der Retina den Weg des N. opticus

Die Ganglienzellen der Retina formieren sich zum N. opticus und ziehen durch den **Canalis n. optici**. Die Fasern der nasalen Retinahälfte (was der temporalen Gesichtsfeldhälfte entspricht) kreuzen im **Chiasma opticum** (Chiasma n. optici, Sehnervenkreuzung) auf die Gegenseite und schließen sich dem kontralateralen Optikusnerv an. Zentralwärts der Sehnervenkreuzung nennt man den Faserstrang dann **Tractus opticus**. Er verläuft dann auf Höhe des Zwischenhirns zum **lateralen Kniehöcker** (Corpus geniculatum laterale). Die Fasern der temporalen Retinahälfte verbleiben ipsilateral und laufen in den ipsilateralen Kniehöcker. Im lateralen Kniehöcker sammeln sich also die optischen Fasern des kontralateralen Gesichtsfeldes.

218. Welches Kerngebiet des Thalamus ist in das optische System eingebunden? Welches in das akustische?

Die Fasern des Tractus opticus enden im **lateralen Kniehöcker** (Corpus geniculatum laterale). Dies ist ein Kerngebiet des Thalamus am dorsolateralen Ende des **Pulvinar thalami**. Die Hörbahn verläuft über die medialen Kniehöcker.

219. Beschreiben Sie den Verlauf der Radiatio optica

Im lateralen Kniehöcker (Corpus geniculatum laterale) beginnt das 2. Neuron der Sehbahn. Die Gesamtheit der Fasern zieht zunächst durch die Capsula interna (hinterer Schenkel) und endet nach einem fächerförmigen Verlauf (Radiatio optica, Gratioletsche Sehstrahlung) im primären optischen Rindenareal (**Area striata, Area calcarina**, Area 17). Die Fasern der oberen Gesichtsfeldhälfte winden sich um das Temporalhorn der Seitenventrikel zunächst nach vorne (**Meyer-Schleife**) und enden an

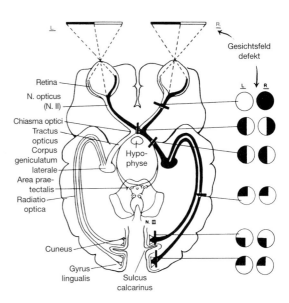

Abbildung 2.19: Schematische Darstellung der Sehbahn und der klinischen Ausfallserscheinungen bei Schädigung an verschiedenen Stellen.
(Aus Gilman S, Newman SW: Manter and Gatz's Essentials of Clinical Neuroanatomy an Neurophysiology, 5. Aufl. Philadelphia, F. A. Davis, 1978, S. 113, mit freundl. Erlaubnis)

der unteren **Calcarinalippe,** die Fasern der unteren Gesichtsfeldhälfte enden dagegen an der oberen Calcarinalippe. Die **Makularegion** nimmt den weitaus größten Abschnitt der Sehrinde ein. Die Area striata einer Seite enthält Makulafasern aus beiden Augen (siehe auch **Abb. 2.19**).

Gesichtsfelder

220. Wo liegt eine Schädigung, die einen Gesichtsfelddefekt in nur einem Auge hervorruft?

Ist nur ein Auge betroffen, muss die Schädigung vor dem Chiasma opticum liegen (**prächiasmal**). Siehe dazu auch Abbildung 2.19.

221. Ein Patient hat eine homonyme Hemianopsie nach links. Wo liegt die Schädigung? Geben Sie auch die Schädigungsorte bei bitemporaler und binasaler Hemianopsie an

Siehe dazu auch Abbildung 2.19

1. **Homonyme Hemianopsie nach links:** Die Schädigung liegt im Bereich des rechten Tractus opticus, des rechten Corpus geniculatum laterale, der Radiatio optica rechts oder des rechten okzipitalen Kortex.
2. **Bitemporale Hemianopsie:** Die Schädigung liegt in der Mitte des Chiasma opticum (Sehnervenkreuzung); dieses sogenannte «**Scheuklappenphänomen**» kann durch Tumoren der Hypophyse (Kompression von unten) oder durch Kraniopharyngeome (Kompression von oben) hervorgerufen werden.
3. **Binasale Hemianopsie:** Ein solches Symptom kann nur bei gleichzeitiger bilateraler Kompression der beiden N. optici von lateral oder des Chiasmas resultieren. Ursachen sind z. B. beidseitige Aneurysmen der A. carotis interna.

222. Ein Patient hat ein zentrales Skotom rechts und einen oberen temporalen Gesichtsfelddefekt links. Wo liegt die Schädigung?

Die Läsion muss exakt an der Verbindung des N. opticus mit dem Chiasma opticum liegen. Da die Fasern der nasalen unteren Retinahälfte (temporale obere Gesichtsfeldhälfte) bei ihrer Kreuzung im Chiasma manchmal noch einige Millimeter im kontralateralen Optikusnerv nach vorne wandern, kann eine Läsion an dieser Verbindungsstelle zu einem zentralen Skotom rechts sowie einem gleichzeitigen linksseitigen temporalen superioren Gesichtsfelddefekt führen.

223. Der Patient hat eine Quadrantenanopsie nach oben. Wo liegt die Schädigung?

Eine Quadrantenanopsie nach oben resultiert aus einer rindennahen Läsion der Sehstrahlung unterhalb des Sulcus calcarinus. Ebenfalls kann eine Schädigung der unteren Anteile der Sehstrahlung im Temporalpol (**Meyer-Schleife**, z. B. bei Infarkt der A. cerebri posterior) zu einem solchen Gesichtsfelddefekt führen. Siehe dazu auch Abbildung 2.19.

224. Welcher Gesichtsfelddefekt resultiert aus einem Infarkt des rechten Okzipitallappens?

Ein Infarkt des rechten Okzipitallappens führt zu einer homonymen Hemianopsie nach links, wobei die Region der Makula ausgespart bleibt.

225. Erklären Sie das Phänomen der temporalen Abblassung. Wie kommt es zu einem zentralen Skotom, wie kommt es zu einer Optikusatrophie?

Die Fasern des Sehnerven, die aus der Makularegion kommen ordnen sich in der Papilla n. optici (blinder Fleck als Eintritt der Sehnervenfasern in den N. opticus) temporal an. Bei einer Schädigung des N. opticus kommt es zu einer Atrophie der Nervenfasern im temporalen Bereich der Papille (**temporale Abblassung**). Im Sehnerven selbst ordnen sich die makulären Fasern dann zentral an. Bei einer Schädigung dieses Bündels infolge axialer Neuritis oder retrobulbärer Neuritis leidet die Sehschärfe. Die Folge ist ein **zentrales Skotom** (z. B. bei Multipler Sklerose). Werden nur die peripheren Anteile des Sehnerven geschädigt (periaxiale Schädigung), bleibt die Sehschärfe erhalten, das periphere Gesichtsfeld wird aber eingeschränkt. Wird der Sehnerv insgesamt geschädigt, kommt es zur **Optikusatrophie** mit Abblassung der gesamten Papille. Man unterscheidet hierbei eine **primäre Optikusatrophie** infolge direkter Schädigung, z. B. durch unmittelbaren Tumordruck, und eine **sekundäre Optikusatrophie** z. B. nach Stauungspapille.

Kortex

226. Welche Schichten hat der Cortex cerebri?

Der Cortex cerebri (Isocortex, Neocortex) hat sechs Schichten (aufgezählt von außen nach innen):
I. Molekulare oder plexiforme Schicht (Lamina zonalis)
II. Äußere Körnerschicht (Lamina granularis externa)
III. Äußere Pyramidenschicht (Lamina pyramidalis externa)
IV. Innere Körnerschicht (Lamina granularis interna)
V. Innere Pyramidenschicht (Lamina pyramidalis interna)
VI. Spindelzellschicht oder Lage der polymorphen Zellen (Lamina multiformis)

Afferente Fasern, die durch verschiedene Stimuli aktiviert werden können, enden in den Schichten IV, III und II. Die Signale werden danach durch multiple Interneurone in die benachbarten oberflächlichen und tiefen Schichten weitergeleitet. Sämtliche efferente Fasern entspringen der inneren Pyramidenschicht (Lamina pyramidalis interna, V), in der die großen Pyramidenzellen (Riesenganglienzellen) liegen.

Ältere Anteile des Kortex wie der Allocortex in der Hippocampusregion haben eine einfacher aufgebaute Struktur, bei der es nur 3 Schichten gibt.

227. Was versteht man unter der kortikalen Säulengliederung (vertikale Kolumnen)?

Die kortikalen Neurone sind in zylindrischen Säulen (vertikale Kolumnen) angeordnet, wobei jede von diesen 100–300 Neurone enthält. Diese stehen in komplexer Verbindung mit allen Schichten des Cortex cerebri. Innerhalb des somatosensorischen Systems sind auf eine bestimmte Sinnesmodalität reagierende Zellen zusammengruppiert. Alle Neurone einer solchen Säule erhalten Afferenzen aus demselben Gebiet und stellen somit ein elementares **Funktionsmodul** des Cortex dar.

228. Was ist der Gennari-Streifen?

In der Area 17 (Brodmann), dem primären optischen Rindenfeld (Area calcarina), ist die innere Körnerschicht (Lamina granularis interna, IV) so stark ausgebildet, dass sie schon makroskopisch als weißer Streifen (Vicq-d'Azyr-Streifen oder Gennari-Streifen) sichtbar ist. Diese Streifung hat zur Bezeichnung der Region als **Area striata** beigetragen. In den sekundären optischen Rindenfeldern (Area 18, Area 19) ist sie makroskopisch nicht mehr sichtbar.

229. In welcher Schicht des Isocortex findet man die Betz-Zellen?

Von den Betz-Zellen (Betz-Pyramidenzellen) gehen die efferenten Fasern für die Motorik aus (Tractus corticospinalis). Sie liegen in der V. Schicht (innere Pyramidenschicht, Lamina pyramidalis interna) des Isocortex (Neokortex).

230. Welche Funktionen hat der Frontallappen?

Die Frontallappen beider Seiten sind beteiligt bei den willkürlichen Augenbewegungen, der motorischen Kontrolle der quergestreiften Willkürmuskulatur, der Planung und dem Ablauf von Bewegungen und bei Qualitäten wie Emotion, Affekt und Triebsteuerung. Im dominanten Lobus frontalis befindet sich das wichtige Funktionsareal für die motorische Steuerung der Sprache (**Broca-Areal, Broca-Sprachregion**). Siehe dazu auch **Abbildung 2.20**.

231. Welche Funktionen hat der Temporallappen?

Beide Temporallappen sind essentiell für die auditive und visuelle Perzeption sowie beteiligt bei Lernprozessen, Gedächtnis, Erinnerung, Emotion, Affekt, Triebsteuerung sowie Geruchsempfindung. Während im Temporallappen der dominanten Hemisphäre die sensorische Sprachregion (**Wernicke-Areal, Wernicke-Sprachregion**) liegt, vermittelt der nicht-dominante Lobus temporalis räumliche Erkennung, musische Fähigkeiten und Sinn für Bildliches und Muster. Siehe dazu auch Abbildung 2.20.

232. Welche Funktionen hat der Parietallappen?

Beide Parietallappen sind involviert in die assoziative Verarbeitung kortikaler Empfindungen, motorischer Kontrolle und visueller Eindrücke. In der dominanten Hemisphäre ist der Lobus parietalis für die ideomotorische Praxie verantwortlich, also die Fähigkeit zu gezielten mimischen, gestischen oder sonstigen Bewegungen. Die nicht-dominanten Parietallappenregionen dienen der räumlichen Orientierung. Siehe dazu auch Abbildung 2.20.

233. Welche Funktionen hat der Okzipitallappen?

Beide Okzipitallappen sind vor allem für die visuelle Perzeption und die Generierung unwillkürlicher langsamer Blickfolgebewegungen («smooth pursuits») zuständig. Siehe dazu auch Abbildung 2.20.

234. In welchem Hirnlappen wird die visuell-räumliche Information und Orientierung verarbeitet?

Die visuell-räumliche Information wird hauptsächlich im nicht-dominanten Parietallappen (Lobus parietalis) verarbeitet und prozessiert.

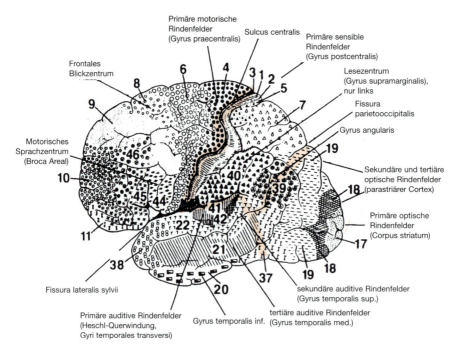
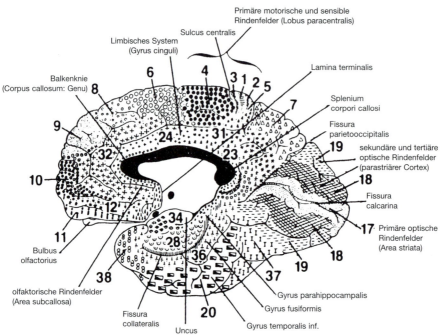

Abbildung 2.20: Funktionelle Gliederung der Großhirnrinde. (Die Zahlen entsprechen dem Brodmann-Schema der Rindenfelderung)
(Aus Garoutte B: Survey of Functional Neuroanatomy, 2. Aufl. Greenbrae, CA, Jones Medical Publications, 1992, S. 144, mit freundl. Erlaubnis)

235. In welchem Hirnareal wird die Sprache verarbeitet?

Sprache wird in der dominanten Hemisphäre primär im **Broca-Areal** (**motorisches Sprachzentrum**, Gyrus frontalis inferior posterior, Area 44 nach Brodmann) und im **Wernicke-Areal** (**sensorisches Sprachzentrum**, Gyrus temporalis superior posterior, Area 22 nach Brodmann) generiert bzw. prozessiert (siehe dazu Kap. 15, Klinische Neuropsychologie).

236. Ein Patient leidet unter einer Achromatopsie. Wo liegt seine Schädigung?

Eine Achromatopsie (totale Farbenblindheit) beschreibt die Wahrnehmung nur farbloser Bilder (wie beim Normalsichtigen im Dämmerlicht). Neben der Möglichkeit einer erblichen Erkrankung (erbliche Zapfenblindheit, **Achromasie**) kann dieses Symptom bei Schädigung des Okzipitallappens der dominanten Hemisphäre (Area 18 nach Brodmann) auftreten. Ein weiteres Charakteristikum dieses Syndroms ist eine **Alexie** ohne **Agraphie**.

237. Was ist das Exner-Areal?

Das Exner-Areal (Handgebiet) liegt über der Broca-Sprachregion (Area 8). Wird dieses sogenannte Handgebiet geschädigt, resultiert eine **Agraphie** ohne **Aphasie** (Unfähigkeit zu Schreiben bei erhaltener Sprachfunktion). Siehe **Abbildung 2.21**.

Gefäßversorgung

238. Was bedeuten die Begriffe «vorderes» und «hinteres Stromgebiet» im Gehirnbereich?

Der Begriff «vorderes Stromgebiet» bezeichnet die vaskuläre Versorgung des Gehirns ausgehend von

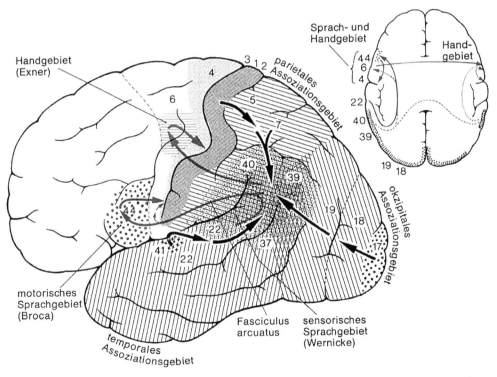

Abbildung 2.21: Darstellung der Assoziationsgebiete des Parietal-, Okzipital- sowie des Temporallappens, die im Bereich des Gyrus angularis aneinander grenzen. Eingezeichnet sind das Broca- und das Wernicke-Sprachgebiet mit den Assoziationsbahnen von den sekundären Assoziationsgebieten zum tertiären Assoziationsgebiet und von diesem zum prämotorischen Gesichts-, Sprach- und Handgebiet (Exner).
Aus: Duus P: Neurologisch-topische Diagnostik, 5. Aufl. Stuttgart, New York, Thieme, 1997 (mit freundlicher Erlaubnis).

den beiden Aa. carotides communes und ihren distalen Ästen (vor allem A. carotis interna, A. cerebri media und A. cerebri anterior).

Der Begriff «hinteres Stromgebiet» meint die Gefäßversorgung durch die beiden Aa. vertebrales («Vertebralisstromgebiet»), aus der die unpaare A. basilaris («Basilarisstromgebiet») und deren Äste abgehen. Hierzu gehört auch die A. cerebri posterior.

239. Welche Gefäße bilden den Circulus arteriosus Willisi?

Der Circulus arteriosus Willisi bildet sich aus folgenden Gefäßen:
1. Die A. cerebri media, die A. cerebri anterior und die unpaare A. communicans anterior (verbindet beide Aa. cerebri anteriores) aus dem anterioren Gefäßgebiet,
2. Die A. cerebri posterior aus dem posterioren Gefäßgebiet (abgegangen aus der A. basilaris),
3. Die paarige A. communicans posterior, die die A. cerebri media mit der jeweiligen A. cerebri posterior verbindet.

Daraus entsteht dann ein echter «Kreis» (Circulus) (siehe **Abb. 2.22**).

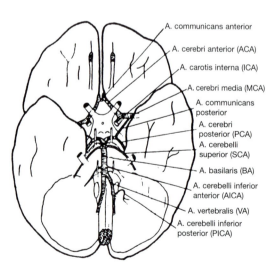

Abbildung 2.22: Schematische Darstellung der Arterien der Gehirnbasis (Circulus arteriosus Willisi; in Klammern stehen die klinisch gebräuchlichen Abkürzungen der Gefäße). (Garoutte B: Survey of Functional Neuroanatomy, 2. Aufl. Greenbrae, CA, Jones Medical Publications, 1992, S. 15, mit freundl. Erlaubnis)

240. Welcher Umgehungskreislauf bildet sich innerhalb des Circulus arteriosus Willisi, wenn die rechte A. cerebri anterior proximal verschlossen ist?

Bildet sich der Gefäßverschluss der rechten A. cerebri anterior langsam genug aus, dann kann sich ein Kollateralfluss einstellen. Das Stromgebiet der rechten anterioren Zerebralarterie wird von der kontralateralen A. carotis interna über die linke A. cerebri anterior sowie die A. communicans anterior gespeist (siehe Abb. 2.22).

241. Geben Sie die Versorgungsgebiete der vorderen, mittleren und der hinteren Zerebralarterie an

Die A. cerebri anterior verläuft an der medialen Fläche der Hemisphäre über dem Balken. Sie versorgt die medianen Anteile beider Hemisphären (Streifen entlang der Mantelkante), die oberen Anteile der Frontallappen und die oberen Anteile der Parietallappen. Ein wichtiges Gefäß dieser Hirnarterie ist die A. centralis longa (A. recurrens, Heubner-Arterie). Sie geht kurz nach der Verbindung über die A. communicans anterior ab und tritt durch die Substantia perforata anterior in die Hirnsubstanz ein. Sie versorgt den vorderen Schenkel der Capsula interna und das Kapselknie. Die A. cerebri media versorgt die unteren Anteile der Frontallappen, die lateralen Anteile der Temporallappen sowie die inferolateralen Anteile der Parietallappen. Die A. cerebri posterior versorgt komplett beide Okzipitallappen und die medialen Anteile der Temporallappen (siehe dazu **Abb. 2.23**).

242. Wie gelangt die A. carotis interna zum Gehirn? Nennen Sie die ersten intrakraniellen Äste der A. carotis interna. Was versorgen diese?

Nach Durchtritt der A. carotis interna durch den Canalis caroticus des Felsenbeins verläuft das Gefäß zunächst unter der Dura neben dem Clivus nach vorne zum Sinus cavernosus. Sie zieht dann neben der Sella turcica nach oben, wobei sie eine S-förmige Biegung macht (**Karotissiphon**), durchdringt neben dem Processus clinoideus anterior die Dura und gelangt so in den Subarachnoidalraum und zum Gehirn. Bevor sich die A. carotis interna in ihre beiden Hauptäste A. cerebri media und

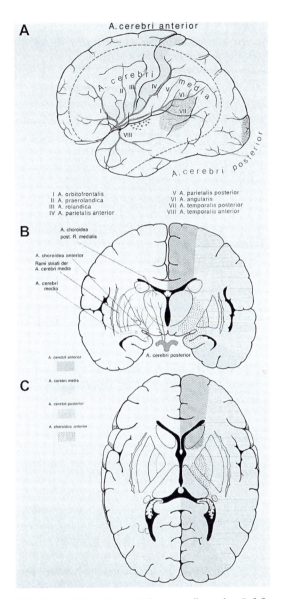

Abbildung 2.23: Schematische Darstellung der Gefäßversorgungsgebiete der drei großen Hirnarterien
A: Versorgungsgebiet und Verteilung der Äste der A. cerebri media (MCA) im Bereich der lateralen Gehirnoberfläche
B: Arterielle Versorgung der inneren Gehirnstrukturen im Frontalschnitt
C: Arterielle Versorgung der inneren Gehirnstrukturen im Horizontalschnitt

A. cerebri anterior aufteilt, zweigen von ihr folgende Gefäße ab.

1. Nach extradural ziehen feine Äste zum Boden der Paukenhöhle (**Rr. caroticotympanici**), zur Dura mater im Bereich des Clivus, zum Ganglion Gasseri (Ganglion seminulare, Ganglion trigeminale) sowie zur Hypophyse (**A. hypophysealis superior**).
2. Im Subarachnoidalraum geht die **A. ophthalmica** ab, die mit dem N. opticus in die Augenhöhle zieht. Sie versorgt die gesamte Augenhöhle, sowie die Keilbeinhöhle, die Siebbeinzellen, zum Teil die Schleimhaut der Nase sowie einen Teil der Dura mater der vorderen Schädelgrube. Sie anastomosiert mit Ästen der **A. facialis** und der **A. maxillaris** aus der **A. carotis externa**.

243. Wie werden die Kerngebiete der Basalganglien und des Thalamus arteriell versorgt?

Das Putamen, die größten Anteile des Nucleus caudatus und der Globus pallidus werden durch kleine Gefäße aus der A. cerebri media versorgt, die **Aa. lenticulostriatae** (oder **Rr. striatae mediales et laterales**) genannt werden. Diese Äste versorgen zudem das Kapselknie (Genu capsulae internae) und das vordere Drittel des kaudalen Schenkels.

Die Blutversorgung des Thalamus kommt aus dem «hinteren Stromgebiet» und geschieht durch die A. thalamoperforata (mediobasale Anteile) und die A. thalamogeniculata (lateroposteriore Anteile). Die beiden **Aa. thalamoperforatae** aus der **A. cerebri posterior** versorgen die kaudalen Anteile des Hypothalamus sowie angrenzende mediane Gebiete des Thalamus (z. B. den Nucleus centromedianus, CM-Kern) sowie die basalen Anteile der ventrolateralen Thalamuskerne. Weitere Äste der A. cerebri posterior sind die **Rr. choroidei posteriores** sowie die wichtige **A. thalamogeniculata**. Erstere vaskularisieren den **Plexus choroideus**, letztere versorgt den Thalamus und die Kniehöcker (Corpora geniculatae mediales et laterales, Pulvinar thalami, Colliculi superiores, obere Kleinhirnstiele = Pedunculi cerebellares superiores).

244. Welches Gefäß versorgt das Knie der Capsula interna?

Die sogenannte **Recurrens-Arterie** (**A. centralis longa, A. recurrens, Heubner-Arterie**) geht kurz nach der Verbindung über die A. communicans anterior aus der A. cerebri anterior ab und tritt zur Versorgung des vorderen Schenkels und des Kapselknies durch die Substantia perforata anterior in die Hirnsubstanz ein. Sie ist eine der eigens benannten **Aa. lenticulostriatae** und liegt anteromedial.

245. Welches Gefäß stellt die häufigste Ursache der hypertonischen Massenblutung dar?
Der größte striäre Ast aus der A. cerebri media (**Aa. lenticulostriatae**) versorgt den lateralen Anteil des **Putamens** sowie die **Capsula externa** (verläuft am weitesten lateral). Da diese Arterie die häufigste Ursache einer hypertonischen Massenblutung ist, wurde sie von **Charcot** als «l'artère de l'hémorragie cérébrale» bezeichnet.

246. Welches Gefäß geht als erstes von der A. basilaris ab?
Nachdem der größte Ast der A. vertebralis, die A. cerebelli inferior posterior (PICA), abgegangen ist, vereinigen sich die beiden Vertebralisarterien zur unpaaren **Basilarisarterie**. Sie liegt in einem nach ihr benannten Sulcus median auf dem Pons. Ihr erster Gefäßabgang ist die **A. cerebelli inferior anterior (AICA)**. Siehe auch Abbildung 2.22.

247. Wie ist die Blutversorgung des Hirnstamms?
Der Hirnstamm wird ausschließlich aus dem «hinteren Stromkreislauf» mit Blut versorgt. Beteiligt sind die **Aa. vertebrales**, die **A. basilaris** und zum Teil noch die **A. cerebri post.** Die **Medulla oblongata** wird aus den Vertebralisarterien über sogenannte **Rr. perforantes mediales et laterales** versorgt. Der Pons und das Mittelhirn werden aus der Basilarisarterie gespeist, ebenfalls über mediale und laterale perforierende Arterien (**Rr. paramedianae, Rr. circumferentes brevis et longus**) (Siehe Abb. 2.22). Zur genaueren Beschreibung der Gefäßsektoren siehe Kapitel 9, Fragen 21–24.

248. Welches Gefäß versorgt das Innenohr?
Von der **A. cerebelli inferior anterior (AICA)**, selten auch von der A. cerebelli inferior posterior oder auch direkt von der **A. basilaris**, geht zur Versorgung des Innenohrs die **A. labyrinthi** ab. Sie zieht mit dem N. facialis und dem N. vestibulocochlearis in den **Meatus acusticus internus**. Ihr Verschluss hat eine Innenohrtaubheit zur Folge.

249. Wie ist die Blutversorgung des Kleinhirns?
Aus der **A. vertebralis** und aus der **A. basilaris** entspringen 3 paarige Arterien für die Blutversorgung des Kleinhirns: die **A. cerebelli inferior posterior** (klinisch kurz PICA «posterior inferior cerebellar artery»), die **A. cerebelli inferior anterior (AICA)** und die **A. cerebelli superior (SCA)**. Die 3 Gefäße sind durch Anastomosen untereinander verbunden. Die obere Kleinhirnarterie liegt auf der Oberseite (kraniale Fläche) des Kleinhirns, während die beiden unteren Kleinhirnarterien an der Unterseite gelegen sind.

1. Die **A. cerebelli superior (SCA)** entspringt aus dem rostralen Anteil der A. basilaris und versorgt die lateralen Anteile des Mittelhirns, Teile der pontinen Haube, den oberen Kleinhirnstiel, das obere Segment des mittleren Kleinhirnstiels, den Nucleus dentatus, den rostralen Wurm und die oberen Anteile der rostralen Kleinhirnhemisphären.
2. Die **A. cerebelli inferior anterior (AICA)** entspringt aus der kaudalen A. basilaris und hat das kleinste Gefäßterritorium der Kleinhirnarterien. Sie versorgt die lateralen Anteile der pontomedullären Haubenregion, das untere Segment des mittleren Kleinhirnstiels, den Flocculus und die benachbarten Teile der rostralen Kleinhirnhemisphären. Perforierende Äste versorgen Teile des Nucleus dentatus sowie die benachbarte weiße Substanz.
3. Die **A. cerebelli inferior posterior (PICA)** entspringt der A. vertebralis und versorgt die lateralen ventralen Anteile der Medulla, den unteren Kleinhirnstiel, die kaudalen Anteile der Kleinhirnkerne (Nucleus interpositus und Nucleus fastigii), den unteren Wurm und die unteren Anteile der Kleinhirnhemisphären inklusive der Kleinhirntonsillen.

Siehe auch Abbildung 2.22

250. Welche Hirnnerven treten im Hirnstamm zwischen der A. cerebri posterior (PCA) und der A. cerebelli superior (SCA) aus?

Der N. oculomotorius (N. III) tritt medial gelegen zwischen diesen beiden Gefäßen aus, der IV. Hirnnerv (N. trochlearis) lateral gelegen. Aneurysmen dieser Gefäße können so leicht zur Schädigung dieser beiden Nerven führen.

Liquor- und Ventrikelsystem

251. Wo wird der Liquor cerebrospinalis (CSF) produziert, wo wird er absorbiert?

Der Hauptanteil des Liquors (**Liquor cerebrospinalis**, «cerebrospinal fluid», **CSF**) wird von den **Plexus choroidei** produziert. Eine kleine Menge der Rückenmarksflüssigkeit wird in Blutgefäßen des die Ventrikel auskleidendenden **Ependyms** (subependymale Gefäße) sowie von der **Pia mater** (weiche Hirnhaut) gebildet.

Absorbiert wird der Liquor in den Paccioni-Granulationen (Granulationes arachnoideales), die in die Sinus durae matris drainieren.

252. Wo liegen die Plexus choroidei?

Die Plexus choroidei liegen im Ventrikelsystem. Sie befinden sich in den beiden Seitenventrikeln (I./II. Ventrikel), im Dach des III. Ventrikels und im IV. Ventrikel (siehe auch **Abb. 2.24**).

253. Was ist Liquor cerebrospinalis? Wieviel Rückenmarksflüssigkeit wird pro Tag produziert?

Liquor cerebrospinalis ist eine wasserklare, farblose Flüssigkeit, die wenig Zellen enthält (0/3 bis 12/3 Zellen), wenig Eiweiß (250–450 mg/l, was 1/300 bis 1/400 des Bluteiweißes entspricht) und auch sonst hinsichtlich verschiedener Parameter Unterschiede gegenüber Blut aufweist (z. B. Ionenzusammensetzung etc). Liquor ist also kein Ultrafiltrat des Blutes, sondern wird eigens produziert und überwiegend von den Plexus choroidei sezerniert. Etwa 500 ml Liquorflüssigkeit werden pro Tag produziert (ca. 25 ml pro Stunde). Über die Normalwerte des Liquor informiert **Tabelle 2.8**.

254. Warum werden die Zellen im Liquor als «Drittelzellen» angegeben?

Die Zellzahl wird unmittelbar nach Liquorentnahme in einer **Fuchs-Rosenthal-Kammer** durch Zählung ermittelt. Sie hat einen Rauminhalt von 3,2 µl, weshalb dann die konventionelle Angabe der Zellzahl im Liquor in «Drittelzellen» angegeben wird. Der normale Liquor enthält also nicht mehr als 5 Zellen/µl (was bis zu 15/3 Zellen entspricht).

255. Wieviel Liquorflüssigkeit hat ein gesunder Erwachsener?

Insgesamt hat eine erwachsene Person in etwa eine Gesamtmenge von 100 bis 150 ml Liquor cerebrospinalis.

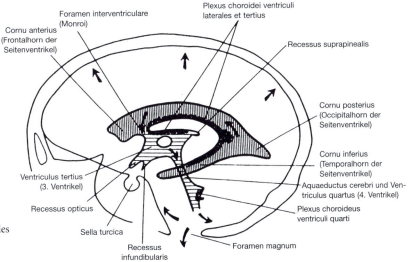

Abbildung 2.24:
Schematische Darstellung des Ventrikelsystems und der Liquorzirkulation

Tabelle 2.8: Normalwerte des Liquor cerebrospinalis

Parameter	Wert
Gesamtproduktion	ca. 500 ml/Tag
Liquordruck	0,2–2,0 kPa (7–20 cm H_2O)
Zellzahl	1–5/µl (3–15/3 Zellen)
Zellbild	Lymphozyten/Monozyten 7:3
Glukose	2,8–4,2 mmol/l (440–1000 mg/l) = 50–70% des Plasmaspiegels
pH	7,34–7,43
Gesamtprotein	250–450 mg/l
IgG	10–40 mg/l
IgA	1–5 mg/l
IgM	< 1 mg/l
IgG-Index (IgG Liquor/Serum) / (Albumin Liquor/Serum)	< 0,7 > 0,7 intrathekale IgG-Synthese
Oligoklonale Banden	negativ
Laktat	1,1–2,1 mmol/l
Chlorid	122–132 mmol/l

256. Was ist die Pandy-Reaktion?

Eine semiquantitative Bestimmung des Eiweißgehalts erfolgt schon bei der Liquorentnahme mit Hilfe der **Pandy-Reaktion**. Ein bis zwei Liquortropfen werden in einer schwarzen Schale mit Pandy-Reagenz aufgefangen. Eine positive Reaktion zeigt sich als weißer Schleier ab einem Einweißgehalt von 500–1000 mg/l (Normalwert < 450 mg/l).

257. Was ist ein kommunizierender Hydrozephalus? Was ist ein nicht-kommunizierender Hydrozephalus?

Unter **Hydrozephalus** versteht man eine Erweiterung der inneren und/oder äußeren Liquorräume des Gehirns, die mit einem intrakraniellem Druckanstieg verbunden ist.

Bei einem **kommunizierenden Hydrozephalus** (**Hydrocephalus communicans**) besteht eine freie Passage des Liquors vom Ventrikelsystem bis zu den subarachnoidalen Zisternen. Die Obstruktion des Liquorflusses liegt außerhalb des Ventrikelsystems (d.h. distal des Foramen medianum Magendii oder der Foraminae laterales Luschkae), der Liquor «kommuniziert» mit dem Subarachnoidalraum.

Beim **nicht-kommunizierenden Hydrozephalus** (**Verschlusshydrozephalus, Hydrocephalus occlusus**) besteht eine Flussbehinderung innerhalb des Ventrikelsystems, weshalb keine Verbindung zu den liquorresorbierenden Strukturen mehr besteht oder diese Verbindung nur mit erhöhtem Druck offengehalten werden kann. Die Obstruktion liegt also proximal der Foraminae des IV. Ventrikels (siehe auch Abb. 2.24).

258. Was ist ein Normaldruck-Hydrozephalus?

Ein Normaldruck-Hydrozephalus («normal pressure hydrocephalus», **NPH**) beschreibt das Bild eines Hydrozephalus, bei dem im Gegensatz zum **Verschlusshydrozephalus** (**Hydrocephalus occlusus**) in den Ventrikelräumen kein erhöhter Druck entsteht. Während ein sich rasch entwickelnder Hydrozephalus beim Erwachsenen akute Hirndruckzeichen hervorruft, geht ein **chronischer Hydrozephalus**, der meist in höherem Lebensalter vorkommt, mit einer eher diffusen Symptomatik einher. Dazu gehören **Merkfähigkeits- und Konzentrationsstörungen, Antriebs- und Affektarmut, Gangstörungen und Urininkontinenz**. Dieser sogenannte **Normaldruck-Hydrozephalus** ist durch eine ungewöhnlich lange Verweildauer des Liquors in den Ventrikeln gekennzeichnet.

Man unterscheidet hierbei einen **idiopathischen NPH (iNPH)**, der gehäuft mit arterieller Hypertonie, Diabetes mellitus oder zerebrovaskulären Schäden assoziiert ist, und einen **sekundären NPH (sNPH)**, der als **Arachnopathie** nach spontaner oder traumatischer Subarachnoidalblutung (SAB), Meningitis oder postoperativ auftritt. Ersterer stellt sich im Verlauf von Monaten bis Jahren ein, letzterer relativ rasch (innerhalb von Tagen bis Wochen).

259. Beschreiben Sie die Liquorzirkulation

Produktion des **Liquor cerebrospinalis internus** in den Plexus choroidei der Seitenventrikel → Foramen interventriculare Monroi → III. Ventrikel → Aquäductus mesencephali (Aquädukt) → IV. Ventrikel → 2 Foramina laterales Luschkae und 1 Foramen medianum Magendii → Subarachnoidalraum (ab dann heißt er **Liquor cerebrospinalis externus**) → Paccioni-Granulationen (Granulationes arachnoideales) → Sinus durae matris → Drainage in venöses System (siehe Abb. 2.24).

260. Aus welchem Raum wird der Liquor cerebrospinalis bei der Lumbalpunktion entnommen?

Bei der Lumbalpunktion entnimmt man den Liquor aus dem Subarachnoidalraum (Cavum subarachnoideale).

261. Beschreiben Sie die anatomischen Strukturen, die man von außen nach innen mit der Punktionsnadel bei der Lumbalpunktion durchsticht

Punktiert man mit einer Nadel, so werden der Reihe nach folgende anatomische Strukturen passiert:

Haut → Subkutis → Ligg. supraspinalia → Ligg. interspinalia → Ligg. flava → Cavum epidurale (mit Venen und Fettgewebe) → Dura mater spinalis → Arachnoidea spinalis (Spinngewebshaut) → Cavum subarachnoideale (Subarachnoidalraum).

262. Auf welcher Höhe führt man idealerweise eine Lumbalpunktion durch?

Eine Lumbalpunktion wird am besten auf Höhe L4–L5 durchgeführt. Hier ist man in sicherem Abstand vom Conus medullaris, der ja beim Erwachsenen etwa auf Höhe L1 endet. Deshalb ist der ebenfalls manchmal verwendete Begriff der Rückenmarkspunktion nicht nur anatomisch vollkommen falsch, sondern auch für den Patienten wohl eher irreführend.

Literatur

1. Carpenter D: Human Neuroanatomy 8. Aufl. New York, Macmillan, 1990.
2. Duus P: Neurologisch-topische Diagnostik 5. Aufl. Stuttgart, New York, Thieme, 1997.
3. Garoutte B: Survey of Functional Neuroanatomy, 2. Aufl. Greenbrae, CA, Jones Medical Publications, 1992.
4. Gilman S, Newman SW: Manter an Gatz's Essentials of Clinical Neuroanatomy and Neurophysiology, 9. Aufl. Philadelphia, F. A. Davis, 1996.
5. Kandel ER, Schwartz JH, Jessel TM: (Hrsg.): Neurowissenschaften, Heidelberg, Spektrum Akademischer Verlag, 1996.
6. Patten JP: Neurological Differential Diagnosis, 2. Aufl. London, Springer, 1996.
7. Plum F, Posner J: The diagnosis of Stupor and Coma, 3. Aufl. Philadelphia, F. A. Davis, 1986.
8. Tindall B: Aids to the Examination of the Peripheral Nervous System, London, W. B. Saunders, 1990.

3. Grundzüge der neurologischen Untersuchung

Loren A. Rolak

1. Was ist die Hauptfrage, die sich dem neurologischen Untersucher stellt?

Wo ist der Sitz der Schädigung? Im Gegensatz zu anderen medizinischen Disziplinen versucht der Neurologe den Patienten zunächst aus einer anatomischen Perspektive zu sehen und Fragen der Pathophysiologie oder Ätiologie später zu klären. Indem der Untersucher sich die verschiedenen Funktionssysteme des Nervensystems mit ihren anatomischen Korrelaten vor Augen führt, werden neurologische Symptome bestimmten topographischen Orten zugeordnet.

2. Wie geht man am besten vor, um den Ort einer Schädigung im Nervensystem zu lokalisieren?

Allein durch Anamnese und körperliche Untersuchung lassen sich die meisten organischen Schädigungsorte lokalisieren. Da das Nervensystem in seinen verschiedenen Abschnitten über ein hohes Maß an funktioneller Spezialisierung verfügt, verursachen Schädigungen in einzelnen Regionen wie peripheren Nerven, Rückenmark, Hirnstamm oder Kortex charakteristische klinische Symptome. Der körperliche Befund mit den objektivierbaren Ausfällen zusammen mit charakteristischen klinischen Zeichen («signs and symptoms») macht die Einengung des Schädigungsortes manchmal bis auf Millimeter genau möglich. Die Pioniere der Neurologie im 19. Jahrhundert sahen das Nervensystem bildlich als ein «Organ», das zu dem Kliniker spricht.

3. Nach welchen Kriterien oder Regionen unterteilt man das Nervensystem, um klinischen Symptomen ihre entsprechende Lokalisation zuzuordnen?

Die Komplexität der Neuroanatomie lässt sich vereinfachen, indem man zum einen das Nervensystem in bestimmte Hauptregionen unterteilt und zum anderen nach funktionellen Systemen strukturiert. Ersteres ist für die topographische Zuordnung von klinischen Ausfällen wichtig, zweiteres für die Durchführung der körperlichen Untersuchung sinnvoller.

Läsionen sollten folgenden Regionen zugeordnet werden, die Einteilung ist von distal nach proximal (bzw. zentral) aufgelistet:

1. Muskel
2. Neuromuskuläre Synapse
3. Peripherer Nerv
4. Nervenwurzel
5. Rückenmark
6. Hirnstamm
7. Kleinhirn
8. Subkortikale Hirnregionen
9. Kortikale Hirnregionen

4. Wie führt man eine neurologische Anamneseerhebung durch? Wie führt man eine körperliche neurologische Untersuchung durch?

Am Anfang der neurologischen Untersuchung sollte immer eine ordentliche Anamneseerhebung stehen. Gezielte Fragen an den Patienten helfen, die Diagnose schon vor der körperlichen Untersuchung einzuengen. Alle neuroanatomischen Regionen sollten mit konkreten Fragen auf ihre Funktion hin abgefragt werden. Sinnvoll ist eine sukzessive

Befragung von distal nach proximal. Über Muskel, neuromuskuläre Synapse, peripherer Nerv, Nervenwurzel und Rückenmark fragt man sich zum Hirnstamm, Kleinhirn, Subkortex und Kortex «hoch». Durch diese gezielten Fragen «untersucht» man praktisch den Patienten schon vor.

Obwohl es keine festgelegten Regeln für den Ablauf einer körperlichen neurologischen Untersuchung gibt, sollte sich jeder selbst einen schematisierten Ablauf antrainieren. Sinnvoll wäre eine gedankliche Trennung nach «funktionellen» Systemen und/oder anatomischen Regionen. Zur neurologischen Untersuchung gehören folgende Bestandteile:
1. Untersuchung von Kopf und Hirnnerven
2. Untersuchung der Motorik
3. Untersuchung der Sensibilität
4. Reflexprüfung
5. Prüfung der Koordination und Artikulation
6. Prüfung vegetativer Funktionen
7. Untersuchung psychischer Funktionen

5. Welche charakteristischen Symptome von Erkrankungen der Muskulatur lassen sich bereits aus der Anamnese erkennen?

Erkrankungen der Muskulatur (Myopathien) verursachen meist proximal lokalisierte Muskelschwäche ohne Sensibilitätsstörungen. Geeignete Fragen können diese Symptome bereits offenlegen:
1. **Proximale Schwäche der unteren Extremitäten**: Kann der Patient aus dem Auto aussteigen, hat er Schwierigkeiten von der Toilette oder einem Stuhl aufzustehen, ohne die Hände zu benutzen?
2. **Proximale Schwäche der oberen Extremitäten**: Kann der Patient Dinge wie Einkaufs- oder Mülltüten tragen, kleine Kinder hochheben, Schulbücher oder Arbeitstaschen tragen?
3. **Symmetrische Muskelschwäche**: Betrifft die Schwäche beide Arme oder beide Beine? Obwohl die meisten generalisierten Prozesse wie auch Myopathien leicht asymmetrische, teilweise sogar fleckförmige Befunde verursachen, sind isolierte Gliedmaßenschwächen oder Schwächen einer Körperhälfte nur sehr selten durch Erkrankungen der Muskulatur bedingt.
4. **Ungestörte Sensibilität**: Hat der Patient ein Taubheitsgefühl oder bemerkt er den Verlust der Temperatur- oder Schmerzempfindung? Obwohl bei manchen Myopathien Schmerzen und Muskelkrämpfe zur Symptomatik gehören, treten echte Sensibilitätsstörungen im Sinne einer Hypästhesie oder Analgesie bei nur auf den Muskel beschränkten Krankheitsprozessen nicht auf.

6. Welche Untersuchungsbefunde erwarten Sie nach Erhebung der Anamnese bei Erkrankungen der Muskulatur?

Bei der Prüfung der Motorik findet man proximal symmetrische Paresen, die Sensibilitätsprüfung ist unauffällig. Die Muskulatur ist vom Aspekt normal, der Muskeltonus ist normal oder leicht herabgesetzt, Faszikulationen beobachtet man nicht (Atrophien oder Hypertrophien können je nach Erkrankung vorliegen). Die Reflexe sind normal oder abgeschwächt.

7. Welche charakteristischen Symptome von Erkrankungen der neuromuskulären Synapse lassen sich bereits aus der Anamnese erkennen?

Das Kardinalsymptom von Erkrankungen der neuromuskulären Synapse ist die Ermüdbarkeit. Obwohl diese Erkrankungen den Myopathien ähneln und ebenfalls oft proximal symmetrische Muskelschwäche bei fehlenden Sensibilitätsstörungen zeigen, verschlechtert sich die Symptomatik reproduzierbar bei Muskelarbeit und verbessert sich in Ruhe. Da sich die Muskelkraft in Ruhe normalisiert, präsentiert sich die Ermüdbarkeit nicht als stetig progredienter motorischer Funktionsverlust, sondern eher als zu- und abnehmende Muskelschwäche im Tagesverlauf. Der Muskel ermüdet, der Patient ruht sich aus, der Muskel regeneriert sich und der Patient kann wieder arbeiten, der Muskel ermüdet erneut usw. Dieser Zyklus bedingt die große Variabilität und Fluktuationsbreite der aktuellen Muskelkraft und bedingt ein klinisches Bild, das sehr charakteristisch für die Erkrankungen der neuromuskulären Synapse ist.

8. Welche Untersuchungsbefunde erwarten Sie nach Erhebung der Anamnese bei Erkrankungen der neuromuskulären Synapse?

Bei der Untersuchung myasthener Syndrome kann man die proximale Muskelschwäche mit deutlicher Ermüdbarkeit durch Aktivierung bei Fehlen von Sensibilitätsstörungen zeigen. Wiederholte oder längerdauernde (isometrische) Muskelanstrengungen führen zur Kraftabnahme (z. B. das längere Blicken nach oben, die Streckung der Arme), die sich nach Beendigung des Tests normalisiert (in der Elektrophysiologie wird dieses Phänomen mit Hilfe der repetitiven Stimulation von Nerven nachgewiesen). Die Muskelschwächen sind oft extrem proximal und betreffen die Gesichtsmuskeln, die Augenmuskeln oder/und die Kiefermuskeln. Die Muskulatur ist vom Aspekt normal, Atrophien oder Faszikulationen finden sich nicht, der Tonus ist normal, ebenso wie das Reflexniveau. Die Sensibilitätsprüfung ist unauffällig.

9. Welche charakteristischen Befunde bei Erkrankungen peripherer Nerven lassen sich bereits aus der Anamnese erkennen?

Im Gegensatz zu den Myopathien oder myasthenen Syndromen ist die Verteilung der Muskelschwäche insbesondere bei den Polyneuropathien mehr distal als proximal. Oftmals sind sie asymmetrisch und begleitet von Muskelatrophien oder auch Faszikulationen. Fast immer finden sich auch Sensibilitätsstörungen. Geeignete Fragen können diese Symptome bereits offenlegen:

1. **Distale Schwäche der unteren Extremität**: Hat der Patient Schwierigkeiten auf Zehen oder Hacken zu gehen? Schleifen sich die Schuhe ab oder sind die Schuhe ausgetreten?
2. **Distale Schwäche der oberen Extremität**: Fallen dem Patienten oft Dinge aus der Hand oder ist der Faustschluss nicht mehr kräftig?
3. **Asymmetrische Schwäche**: Sind die Symptome auf eine bestimmte Region zu lokalisieren? Insbesondere einige Polyneuropathien führen auch zu distalen handschuh- oder sockenförmigen Sensibilitätsstörungen (v. a. Polyneuropathien bei metabolischen Erkrankungen und Diabetes mellitus). Trotzdem sind die meisten Erkrankungen der peripheren Nerven asymmetrisch.
4. **Zeichen der Denervierung**: Stellt der Patient einen raschen Muskelschwund fest (Atrophien) oder Verkürzungen bestimmter Muskeln? Fallen Muskelzuckungen auf (Faszikulationen)?
5. **Sensibilitätsstörungen**: Spürt der Patient ein Kribbeln, Ameisenlaufen, Taubheit, Gefühlabschwächungen? Hat er das Gefühl auf Watte oder auf Sandpapier zu laufen?

10. Welche Untersuchungsbefunde erwarten Sie bei Erkrankungen peripherer Nerven?

Die Untersuchung objektiviert die zumeist distal gelegenen, häufig asymmetrischen Muskelparesen mit Atrophie, Faszikulationen und Sensibilitätsstörungen. Der Muskeltonus ist meist vermindert, kann aber auch erhöht sein. Die Muskeleigenreflexe sind meist abgeschwächt, können auch noch normal sein. Wegen der häufigen Beteiligung autonomer Fasern bemerkt man trophische Störungen wie glatte, glänzende und durchscheinende Haut, vasomotische Veränderungen (z. B. Schwellung oder Temperaturveränderungen), Schweißsekretionsstörungen oder Verlust von Haaren und Nägeln.

11. Welche charakteristischen Befunde bei Erkrankungen der Nervenwurzeln (Radikulopathien) lassen sich bereits aus der Anamnese erkennen?

Die Hauptbeschwerden bei Schädigung und Affektion von Nervenwurzeln sind Schmerzen. Ansonsten haben die Radikulopathien einige Gemeinsamkeiten mit den peripheren Neuropathien: asymmetrische Muskelschwäche, Denervierungszeichen (Atrophien, Faszikulationen; erst in späten Stadien allerdings) und Sensibilitätsstörungen. Die Muskelschwäche ist abhängig vom betroffenen Wurzelsegment bzw. dem Myotom entweder proximal oder distal (die häufigsten Wurzelaffektionen der unteren Extremität liegen bei L5 und S1, was zu distalen Beinparese führt. Die häufigsten zervikalen Wurzelschädigungen sind bei C5 und C6 und führen zu proximal gelegenen Paresen). Der Patient berichtet über Schmerzen, die in das Bein oder den Arm einschießen und als scharf, stechend oder elektrisierend beschrieben werden. Ansonsten ähneln die Symptome den peripheren Neuropathien.

12. Welche Untersuchungsbefunde erwarten Sie bei Radikulopathien?

Wie bei den Neuropathien findet man bei der körperlichen Untersuchung asymmetrische Muskelparesen, die selten mit Atrophien und Faszikulationen einhergehen. Der Muskeltonus ist dabei normal oder abgeschwächt. Wichtig ist die seitendifferente Abschwächung bzw. Fehlen der Muskeleigenreflexe im betroffenen Spinalnervensegment. Die Muskelschwäche folgt der myotomalen Gliederung (z. B.

C6 M. biceps brachii, L4 M. tibialis anterior etc.), die Sensibilitätsstörungen (zumeist Hypästhesien) entsprechen der geschädigten Dermatomen. Wichtig sind Untersuchungsmanöver, die durch Dehnung der Nervenwurzeln zur Provokation bzw. Verschlimmerung der Schmerzen führen (Lasègue-, Kernig-Zeichen, Nackenrotation etc.).

13. Welche charakteristischen Befunde einer Rückenmarkserkrankung können schon durch die Anamneseerhebung klar werden?

Rückenmarkserkrankungen führen meist zu folgender **Symptomentrias**:

1. **Querschnittsförmiger Sensibilitätsausfall:** Der sensible Querschnitt ist das Kardinalsymptom von Erkrankungen des Rückenmarks. Die Patienten beschreiben ein eng begrenztes Band oder Linie im Bereich des Abdomens oder des Thorax, unterhalb dessen die Empfindung abgeschwächt ist. Die Höhe der Querschnittssymptomatik weist auf die Lokalisation der Rückenmarksschädigung hin. Oftmals findet man am Übergang zur intakten Hautregion noch einen dysäthetischen Bereich weniger Zentimeter. Der «sensible Querschnitt» ist pathognomonisch für die Rückenmarksschädigung.
2. **Distale, symmetrische, spastische Muskelschwäche:** Der Muskel, die neuromuskuläre Synapse und die Nervenwurzeln gehören zum peripheren Nervensystem. Das Rückenmark enthält die langen auf- und absteigenden Bahnen und zählt zum zentralen Nervensystem. Eine Schädigung des Rückenmarks führt also zur Beeinträchtigung der zentral motorischen Fasern, welche an den Vorderhornzellen enden und Pyramidenbahn (Tractus corticospinalis) genannt werden. Obwohl man verschiedene Rückenmarkssyndrome mit unterschiedlicher Verteilung von motorischen und sensiblen Ausfällen kennt, führen in der klinischen Praxis nahezu alle Prozesse zu einer symmetrischen, meist distal gewichteten Muskelschwäche. Die Schädigung des zentralen Motonerons führt im Verlauf zur Spastizität und nur exakt auf Höhe der Schädigung (hier Beteiligung auch der Vorderhornzellen) zu schlaffen Paresen. Da die Fasern für die Beine lateral liegen, werden sie durch Kompression leichter geschädigt als die der Arme.

Die Spastik manifestiert sich manchmal nur in einer vom Patienten bemerkten Muskelsteifheit.

3. **Blasen- und Mastdarmstörungen:** Da die autonomen Fasern im Rückenmark meist mitgeschädigt sind, gehen diese Erkrankungen meist mit einer zusätzlichen Störung der Sphinkterfunktionen einher.

14. Welche Fragen sollten bei der Anamnese gestellt werden, wenn Verdacht auf eine Erkrankung des Rückenmarks besteht?

1. **Distale Schwäche der unteren Extremitäten:** Kann der Patient auf Zehen oder Hacken gehen?
2. **Distale Schwäche der Arme:** Fallen dem Patienten Dinge aus der Hand? Ist der Faustschluss kräftig?
3. **Symmetrische Symptome:** Betrifft die Problematik nur die Arme und/oder die Beine beinahe gleich stark?
4. **Sensibler Querschnitt:** Findet man einen sensiblen Querschnitt? Haben die Patienten das Gefühl eines Gürtels, Bandes, einer Linie oder Enge um Thorax oder Abdomen?
5. **Sphinkterstörung:** Ist der Patient inkontinent? Die Blase ist bei Rückenmarkserkrankungen normalerweise früher, öfter und schwerer betroffen als der Mastdarm.

15. Welche charakteristischen Befunde erwarten Sie bei der körperlichen Untersuchung von Rückenmarkserkrankungen?

Man findet bei der Untersuchung einen sensiblen Querschnitt, der alle Empfindungsqualitäten betrifft. Augrund der somatotopischen Organisation der sensiblen afferenten sowie motorisch efferenten Bahnen führen die meisten Rückenmarksschädigungen zu Ausfällen der unteren Extremitäten bzw. der unteren Körperhälfte. Da die Fasern für die Beine im Rückenmarksquerschnitt hauptsächlich lateral liegen, werden sie durch Kompressionen leichter geschädigt als die der Arme. Wichtig ist auch, dass die Höhe der klinischen Ausfälle nicht immer exakt dem anatomischen Läsionsort entspricht. Beispielsweise kann eine das Rückenmark komprimierende Raumforderung sensible Querschnittssymptome und Muskelsparesen in jeder Höhe unterhalb der Läsion hervorrufen.

Weitere Befunde sind Harnretention oder Inkontinenz sowie der Verlust von Hautreflexen (Fremdreflexe) wie Analreflex, Bulbokavernosusreflex und Kremasterreflex.

Folgende klinische Zeichen einer Schädigung des 1. motorischen Neurons sind nachzuweisen:
1. Paresen distal > proximal
2. Paresen in den Extensoren und den Antigravitationsmuskeln größer als bei den Flexoren
3. Spastik (Erhöhung des Muskeltonus)
4. Gesteigerte Muskeleigenreflexe
5. Klonus
6. Pyramidenbahnzeichen (z. B. Babinski)
7. Fehlen von Fremdreflexen
8. Keine signifikante Atrophie
9. Keine Faszikulationen

16. Welche klinischen Befunde von Hirnstammerkrankungen können schon durch die Anamneseerhebung herausgefunden werden?

Erkrankungen des Hirnstamms manifestieren sich primär mit Hirnnervenausfällen in Kombination mit Zeichen langer Bahnen. Im Prinzip ist der Hirnstamm die Fortsetzung des Rückenmarks, in den die Hirnnerven eingebettet sind. Wie das Rückenmark verlaufen im Hirnstamm die langen Bahnen zum und vom Gehirn oder den subkortikalen Kerngebieten. Die Hauptbahn für die Efferenz der Motorik ist die Pyramidenbahn, für die Afferenzen von Schmerz und Temperatur der Tractus spinothalamicus, für Lage und Vibration die Hinterstrangbahn.

Tabelle 3.1: Hauptsymptome bei Hirnnervenausfällen («DHP»)

Hirnnerv	Symptome
III	Diplopie
IV	Diplopie
V	Hypästhesie im Gesichtsbereich
VI	Diplopie
VII	Paresen der mimischen Muskulatur
VIII	Hypakusis und Vertigo
IX	Dysarthrie, Dysphagie
X	Dysarthrie, Dysphagie
XI	Paresen von Hals und Schultermuskeln
XII	Dysarthrie, Dysphagie (Paresen der Zungenmuskulatur)

All diese Bahnen kreuzen an bestimmten Orten: die Pyramidenbahn an der Decussation pyramidarum in der Medulla, die spinothalamische Bahn bereits im Rückenmark und die Hinterstrangbahnen im unteren Hirnstamm als Lemniscus medialis. Deshalb führen Hirnstammaffektionen nicht zu einem horizontalen «Querschnitt» sondern zu einem vertikalen motorisch-sensiblen «Längsschnitt», in anderen Worten zu Hemiparese und hemisensiblen Ausfällen.

Schädigungen der Hirnnerven im Hirnstamm führen meist zu den «DHP»-Symptomen (siehe **Tab. 3.1**).

17. Welche Fragen sind geeignet, um die Kombination von Symptomen der Hirnnerven und der langen Bahnen herauszufinden?

1. **Symptome der langen Bahnen:** Hat der Patient eine halbseitige Lähmung oder einen Sensibilitätsausfall?
2. **Symptome der Hirnnerven:** Hat der Patient «DHP»-Störungen wie Diplopie, Dysarthrie, Dysphagie, Hypästhesie im Gesicht, Hypakusis, Paresen im Gesichtsbereich?
3. **Gekreuzte Symptome:** Da die langen Bahnen kreuzen, die Hirnnerven dagegen nicht (Ausnahme N. trochlearis!) führen die Hirnstammaffektionen häufig zu ipsilateralen Symptomen im Gesichts- bzw. Kopfbereich und kontralateralen Ausfällen im Körperbereich. Beispielsweise führt eine Läsion im Pons, welche die Pyramidenbahnen betrifft und das Kerngebiet des N. facialis zu einer mimischen Muskelschwäche auf der Seite der Läsion und eine Hemiparese der kontralateralen Körperhälfte. Abhängig von dem Ausmaß der Schädigung kann es bei Hirnstammaffektionen zu bilateralen oder gekreuzten Symptomen kommen.

18. Welche Befunde erwarten Sie bei der körperlichen Untersuchung einer Hirnstammerkrankung?

Die körperliche Untersuchung der prototypischen Hirnstammaffektion lässt sich grob vereinfacht wie eine mathematische Gleichung darstellen:

Ipsilaterale Hirnnervenaffektion + kontralaterale Beteiligung langer Bahnen = Hirnstammerkrankung

Bei der Untersuchung findet man abhängig vom betroffenen Hirnnervenkerngebiet Ptose, Augenmuskelparesen, Pupillenabnormitäten, Nystagmus, Abschwächung von Korneal- und Blinkreflex, Fazialislähmung, Hypästhesie im Gesichtsbereich, Taubheit, Schwindel, Dysarthrie, Dysphagie, Gaumensegeldeviation, Abschwächung des Würgereflex, Schwäche der Kopfdrehung oder/und Schulterhebung oder Zungenparesen.

Zu den Symptomen der langen Bahnen gehören die Hemiparese mit Zeichen der Schädigung des 1. motorischen Neurons (siehe Frage 15) mit distaler Extensorenschwäche bei Hyperreflexie, Spastizität und Pyramidenbahnzeichen. Die halbseitigen Sensibilitätsstörungen können je nachdem alle Modalitäten betreffen.

19. Welche klinischen Symptome von Kleinhirnerkrankungen können durch die Anamnese herausgefunden werden?

Affektionen des Kleinhirns führen zu den Kardinalsymptomen Koordinationsstörung, Ataxie, Ungeschicklichkeit der Bewegungen und Intentionstremor. Sie resultieren aus der Funktionsstörung von Glättungen und Feinsteuerung von Willkürbewegungen, für die das Kleinhirn zuständig ist. Folgende Fragen eignen sich, um diese Symptome herauszufinden:

1. **Koordinationsstörung und Ungeschicklichkeit in den unteren Extremitäten**: Geht der Patient unsicher? Schwankt er wie ein Betrunkener oder hat er einen Seemannsgang? Laien beschreiben zerebelläre Symptome als Gefühl des Betrunkenseins. Tatsächlich beeinflusst ja Alkohol stark die zerebellären Funktionen und führt bei Intoxikation zu den bekannten Symptomen des ataktischen, breitbasigen und torkelnden Gangbildes.
2. **Koordinationsstörung und Ungeschicklichkeit in den oberen Extremitäten:** Hat der Patient Schwierigkeiten mit gerichteten Bewegungen, wie z. B. Anzünden einer Zigarette, den Schlüssel in das Schlüsselloch zu stecken? Der zerebelläre Tremor ist ein Intentionstremor, der bei zielgerichteten Bewegungen intensiviert wird.
3. **Symptome des Hirnstamms**: Sind Symptome einer Hirnstammbeteiligung vorhanden? Da die zerebellären Afferenzen und Efferenzen durch den Hirnstamm laufen und die Blutversorgung des Kleinhirns aus den Gefäßen stammt, die auch den Hirnstamm versorgen, ist eine Kleinhirnerkrankung sehr oft von Hirnstammabnormitäten begleitet und umgekehrt.

20. Was erwarten Sie bei der klinischen Untersuchung von Kleinhirnerkrankungen?

Der Patient hat einen breitbasigen, ataktisch, taumeligen Gang, der insbesondere beim Strichgang auffällig wird. Oft benötigen die Patienten eine Stütze, um nicht zu fallen. Die Feinkoordination der Beine ist erschwert bis unmöglich, was sich beim Versuch zeigt, die Ferse eines Beines am Schienbein des anderen hinuntergleiten zu lassen (Knie-Hacke-Versuch) oder ein bestimmtes Muster am Fußboden abzugehen. Der zerebelläre Tremor ist am deutlichsten an den oberen Extremitäten und wird sichtbar, wenn der Patient mit dem Zeigefinger seine eigene Nase berühren soll (Finger-Nase-Versuch) oder den sich bewegenden Finger des Untersuchers treffen soll (Finger-Folge-Versuch). Gestört sind auch schnell alternierende Bewegungen (Dysdiadochokinese), die sich bei Manövern wie «Glühbirnenschrauben», «Klavierspielen» oder rasches Antippen der Fingerspitzen des 2.–5. Fingers mit dem Daumen der gleichen Hand zeigen.

21. Wie kann man mit Hilfe der Anamnese unterscheiden, ob eine Erkrankung des Gehirns kortikal oder subkortikal ist?

Die Fokussierung auf 4 Hauptgebiete lässt eine Differenzierung zwischen kortikaler und subkortikaler Schädigung mit Hilfe der Anamnese zu:
1. Vorhandensein spezifischer kortikaler Defizite (z. B. Aphasie)
2. Das Muster motorischer und sensibler Defizite
3. Die Art sensorischer Defizite
4. Das Vorhandensein von Gesichtsfelddefekten

22. Welche spezifischen Ausfälle findet man bei kortikalen Schädigungen?

Ein Kardinalsymptom der kortikalen Schädigung in der dominanten Hemisphäre (normalerweise links) ist die Aphasie. Anamnestisch sollte daher nach Störungen der Sprachfunktion (in Abgrenzung von der Sprechfunktion!) gefragt werden, wozu auch das Schreiben, Lesen und das Begreifen gehört. In der nicht-dominanten Hemisphäre sind die kortikalen Dysfunktionen meist deutlich subtiler, verursachen aber meist Störungen des räumlich-örtlichen Empfindens. Patienten mit Schädigungen der nicht-dominanten Hemisphäre haben oftmals einen Neglekt mit Nichtbeachtung oder Ableugnung ihrer eigenen körperlichen Symptome und Befunde. Gerade dies lässt sich rein anamnestisch oft schwierig herausfinden. Die körperliche oder wenn notwendig neuropsychologische Untersuchung hilft dann weiter. Epileptische Anfälle sind übrigens nahezu immer kortikalen Ursprungs.

23. Wie unterscheidet sich das Muster der motorischen und sensiblen Defizite zwischen kortikaler und subkortikaler Schädigung?

Der motorische Homunkulus in der Präzentralregion und in der supplementär motorischen Region repräsentiert den menschlichen Körper auf dem Kopf stehend nahezu über die gesamte Ausdehnung grauen Substanz von Hirnkonvexität und Hemisphärenspalt. Die Neurone für die motorische Kontrolle der unteren Extremitäten liegen nahe dem Interhemisphärenspalt, die Neurone für Rumpf, Arme und Beine liegen umgekehrt auf Hirnkonvexität. Kortikale Läsionen betreffen deshalb oft das Gesicht, die Arme und den Rumpf, sparen aber die Beine aus, die durch die Fissura interhemisphärica geschützt sind. Aus solchen kortikalen Läsionen resultiert daher eine inkomplette gesichts- und armbetonte Hemiparese, die die Beine ausspart.

Im Verlauf der Pyramidenbahn beim Eintritt in subkortikale Regionen konvergieren dann auch die Fasern für die Beine mit denen für Gesicht und Arme. Sie verlaufen dann gemeinsam durch die Capsula interna, die Pedunculi cerebri und die Pyramiden selbst. Daher können selbst kleine aber definierte subkortikale Läsionen (z. B. lakunäre Infarkte) alle Fasern gleichzeitig schädigen und zu einer kompletten Hemiparese mit gleicher Betroffenheit von Gesicht, Arm und Bein führen.

Für die sensiblen Ausfälle gilt eine analoge Argumentation, da der sensible Homunkulus in gleicher Weise das Körperschema repräsentiert und auch diese Fasern gemeinsam durch die Capsula interna verlaufen.

24. Wie unterscheidet sich die Art der sensorischen Ausfälle zwischen kortikalen und subkortikalen Schädigungen?

Die meisten Sinnesmodalitäten (außer dem Geruchssinn) erreichen das «Tor zum Bewusstsein» im Thalamus und benötigen für ihre Perzeption nicht den Kortex. Ein Patient mit schwerer kortikaler Schädigung kann also immer noch Schmerz fühlen. Das gilt auch für Berührung, Vibration und Lagesinn. Liegt eine signifikante Beeinträchtigung wie Taubheit oder Gefühlsverlust vor, so spricht dies eher für eine subkortikale Schädigung.

Kortikale Sensibilitätsverluste sind eher feiner und betreffen kompliziertere Vorgänge der sensiblen Prozessierung wie die Zweipunkte-Diskrimination, die akurate Lokalisation von Perzeptionen, die Stereognose und die Graphästhesie (Erkennung von geschriebenen Zahlen und Figuren auf die Haut). Durch die Anamnese allein lassen sich diese Symptome nur sehr schwierig herausfinden.

25. Wie unterscheiden sich visuelle Symptome zwischen kortikalen und subkortikalen Schädigungen?

Die Sehbahn verläuft nahezu in ihrer gesamten Ausdehnung subkortikal. Optische Impulse verlaufen im N. opticus, kreuzen zum Teil im Chiasma opticum (die nasalen Retinahälften kreuzen, die temporalen bleiben auf der gleichen Seite), laufen als Tractus opticus in den Thalamus (Corpus geniculatum laterale) und erreichen als Radiatio optica den okzipitalen Kortex. Kortikale Läsionen, wie z. B. solche die motorische, sensible Rindenfelder oder die Sprachareale schädigen, liegen zu oberflächlich um die Sehbahn zu betreffen und führen deshalb auch nicht zu Gesichtsfeldausfällen. Subkortikale Läsionen dagegen schädigen oft auch mit die Sehbahn und führen abhängig von ihrer Lokalisation zu charakteristischen Gesichtsfelddefekten. Primär sprechen als Gesichtsfelddefekte für eine subkortikale Lokalisation einer Schädigung. Natürlich führt eine Läsion im okzipitalen Kortex wie z. B. beim Infarkt der A. cerebri posterior auch zu Gesichtsfeldausfällen. Diese beeinträchtigen aber nicht gleichzeitig motorische, sensible oder andere kortikale Funktionen und können daher auch nicht mit dem typischen Muster subkortikaler Läsionen verwechselt werden.

26. Welche körperlichen Untersuchungsbefunde erwarten Sie bei subkortikalen oder kortikalen Erkrankungen des Gehirns?

Die körperlichen Untersuchungsbefunde entsprechen den anamnestisch eruierbaren Ausfällen:
1. **Kortikale Dysfunktion:** Die Patienten sind aphasisch, haben Störungen der räumlich-örtlichen Empfindung oder Krampfanfälle.
2. **Motorische Beteiligung:** Bei motorischen Ausfällen zeigen sich die Charakteristika einer Schädigung des 1. motorischen Neurons mit dominierender Betroffenheit von Gesicht und Arm bei kortikalen Läsionen, Gesicht, Arm und Bein bei subkortikalen Läsionen.
3. **Sensibel/sensorische Dysfunktionen:** Bei subkortikalen Schädigungen findet man Störungen bei den primären sensiblen Qualitäten wie verminderte Empfindung von Nadelstichen (Schmerzwahrnehmung) oder Abschwächung der Vibrationsempfindung. Bei kortikalen Schädigungen sind die primären sensiblen Qualitäten meist relativ normal, pathologisch sind z. B. Zweipunkte-Diskrimination, Stereognosie oder Graphästhesie.
4. **Gesichtsfelddefekte:** Bei Patienten mit subkortikalen Erkrankung finden sich häufig Gesichtsfelddefekte, bei kortikalen Erkrankungen (mit Ausnahme definiert okzipitaler Schädigung) keine.

27. Wie genau sind Anamnese und körperliche Untersuchung bei der Diagnoseerhebung neurologischer Erkrankungen?

Die klinische Untersuchung hat bei der Lokalisationsdiagnostik neurologischer Erkrankungen eine hohe Genauigkeit. Sobald eine Schädigung auf eine der hauptsächlichen anatomischen Regionen von Muskulatur und Nervensystem beziehbar ist, ergibt sich oftmals die ätiologische Klärung von selbst. Kann beispielsweise eine Symptomatik auf die neuromuskuläre Synapse bezogen werden, so engt sich die Differentialdiagnose auf myasthene Syndrome ein (V. a. Myasthenia gravis oder Lambert-Eaton-Syndrom) und eine weiterführende laborchemische, bildgebende und neurophysiologische Diagnostik erbringt die Konkretisierung. **Die Anatomie impliziert also häufig die Ätiologie neurologischer Erkrankungen.**

Eine gute Strategie von neurologischer Befragung zusammen mit der systematischen körperlichen neurologischen Untersuchung ist daher eine sehr erfolgversprechende Vorgehensweise zur Diagnosestellung beim neurologischen Patienten.

Literatur und Lehrbücher Neurologie

1. Berlitz P (Hrsg.): Klinische Neurologie, Berlin, Springer, 1999.
2. Caplan L: The Effective Clinical Neurologist. Cambridge, Blackwell Scientific Publications, 1990.
3. Haerer A: Dejong's The Neurologic Examination, 5. Aufl. Philadelphia, J. B. Lippincott, 1992.
4. Hopf HCH, Deuschl G, Diener HZ (Hrsg.): Neurologie in Praxis und Klinik, 3. Aufl., Stuttgart, Thieme, 1999.
5. Hufschmidt A, Lücking C: Neurologie compact, 2. Aufl., Stuttgart, Thieme, 1999.
6. Kunze K (Hrsg.): Praxis der Neurologie, 2. Aufl., Stuttgart, Thieme, 1999.
7. Masuhr KF, Neumann, M: Neurologie – Duale Reihe, 4. Auflage, Hippokrates, 1998.
8. Mumenthaler M, Mattle H: Neurologie, 10. Aufl., Stuttgart, Thieme, 1996.
9. Poeck K, Hacke W: Neurologie, 10. Aufl., Berlin, Springer, 1998.
10. Schenk E: Neurologische Untersuchungsmethoden. Stuttgart, Thieme, 1992.

4. Erkrankungen der Muskulatur

Yadollah Harati

Allgemeines

1. Was sind Myopathien?
Myopathien sind Erkrankungen des Muskels, die akute, subakute und chronische Muskelschwäche, Myalgien, Muskelspasmen, Muskelsteife, Asthenie und Müdigkeit oder Myoglobinurie verursachen.

2. Woraus entwickelt sich embryologisch die Skelettmuskulatur?
Muskeln entwickeln sich aus der mesodermalen Zellpopulation, die in den Somiten entsteht. Das die Muskeln umgebende Bindegewebe geht aus einem anderen embryonalen Gewebe hervor, dem somatopleuralen Mesoderm.

3. Was sind Myoblasten, Myotuben, Myofibrillen und Muskelfasern?
Myoblasten sind mononukleäre Zellen, mit der Fähigkeit zur Zellfusion und zur Synthese kontraktiler Proteine. **Myotuben** sind lange, zylindrische, multinukleäre (synzytiale) Zellen, gebildet aus einer Fusion von Myoblasten. Sobald ihre zentralen Nuklei in späteren Stadien der Entwicklung in eine subsarkolemmale Position verschoben sind, werden sie **Muskelfasern** genannt. Das Vorkommen von zentralen Nuklei bei einem sonst unauffälligen adulten Muskel ist ein wichtiges Zeichen der Muskelregeneration. Jede adulte Muskelfaser ist vollgepackt mit zahlreichen **Myofibrillen**, bestehend aus hexagonalen Anordnungen dicker und dünner kontraktiler Filamente. Myosin ist der Hauptbestandteil der dicken, Aktin das Protein der dünnen Filamente.

4. Was ist eine motorische Einheit?
Eine motorische Einheit besteht aus einem Motoneuron, seinem Axon und den terminalen axonalen Verzweigungen sowie den Muskelfasern, die durch sie versorgt werden. Muskelfasern, die zu einer motorischen Einheit gehören haben alle denselben histochemischen Typ.

5. Wie viele verschiedene Muskelfasertypen unterscheidet man histochemisch?
Typ-I-Fasern sind sog. langsame, «rote» Muskelfasern, die fortwährend arbeiten und Dauerleistung vollbringen (z. B. autochthone Rückenmuskulatur). Die «weißen» Muskelfasern (**Typ-II-Fasern**) sind dicker (ca. 100 μm gegenüber 50 μm bei «roten»), enthalten mehr endoplasmatisches Retikulum und Myofibrillen und kontrahieren sich schneller und intensiver, wie es beispielsweise bei kurzfristigen Hochleistungen notwendig ist. Die Typ-II-Fasern werden nach Anzahl der Mitochondrien und der Enzymaktivität noch unterteilt in **Typ-II-A-Fasern** («rote, schnelle Fasern»), **Typ-II-B-Fasern** («weiße, schnelle Fasern») und **Typ-II-C-Fasern** (Hybrid- oder Übergangsfasern).

6. Nennen Sie Beispiele für Muskelerkrankungen, bei denen selektiv die Typ-I oder die Typ-II Fasern atrophieren
1. Myotone Dystrophie (Curschmann-Steinert): Typ-I
2. zentronukleäre (myotubuläre) Myopathie: Typ-I
3. Inaktivitätsatrophie: Typ-II
4. Erkrankungen des 1. (zentralen) Motoneurons: Typ-II
5. Myopathie bei Hyperthyreose: Typ-II
6. Steroid-Myopathie: Typ-II

Diagnose und Differentialdiagnose

7. Nennen Sie die wichtigsten Myopathien

Myopathien sind hinsichtlich Ätiologie und klinischem Erscheinungsbild sehr heterogen. Sie umfassen eine Vielzahl von hereditären Erkrankungen, daneben erworbene Myopathien wie metabolische, toxische, endokrine oder entzündliche Muskelerkrankungen. Gemeinsam ist diesen Erkrankungen eine mehr oder weniger im Vordergrund stehende Muskelschwäche und Muskelhypotonie mit, je nach Krankheitsbild, primär unterschiedlich betroffenen Muskelgruppen (proximal, distal). Die nachfolgende Liste gibt eine Übersicht der wichtigsten Myopathien:

1. **Muskeldystrophien:** Muskeldystrophie Typ Duchenne, myotone Dystrophie (Curschmann-Steinert) etc.
2. **Kongenitale Myopathien:** Kearns-Sayre Syndrom, «central core»-Erkrankung etc.
3. **Inflammatorische Myopathien:** Polymyositis, Dermatomyositis etc.
4. **Toxische Myopathien:** Alkohol, Zidovudin etc.
5. **Endokrine Myopathien:** Hypothyreose, Nebenniereninsuffizienz etc.
6. **Infektiöse Myopathien:** Trichinose, AIDS etc.

8. Was sind die drei wichtigsten Untersuchungen bei Patienten mit Verdacht auf eine Muskelerkrankung?

Oftmals kann eine Diagnose gestellt werden, indem die klinischen Befunde durch die Ergebnisse von 3 Schlüsseluntersuchungen erweitert werden:
(1) Creatinkinase-Spiegel im Serum (CK),
(2) Elektromyographie (EMG), und
(3) Muskelbiopsie.

9. Welche Manöver lassen Sie den Patienten zur Untersuchung der Motorik durchführen, wenn Sie den Verdacht auf eine Muskelerkrankung haben?

1. Vom Stuhl aufstehen mit verschränkten Armen.
2. Den Untersuchungsraum abschreiten auf Zehen (Zehengang) und Hacken (Hackengang).
3. Einbeinhüpfen.
4. Kniebeugen.
5. Treppensteigen.
6. Horizontale Maximalabduktion der Arme.
7. Kopfheben aus der Horizontalen.
8. Aus der Rückenlage aufstehen mit Händen über dem Kopf.
9. In Bauchlage Kopfheben, Schulterheben und Nackenstrecken.

10. Welche Myopathien beim Erwachsenen gehen mit einem erhöhten Creatinkinase-Spiegel im Serum (CK) einher?

1. Inflammatorische (entzündliche) Myopathien (z. B. Polymyositis, Dermatomyositis)
2. Alkoholmyopathie
3. Medikamenten-induzierte Myopathien (Clofibrat, Colchizin, Betablocker, Ciclosporin, Vincristin, ϵ-Aminocapronsäure, Amphetamine, Barbiturate, Heroin, Kokain usw.)
4. Infektiöse Myopathien (AIDS, Trichinose, Toxoplasmose)
5. Myopathie bei Hypothyreose
6. Metabolische Myopathien (Saure Maltase-Mangel = Glykogenose Typ II Pompe, Muskelphosphorylase-Mangel = Glykogenose Typ V McArdle – adulte Form, Phosphofruktokinase-Mangel = Glykogenose Typ VII Tarui)
7. Formen der progressiven Muskeldystrophie (z. B. Typ Duchenne DMD, Typ Becker-Kiener BMD, Gliedergürtelformen = «limb-girdle muscular dystrophy» LGMD)

Daneben auch können auch neurogene Erkrankungen wie verschiedene Formen der spinalen Muskelatrophie zu einer CK-Erhöhung führen.

11. Wie geht man diagnostisch bei einer plötzlich aufgetretenen, aber persistierenden CK-Erhöhung vor?

1. Bestimmung der Herkunft durch Testung auf die verschiedenen Isoenzyme: **CK-MB** (Herzmuskel), **CK-BB** (Gehirn) oder **CK-MM** (Skelettmuskel).
2. Ist die **CK-MM** erhöht ist zu denken an:
   (1) erworbene Myopathien wie metabolische oder entzündliche,
   (2) Medikamente oder Toxine (Cholesterinsenker, Alkohol etc.),
   (3) Muskeltraumata (Injektionen, EMG-Untersuchung, Operationen, Ischämien, extreme körperliche Anstrengungen, Kontusionen),

(4) neurogene Muskelerkrankungen (Motoneuron-Erkrankungen).
3. Klagt der Patient über Muskelschwäche, Myalgien, Krämpfe oder Muskelverspannung muss ein **Elektromyogramm** (EMG) durchgeführt werden.
4. Zeigt das EMG ein pathologisches Muster, sollte eine **Muskelbiopsie** erfolgen.
5. Zeigt die Biopsie krankheitsspezifische Veränderungen, die eine exakte Diagnose erlauben (z. B. Myositis, Glykogen-Speichererkrankungen, Muskeldystrophien), wird eine entsprechende Therapie begonnen.
6. Ist das **EMG normal** und die CK-Erhöhung persistiert bei ansonsten unauffälliger Anamnese oder körperlichem Befund, sollte der Patient in periodischen Abständen untersucht werden. In diesem Fall bringt eine Muskelbiopsie selten weitere nützliche Informationen.

12. Nennen Sie Erkrankungen, die mit einer Muskelhypertrophie einhergehen

Erkrankungen, welche mit Muskelhypertrophie assoziiert sind oder sein können (Hypertrophie/Pseudohypertrophie) sind in **Tabelle 4.1** aufgelistet.

13. Nennen Sie Erkrankungen der Muskulatur, die zu einer respiratorischen Insuffizienz führen können
Siehe **Tabelle 4.2**

14. Welche Myopathien können mit Schluckstörungen assoziiert sein?
Eine Reihe von Erkrankungen des Muskels können mit dysphagischen Beschwerden assoziiert sein. Die wichtigsten sind in der **Tabelle 4.3** angegeben.

15. Welche Myopathien können sich als Kardiomyopathie (CMP) präsentieren
Eine Reihe von Muskelerkrankungen kann mit einem Befall der Herzmuskulatur bzw. einer Kardiomyopathie einhergehen. In einigen Fällen ist diese für die Prognose der Erkrankung entscheidend. **Tabelle 4.4** gibt eine Zusammenstellung der wichtigsten Myopathien, die mit einer Kardiomyopathie einhergehen.

Tabelle 4.1: Erkrankungen, welche mit Muskelhypertrophie assoziiert sind oder sein können (Hypertrophie/Pseudohypertrophie)

1. Muskeldystrophie Typ Duchenne (DMD): v.a. Wade, M. deltoideus, Zunge
2. Muskeldystrophie Typ Becker-Kiener (BMD): v.a. Wade, M. deltoideus, Zunge
3. Gliedergürteldystrophie («limb-girdle muscular dystrophies» LGMD): zumeist Beckengürtel
4. Myotonia congenita (Typ Thomsen, Typ Becker): athletischer Körperbau
5. Zystizerkose
6. Amyloidose
7. Saure Maltase-Mangel (Glykogenose Typ II Pompe)
8. Myopathie bei kongenitalem Hypothyreoidismus (Kocher-Debré-Sémélaigne-Syndrom)
9. Hyperkaliämische periodische Lähmung (hyperPP, Gamstorp)
10. Akromegalie
11. Flier-Syndrom: Insulinresistenz, Acanthosis nigicans
12. Hereditäre motorische und sensible Neuropathien (HMSN)
13. Chronische inflammatorische demyelinisierende Polyneuropathie (CIDP)
14. Sarkoidose: fokale Hypertrophie

Tabelle 4.2: Muskelerkrankungen, die zu einer Ateminsuffizienz führen können

1. Muskeldystrophien (Typ Duchenne, Typ Becker-Kiener, Gliedergürteldystrophie, Typ Emery-Dreifuß, kongenital)
2. Myotone Dystrophie (Curschmann-Steinert)+
3. Nemaline-Myopathie+
4. zentronukleäre (myotubuläre) Myopathie+
5. Saure Maltase-Mangel (Glykogenose Typ II Pompe)+
6. Carnitin-Mangel
7. Mitochondriale Myopathien
8. Polymyositis

+ eine Ateminsuffizienz kann das führende Symptom sein

Tabelle 4.3: Zusammenstellung der wichtigsten Myopathien, die mit Dysphagie assoziiert sind

1. Okulopharyngeale Muskeldystrophie (OPMD)
2. Myotone Dystrophie (Curschmann-Steinert)
3. Polymyositis
4. Einschlusskörperchen-Myositis («inclusion body myositis» IBM)
5. Mitochondriale Myopathien
6. Muskeldystrophie Typ Duchenne (DMD)

Tabelle 4.4: Myopathien, die mit einem Befall der Herzmuskulatur einhergehen (Kardiomyopathie, CMP)

Erkrankung	Anmerkung
1. Myotone Dystrophie (Curschmann-Steinert)	selten, häufig Reizleitungsstörungen Herzinsuffizienz
2. Gliedergürtel-Dystrophie («limb-girdle muscular dystrophies», LGMD)	selten, Arrhythmien, Herzinsuffizienz

3. Dystrophinopathien
    Muskeldystrophie Typ Duchenne
    Muskeldystrophie Typ Becker-Kiener
	
	meist dilatative Kardiomyopathie
	klinisch meist stumm, Arrhythmien

4. Muskeldystrophie Emery-Dreifuß	obligate Herzbeteiligung (Reizleitungsstörungen z. B. AV-Block)
5. Carnitin-Mangel	Herzinsuffizienz
6. Polymyositis	Arrhythmien, Herzinsuffizienz
7. Kearns-Sayre-Syndrom (KSS)	progressive externe Ophthalmoplegie mit fakultativer Myopathie und kardialem Reizleitungsblock
8. Hyperkaliämische periodische Lähmung (hyperPP)	Arrhythmien
9. Mitochondriale Myopathien	
10. Nemaline-Myopathie	

Metabolische Myopathien und Krampi

16. Was sind Krampi?

Muskelkrämpfe oder Krampi sind schmerzhafte, unwillkürliche Spasmen der quergestreiften Muskulatur, die mehrere Sekunden bis Minuten anhalten können und einen Teil oder den gesamten Muskel betreffen. Sie greifen nicht auf den Antagonisten über. Sie können durch körperliche Belastung oder leichte Willküraktivität der betroffenen Muskulatur ausgelöst werden, treten häufiger jedoch auch ohne erkennbaren Triggermechanismus in Ruhe auf. Typisch ist die Häufung nachts. In der Regel treten Muskelkrämpfe in der Fuß- oder Unterschenkelmuskulatur auf, seltener sind der M. biceps brachii, die Fingerextensoren oder der M. myohyoideus betroffen. Alkohol, eine Reihe von Medikamenten, sowie metabolische und physikalische Faktoren stellen Prädispositionsfaktoren dar. Der Terminus Krampi gilt spezifisch und sollte differentialdiagnostisch nicht mit unwillkürlichen Muskelkontraktionen (Faszikulationen) oder Symptomen wie Kontrakturen, Spasmus, Spastizität oder Myalgien verwechselt werden.

17. Geben Sie ein Klassifikation von Muskelerkrankungen an, welche mit Muskelkrämpfen und Schmerzen einhergehen

Die **Tabelle 4.5** gibt eine Nosologie der Krampi

18. Manche Menschen haben nach ungewöhnlicher körperlicher Anstrengung Muskelschmerzen und «Muskelkater». Spielt die Art und Weise der körperlichen Anstrengung eine Rolle für das Ausmaß der muskulären Probleme?

Ja. Aktivitäten, bei denen die Muskeln überwiegend verkürzt werden (**konzentrische Aktivierung**) rufen weniger Muskelschmerzen oder «Muskelkater» hervor, als Tätigkeiten, bei denen die Muskeln gedehnt werden (**exzentrische Aktivierung**). Ein Beispiel für eine solche **exzentrische** Aktivierung ist die Beinmuskulatur beim Abwärtssteigen auf Treppen. Hat eine gesunde Person nach körperlicher Anstrengung eine **Erhöhung der CK**, ist es auch wichtig nach der Form der Aktivität zu fragen. Nach exzentrischer Beinaktivität wurden bereits nach 30 Minuten 10- bis 100-fache Erhöhungen der CK beobachtet. Gerade diese Form der Körperanstrengung kann einen vorerkrankten Muskel schädigen. Auch

Tabelle 4.5: Klassifikation der Krampi

I Erkrankungen des Muskelenergiestoffwechsels (metabolische Myopathien)

1. Störungen im Kohlenhydrat-Stoffwechsel (Glykogenosen)
Myophosphorylase-Mangel (Glykogenose Typ V McArdle)
Phosphofruktokinase-Mangel (Glykogenose Typ VII Tarui)
Phosphorylase-b-Kinase-Mangel (Glykogenose Typ VIII)
Phosphoglycerat-Kinase-Mangel (Glykogenose Typ IX)
Phosphoglycerat-Mutase-Mangel (Glykogenose Typ X)
Laktat-Dehydrogenase-Mangel (Glykogenose Typ XI)

2. Störungen im Lipid-Stoffwechsel
Carnitin-Palmityl-Transferase-Typ-I-Mangel
Carnitin-Palmityl-Transferase-Typ-II-Mangel

3. Störungen im Purinstoffwechsel
Myoadenylatdesaminase-Mangel (MADA-Mangel)

II Erkrankungen aufgrund anderer Muskeldysfunktionen

1. Störungen im sarkoplasmatischen Retikulum
Lambert-Brody-Syndrom (Brody-Syndrom): Störung der sarkoretikulären Kalziumaufnahme

2. Myalgien bei anderen Dysfunktionen des Muskels
Myalgien bei tubulärer Aggregation
Myalgien bei intrazellulärer Azidose
Myalgien bei Struktur- oder Funktionsstörungen der Mitochondrien
Myalgien bei niedrigem ATPase oder Phosphokreatin-Gehalt in Myosin
Myalgien bei Typ-II-Muskelfaser Übergewicht

III Myotonische Syndrome
Myotonia congenita (Thomsen-Myotonie)
Myotonia congenita (Becker-Myotonie)
Myotone Dystrophie (Curschmann-Steinert)
Paramyotonia congenita (Eulenburg)
Periodische Lähmungen (periodische Paralyse, familiäre dyskaliämische periodische Lähmungen)
    Hypokaliämische periodische Lähmung (hypoPP)
    Hyperkaliämische periodische Lähmung (hyperPP, Adynamia episodica)
Schwartz-Jampel-Syndrom (Chondrodystrophische Myotonie)
Acetamolamid-responsive Myotonie
Myotonisches Syndrom bei Tumorerkrankungen

in der physikalischen Therapie sollte auf diese Besonderheit geachtet werden.

19. Bei einem 19 Jahre alten Mann ist eine belastungsabhängige Muskelschwäche sowie Muskelkrämpfe nach körperlicher Anstrengung anamnestisch bekannt. Bei der Bundeswehr muss er 50 Treppenstufen nach oben laufen. Wenige Stunden später bemerkt er dunklen Urin (Coca-Cola-Urin) und hat Fieber, Schüttelfrost sowie extreme Muskelschmerzen. Das Blutbild zeigt eine leichte Anämie, normale weiße Blutkörperchen und eine Erhöhung der Retikulozyten. An welche Differentialdiagnosen denken Sie?

Der Patient hat am wahrscheinlichsten einen **Phosphofruktokinase-Mangel (Glykogenose Typ VII Tarui)**. Die Phosphofruktokinase (PFK) kommt sowohl im Muskel (PFK Typ M) als auch in den Erythrozyten (PFK Typ R) vor. Den Patienten mit der Tarui-Erkrankung fehlt das Muskelisoenzym der Phosphofruktokinase (Typ M) komplett. Der Vererbungsmodus dieser ist Glykogenose autosomal rezessiv. Manche asymptomatischen Patienten fallen durch eine verminderte Erythrozyten-PFK-Aktivität (Typ R) auf. Das Fehlen der Muskel-PFK führt zur Blockierung der Glykolyse. **Belastungsabhängige Muskelschwäche, -schmerzen oder -steifheit,** die sich rasch nach körperlicher Aktivität einstellt, gehören zu den Leitsymptomen. Normalerweise verschwinden die Symptome nach Minuten bis mehreren Stunden. Ein **Ausdauertraining** ist von therapeutischem Nutzen. Bei leichteren Dauerbelastungen kann der metabolische Block durch die Verbrennung von freien Fettsäuren umgangen werden, was therapeutisch als sogenannter «**second wind**» genutzt wird.

Das klinische Bild der Glykogenose Typ VII ähnelt sehr dem **Myophosphorylase-Mangel (Glykogenose Typ V McArdle)**, die hämolytische Anämie mit der Erhöhung der Retikulozyten deutet jedoch auf die PFK-Defizienz. Bei der McArdle-Erkrankung kommt es in 50% zu episodischer **Rhabdomyolyse** mit Myoglobinurie («Coca-Cola-Urin»), in 25% sogar zum Nierenversagen (diese schweren Symptome sind bei der Tarui-Erkrankung seltener). Manche Patienten entwickeln im Krankheitsverlauf eine bleibenden Muskelschwäche.

20. Wie wird die McArdle-Erkrankung therapiert?

Die Behandlung des Myophosphorylase-Mangels (Glykogenose Typ V McArdle) beginnt mit der Beratung über die Risiken einer belastungsinduzierten **Rhabdomyolyse**. Die Patienten müssen lebenslang übermäßige körperliche Anstrengungen vermeiden und sich sofort in ärztliche Betreuung begeben, sobald sich eine **Myoglobinurie** einstellt. Bei einigen Patienten scheint sich die Arbeitskapazität zu vergrößern, wenn der metabolische Block therapeutisch durch die Gabe von Intermediärprodukten der Glykolyse (z.B. Glukose, Fruktose) umgangen wird. Langfristig helfen diese Versuche meist unzureichend und sind zudem von einer massiven Gewichtszunahme begleitet. Die Injektion von **Glukagon** zur Beschleunigung der Glykogenolyse in der Leber und zur Erhöhung des Blut-Glukosespiegels führt nicht bei allen Patienten zum Erfolg. Wiederholte Injektionen verbieten sich zudem als Langzeittherapie. Diäten mit niedriger Kohlehydratzufuhr oder hoher Fettzufuhr zeigen keine Effekte auf das Krankheitsbild. Spezielle Aminosäurediäten (v.a. Alanin) können positiv wirken. Ein **Ausdauertraining** ist von Nutzen. Bei leichteren Dauerbelastungen kann der metabolische Block durch die Verbrennung von freien Fettsäuren umgangen werden, was therapeutisch als sogenannter «**second wind**» genutzt wird.

In vivo P31-NMR-Spektroskopie-Untersuchungen haben gezeigt, dass sich die Aktivitäts-Toleranz unter oraler Proteindiät normalisiert, während intravenöse Aminosäure-Infusionen keine Effekte erbrachten. Intramuskuläre Proteinspeicher scheinen eine alternative Energiequelle zu sein, die den metabolischen Block partiell korrigieren können.

21. Welche Differentialdiagnosen gibt es zur adulten Form des Saure-Maltase-Mangels?

Der Saure Maltase-Mangel resultiert aus einem Gendefekt des lysosomalen Enzyms Alpha-Glykosidase (saure Maltase), die bei Kindern (maligne frühinfantile Form, Glykogenose Typ II Pompe) und bei Erwachsenen unterschiedliche Erkrankungen verursacht. Die Spätform präsentiert sich entweder um die 3. (**juvenile Form**) oder um die 5. Lebensdekade (**adulte Form**) mit schmerzloser, plötzlicher Muskelschwäche des Beckengürtels, welche sehr häufig als **Polymyositis, Motoneuronerkrankung, Myotone Dystrophie** oder **Beckengürteldystrophie** («limd girdle muscular dystrophy» LGMD) fehldiagnostiziert wird. Die Atemmuskulatur kann frühzeitig betroffen sein. Da die Creatinkinase (CK) normalerweise leicht erhöht ist und auch die EMG-Befunde der Polymyositis sehr ähneln, ist eine Muskelbiopsie für die Diagnosestellung äußerst hilfreich.

Lichtmikroskopischer Leitbefund ist die **vakuoläre Myopathie** mit Anhäufung PAS-positiver Materialien und Aktivitätssteigerung der sauren Phosphatase. Ultrastrukturell sind die Glykogenpartikel in Vakuolen angeordnet, die von einer Einheitsmembran umgeben sind. Ähnliche Vakuolen findet man auch bei der **Chloroquin-Myopathie**. Der Mangel an saurer Maltase kann auch in den Leukozyten der Patienten nachgewiesen werden.

22. Nennen Sie die klinischen Symptome der Carnitin-Myopathie. Wie behandelt man sie?

Carnitin spielt in den Muskelfasern eine wesentliche Rolle beim Metabolismus der Fettsäuren. Der **Carnitin-Mangel** verursacht eine langsam-progrediente Schwäche der Gliedmaßen, der Hals- und Rumpfmuskulatur, beginnend in der frühen Kindheit oder erst im Erwachsenenalter. Eine Kardiomyopathie (teilweise schwerwiegend und tödlich) sowie eine begleitende periphere Neuropathie kann hinzukommen. Myalgien und Muskelkrämpfe (Krampi) sind selten. Die CK ist leicht erhöht, manchmal auch normal, die Transaminasen sind erhöht. Im Muskel ist Carnitin (freies Carnitin und Acyl-Carnitin) reduziert, im Serum oder in der Leber ist es normal. Pathologisch findet man in den Muskelfasern eine Neutralfettspeicherung.

Die **Therapie** besteht in fettarmer, kohlenhydratreicher Diät (mittelkettige Triglyceride, Vermeidung langkettiger Triglyceride), Steroiden (40 bis 80 mg Prednison) und der **Substitution mit oralem L-Carnitin** (Kinder 50–100 mg/kg KG/Tag in mehreren Dosen, Erwachsene 2–4 g/Tag).

23. Wie führt man einen Ischämietest durch? Geben Sie eine Beurteilung möglicher Testergebnisse an

Der Ischämie-Test (LAER-«lactate ammonia exercise ratio»-Test) wird zur Diagnostik metabolischer Myopathien, wie z. B. der McArdle-Erkrankungen, benutzt. Durch Manschettendruck am Oberarm wird eine Ischämie bewirkt, in deren Folge es zur Lakat-Produktion kommt. Deren Ausmaß ist ein Hinweis für einen metabolischen Block in der Glykolyse oder der Glykogenolyse.

Durchführung:
1. Blutdruckmanschette am Oberarm anlegen, Butterfly legen, Basiswert Laktat und Ammoniak abnehmen.
2. Manschette bis zum doppelten systolischen Blutdruck aufpumpen und für 1 Minute rhythmischen Faustschluss mit maximaler Kraft durchführen lassen (ca. 1/Sekunde) (Normalpersonen können mit guter Motivation etwa 180 Sekunden durchhalten, bevor Schmerzen und Ermüdung zum Abbruch zwingen).
3. Druck ablassen; Blutentnahme nach 1, 3, 5, 10 und 20 Minuten
(Abnahme für Laktat-Wert: gekühlte Na-Fluorid beschichtete Röhrchen; Abnahme für Ammoniak-Wert: gekühlte EDTA-Röhrchen).
Für Normalpersonen gelten **folgende Normwerte**: Laktat 0,5–2,2 mmol/l, Ammoniak 11–35 µmol/l. Der normale Laktat-Anstieg beträgt mehr als 100% (3- bis 5-fach; $3,5 \pm 1,1$ mmol/l) innerhalb 5 Minuten nach Druckablass. Der Ausgangswert sollte innerhalb von 30 Minuten erreicht sein. Der Ammoniak-Wert im venösen Blut steigt auf 105 ± 39 µmol/l.

Folgende Testergebnisse und Beurteilungen sind möglich:
1. Normaler Anstieg von Laktat und Ammoniak: Normalbefund (schließt Enzymdefekt nicht aus!).
2. Fehlender Laktatanstieg, normaler Ammoniakanstieg: Defekt der Glykolyse oder Glykogenolyse.
3. Fehlender Ammoniakanstieg, normaler Laktatanstieg: Myoadenylat-Desaminase-Mangel (MADA) oder ähnliche Störungen des Purinstoffwechsels.
4. Fehlender oder reduzierter Anstieg von Laktat und Ammoniak: Parese oder mangelnde Mitarbeit.

24. Bei der EMG-Untersuchung lösen leichteste Bewegungen der Nadel hochfrequente Entladungsserien verkürzter Potentiale wechselnder Amplitude aus. Wie nennt man dieses Phänomen? Bei welchen Erkrankungen findet man sie typischerweise?

Man nennt dieses Phänomen **myotone Entladungen** (**myotone Salven**). Die Frequenz- und Amplitudenmodulationen ergeben ein charakteristisches «Sturzkampfbombergeräusch», welches sich aufgrund einer kontinuierlichen und repetitiven Entladung der Muskelfasern infolge Stimulation ausbildet.

Diese myotonen Entladungen findet man bei folgenden Erkrankungen:
1. **Myotone Syndrome**:
   - Myotonia congenita (Thomsen-Myotonie): Ionenkanalerkrankung eines Chloridkanals,
   - Myotonia congenita (Becker-Myotonie): Ionenkanalerkrankung eines Chloridkanals,
   - Paramyotonia congenita (Eulenburg): Ionenkanalerkrankung eines Natriumkanals.
2. **Myotone Dystrophie (Curschmann-Steinert)**: CTG-Expansion (> 50–2000) im «myotonic dystrophy»-Gen auf Chromosom 19q13.3; Membrandefekt bislang nicht charakterisiert.
3. **Proximale myotone Myopathie (PROMM)**: phänotypisch ähnliche Erkrankung wie myotone Dystrophie, jedoch ohne nachweisbare CTG-Expansion im Gentest auf Chromosom 19q13.3.
4. **Schwartz-Jampel-Syndrom** (chondrodystrophische Myotonie): keine muskuläre Myotonie sondern eine Störung der Motoneurone mit pseudomyotoner und myokymieartiger elektromyographischer Aktivität in einigen Muskeln; autosomal-rezessiver Ergang; Natriumkanalerkrankung.
5. Infantile (Glykogenose Typ II Pompe), juvenile und adulte Form des **sauren Maltase-Mangels** (**Glykogenose**).
6. **Hyperkaliämische periodische Lähmung** (hyperPP; Adynamia episodica): Natriumkanalerkrankung.

25. Was sind Myokymien, Myorhythmien und Myoklonien?

Myokymien (griech. kyma: die Welle) sind langsame Kontraktionen in wechselnden Gruppen von Muskelfasern (Muskelwogen), die kaum einen Bewegungseffekt haben, aber an der Hautoberfläche sichtbar werden. Diese kontinuierliche Undulationen einer Gruppe von Muskelfasern wird durch die sukzessive spontane Kontraktion von motorischen Einheiten verursacht. Im EMG sieht man sie als Gruppen von 2–10 Potentialen, die bei 5–60 Herz feuern und sich in 0,2–1,0 Sekunden-Intervallen wiederholen. Man findet Myokymien häufig in den Gesichtsmuskeln (**faziale Myokymie**). Sie treten bei einer Reihe von Hirnstammerkrankungen (v. a. Multiple Sklerose), nach Bestrahlungsschäden von Nerven, beim Guillain-Barré-Syndrom, bei chronischen Polyneuropathien, bei Gold-Therapie und beim Isaacs-Syndrom (Neuromyotonie) auf.

Myorhythmien sind eine andere Sonderform von abnormen Muskelaktivitäten. Dies sind rasche und rhythmische (1–3 pro Sekunde) ablaufende Muskelzuckungen, z. B. des Gaumensegels oder des Kehlkopfes.

Myoklonien (griech. Klonos: heftige Bewegungen) sind unwillkürliche, plötzliche, kurzdauernde, zum Teil repetitive Kontraktionenen einzelner, auch symmetrischer Muskeln oder Muskelgruppen mit und ohne Bewegungseffekt (siehe dazu Kap. 11).

26. Was ist das Isaacs-Syndrom?

Das **Isaacs-Syndrom** ist in der Literatur unter verschiedenen anderen Namen beschrieben worden, darunter **Neuromyotonie, Syndrom der Myokymie mit gestörter Muskelrelaxation, Pseudomyotonie, Armadillo-Erkrankung, Syndrom der kontinuierlichen Muskelaktivität peripheren Ursprungs**. Der Beginn dieser Erkrankung liegt typischerweise in der 2. oder 3. Lebensdekade, beide Geschlechter sind gleich häufig betroffen. Die Beschwerden beinhalten Muskelsteifheit, intermittierende Muskelkrämpfe (Krampi), Schwierigkeiten beim Kauen, Sprechen oder sogar Atmen. Das Hauptsymptom des Isaacs-Syndrom ist die **Myokymie**. Einige Patienten haben eine Hyperhidrosis, Muskelhypertrophie oder erhöhte CK-Werte. Die Befunde der Labor- und Liquoruntersuchungen sind typischerweise unauffällig.

Die Ursache der Erkrankung ist unbekannt. Die elektrische Instabilität der Axonmembran im Bereich der terminalen Abschnitte des α-Motoneurons wird ursächlich auf ein autoimmunologisches bzw. paraneoplastisches Geschehen zurückgeführt. Bei einigen Patienten lassen sich **Autoantikörper gegen Kaliumkanäle** des peripheren Nerven nachweisen.

Im EMG sieht man Nachentladungen bei peripherer Nervenstimulation und nach Beklopfen, mit Doublets, Triplets oder hochfrequenter Spontanaktivität im Sinne von Myokymien.

Das Syndrom lässt sich symptomatisch erfolgreich durch Gabe von **Phenytoin** (300–400 mg/Tag) oder **Carbamazepin** (200 mg, 3 bis 4 mal/Tag) therapieren. Einige Patienten können von einer Plasmapherese profitieren. Diazepam, Clonazepam oder Baclofen sind nicht hilfreich. Die Patienten können unter Therapie oftmals über viele Jahre ein normales Leben führen.

27. Was ist das Stiff-Man-Syndrom?
Siehe Kapitel 11, Frage 88

Periodische Lähmungen

28. Nennen Sie die drei Leitsymptome der periodischen Lähmungen

Die periodischen Lähmungen (periodische dyskaliämische Lähmungen, periodische Paralysen) weisen drei Hauspymptome auf:
1. Transiente Attacken mit Muskelschwäche,
2. Myotonie (= verzögerte Erschlaffung der Muskelfasern, die Muskelkontraktion überdauert die Innervation): symptomatisch nur bei der Kalium-sensitiven periodischen Lähmung = hyperkaliämische periodische Lähmung,
3. Muskelschwäche zwischen den Attacken, die progredient sein kann.

29. Wie werden die periodischen Lähmungen klassifiziert?

Man unterscheidet primäre und sekundäre periodische Lähmungen.
1. **Primär** (familiäre dyskaliämische periodische Lähmungen; paroxysmale familiäre Lähmungen):

- hypokaliämische periodische Lähmung (hypoPP),
- hyperkaliämische periodische Lähmung (hyperPP; Adynamie episodica Gamstorp),
- normokaliämische periodische Lähmung.
2. **Sekundär (symptomatisch):**
Kaliumverlust, Kaliumretention, thyreotoxische Krise (hypokaliämisch), Hypernatriämie (infolge Schädigung des Durstzentrums im Hypothalamus), Barium-Vergiftung.

Die periodischen Lähmungen und die myotonischen Syndrome (Myotonia congenita etc.) zeigen eine Reihe von Überschneidungen und gehen auf pathologische Veränderungen der muskulären Natrium-, Chlorid- und Kalziumkanäle zurück.

Die genannte Klassifikation (oder ähnliche) kann sich in kurzer Zeit verändern, da sich das Verständnis für die Genetik dieser Erkrankungen derzeit stark entwickelt. Beispielsweise zeigen Untersuchungen, dass der Kalium-sensitiven periodischen Lähmung (hyperkaliämische periodische Lähmung mit Paramyotonie) und der zu den myotonischen Syndromen zählenden Paramyotonia congenita (Eulenburg) eine Mutation einzelner Nukleotidbasen in der alpha-Untereinheit des Skelettmuskel-Natriumkanals zugrunde liegt. Der Basenaustausch bewirkt die Veränderung einer Aminosäure in einer hochkonservierten Region des Natriumkanals. Die Variabilitäten der klinischen Symptome bei den Erkrankungen, die mit dem Gen für den Natriumkanal zusammenhängen, können mit der Anzahl verschiedener allelischer Mutationen erklärt werden. Der hypokaliämischen Lähmung (hypoPP) dagegen liegt eine Mutation im spannungsabhängigen Kalziumkanal des Gens für die alpha-Untereinheit im Skelettmuskel zugrunde, dem sogenannten **Dihydropyridin-Rezeptor**.

30. Wie behandelt man die periodischen Lähmungen?

Hypokaliämische periodische Paralyse:
Der Carboanhydraseinhibitor **Acetazolamid** (alle 8 Stunden 250 mg) ist bei einigen Patienten mit den Unterformen der periodischen Paralyse wirksam. Speziell bei der hypokaliämischen periodischen Lähmung, die durch eine Senkung des Kaliumspiegels ausgelöst wird (Provokation durch Glukose-Insulin-Test) und (nach Ausschluss anderer Ursachen) durch den Nachweis des erniedrigten Serumkaliums im Anfall diagnostiziert wird, ist der Effekt von Acetazolamid dramatisch. Ein anderer Carboanhydrasehemmer, **Dichlorphanomid,** kann im Hinblick auf die Attackenprävention oder die generalisierte Schwäche zwischen den Attacken wirksamer sein als Acetazolamid. Patienten mit Intoleranzen oder Kontraindikationen gegen Carboanhydraseinhibitoren können eventuell von Kalium-sparenden Diuretika wie **Spironolacton** oder **Triamteren** profitieren. Generell ist für hypoPP-Patienten eine kohlenhydratarme und natriumarme Diät zu empfehlen. Zur Anfallsunterbrechung gibt man Kaliumchlorid oral, selten können schwere Anfälle infolge Ateminsuffizienz oder Herzrhythmusstörungen letal verlaufen.

Hyperkaliämische periodische Paralyse:
Bei Patienten mit hyperkaliämischer periodischer Paralyse (hyperPP) sind kohlenhydrat- und kochsalzreiche Mahlzeiten zu empfehlen, Obst und Fruchtsäfte (kaliumhaltig) zu vermeiden. Im Anfall wird Kalziumglukonat infundiert. Die Inhalation des β-Adrenoagonisten **Albuterol** wird zur Anfallsprophylaxe empfohlen.

Muskeldystrophien und kongenitale Myopathien

31. Was ist die häufigste Form der «Muskeldystrophie» beim Erwachsenen?

Die **myotone Dystrophie** (Curschmann-Steinert) ist mit einer Prävalenz von etwa 1:10 000 die häufigste dystrophische Myopathie beim Erwachsenen.

32. Was sind Muskeldystrophien und was sind «nicht-dystrophische» Myopathien?

Die verschiedenen Klassifikationen der «Muskeldystrophien» (MD) basieren auf klinischen, klassisch genetischen oder molekularbiologischen Kriterien. Insgesamt ist **Muskeldystrophie** ein althergebrachter Sammelbegriff für Erkrankungen des Muskels aufgrund von Defekten von Muskelstrukturproteinen oder assoziierten Komplexen, im Unterschied zu Erkrankungen des Muskelstoffwechsels (metabolische Myopathien), von Ionenkanälen (periodische Lähmungen, nicht-dystrophische myotonische Syndrome) oder der Mitochondrien (Mitochondropathien). Das **Dystrophin** selbst war das erste Protein, das mittels sogenannter reverser Genetik (Positionsklonierung) charakterisiert wurde. Die daraufhin folgenden pathophysiologischen Untersuchungen sowie die Korrelation zwischen klinischem Phänotyp und molekularen Genotyp bildeten nicht nur die Grundlagen für das Verständnis der Becker-Kiener und der Duchenne-Muskeldystrophie, sondern ließen sich auch auf Störungen der assoziierten Glykoproteine übertragen. Sie liegen in einem komplexen subsarkolemmalen Gefüge vor und sind über das Dystrophin an das zelluläre Zytoskelett sowie über das Dystroglykan an die extrazelluläre Matrix verankert. Die Zusammenhänge zwischen Genotyp und Phänotyp sind trotzdem für die sogenannten **Dystrophinopathien** (Erkrankungen des Dystrophin-Proteins) immer noch am besten charakterisiert. In manchen Lehrbüchern findet man die **myotone Dystrophie** (Curschmann-Steinert, als die häufigste dystrophische Myopathie) nicht unter den klassischen Muskeldystrophien besprochen, bzw. sie wird abgegrenzt von den eigentlichen Dystrophinopathien (Becker-Kiener-Muskeldystrophie, Duchenne-Muskeldystrophie; Erkrankungen des Muskelproteins Dystrophin), den sonstigen progressiven Muskeldystrophien (Emery-Dreifuss-Dystrophie, Dystrophie vom Gliedergürteltyp) und den fazioskapulohumeralen Muskeldystrophien behandelt.

Zu den **nicht-dystrophischen Muskelerkrankungen** zählt man die myotonischen Syndrome (Myotonia congenita, Paramyotonie) sowie die periodischen Lähmungen (hyper-, hypo- und normokaliämische periodische Lähmungen).

33. Welche Charakteristika hat das sogenannte «myotonic dystrophy»-Gen (MyD-Gen)?

Die Mutation im MyD-Gen ist eine Expansion von Trinukleotiden (CTG-«repeat») im Myotonin-Protein-Kinase-Gen, das auf dem langen Arm des Chromosom 19 liegt. Bei Normalpersonen ist die Anzahl der Nukleotidwiederholungen weniger als 37, beim veränderten MyD-Gen sind es 50 bis mehrere Tausend. Die Länge der CTG-Expansion korreliert mit der Schwere der Erkrankung sowie dem Alter des Auftretens. Ebenfalls tritt die Erkrankung bei nachfolgenden Generationen zunehmend früher auf und hat einen schwereren Verlauf. Man nennt dieses Phänomen **Antizipation.** Dies hängt mit der zunehmenden Länge der CTG-«repeats» von Generation zu Generation zusammen und stellt damit das molekulare Korrelat zur klinischen Situation dar. Die molekularen Folgen, die sich aus dieser Mutation ergeben, werden derzeit intensiv untersucht. Das MyD-Gen kodiert für eine Myotonin-Protein-Kinase, von der man annimmt, dass dieses Enzym zur Modulation der Ionenkanalfunktion notwendig ist. Man hat kürzlich eine Subgruppe von Patienten definieren können, bei denen eine der myotonen Dystrophie sehr ähnliche Erkrankung mit einer proximal betonten Muskelschwäche und nur leicht ausgeprägter myotoner Symptomatik existiert (proximale myotone Myopathie, PROMM). Genetisch liegt dieser Erkankung ein anderer, noch nicht bekannter Defekt zugrunde.

34. Wie präsentiert sich die myotone Dystrophie klinisch? Welche Organe sind bei der Erkrankung außer den Skelettmuskeln befallen?

Die autosomal dominant vererbte myotone Dystrophie (Curschmann-Steinert) betrifft eine ganze Reihe von Organen und wird deshalb als systemische Erkrankung angesehen. Der Erkrankungsbeginn ist zwischen dem 20. und 25. Lebensjahr. Eine kongenitale Form ist bei Neugeborenen erkrankter Mütter ebenfalls bekannt («floppy infant» mit Hypotonie der Muskulatur und fehlender myotoner Reaktion). Die Patienten haben **Myotonien** (verzögerte Erschlaffung der Muskelfasern, die Muskelkontraktion überdauert die Innervation) sichtbar z. B. als «lid lag»-Phänomen (Oberlider bleiben bei Blicksenkung zurück; Pseudo-Graefe-Zeichen) oder einem «warm up»-Phänomen (Gefühl der Steifigkeit, das nach mehrfachen Bewegungen nachlässt), **Muskelatrophien** (insbesondere der Gesichtsmuskulatur «Facies myopathica», der distalen Extremitätenmuskulatur oder des M. sternocleidomastoideus) und **dysphagische Beschwerden**.

Andere betroffene Organsysteme sind:

1. **Kardiales System:** Reizleitungsstörungen sind häufig und stellen einen Hauptgrund für die Morbidität und die Mortalität dar. Etwa 90% der Patienten haben EKG-Veränderungen. Ein kompletter AV-Block oder der plötzliche Herztod sind bekannte Komplikationen. Eine prophylaktische Schrittmacherimplantation sollte bei Patienten mit Leitungsblock durchgeführt werden.
2. **Respiratorisches System:** Extreme Schläfrigkeit und Müdigkeit während des Tages ist eine der häufigsten Beschwerden; dieses Symptom resultiert aus einer Kombination von Zwerchfell- und Interkostalmuskelschwäche, verminderte Hypoxiereaktion, alveolärer Hypoventilation, Hyperkapnie und veränderten neuroregulatorischen Mechanismen im Hirnstamm.
3. **Gastrointestinales System:** Die Beteiligung der glatten Muskulatur bedingt eine Reihe von gastrointestinalen Beschwerden wie Bauchschmerzen, Dysphagie, Übelkeit, Diarrhoe, Stuhlinkontinenz oder Hustenreiz beim Essen.
4. **Zentralnervöses System:** Antriebsarmut, Apathie, Persönlichkeitsstörungen, Intelligenzminderung und auch mangelnde Kooperationsbereitschaft sowie Compliance gelten als charakteristisch für die Patienten.
5. **Endokrines System:** 60–80% der Männer haben eine **Hodenatrophie**. Abnorme Glukosetoleranz und eine Insulin-Rezeptor-Dysfunktion sind häufig, ein manifester Diabetes dagegen selten; eine Schilddrüsenunterfunktion wird ebenfalls beobachtet.
6. **Okuläres System:** In 80–90% der Fälle findet man einen **Katarakt**. Netzhautdegenerationen sowie Hornhautläsionen, Schwäche der äußeren Augenmuskeln, sowie myotonische Zeichen der Lidheber (Pseudo-Graefe-Zeichen, s. o.) findet man ebenfalls.
7. **Sonstiges:** Eine **Stirnglatze** fällt oft auch bei den weiblichen Erkrankten auf. Kranielle Hyperostose, Erweiterung der Nebenhöhlen und manchmal eine leichte periphere Neuropathie sind weitere Befunde.

35. Beschreiben Sie die wichtigsten Charakteristika des Dystrophin-Gens

Das sehr große Gen (2,5 Millionen Basenpaare) ist auf dem kurzen Arm des X-Chromosoms lokalisiert. Das Dystrophin-Gen wird im Skelettmuskel, im Herzmuskel und im glatten Muskel exprimiert, daneben in Neuronen, und Glia. Es nimmt ca. 1% des humanen X-Chromosoms ein. Die enorme Größe des Dystrophin-Gens bedingt auch seine erhöhte Empfänglichkeit für zufällige Mutationen. Solche Mutationen sind ursächlich für die X-chromosomal vererbten progressiven Muskeldystrophien vom **Typ Duchenne (DMD)**, vom **Typ Becker-Kiener (BMD)**, sowie für die **X-chromosomale Myoglobinurie** und die **Quadrizeps-Myopathie**. In $2/3$ der Fälle mit DMD oder BMD ist das **Dystrophin** direkt betroffen. Aufgrund von bestimmten Mutationen in diesem Strukturprotein des Muskels (90% haben Deletionen, 10% haben Duplikationen) kommt es zu den charakteristischen Krankheitsbildern.

36. Welche Organe sind bei der Duchenne-Muskeldystrophie außer der Skelettmuskulatur betroffen?

Der **Herzmuskel**, die **glatte Muskulatur** sowie das **Gehirn**. Die Beteiligung dieser Strukturen erklärt sich aus der Expression des Proteins Dystrophin in diesen Geweben. Etwa 90% der DMD-Patienten haben EKG-Veränderungen. Eine gastrointestinale Hypomotilität kann zu intestinalen **Pseudoobstruktionen** und zu **Magendilatationen** führen. Bei einigen Patienten mit DMD fällt eine leichte, nicht progrediente **Verminderung der Intelligenz** auf.

37. Nennen Sie die wichtigsten kongenitalen Myopathien

Die **Tabelle 4.6** gibt eine Zusammenstellung der wichtigsten kongenitalen Myopathien.

38. Gibt es einen Zusammenhang zwischen der malignen Hyperthermie und der «central core»-Erkrankung?

Die **maligne Hyperthermie (MH)** ist eine pharmakogenetische Erkrankung, d.h. eine hereditär bedingte, abnorme Reaktion der Muskulatur auf Inhalationsnarkotika (Halothan, Isofluran, Enfluran, Methoxyfluran) oder depolarisierende Muskelrelaxantien (Succinylcholin), die sich als eine seltene

Tabelle 4.6: Die wichtigsten kongenitalen Myopathien

Erkrankung	Heredität
Myopathien mit charakteristischen Strukturveränderungen	
1. «Central core» Myopathie	autosomal dominant
2. Nemaline-Myopathie (= Stäbchenmyopathie)	autosomal dominant und rezessiv
3. Zentronukleäre («myotubuläre») Myopathien	x-chromosomal rezessiv, autosomal dominant und rezessiv
4. Muskelfaser-Disproportion (keine nosologische Einheit!)	autosomal dominant, autosomal rezessiv, isoliertes Auftreten
5. Myopathien mit speziellen Änderungen zellulärer Organellen und/oder intrazellulären Formationen: Reduktionskörpermyopathie* Fingerleistenmyopathie* Myopathie mit tubulomembranösen Einschlüssen* Myopathie mit sarkotubulären Einschlüssen* Myopathie mit trilaminären Fasern* Myopathie mit Zytoplasmakörpern*	
6. Multicore (Minicore-)-Myopathie	autosomal rezessiv
7. Primäre Typ-1-Faserhypotrophie	ungeklärt

* autosomal dominant, autosomal rezessiv bei einigen Formen, häufiges isoliertes Auftreten

Narkosekomplikation bei disponierten Personen manifestiert (Erwachsene 1/50000–1/150000 Narkosen). Das klassische Syndrom der malignen Hyperthermie, das bei der Narkoseeinleitung oder auch während und seltener nach der Narkose auftritt, ist durch Rigor, v. a. der Massetermuskulatur, tachykarde Herzrhythmusstörungen, metabolische und respiratorische Azidose, Rhabdomyolyse, Myoglobinurie und disseminierte intravasale Gerinnung (DIC) gekennzeichnet. Die Hyperthermie selbst ist Folge der metabolischen Entgleisung und bereits ein Spätzeichen des Krankheitsbildes.

Die **central core**-Erkrankung ist eine kongenitale Myopathie, der eine Mutation im Ryanodin-Rezeptor-Gen (*RYR-1*) auf Chromosom 19 zugrunde liegt.

Beide Erkrankungen werden autosomal dominant vererbt. Einige Patienten mit «central core»-Erkrankung haben eine erhöhte Empfänglichkeit, eine maligne Hyperthermie zu erleiden. Die ursächlichen Gene für beide Erkrankungen liegen nebeneinander auf Chromosom 19 (19q12–q13.2). Bei der genetisch heterogenen malignen Hyperthermie haben etwa 50% der Fälle auch eine Mutation Ryanodin-Rezeptor-Gens (*RYR-1*). Patienten mit «central core»-Erkrankung und ihre Familienangehörigen müssen also vor Narkoseeingriffen über die Möglichkeit einer malignen Hyperthermie aufgeklärt werden. Neben der «central core»-Erkrankung sind dystrophische Myopathien, Myotonia congenita und die hyperkaliämische periodische Lähmung disponierende Erkrankungen für eine maligne Hyperthermie.

39. Nennen Sie die wichtigsten Myopathien, die aufgrund einer Punktmutation in der mitochondrialen DNA entstehen. Beschreiben Sie kurz die klinische Symptomatik

1. **Myoklonus-Epilepsie mit «ragged red fibers» (MERRF)**: maternal vererbt (teilweise auch sporadisch); oft (70–80%) Punktmutation in der mitochondrialen DNA (mtDNA) 8344 (A $\rightarrow$ G im Lysin-tRNA-Gen; nicht alle Punktmutationen in der mtDNA 8344 führen zum MERRF-Phänotyp), die den Komplex IV der Atmungskette betrifft. Im Mittel beginnt MERRF erst im 2. oder 3. Lebensjahrzehnt, der Verlauf ist im Allgemeinen benigner als der von MELAS (s. u.). Die Haupt-Symptome sind Myokloni, Ataxie, epileptische Anfälle, Myopathie mit «ragged red fibers» (RRF). Daneben kommen Taubheit, Demenz, Neuropathie, Optikusatrophie, multiple Lipome,

Katarakt, CPEO (chronisch progressive externe Ophthalmoplegie) und «stroke-like episodes» vor.

2. **Mitochondriale Enzephalomyopathie mit Laktatazidose und «stroke-like episodes» (MELAS):** maternal vererbt (teilweise auch sporadisch); in der Regel Punktmutation (80%) in der mtDNA 3243 (A → G im Leucin-tRNA-Gen), aber nur etwa 50% aller Punktmutationen in der mtDNA 3243 führen zum MELAS-Phänotyp; biochemisch niedrige Aktivität von Komplex I und IV der Atmungskette. Die Erkrankung kann in den ersten Lebensmonaten, aber auch erst in der 5. oder 6. Dekade beginnen. Entsprechend gibt es tödliche und auch relativ benigne Verläufe. Bei voller Ausprägung leiden die Patienten unter Entwicklungsverzögerungen, Kleinwuchs, einer belastungsabhängigen Muskelschwäche, epileptischen Anfällen, Hypakusis, Demenz, Retinitis pigmentosa, migräneartigen Kopfschmerzen mit Erbrechen, episodischem Erbrechen infolge der rekurrierenden Laktatazidose und Schlaganfallähnlichen Ereignissen («stroke-like episodes»), die oftmals zu Hemiparese und Hemianopsie führen; oft sterben die Betroffenen als junge Erwachsene.
3. **Einige Myopathien mit Kardiomyopathie.**

40. Was sind «ragged red fibers»?
Zeigt eine Muskelfaser in der subsarkolemmalen und in der intermyofibrillären Region eine verstärkte Rotfärbung bei der modifizierten Trichromfärbung (Gomori-Färbung), dann nennt man sie «ragged red fiber». Das in der Trichromfärbung sichtbare Rot der teilweise «zerlumpt» aussehenden Fasern entspricht den angefärbten Mitochondrien. Diese Mitochondrien sind bei elektronenmikroskopischer Betrachtung abnorm groß und strukturell verändert. Eine Vermehrung von Glykogen- und Neutralfett ist in diesen Fasern nachzuweisen. Obwohl man diese «ragged red fibers» typischerweise bei den mitochondrialen Myopathien (z. B. MERRF, MELAS) findet, sind sie dafür nicht spezifisch. Man sieht sie bei einer Reihe anderer Muskelerkrankungen genauso wie in Muskelbiopsien von gesunden älteren Menschen.

Inflammatorische Myopathien

41. Wie werden die Myositiden eingeteilt?
Die entzündlichen Muskelerkrankungen stellen eine heterogene Krankheitsgruppe erworbener Myopathien dar, mit unterschiedlichen diagnostischen Kriterien, Krankheitsverläufen und therapeutischen Optionen. Eine Einteilung ist in **Tabelle 4.7** gegeben.

42. Welche Formen der Dermatomyositis und Polymyositis unterscheidet man?
1. Adulte Polymyositis und Dermatomyositis
2. Kindliche und juvenile Dermatomyositis
3. Dermatomyositis assoziiert mit anderen Erkrankungen (Kollagenosen, Neoplasien)
4. Polymyositis assoziiert mit anderen Erkrankungen (Kollagenosen, Neoplasien)

43. Welche pathologischen Veränderungen zeigen sich lichtmikroskopisch in Muskelbiopsien von Patienten mit Polymyositis (PM), Dermatomyositis (DM) und Einschlusskörperchenmyositis (IBM)?
Polymyositis (PM): Entzündliches Infiltrat endomysial oder perimysial, Invasion nicht-nekrotischer, MHC-I-positiver Fasern durch überwiegend zytotoxische Lymphozyten (CD8$^+$).

Tabelle 4.7: Einteilung der Myositiden

I «Idiopathische» Myositiden
- Polymyositis (PM)
- Dermatomyositis (DM)
- Einschlusskörperchenmyositis («inclusion body myositis» = IBM)

II «Overlap»-Syndrome mit Kollagenosen

III Myositiden im Rahmen anderer Systemerkrankungen:
- Eosinophile Polymyositis
- Faszitis mit Eosinophilie (Shulman-Syndrom)
- Sarkoidose (M. Boeck)
- Vaskulitis

IV Erregerbedingte Myositiden
- Virale Myositiden
- Parasitäre Myositiden
- Andere

Dermatomyositis (DM): Perifaszikuläre Atrophie (besonders bei der kindlichen DM), perivaskuläres, perifaszikuläres Infiltrat, Muskelfasernekrosen, reichlich Lymphozyten (B-Zellen, Makrophagen, $CD4^+$-T-Helferzellen), Verlust von Kapillaren oder Gefäßnekrosen.

Einschlusskörperchenmyositis («inclusion body myositis» = **IBM**): Eosinophile zytoplasmatische Einschlüsse und Saum basophiler Granula (sog. «rimmed vacuoles»), Denervierungszeichen i. S. von atrophischen und angulierten Fasern («small angulated fibers»), mitochondriale Veränderungen («ragged red fibers»), interstitielle Infiltrationen von überwiegend zytotoxischen Lymphozyten ($CD8^+$).

44. Nennen Sie die klinischen Symptome der idiopathischen Myositiden

Klinisch sind alle drei Formen der idiopathischen Myositiden (Polymyositis = PM, Dermatomyositis = DM und Einschlusskörperchenmyositis = «inclusion body myositis» = IBM) charakterisiert durch eine progrediente Muskelschwäche bei erhaltener Sensibilität und erhaltenen Muskeleigenreflexen, die sich ohne erkennbaren Auslöser entwickelt. Während bei der DM und PM die Muskelschwäche weitgehend symmetrisch vor allem die proximale Extremitätenmuskulatur betrifft, sind bei der IBM charakteristischerweise auch distale Muskelgruppen, besonders Fußextensoren und die tiefen Fingerflexoren, zum Teil asymmetrisch bereits zu Beginn mitbetroffen. Folgende Symptome sind bei der Polymyositis und der Dermatomyositis charakteristisch (Häufigkeit in Klammern):
1. Muskelschwäche (100%)
2. Myalgien (50–60%)
3. Dysphagie (50–55%)
4. Muskelatrophien (40–50%)
5. Kontrakturen (25–30%, v. a. bei den kindlichen Formen)

Eine kardiale wie pulmonale Beteiligung kann ebenfalls vorkommen.

45. Welche Hautveränderung können bei der Dermatomyositis auftreten?

Bei der DM können typische Hautveränderungen auftreten, die die Muskelschwäche begleiten oder ihr vorausgehen. Charakteristisch sind:

1. **Heliotropes Erythem,** v. a. an Augenlidern, Wangen und Oberkörper (deswegen auch der der Name «lilac disease» = Lila-Krankheit),
2. Chronische Läsionen mit **De- und Hyperpigmentierung,**
3. Schuppige Erosionen an den Fingerknöcheln (**Gottron-Zeichen**),
4. Schmerzhaft erweiterte Kapillaren an der Basis der Fingernägel (**Keinig-Zeichen**),
5. Aufgeraute und aufgesprungene Haut an Handflächen und Fingern (»**Mechanikerhände**«),
6. **Subkutane Verkalkungen** bei fortgeschrittener Erkrankung (v. a. juvenile DM).

46. Was zeigt die Muskelbiopsie in der Abbildung 4.1?

Die Muskelbiopsie zeigt das typische Bild der **perifaszikulären Atrophie**. Die Muskelfasern in der Peripherie der Muskelfaszikel sind deutlich kleiner und schmaler als die Fasern in der Mitte der Muskelfaszikel, welche eine normale Größe haben. Diese Form der Faseratrophie lenkt den Verdacht zunächst auf eine **Dermatomyositis**. Selbst in Abwesenheit von inflammatorischen Infiltraten ist diese Biopsie charakteristisch. Der Grund für dieses besondere Muster liegt wahrscheinlich in den Gefäßveränderungen (Kapillarbefall) und betrifft deshalb vorwiegend die Muskelfasern in unmittelbarer Nähe des perimysialen Bindegewebes, da diese Fasern kaum Kollateralkreisläufe ausbilden können.

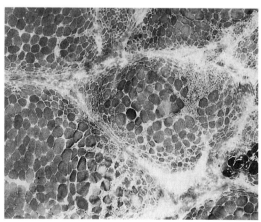

Abbildung 4.1: Muskelbiopsie bei Dermatomyositis (Erklärungen siehe Text zu Frage 46)

47. Nennen Sie die Charakteristika der Einschlusskörperchenmyositis

Die Einschlusskörperchenmyositis («inclusion body myositis» IBM) ist die häufigste Ursache einer chronischen Myopathie bei Patienten über 50 Jahre. Die Ätiologie der Erkrankung ist unbekannt. Überwiegend tritt sie spontan auf, daneben gibt es hereditäre Formen (autosomal-dominant oder autosomal-rezessiv), die einen früheren Krankheitsbeginn haben (15.–40. Lebensjahr). Das **klinische Bild** hinsichtlich der Hauptmanifestation der Paresen ist sehr variabel. Charakteristischerweise bildet sich äußerst langsam eine schmerzlose Muskelschwäche und -atrophie aus, die meist den M. quadriceps femoris, die tiefen Fingerflexoren und die Fußextensoren befällt; eine Schluckstörung ist häufig, Schmerzen fehlen zumeist. Ein früher Verlust der Patellarsehnenreflexe und eine leichte periphere Neuropathie kann begleitend sein. Die **CK-Werte sind normal** oder nur leicht (bis 10-fach) erhöht. Das **EMG** zeigt – wie bei der Polymyositis – eine Kombination von pathologischer Spontanaktivität (Fibrillenpotentiale und positive scharfe Wellen) mit myopathischen Einheiten und pseudomyotonen Entladungen. Hinzukommen teilweise auch die neurogenen Veränderungen mit großen polyphasischen Potentialen als Ausdruck der Mitbeteiligung des peripheren Nervensystems (gemischtes myopathisch-neuropathisches Muster). In der **Muskelbiopsie** finden sich variable Zeichen und Stadien der Entzündung mit sogenannten «rimmed vacuoles», eosinophilen Einschlusskörpern sowie denervierten und angulierten Muskelfasern (siehe auch Frage 43). Die im Zytoplasma und in den Kernen gelegenen Vakuolen zeigen eine abnorme Akkumulation verschiedener, an die histologischen Veränderungen bei der Alzheimer-Erkrankung erinnernder, Proteine (Ubiquitin, β-Amyloid, hyperphosphoryliertes Tau, Apolipoprotein E, zelluläres Prion-Protein). Da in einigen Fällen die entzündlichen, in anderen die degenerativen Veränderungen überwiegen, wird nach neuerer Klassifikation eine Unterscheidung zwischen einer entzündlichen Einschlusskörperchen**myositis** und einer degenerativen Einschlusskörperchen**myopathie** getroffen.

Toxische Myopathien

48. Welche Medikamente können eine entzündliche (inflammatorische) Myopathie hervorrufen?

Eine schmerzhaft entzündliche Myopathie kann sich nach Behandlung mit **D-Penicillamin** oder **Procainamid** entwickeln.

49. Nennen Sie die wichtigsten myotoxischen Medikamente

Siehe **Tabelle 4.8**.

50. Ein Patient mit AIDS steht unter Therapie mit AZT. Er klagt über Myalgien und Muskelschwäche. Was ist die Ursache?

Bei dieser Konstellation ist die Diagnosestellung oftmals schwierig. Myalgien und eine Erhöhung der CK sind bei Patienten mit AIDS häufig.

Es gibt zwei mögliche Ursachen:
1. HIV-Myopathie:
 HIV ist neben seiner Lympho- und Neurotropie auch ein myotropes Retrovirus. Einige Patienten haben eine symmetrische und vorwiegend proximal betonte Schwäche der Muskulatur, die

Tabelle 4.8: Die wichtigsten myotoxischen Medikamente

Nur Myopathie:
1. Steroide (Steroid-Myopathie)
2. Zidovudine (AZT; Abgrenzung gegen HIV-induzierte Myopathie schwierig)
3. Chloroquin
4. Colchizin
5. Betablocker
6. Ciclosporin
7. Vincristin

Zusätzlich Rhabdomyolyse/Myoglobinurie:
8. Clofibrat und andere Cholesterinsenker (besonders bei gleichzeitiger Niereninsuffizienz)
9. Ethanol (Alkohol-Myopathie)
10. ε-Aminocapronsäure
11. D-Penicillamin (Auslöser einer inflammatorischen Myopathie)
12. Amphetamine
13. Barbiturate
14. Heroin
15. Kokain

EMG-Befunde ähneln denen der Polymyositis (HIV-Myopathie). In der Muskelbiopsie sieht man histologische Charakteristika, die der Polymyositis gleichen (nekrotische Fasern mit perimysialen, endomysialen und perivaskulären lymphyzytären Infiltraten).

2. AZT-Myopathie:
Zidovudin (AZT) selbst ist ein myotoxisches Medikament, das eine Myopathie mit Muskelschwund und proximaler Schwäche verursacht. Diese Myopathie tritt gehäuft bei Patienten auf, die mit hohen Dosen AZT über mehr als 6 Monate behandelt wurden. Die Muskelbiopsie zeigt hier eher ein Bild, das einer Mitochondropathie ähnelt. Man findet «rods» (aus Z-Streifen-Material = weinrote Stäbchen kleiner als der Zellkern), Nemaline-Körper, zytoplasmatische Körper und zahlreiche «red ragged fibers» (RRF), die für abnorme Mitochondrien sprechen. Sowohl die Myopathie als auch die bioptischen Abnormitäten verbessern sich nach Absetzen von AZT. Es wird vermutet, dass AZT die mitochondriale DNA-Polymerase inhibiert, was zum Verlust der mitochondrialen DNA und somit zur Myopathie führt.

> Dalakas MC, et al.: Mitochondrial myopathy caused by long-term zidovudine therapy. N Engl J Med 322:1098–1105, 1990.

Malignes Neuroleptika-Syndrom

51. Was ist das maligne Neuroleptika-Syndrom?

Das maligne Neuroleptika-Syndrom (malignes neuroleptisches Syndrom) ist eine lebensbedrohliche Komplikation (Mortalität bis zu 30%!) einer Behandlung mit Neuroleptika wie Phenothiazin, Haloperidol oder Clozapin. Obwohl es am häufigsten zu Therapiebeginn auftritt, können sich die Symptome zu jeder Zeit während einer Behandlung entwickeln (45 Minuten bis 65 Tage nach Beginn der Medikation, Mittel 4,8 Tage). Die Patienten bekommen plötzlich **Fieber**, extreme Muskelsteifheit (**Rigor**) mit Erhöhung der CK-Werte, **Rhabdomyolyse**, mit begleitendem Delir bis zum Stupor sowie **Dysautonomie** (Hypo-/Hypertonie, Tachypnoe, Schwitzen, Tachykardie, Arrhythmien).

52. Was verursacht das maligne Neuroleptika-Syndrom?

Die Pathophysiologie dieses Syndroms ist bislang wenig verstanden. Disponierende Faktoren sind Dehydratation, Agitiertheit, Eisenmangel, hirnorganische Vorerkrankungen oder affektive Psychosen. Man postuliert eine Blockade der Dopamin-Rezeptoren im Hypothalamus (Hyperthermie), in den Basalganglien (führt zu Tonuserhöhung und Hyperthermie) sowie im Rückenmark (führt zu Blutdruckregulationsstörungen). Dafür sprechen auch die Ähnlichkeiten mit dem **malignen L-Dopa-Entzugssyndrom** bei behandelten Parkinson-Patienten (gleiches klinisches Bild). Andere Hypothesen machen direkte Effekte auf den Kalzium-Einstrom in den Skelettmuskel verantwortlich. Diese sollen (in Analogie zu der Pathophysiologie der **malignen Hyperthermie**) zu der intensiven Muskelkontraktion sowie dem hypermetabolen Zustand führen.

53. Wie wird das maligne Neuroleptika-Syndrom therapiert?

Die neuroleptische Therapie ist sofort abzusetzen, eine Einweisung auf die Intensivstation notwendig. Man gibt **Lisurid** (0,1–0,5 mg i.v.) oder **Dantamacrin** (2,5 mg/kg KG über 15 Minuten, danach 7,5 mg/kg KG über 24 Stunden). Die Symptome bilden sich innerhalb von 4 bis 40 Tagen zurück (Mittel 14 Tage), Rezidive bei Wiederansetzen einer neuroleptischen Medikation innerhalb von 2 Wochen sind zu befürchten (in dieser Zeit keine oder vorzugsweise niederpotente Neuroleptika oder evtl. Clozapin).

Myoglobinurie und Rhabdomyolyse

54. Was ist der Unterschied der Myoglobinurie zur Rhabdomyolyse? Nennen Sie die wichtigsten Differentialdiagnosen der Myoglobinurie.

Eine **Myoglobinurie** ist eine Ausscheidung von Myoglobin im Harn bei Myoglobinämie (z.B. nach Myokardinfarkt). Eine **Rhabdomyolyse** ist die Auflösung quergestreifter Muskelfasern (z.B. beim

Crush-Syndrom) infolge metabolischer, toxischer, ischämischer, mechanischer oder thermischer Schädigung des Muskels. Eine Rhabdomyolyse führt also immer auch zur Myoglobinurie, eine Myoglobinie muss aber nicht immer mit einer Rhabdomyolyse einhergehen oder durch sie bedingt sein.

Gesunde Individuen können unter ungewohnt schwerer körperlicher Belastung (Militär, Bodybuilding, Marathon) eine Myoglobinurie entwickeln. Eine mit bloßem Auge sichtbare Myoglobinurie («Coca-Cola-Urin») weist auf den Untergang von etwa 200 g Muskelgewebe und eine Myoglobin-Konzentration im Serum von über 1 mg/ml hin, die Nierenfunktion kann schon vorher beeinträchtigt sein. Die Präzipitation von Myoglobin in den Tubuli führt zur **akuten tubulären Nekrose** mit oligurischem **Nierenversagen**. Dadurch verschlimmert sich die schon wegen der Myolyse vorbestehende **Hyperkaliämie,** die neben dem Nierenversagen die zweite lebensbedrohliche Komplikation darstellt (Gefahr der Arrhythmien).

Tabelle 4.9 gibt eine Übersicht der wichtigsten Ursachen der Rhabdomyolyse und der Myoglobinurie.

Tabelle 4.9: Ursachen der Rhabdomyolyse und der Myoglobinurie

I Mechanisch
1. Ungewohnte körperliche Belastung (paroxysmale Rhabdomyolyse)
2. Status epilepticus, Delirien
3. Kompartment-Syndrom
4. Crush-Syndrom: direkte Muskelschädigung («crush injury»):

II Entzündlich
5. Polymyositis, Dermatomyositis

III Metabolisch
6. Glykogenosen Typ V und Typ VII bis XI (v.a. Phosphorylase-Mangel Typ V = McArdle; Phosphofruktokinase-Mangel Typ VII Tarui)
7. Lipidspeichererkrankungen (Carnitin-Palmityl-Transferase-Mangel)

IV Thermisch
8. maligne Hyperthermie
9. malignes Neuroleptika-Syndrom
10. Fieber, Hitzschlag

V Toxisch
11. Alkohol
12. Heroin
13. Wespen-, Bienen-, Spinnen-, Schlangengifte
14. Modedrogen («exstasy», «angel dust»)

VI Medikamentös
15. Lipidsenker (Clofibrat, Bezafibrat, Gemfibrozil)
16. Cholesterinsenker (HMG-CoA-Reduktase-Hemmer wie Lovastatin)
17. Neuroleptika

Literatur

1. Engel AG, Franzini-Armstrong C: Myology, 2. Aufl. New York, McGraw-Hill, 1994.
2. Griggs RC, Mendell JR, Miller RG: Evaluation and Treatment of Myopathies. Philadelphia, F. A. Davis, 1995.
3. Harati Y, Kolimas R: Cramps and myalgias. In Jankovic J, Tolosa E (Hrsg.): Movement Disorders. Baltimore, Williams & Wilkins, 1998.
4. Hohlfeld R, Engel AG: Immunobiology of muscle. Immunol Today 15: 269, 1994.
5. Jerusalem F, Zierz S.: Muskelerkrankungen, 2. Aufl., Stuttgart, Thieme, 1991.
6. Pongratz DE, Reimers CD, Hahn D, Nägele M, Müller-Felber W: Atlas der Muskelkrankheiten. München, Urban-Schwarzenberg, 1990.
7. Rolak LA, Harati Y (Hrsg.): Neuro-Immunology for the Clinician. Boston, Butterwoth-Heinemann, 1997.

5. Erkrankungen der neuromuskulären Synapse

Clifton L. Gooch und Tetsua Ashizawa

Anatomie und Physiologie der neuromuskulären Synapse

1. Beschreiben Sie die präsynaptischen Vorgänge bei der neuromuskulären Übertragung

Sobald ein Aktionspotential die präsynaptische Nervenendigung erreicht, öffnen sich spannungsabhängige Kalziumkanäle («voltage-gated calcium channels», VGCC). Kalzium strömt über diese Ionenkanäle ein und triggert die Freisetzung des Neurotransmitters **Acetylcholin** aus den präsynaptischen Vesikeln in den synaptischen Spalt. Die **Abbildung 5.1** zeigt schematisch verschiedene histologische Dimensionen der neuromuskulären Synapse.

2. Was ist die «aktive Zone»?

Als **aktive Zone** bezeichnet man das Gebiet der präsynaptischen Nervenendigung, bei dem man unter elektronenmikroskopischer Betrachtung (Gefrierbruchtechnik) eine Doppelreihe von Partikeln findet. Diese Partikel stellen wahrscheinlich spannungsabhängige Kalziumkanäle («voltage-gated calcium channels», VGCC) vom L-Typ dar, die durch Depolarisation des Motoneurons aktiviert werden. Sie triggern wiederum die Freisetzung von Acetylcholin aus den präsynaptischen Vesikeln in den synaptischen Spalt.

Maseli FA: Pathophysiology of myasthenia gravis and Lambert-Eaton syndrome. Neurol Clin North Am 12:387, 1994.

Engel AG, Fukuoka T, Lang B, et al: Lambert-Eaton myasthenic syndrome IgG: Early morphologic effects and immunolocalization at the motor endplate. Ann NY Acad Sci 505:333, 1987.

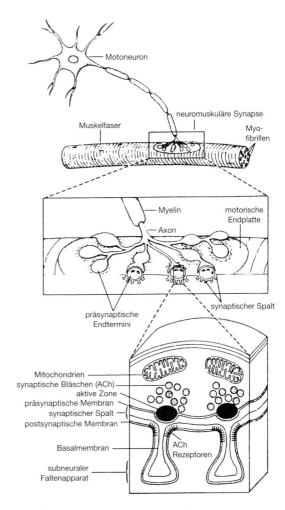

Abbildung 5.1: Schematische Darstellung vom Feinbau der neuromuskulären Synapse. (Aus: Kandel ER, Schwartz JH, Jessel TM [eds]: Principles of Neural Science, 3. Auflage. New York, Elsevier, 1991, S. 136, mit freundlicher Erlaubnis)

3. Beschreiben Sie die postsynaptischen Vorgänge bei der neuromuskulären Übertragung

Zwei Acetylcholinmoleküle (ACh) binden an jeweils einen Acetylcholinrezeptor (AChR). Dies führt zur Öffnung einer Pore innerhalb des Rezeptors (zur Struktur des Acetylcholinrezeptors siehe auch Abb. 5.2). Daraufhin strömt Natrium ein und führt an der postsynaptischen Membran zu einem geringen Endplattenpotential, das unter der Schwelle zur Auslösung eines Aktionspotentials liegt. Sie werden **Miniatur-Endplattenpotentiale (MEPPs)** genannt. Die Amplitude des aufsummierten **Endplattenpotentials (EPP)** einer einzelnen Muskelfaser verhält sich proportional zur Gesamtzahl der MEPPs, die nach Aktivierung vieler verschiedener Acetylcholinrezeptoren zur gleichen Zeit hervorgerufen werden. Wird eine ausreichende Anzahl von Rezeptoren (AChR) gleichzeitig aktiviert, dann wird das Endplattenpotential groß genug, um ein **Aktionspotential** auszulösen. Das Aktionspotential breitet sich entlang der sarkoplasmatischen Membran bis zum **transversalen Tubulussystem** (T-tubuläres-System) aus und führt zur Freisetzung von Kalzium aus dem **sarkoplasmatischen Retikulum**, was eine Muskelkontraktion bewirkt.

4. Beschreiben Sie bei der neuromuskulären Übertragung die Vorgänge im synaptischen Spalt

Nachdem die Acetylcholin-Moleküle freigesetzt sind, diffundieren sie zur postsynaptischen Membran und binden an die Acetylcholinrezeptoren (AChR) der Endplattenregionen der Muskelfasern. Das Enzym **Acetylcholinesterase** katalysiert im Millisekundenbereich die Hydrolyse von Acetylcholin in Cholin und Essigsäure. **Cholin** wird aktiv wieder in die präsynaptischen Nervenenden aufgenommen. Die **Cholin-Acetyltransferase** katalysiert die Neusynthese von Acetylcholin aus Cholin.

Myasthenia gravis

5. Bei welchen neurologischen Erkrankungen spielen autoimmune Reaktionen gegen Bestandteile der neuromuskulären Synapse eine Rolle?

Bei der **Myasthenia gravis** (Mysthenia gravis pseudoparalytica, **MG**) und beim **Lambert-Eaton-Syndrom** (**LES**; Lambert-Eaton myasthenes Syndrom, LEMS; Pseudomyasthenie) spielen Autoantikörper gegen Bestandteile der neuromuskulären Synapse eine Schlüsselrolle.

Es existieren daneben Untersuchungen, die auch bei der **Amyotrophen Lateralsklerose (ALS)** auf eine Autoimmunreaktion gegen die neuromuskuläre Synapse hinweisen. Diese kontroversen Forschungsergebnisse bedürfen allerdings der Klärung durch weiterführende Studien.

> Smith RG, Hamilton S, Hofmann F, et al: Serum antibodies to L-type calcium channels in patients with amyotrophic lateral sclerosis. N Engl J Med 327:1721, 1992.

6. Nennen Sie die neuromuskulären Symptome der Myasthenia gravis (MG)

Das klinische Kardinalsymptom der Myasthenie ist eine abnorme Ermüdbarkeit der quergestreiften Muskulatur. Daraus resultiert eine ausgesprochen belastungsabhängige Muskelschwäche, die bei einer Beteiligung der äußeren Augenmuskeln (Doppelbilder, Ptose; **okuläre Symptome**), der Kau- und Schlundmuskulatur (Dysphagie, Schluckstörung; **bulbäre Symptome**), der Atemmuskulatur und der rumpfnahen Extremitätenmuskulatur oft so typisch ist, dass bereits aus der Anamnese die Diagnose gestellt werden kann. Die Gesichtsmuskulatur ist schlaff (**Facies myopathica**). Bei mehr als der Hälfte der Patienten beginnt die Erkrankung an den äußeren Augenmuskeln und breitet sich im Verlauf meist symmetrisch auf weitere Muskelgruppen aus. Bei der klinischen Untersuchung finden sich rein motorische Ausfälle, sensible und autonome Störungen fehlen. Die Beschwerden sind meist (aber nicht immer) morgens geringer ausgeprägt als in der zweiten Tageshälfte. Exazerbationen können bei Infektionen, Einnahme bestimmter Medikamente,

Tabelle 5.1: Schweregrade der Myasthenie (modifiziert nach Ossermann)

Schweregrad	Typus	Charakteristika
I	okuläre Myasthenie	Ptosis, Diplopie, ein- oder beidseitig, gute Prognose; ca. 40% innerhalb von 2 Jahren Übergang in generalisierte Form, nach 4 Jahren ohne Veränderung Ausdehnung unwahrscheinlich
IIa	leichte Generalisierung	Schwäche der Augen-, Nacken- und Extremitätenmuskulatur; gutes Ansprechen auf Cholinesterase-Hemmer
IIb	mittelschwere Generalisierung	Befall der Augen-, Nacken- und Extremitätenmuskulatur, leichte bulbäre Symptome; Aussparung der Atemmuskulatur
III	schwere akute Generalisierung	zusätzlich Schwäche der Atemmuskulatur: ausgeprägte bulbäre Symptome, schlechte Prognose mit hoher Mortalität
IV	schwere chronische Generalisierung	Verteilung wie IIb, allmähliche Progredienz; stärkere Ausprägung, schlechte Prognose mit hoher Therapieresistenz und erhöhter Mortalität

Stress und in der prämenstruellen Periode auftreten. Eine vitale Gefährdung liegt im Zustand der **myasthenen Krise** vor. Sie ist gekennzeichnet durch respiratorische Insuffizienz und Aspirationsgefahr aufgrund einer Erschöpfung der Atem- und Schlundmuskulatur. **Die myasthene Krise muss als neurologische Notfallsituation intensivmedizinisch behandelt werden.** Treten unter der Therapie parasympathische Symptome wie Miosis und Hyperhidrosis hinzu, so kann sich eine ebenfalls lebensbedrohliche und differentialdiagnostisch wichtige **cholinerge Krise** entwickeln.

7. Wie wird die Myasthenie klinisch klassifiziert?

Der Schweregrad der Erkrankung kann in Anlehnung an eine ursprünglich von Ossermann und Genkins (1971) vorgeschlagene Klassifikation ausgedrückt werden, die im klinischen Sprachgebrauch noch weit verbreitet ist. **Tabelle 5.1** zeigt die modifizierte Klassifikation der MG nach Schweregrad, Typus und Charakteristika.

8. Was ist der Myasthenie-Score?

Die Muskelschwäche bei MG kann mit einem einfachen Score (nach Besinger) an verschiedenen Muskelgruppen quantifiziert werden (siehe **Tab. 5.2**). Der Wert ergibt sich, indem man die Gesamtpunktzahl durch die Zahl der durchgeführten Tests dividiert. 0 bedeutet keine myasthene Symptomatik, der maximale Score ist 3 und entspricht einer schwersten Myasthenie.

> Besinger KA, Toyka DV, Fatch-Moghodam A: Longterm correlation of clinical course and acetylcholine receptor antibody in patients with myasthenia gravis. Ann NY Acad Sci 377:812, 1981.

9. Was sind der Simpson-Test und der Vigorimeter-Test?

1. **Simpson-Test:** Beim längerem Aufwärtsblick kommt es zum Absinken der Augenlider.
2. **Vigorimeter-Test:** Der Patient drückt im 1-Sekunden-Rhythmus mit maximaler Kraft, dabei Aufzeichnung einer Ermüdungskurve.

10. Geben Sie die folgenden epidemiologischen Charakteristika für die Myasthenia gravis an: Inzidenz, Geschlechtsverteilung, Erkrankungsalter, Genetik, Mortalität, Remissionsrate, Verlauf

Die **Inzidenz** der Myasthenia gravis liegt bei etwa 5 pro 100 000 Einwohner. Die Erkrankung betrifft **häufiger Frauen als Männer** mit einer Ratio von 3:2.

Tabelle 5.2: Klinischer Bewertungsbogen (Score) für Myasthenia gravis (nach Besinger et al., 1981)

Ausprägung der Schwäche Scorewertskala	Ohne Symptome 0	Gering 1	Mäßig 2	Stark 3
Extremitäten und Rumpfmuskulatur				
Armvorhalten (Sek.) (90°, stehend)	> 240	90–240	10–90	< 10
Beinvorhalten (Sek.) (45°, Rückenlage)	> 100	30–100	0–30	0
Kopfheben (Sek.) (45°, Rückenlage)	> 120	30–120	0–30	0
Vigorimetertest (%) (Dekrement nach 10 max. Fausschlüssen)	< 15	15–30	30–75	> 75
Vitalkapazität (l) (max. Exspiration nach max. Inspiration)	Männlich > 3,5 Weibliche > 2,5	2,5–3,5 1,8–2,5	1,5–2,5 1,2–1,8	< 1,5 < 1,2
Faziopharyngeale Muskulatur				
Gesichtsmuskulatur	Normal	Min. Schwäche (Lidschlusstest)	Lidschluss inkomplett	Amimie
Kauen	Normal	Kauschwäche (Ermüdung während Essen)	Nur zerkleinerte Kost möglich	Magensonde
Schlucken	Normal	Erschwert (Ermüdung bei Essen und Trinken)	Inkompletter Gaumenschluss (häufiges Verschlucken, nasale Sprache)	Magensonde
Okuläre Symptome				
Doppelbilder (Sek.)	> 60	10–60	0–10	spontan
Ptosis (Sek.)	> 60	10–0	0–10	spontan

Gesamtpunktezahl durch Zahl der durchgeführten Tests dividieren:
Minimaler Punktescore: 0 = Keine myasthene Symptomatik
Maximaler Punktescore: 3 = Schwerste Myasthenie

Nach Besinger KA, Toyka KV, Fatch-Moghadam A: Long-term correlation of clinical cours and acetylcholine receptor antibody in patients with myasthenia gravis 377:821, 1981.

Der Erkrankungsbeginn kann vom Säuglings- bis zum Erwachsenenalter liegen, der Hauptgipfel liegt bei **Frauen in der 3. Lebensdekade,** bei **Männern in der 5.** Familiäres Auftreten wird in 5 bis 7% der Fälle beobachtet, wobei **kein Mendel-Erbgang** nachgewiesen werden konnte. Studien aus Zeiten vor effektiver Immuntherapie oder intensivmedizinischer Betreuungsmöglichkeiten geben die Mortalität mit 20 bis 30% an (Tod zumeist infolge respiratorischen Versagens). 20% der Patienten haben gleichbleibende Symptome, 25% verbessern sich, und die restlichen 25% zeigen eine Remission zu einem späteren Zeitpunkt. Die Maximalsymptomatik tritt normalerweise innerhalb von 3 Jahren nach Erkrankungsbeginn auf. Heute hat sich die Prognose und die Lebensqualität der Myasthenie-Patienten durch ein differenziertes Therapieangebot grundlegend verbessert. Insgesamt können mehr als 95% der Patienten durch die Kombination der verschiedenen Therapieverfahren gut stabilisiert werden und sind, abgesehen von körperlich sehr belastenden Berufen, voll berufsfähig. Myasthene Krisen sind heute unter immunsuppressiver Therapie selten geworden (weniger als 2%) und durch die intensivmedizinischen Behandlungsmöglichkeiten (assistierte Beatmung, Plasmaaustauschbehandlung, immunsuppressive und antibiotische Therapie) meist gut beherrschbar.

11. Welche HLA-Typen sind gehäuft mit der Myasthenie assoziiert?

Die Assoziation mit bestimmten HLA-Genen («human leukocyte antigen») spricht für eine immungenetische Disposition dieser Erkrankung. **HLA-A1, -B8, und -DR3** wie **-DR5** wird häufig bei jungen kaukasischen Frauen gefunden. Ältere Männer haben vermehrt **HLA-D2, -A3, -D7, und -DRw2**. Bei dem pädiatrischen Patientengut in Japan findet man HLA-DR9 und -DRw13, in China HLA-Bw46. Bei Tieren konnten ebenfalls bestimmte Histokompatibilitätsgene definiert werden, die mit einer erhöhten genetischen Empfänglichkeit für die Entwicklung einer **experimentellen autoimmunen Myasthenia gravis** (EAMG) einhergehen.

> De Baets MH, Kuks JJ: Immunopathology of myasthenia gravis. In DeBaets MH, Oosterhues HJGH (Hrsg): Myasthenia Gravie Boca Raton, FL, CRC Press, 1993.

12. Welche experimentellen Befunde sprechen für eine ursächliche Rolle der Acetylcholinrezeptor-Antikörper (AChR) bei der Myasthenie?

Immunisiert man Tiere mit dem Acetylcholinrezeptor (AChR), so bilden diese **Serum-Antikörper** gegen den Rezeptor. Dabei entwickeln sie klinische Symptome und elektrophysiologische Befunde, die der humanen Myasthenie sehr ähneln (**experimentelle autoimmune Myasthenia gravis; EAMG**). Der **passive Transfer** von Immunglobulinen (IgG) aus MG-Patientenserum führt ebenfalls bei den Tieren zur EAMG. Immunzytochemische Studien konnten in myasthenem Skelettmuskel IgG an der postsynaptischen Membran von motorischen Endplattenregionen nachweisen. Bei kultivierten Muskelzellen in vitro verringern die Acetylcholinrezeptor-Ak die Anzahl der verfügbaren Acetylcholinrezeptoren auf der Zelloberfläche.

13. Welche klinischen Befunde sprechen für eine ursächliche Rolle der Acetylcholinrezeptor-Antikörper (AChR) bei der Myasthenie?

Bei mehr als 90% der Myasthenie-Patienten lassen sich zirkulierende Antikörper gegen den nikotinischen Acetylcholinrezeptor (AChR-AK) nachweisen. Die Entfernung der Antikörper mittels Plasmapherese bessert häufig die Symptome. Die durchschnittlich gemessenen AChR-AK-Titer korrelieren im Allgemeinen (allerdings nicht immer!) mit der Schwere der Erkrankung (intraindividuell, nicht interindividuell). Bei frühem Erkrankungsbeginn und bei begleitendem Thymom findet man besonders hohe Antikörper-Titer. Die Abnahme der Titer unter Therapie kann bei manchen Patienten mit der Besserung der Symptome korrelieren. Das gute Ansprechen auf Immuntherapie ist konsistent mit der Hypothese der MG als **Antikörper-vermittelte Autoimmunerkrankung**.

14. Über welche immunpathologischen Mechanismen verursachen Acetylcholinrezeptor-Antikörper die Myasthenia gravis?

Die Bindung der polyklonalen Auto-Antikörper an postsynaptische ACh-Rezeptoren führt zur Abnahme der verfügbaren nikotinischen Acetylcholinrezeptoren an der neuromuskulären Endplatte durch folgende Mechanismen:

1. **Pharmakologische Blockierung** der cholinergen Bindungsstelle durch angelagerte Antikörper.
2. Die Rezeptor-gebundenen Antikörper lösen eine Kaskade der **Komplementaktivierung** aus: Daraus resultiert eine Schädigung der postsynaptischen Membran, die nicht nur zum Rezeptorverlust, sondern auch zur Erweiterung des synaptischen Spalts führt. Letzteres vergrößert die Diffusionsstrecke der freigesetzten Acetylcholinmoleküle und verringert damit die Chance, dass ACh die postsynaptische Membran vor der enzymatischen Hydrolyse erreicht.

3. **Vernetzung der ACh-Rezeptoren** («cross-link») mit Steigerung der Internalisierung des Rezeptors und nachfolgendem Abbau.
4. **Fokale Destruktion** des synaptischen Faltenapparates mit Veränderung der Ionenkanaleigenschaften des ACh-Rezeptors.

15. Erklären Sie das Konzept des «Sicherheitsfaktors» bei der neuromuskulären Transmission

An der normalen neuromuskulären Synapse ist die Konzentration von AChR um ein Vielfaches höher als zur Generierung eines Muskelaktionspotentials benötigt wird. Dieser Überschuss verfügbarer AChR wird als der «Sicherheitsfaktor» der neuromuskulären Transmission bezeichnet und erlaubt Stimulationsfrequenzen bis zu 40 Hz, die unter physiologischen Bedingungen aber nicht erreicht werden. Die präsynaptische Nervenendigung setzt zwar bei repetitiver Stimulation zunehmend weniger Transmitter frei, was zu einer sukzessiven Abnahme der Endplattenpotential-Amplitude führt, dies reicht jedoch bei der normalen Endplatte immer noch zur Auslösung eines Aktionspotentials aus. Die Muskelkontraktion bleibt bei repetitiver Stimulation gleich stark. Bei der Myasthenia gravis ist der Sicherheitsfaktor (Anzahl der verfügbaren AChR) durch die Wirkung der AChR-Antikörper und einer Komplement-vermittelten Destruktion der Endplattenarchitektur kritisch reduziert. Der depolarisierende Ionenstrom (Endplattenpotential) ist proportional zur Zahl aktivierter AChR. Bei einem Verlust von mehr als 50% der AChR erreicht das Endplattenpotential nicht mehr regelmäßig die Depolarisationsschwelle. Hier setzt die symptomatische Wirkung der Acetylcholinesterase-Inhibitoren an, die durch eine verlängerte Wirkzeit des Transmitters den reduzierten Sicherheitsfaktor kompensieren, was bei einer milden Symptomatik ausreichen kann.

16. Wie sieht die Bindungsstelle für Acetylcholin und myasthene Autoantikörper auf dem nikotinischen Acetylcholinrezeptor aus?

Der humane Acetylcholinrezeptor (AChR) des Muskels ist ein pentameres Protein (Molekulargewicht 250 kDa), das aus 2 α-Untereinheiten und je einer β-, ε- (oder fetal γ-) und δ-Untereinheit besteht (**Abb. 5.2**). Acetylcholin bindet an die extrazelluläre Domäne der α-Untereinheit nahe des N-Terminus. Um den Ionenkanal innerhalb des Rezeptors zu öffnen, müssen die Acetylcholin-Moleküle beide α-Untereinheiten besetzen (2 ACh-Moleküle pro AChR). Der Hauptbestandteil der myasthenen Autoantikörper bindet ebenfalls an diese extrazelluläre Domäne der α-Untereinheit.

17. Was ist das Mary-Walker-Phänomen?

Während des Ischämietests (über systolischen Blutdruck aufgeblasene Blutdruckmanschette am Oberarm und rhythmischer Faustschluss) zeigen Patienten mit Myasthenia gravis Schwäche und Er-

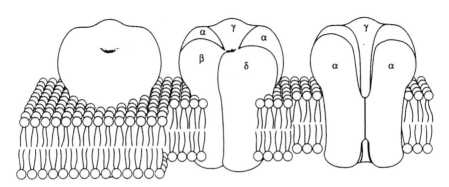

Abbildung 5.2: Schema der Struktur des humanen Acetylcholinrezeptors (AChR). (Aus: Kandel ER, Schwartz JH, Jessel TM [eds]: Principles of Neural Science, 3. Aufl. New York, Elsevier, 1991, S. 146, mit freundl. Erlaubnis)

müdung der Armmuskulatur. Sobald man den Druck an der Manschette ablässt, entwickeln manche Patienten eine massive myasthene Muskelschwäche an der gesamten Körpermuskulatur. Das Phänomen, das nach seiner Erstbeschreiberin Mary Walker (1938) benannt ist, konnte seither in mehreren Studien reproduziert werden und existiert auch im Tiermodell des myasthenen Hundes. Trotzdem bezweifeln viele Wissenschaftler eine biologische Grundlage dieser Beobachtung, andere wiederum schreiben es dem Effekt von Laktat zu: Laktat bindet Kalzium und reduziert sowohl das freie ionische als auch das Gesamtkalzium im Serum. Tatsächlich verstärken Laktatinfusionen die Muskelschwäche bei Myasthenie-Patienten deutlich mehr als bei Kontrollpersonen.

> Walker MB: Myasthenia gravis: A case in which fatigue of the forearm muscles could induce paralysis of the extraocular muscles. Proc Roy Soc Med 31:722:1938.

18. Welche Tumoren sind mit der Myasthenia gravis assoziiert?

Etwa 20% der Patienten haben ein **Thymom**, wovon die meisten eher epithelialen als lymphozytären Ursprungs sind. 90% der Thymome sind benigne und durch eine Resektion leicht behandelbar, 10% sind maligne (mittlere Überlebenszeit 5 bis 10 Jahre). Bei etwa 50–60% der Patienten finden sich histologische Veränderungen im Thymus, welche als lymphofollikuläre Hyperplasie (Thymitis) bezeichnet wird.

19. Welche diagnostischen Tests gibt es für die Entdeckung von Thymomen bei Myastheniepatienten?

Bei etwa 80% der Patienten mit Myasthenia gravis und Thymom (bei etwa 20% aller MG-Patienten) finden sich **Autoantikörper gegen Skelettmuskulatur**. Diese Autoantikörper richten sich gegen verschiedene filamentäre Muskelproteine und erkennen u. a. Determinanten von **Titin** (MGT-30) und dem **Ryanodin-Rezeptor** (Kalzium-Rezeptor des sarkoplasmatischen Retikulums). Technisch werden diese Antigene zum Teil mit Hilfe der Zitronensäure («citric acid», CA) extrahiert, weshalb man deshalb auch manchmal noch die Bezeichnung **anti-CA-Antikörper** findet. Sensitivität und Spezifität der anti-CA-Ak bei MG liegen bei 94%. Die Sensitivität und die Spezifität einer **CT-Untersuchung** des Thorax auf ein Thymom liegen bei 85 bzw. 99%. Die Patienten sollten daher unabhängig vom Antikörperbefund auf jeden Fall ein Thorax-CT erhalten. Bei atypisch gelegenen Raumforderungen (insbesondere im vorderen Mediastiunum) kann eine zusätzliche Kernspintomographie (MRT) hilfreich sein. Vor allem jüngere Myasthenie-Patienten haben meist ein über das Altersmaß erhaltenes Thymusgewebe. Abgesehen von Größe und Form ist die Abgrenzung von Thymom und lymphofollikulärer Hyperplasie (Thymitis) im CT nicht möglich.

20. Welche diagnostischen Tests führt man bei der Myasthenie durch?

Die Verdachtsdiagnose einer Myasthenia gravis kann aus der Anamnese und der klinischen Untersuchung einer belastungsabhängigen Skelettmuskelschwäche gestellt werden (z. B. Simpson-Test und «signe des cils» bei okulärer MG).

Folgende diagnostische Test helfen bei der Bestätigung:

1. Besserung der Muskelschwäche und der Ermüdbarkeit durch die **Gabe von Acetylcholinesterase-Hemmern** (Tensilon-Test = Edrophonium-Test; Neostigmin-Test = Prostigmin-Test).
2. **Elektrophysiologische** Hinweise für eine gestörte neuromuskuläre Übertragung:
   (1) **EMG mit repetitiver Reizung** (EMG-Ermüdungstest) und
   (2) **Einzelfaser-EMG**.
3. **Labordiagnostik** zum **Nachweis von zirkulierenden Antikörpern**: Der empfindlichste Laborparameter in der Diagnostik ist der Nachweis von Auto-Antikörpern gegen Acetylcholinrezeptoren (AChR-Ak) im Radioimmunassay.

Die Titer korrelieren interindividuell nicht mit dem Schweregrad und der Ausprägung der Symptome. Intraindividuell korreliert der Titer dagegen gut mit dem klinischen Verlauf, so dass serielle Titerbestimmungen im Abstand von 3 bis 6 Monaten zur Therapiekontrolle herangezogen werden können. Bei einer generalisierten Myasthenie lassen sich die Antikörper in mehr als 90% der Fälle nachweisen (Angaben bis 98%), bei einer rein okulären Myasthenie beträgt die Treffer-

quote weniger als 50% (Streuung in der Literatur zwischen 40 und 70%). Myasthenie-Patienten mit einem Thymom haben in aller Regel positive AChR-Ak (vereinzelt findet man übrigens auch erhöhte AChR-Ak-Titer bei Thymom-Patienten ohne klinische Zeichen einer Myasthenie). Zu den Antikörpern gegen Skelettmuskulatur (anti-CA-Antikörper) siehe Frage 19.
4. **Radiologische Diagnostik:** CT/MRT-Untersuchung des Thorax zur Diagnostik eines Thymoms (abgesehen von atypischer Form und Größe lassen sich im CT Thymom und lymphofollikuläre Hyperplasie nicht unterscheiden). Selten wird eine explorative Mediastinoskopie durchgeführt. Patienten mit rein okulären Symptomen und einer nicht eindeutigen Tensilon-Reaktion sollten ein Schädel-CT erhalten, um lokale Prozesse im Bereich der Orbita und des Sinus cavernosus zu erfassen. Bei rein bulbärer Symptomatik sollte eine Kernspintomographie sowie eine elektrophysiologische Hirnstammdiagnostik durchgeführt werden (Differentialdiagnose Bulbärparalyse!).

21. Welche Befunde deuten auf die wichtige Rolle des Thymus in der Myasthenie-Pathogenese hin?

1. Die meisten Patienten mit Myasthenia gravis haben histologische Auffälligkeiten im Thymusgewebe, wie Hyperplasie oder Thymom.
2. Die Resektion des Thymus bessert die Symptomatik der MG.
3. Thymische B-Lymphozyten produzieren disproportional mehr Acetylcholinrezeptor-Antikörper als andere Antikörper.
4. Gibt man in vitro Thymuszellen zu B-Lymphozyten von Myastheniepatienten, so erhöht sich die Produktion der AChR-Ak, nicht aber anderer Antikörper.
5. Alle Untereinheiten des Acetylcholinrezeptor-Proteins (speziell auch die fetale γ-Untereinheit) werden in nichttumorösen Thymi von MG-Patienten exprimiert. Dagegen exprimieren MG-Thymome keine AChR-Bestandteile außer einem Protein-Epitop, das mit der α-Untereinheit kreuzreagiert.
6. Nach Transplantation von Thymusgewebe aus Myastheniepatienten in Mäuse mit einer schweren kombinierten Immundefizienz («severe combined immunodeficiency», SCID-Mäuse) werden persistierend erhöhte Titer von Serum-AChR-Ak produziert. Man findet abgelagertes humanes IgG an den Skelettmuskel-Endplatten. Der passive Transfer von vereinzelten MG-Thymozyten ruft nur einen transienten Anstieg der Rezeptor-Antikörper hervor.
7. Im Thymus, dem Ort der Reifung der T-Lymphozyten und der Aneignung der immunologischen Toleranz, findet man sogenannte Myoidzellen (zu Myoidzellen siehe Frage 22).

> Geuder KI, Marx A, Witzemann V, et al: Pathogenetic significance of fetal-type acetylcholine receptors on thymic myoid cells in myasthenia gravis. Dev Immunol 2:69, 1992.
> Schoenbeck S, Padberg F, Hohlfeld R, Wekerle H: Transplantation of thymic autoimmune microenvironment to severe combined immunodeficiency mice: A new model of myasthenia gravis. J Clin Invest 90:245, 1992.

22. Was ist eine Myoidzelle?

Myoidzellen sind muskelähnliche Zellen, die hauptsächlich in der medullären Region des Thymus zu finden sind. Sie existieren in sehr geringer Zahl, tragen jedoch den nikotinischen Acetylcholinrezeptor. Da genau die Antikörper gegen den nikotinischen Acetylcholinrezeptor (AChR-Ak) eine wesentliche pathogenetische Rolle bei der MG spielen, könnten die Myoidzellen die primären Antigene darstellen, die bei der MG-Autoimmunreaktion beteiligt sind. Myasthenes Thymusgewebe enthält HLA-DR-positive lymphoide Zellen, die dieses Antigen den T-Lymphozyten präsentieren können und so T-Zellen gegen das Acetylcholinrezeptor-Antigen sensitivieren.

23. Welche Rolle spielt die Thymektomie bei der Myasthenie-Therapie?

Obwohl kontrollierte, prospektive und randomisierte Studien nicht vorliegen, hat sich die empirisch in das Behandlungskonzept der Myasthenie aufgenommene Thymektomie durchgesetzt. Die früh durchzuführende Thymektomie bessert als Standardtherapie unabhängig vom CT/MRT-Befund eines Thymoms die Symptomatik bei 75% der Patienten mit Thymom, Thymushyperplasie oder unauffälligem Thymusgewebe. Vor allem in den ersten 1–2 Jahren nach Krankheitsbeginn ist oftmals eine Remission zu erreichen. Patienten mit erhöhtem Operationsrisiko (Patienten über 60 Jahre oder Kinder) profitieren weniger von der Resektion. Deshalb werden Patienten im Alter von 60 bis 65 Jahre nur mehr thymektomiert, wenn der Verdacht auf ein Thymom besteht. Kinder im Alter von 1 bis 5 Jahren werden nicht thymektomiert, da nachteilige Auswirkungen auf das Immunsystem nicht auszuschließen sind, für Kinder im Alter zwischen 6 und 10 Jahren bestehen keine einheitlichen Empfehlungen. Die kongenitalen myasthenen Syndrome zeigen keine Besserung nach Thymektomie, die neonatale MG (myasthene Symptomatik durch maternale Antikörper) bessert sich ohne Thymektomie. Für Patienten mit einer rein okulären Form der MG besteht normalerweise keine Operationsindikation. Operationstechnisch wird der transsternale Zugang zum vorderen Mediastinum dem transzervikalen vorgezogen, da hier die Chance zur vollständigen Resektion besser ist. In neuerer Zeit entwickelt sich die thorakoskopische Thymektomie als weniger invasive Methode zu einer vielversprechenden Alternative.

24. Was ist eine neonatale Myasthenia gravis?

Die neonatale MG ist von den kongenitalen myasthenen Syndromen zu unterscheiden. Etwa 12% der Neugeborenen von Myasthenie-erkrankten Müttern sind «floppy babies» mit Schwierigkeiten beim Atmen und beim Saugen. Diese Erkrankung ist transient und dauert typischerweise wenige bis maximal 12 Wochen. Der hauptsächliche pathophysiologische Mechanismus ist der passive Transfer mütterlicher Autoantikörper über die Plazenta auf das Kind. Die Schwere und die Dauer der Erkrankung haben nicht notwendigerweise Einfluss auf das Auftreten einer neonatalen MG. Viele Neugeborene schwer erkrankter Mütter haben zwar hohe AChR-Ak-Titer, entwickeln aber keine neonatale MG. Im Gegensatz dazu können allerdings auch Kinder von Müttern in Krankheitsremission neonatale myasthene Symptome entwickeln. Dies kann mit Abbau und Inaktivierung der maternalen Immunglobuline im kindlichen Organismus zu tun haben. Subklas-

senanalysen der Antikörper-Immunglobuline deuten darauf hin, dass auch die Neugeborenen bei neonataler MG selbst Autoantikörper produzieren, die sich von den maternalen unterscheiden. Viele Fragen zur exakten Pathophysiologie der neonatalen MG bedürfen deshalb noch der gründlichen Untersuchung.

25. Was sind kongenitale myasthene Syndrome?

Kongenitale myasthene Syndrome sind charakterisiert durch das Auftreten von extraokulären, fazialen, bulbären oder Gliedmaßen-Muskelschwächen mit Ermüdbarkeit nach der Geburt oder im Kindesalter, welche bis ins Erwachsenenalter persistieren. Die elektrophysiologischen Befunde deuten auf Defekte der neuromuskulären Transmission hin. Im Gegensatz zur neonatalen MG zeigen sich von mütterlicher Seite keine Hinweise auf eine klinische myasthene Erkrankung, AChR-Ak sind nicht nachzuweisen, und die Erkrankung ist nicht transient. Die Patienten profitieren nicht von einer Thymektomie, immun-orientierte Therapiestrategien helfen nicht.

Die zugrunde liegenden Mechanismen der defekten neuromuskulären Übertragung sind in den einzelnen kongenitalen myasthenen Syndromen unterschiedlich. Man klassifiziert sie nach dem Ort der Dysfunktion im Bezug zur neuromuskulären Synapse in **präsynaptische, prä- und postsynaptische** und **postsynaptische Störungen**. Diese Erkrankungsgruppe wird durch intensive Beforschung zunehmend besser verstanden. Neue Syndrome werden beschrieben, bekannte Syndrome pathomechanisch und zum Teil genetisch charakterisiert. **Tabelle 5.3** gibt eine Zusammenstellung der derzeit bekannten Störungen der neuromuskulären Erregungsübertragung unter besonderer Berücksichtigung der kongenitalen myasthenen Syndrome.

> Engel AG: Congenital myasthenic syndromes. Neurol Clin North Am 12:273, 1994.

26. Was ist der rationelle Hintergrund für den Edrophonium-Test?

Edrophonium (Tensilon® etc.) ist ein schnell- und kurzwirksamer Acetylcholinesterasehemmer. Die gestörte neuromuskuläre Übertragung bei der MG

Tabelle 5.3: Übersicht der Störungen der neuromuskulären Erregungsübertragung

Ätiologie	Erkrankung	Anmerkungen
I Autoimmun	Myasthenia gravis pseudoparalytica (MG)	Postsynaptische Störung, Antikörper gegen Acetylcholin-Rezeptoren (AChR-Ak)
	Lambert-Eaton-Syndrom (LES)	Präsynaptische Störung, Antikörper gegen Kalzium-Kanäle (VGCC-Ak)
II Kongenital	**1. Präsynaptische Störungen** • Familiäre infantile Myasthenie • Mangel an Transmittervesikeln und Quantenfreisetzung	
	2. Prä- und postsynaptische Störung • Mangel an Acetylcholinesterase an der Endplatte	
	3. Postsynaptische Störungen (Störungen der AChR-Kinetik) • Klassisches «slow channel»-Syndrom • Mutationen der ε- und β-Kette des AChR	 Verlängerte Öffnungszeit des AChR Verlängerte Öffnungszeit und reduzierte Leitfähigkeit des AChR
	• AChR-Mangel mit verkürzter Kanalöffnungszeit • Störungen der AChR-Kinetik ohne AChR-Mangel • Störung infolge veränderter Transmitter-Rezeptor-Interaktion	 Schnell-leitendes «fast channel»-Syndrom
	4. Teilweise charakterisierte Störungen • Kongenitales myasthenes Syndrom mit Ähnlichkeit zum LES • AChR-Mangel ohne Verminderung sekundärer synaptischer Spalte • Familiäre Gliedergürtel-Myasthenie • Benignes kongenitales myasthenes Syndrom mit fazialen Malformationen	
III Toxisch	Botulismus Medikamenten-induzierte myasthene Syndrome Vergiftungen z. B. mit Cholinesterase-Inhibitoren (Antidot: Atropin), Insektiziden	

Modifiziert nach: Engel AG: Congenital myasthenic syndromes. Neurol Clin North Am 12:273, 1994

lässt sich durch Therapie mit Acetylcholinesterasehemmern bessern, die die Konzentration von Acetylcholin (ACh) im synaptischen Spalt durch Hemmung der enzymatischen Hydrolyse erhöhen. Die Erhöhung der Konzentration von ACh verbessert die Chancen, dass jeder Acetylcholinrezeptor (AChR) mit je zwei ACh-Molekülen besetzt werden kann und somit ein Aktionspotential zur Muskelkontraktion ausgelöst wird. Die intravenöse Gabe von Edrophonium ruft eine rasche und dramatische Besserung der klinischen MG-Zeichen hervor und dient deshalb als hilfreicher diagnostischer Test.

27. Wie wird der Edrophonium-Test durchgeführt?
Vorbereitung:
1. Bestimmung der Basiswerte für Muskelschwäche und Ermüdbarkeit

2. In Spritze 1 ml = 10 mg Edrophoniumchlorid (z.B. Tensilon®) in 9 ml physiologischer Kochsalzlösung aufziehen.
3. In einer 2. Spritze als Antidot Atropin (0,5 bis 1,0 mg) aufziehen (im Falle ausgeprägter muskarinerger Nebenwirkungen wie Bradykardie oder hypotoner Kreislaufreaktion).

Durchführung:
4. Intravenöse Injektion einer Testdosis (2 ml = 2 mg):
Beobachtung der Wirkung und Begleiterscheinungen über 30 bis 60 Sekunden (bei objektivierbarer Verbesserung der Ptose etc. kann der Test als positiv beendet werden).
5. Injektion der restlichen 8 ml (= 8 mg):
Wirkung sollte nach ca. 30 bis 45 Sekunden einsetzen; ein Faszikulieren der Augenlider ist als Ausdruck des ACh-Überangebotes normal; Gesichtsrötung, Palpitationen oder gesteigerter Tränenfluss kommen vor; bei muskarinergen Nebenwirkungen (Bradykardie) sofortige Injektion von Atropin. Bei **Kindern** hängt die Dosis vom Körpergewicht ab. Man gibt am besten 2 bis 3 fraktionierte Dosen von 0,02 mg/kg KG.

Beurteilung:
Anhand geeigneter klinischer Symptome (Ptose, Doppelbilder, Kopf/Arm- oder Bein-Halteversuch, repetitive Reizung im EMG) wird der Effekt beurteilt. Dieser hält für etwa 10 Minuten an. Bei nichtokulärer Symptomatik ist die Beurteilung abhängig von der Quantifizierung der Muskelstärke und der Ermüdbarkeit. Dies hängt von der Mitarbeit sowie der subjektiven Empfindung von Untersucher und Patient ab. Eine doppelblinde Testung mit physiologischer Kochsalzlösung kann hier hilfreich sein. Eine eindeutige Besserung von Muskelschwäche und Ermüdbarkeit ist als starker Hinweis für eine Myasthenia gravis zu deuten.

28. Welche elektrophysiologischen Hinweise sind diagnostisch hinweisend auf die Myasthenie?

Das **EMG** (EMG-Ermüdungstest) zeigt bei repetitiver Reizung eines motorischen Nerven mit 3 Hz über 2 Sekunden eine Abnahme der Amplitude des motorischen Summenpotentials. Eine Abnahme (**Dekrement**) des 5. Reizes im Vergleich zum 1. Reiz von mehr als 10 bis 15 % ist pathologisch. Die «posttetanische Erschöpfung» (maximale Willkürkontraktion für 30 bis 60 Sekunden) führt zu einer Verstärkung pathologischer Befunde. Die Gabe von Acetylcholinesterasehemmern (Edrophonium) korrigiert die Amplitudenabnahme. Ein pathologisches Dekrement ist allerdings nicht spezifisch für die Myasthenia gravis, sondern findet sich auch bei anderen myasthenen Syndromen und kann selten auch bei einer Polymyositis oder Muskeldystrophien beobachtet werden (Ausnahme: Lambert-Eaton-Syndrom mit Inkrement bei **hochfrequenter** repetitiver Reizung!).

29. Was ist ein Einzelfaser-EMG?

Die **Einzelfaser-Elektromyographie** («single fiber electromyography», **SFEMG**) ist die empfindlichste Darstellung einer gestörten neuromuskulären Erregungsübertragung.

Als Einzelfaser-Myographie wird die simultane Aufzeichnung der evozierten Reizantwort zweier Muskelfasern bezeichnet, die zu derselben motorischen Einheit gehören. Die Entladung der motorischen Einheit wird entweder durch submaximale Willkürkontraktionen des Muskels oder durch die repetitive submaximale Stimulation des versorgenden motorischen Nerven provoziert. Die Aufzeichnung eines normalen Muskels nach Reizung zeigt zwei Antwortpotentiale aus den zwei Muskelfasern, die mit einem Intervall minimal fluktuieren. Diese Fluktuation wird «Jitter» genannt. Er ergibt sich aus der Variabilität der Zeitspanne, die für die neuromuskuläre Transmission von Entladung zu Entladung benötigt wird. Bei der Myasthenia gravis zeigen die Aktionspotentiale zweier benachbarter Muskelfasern derselben motorischen Einheit einen vermehrten «Jitter» bis hin zu Blockierung. Das **Jitter-Phänomen** ist Ausdruck einer Dispersion der Erregungsausbreitung innerhalb der motorischen Einheit, ist allerdings nicht spezifisch für die myasthenen Sydrome, sondern findet sich auch z.B. bei Motoneuronerkrankungen oder auch dem Lambert-Eaton-Syndrom (LES). Pathologische Befunde in der Einzelfaser-Myographie lassen sich bei 95 % der Patienten mit einer generalisierten und bei etwa 85 % mit einer okulären Myasthenie nachweisen. Dekrement und Jitter sind übrigens in den proximalen Muskeln häufiger pathologisch als in den distalen.

30. Was ist Pyridostigmin? Warum ist es das am weitesten verbreitete Medikament zur Behandlung der MG?

Pyridostigmin wirkt zum einen länger (Halbwertszeit von 4 Stunden) und hat zum anderen weniger unerwünschte cholinerge Nebenwirkungen als z. B. Neostigmin-Bromid oder andere reversible Acetylcholinesterasehemmer (AChE-Inhibitoren). Die Dosierung gestaltet sich individuell nach der Wirkung und ist in der Regel in etwa 60 mg oral, gegeben alle 4 bis 5 Stunden (Tageshöchstdosis 600 mg). Im Gegensatz zu Physostigmin hat Pyridostigmin keine ZNS-Nebenwirkungen, da es nicht die Blut-Hirn-Schranke passiert. Es gibt allerdings Patienten, die keinen befriedigenden Therapieeffekt durch Pyridostigmin zeigen und auf andere Acetylcholinesteraseinhibitoren besser ansprechen.

31. Welche Nebenwirkungen haben die Acetylcholinesteraseinhibitoren an der neuromuskulären Synapse bei langfristiger Gabe?

Neben akuten Nebenwirkungen wie der **cholinergen Krise** oder weniger dramatischen cholinergen Effekten führt eine langfristige Erhöhung von Acetylcholin (ACh) an der neuromuskulären Synapse zu chronischen Veränderungen der postsynaptischen Membran, die der Endplattenmorphologie bei der Myasthenia gravis ähneln. Die postsynaptischen Falten (subneuraler Faltenapparat) sind geweitet und die Anzahl der AChR vermindert. Die exzessive Erhöhung von ACh verursacht neben den vorbestehenden Autoantikörper-bedingten morphologischen und physiologischen Veränderungen zusätzliche Schäden an der postsynaptischen Membran.

32. Wie lang ist die Wirkungszeit von Pyridostigmin?

Die Dosierung von Pyridostigmin bei der Myasthenie gestaltet sich individuell nach der Wirkung. In der Regel werden in etwa 60 mg oral alle 4 bis 5 Stunden gegeben (Tageshöchstdosis 600 mg). Eine abendliche Dosis Pyridostigmin (z. B. 60 mg oral) reicht aufgrund der Wirkdauer deshalb oft nicht bis zum nächsten Morgen aus. Patienten berichten typischerweise von Schwierigkeiten, ihre Medikamente am nächsten Morgen zu schlucken («Morgentief»). In diesem Fall ist ein abendlich gegebenes Pyridostigmin-Retard-Präparat (90 bis 180 mg) zu empfehlen. Obwohl die Freisetzungskinetik nicht vorherzusagen ist, hilft dies oftmals.

33. Nennen Sie die parenterale Äquivalenzdosis einer oralen 60 mg Pyridostigmin-Tablette

Eine parenterale (intravenöse oder intramuskuläre) Dosis von 1 bis 2 mg entspricht einer oralen Gabe von 60 mg.

34. Welche Medikamente sind bei der Myasthenie vorsichtig zu verwenden oder kontraindiziert?

Eine Reihe von Pharmaka kann die Myasthenie-Symptomatk verstärken oder eine myasthene Krise auslösen. Sie sind daher bei der Myasthenie mit Vorsicht zu verwenden oder kontraindiziert. **Tabelle 5.4** gibt eine Übersicht der Medikamente mit gleichzeitiger Nennung von Ausweichpräparaten.

Merkbuchstaben helfen, sich wichtige Medikamente und -gruppen besser einzuprägen:

«Bei der Myasthenie vermeide H, M, N und A, B, C, denn sie tun ihr weh»

A	Antibiotika
	Antiarrhythmika
	Antikonvulsiva (außer Carbamazepin)
	Analgetika
	Antirheumatika
B	β-Blocker
	Benzodiazepine
C	Chinin, Chinidin, Chloroquin
H	Hypnotika
M	Muskelrelaxantien
	Magnesium-Präparate
N	Neuroleptika

Aminoglykoside und zwei andere Peptidantibiotika (Polymyxin B sowie Colistin) können sowohl prä- wie auch postsynaptische neuromuskuläre Nebenwirkungen haben. Andere Antibiotika (Tetracycline, Makrolidantibiotika sowie hochdosiertes Penicillin) sowie viele Herzmedikamente (Antihypertonika, Antiarrhythmika) können bei der MG zu Exazerba-

Tabelle 5.4: Relativ oder absolut kontraindizierte Medikamente bei Myasthenia gravis mit Angabe möglicher Alternativpräparate

Kontraindizierte Substanzen	Alternativpräparate
I Antibiotika Aminoglykoside Polymyxine Tetrazykline Lincomycin Clindamycin Hochdosiertes Penicillin	Cephalosporine Erythromycin Chloramphenicol Nitrofurane, Cotrimoxazol Penicillin (niedrigdosiert!), Ampicillin Naldixinsäure Als Tuberkulostatika: Isoniazid, Rifampicin
II Antikonvulsiva Hydantoine Barbiturate Benzodiazepine (in hoher Dosis) Oxazolidine Ethosuximid	Carbamazepin Primidon Valproinsäure
III Psychopharmaka Neuroleptika Lithium Barbiturate Benzodiazepine (in hoher Dosis) Amitryptilin	Atosil Megaphen Thioridazin Benzodiazepine (niedrig dosiert)
IV Kardiovaskuläre Medikamente Antiarrhythmika (Ajmalin, Chinidin, Lidocain, Procain) Beta-Blocker Ganglioplegika Benzothiadiazine Guanethidin	Digitalis Reserpin Methyl-Dopa Spironolacton Triamteren
V Analgetika, Antirheumatika Morphinderivate Chinin (auch Tonic water) Chloroquin D-Penicillamin Malariamittel (Primaquin, Mefloquin)	Acetylsalicylsäure Phenylbutazon Indometacin Pentazocin Gold Fluphenamin
VI Hormonpräparate ACTH (Kortikosteroide) Orale Kontrazeptiva Oxytocin Schilddrüsenhormone	Kortikosteroide sind unter klinischer Kontrolle erlaubt (siehe auch Therapie der Myasthenie!)
VII Muskelrelaxantien Grundsätzlich nur unter strenger Überwachung!	

In Anlehnung an: Hartmann A, Smetanay M, Jerusalem F, Westhofen P: Thymektomie bei Myasthenia gravis. Aktuelle Neurol 14:26, 1987

tionen führen. Chloroquin und Phenytoin können eine Myasthenie klinisch zum Ausbruch bringen. Lithium interferiert mit der neuromuskulären Übertragung durch Behinderung des prä- und postsynaptischen Natrium-Einstroms.

Meglumin-Diatrizoat ist ein CT-Kontrastmittel, von dem nach Gabe Exazerbationen einer MG berichtet wurden. Das Hypnotikum Methoxyfluran kann eine subklinische MG zum Ausbruch führen. Benutzt man Wehenmittel oder Narkotika wie Oxytozin, Aprotinin, Propanidid, Diazepam oder Ketamin, kann sich die postoperative Phase der Erholung deutlich verlängern. Auch bestimmte Augentropfen (β-Blocker) können eine MG-Symptomatik verschlechtern.

35. Was muss man beachten, wenn man die Myasthenie mit Steroiden behandelt?

Zur Standardbehandlung insbesondere der mittelschweren und schweren Myasthenie gehört der Gebrauch von immunsuppressiven Medikamenten. Neben den normalen Nebenwirkungen der Glukokortikosteroide (GKS) muss man bei der Myasthenie-Behandlung wissen, dass sich in den ersten 1 bis 3 Wochen nach Beginn einer oralen Prednisontherapie die Muskelschwäche bei der Myasthenie verschlechtert. Erst in der Folgezeit bessert sich die Symptomatik langsam, aber stetig. Manchmal ist eine Plasmapherese und/oder die vorherige Gabe intravenöser Immunglobuline (ivIG) sinnvoll, um das Auftreten Steroid-bedingter Verschlechterungen zu vermeiden und eine rasche Eindosierung auf die therapeutische Zieldosis zu ermöglichen (1–1,5 mg/kg KG Prednison-Äquivalent). Gerade bei der einschleichenden, protrahierten Steroidbehandlung ist die engmaschige Überwachung der Atemfunktion notwendig. Begleitend zur Besserung der Symptome unter GKS-Therapie erhöht sich die Sensitivität auf Acetylcholinesterasehemmer (AChE-Inhibitoren). Die Dosierung z. B. von Pyridostigmin muss deshalb meist reduziert und angepasst, eventuell das Medikament sogar abgesetzt werden. Manchmal kann die Wirkung der GKS-Therapie nicht vor Ablauf von 6 bis 12 Monaten abgeschätzt werden. Ein zu rasches Absetzen kann zu einer Exazerbation, selten auch zu einer myasthenen Krise führen. Methylprednisolon wird beispielsweise in einer Erhaltungsdosis von 80 bis 100 mg/Tag manchmal bis zu 2 Jahren gegeben, bevor man vorsichtig die Dosierung ausschleicht. Rückfälle sind häufig bei zu kurzer Steroid-Therapie oder zu langsamen oder zu schnellen Ausschleichen aus der Therapie.

36. Was verursacht eine medikamentöse autoimmune Myasthenia gravis?

Etwa 1% der Patienten, die bei rheumatoider Arthritis (RA) oder M. Wilson mit **D-Penicillamin** behandelt werden, entwickeln klinisch eine Myasthenie. Die Erkrankung (Medikamenten-induzierte Myasthenia gravis) betrifft Frauen sechs mal häufiger als Männer. Sie ist assoziiert mit **HLA-A1** und **-B8**, welche man auch gehäuft bei der spontanen Myasthenie findet. Zunächst sind die äußeren Augenmuskeln betroffen, in der Folge tritt eine Generalisierung ein. Patienten mit der D-Penicillamin-induzierten-MG haben Autoantikörper gegen den Acetylcholinrezeptor (AChR-Ak). Nach Absetzen der Penicillamin-Therapie klingt die Erkrankung langsam ab und die Autoantikörper verschwinden.

37. Was ist eine myasthene Krise? Was löst sie aus, wie wird sie behandelt?

Die myasthene Krise ist eine akute Exazerbation der MG mit respiratorischer und bulbärer Dysfunktion, die als absoluter **neurologischer Notfall** unverzüglich intensivmedizinischer Behandlung bedarf. Definitionsgemäß liegt eine Erschöpfung der Atemmuskulatur mit respiratorischer Insuffizienz vor. Infolge einer Erschöpfung der Schlundmuskulatur besteht gleichzeitig Aspirationsgefahr, und nicht selten bildet sich eine Aspirationspneumonie. Die Entwicklung erfolgt über Tage oder selten auch perakut und kommt zumeist in den ersten Jahren der Erkrankung vor. Auslöser sind Myasthenie-verstärkende Medikamente (s.o.) oder Begleiterkrankungen (meistens **Infektionen**). Der Krise gehen häufig Schwankungen im Schweregrad der Myasthenie voraus, in deren Verlauf mehrfach die Dosis des Cholinesterasehemmers (AChE-Inhibitor) erhöht oder reduziert wird.

Erstmaßnahmen bei myasthener Krise sind die **Freihaltung der Atemwege** und die **Sicherstellung der Sauerstoffzufuhr** (Racheninspektion, Guedeltubus, manuelle Beatmung); die Vitalkapazität und die Sauerstoffsättigung sind kontinuierlich zu überwachen. Man appliziert intravenöse Acetylcholinesteraseinhibitoren (**Pyridostigminperfusor,** 4–8 (–12) mg/24 Stunden, zuvor Bolus mit 1–3 mg). Gegen die cholinergen-muskarinischen Nebenwirkungen gibt man **Atropin** (3–5mal 0,5–1 mg subkutan). Bestehen differentialdiagnostische Unsicherheiten gegenüber der **cholinergen Krise** (siehe unten), sollten zunächst alle Cholinesterasehemmer abgesetzt werden und die Atmungsunterstützung begonnen werden. Der **Edrophonium-Test,** der bei der myasthenen Krise zu einer Verbesserung führt, kann bei der klinisch manchmal nicht möglichen Differenzierung zur cholinergen Krise helfen (siehe auch Frage 39). Die Patienten werden intubations- und beatmungspflichtig, wenn sich die Atemfunktion unter AChE-Inhibitoren nicht deutlich bessert. Obwohl nicht in allen Kliniken gleichermaßen durchgeführt, wird eine immunsuppressive Therapie in den meisten Lehrbüchern empfohlen: **Prednison** (100 mg/ Tag; nach einschleichendem Beginn mit 25 mg/Tag; Cave: mögliche initiale Verschlechterung!); bei intubierten Patienten kann sofort mit hochdosierter Prednison-Therapie (100–1000 mg/ Tag) begonnen werden. Nach Stabilisierung gibt man **Azathioprin** (2,5–3 mg/kg KG/Tag, initial eventuell höher).

Ist die respiratorische Situation unter Kontrolle, soll die Ursachenklärung der Krise unternommen werden. Nach Asservierung von Proben zur Keimbestimmung sollte mit einer **antibiotischen Therapie** begonnen werden (Cave: myasthenieverstärkende Antibiotika wie Aminoglykoside, Tetrazykline, hochdosierte Penicilline).

Diejenigen Patienten, die sich nicht innerhalb weniger Tage kontinuierlich bessern und stabilisieren, sollten mit **Plasmapherese** oder **Immunadsorption** behandelt werden. Alternativ kommen auch **intravenöse Immunglobuline** (ivIG) in Frage. In manchen Kliniken wird schon rasch mit den letztgenannten Verfahren therapiert.

38. Was ist eine cholinerge Krise?

Die Überdosierung mit Cholinesterasehemmern (AChE-Inhibitoren) kann eine exzessive Konzentrationserhöhung von Acetylcholin (ACh) im synaptischen Spalt bewirken. Dies führt zu einem Depolarisationsblock der Acetylcholinrezeptoren (AChR), was letztendlich zu einer gestörten synaptischen Übertragung ähnlich der myasthenen Krise führt. Häufig sieht man **Faszikulationen**. Die Patienten haben eine Miosis, vermehrte Tränensekretion, Hypersalivation, Diarrhöen, Bradykardie, schmerzhafte Muskelkrämpfe mit Muskelschwäche bis zur Ateminsuffizienz. Unter Intensivüberwachungsbedingungen und in Intubationsbereitschaft werden Cholinesterase-Inhibitoren vorübergehend abgesetzt, **Atropin** je nach Ausprägung der muskarinergen Nebenwirkungen (6mal 1–2 bis maximal 8 mg Atropin intravenös) gegeben.

Die klinische Differenzierung myasthener Krisen gegenüber cholinergen Krisen gelingt nicht immer. Vorsicht ist geboten bei sogenannten **gemischten Krisen**. Hierbei werden die Cholinesterasehemmer abgesetzt, man therapiert mit Kortikosteroiden oder Plasmapherese.

39. Diskutieren Sie die Wertigkeit des Edrophonium-Tests zur Differenzierung der myasthenen gegenüber der cholinergen Krise

Der Edrophonium-Test bessert die myasthene Krise und verschlechtert die cholinerge Krise. Trotzdem ist die Interpretation der Testergebnisse oftmals schwierig und irreführend, da bestimmte Muskelgruppen sich verschlechtern, während andere sich verbessern. In der klinischen Praxis ist das Absetzen aller Cholinesterase-Hemmer unter strenger Kontrolle bzw. Unterstützung der respiratorischen Funktion (Intensivstation!) eine verlässlichere und praktikablere Lösung.

40. Nennen Sie Differentialdiagnosen myasthener Syndrome

Je nach Ausprägung- und Verteilung der myasthenen Muskelschwäche kommt eine Reihe von alternativen Erkrankungen in Frage. **Tabelle 5.5** gibt eine Zusammenstellung der Differentialdiagnosen myasthener Syndrome mit Anmerkungen.

Lambert-Eaton-Syndrom (LES)

41. Nennen Sie die klinischen Manifestationen des Lambert-Eaton-Syndroms (LES)

Beim Lambert-Eaton-Syndrom (LES; Lambert-Eaton-myastenes-Syndrom = LEMS; Pseudomyas-

Tabelle 5.5: Differentialdiagnose myasthener Syndrome

Erkrankung	Anmerkungen
I Erkrankungen der neuromuskulären Synapse	
• Autoimmune Myasthenia gravis (MG)	AChR-Ak-positiv*; Serienreizung im EMG mit Dekrement;
• Lambert-Eaton-Syndrom	AChR-Ak-negativ, VGCC-(«voltagegated calcium channel»)-AK positiv**
• Medikamenten-induziertes myasthenes Syndrom	Medikamentenanamnese (Tab. 5.4);
• D-Penicillamin-induzierte Myasthenie	D-Penicillamintherapie; AChR-Ak-positiv
• Kongenitale myasthene Syndrome	sehr seltene Erkrankungen (Tab. 5.3); AChR-Ak-negativ; evtl. positive Familienanamnese
• Botulismus	begleitende vegetative Symptomatik; meist mehrere Erkrankungen im Umfeld
II Entzündliche Erkrankungen	
• Polymyositis, Dermatomyositis	erhöhte Muskelenzyme, EMG, Muskelbiopsie
• Hirnnerven-Neuritis	motorische und sensible Hirnnerven-Beteiligung; Pupillenstörungen; Liquorbefund
• Akute Polyradikulitis mit Sonderformen	Liquorbefund (zyto-albuminäre Dissoziation)
Guillain-Barré-Syndrom	rasch aufsteigende Paresen und Dysästhesien
Miller-Fisher-Syndrom	akute Ataxie, Ophtalmoplegie mit Reflexausfall
• Okuläre Myositis	Bewegungsschmerz, Augenschwellung, Orbita-CT
• Vaskulitis mit Hirnnervenbeteiligung	evtl. Multiorganbeteiligung
• Arteriitis temporalis	lokaler Kopfschmerz, stark erhöhte BSG
• Okuläre Symptome bei Multipler Sklerose (internukleäre Ophthalmoplegie, INO)	Erkrankungsschübe, Liquor, MRT, evozierte Potentiale
• Sarkoidose (M. Boeck)	extramuskuläre Manifestationen
III Mitochondropathien	
• Mitochondriale Myopathie	Muskelbiopsie,
Progressive externe Ophthalmoplegie; CPEO	Energiestoffwechselstörung; progrediente Symptomatik, symmetrisch, evtl. Retinopathie
Kearns-Sayre-Syndrom; KSS	Ophthalmoplegie, Retinitis pigmentosa, Kardiomyopathie, endokrine Symptome
IV Sonstige Erkrankungen	
• Motoneuronerkrankungen, Bulbärparalyse	Hinweise für Vorderhornschädigung (Atrophie, Faszikulationen, Reflexabschwächungen, -steigerungen)
• Okulopharyngeale Muskeldystrophie	progredienter Verlauf; Muskelbiopsie
• Familiäre dyskaliämische periodische (hyper-, hypokaliämisch)	Auslösefaktoren, Kalium-Lähmungen Verlaufsbestimmung, Familienanamnese
• Endokrine Orbitopathie	Schilddrüsenparameter, Orbita-CT (verdickte Muskeln)
• Myotonia congenita (Typ Becker)	autosomal rezessiv; myotone Entladungen im EMG
• Blepharospasmus	Botulinum-Toxin-Behandlung
• Raumforderung an der Schädelbasis oder intrazerebrale Raumforderung	multiple Hirnnervenbeteiligung Röntgen-Schädel, CT
• Funktionelle Paresen	situationsabhängig, z.T. groteske Ausgestaltung; kann leichte myasthene Symptome verfälschen

* AChR-Ak sind nur bei der autoimmunen Myasthenia gravis und der D-Penicillamin-induzierten-Myasthenie positiv; alle anderen Erkrankungen sind AChR-Ak-negativ!
** Antikörperbestimmung nur in wenigen Spezial-Labors möglich

thenie) haben die Patienten eine **Schwäche und Ermüdbarkeit der proximalen Muskulatur** (insbesondere der Oberschenkel und des Beckengürtels) bei gleichzeitig fehlenden oder **abgeschwächten Muskeleigenreflexen**. Neben der abnormen Ermüdbarkeit können eventuell Myalgien bestehen. Die Muskelkraft verbessert sich bei einigen Patienten (im Gegensatz zur Myasthenia gravis) bei repetitiver Tätigkeit (»**warming up**«). Obwohl Hirnnervenausfälle mit Ptose und Doppelbildern vorkommen können, sind die extraokulären und bulbären Muskeln in der Regel ausgespart. Milde autonome Symptome (cholinerge Dysautonomie mit Blasenstörungen, Impotenz, mangelnder Schweiß- und Speichelsekretion, Ptosis, orthostatischer Hypotonie) können vorkommen, ein vornehmlich beklagtes Symptom ist die **Mundtrockenheit**.

42. Welcher Tumor ist mit dem Lambert-Eaton-Syndrom assoziiert?

Zum Zeitpunkt der klinischen Beschwerden haben bis zu 70% der Patienten einen assoziierten malignen Tumor. In 50–66% der Fälle ist es ein kleinzelliges Bronchial-Karzinom (SCLC, «small cell lung cancer»), das manchmal erst innerhalb der ersten 2 Jahre nach Beginn der myasthenen Symptomatik diagnostiziert wird. Obwohl eine Reihe von immunologischen Untersuchungen für eine kausale Rolle des Tumors bei der Pathogenese des LES sprechen, gibt es auch eine kleine Anzahl von Patienten mit LES, die niemals einen Tumor entwickeln.

43. Welcher autoimmune pathophysiologische Prozess ist beim LES beteiligt?

Das primäre Antigen für die LES-Antikörper scheint auf den Zellen des kleinzelligen Bronchialkarzinoms vorzukommen, das oftmals mit dem Lambert-Eaton-Syndrom assoziiert ist. Beim paraneoplastischen LES ist eine Autoantikörperstimulation im Rahmen der immunologischen Tumorauseinandersetzung anzunehmen. Die LES-Antikörper kreuzreagieren mit dem N- und dem L-Typ der spannungsabhängigen Kalziumkanäle («voltage-gated calcium channel», VGCC) sowie mit Synaptotagmin. Die Bindung der Antikörper an die Kalziumkanäle ruft dabei keine Komplement-abhängige Lyse der Zellmembran hervor. Das LES beruht auf einer **präsynaptischen Störung** der Transmitterfreisetzung an cholinergen Synapsen des motorischen und vegetativen Nervensystems. Die kreuzreaktiven IgG-Antikörper führen im Vergleich zum Gesunden zu einer etwa 5-fach geringeren Freisetzung von Acetylcholinquanten. Die präsynaptische Verminderung der spannungsabhängigen Kalziumkanäle führt zu einer Abnahme der postsynaptischen Miniatur-Endplattenpotentiale sowie zu den morphologischen Veränderungen der aktiven Zone.

44. Beschreiben Sie die EMG-Antwort nach repetitiver Nervenreizung beim LES

Der verringerte Kalziumeinstrom in die präsynaptische Nervenendigung nach Depolarisation der präsynaptischen Membran führt zu einer ungenügenden Tranmitterfreisetzung von Acetylcholin aus den präsynaptischen Vesikeln. Nach repetitiver Nervenreizung erleichtert die Akkummulation präsynaptischen Kalziums die Freisetzung von ACh aus den Nervenendigungen. Dies erklärt das elektrophysiologische Phänomen des **Inkrements**, einer Zunahme der Amplitude nach höherfrequenter Reizung (20–50 Hz). Eine Zunahme um 25% ist verdächtig, eine Zunahme um mehr als 100% beweist die Störung. Die Amplitude nimmt übrigens bei niedriger Reizrepetition (2 bis 3 Hz) wie bei der Myasthenie schrittweise ab (**Dekrement**), nach starker Willkürkontraktion wird bei erneuter Reizung eine deutliche Zunahme der Amplitude beobachtet.

45. Welche morphologischen Veränderungen zeigt die neuromuskuläre Synapse beim Lambert-Eaton-Syndrom?

Lichtmikroskopisch sieht man eine Proliferation und eine Vergrößerung des subneuralen Faltenapparats. Dies steht im Gegensatz zu den erweiterten und abgeflachten postsynaptischen Falten bei der Myasthenia gravis. Man nimmt an, dass das histologische Bild der proliferierenden und hypertrophischen postsynaptischen Membranen eine Reaktion auf die wiederholte De- und Regeneration der präsynaptischen Membran ist. Elektronenmikroskopisch fällt in der Gefrierbruchtechnik der Mangel an «aktiven Partikeln» in der präsynaptischen aktiven Zone auf. Neben ihrer reduzierten Zahl ist ihre Organisationsstruktur verändert.

46. Wie behandelt man das Lambert-Eaton-Syndrom?

Die Freisetzung von Acetylcholin aus der präsynaptischen Nervenendigung wird durch **3,4-Diaminopyridin**, **4-Aminopyridine** oder **Guanethidin** erleichtert. Die beiden erstgenannten Präparate erhöhen zwar das Krampfpotential, haben aber insgesamt weniger Nebenwirkungen und eine bessere Wirksamkeit als das nierentoxische und ebenfall epileptogene Guanethidin. 3,4-Diaminopyridin wird in Dosierungen bis zu 100 mg/Tag gegeben. Oftmals ist die gleichzeitige Gabe von Acetylcholinesterase-Hemmern sinnvoll (Pyridostigmin). Ist der assoziierte Tumor noch operativ zu entfernen, so führt die Resektion selbst häufig zu einer Rückbildung der Symptome. Immunsuppressive Therapien (Glukokortikosteroide, Plasmapherese, intravenöse Immunglobuline) haben positive Effekte. Von anderen Immunsuppressiva (oder der Kombinationstherapie mit z. B. Azathioprin) wird abgeraten.

47. Welche Vorsichtsmaßnahmen müssen bei operativen Eingriffen bei MG- oder LES-Patienten getroffen werden?

Die Thorakotomie für die Resektion eines Lungenkarzinoms bei LES oder die Thymektomie bei MG sind häufig notwendige Vorgehensweisen. Folgendes muss hierbei beachtet werden:

1. Eine verlängerte Restitutionsphase ist nach Gabe bestimmter Muskelrelaxantien (Blocker der neuromuskulären Übertragung) bei MG und LES zu erwarten. Man sollte hier nur kurzwirksame Medikamente im minimalen Dosisbereich geben.
2. Steht der Patient unter Steroid-Therapie, sollte die intravenöse Dosis vor, während und nach dem chirurgischen Eingriff über der oralen Äquivalenzdosis liegen, bis man wieder zu der gewohnten oralen Therapie übergehen kann.
3. Die Gabe von Acetylcholinesterasehemmern ist während der Operation nicht notwendig. Sie sollte postoperativ wieder gestartet werden, sobald der Patient bei Bewusstsein ist. Die Äquivalenzdosen für parenterale und orale AChE-Inhibitoren sind zu beachten (vgl. Frage 33).
4. Der Elektrolythaushalt, insbesondere die Kalzium- und die Magnesiumserumkonzentration, ist streng zu kontrollieren und gut zu korrigieren.
5. Unnötige Medikationen sind zu vermeiden, um Arzneimittelwechsel- und -nebenwirkungen zu minimieren.
6. Vermeidung von Medikamenten, die die Übertragung an der neuromuskulären Erregungsübertragung stören können.

Andere Erkrankungen der neuromuskulären Synapse

48. Beschreiben Sie die klinischen Charakteristika des Botulismus

Zwei bis 48 Stunden nach Ingestion schlecht konservierter *Clostridium botulinum*-kontaminierter Dosennahrung (Cave: augebeulte Fleischkonserven) beginnen okuläre und bulbäre Muskelparesen mit Akkommodationsschwierigkeiten, Doppelbildern, Ptose, Schwäche der Kaumuskulatur, Schluck- und Sprechschwierigkeiten. Eine Prodromalphase mit Übelkeit, Erbrechen oder Durchfall kann diesen Symptomen vorangehen. Eine Beteiligung des autonomen Nervensystems kann sich mit Obstipation, Harnverhalt und mydriatischen, lichtstarren Pupillen äußern. In der Folgezeit kommt es zu einer absteigenden Ausbreitung proximal betonter Muskelparesen einschließlich der Interkostalmuskulatur. Neben einer Tetraparese bis -plegie kommt es zur Ateminsuffizienz bei vollem Bewusstsein (in 10% der Fälle kommt es zu einer Bewusstseinstrübung, deren Ursache ungeklärt ist). Sensibilitätsstörungen bestehen zu keinem Zeitpunkt.

Bei Kindern bestehen die Initialsymptome in Trinkschwäche, schwachem Schreien, Verlust der Kopfkontrolle, bilateraler Ptose mit nachfolgender generalisierter und schlaffer Paralyse der Körpermuskulatur.

Der Krankheitsverlauf hängt von der Menge des aufgenommenen Toxins (Botulinumtoxin) ab. In schweren Fällen versterben die Patienten innerhalb von 4 bis 8 Tagen. Ist nur wenig Toxin aufgenommen worden, verlaufen die Symptome mild, und die Prognose für eine Restitutio ad integrum der neurologischen Ausfälle gut.

49. Beschreiben Sie den mikrobiologischen Hintergrund des Botulismus

Das Botulinumtoxin ist ein Exotoxin von *Clostridium botulinum*. Normalerweise verhindert die Anwesenheit gewöhnlicher Bakterien das Wachstum dieses Anaerobiers. Eine «Infektion» (korrekter ist Intoxikation) kann sich jedoch entwickeln, wenn es unter Luftabschluss in alten oder schlechten Konservendosen zur Produktion des Toxins gekommen ist und die sehr resistenten Clostridien andere Bakterien überwuchert haben. Bei Kindern kann eventuell die intestinale Bakterienflora das Wachstum von *C. botulinum* nicht effektiv genug hemmen. Sieben verschiedene Toxintypen sind bekannt; der humane Botulismus wird durch die Typen A, B, und E hervorgerufen. Das Toxin selbst hemmt irreversibel die Freisetzung von Acetylcholin an der motorischen Endplatte und an autonomen Nervenendigungen (schlaffe Paresen und autonomes Versagen).

Während der Botulismus in Mitteleuropa eine seltene Rarität geworden ist, hat sich das (inzwischen rekombinant herzustellende) Botulinumtoxin Typ A aufgrund seiner Eigenschaften als Blocker der Erregungsübertragung bei einer Reihe neurologischer Erkrankungen oder Symptome zum wertvollen Therapeutikum entwickelt (z. B. dystone Störungen).

50. Wie wirkt das Gift der schwarzen Witwe?

Das Gift der schwarzen Witwe setzt Acetylcholin aus den präsynaptischen Nervenendigungen frei und leert komplett die präsynaptischen Acetylcholinvesikel. Das Gift verhindert zudem die Wiederaufnahme von Cholin. Klinisch verursacht dies schmerzhafte Muskelspasmen gefolgt von Muskelschwäche.

51. Wie ist die pharmakologische Wirkung von Curare?

Das Pfeilgift Curare ist der klassische Antagonist des nikotinischen Acetylcholinrezeptors: Curare verdrängt Acetylcholin kompetitiv von der Rezeptorbindungsstelle. Curare wurde deshalb früher als Muskelrelaxans (nichtdepolarisierender Typ) in der Anästhesie verwendet.

52. Welches Schlangengift verursacht eine neuromuskuläre Störung? Welche Bedeutung hat es für die experimentellen Sudien zur Myasthenia gravis?

Pharmakologisch blockiert α-Bungarotoxin die Bindung von Acetylcholin an seinen Rezeptor, was eine ähnliche Störung der neuromuskulären Erregung bewirkt wie bei der Myasthenia gravis. Das Toxin bindet verschiedene Stellen auf der α-Untereinheit des pentameren Acetylcholinrezeptors. α-Bungarotoxin hat eine sehr hohe Affinität für diese α-Untereinheit des nikotinischen Rezeptors, die durch die AChR-Ak bei der Myasthenie erkannt wird. Deshalb ist das Toxin in vivo und in vitro ein sehr nützlicher Marker für Acetylcholinrezeptoren. Untersuchungen zur Reinigung, Charakterisierung oder Lokalisation des AChR, ebenso wie die Detektion von Serumautoantikörpern gegen AChR verwenden α-Bungarotoxin.

Literatur

1. Antel J, Birnbaum G, Hartung H-P (Hrsg.): Clinical Neuroimmunology. Malden, MA, Blackwell Science, 1998.
2. Engel, AG (Hrsg.): Myasthenia gravis and myasthenic disorders, New York, Oxford University Press, 1999.
3. Melms A, Hohlfeld R: Myasthenia gravis und myosthene Syndrome. In: Brandt T, Dichgaus J, Diener HC (Hrsg.): Therapie und Verlauf neurologischer Erkrankungen, 3. Aufl. Stuttgart, Kohlhammer, 1998.
4. Rolak LA, Harati Y (Hrsg.): Neuroimmunology for the Clinician. Boston, Butterwoth-Heinemann, 1997.
5. Toyka KV, Müllges W: Myasthenia gravis and Lambert-Eaton-myasthenic syndrome. In: Hacke W: Neurocritical care. Springer, Berlin, 1994.
6. Vincent A, Wray D (Hrsg.): Neuromuscular Transmission: Basic and Applied Aspects. Manchester, Manchester University Press, 1990.

6. Erkrankungen des peripheren Nervensystems

Yadollah Harati und Robert J. Kolimas

Allgemeines

1. Nennen Sie die häufigsten Erkrankungen, die das periphere Nervensystem schädigen. Wie teilt man die Schädigungen des peripheren Nervensystems nosologisch ein?

Schädigungen des peripheren Nervensystems nennt man zunächst allgemein **Neuropathien**. Die wichtigsten zugrunde liegenden Erkrankungen für periphere Nervenschädigungen sind in dem Memo «Der gute Pirat» zusammengefasst:

D Diabetes
E Ethanol (Alkohol)
R Rheumatische und systemische Erkrankungen

G Guillain-Barré-Syndrom
U Umwelttoxine und Medikamente
T Trauma
E Erbkrankheiten

P Paraneoplastische Erkrankungen
I Infektiöse Erkrankungen
R Rheumatische und systemische Erkrankungen
A Amyloidose
T Tumoren

Es gibt eine Reihe von Klassifikationsmöglichkeiten der Schädigungen des peripheren Nervensystems. Oftmals wird die Erkrankungsgruppe der **Polyneuropathien** (PNP) abgegrenzt von anderen Schädigungen des peripheren Nervensystems besprochen. Bei den Polyneuropathien sind mehrere periphere Nerven durch einen systemischen Prozess geschädigt (zur Definition und Klassifikation der Polyneuropathien siehe Frage 7). Im Gegensatz hierzu stehen die **Mononeuropathien** (z.B. nach Trauma, Druckschädigung), die Läsionen von Nervenwurzeln (**Radikulopathien**), Läsionen der Nervenplexus (**Plexopathien**), Läsionen von Hirnnerven (**Kranioneuropathien**), Vorderhornerkrankungen und teilweise auch die Rückenmarkserkrankungen mit gleichzeitiger Schädigung des 1. und 2. Motoneurons.

2. Beschreiben Sie die verschiedenen Muster einer Schädigung des peripheren Nerven

Ein Nerv kann im wesentlichen an folgenden Strukturen geschädigt werden:
1. Myelin (Myelinscheide),
2. Zellkörper (Perikaryon),
3. Axon, oder
4. Vasa nervorum.

Den Nervenschädigungen liegen drei basale pathologische Mechanismen zugrunde (siehe **Abb. 6.1**):
1. **Waller-Degeneration**: Sie entwickelt sich nach Schädigung des Axons, der Myelinscheide sowie bei Transektion eines Nerven (zumeist traumatische Nervenschädigung). Distal der Durchtrennungsstelle degenerieren Axon und Myelinscheide. Innerhalb von 3 bis 5 Tagen verliert der Nerv seine Fähigkeit zur Generierung und Leitung von Aktionspotentialen. Das Axon kann eventuell nachwachsen und regenerieren. Voraussetzung ist, dass bestimmte «Leitstrukturen» für das Nachwachsen, nämlich die Architektur der Schwann-Zell-Basalmembranen, noch erhalten ist. Im wesentlichen hängt der Grad und die Effizienz des axonalen Nachwachsens von der guten Adaptation der Nervenenden ab (Abb. 6.1 C).
2. **Segmentale Demyelinisierung**: Die primäre segmentale Demyelinisierung entwickelt sich nach Schädigung der Myelinscheide (Abb. 6.1 B). Es

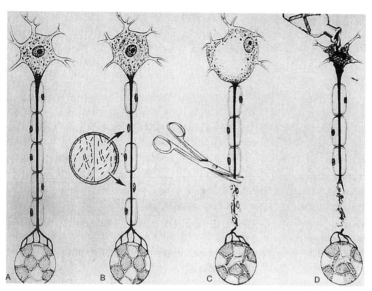
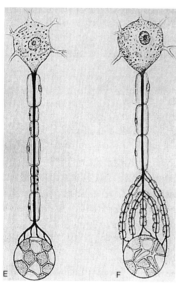

Abbildung 6.1 A-F: Schematische Darstellung der formalen Entstehung von Nervenfaserschädigungen
A: Schematischer Aufbau einer normalen motorischen Nervenfaser
B: Segmentale Demyelinisierung
C: Waller-Degeneration nach Nervendurchtrennung
D: Primär axonale Degeneration mit Angriffspunkt am Perikarion (primärer Angriffspunkt auch am Axon möglich)
E: Regeneration nach segmentaler Demyelinisierung (die remyelinisierten Abschnitte haben kürzere Internodalsegmente und dünnere Myelinscheiden)
F: Regeneration nach axonaler Degeneration (die axonale Regeneration vollzieht sich meist mit Aussprossung mehrerer Gruppen kleiner und dünn myelinisierter Nervenfasern)

kommt zu keiner Kontinuitätsunterbrechung der Nervenfaser und damit nicht zu einer Denervationsatrophie der zugehörigen Muskulatur (im Gegensatz zu der Waller-Degeneration, bei der infolge der axonalen Schädigung auch der Muskel degeneriert). Die als Reparationsprozess einsetzende Remyelinisierung kann die ursprüngliche Funktionalität wieder voll herstellen (Abb. 6.1E).

3. **Primär axonale (neuronale) Schädigung:** Diese Form der Schädigung wird auch als **distale Axono**pathie bezeichnet und resultiert aus einer Schädigung des Perikarions (Abb. 6.1D) oder des Axons. Eine der Hauptursachen sind toxische Schädigungen, die zu einer Störung des axonalen Transports mit Blockierung der Glykolyse führen. Bei der Axonopathie zerfällt der Nervenanteil distal der Schädigung, es kommt zu einer **distalen** Ausprägung der Funktionsstörungen, der versorgte Muskel degeneriert und eine Muskelatrophie resultiert. Die Regeneration erfolgt mit unterschied-

lich schnell auswachsenden Axonregeneraten, sie muss nicht komplett sein (Abb. 6.1 F).
Im Krankheitsverlauf peripherer Nervenschädigungen können sich aber auch Mischformen entwickeln, so dass neben axonalen Schädigungen sekundäre segmentale Demyelinisierung auftreten und primär demyelinisierende Erkrankungen mit axonalen Schädigungsmustern kombiniert sind.

3. Wie werden Nervenverletzungen klassifiziert?

Der Heilungsverlauf und die Rückbildung der neurologischen Ausfälle wird im wesentlichen durch das Ausmaß der strukturellen Nervenschädigung bestimmt. Eine gebräuchliche Klassifizierung geht auf Sneddon (1943) zurück, der die Begriffe **Neurapraxie**, **Axonotmesis** und **Neurotmesis** als Ausdruck einer zunehmenden Schädigung des Axons und seiner Hüllstrukturen eingeführt hat. Eine zweite Einteilungsform (nach Sunderland, 1978) differenziert aus chirurgischer Sicht zusätzlich die Mitbeteiligung der umhüllenden Bindegewebsstrukturen, eine Unterscheidung, die mit klinischen und elektrophysiologischen Methoden nicht möglich ist. Die **Tabelle 6.1** stellt beide Klassifikationen gegenüber.

4. Welche elektrophysiologischen Befunde korrelieren bei peripheren Nervenerkrankungen mit einer Muskelschwäche (Parese)?

(1) Der **Leitungsblock**, (2) die **Denervierung** mit dem Verlust motorischer Einheiten und (3) das **Versagen der neuromuskulären Übertragung**. Mindestens einer der drei genannten Mechanismen ist notwendig. Die Verlangsamung der Leitungsgeschwindigkeit per se führt selbst bei extremster Ausprägung nicht zu einer Muskelschwäche.

5. Was ist ein Leitungsblock?

Veränderungen der Membraneigenschaften als Folge pathologischer Veränderungen nach Nervenfaserschädigungen oder nach regenerativen Prozessen können zu Veränderungen der Impulsfortleitung führen, die elektrophysiologisch nachgewiesen werden können und diagnostisch große Bedeutung haben. Eine fokale Abnormität in einem Nervensegment bricht die Weiterleitung eines fortgeleiteten Aktionspotentials ab. Distal dieses **Leitungsblocks** ist die Fortleitung erhalten.

6. Welche Bedeutung hat ein Leitungsblock bei der Diagnostik von peripheren Neuropathien?

Ein Leitungsblock tritt lediglich bei einer limitierten Zahl von Erkrankungen auf:
1. Bei akuter (reversibler) ischämischer Nervenschädigung,
2. Nach Druck-induzierter (paranodaler oder segmentaler) Demyelinisierung,
3. Bei erworbenen demyelinisierenden Neuropathien (z. B. multifokale motorische Neuropathie mit Leitungsblöcken, «GM1-Neuropathie»).

Abgesehen von einer wichtigen Ausnahme, der hereditären Neigung zu Druckparesen (**HNPP**), tritt bei den erblichen Polyneuropathien generell kein

Tabelle 6.1: Klassifikation von Nervenverletzungen

Nach Seddon	Nach Sunderland	Strukturelle Schädigung und Funktionsverlust
Neurapraxie	1	Schädigung der Myelinscheide, Leitungsverzögerung und -blockierung
Axonotmesis	2	Unterbrechung der axonalen Kontinuität; Endoneurium intakt, keine Leitfähigkeit distal
	3	Zusätzliche Unterbrechung des Endoneuriums; Perineurium intakt, keine Leitfähigkeit distal
	4	Zusätzliche Unterbrechung des Perineuriums; Epineurium intakt, keine Leitfähigkeit distal
Neurotmesis	5	Vollständige Nervendurchtrennung; Keine Leitfähigkeit distal

Leitungsblock auf. Da die **tomakulöse Neuropathie** («hereditary neuropathy with liability for pressure palsies») eine der reversiblen Ursachen für aufgetretene Muskelparesen darstellt, ist ihre Diagnose im Hinblick auf die Prognose und Therapie klinisch wichtig.

Polyneuropathien

7. Was sind Polyneuropathien? Wie können sie klassifiziert werden?

Die Erkrankungsgruppe der Polyneuropathien (PNP) umfasst Erkrankungen des peripheren Nervensystems, die gleichmäßig oder unterschiedlich motorisch, sensible und vegetative Fasern betreffen können und sich topologisch gesehen, in einem Bereich zwischen Muskelfasern bzw. peripheren Rezeptoren einerseits und den Vorderhornzellen im Rückenmark andererseits abspielen. **Polyneuropathien sind Schädigungen peripherer Nerven durch einen systemischen Prozess.** Lediglich bei entzündlichen Erkrankungen wird von Polyneuritis gesprochen.

Es gibt eine Reihe von Klassifizierungsmöglichkeiten der Polyneuropathien:

1. **Ätiologische Einteilung:**

   Man unterscheidet verschiedene Formen der **hereditären Polyneuropathien** von den **erworbenen Polyneuropathien**. Die erworbenen Neuropathien können aufgrund stoffwechselmäßiger, endokriner, paraneoplastischer, medikamentöser, malnutritiver/malresorptiver, toxischer, entzündlich/infektiöser, immunologischer Mechanismen oder im Rahmen von rheumatischen oder vaskulititischen Erkrankungen entstehen.

2. **Klinische Einteilung:**

   Man unterscheidet hier die Polyneuropathien nach Kriterien wie Verteilungsmuster, Akutizität oder Symptomatik. Auch diese Unterscheidung gestattet ätiologische Rückschlüsse.

   (1) **Mononeuritis multiplex/Schwerpunktneuropathie:**

   Je nachdem ob ein peripherer Nerv isoliert oder mehrere gleichzeitig oder nacheinander von derselben Noxe betroffen sind, spricht man von Mononeuritis bzw. vom Multiplex-Typ. Sie kommt vor allem bei vaskulären oder entzündlichen Ätiologien vor.

   (2) **Distal symmetrischer Typ** (vorwiegend motorisch, vorwiegend sensibel oder gemischt):

   Er ist die häufigste Form der PNP, klinisch durch handschuh- und strumpfförmige Sensibilitätsstörungen gekennzeichnet; Vorkommen insbesondere bei toxischen Neuropathien.

   (3) **Proximale Amyotrophie:**

   Charakteristisch ist hier ein einseitig proximal betonter motorischer Ausfall (z. B. im Bereich der Oberschenkelmuskulatur).

   (4) **Polyneuropathie mit starker autonomer Beteiligung:**

   Bei einer Reihe von Erkrankungen ist die Beteiligung oder sogar das Dominieren von Symptomen des vegetativen Nervensystems charakteristisch (z. B. hereditäre sensible und autonome Neuropathien = HSAN I–IV, Diabetes mellitus, Guillain-Barré-Syndrom, Botulismus).

   (5) **«Burning feet»** (Schmerzen, Krämpfe):

   Bei diesen Polyneuropathien sind brennende Missempfindungen vor allem der Fußsohlen charakteristisch (z. B. bei Diabetes mellitus, Alkohol, Kollagenosen, Paraproteinämien, Neoplasien, Urämie, Isoniazid, Nitrofurantoin).

   (6) **Polyneuropathien mit akutem Beginn:**

   Im Gegensatz zu dem normalerweise eher schleichenden Beginn der allermeisten Polyneuropathien sind einige Erkrankungen durch eine (teilweise dramatische) Akutizität gekennzeichnet (z. B. Guillain-Barré-Syndrom, Serumkrankheit nach Impfung, toxisch bei Arsenintoxikation oder Diphterie, Botulismus, Porphyrie, «Critical illness»-Myopathie-Neuropathie)

   (7) **Polyneuropathie mit Beteiligung der Hirnnerven:**

   Siehe Frage 9.

3. **Elektrophysiologische Einteilung:**

   Das elektrophysiologische Muster erlaubt ebenfalls neben einer Klassifizierung Rückschlüsse auf die Ätiologie.

   (1) **Demyelinisierende Neuropathie:**

   Neurographisch deutliche Verlangsamung der Nervenleitgeschwindigkeit, evtl. Nachweis von Leitungsblöcken, evtl. fehlende

F-Wellen; die Befunde korrelieren mit dem Nervenschädigungsmuster der segmentalen Demyelinisierung. Vorkommen bei bestimmten entzündlichen, hereditären, metabolischen, medikamentös-toxischen Neuropathien.

(2) **Axonale Neuropathie:**
Deutlicher Nachweis von pathologischer Spontanaktivität im EMG und/oder Zeichen eines neurogenen Umbaus; neurographisch deutlich verminderte Amplitude des motorischen Summenpotentials bei allenfalls wenig verlangsamter Nervenleitgeschwindigkeit; korreliert mit Nervenschädigungsmuster der primär axonalen Degeneration.

(3) **«Gemischte» (axonal und demyelinisierende) Neuropathie:**
Sie ist die weitaus am häufigsten vorkommende Form, z. B. in der Mehrzahl der diabetischen und alkoholischen Neuropathien.

(4) **«Small-fiber»-Neuropathie:**
Vorwiegender Befall der marklosen und dünnen markhaltigen Fasern charakteristisch, führt zu pathologischen Temperatur- und Schmerzschwellen, pathologischer sympathischer Hautantwort (z. B. bei HSAN, Diabetes mellitus oder Amyloidose).

8. Beschreiben Sie das klinische Bild einer typischen Polyneuropathie

Die typische Polyneuropathie beginnt schleichend mit mehr oder weniger rascher Progredienz. Das Verteilungsmuster der neurologischen Ausfälle ist überwiegend symmetrisch, distal und beinbetont. **Sensibilitätsstörungen** (Hypästhesie, Hypalgesie, Pallhypästhesie, Brennschmerzen im Sinne von «burning feet») haben eine «socken- und handschuhförmige» Verteilung, besonders das Vibrationsempfinden ist frühzeitig vermindert. **Motorische Ausfälle** beginnen oft mit einer Fußheberschwäche. Muskelatrophien entwickeln sich zunächst meist distal (kleine Fuß- und Handmuskeln), im weiteren Verlauf auch an den Unterschenkeln und -armen. Die Achillessehnenreflexe fallen frühzeitig aus. Vegetative Symptome mit **trophischen Haut- und Nagelstörungen** und manchmal gestörter Schweißsekretion sind häufig.

Tabelle 6.2: Hirnnervenbeteiligung bei Polyneuropathien

Erkrankung	häufig betroffene Hirnnerven	seltener betroffene Hirnnerven
Diphterie	IX	II, III
Sarkoidose (M. Boeck)	VIII	I, III, IV, VI
Diabetes mellitus	III	
Guillain-Barré-Syndrom (GBS)	VI, VII	
Miller-Fisher-Syndrom (Variante des GBS)	III, IV	
Sjögren-Syndrom	V	
Panarteriitis nodosa	VII, III	VIII
Wegener-Granulomatose	VIII	
Lyme-Borreliose	VII, V	alle außer I
Porphyrie	VII, X	III, IV, V, XI, XII
M. Refsum	I, VIII	
Primäre Amyloidose	VII, V, III	VI, XII
Syphilis (Lues)	III	IV, V, VII, VIII
Arsenintoxikation	V	

9. Bei welchen Polyneuropathien sind Hirnnerven betroffen?

Siehe **Tabelle 6.2**

10. Welche Neuropathien beginnen eher proximal als distal?

Die allermeisten Polyneuropathien beginnen distal, nur wenige können auch proximal beginnen:
1. Überwiegend **sensible** Polyneuropathien:
   - Porphyrie,
   - seltene Fälle bei hereditärer motorischer und sensibler Neuropathie vom Typ I (Charcot-Marie-Tooth),
   - Tangier-Erkrankung (Analphalipoproteinämie).
2. Überwiegend **motorische** Polyneuropathien:
   - diabetische Amyotrophie,
   - bestimmte Fälle beim Guillain-Barré-Syndrom,
   - Chronisch inflammatorische demyelinisierende Polyneuropathie (CIDP),
   - Armplexusneuritis (neuralgische Schulteramyotrophie).

11. Welche Neuropathien beginnen eher arm- als beinbetont?

Die meisten Polyneuropathien beginnen mit Symptomen im Beinbereich. Sobald die Ausfälle bzw. Beschwerden etwa die Mitte des Unterschenkels erreicht haben, beginnen auch Störungen an den

Tabelle 6.3: Polyneuropathien, die sich primär an der oberen Extremität manifestieren können

1. Diabetes mellitus
2. Vaskulitische Polyneuropathien
3. Guillain-Barré-Syndrom
4. Multifokale motorische Neuropathie mit Leitungsblöcken (MMN, «GM1-Neuropathie»)
5. Bleiintoxikations-Neuropathie
6. Porphyrie
7. Sarkoidose (M. Boeck)
8. Lepra
9. Hereditäre motorische und sensible Neuropathien Typ I Charcot-Marie-Tooth (selten!)
10. Analphalipoproteinämie (Tangier-Krankheit)
11. Hereditäre Neuropathie mit Neigung zu Druckparesen (tomakulöse Neuropathie, HNPP)
12. Familiäre Formen der Polyneuropathie bei Amyloidose (einige Formen)

Tabelle 6.4: Polyneuropathien mit vorwiegend oder rein motorischen Ausfällen

1. Guillain-Barré-Syndrom
2. Diphterie
3. Porphyrie
4. Multifokale motorische Neuropathie mit Leitungsblöcken (MMN, «GM1-Neuropathie»)
5. Bleiintoxikations-Neuropathie
6. Dapson-induzierte Neuropathie
7. Proximale Amyotrophie bei Diabetes mellitus
8. Hereditäre Neuropathie Typ I (Charcot-Marie-Tooth) und Typ II (Dyck)

Tabelle 6.5: Polyneuropathien mit vorwiegend oder rein sensiblen Ausfällen

1. Diabetes mellitus
2. Paraneoplastische sensible Neuropathien
3. Hereditäre sensible und autonome Neuropathien (HSAN I–IV)
4. Vitamin-B12-Mangel
5. Malabsorptive Erkrankungen (Sprue, Zöliakie)
6. Vitamin-B6-Intoxikation (Pyridoxin-Intoxikation)
7. Lepra
8. Amyloidose
9. Urämie
10. Neuroborreliose (ZNS-Borreliose)
11. Toxische Polyneuropathien (z.B. Thallium, Cisplatin, Taxol, Metronidazol, Phenytoin, Penicillin)
12. Abetalipoproteinämie (Bassen-Kornzweig-Erkrankung)

Tabelle 6.6: Ursachen einer Schwerpunktneuropathie (Mononeuritis multiplex)

1. Diabetes mellitus
2. Kollagenosen (systemischer Lupus erythematodes, rheumatoide Arthritis, «mixed connective tissue disease», M. Sjögren)
3. Vaskulitis (mit oder ohne begleitende Kollagenose)
4. Sarkoidose
5. Amyloidose
6. Herediäre Neuropathie mit Neigung zu Druckparesen (tomakulöse Neuropathie)
7. Paraneoplastische Neuropathien
8. Infektiöse Neuropathien (Neuroborreliose, HIV, CMV, Herper zoster, Lepra, Hepatitis B)
9. Nicht-systemische Ursachen: Trauma, Kompression, Tumorinfiltration

Händen. Obwohl dieses Verteilungsmuster generell gilt, gibt es Polyneuropathien, die auch an der oberen Extremität beginnen können. **Tabelle 6.3** fasst die wichtigsten zusammen.

12. Welche Polyneuropathien präsentieren sich mit vorwiegend motorischen Ausfällen?
Siehe dazu **Tabelle 6.4**

13. Welche Polyneuropathien präsentieren sich mit vorwiegend sensiblen Ausfällen?
Siehe dazu **Tabelle 6.5**

14. Nennen Sie häufige Ursachen einer multiplen Mononeuropathie (Mononeuritis multiplex)
Siehe dazu **Tabelle 6.6**

15. Bei welchen Erkrankungen kommt es zur tastbaren Verdickung von Nerven?
Siehe dazu **Tabelle 6.7**

16. Was ist eine «Zwiebelschalenformation»?
Die «Zwiebelschalenformation» («onion bulb») ist der charakteristische pathologische Leitbefund einer Nervenbiopsie bei **hypertrophischen Neuropa-**

Tabelle 6.7: Ursachen tastbarer Verdickung von Nerven

1. Hereditäre motorische und sensible Neuropathien (Einteilung nach Dyck)
   Typ I: Charcot-Marie-Tooth
   Typ III: hypertrophische progressive Neuritis Déjerine-Sottas
   Typ IV: Heredopathia atactica polyneuritiformis M. Refsum
2. Amyloidose (primäre und familiäre Formen)
3. Lepra
4. Akromegalie
5. Neurofibromatose (M. Recklinghausen)

thien als Zeichen der wiederholter stattgehabter De- und Remyelinisierungsvorgänge. Bei Betrachtung im histologischen Transversalschnitt imponieren die Zwiebelschalenmuster als ineinandergewundene, multiple Schichten verdünnter Schwann-Zellfortsätze, die die verbliebene Nervenfaser umgeben. Die Fortsätze der Schwann-Zellen sind voneinander durch Bindegewebsschichten abgetrennt. Man findet die «Zwiebelschalenformation» bei allen Erkrankungen, die mit einer **chronischen segmentalen De- und Remyelinisierung** einhergehen. Am häufigsten ist sie bei den hereditären motorischen und sensiblen Neuropathien vom Typ I (Charcot-Marie-Tooth), vom Typ III (hypertrophische progressive Neuritis Déjerine-Sottas), vom Typ IV (Heredopathia atactica polyneuritiformis M. Refsum) und bei der chronischen inflammatorischen (idiopathischen) demyelinisierenden Polyneuropathie (CIDP).

17. Welche Nerven werden normalerweise für die Nervenbiopsie verwendet?

Der am häufigsten biopsierte und am besten geeignete Nerv ist der **N. suralis** (Suralis-Biopsie), ein rein sensibler Nerv seitlich des Malleolus lateralis. Die mikrochirurgische Exstirpation eines Nervenstücks oder -faszikels erfolgt in Lokalanästhesie auf Höhe der Knöchels oder manchmal höher (zwischen den beiden Köpfen des M. gastrocnemius). Selten werden der **N. peronaeus superficialis** oder der **Ramus superficialis des N. radialis** verwendet. Der kutane Hautast des N. radialis wird vor allem bei Neuropathien biopsiert, die vorwiegend oder ausschließlich die obere Extremität betreffen (siehe Tab. 6.3).

18. Nennen Sie Indikationen für eine Suralis-Biopsie

Die Nervenbiopsie des N. suralis ist haupsächlich bei der Ursachenklärung von klinisch multifokalen oder asymmetrischen Ausfallserscheinungen relevant. Beispiele sind der Verdacht auf eine der Ursachen der Mononeuritis muliplex (siehe Tab. 6.6), insbesondere Vaskulitiden. Oftmals wird eine Biopsie auch bei chronisch demyelinisierenden Formen der Neuropathien durchgeführt. Sie dient der Diagnosebestätigung bei Patienten, die Kandidaten für aufwendige Therapien sind. Die Nervenbiopsie spielt zudem mit anderen Gewebsbiopsien eine bedeutende Rolle bei der Diagnose einer Amyloidose. Insbesondere in der heterogenen Gruppe der hereditären Neuropathien haben die Möglichkeiten der genetischen Diagnostik und der Bestimmung charakteristischer Enzyme zu einer Abnahme der Biopsie-Indikationen geführt. Polyneuropathien aufgrund metabolischer oder toxischer Ursachen werden normalerweise ohne Biopsie diagnostiziert. Eine Reihe Polyneuropathien bleibt nach Durchführung des normalen diagnostischen Basisprogramms und der erweiterten Labor- und Zusatzuntersuchungen ungeklärt. Hier kann die Nervenbiopsie eine letzte Option darstellen.

Man sollte bedenken, dass etwa 30% der Patienten nach der Nervenbiopsie über protrahierte Schmerzen und/oder Missempfindungen im entsprechenden Versorgungsgebiet klagen.

Die Beurteilung der Nervenbiopsie erfolgt in der licht-, phasen- oder elektronenmikroskopischen Untersuchung nach adäquater Fixation und Präparation. Bei sogenannten **Zupfpräparaten** der Nervenfasern lassen sich segmentale De- und Remyelinisierungen oder axonale Degenerationen identifizieren (siehe **Abb. 6.2**). Bei segmentaler Demyelinisierung ist der Durchmesser der demyelinisierten Segmente reduziert (Abb. 6.2 A), bei Remyelinisierung variieren die Abstände der Internodalsegmente (Abb. 6.2 B). Eine axonale Degeneration führt auch zum Abbau der Myelinscheiden. Man findet mikroskopisch eiförmige oder runde Ablagerungen (Abb. 6.2 C).

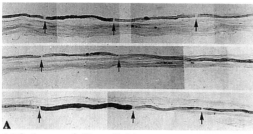

6.2 A: Segmentale Demyelinisierung

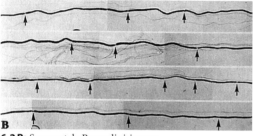

6.2 B: Segmentale Remyelinisierung

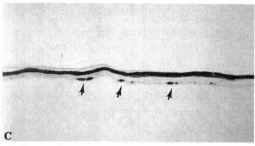

6.2 C: Axonale Degeneration

Abbildung 6.2: Zupfpräparate verschiedener Nervenfasern (erklärender Text in Frage 18)

19. Was ist die häufigste Ursache einer Polyneuropathie weltweit?

Es ist der **Diabetes mellitus**. Früher war es weltweit gesehen noch die Lepra, die allerdings in ihrer Häufigkeit aufgrund konsequenter WHO-Empfehlungen abgenommen hat und nun auf Platz 2 liegt.

20. Wie häufig sind Polyneuropathien in Europa. Geben Sie eine Häufigkeitsverteilung nach der Ätiologie an

Die Prävalenz der Polyneuropathien liegt bei 40/100 000 Einwohner. Eine Zusammenstellung (**Tab. 6.8**) gibt die Häufigkeitsverteilung für Mitteleuropa in ungefähren Prozentzahlen an.

Tabelle 6.8: Häufigkeitsverteilung der Ätiologien bei Polyneuropathien in Mitteleuropa

1. Diabetes mellitus	20–40% (v.a. 7. Lebensdekade)
2. Alkohol	15–30% (v.a. 5. Lebensdekade)
3. Nicht klassifizierbar/multifaktoriell	10–30%
4. Guillain-Barré-Syndrom (akut und chronisch)	6–13%
5. Lyme-Borreliose	10%
6. Hereditäre Neuropathien	5%
7. Paraneoplastische Neuropathien	4%
8. Toxische Neuropathien	3%
9. Vaskulitis	3%
10. Parainfektiöse Neuropathien	3%
11. Malabsorption	3%

21. Welche Formen der diabetischen Neuropathie sind schmerzhaft?

1. Lähmung des N. oculomotorius (diabetische Opthalmoplegie, meist ohne Pupillenbeteiligung; seltener ist der N. abducens und der N. facialis bei der kranialen Mononeuropathie betroffen).
2. Akute thorakoabdominelle Neuropathie.
3. Akute distal sensible Neuropathie.
4. Akute lumbale Radikulo-Plexopathie (Differentialdiagnose zur diabetischen Amyotrophie, die sich langsam progredient und schmerzlos ausbildet).
5. Chronische distale «small fiber»-Neuropathie (Affektion dünnkalibriger Nervenfasern).

22. Wie diagnostiziert man eine tomakulöse Neuropathie?

Die Diagnose einer hereditären Neuropathie mit Neigung zu Druckparesen (**tomakulöse Neuropathie**, HNPP) ist bei Fällen mit wiederholten **druckinduzierten Mononeuropathien** naheliegend. Lässt sich ein **autosomal-dominanter Erbgang** rekonstruieren, so ist die Diagnose leicht. Die Erkrankten haben klinische und elektrophysiologische Zeichen der Demyelinisierung, die Nervenbiopsie zeigt «wurstförmige» (tomakulöse) Verdickungen der Nervenfasern. Manchmal allerdings lassen sich keine traumatischen Mechanismen eruieren, und der einzige Hinweis bei sporadischen Fällen mit generalisierter Polyneuropathie ist die pathologische Besonderheit tomakulöser Verdickungen von Nervenfasern. Der Nachweis einer Deletion auf Chromosom 17 (17p11.2–12) im *PMP22*-Gen bestätigt die Diagnose.

23. Welche Formen der Nervenschädigung gibt es bei der Borreliose?

Die Borreliose ist eine systemische Erkrankung. Der Auslöser ist eine Spirochätenart, das Bakterium *Borrelia burgdorferi*, welches durch Zeckenstiche (Ixodes ricinus) übertragen wird. Eine akute oder chronische Borreliose verursacht eine Reihe verschiedener Schädigungsformen des peripheren aber auch des zentralen Nervensystems. Dazu gehören:
(1) Befall von Hirnnerven (**kraniale Neuropathie**, insbesondere des N. facialis),
(2) **Radikulitis**,
(3) **Plexopathie**,
(4) Multiple Mononeuropathie (**Mononeuritis multiplex**),
(5) Akute **Neuroborreliose** (Bannwarth-Syndrom, Garin-Bujadoux-Bannwarth-Syndrom): **lymphozytäre Meningoradikuloneuritis** als eine dem Guillain-Barré-Syndrom ähnliche Erkrankung,
(6) **Symmetrische sensible-motorische Polyneuropathie**,
(7) **Chronische Neuroborreliose**.

Von einer **chronischen Neuroborreliose** spricht man bei einer Symptomdauer kranieller, peripherer oder zentraler Nervensymptome von mehr als 6 Monaten. Die Bezeichnung **Lyme-Erkrankung** ist mit der lymphozytären Meningoradikuloneuritis (Bannwarth-Syndrom) identisch, hier stehen aber die Arthralgien noch deutlicher im Vordergrund.

In Endemiegebieten ist die Borreliose für etwa $2/3$ der peripheren Fazialisparesen bei Kindern und etwa $1/4$ bei Erwachsenen verantwortlich. Sind andere oder mehrere Hirnnerven befallen, dann steht dies meistens im Zusammenhang mit einer lymphozytären Meningitis. Die Radikulitis kann schwer von einer kompressionsbedingten Wurzelschädigung zu unterscheiden sein. Sie tritt häufiger an der unteren Extremität auf, der Liquor weist meistens eine lymphozytäre Pleozytose auf. Eine uni- oder gar bilaterale Plexopathie im Armbereich infolge Borreliose ist äußerst selten. Die symmetrische sensomotorische Polyneuropathie ist üblicherweise leicht und tritt bei Patienten im Zusammenhang mit einer chronischen Neuroborreliose auf. Selten sieht man eine vorwiegend sensibel betonte axonale Polyneuropathie in Assoziation mit der **Acrodermatitis chronica atrophicans** (Spätform einer Hautmanifestation mit rotbläulicher Verfärbung der befallenen Areale).

24. Nennen Sie die Formen der peripheren Nervenschädigung bei HIV-Infektion

Die Infektion mit dem myo-, lympho- und neurotropen HI-Virus («human immunodeficiency virus») führt in bis zu 50% der Patienten zu einer Schädigung des peripheren Nervensystems (zu den Manifestationen einer zentralnervösen HIV-Manifestation siehe Kap. 24; zur HIV-Myopathie siehe Kap. 4). Sie kann sich in einer der nachfolgend genannten Formen (oder in beliebiger Kombination) präsentieren:
1. **Distal symmetrische Polyneuropathie** (am häufigsten): entweder als schmerzhafte Polyneuropathie vom überwiegend sensiblen Typ oder als sensomotorische Polyneuropathie (mit leichter motorischer Beteiligung).
2. **Entzündlich-demyelinisierende Polyneuropathie**: sowohl die akute als auch die chronische Form gehen mit einer lymphozytären Pleozytose des Liquors einher.
3. **Mononeuritis multiplex**: im Stadium III und IV der AIDS-Erkrankung, Symptome wie bei nekrotisierender Vaskulitis.
4. **Progressive entzündliche Polyradikulopathie**: im Stadium IV der AIDS-Erkrankung, Ätiologie ungeklärt (CMV-Infektion?, Herpes zoster?).
5. **Kraniale Neuropathie**: Hirnnervenausfälle.
6. **Autonome Neuropathie**.
7. **Polyneuropathie infolge Malnutrition und Vitaminmangel**.
8. **Medikamenten-induzierte Neuropathie**.

25. Nennen Sie die wichtigsten Umweltgifte (Gewerbegifte), die eine exogen-toxische Polyneuropathie auslösen können

Zu den Auslösern exogen-toxischer PNPs zählen Medikamente, Alkohol, Schwermetalle und eine Reihe von Gewerbegiften sowie Schädlingsbekämpfungsmittel. Es kommt dabei im wesentlichen zu einer vorwiegend axonalen, distal an den unteren Extremitäten betonten, sensibel-motorischen Polyneuropathie. Die PNP entwickelt sich vorwiegend bei chronischer Exposition, wobei Dauer und zum Teil Konzentration über die sich entwickelnde Neuropathie entscheidet. Die Aufdeckung solcher Faktoren kann sehr schwierig sein.

1. **Acrylamid** (Kunststoff): Nur eine direkte Hautexposition des monomeren Acrylamid ist toxisch für periphere Nerven. Die resultierenden Symptome sind Taubheit, Gangunsicherheit, leichte motorische Schwäche, palmare Hyperhidrose und Hautschuppung. Die Polyneuropathie wird durch eine Behinderung des axoplasmatischen Transports verursacht, insbesondere des retrograden Transportmechanismus. Wird die Acrylamid-Exposition beendet, erholen sich die Funktionen langsam wieder.
2. **Carbon-Disulfide**: Die längerfristige Inhalation geringer Mengen von Carbon-Disulfid führt zu einer distalen Axonopathie. Carbon-Disulfide werden bei der Produktion von Cellophan-Filmen oder Rayon-Fasern verwendet. Höhere Mengen oder die Exposition über lange Zeiträume können eine Enzephalopathie und psychische Veränderungen bewirken. Die Erholung und Restitution nach Beendigung der Exposition ist langsam und häufig inkomplett.
3. **Dimethyl-Amino-Proprionitril (DMAPN)**: DMAPN wird bei der Herstellung von Polyurethan-Schaum verwendet. Die Inhalation verursacht urologische Dysfunktionen (Harnverhalt, Inkontinenz, manchmal Impotenz) mit nachfolgender distal symmetrischer vorwiegend sensibler Polyneuropathie. Charakteristisch ist der Sensibilitätsverlust in den sakralen Dermatomen. Die Restitution der Nervenschädigungen ist langsam.
4. **Ethylenoxid**: Ethylenoxid verursacht bei Exposition mit hohen Konzentrationen eine distale symmetrische Polyneuropathie mit manchmal begleitenden enzephalopathischen Symptomen. Eine langfristige Exposition bei niedrigen Konzentrationen (Arbeiter an Sterilisatoren in Krankenhäusern, Patienten mit Langzeit-Hämodialyse) soll eine subklinische Neuropathie verursachen. Die Symptome bessern sich graduell nach Absetzen der Ethylenoxid-Exposition.
5. **Hexacarbone** (*n*-Hexan, Methyl-*n*-Butyl-Keton): Die industrielle Nutzung dieses Lösungsmittels in schlecht belüfteten Räumen oder der Abusus bei Jugendlichen (**Schnüffler**) sind die Hauptursachen der Hexacarbon-Polyneuropathie. Sowohl *n*-Hexan als auch Methyl-*n*-Butyl-Keton (MBK) werden zu 2,5-Hexanedion metabolisiert, welches neurotoxisch wirkt. Pathomechanisch ist die Unterbrechung des retrograden axoplasmatischen Flusses für die distal symmetrische vorwiegend sensible Polyneuropathie mit Verlust der Achillessehnenreflexe verantwortlich. Einige Patienten entwickeln auch autonome Dysfunktionen. Wird die Zufuhr der Hexacarbone gestoppt, ist die Neuropathie typischerweise noch über Monate progredient. Die Erholung bei den meisten Patienten mit mittelschweren Symptomen ist danach komplett. Die Nervenbiopsie bei Hexacarbon-Neuropathie zeigt fokal geschwollene Axone («Riesenaxone»).
6. **Methylbromid**: Methylbromid wird als Feuerlöscher und Insektizid verwendet. Bei chronischer Exposition entwickeln sich Symptome einer distalen sensomotorischen Polyneuropathie vor allem der unteren Extremität, zu der auch eine zerebelläre und pyramidal-motorische Beteiligung kommen kann. Es ist nicht bekannt, ob die Neuropathie sich aufgrund einer Axonopathie, einer Schädigung der Myelinscheiden oder einer Kombination beider Mechanismen entwickelt.
7. **Triorthokresylphosphat (TOCP)**: TOCP ist der bekannteste aus der Gruppe der **organischen Phophoester** und kommt bei der Kunststoffherstellung, in Schmiermitteln, in Insektiziden oder Petroleumzusätzen vor. Schon nach einer einzigen Exposition in zu hohen Konzentrationen ruft es eine verzögert auftretende, subakute distale Neuropathie mit motorischen Ausfällen hervor (distale Axonopathie). Der toxische Effekt auf die peripheren Nerven resultiert wahrscheinlich aus der Hemmung der sogenannten «neuropathy target esterase» (NTE). Die Prognose von leicht erkrankten Patienten ist gut, schwerere Fälle haben verschiedene Grade von Residualparesen und zentralnervöser Dysfunktion.
8. **Trichloräthylen**: Das frühere Anästhetikum wird heute in Trockenreinigungen und der Gummiindustrie verwendet. Das charakteristische Syn-

drom einer toxischen Exposition ist die Hirnnervenneuropathie insbesondere des N. trigeminus, aber auch des N. facialis und N. opticus. Der Grund für den selektiven Befall der Hirnnerven ist nicht bekannt.

26. Was ist die «critical illness»-Neuropathie?

Bei bis zu 70% der Patienten mit Sepsis und Multiorganversagen, die länger als 2 Wochen beatmet werden, entwickelt sich eine «critical illness»-Neuropathie. Die Neuropathie (manchmal zusammen mit einer Myopathie) entwickelt sich unabhängig vom Grund der intensivmedizinischen Behandlung. Bei einer Reihe von Patienten gibt es Hinweise für einen vorgangegangenen oder interkurrierenden Infekt. Die genaue Ursache dieser Erkrankung ist unbekannt. Diskutierte Mechanismen sind autoimmune Vorgänge, Dysfunktionen der Muskelmembran, Dauergabe von Pancuronium/Steroiden oder die überhöhte Kohlenhydratzufuhr. Die Neuropathie macht sich initial durch eine Schwäche der Atemmuskulatur bemerkbar, was dadurch auffällt, dass sich die Patienten nur schwer extubieren lassen. Eine beträchtliche Störung der Sensibilität sowie symmetrische Paresen, die an den unteren Extremitäten beginnen, kommen hinzu. Elektrophysiologisch findet man eine axonale Neuropathie, in der Nervenbiopsie findet sich der vorwiegende Verlust der Axone. Die Muskelbiopsie zeigt eine neurogene Atrophie. Die Schwere der Neuropathie korreliert mit der Länge des Krankenhausaufenthalts. Überleben die Patienten, so ist die **Prognose** hinsichtlich der neuropathischen Ausfälle **gut**; sie bilden sich meist zurück.

27. Wie sind die Erfolgsaussichten, wenn bei einem Patienten mit der Diagnose «Polyneuropathie ungeklärter Ätiologie» eine zweite Expertenmeinung eingeholt wird (Einweisung in ein Krankenhaus)?

In 42% dieser Patienten findet man eine hereditäre Neuropathie, in 21% wird durch eine Nervenbiopsie eine entzündliche Neuropathie diagnostiziert, in 13% wird eine andere Ursache entdeckt. In den verbleibenden 24% wird selbst nach intensiver Suche keine Ätiologie für die Neuropathie gefunden.

Schädigungen peripherer Nerven

(siehe auch Kap. 2: Klinische Neuroanatomie; Kap. 7: Wurzelschädigungen)

28. Welche Faktoren sind häufig mit einer falsch-positiven Diagnose neurogener Engpasssyndrome der oberen Thoraxapertur («thoracic outlet»-Syndrome) assoziiert?

1. Das **Fehlen von sicheren neurologischen Ausfallserscheinungen und elektrophysiologischen Befunden (EMG)** im Sinne einer Schädigung des unteren Plexus-Anteils (axonales Muster).
2. Die ausschließliche Beteiligung von **Medianus-innervierten** kleinen Handmuskeln und die sensiblen Ausfälle vorwiegend im Bereich der Hand, aber nicht im medialen Unterarmbereich.
3. Untersuchung und Diagnostik im Zusammenhang mit **Arbeitsunfähigkeits-Bescheinigungen** oder **Schadensprozessen** nach Unfällen.

(zur Klassifizierung von «thoracic outlet»-Syndromen siehe Kap. 2, Frage 45)

> Cherington M, Cherington C: Thoracic outlet syndrome: Reimbursement patterns and patient profiles. Neurology 42:943, 1992.

29. Welche klinischen Zeichen helfen bei der frühen Diagnose eines Karpaltunnelsyndroms (CTS)?

1. Schmerzen, Kribbeln und Taubheit in den Fingern, die sich typischerweise bei Aktivitäten mit langanhaltender Handgelenksflexion oder -extension verschlechtern (auch bei repetitiven Flexions- und Extensionsbewegungen im Handgelenk).
2. Das Taubheitsgefühl betrifft nicht das Maximalversorgungsgebiet des N. medianus (z. B. nur Daumen und Zeigefinger betroffen, nicht aber Mittelfinger und Innenseite des Ringfingers).
3. Parästhesien und Schmerzen (nicht jedoch eine Hypästhesie) breiten sich auch über den Arm aus und führen typischerweise zu nächtlichen Beschwerden (**Brachialgia paraesthetica nocturna**).
4. Eine intermittierende Schwäche der Handmuskulatur wird beklagt, noch bevor es zur objekti-

vierbaren Parese der Thenarmuskulatur und der lateralen Mm. lumbricales kommt. Die **laterale Thenaratrophie** spricht ebenfalls für das sogenannte «polierte Abduktor/Opponens-Syndrom» im Rahmen eines CTS, da der M. adductor pollicis im Thenar ja vom N. ulnaris versorgt wird und beim CTS intakt bleibt.

5. Als Hinweis auf eine distale Medianusläsion bei CTS gilt das **Hofmann-Tinel-Zeichen**: Das Beklopfen des Retinaculum flexorum löst einen in die Hand ausstrahlenden elektrischen Schmerz mit Dysästhesien aus. Der **Phalen-Test** (Parästhesien bei kompletter Flexion des Handgelenks für 60 Sekunden) ist aufgrund fehlender Spezifität für die Differenzierung des CTS nicht hilfreich. Ein dritter Provokationstest ist die manuelle **Kompression des Retinaculum flexorum**. Unter den 3 genannten Test hat das Tinel-Zeichen die bei weitem höchste Spezifität für das CTS (94%), allerdings auch die geringste Sensitivität (44%).

30. Nennen Sie die drei häufigsten neurogenen Ursachen der Scapula alata

1. **Schädigung des N. thoracicus longus:** Der N. thoracicus longus (C5–C7) innerviert den **M. serratus anterior**. Eine Parese führt zu einer Lateralabweichung und Abhebung des Schulterblatts, die am stärksten bei Anteversion des Arms, am wenigsten in Ruhestellung ausgeprägt ist. Aufgrund der noch erhaltenen Muskeln mit Ansatz an der Scapula (Mm. rhomboidei, M. trapezius) ist der **Angulus superior** des Schulterblattes näher zur Mittellinie gezogen, wohingegen der **Angulus inferior** nach seitlich und vom Thorax absteht.
2. **Schädigung des N. accessorius (Pars spinalis):** Der XI. Hirnnerv innerviert den **M. trapezius** und den **M. sternocleidomastoideus**. Vom Aspekt her fallen die einseitige Atrophie der Pars superior des M. trapezius, der homolaterale Schultertiefstand und die Lateralabweichung des Schulterblatts auf. Betroffene Schulter und der Arm können nicht vollständig angehoben werden. Der **Angulus superior** des Schulterblattes ist weiter von der Mittellinie entfernt, der **Angulus inferior** ist nach medial innen rotiert. Ist der M. sternocleidomastoideus noch zusätzlich geschädigt, so ist die Läsion des N. accessorius eher proximal gelegen.
3. **Schädigung des N. dorsalis scapulae:** Der dorsale Skapulanerv (C4–C5) innerviert die beiden Mm. rhomboidei. In Ruhestellung sieht man kaum eine Scapula alata. Diese wird bei langsamer Abwärtsbewegung des über Kopfhöhe ausgestreckten Armes evident. Der **Angulus superior** des Schulterblattes ist weiter von der Mittellinie entfernt, der **Angulus inferior** steht ebenfalls nach lateral.

Zusätzlich zu den neurogenen Ursachen einer Scapula alata gibt es eine Reihe von nicht-neurogenen. Zu ihnen gehören verschiedene **Myopathien** und **Muskeldystrophien** (z. B. Schultergürtelform der progressiven Muskeldystrophien).

Immunoneuropathien

31. Was sind Immunoneuropathien?

Unter diesem Begriff werden eine Reihe von systemischen Erkrankungen des peripheren Nervensystem zusammengefasst, die durch immunologisch bedingte, entzündlich-hyperergische Reaktionen hervorgerufen werden (manchmal auch Bezeichnung als entzündliche Neuropathien). Häufig geht diesen Erkrankungen eine Störung der Immunabwehr voraus. Sie werden getrennt von definiert erregerbedingten (infektiösen) Neuropathien eingeteilt, die als infektiöse Polyneuritiden bezeichnet werden.

> Hartung H-P, van der Meche FGA, Pollard JD: Guillain-Barré-syndrome, CIDP and other chronic immune-mediated neuropathies. Curr Opinion Neurol 11:497, 1998.

32. An welchen Stellen werden die peripheren Nerven bei den immunvermittelten Neuropathien initial geschädigt?

Die primären Schädigungen spielen sich zunächst in Regionen des peripheren Nervensystems ab, bei denen die Blut-Nerven-Schranke fehlt oder nicht voll ausgebildet ist (Vorderhörner, Spinalganglien oder motorische Endplattenregionen). Die Blut-Nerven-Schranke ist eine Schutzbarriere der Nervenfasern und des endoneuralen Kompartiments gegen das vaskuläre Kompartiment. An den Stellen einer inkompletten Schrankenfunktion haben die zirkulierenden zellulären und humoralen Bestandteile direkten Zugang zu dem Nerven.

33. Beschreiben Sie die immunpathogenetischen Mechanismen, die für die immunvermittelten Neuropathien postuliert werden

Diese erworbenen Erkrankungen des peripheren Nervensystems werden nach heutigem Kenntnisstand durch **fehlgesteuerte Immunmechanismen** vermittelt, die gegen antigene Strukturen, Proteine und Glykolipide der Myelinscheide, der Axone oder auch der Gefäße peripherer Nerven, gerichtet sein können. Mediatoren der Immunreaktion sind zelluläre Komponenten wie T-Zellen und Makrophagen oder auch die B-Zellen, die über sezernierten Antikörper als humorale Faktoren agieren.

In der Effektorphase eines Immunprozesses findet meist eine Kooperation der zellulären und humoralen Kompartimente statt. Die genaue Aufklärung der Pathogenese ist bisher nur bei den wenigsten dieser Erkrankungen gelungen.

Immunologische Untersuchungen, Therapieerfahrungen bei Patienten, ebenso wie die Entwicklung von Tiermodellen haben das Wissen über die aktiven Schädigungsmechanismen beträchtlich erweitert. Zu den möglichen Effektormolekülen zählen Elemente der Komplementkaskade, Arachidonsäurederivate, Stickoxide und freie Radikale, sowie eine Reihe von Zytokinen, die während der Entzündungsreaktion freigesetzt werden.

34. Welche antigenen Strukturen können das Ziel der fehlgesteuerten Immunmechanismen bei den Immunneuropathien sein?

Die immunpathogenetischen Vorstellungen zur Entstehung der Immunneuropathien setzen die Entstehung autoimmuner (oder dann autoaggressiver) Komponenten des zellulären oder des humoralen Immunsystems voraus.

Beim **Guillain-Barré-Syndrom** ist belegt, dass bei etwa 70% der Patienten ein direkter Zusammenhang mit vorangegangenen Infektionen und der innerhalb von spätestens 4 Wochen nach Infektion ausbrechenden Autoimmunerkrankung besteht. Lipopolysaccaride (LPS) bestimmter Bakterienstämme (z. B. vom Enteritiserreger *Campylobacter jejuni*) zeigen eine hochgradige immunologische Verwandtschaft mit körpereigenen Gangliosiden. Durch diese immunologische Ähnlichkeit («molecular mimikry») werden postinfektiös gefährlicherweise körpereigene Strukturen kreuzerkannt und führen so zu einer Autoimmunreaktion.

Bisher konnten folgende krankheitsspezifische Antikörper nachgewiesen werden, die Bestandteile des Myelins binden (humorale Pathogenese):
1. **Glykoproteine der Myelinscheide:**
   - anti-P0-Antikörper,
   - anti-P2-Antikörper,
   - anti-MAG(Myelin-assoziiertes Glykoprotein)-Antikörper (vom IgM-Typ, bei monoklonalen Gammopathien)
2. **Lipidantigene der Myelinscheide:**
   - anti-GM1-Antikörper (Gangliosid-Antikörper vom Typ IgM bei multifokaler motorischer Neuropathie, Guillain-Barré-Syndrom, anderen neurologischen Erkrankungen),
   - anti-GD1a-Antikörper,
   - anti-GQ1b-Antikörper (Miller-Fisher-Syndrom).

Der Nachweis der Antikörper kann im Einzelfall sehr schwierig sein und die angewandten Untersuchungstechniken müssen sehr standardisiert sein. GM1-Antikörper kommen außerdem auch bei anderen neurologischen Erkrankungen vor, ohne dass hier ihre pathogenetische Rolle bislang erkennbar ist.

35. Welcher Zusammenhang besteht zwischen einer Trigeminus-Neuropathie und Kollagenosen?

Die sensible Trigeminus-Neuropathie ist eine langsam progrediente ein- oder beidseitige Hirnnerven-Neuropathie mit Taubheit oder Parästhesien im trigeminalen Versorgungsbereich. Sie kann nicht selten die erste Manifestation einer zugrunde liegenden Kollagenose sein. Am häufigsten wird die Neuropathie beim Sjögren-Syndrom und bei der systemischen Sklerose diagnostiziert. **Pathomechanisch** kann die Trigeminus-Neuropathie entweder Folge einer Vaskulitis oder einer fibrotischen Veränderung der Ganglion trigeminale (Gasser) sein. Alternativ ist auch denkbar, dass die gestörte Blut-

Nerven-Schranke des Ganglions den Zugang pathogenetisch relevanter Autoantikörper erlaubt, die dort mit Bestandteilen des Nerven kreuzreagieren.

36. Wie häufig findet man bei Vaskulitiden und rheumatischen Erkrankungen Neuropathien? Wie kommt es pathomechanisch dazu?

Bei etwa 50% der Patienten mit Panarteriitis nodosa (PAN), deren Sonderform Churg-Strauss-Vaskulitis und der essentiellen gemischten Kryoblobulinämie findet man eine Beteiligung des peripheren Nervensystems. Neuropathien treten darüberhinaus bei 10% der Patienten mit rheumatoider Arthritis (RA), Sjögren-Syndrom, systemischen Lupus erythematodes (SLE), Wegener-Granulomatose und Riesenzellarteriitis auf. Bei der systemischen Sklerose (Sklerodermie), dem Sharp-Syndrom («mixed connective tissue disease») und beim M. Behçet werden Neuropathien selten beobachtet. Der Neurologe wird am häufigsten mit den Neuropathien bei PAN und bei RA konfrontiert.

Klinisch können sich diese vaskulitischen Neuropathien sowohl multifokal (Mononeuritis multiplex) als auch als distal symmetrische sensomotorische Neuropathien manifestieren, teilweise sogar als Erstmanifestation der Grunderkrankung. Eine Neuropathie kann in bis zu 30% die einzige klinische Manifestation einer Vaskulitis sein.

Die **Pathogenese** der vaskulitischen Neuropathie beinhaltet eine immunologisch vermitteltelte **nekrotisierende Vaskulitis,** die zu einer ischämischen Nervenläsion mit vorherrschender **axonaler Degeneration** führt. In der Biopsie finden sich in aktiven Läsionen typische lymphozytäre Infiltrate, die zusammen mit den klinischen Hinweisen auf Organbeteiligungen die Diagnose erlauben. Die spezifische Unterform der Vaskulitis kann allerdings allein aus der Nervenbiopsie nicht bestimmt werden.

37. Was ist das POEMS-Syndrom?

Das Akronym steht für:
P   Polyneuropathie
O   Organomegalie
E   Endokrinopathie
M   M-Protein
S   Skin changes (Hautveränderungen)

Das POEMS-Syndrom ist die systemische Variante eines **osteosklerotischen Myeloms** mit Polyneuropathie. Die Patienten haben typischerweise eine chronisch progrediente sensibel-motorische Polyneuropathie, periphere Ödeme, Aszites, Hypertrichose, diffuse Hyperpigmentierungen, Verdickungen der Haut, Hepatomegalie, Splenomegalie, Lymphadenopathie, Gynäkomastie, Impotenz, Amenorrhoe und Uhrglasnägel.

38. Welcher Zusammenhang besteht zwischen monoklonalen Gammopathien und Neuropathien?

Bei etwa 10% der Patienten mit ungeklärter Polyneuropathie werden monoklonale Gammopathien gefunden (**dysproteinämische Polyneuropathien**). Deshalb gehört die Immunelektrophorese auch zur Routineabklärung einer Polyneuropathie. Zwei Drittel dieser Fälle werden initial als monoklonale Gammopathien unbestimmter Signifikanz (**MGUS,** «**monoclonal gammopathy of unknown significance**») klassifiziert, das restliche Drittel teilt sich (in absteigender Häufigkeit aufgezählt) in folgende Diagnosen auf: Multiples Myelom (Plasmozytom), primär systemische Amyloidose, Makroglobulinämie Waldenström, osteosklerotisches (atypisches) Myelom/POEMS-Syndrom, Lymphome und Leukämien. Bei langfristiger Beobachtung bleiben nur 25% der Fälle mit MGUS-Neuropathie idiopathisch. Das Risiko, innerhalb 10 Jahren eine charakterisierbare Störung zu finden liegt bei 17%, innerhalb von 20 Jahren bei 33%. Aus diesem Grunde müssen die Patienten in regelmäßigen Abständen nachuntersucht werden.

Die dysproteinämischen Polyneuropathien entstehen infolge einer Funktionsstörung der Plasmazellen bzw. B-Zellen mit gesteigerter Antikörperproduktion. Klinisch entwickeln sich einerseits chronisch verlaufende Polyradikuloneuritiden, andererseits distale, vor allem an den unteren Extremitäten betonte, chronische symmetrische sensibel-motorische Polyneuropathien mit gemischten axonalen und demyelinisierenden Schädigungen. Die Hirnnerven sind normalerweise ausgespart, auch autonome Dysfunktionen werden nicht beobachtet. Die Patienten sind in der Regel über 50 Jahre alt und Männer doppelt so häufig wie Frauen betroffen. Bei 83% sind die Liquorproteine erhöht.

39. Welche Bedeutung hat bei der MGUS-Neuropathie der Antikörper-Typ des M-Proteins? Welche Autoantikörper gegen Nerven lassen sich nachweisen, wie ist die Therapie?

Am häufigsten sind Antikörper vom IgM-Typ als M-Protein. Fälle mit IgM-MGUS und MGUS-Neuropathie sind häufiger als IgG-MGUS oder IgA-MGUS. Patienten mit IgM-MGUS haben mit einer höheren Wahrscheinlichkeit eine demyelinisierende Neuropathie, die in der Regel auch zu schwereren neurologischen Ausfällen führt und schneller progredient verläuft als die IgG- oder IgA-Typen. **Nur bei den IgM-Antikörpern finden sich in 50–82% der Fälle Autoantikörper**: diese reagieren mit verschiedenen Glykoproteinen peripherer Nerven. Die pathogenetische Bedeutung ist derzeit am besten für einen IgM-Antikörper untersucht, der gegen das **Myelin-assoziierte Glykoprotein (anti-MAG-Ak)** gerichtet ist. Eine Reihe verschiedener Autoantikörpertests ist inzwischen kommerziell erhältlich, ihr Nutzen allerdings in den meisten Fällen fraglich.

Die **Therapie** der MGUS-Neuropathie ist schwierig. Patienten mit IgG- oder IgA-Neuropathie sprechen im Gegensatz zu den (schwereren) Fällen mit IgM-Neuropathie besser auf Steroide oder Immunsuppressiva an; ebenso verhält es sich mit dem Erfolg einer plasmapheretischen Behandlung. Hochdosierte intravenöse Immunglobulin-Gabe (ivIG) erbrachte in offenen Studien auch bei IgM-MGUS-Patienten positive Effekte.

Chassande B, Léger J-M, Younes-Chennoufi AB, et al: Peripheral neuropathy associated with IgM monoclonal gammopathy: Correlations between M-protein antibody activity and clinical/electrophysiological features in 40 cases. Muscle Nerve 21:55–62, 1998.
Notermanns NC: Monoclonal gammopathy and neuropathy. Curr Opin Neurol 9:334–337, 1996.
Dyck PJ, Low PA, Windebank AJ, et al: Plasma exchange in polyneuropathy associated with monoclonal gammopathy of uncertain significance. N Engl J Med 325:1482–1486, 1991.

Immunoneuropathien: akutes Guillain-Barré-Syndrom

40. Beschreiben Sie das klinische Bild des akuten Guillain-Barré-Syndroms (GBS)

Das akute GBS (teilweise auch synonym akute idiopathische demyelinisierende Polyradikuloneuritis = AIDP genannt) beginnt meist akut mit Rücken- und Gliederschmerzen, akrodistalen, häufig strumpfförmigen Parästhesien, Schmerzen und Paresen des Beckengürtels. Sensibilitätsstörungen sind relativ gering ausgeprägt. Es folgen symmetrisch **aufsteigende Lähmungen** mit Übergreifen auf die Rumpf- und Atemmuskulatur, häufig eine ein- oder beidseitige Fazialisparese (50% der Patienten entwickeln eine einseitige Fazialisparese) und weiteren Hirnnervenausfällen (Landry-Paralyse). Die Paresen erreichen bei mehr als 50% der Patienten nach 2 Wochen ihr Maximum, bei 90% innerhalb eines Monats. Schwere Fälle mit akutem GBS können bis zur schlaffen Tetraplegie, Ateminsuffizienz, Sprech- und Schluckunfähigkeit (infolge der Parese oropharyngealer und respiratorischer Muskulatur) gehen. In 10–20% ist eine Beatmung notwendig. Zu den vegetativen Begleitsymptomen bis hin zur sogenannten **Pandysautonomie** gehören Störungen der Herz-, Kreislauf-, Atem- und Temperaturregulation sowie Blasenstörungen. Die autonomen Störungen sind die häufigste Todesursache beim GBS.

Die Symptome beginnen häufig 1 bis 3 Wochen **nach einem Infekt** der oberen Luftwege oder des Magen-Darm-Traktes (v. a. *Campylobacter*; anamnestisch Diarrhoe), nach **Immunisierungen,** Operationen, Trauma oder bei Schwangerschaft.

Bei der klinischen Untersuchung fällt eine **Hypo- bis Areflexie** auf. **Erhaltene Muskeleigenreflexe bei einem Patienten mit schweren Muskelparesen sollten die Diagnose eines akuten GBS schwer in Frage stellen!**

Die Rückbildung der Lähmungen vollzieht sich in umgekehrter Reihenfolge ihrer Entstehung, etwa 2–4 Wochen nach der Plateauphase. Schwere Defektzustände sind möglich.

41. Pathologisch präsentiert sich das akute GBS in zwei unterschiedlichen Formen, benennen Sie diese

1. Akute inflammatorische demyelinisierende Polyradikuloneuropathie (**AIDP**): Immunattacke gegen die Schwann-Zellmembran oder die Myelinscheiden.
2. Akute (motorische oder motorisch-sensorische) axonale Neuropathie (**AMAN** oder **AMSAN**): Immunattacke gegen das Axoplasma bzw. Axolemm. Man unterscheidet die AMAN oder AMSAN von schweren Fällen der AIDP, bei denen es sekundär zur axonalen Schädigung kommt.

42. Welche frühen immunpathologischen Vorgänge postuliert man bei der AIDP?

Neuere pathologische Studien zeigten, dass die Bindung Komplement-aktivierender Antikörper an das Zielantigen pathogenetisch ein frühes Ereignis bei der akuten inflammatorischen demyelinisierenden Polyradikuloneuropathie (AIDP) ist. Dies führt zur Aktivierung der Komplement-Kaskade und zur Zerstörung des Kompaktmyelins. Die Beobachtungen der sogenannten «frühen» lymphozytären Infiltration von Nervenwurzeln und Nervenfasern mit nachfolgender Myelinschädigung durch Makrophagen und letztlich segmentaler Demyelinisierung scheinen eher ein Folgeereignis in der Pathogenese zu sein. Interessanterweise zeigen neuere Beobachtungen auch, dass dem ursprünglichen Auslöser der Erkrankung (Antikörper gegen neurale oder Myelinscheiden-Antigene) in der späteren Effektorphase der Erkrankung dann nur mehr eine geringe Rolle zukommt. Hier sind insbesondere zelluläre Immunreaktionen (Makrophagen, T-Zellen) vorherrschend.

> Griffin JW, Li CY, Ho TW, et al: Guillain-Barré syndrome in Northern China. The spectrum of neuropathological changes in clinically defined cases. Brain 118:577–595, 1995.

43. Welche Laborbefunde sind typisch für das GBS? Was findet man bei der elektrophysiologischen Untersuchung?

In 90% der Fälle mit akutem Guillain-Barré-Syndrom findet man im Liquor eine **zytoalbuminäre Dissoziation**. Innerhalb der ersten Woche nach Beginn der Symptome steigt der Eiweißgehalt im Liquor und erreicht nach 4–6 Wochen seinen Gipfel (100–300 (–>1000) mg/dl Protein). Insbesondere die γ-Globulin-Fraktion mit IgG ist erhöht, eine ausgeprägte Pleozytose fehlt jedoch (zytalbuminäre Dissoziation).

Elektroneurographisch ist als Hinweis auf die Demyelinisierung (beim AIDP) eine Verlangsamung insbesondere der motorischen Nervenleitgeschwindigkeit (NLG) ab der zweiten Woche nachzuweisen bzw. der **Ausfall der F-Welle**. Ein Leitungsblock ist das elektrophysiologische Korrelat für die initiale Muskelschwäche beim GBS (nicht zwingend nachweisbar); nach 2–3 Wochen kom-

Tabelle 6.9: Neurophysiologische und klinisch-chemische Diagnostik beim Guillain-Barré-Syndrom (GBS)

Neurophysiologische Diagnostik
EMG
• Reduzierung der Anzahl der aktivierbaren motorischen Einheiten
• Bei axonaler Schädigung zusätzlich Zeichen der Denervierung
ENG
• Verlängerte Latenzzeiten bzw. Ausfall der F-Wellen
• Herabsetzung der maximalen motorischen Nervenleitungsgeschwindigkeiten (< 40 m/s in den Armen, < 30 m/s in den Beinen)
• Verlängerung der proximalen und distalen Latenzzeiten (Leitungsblöcke); die Nerven können unterschiedlich betroffen sein
• Herabsetzung der Maximalamplituden der Summenreizantwortpotentiale der Muskulatur (> 20%)
Labordiagnostik
Liquor
• Eiweißhöhung ohne Zellzahlerhöhung (zytalbuminäre Dissoziation)
• Immunglobulinerhöhung
Blut
• Leichte granulozytäre Leukozytose
• Eher niedrige T-Zellen, z. T. aktivierte T-Zellen
• Vermehrung der B-Zellen
• Gelegentlich erhöhte Immunglobuline und Nachweis von zirkulierender Immunkomplexe: AIDP: Antikörper gegen T-Zellen   CIDP: Antikörper gegen peripheres Nervensystem
• Antikörper gegen *Campylobacter jejuni* und Gangliosid (GM1)

men noch axonale Schädigungen hinzu. **Elektromyographisch** findet sich häufig pathologische Spontanaktivität (Fibrillieren und positive scharfe Wellen; nicht zwingend nachweisbar!). **Tabelle 6.9** fasst die elektrophysiologischen und die klinisch-chemischen Untersuchungsbefunde beim GBS zusammen.

44. Nennen Sie Prädiktoren für schwerere Krankheitsverläufe und eine schlechtere Prognose beim GBS

1. Höheres Alter,
2. Schnelle Entwicklung einer Tetraparese,
3. Notwendigkeit künstlicher Beatmung,
4. Elektrophysiologische Befunde:
   (1) Ausmaß der reaktivierbaren motorischen Einheiten,
   (2) Ausmaß der Denervierung,
   (3) Amplituden der motorischen Reizantwortpotentiale (< 20% der Normalwerte),
   (4) Leitungsgeschwindigkeiten bzw. der Latenzparameter
5. Akute motorisch-sensible axonale Form der Erkrankung (AMSAN).

Es gibt widersprüchliche Ergebnisse, ob eine vorangegangene *Campylobacter jejuni*-Infektion oder der Nachweis von anti-GM1-Antikörpern echte Prädiktoren für Krankheitsverlauf oder -prognose sind.

45. Diskutieren Sie die Bedeutung einer *Campylobacter*-Infektion für das GBS

Bei den meisten Patienten (ca. 75%) mit akutem GBS und einer vorangegangenen *C. jejuni*-Infektion präsentiert sich die Erkrankung als akute inflammatorische demyelinisierende Polyradikuloneuropathie (AIDP) mit einem erhöhten Risiko, eine sekundäre (schwerere) axonale Form zu entwickeln. Nicht bei allen Patienten mit positivem serologischem Nachweis von *C. jejuni* lässt sich eine Magen-Darm-Infektion (*Campylobakter*-Enteritis) nachweisen.

Lipopolysaccharide (LPS) bestimmter Bakterienstämme von *C. jejuni* zeigen eine hochgradige immunologische Verwandtschaft mit körpereigenen Gangliosiden (GM1-Gangliosid). Durch diese immunologische Ähnlichkeit («molecular mimicry») werden postinfektiös körpereigene Strukturen kreuzerkannt und erklären somit die pathogenetische Verbindung der Infektion mit dem GBS.

46. Welcher Prozentsatz von GBS-Patienten erleidet Rezidive?

In den meisten Untersuchungen der letzten 25 Jahre wird die Häufigkeit von Rezidiven mit 2–5% angegeben. Diese treten Monate bis Jahre nach der ersten Krankheitsepisode auf.

47. Wie therapiert man ein akutes Guillain-Barré-Syndrom?

1. **Intravenöse Immunglobuline (ivIG):** bei schwerem, noch progredientem Verlauf, einer Gehstrecke unter 5 Meter und einer Erkrankungsdauer von weniger als 14 Tagen gibt man ivIG. Der therapeutische Erfolg ist vergleichbar oder besser als bei der Plasmapherese, insbesondere bei axonaler Schädigung und in Assoziation mit *Campylobacter*-Infektionen. Therapieversager oder Verschlechterungen sind ebenfalls beschrieben! Dosierung 0,4 g/kg KG über 5 Tage (Kontraindikation: IgA-Mangel).
   Alternative:
   Plasmapherese: bei Kontraindikationen, Komplikationen oder Unwirksamkeit der Immunglobulintherapie. Eine kombinierte Behandlung bringt keine zusätzlich positiven Effekte.
2. **Symptomatische Therapie:**
   Thromboseprophylaxe,
   Beatmung bei progredienter Ateminsuffizienz (Abfall der Vitalkapazität auf 25% des Normalwertes)
3. **Therapie der autonomen Störungen:**
   Hypertonie: Clonidin, Nifidepin (Cave: nur sehr zurückhaltend!)
   Tachykardie: Propanolol (Cave: nur sehr zurückhaltend!)
   Rhythmusstörungen wie Bradykardie, Bradyarrhythmie, AV-Block 2., 3. Grades: passagere Schrittmacherversorgung
4. **Schmerztherapie:** Antiphlogistika, Carbamazepin, Opiate
   Glukokortikoide sind beim akuten GBS nicht indiziert.

48. Was ist das Elsberg-Syndrom?

Das Elsberg-Syndrom zählt zu den klinischen Varianten des akuten Guillain-Barré-Syndroms. Es ist eine Radikulomyelitis der Cauda equina mit dem klinischen Bild von Sensibilitätsstörungen, Paresen und Spinkterstörungen entsprechend dem **Kaudasyndrom**. Das subakute Syndrom ist in der Regel wie das akute GBS voll reversibel. Ätiologisch kann das Elsberg-Syndrom auch die symptomatische Form einer Herpes simplex Typ-2-Infektion (HSV-2), einer CMV-Infektion oder einer Borreliose sein.

49. Welche klinischen Varianten des akuten Guillain-Barré-Syndroms gibt es?
1. **Miller-Fisher-Syndrom:** Ophthalmoplegie mit eventueller Pupillenbeteiligung, schwere sensible Ataxie und Areflexie (Nachweis von anti-GQ1b-Antikörpern)
2. **Elsberg-Syndrom:** siehe Frage 48
3. **Polyneuritis cranialis:** multiple Hirnnervenausfälle
4. **Pandysautonomie:** orthostatische Hypotonie, Miktionsstörungen, Störungen der Speichel- und Schweißsekretion etc.

Die oben bereits beschriebene Differenzierung des akuten GBS in **AIDP** und **AMAN/AMSAN** ist eine pathologische Unterscheidung. Im klinischen Sprachgebrauch wird dies ausgedrückt, indem man einerseits vom akuten, **demyelinisierenden GBS** (demyelinisierende Form, AIDP), andererseits vom **axonalen GBS** (seltenere, primär axonale Form, AMAN/AMSAN) spricht.

Immunoneuropathien: chronische inflammatorische demyelinisierende Polyneuropathie (CIDP)

50. Nennen Sie die Hauptkriterien für die Diagnose einer chronischen inflammatorischen demyelinisierenden Polyneuropathie (CIDP)
Die chronische inflammatorische demyelinisierende Polyneuropathie (CIDP) wird auch als chronisches Guillain-Barré-Syndrom (oder chronische idiopathische Polyradikuloneuritis) bezeichnet. Obwohl viele klinische und pathogenetische Gemeinsamkeiten mit dem GBS bestehen, wird die CIDP inzwischen als eigene Krankheitsentität aufgefasst. Die wesentlichen Unterschiede zum akuten GBS liegen im meist schleichenden Erkrankungsbeginn (über mindestens 8 Wochen, eventuell über Monate bis Jahre) und dem Ansprechen auf immunsuppressive Medikamente. Man findet klinisch progrediente Muskelschwächen, Parästhesien und andere Sensibilitätsstörungen (gelegentlich deutlich armbetont) bei gleichzeitiger Hypo- oder Areflexie sowie dem Liquorsyndrom der zytalbuminären Dissoziation. Die elektrophysiologischen Untersuchungen zeigen wie die Nervenbiopsie Zeichen der segmentalen Demyelinisierung.

Ein rezidivierender Verlauf findet sich bei etwa der Hälfte der Patienten. Die übrigen Fälle sind progredient oder monophasisch.

51. Was ist die CIDP-1?
Die chronische Verlaufsform des Guillan-Barré-Syndroms wird als idiopathische Form der chronischen inflammatorische demyelinisierende Polyneuropathie, oder auch **CIDP-1** bezeichnet. Die Polyneuropathie bei monoklonaler Gammopathie unklarer Signifikanz (MGUS-Neuropathie) wird manchmal auch (wegen ihrer chronischen Verlaufsform und der immunpathogenetischen Parallelen) **CIDP-MGUS** genannt.

52. Welche immunsuppressiven Therapien wendet man bei der CIDP an? Welche Alternativen gibt es?
Immunsuppressiva sind seit langer Zeit die Hauptpfeiler der CIDP-Therapie, wobei die **Steroidtherapie** auch heute noch als 1. Wahl gilt. Bei Nichtansprechen auf Immunsuppressiva therapiert man mit Plasmapherese oder intravenösen Immunglobulinen (ivIG; 0,4 g/kg KG/Tag über 5 Tage).
1. **Glukokortikosteroide** (Therapeutikum der 1. Wahl): Bei den meisten Patienten, die von einer Steroidtherapie profitieren, zeigt sich der positive Effekt schon innerhalb der ersten 8 Wochen. Prednison wird in einer Dosis von 1–1,5 mg/kg KG bis zur klinischen Besserung gegeben, dann erfolgt eine Dosisreduktion um 5 mg alle 2 Wochen. Selten wird eine intermittierende intravenöse Hochdosistherapie (bis zu 1 g) durchgeführt. Sie wird in Anbetracht der Nebenwirkungen einer chronischen oralen Steroidtherapie manchmal als Alternative verwendet. Bei Patienten, bei denen ein

Therapieerfolg ausbleibt oder Nebenwirkungen auftreten, kommen Alternativtherapien in Betracht.
2. **Azathioprin**: Azathioprin (2–2,5 mg/kg) ist indiziert, wenn keine ausreichende Steroidreduktion ohne neurologische Verschlechterung möglich ist. Es sollte für mindestens 2 Jahre gegeben werden, da erst nach 3–6 Monaten mit einer Wirkung zu rechnen ist. Die Kontrolle von Leukozyten und Leberwerten ist wöchentlich in den ersten 8 Wochen, danach monatlich notwendig.
3. **Cyclophosphamid** oder **Cyclosporin A** kommen auf empirischer Grundlage bei Versagen von Steroiden, Azathioprin und Plasmapherese noch in Frage.

> Harati Y: Chronic immune-related demyelinating polyradiculoneuropathy. In Rolak LA, Harati Y (Hrsg): Neuro-immunology for the Clinician. Boston, Butterworth-Heinemann, 1997.

53. Viele Neuropathien werden mit Steroiden behandelt. Welche Nebenwirkungen hat die orale Steroidtherapie? Wie kann man diesen Risiken vorbeugen?

Ein übliches Dosierungsregime startet mit 60 bis 100 mg/Tag Prednisonäquivalent (Gabe über 2–3 Wochen) und wird dann auf 60–100 mg alle zwei Tage reduziert (6–8 Wochen). Patienten werden auf dieser Dosierung bis zum maximalen Therapieeffekt gehalten (normalerweise 4–6 Monate). Es ist wichtig, mit dem Patienten die Nebenwirkungen einer solchen langfristigen oralen Steroidtherapie zu diskutieren und bestimmte Präventionsmaßnahmen einzuleiten.

Im Folgenden sind wichtige Nebenwirkungen und Empfehlungen aufgelistet:
1. **Ulzera**: Patienten benötigen parallel zur oralen Steroidtherapie einen Magenschutz (Antazida: Histamin-Rezeptor-Blocker, Sucralfat).
2. **Hypokaliämie**: Kaliumsubstitution mit Brausetabletten (1 Tablette Kalinor-Brause pro Tag) oder Essen von 1–2 Bananen/Tag.
3. **Glukoseintoleranz**: Bei Patienten mit latentem Diabetes oder entsprechender Familienanamnese sollten entsprechende Kontrollen, diätetische Maßnahmen oder Medikamente zur Absenkung des Glukosespiegels verwendet werden.
4. **Hypertension**: Eine niedrige Salzzufuhr in der Nahrung ist essentiell. Manchmal bedarf es der Therapie mit Antihypertensiva (z. B. Diuretika).
5. **Osteopenie**: Ältere Frauen benötigen eine Osteoporoseprophylaxe. Cholecalciferol zusammen mit Calcium soll gegeben werden.
6. **Gewichtszunahme**: Am hilfreichsten sind diätetische Maßnahmen mit Reduktion der Kalorienzufuhr. Das Essen sollte wenig Kohlehydrate, wenig Salz und hohen Proteingehalt aufweisen.
7. **Katarakt und Glaukom**: Im Abstand von einigen Monaten müssen ophthalmologische Kontrolluntersuchungen durchgeführt werden.
8. **Myopathie**: Eine Steroid-Myopathie sollte vermutet werden, wenn sich die Muskelschwäche des Patienten bei unveränderten Mukelenzymen und EMG-Befund verschlechtert. Frauen sind häufiger davon betroffen. Normalerweise ist eine Reduktion der Steroiddosis ausreichend; resultiert eine Verbesserung der Muskelschwäche ist das Medikament als Auslöser wahrscheinlich. Eine Muskelbiopsie zeigt bei Steroid-Myopathie eine Typ-II-Muskelfaseratrophie. Das Auftreten dieser medikamentösen Muskelschwäche hängt zum Großteil von der Dosis und der Dauer einer Steroidtherapie ab. Trotzdem bestehen beträchtliche Unterschiede in der individuellen Empfänglichkeit und manchmal kann der Beginn schon in den ersten Wochen anstatt erst nach Monaten liegen.

54. Welche Rolle spielt die Plasmapherese bei der Behandlung der CIDP?

Kontrollierte Studien konnten die initialen Beobachtungen einer kurzfristigen Verbesserung bei CIDP-Patienten durch Plasmapherese bestätigen. Die klinische Verbesserung entwickelt sich normalerweise innerhalb von 6 Wochen. Etwa 20–30% der Patienten mit CIDP sind gegen alle anderen Therapien refraktär und benötigen eine intermittierende Langzeit-Plasmapherese- oder Immunglobulinbehandlung.

Die Plasmapherese wird derzeit am häufigsten bei folgenden Patientengruppen verwendet:
(1) Patienten mit ausgeprägten neurologischen Ausfällen, bei denen ein sofortiger Therapieerfolg gefordert ist, nachdem eine Steroidtherapie bereits begonnen wurde.

(2) Patienten mit intermittierenden starken Exazerbationen.
(3) Alternativtherapie bei Patienten mit Therapieresistenz oder -intoleranz bei anderen immunsuppressiven Strategien.

> Hahn AF, Bolton CF, Pillay N, et al: Plasma exchange therapy in chronic inflammatory demyelinating polyneuropathy: A double-blind, sham-controlled, crossover study. Brain 119:1055–1066, 1996.

55. Welche Rolle spielen intravenöse Immunglobuline (ivIG) und Interferone bei der Behandlung der CIDP?

Der therapeutische Effekt **intravenöser Immunglobuline (ivIG)** ist in einer Reihe von kleineren Studien gut dokumentiert. IvIG wird normalerweise in einer Dosis von 0,4 g/kg KG/Tag über 3 bis 5 Tage gegeben. Die klinischen Besserungen sind oftmals beachtlich, allerdings meist nur vorübergehend (2–9 Wochen). Die optimale Dosierung ist noch nicht eindeutig geklärt: eine Einzelinfusion mit 1 g/kg KG scheint genauso wirksam zu sein wie eine Behandlung über 5 Tage. Die besten Ergebnisse erzielt man bei aktiven, erst seit kurzem aufgetretenen Symptomen (< 1 Jahr). Die Immunglobuline haben gegenüber der langfristigen Immunsuppression oder der Langzeit-Plasmapherese einige Vorteile (einfache Handhabung, relativ sicher). In einer kontrollierten «cross-over» Studie mit 20 CIDP-Patienten zeigten die Immunglobuline bei kurzfristiger Beobachtung zudem die gleiche Therapieeffektivität wie die Plasmapherese.

Im Hinblick auf die Therapie der CIDP ist **Interferon-α2a** ein weiteres neues Therapeutikum. Vorläuferstudien haben eine gute Effektivität gezeigt, die größere kontrollierte Studien rechtfertigen.

> Dyck PJ, Litchy WJ, Kratz KM, et al: A plasma exchange versus immunoglobulin infusion trial in chronic inflammatory demyelinating polyradiculoneuropathy. Ann Neurol 36:838–845, 1994.
> Gorson KC, Ropper AH, Clark BD, et al: Treatment of chronic inflammatory demyelinating polyneuropathy with interferon-α2a. Neurology 50:84–87, 1998.

56. Was unterscheidet die multifokale motorische Neuropathie (MMN) mit Leitungsblock von der CIDP und Motoneuronerkrankungen?

Die multifokale motorische Neuropathie (MMN) mit Leitungsblock ist eine immunvermittelte, chronische, asymmetrische, rein motorische Neuropathie. Klinisch sieht man über Monate bis Jahre fortschreitende asymmetrische Paresen, eventuell mit Atrophien sowie Ausfall der Muskeleigenreflexe (asymmetrisch), häufigen Faszikulationen und Muskelkrämpfen unter Aussparung von Sensibilitätsausfällen. Dies alles passt zum Syndrom der Schädigung des 2. motorischen Neurons. Als Neuropathie wird sie primär neurographisch durch den Nachweis vorwiegend proximaler Leitungsblöcke identifiziert (Neurographie immer einschließlich elektrischer Wurzelstimulation durchführen!). Im Gegensatz zur CIDP beginnt und überwiegt die Erkrankung an der oberen Extremität, die asymmetrische Verteilung ist deutlicher. Elektrophysiologisch wegweisend ist die Beschränkung auf die motorischen Nerven mit multifokalem Befall. Ein weiterer, äußerst wichtiger Parameter in der Differentialdiagnostik vor allem zur Motoneuronerkrankung (v. a. ALS!) ist die Bestimmung des **GM1-Antikörper-Titer,** der allerdings nur bei 30% der Patienten mit MMN deutlich erhöht ist. Bei der amyotrophen Lateralsklerose (ALS) ist immer auch das 1. motorische Neuron mitbetroffen.

Als Therapie kommen bei der MMN mit Leitungsblock intravenöse Immunglobuline und wiederholte kurzfristige hochdosierte Cyclophosphamid-Infusionen in Frage (Steroide oder Plasmapherese sind wirkungslos!). Die ivIG-Therapie ist oft als Langzeitgabe erforderlich (nach initialer Dosierung wie bei der CIDP dann 1 g/kg KG einmal monatlich), da die schnell eintretende Besserung der Symptome (zusammen mit teilweisem Verschwinden der Leitungsblöcke) oft vorübergehend ist.

> Van den Berg LH, Kerkhoff H, Oey PL, et al: Treatment of multifocal motor neuropathy with high dose intravenous immunoglobulins: A double-blind, placebo-controlled study. J Neurol Neurosurg Psychiatry 59:248–252, 1995.

Literatur

1. Aminoff MJ: Electrodiagnosis in Clinical Neurology, 3. Aufl. New York, Churchill Livinstone, 1998.
2. Dyck PJ (Hrsg.): Peripheral Neuropathy, 3. Aufl. Philadelphia, W. B. Saunders, 1993.
3. Dyck PJ (Hrsg.): Peripheral Neuropathy, New concepts and treatments. Neurol Clin 10:601–813, 1992.
4. Hartung H-P, Stoll G, Toyka KV: Immune reactions in the peripheral nervous system. In: Dyck PJ, Thomas PK, Griffin JW, Low PA, Podsulo JF: Peripheral Neuropathy, 3. Aufl., Saunders, Philadelphia, 1993.
5. Hartung H-P, Toyka KV: Immunpathologie und Immuntherapie in Kunze K (Hrsg.), Praxis der Neurologie, 2. Aufl., Stuttgart, Thieme, 1999.
6. Mumenthaler M, Schliack H: Läsionen peripherer Nerven. Stuttgart, Thieme 1993.
7. Neundörfer B: Polyneuritiden und Polyneuropathien. Weinheim, edition Medizin, 1987.
8. Ropper AH, Wijdicks EFM, Truax BT: Guillain-Barré-Syndrome. Philadelphia, F. A. Davis, 1991.
9. Rolak LA, Harati Y (Hrsg.): Neuro-Immunology for the Clinician. Boston, Butterworth-Heinemann, 1997.

7. Nervenwurzelschädigungen und degenerative Wirbelsäulenerkrankungen

Steven B. Inbody

Wirbelsäule allgemein

1. Was ist die häufigste Ursache der Arbeitsunfähigkeit bei Patienten im Alter unter 45?

Erkrankung der lumbalen Wirbelsäule (LWS) verursachen enorme Ausfälle der Arbeitsfähigkeit. Man schätzt, dass jährlich mehrere Millionen Menschen wegen «Rückenschmerzen» einen Arzt aufsuchen. Das Problem hat viele Firmen oder Büros sensibilisiert, die ihre Mitarbeiter nun mit orthopädischen Sitzen und ähnlichen Hilfsmitteln ausstatten.

2. Welche pathophysiologischen Prozesse sind für die spinale Spondylose verantwortlich? Beziehen Sie sich dabei auf die Anatomie der Wirbelsäule

Für das Verständnis der pathologischen Prozesse, die zur degenerativen Wirbelsäulenerkrankung (**Spondylose** oder **Spondylopathie**) führen, muss man die Anatomie der Wirbelsäule und des Spinalkanals kennen.

Die Wirbelsäule ist miteinander über **drei Stützpunkte** (gelenkige Verbindungen) verbunden, die auch als «Komplex von drei Gelenken» bezeichnet werden:

Zum einen ist das der (1) **Discus intervertebralis** (Zwischenwirbelscheibe), der breitflächig zwischen den Wirbelkörpern liegt (**Abb. 7.1**).

Zum anderen sind das die (2) **«Unkovertebralverbindungen»**. Sie existieren nur in der Halswirbelsäule und sind die Verbindungen der Processi uncinati (Unci corporis) am Rande der Wirbelkörper mit den jeweils darüber gelegenen Corpora vertebrae.

Die dritte Stütze sind die (3) **Facettengelenke** (**Intervertebralgelenke**; Articulationes zygapophysiales). Dies sind echte Gelenke zwischen den jeweiligen oberen und unteren Gelenkfortsätzen der Wirbelkörperfortsätze (Facies articularis = Zygapophysis superior und Facies articularis inferior).

Die funktionelle Zusammengehörigkeit dieser drei Wirbelkörperstützpunkte ist so eng, dass Veränderungen in einem «Gelenk», die jeweils anderen beiden mitbetrifft.

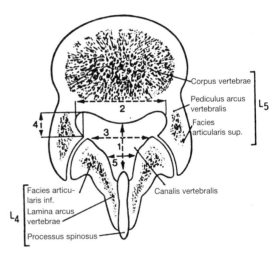

Abbildung 7.1: Schematische Darstellung des Wirbelkörpers L5 mit der Hauptgelenksverbindung zu Wirbelkörper L4 (Facettengelenke zwischen Facies articularis superior L5 und Facies articularis inferior L4).

Die beiden Wirbelkörper sind zusätzlich noch durch eine zweite Verbindung, die Zwischenwirbelscheiben (Discus intervertebralis) und eine dritte Verbindung, die «Unkovertebralgelenke» (Verbindung der Processi uncinati = Unci corporis, am Rande der Wirbelkörper mit den jeweils darüber gelegenen Corpora vertebrae) gegeneinander gestützt. Die Zahlen 1 bis 5 geben die Hauptdiameter für die Größenabmessung des Spinalkanals an (aus Hing K, Kirkaldy-Willis WH: The pathophysiology of degenerative disease of the lumbar spine. Orthop Clin North Am 14:491, 1983, mit freundlicher Erlaubnis)

Häufig beginnt ein pathologischer Prozess in einer gelenkigen Verbindung (z. B. als Bandscheibendegeneration) und verursacht zunächst Beschwerden. Später kommt es durch das Zusammenspiel der drei Stützpunkte und das Fortschreiten des pathologischen Prozesses zur kombinierten Degeneration aller intervertebralen Verbindungen. Pathologische Veränderungen der Zwischenwirbelverbindungen einer Höhe führen zu mechanischen Veränderungen, welche wiederum die darüber- und darunter gelegenen Wirbelkörperverbindungen schädigen und so zu einer Wirbelsäulendegeneration führen, die mehrere Segmente betrifft.

Daneben existiert noch ein weiterer Mechanismus für schmerzhafte bzw. degenerative Wirbelsäulenprozesse. Beim **M. Baastrup** kommt es infolge groß ausgebildeter Dornfortsätze und Hyperlordose der unteren Lendenwirbelsäule zur Berührung der Dornfortsätze (röntgenologisch «**kissing spine**»). Die angrenzenden Knochenabschnitte sklerosieren, es kommt zu osteophytären Anbauten mit Verkalkungen im Ansatzbereich der paravertebralen Muskulatur. Auch degenerative Veränderungen im ventralen Wirbelsäulenpfeiler (Osteochondrose) mit Höhenminderung der Bewegungssegmente tragen zu diesem häufigen Krankheitsbild bei, das sich als chronisches Lumbalsyndrom mit druck- und klopfempfindlichen Dornfortsätzen und schmerzhafter Lordose präsentiert.

> Geckle DS, Hlavin ML: Spondylosis and disc disease. In Samuels MS, Feske S (Hrsg.): Office Practice of Neurology. New York, Churchill Livingstone, 1996.

3. Was ist der Unterschied zwischen Spondylose, Spondylolyse und Spondylolisthesis?

Spondylose meint eine (1) Chondrose, (2) Osteochondrose oder (3) Osteoarthrose der gelenkigen Verbindungen der Wirbelsäule, oftmals mit knöchernen Appositionen (Osteophyten bzw. Spondylophyten) und Kompression des Rückenmarks oder von Nervenwurzeln. Zu den radiologisch sichtbaren typischen degenerativen Veränderungen gehören (1) Sklerosierung der Deck- und Grundplatten, (2) Höhenminderung der Zwischenwirbelräume, (3) Deformierung der Wirbelkörper oder (4) Verkalkung des vorderen und/oder hinteren Längsbandes.

Spondylolyse ist die Spaltbildung in der Interartikularportion des Wirbelbogens, die uni- oder bilateral sein kann. Dies führt möglicherweise zu einem Gegeneinandergleiten der Wirbel.

Eine **Spondylolisthesis (Wirbelgleiten)** kann aus einer (1) bilateralen Spondylolyse, (2) einer degenerativen Wirbelkörperveränderung resultieren oder (3) angeboren sein. Per definitionem bedeutet Spondylolisthesis die anteriore Subluxation im Sinne eines Abgleitens eines Wirbelkörpers nach vorn. Sie führt neben Bandscheibendegeneration, Sklerose und Arthropathie häufig zur Verengung des Spinalkanals (**Spinalkanalstenose**).

Alle drei genannten Zustände verursachen, wenn sie klinische Beschwerden hervorrufen, Schmerzen im Rücken bei Bewegung oder beim Heben von Lasten. Eine «Verschiebungsbewegung» bei Kontraktion der paraspinalen lumbalen Muskulatur ist häufig bemerkbar.

Die Diagnosebestätigung der drei Erkrankungen ist meist radiologisch.

Wirbelsäulenaufnahmen in Flexion/Extension zeigen eine segmentale Instabilität bei Spondylolisthesis.

4. Beschreiben Sie die Charakteristika der Schmerzen bei Instabilität der lumbalen Wirbelkörpersegmente

Infolge Spondylose, Spondylolyse oder Spondylolisthesis kann es bei den degenerativen Wirbelsäulenerkrankungen zur Instabilität von Wirbelkörpersegmenten (LWS-Instabilität) kommen. Bei Flexions- und Rotationsbewegungen schießt der Schmerz typischerweise aus der Mitte des Rückens in Richtung Hüfte und zur Seite. Die Schmerzprojektion breitet sich graduell aus, der Schmerz ist von etwa mittelstarker Intensität. Die Symptomatik kann ein- oder beidseitig bestehen oder auch von einer zur anderen Seite wechseln. Sind im Rahmen des zugrunde liegenden Prozesses auch Spinalnervenwurzeln mitbetroffen, dann finden sich zum Teil auch radikuläre Beschwerden.

Die Patienten zeigen meistens keine Einschränkung der Wirbelsäulenflexion- oder extension, sie haben jedoch eine verminderte Rotationsbeweglichkeit. Paravertebral oder sakroiliakal kann eine Muskelverhärtung tastbar sein. Der Schmerz wird provoziert durch Änderungen der Körperhaltung

(v. a. Flexionsbewegungen) oder durch Bewegung (Gehen, Laufen).

5. Welche spondylopathischen Prozesse befallen die hinteren Zwischenwirbelgelenke?

Die erste krankhafte Veränderung der hinteren Zwischenwirbelgelenke ist eine **Synoviitis**. Die Facettengelenke bestehen als echte Gelenke aus Knorpel, einer Synovialmembran und einer Gelenkkapsel. Später beobachtet man eine Destruktion Knorpel an den Facies articulares. Die Gelenkkapsel wird infolge der Knorpelschichtverdünnung schlaff, was zur Instabilität und eventuell zur Subluxation führt. Die beiden hinteren Zwischenwirbelgelenke können ungleich stark betroffen sein. Dies kann zusätzlich zu einer rotatorischen Instabilität führen. Schließlich kommt es zu knöchernen Anbauten und Ausziehungen an den Gelenkfortsätzen, der **Osteophytenbildung**, die zur Verengung der Foramina intervertebralia sowie des Spinalkanals führen.

6. Zu welchen krankhaften Veränderungen kommt es beim Nucleus pulposus?

Die Zwischenwirbelscheibe besteht aus dem gallertartigen Nucleus pulposus und dem kollagen-elastischen Anulus fibrosus. Die frühesten Veränderungen dieser beiden Anteile sind wahrscheinlich biochemischer Art und Bestandteil des normalen Alterns. Dieser degenerative Prozess wird durch überlagerte traumatische Schädigungen beschleunigt. Die normalerweise regelmäßig kreuzenden Faserlamellen des Anulus fibrosus driften auseinander und es bilden sich in der Zirkumferenz Aussackungen. Einzelne zirkumferentielle Aussackungen können fusionieren und letztlich zu einer großen radialen tränenförmigen Ausbuchtung werden, in die sich Anteile des Nucleus pulposus hineindrängen können. Dies führt zum typischen **Diskusprolaps** oder **-hernie**. Auch wenn es nicht zu einer Diskusherniation kommt, so führt die Randlockerung des Anulus zur Abnahme der Zwischenwirbelhöhe. Durch den zusätzlichen Alterungsprozess des Nucleus pulposus nimmt der Zwischenraum weiterhin ab. Die gallertartige Konsistenz des Pulposuskerns mit viel Pufferkapazität in der Kindheit, verändert sich im Erwachsenenalter zu einer fibrotischen Masse.

7. Was ist der Unterschied zwischen einer Diskusprotrusion und einem Diskusprolaps?

Ein vorgewölbter Diskus intervertebralis im Alter über 30 ist so häufig, dass er eigentlich als Normalbefund angesehen werden muss. Die **Bandscheibenvorwölbung** (Protrusion) imponiert rundlich, symmetrisch und überschreitet nicht den Zwischenwirbelraum. Ein **Bandscheibenvorfall** (Prolaps oder Hernie) dagegen sieht asymmetrisch und anguliert aus; er überschreitet die Zwischenwirbelfläche. Während die Diskusprotrusion äußerst selten zu einer Wurzelkompression führen kann und die Nervenwurzel normal aussieht, kommt es bei der Herniation zur Nervenwurzelkompression. Die Nervenwurzel wirkt dabei im distalen Anteil aufgetrieben. Es gibt noch eine dritte Möglichkeit der neurologischen Bandscheibenschädigung, den **Bandscheibensequester**. Sequester sind abgerissene Anteile des prolabierten Nucleus pulposus, die im Epiduralraum flottieren und neurale Strukturen komprimieren.

8. Welche Wirbelsäulenerkrankungen verursachen sowohl Rückenschmerzen als auch neurologische Ausfälle?

Insbesondere im mittleren Lebensabschnitt – fortsetzend bis in das Alter hinein – finden sich Schmerzbilder verschiedener Ursachen im Bereich der Wirbelsäule. Man bezeichnet sie mit unterschiedlichsten Namen wie Halswirbelsyndrom, Nackenschulterarm-Syndrom, Zervikobrachialsyndrom, Brustwirbelsyndrom, Lendenwirbelsyndrom, Lumbago, Hexenschuss, Kreuzschmerz etc.

Es ist wichtig die Krankheitsbilder zu differenzieren, bei denen es neben der Schmerzsymptomatik auch zu echten neurologischen Ausfällen kommt; hierbei unterscheidet man im wesentlichen 3 Krankheitszustände:
1. **Diskushernie (Bandscheibenvorfall)** mit Kompression einzelner Nervenwurzeln: Bei der klinischen Untersuchung fallen bei lumbalen Bandscheibenvorfällen Nervendehnungszeichen positiv aus (Lasègue etc.), der Schmerz strahlt typischerweise radikulär aus. Muskelparesen, Reflexabschwächungen oder Sensibilitätsstörungen folgen dem myotomalen/dermatomalen Versorgungsmuster des oder der gestörten Nerven.
2. **Ossäre Einengung der Intervertebralforamina**

(Recessus-lateralis-Syndrom): Eine oder mehrere Nervenwurzeln werden ein- oder beidseitig komprimiert. Der Schmerz ist in den Gliedmaßen normalerweise genauso stark oder stärker wie im Rückenbereich. Die Symptome werden charakteristischerweise durch Gehen oder Stehen provoziert (oft in Hyperlordosestellung z. B. bei spinaler Stenose) und werden beim Sitzen besser. Nervendehnungstests wie das Lasègue-Zeichen können negativ sein. Manchmal kann es auch im Rahmen eines **Facettensyndroms** ausgehend von den Intervertebralgelenken zur ossären Einengung der Intervertebralforamina kommen.
3. **Spinale Stenose:** Die Spinalkanalstenose betrifft mehrere Nervenwurzeln. Die Schmerzen sind im Wirbelsäulenbereich deutlich größer als in den Gliedmaßen. Die Symptomatik entwickelt sich beim Stehen oder beim Gehen. Beeinträchtigungen der Blasen-, Darm- und Sexualfunktionen können auftreten.

9. [Kap. 6, Fr 6] Nennen Sie die klinischen Untersuchungen für die häufigsten Wurzelsyndrome
Siehe **Tabelle 7.1**

Lumbale radikuläre Syndrome

10. Beschreiben Sie die Schmerzcharakteristika bei Nervenwurzelkompression
Lumbale Wurzelschädigungen (Wurzelkompressionssyndrome) verursachen Rückenschmerzen (mit Ausstrahlung typischerweise bis unterhalb des Knies), Paresen, Reflexabschwächung und Sensibilitätsstörungen. Der Schmerz wird als stechend, elektrisierend, brennend, scharf oder einschießend beschrieben. Seine Ausstrahlung folgt dem dermatomalen Versorgungsgebiet der betroffenen Spinalnervenwurzel, häufig nach kaudal in die Beine einschießend (niemals umgekehrt!). Der Schmerz kann

Tabelle 7.1: Klinische Testung der häufigsten Wurzelkompressionssyndrome

Nervenwurzel	Kennmuskel	Funktionstest	Reflex
C5	M. deltoideus M. biceps brachii	seitliche Anhebung (Abduktion) des Armes bis zur Horizontalen	Biceps-Reflex
C6	M. biceps brachii M. brachioradialis	Beugung im Ellenbogen, Pronation	Brachioradialis-Reflex
C7	M. triceps brachii Fingerextensoren	Streckung des Ellbogens in Supinationsstellung	Triceps-Reflex
C8	Fingerflexoren	Fingerflexion, Handmuskeln: Faustschluss	Trömner-Reflex
Th1	kleine Handmuskeln	Abspreizen der Finger	
L1–L3	M. iliopsoas	Hüftflexion in 90°-Sitzhaltung	Kremaster-Reflex
L2–L3	Beinadduktoren	Hüftadduktion: Beine zusammendrücken	Adduktoren-Reflex
L3–L4	M. quadriceps femoris	Beinstreckung mit Gegendruck auf Unterschenkel	Patellarsehnen-Reflex
L4	M. tibialis anterior	Dorsalflexion Fuß	Patellarsehnen-Reflex
L5	M. tibialis anterior Großzehenextensor	Fersenstand	Tibialis-posterior-Reflex
S1	M. gastrocnemius Zehenextensoren	Zehenstand	Achillessehnen-Reflex

konstant vorhanden sein, wird jedoch akut bei jeder abrupten Steigerung des intraabdominellen Drucks, wie beispielsweise Husten oder Niesen, verschlimmert. Sensibilitätsausfälle betreffen normalerweise weder das komplette Versorgungsgebiet des Nerven, noch alle sensible Qualitäten.

11. Beschreiben Sie die unterschiedlichen Ausprägungsmuster der radikulären Syndrome L4, L5 und S1

1. **Schmerzen und Sensibilität:**
   Die Kompression der Wurzel L4 (**L4-Syndrom**) führt zu Schmerzen, die in die Hüfte, den vorderen Oberschenkel, das Knie und die mediale Unterschenkelseite einstrahlen. Die Sensibilität im Dermatom L4 ist im Bereich des medialen Unterschenkels und im Versorgungsgebiet des N. saphenus beeinträchtigt (siehe Kap. 2, Abb. 2.9). Ein **L5-Syndrom** führt zu Schmerzen, die über das posterolaterale Gesäß, den lateralen dorsalen Oberschenkel in den seitlichen Unterschenkel strahlen. Der Sensibilitätsverlust liegt meist in einem Dreieck zwischen Großzehe, 2. Zehe und Fußrücken. Die Schmerzausstrahlung bei Wurzelkompression S1 (**S1-Syndrom**) strahlt über das Gesäß und die Unterschenkelhinterseite bis zur lateralen Fußseite. Der Sensibilitätsverlust liegt an der lateralen Fußseite und betrifft die Zehen III, IV und V.

2. **Motorik:**
   Man findet bei Wurzelkompressionssyndromen meist nur leichte Paresegrade der betroffenen Muskulatur. Paresen beim **L4-Syndrom** sind wegen der überlappenden Innervation mehrerer Nervenwurzeln oft schwer nachzuweisen. Betroffen können der M. quadriceps, der M. adductor longus, der M. glutaeus medius und der M. tibialis ant. sein. Am ehesten kann man bei der Krafttestung eine Schwäche der Fußheber (M. tibialis ant.) nachweisen. Beim **L5-Syndrom** sind der M. extensor hallucis longus, der M. extensor digitorum brevis und der M. peronaeus longus betroffen. Am leichtesten lässt sich dabei eine Schwäche der Großzehenstreckung nachweisen, alternativ Schwierigkeiten beim Hackengang. Muskelparesen bei einem **S1-Syndroms** sind manchmal nicht leicht zu objektivieren. Am ehesten findet man Schwächen des M. flexor hallucis brevis, des M. flexor digitorum longus, des M. biceps femoris und des M. gastrocnemius. Der Zehengang ist häufig pathologisch.

3. **Reflexe:**
   Die Abschwächung der Reflexe kann relativ (im Vergleich zur Gegenseite) oder absolut sein. Beim **L4-Syndrom** findet man den Patellarsehnenreflex abgemindert, die Unterschiede zur Gegenseite sind jedoch wegen der überlappenden Innervation oftmals nur gering. Beim **L5-Syndrom** finden sich normalerweise keine Reflexunterschiede beider Seiten. Nur mit viel Glück (und bei wenigen Patienten) ist der segmentspezifische Tibialis-posterior-Reflex überhaupt auslösbar, selten ist dann auch noch eine Seitendifferenz untersuchbar. Beim **S1-Syndrom** ist der Achillessehnenreflex abgeschwächt oder fehlt, genau wie der Biceps-femoris-Reflex.

12. Wann stellt sich die Indikation zur operativen Therapie radikulärer Syndrome? Welche Operationstechniken gibt es?

Ein akutes radikuläres Syndrom wird zunächst meist konservativ behandelt (Lagerung, Analgesie, Physiotherapie etc.). Die konservative Behandlung kann im akuten Schmerzstadium stationär durchgeführt werden, die ambulante Weiterbehandlung mit frühzeitig aktivem Vorgehen ist anzustreben.

Bei folgenden Befundkonstellationen ist eine Indikation zur Operation gegeben:

1. **Medialer Bandscheibenprolaps** mit **Kauda-Syndrom** oder **polyradikulärem, sensomotorischem Ausfallsmuster** sind absolute Indikationen.
2. Lateraler Diskusprolaps mit mono- oder biradikulärer Läsion und **funktionell bedeutsamer Parese** (Paresegrad ≤ 3).
3. **Therapieresistentes monoradikuläres Syndrom** mit konservativ ungenügend beinflussbarer Ischialgie bei computer- oder kernspintomographisch gesichtetem Bandscheibenprolaps in korrespondierender Etage. Der Indikationsstellung sollte eine mindestens vierwöchige konsequente konservative Behandlung vorausgehen.

Schmerzen und/oder Sensibilitätsstörungen sind keine OP-Indikation. Operativ wird die **chirurgische Diskektomie** durchgeführt. Die **mikrochirurgische Entfernung** (Mikordiskektomie) des Prolaps bzw. Sequesters hat die traditionelle **Hemilaminektomie** als Methode der 1. Wahl abgelöst. Die Hautinzision ist kleiner und die Operation ist gewebsschonender. Eine ossäre Verengung der Foramina intervertebralia mit oder ohne begleitende Diskushernie wird durch eine **Laminektomie** kombiniert mit der **medialen Facetektomie** operiert. Ist die Stenose beidseits, so wird eine **Foraminotomie** zusammen mit einer Fusion der betroffenen Wirbelkörper durchgeführt. Eine **epidurale Wurzelblockade** durch Injektionsbehandlung ist zwar strenggenommen keine Operation, trotzdem allerdings eine invasive Technik, die selten zur akuten Schmerzlinderung vorgenommen wird. Wegen der Gefahr von subarachnoidalen Injektion mit Spinalanästhesie sollte diese Methode allerdings nur von Erfahrenen durchgeführt werden.

Lumbale Spinalkanalstenose

13. Beschreiben Sie Klassifikation und klinische Charakteristika der lumbalen Spinalkanalstenose

Unter dem Begriff der lumbalen Spinalkanalstenose wird definitionsgemäß jede Art der Verengung des zentralen lumbalen Spinalkanales und/oder des Nervenwurzelkanals und/oder des Neuroforamens (Foramen intervertebrale) subsumiert. Die Stenose kann lokal, segmental oder generalisiert verteilt – und knöchern oder bindegewebig bedingt sein.

Die **Klassifikation** umfasst die beiden großen Gruppen der **kongenitalen** (anlagebedingten) und **erworbenen** (degenerativen) **Stenosen**. In letzterer Gruppe unterscheidet man zwischen zentralen (den eigentlichen Wirbelkanal betreffenden) und lateralen (Recessus lateralis, Nervenwurzelkanal) Stenosen, wobei Kombinationen der beiden Haupttypen häufig sind.

Klinisch manifestiert sich die lumbale Spinalkanalstenose im mittleren und höheren Lebensalter bevorzugt bei Personen mit konstitutionell engem Spinalkanal. Eine im Lebensverlauf hinzutretende Bandscheibendegeneration mit ihren Folgezuständen wie Hypertrophie der Wirbelgelenke, Bandscheibenprotrusion, spondylotische Randleisten und verdickte Ligamente, führt zu einer weiteren kritischen Reduktion des Volumens für den Duralsack. Nach den im CT bestimmten Sagittaldurchmesser des Wirbelkanals wird eine **absolute** (< 10 mm) und eine **relative Stenose** (10–12 mm) unterschieden.

Das klinische Bild ist geprägt durch eine streng belastungsabhängig (Gehstrecke!) auftretende, variable, häufig bilaterale Reiz- und Ausfallssymptomatik lumbosakraler Nervenwurzeln. Im Vordergrund stehen ein- oder beiseitige Lumboischialgien und unter Belastung zunehmende segmental (Dermatom) begrenzte Parästhesien oder Hypästhesien (**neurogene Claudicatio intermittens, Claudicatio spinalis** oder Pseudoclaudicatio). Die Patienten beklagen den Schmerz mehr als «totes Gefühl» denn als Kribbeln. Motorische Symptome sind nicht besonders ausgeprägt. Sie werden oft unspezifisch als Schweregefühl der unteren Extremität beschrieben (nicht Schwäche, sondern das Gefühl «das Bein gibt nach»). Nicht selten findet man auch Muskelkrampi der Unterschenkelmuskulatur. Typisch ist eine Provokation der Symptomatik durch Hyperlordosierung der LWS, z. B. beim Treppabgehen. Die gebeugte Rumpfhaltung z. B. beim Sitzen oder Vornüberbeugen führt rasch zur Reduktion der Beschwerden.

Der **neurologische Befund** ist bemerkenswert spärlich. Häufiger sieht man einen Verlust der Achillessehnenreflexe und abgeschwächte Patellarsehnenreflexe. Rückenbeschwerden von unterschiedlicher Intensität und Schweregrad sind am häufigsten im Stadium der Erschlaffung der Gelenkkapseln und der Lockerung des Anulus fibrosus. Dies führt zu vermehrter Transversal- und Rotationsbewegung der Wirbelkörper. Die Rückenbeschwerden bessern sich dann oft bei Ausbildung von Osteophyten, die die Bewegungen stabilisieren. Radikuläre Beschwerden sind bei der Spinalkanalstenose am seltensten.

Die folgende Auflistung fasst die **klinischen Symptome der Spinalkanalstenose mit ihrer jeweiligen Häufigkeit** zusammen:
1. Kreuzschmerz (95%),
2. neurogene Claudicatio intermittens (91%),
3. sensible Störungen der Beine (70%),
4. Schmerzlinderung bei Vorbeugung (61%),
5. Zunahme der Beschwerden beim Bergabgehen (40%),
6. Schwäche in den Beinen (33%).

14. Wie kommt es biomechanisch zur lumbalen Spinalkanalstenose?

Die Symptomatik korreliert stark mit Zunahme bei Lordosehaltung beim Stehen und beim Gehen. Myelographische Studien (Funktionsmyelographie in Extension und Flexion der Wirbelsäule) belegen, dass die Transversalfläche des Spinalkanals in Lordose abnimmt. Vorne wölben sich die Bandscheiben vor, hinten verkürzen und verdicken sich die Ligamenta flava und lateral nähern sich die Intervertebralgelenke an. In Flexionshaltung (z. B. Sitzen) kehren sich all diese Vorgänge um, was zur Vergrößerung der Diameter im Spinalkanal führt. Nur mit Hilfe der bildgebenden Verfahren lässt sich die funktionsabhängige Einengung des Duralsacks mit den Cauda equina-Fasern und den Wurzeltaschen nach Lokalisation und Ausmaß exakt charakterisieren.

15. Wie kommt es zur Verengung der Foramina intervertebralia? Wie nennt man das zugehörige klinische Syndrom?

Zur ossären Verengung der Intervertebralforamina kommt es bei Osteophytenbildung der oberen Gelenkfläche der kleinen Zwischenwirbelgelenke. Dieses Syndrom findet man in der Neuro-Orthopädie unter verschiedenen Namen wie beispielsweise **laterale Wurzelkanalstenose, Facettensyndrom, Putti-Syndrom, Recessus-lateralis-Syndrom** oder allgemein **lumbale Spinalkanalstenose**. Infolge der Arthrose oder Arthritis der Intervertebralgelenke kommt es zur ischialgiformen Störung, also der Kompression der Spinalnerven beim Austritt mit radikulären Schmerzen oder anderen neurologischen Ausfällen. Das **Facettensyndrom** wird häufig als pseudoradikuläres Syndrom infolge eines Prozesses der Wirbelgelenke beschrieben, bei dem es zur lokalen Schmerzsymptomatik ohne Nervenwurzelbeteiligung, mit stärkster Ausprägung bei Hyperlordosehaltung kommt (typischer Schmerz bei Injektion von hypertoner NaCl-Lösung an die Gelenksfacetten sowie Schmerzbehebung durch Injektion eines Lokalanästhetikums; als eigenes Schmerzsyndrom umstritten!).

Die Symptome einer Einengung der Intervertebralforamina mit Wurzelkompression treten üblicherweise zwischen L5 und S1 auf und gehen mit ein- oder beidseitigen Schmerzen oder Parästhesien einher. Obwohl die Symptome denen eines radikulären Syndroms sehr ähnlich sind, ist der Schmerz am stärksten beim Stehen und Gehen und wird durch Sitzen abgeschwächt, was bei der diskogenen Nervenwurzelkompression genau umgekehrt ist. Auch Husten oder Niesen verschlimmert die Symptome nicht, die Nervendehnungszeichen sind ebenfalls meist negativ.

16. Nennen Sie die häufigsten Ursachen einer Spinalkanalstenose

Man kennt mehr als 25 Ursachen der Spinalkanalstenose, 4 davon sind für die Mehrzahl der Fälle verantwortlich:

1. **Idiopathische (konstitutionelle oder anlagebedingte) spinale Stenose**: Sie ist die Folge verkürzter Pediculi, verdickter konvergierender Laminae und konvexer posteriorer Wirbelkörper. Die idiopathische Spinalkanalstenose selbst ist selten symptomatisch, sie prädisponiert allerdings zu degenerativen Veränderungen, die dann zu Beschwerden führen können.
2. **Degenerative Spinalkanalstenose**: Sie macht etwa 50% der Fälle aus. Die degenerativen Veränderungen betreffen vorne die Zwischenwirbelscheiben und seitlich wie hinten die Gelenkflächen der Zwischenwirbelgelenke. Die Gelenkkapseln werden schlaff, was zur Instabilität und eventuell zur Subluxation der Wirbelkörper führt. Die sich ausbildenden Osteophyten engen die Nervenwurzel und den Zentralkanal ein. Ähnlich führt die Bandscheibendegeneration mit bauchigen Vorwölbungen in den Anulus fibrosus zur Protrusion oder zum Prolaps der Zwischenwirbelscheibe in Richtung der Nervenwurzeln und des Rückenmarks.
3. **Degenerative Spondylolisthesis**: Sie tritt bei Degeneration der Facies articulares auf. Dies führt zum Wirbelgleiten des oberen gegen den unteren Wirbelkörper.
4. **Postoperative Spinalstenose**: Sie tritt häufig nach Laminektomie oder Wirbelkörperfusion auf. Die Stenose resultiert aus der Knochenbildung und dem Narbengewebe.

17. An welche Differentialdiagnose denken Sie bei der Spinalkanalstenose?

Die Symptome können mit einer **vaskulären Claudicatio intermittens** bei arterieller Verschlusskrankheit («Schaufensterkrankheit», AVK) verwechselt werden. Der hier belastungsabhängig auftretende Muskelischämieschmerz ist meist lokalisiert (Wadenmuskulatur), zeigt keine Abhängigkeit von der Rumpfposition, radikuläre Defizit-Syndrome fehlen, die peripheren Pulse sind abgeschwächt oder nicht mehr tastbar, die Hauttemperatur ist vermindert.

18. Welche Indikationen bestehen für die chirurgische Therapie der lumbalen Spinalkanalstenose? Wie ist die Erfolgsaussicht einer Operation?

Obwohl die Entscheidung der Therapiewahl – konservativ oder operativ – zum großen Teil von der subjektiven Beeinträchtigung des Patienten durch sein Beschwerdebild abhängig ist, gibt es Indikationen zum frühen operativen Eingreifen:
1. **Persistierende unerträgliche Schmerzen**,
2. Behinderung der notwendigen Tätigkeiten durch **Einschränkung der Gehstrecke** oder der Fähigkeit zu Stehen,
3. **Schwere oder progrediente Muskelschwäche, gestörte Blasenfunktion, gestörte Sexualfunktion**.

Chirurgisches Therapieprinzip ist die **operative Dekompression** der bedrängten neuralen Strukturen des Spinalkanals. Es zeichnet sich dabei ein klarer Trend zur gezielten, **selektiven Dekompression** ab und weg von der **Mehretagen-Laminektomie**. Die früher dabei oftmals durchgeführte instrumentelle Fusion der Wirbelkörper wird in der chirurgischen Literatur bezüglich ihrer prinzipiellen Notwendigkeit derzeit kontrovers diskutiert.

Die operativen Ergebnisse bei lumbaler Spinalkanalstenose zeigen in 64% der Fälle gute bis sehr gute Ergebnisse. Die Ischialgie und die neurogene Claudicatio intermittens besserten sich in 74% der Fälle. Allerdings ändern sich die Rückenbeschwerden der Patienten nach Operation in der Regel nur wenig. Die Lumbalgie bei der Spinalstenose kommt primär ja von den degenerierten Bandscheiben und den Wirbelgelenken, die bei der Operation nicht behandelt werden.

Diagnostik der Lumbalgie/Lumboischialgie

19. Welche Bedeutung hat eine konventionelle Röntgenaufnahme bei der Diagnostik von Wirbelsäulenerkrankungen?

Die Röntgenaufnahme der Wirbelsäule spielt bei Patienten mit chronischen Rückenschmerzen eine wichtige Rolle beim initialen Ausschluss von traumatischen, kongenitalen oder neoplastischen (pathologische Frakturen) Ursachen. Sieht man bei den Aufnahmen pathologische Veränderungen, so können die neueren Methoden der Kernspintomographie oder des Myelo-CT nachfolgend eingesetzt werden. Konventionelle Röntgenaufnahmen helfen zudem bei der Beurteilung der Wirbelsäulenstuktur (Lordosen, Kyphosen), zudem können prädisponierende Wirbelsäulenerkrankungen wie Skoliosen oder Kyphosen beurteilt werden. Die Aufhebung oder Abflachung der physiologisch vorhandenen zervikalen und lumbalen Wirbelsäulenlordose kann ein Hinweis für massive Verspannungen der paravertebralen Muskulatur sein. Die wichtigste Anwendung der konventionellen Röntgenaufnahme ist die Identifizierung und die Quantifizierung einer segmentalen Wirbelsäuleninstabilität (v. a. Spondylolisthesis) in Flexion und Extension. Sie stellt eine der wenigen möglichen Funktionsaufnahmen der Wirbelsäule dar.

20. Nennen Sie die diagnostischen Einschränkungen der lumbalen Myelographie

Die Myelographie ist ein invasives Untersuchungsverfahren, bei dem nach Kontrastmittelgabe die Verteilung und das Fließverhalten des Kontrastmittels im Duralsack beurteilbar ist. Allerdings ist ihre Aussagekraft für den Zwischenwirbelraum L5/S1 stark eingeschränkt: Hier ist der Epiduralraum oftmals so weit, dass selbst bei relativ großen, zentralen Diskushernien keine «Einkerbung» des Duralsacks sichtbar ist. Zusätzlich entgehen laterale Diskushernien oftmals dem Nachweis bei alleiniger myelographischer Diagnostik. Diese Limitationen gibt es beim Myelo-CT nicht. Die Methodik mit der höchsten Aussagekraft ist jedoch die Kernspintomographie.

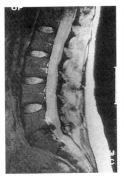 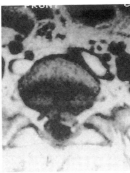

Abbildung 7.2: Laterale Diskushernie L5.
Die Kernspintomographie zeigt eine Diskushernie auf Höhe L5 (Sagittalschnitt links), die in medialateraler Richtung in den Spinalkanal prolabiert (Axialschnitt rechts)

21. Welche Rolle spielt das MRT bei der Wirbelsäulendiagnostik?

Durch die technologische Entwicklung der letzten Jahre wurde das MRT aufgrund seiner Aussagekraft und Präzision zur Methode der Wahl für die Wirbelsäulendiagnostik (**Abb. 7.2**). Im Vergleich zum Myelo-CT lassen sich Abnormitäten des Weichteilgewebes wie Tumoren, Hämatome oder epidurales Narbengewebe deutlich besser abgrenzen. Da postoperatives Narbengewebe stark Kontrastmittel anreichert, ist gerade bei der Beurteilung einer postoperativen Wirbelsäule das MRT mit Gadoliniumenhancement die Methode der 1. Wahl.

22. Welche Bedeutung hat die Elektromyographie (EMG) bei der Diagnostik einer Radikulopathie?

In Studien finden sich bei 25 bis 55% der Normalpopulation pathologische Befunde im MRT der Wirbelsäule. Gerade in Anbetracht dieser Tatsache kommt der Elektropysiologie eine bedeutende Rolle bei der Bestätigung der klinischen Relevanz solcher radiologischer Auffälligkeiten zu.

Bei der lumbalen Spinalkanalstenose z. B. ergab der Vergleich des klinischen Beschwerdebildes mit den radiologischen Befunden keine überzeugende Verbindung. Häufig ist der radiologische Befund ausgeprägter als es die Klinik erwarten ließ. In einigen Studien korrelierte das EMG besser mit den klinischen Befunden als die Myelographie oder das CT. Wichtig ist, dass mit Hilfe des EMG tatsächlich eine gestörte Muskelinnervation infolge Nervenwurzelkompression gezeigt werden kann (Denervierungszeichen v. a. bei schmerzbedingt eingeschränkter Beurteilbarkeit der Muskelkraft, segmentale Abgrenzung und Abrenzung gegen Plexusläsionen). Der Nachweis von Fibrillationspotentialen und positiver scharfer Wellen ist der direkteste Nachweis einer Radikulopathie. Dabei betreffen die EMG-Veränderung zunächst die am weitesten proximal zum Nerv gelegenen Muskeln, was die Bedeutung einer Untersuchung der paravertebralen Muskulatur unterstreicht. Ein wesentlicher Nachteil des EMG ist die Zeitverzögerung von 10–14 Tagen nach Wurzelschädigung bis zum Auftreten sicherer pathologischer Befunde. Als erstes sieht man nach 7–10 Tagen positive scharfe Wellen in den paravertebralen Muskeln, gefolgt von Fibrillationspotentialen. Erst nach 17–21 Tagen findet sich Denervierungsaktivität in den Extremitätenmuskeln.

> Preston DS, Shapiro BE: Electromyography and Neuromuscular Disorders. Boston, Butterworth-Heinemann, 1998.

23. Welche Bedeutung hat der H-Reflex bei der S1-Radikulopathie?

Der H-Reflex (Hoffmann-Reflex) spiegelt die Veränderungen des Achillessehnenreflexes bei S1-Syndromen wieder. Man reizt den N. tibialis (Wurzel S1) in der Kniekehle und leitet die Muskelaktion des M. soleus ab. Dies entspricht dem monosynaptischen Eigenreflexbogen mit Reizung der α-Motoneurone des Segments S1. Ein einseitig abgeschwächter ASR zeigt einen Unterschied der Latenzen beider Extremitäten bei S1-Wurzelschädigung.

Der Reflex wird üblicherweise bei der elektrophysiologischen Untersuchung mit durchgeführt und er komplettiert die routinemäßige Messung der Nervenleitgeschwindigkeit (NLG) sowie die EMG-Untersuchung. Im Gegensatz zum EMG kann der H-Reflex schon innerhalb von 1–2 Tagen nach Nervenwurzelschädigung pathologisch sein.

24. Wie kann das EMG bei der Differenzierung zwischen einer Nervenwurzel-, einer Plexus- und einer peripheren Nervenläsion helfen?

Motorische, sensible und autonome Ausfälle können infolge von Nervenschädigung auf Höhe der

Wurzel, im Bereich des Plexus oder der Peripherie auftreten. Nimmt man beispielsweise die häufigste Höhenlokalisation eines **radikulären Syndrom bei L5**, dann findet sich bei der EMG-Untersuchung ein pathologisches Innervationsmuster in der paraspinalen Muskulatur, im L5-innervierten M. glutaeus medius sowie im M. extensor hallucis longus. Bei einer **lumbosakralen Plexopathie** ist die paraspinale Muskulatur nicht mitbetroffen, da der Nervenast für die Innervierung der paravertebralen Muskelgruppen schon proximal der Schädigung aus dem Spinalnerv abgeht (siehe Äste des Spinalnerven Kap. 2, Frage 47). Ist der **periphere Nerv**, z.B. der N. peronaeus communis geschädigt, dann ist dies vom Wurzelsyndrom und von der Plexusschädigung durch das erhaltene intakte Innervationsmuster des M. glutaeus medius zu unterscheiden.

25. Nennen Sie Ursachen radikulärer Syndrome

Wie oben bereits erwähnt, sind die häufigsten Ursachen der radikulären Syndrome degenerativ bedingt, mit unterschiedlicher anatomischer Lokalisation und Pathologie der Schädigung. Es gibt noch eine Reihe anderer Möglichkeiten, über die **Tabelle 7.2** informiert.

26. Welche Nerven versorgen sensibel die Wirbelsäule und die im Spinalkanal gelegenen schmerzempfindlichen Strukturen? Was ist ein radikulärer bzw. ein pseudoradikulärer Schmerz?

Die segmentale sensible Innervation der Wirbelsäule und der im Spinalkanal gelegenen schmerzempfindlichen Strukturen erfolgt durch den **Ramus meningeus** (N. sinuvertebralis) des Spinalnerven und durch Äste des **Ramus dorsalis**. Der R. meningeus gelangt rückläufig durch den Canalis intervertebralis in den Spinalkanal und versorgt die äußeren Schichten des Anulus fibrosus, hinteres Längsband sowie Ligamentum flavum, Wirbelperiost und Dura mater von Duralsack und Nervenwurzel. Die Innervation des Wirbelgelenkes erfolgt über Äste des Ramus dorsalis aus jeweils zwei Segmenten. Unterschiedliche nozizeptive Reize (mechanisch, entzündlich, toxisch) in den genannten anatomischen Strukturen erzeugen relativ uniform lokale Schmerzsyndrome im Sinne einer Zervikalgie bzw. Lumbalgie.

Tabelle 7.2: Ursachen radikulärer Syndrome

I Degenerativ:
1. Bandscheibenprotrusion, -prolaps
2. Spondylarthrose
3. Spondylose
4. Spinalkanalstenose
5. Laterale Wurzelkanalstenose
6. Spondylolisthesis

II Traumatisch:
1. HWS-Schleudertrauma
2. Wirbelkörperfraktur mit Dislokation
3. Zervikaler Wurzelausriss
4. Epidurales Hämatom

III Neoplastisch:
1. Karzinommetastasen (Lunge, Mamma, Prostata, Niere, Schilddrüse)
2. Retikulumzellsarkom
3. Multiples Myelom (Plasmozytom)
4. Malignes Lymphom (Hodgkin, Non-Hodgin)
5. Menigeosis carcinomatosa, sarkomatosa oder leukaemica
6. Abtropfmetastasen primärer ZNS-Tumoren (v.a. Medulloblastom)
7. Kaudaependymom
8. Primäre Wurzeltumoren: Neurinom, Neurofibrom, Schwannom, Meningeom
9. Synovialzysten (Ganglien)

IV Infektiös:
1. Herpes zoster, Herpes simplex Typ 2
2. Meningoradikulitis bei Neuroborreliose
3. Epiduraler Abszess
4. Osteomyelitis (eitrig), Diszitis
5. Spondylitis tuberculosa

V Rheumatisch:
1. Rheumatoide Arthritis (nur HWS)
2. Spondylarthritis ankylopoetica (M. Bechterew)

VI Sonstiges:
1. Diabetische Polyradikulopathie
2. Ostitis deformans (M. Paget)

Eine periphere Schmerzprojektion in die Extremität mit unscharfer, nicht segmentaler Begrenzung wird als **pseudoradikulär** bezeichnet. Ausgangspunkte sind überwiegend die mit Nozizeptoren und vegetativen Fasern dicht besetzten Wirbelgelenke. Pseudoradikuläre Schmerzen projizieren in der Regel nicht distal des Ellenbogen- bzw. Kniegelenkes.

Demgegenüber sind **radikuläre Schmerzen** streifenförmig, von schneidender oder stechender Qualität, halten sich an die Grenzen der Dermatome und sind meist begleitet von radikulären neurologischen Defiziten (motorisch, sensibel, autonom).

27. Was ist ein «Hexenschuss»? Was ist eine Lumboischialgie?

Die im Volksmund geläufige Bezeichnung «Hexenschuss» meint das akute Auftreten eines umschriebenen, heftigen, drückend-ziehenden Schmerzes (**Lumbago oder Lumbalgie**), der häufig beim Bücken, Wiederaufrichten, Körperdrehung oder Lastenheben auftritt (in $^2/_3$ der Fälle ist kein spezifischer Auslöser eruierbar). **Der akute Rückenschmerz ist multifaktoriell.** Akute oder wiederholte Fehlbelastungen führen zu Funktionsstörungen in den kleinen Wirbelgelenken (oftmals auch in den beiden Sakroiliakalgelenken) oder zu Überdehnungen des Bandapparates. Im Rahmen der Überlastung kann es zu einer Fehlstellung der kleinen Wirbelgelenke kommen. Eine Verspannung der paravertebralen Muskulatur ist ebenfalls schmerzhaft und führt häufig zu einer fixierten Fehlstellung der Lendenwirbelsäule, die ihrerseits wieder zu einer Überlastung der kleinen Wirbelgelenke führt. Nur 1–2% dieser Patienten entwickeln eine echte Ischialgie oder einen Bandscheibenvorfall.

Eine **Lumboischialgie** ist ein akuter oder chronischer, meist ziehend-reißender Schmerz mit radikulärer Ausstrahlung in Gesäß und/oder Bein, verstärkt durch intradurale Drucksteigerung (Husten, Niesen, Pressen). Im Gegensatz zur Lumbalgie zeigt die radikuläre Symptomatik die Mitbeteiligung der Nervenwurzeln an.

Behandlung von Rückenschmerzen

28. Wie ist die konserative Behandlung von Patienten mit akuten Rückenschmerzen?

Über 90% aller akuten Rückenschmerzen (Lumbalgien), die weniger als 6 Monate bestehen und ohne radikuläre Beteiligung sind, bilden sich spontan oder unter Therapie zurück. Rückenschmerzen mit radikulärer Symptomatik gehen in etwa 75–80% der Fälle ebenfalls zurück, wobei die Prognose wenig mit dem morphologischen Korrelat der klinischen Manifestationen, der Größe einer eventuellen Bandscheibenprotrusion oder der Irritation der Nervenwurzel durch einen engen Spinalkanal korreliert. Große Bandscheibenvorfälle, insbesondere in Kombination mit einem engen Spinalkanal sowie sequestrierte Bandscheibenvorfälle haben eine schlechtere Prognose. **Entscheidend für die Therapieindikation ist jedoch nicht die Bildgebung sondern immer die klinische Symptomatik!**

Die Akutphase der Therapie hat die Schmerzlinderung zum Ziel, die nachfolgende zweite Phase dient der Mobilisierung und Schulung der korrekten Bewegung unter Minimalgebrauch von Medikamenten.

Bei reinen Rückenschmerzen kann in der Akutphase **Bettruhe** therapeutisch hilfreich sein (eventuell mit Stufenbett zur Entlastung des vertikalen Drucks auf die Wirbelsäule). Hinzu kommen hier pragmatisch orientierte lokale Anwendungen von Wärme oder Kälte. Die medikamentöse Therapie erfolgt durch nicht-steroidale Antirheumatika (Diclofenac und Ibuprofen) und/oder Analgetika (z.B. Acetylsalicylsäure, Paracetamol, Metamizol). Bei unkomplizierten Rückenschmerzen ohne radikuläre Ausstrahlung, die weniger als 1 Woche andauern, besteht keine Indikation für chiropraktische Maßnahmen, Manualtherapie, Traktionsverfahren, lokale Injektionen (epidurale Injektion von Lokalanästhetika und/oder Kortikoiden). Dies gilt auch für Injektionen im Bereich der kleinen Wirbelgelenke und der sog. Triggerpunkte. Fühlen sich die Patienten besser, so beginnt man die zweite Phase der Akutbehandlung mit dem Ziel der Verbesserung der Beweglichkeit. Mit Hilfe von Gymnastik, Haltungskorrektur, Muskeldehnungen und eventuell Traktionen. Sind die Patienten wieder voll aktiv, so beginnt die dritte Phase der Therapie, die durch Aufbau der Muskulatur, Haltungs- und Wahrnehmungsschulung (Rückenschule) oder Erlernen korrekter Hebebewegungen eine **Prophylaxe** zum Ziel hat. Besteht der Verdacht auf eine Wirbelsäuleninstabilität können die genannten Maßnahmen durch ein Stützkorsett unterstützt werden, das vor zufälligen Wirbelkörperbewegungen schützen soll.

Bei Patienten mit akuten Rückenschmerzen ohne neurologische Ausfälle, die sich innerhalb von mehreren Wochen nicht bessern, muss eine klinische, elektrophysiologische und bildgebende Abklärungsdiagnostik durchgeführt werden.

> Long DM: Low back pain. In Johnson RY, Griffin JW (Hrsg.): Current Therapy in Neurologic Disease, 5. Aufl. St. Louis, Mosby, 1997.

29. Welche Ursachen für chronische Rückenschmerzen gibt es? Wie therapiert man Patienten mit chronischen Rückenschmerzen, bei denen konservative Behandlungsmaßnahmen fehlgeschlagen sind?

Ätiologisch entwickeln sie sich entweder **primär** als chronischer Rückenschmerz oder **sekundär** aus episodischen Rückenschmerzen, bei multiplen Rezidiven lokaler und radikulärer Schmerzsyndrome sowie iatrogen nach Bandscheibenoperationen, bei rezidierenden lokalen Injektionen und als sekundärer Krankheitsgewinn bei Rentenbegehren und Versicherungsverfahren. **Tabelle 7.3** gibt einen Überblick über die häufigsten Ursachen chronischer Rückenschmerzen.

Chronische Rückenschmerzen sind schwierig zu behandeln. Völlige Schmerzfreiheit kann in den meisten Fällen nicht erreicht werden. Die Schmerzen bleiben oftmals nicht konstant im Schweregrad und schwanken zwischen Exazerbationen und zwischenzeitlichen Besserungen.

Das Behandlungsziel ist zunächst die Schmerzreduktion auf ein erträgliches Maß. Es gibt sogar Orthopäden die behaupten, dass die Patienten unabhängig von der Vorbehandlung nach etwa 4 Jahren nicht mehr über besondere Schmerzen klagen, da sich die Wirbelsäule spontan selbst im Verlauf stabilisiert. Die **Indikation für einen operativen Eingriff** besteht nur bei engem lumbalen Spinalkanal, bei der Spondylolisthesis mit anhaltenden Beschwerden, die durch Auftrainierung der Rückmuskulatur und bei der Spondylolisthese durch Tragen eines Korsetts, nicht zu beeinflussen sind. **Keine Operationsindikation** besteht bei chronischen Rückenschmerzen bei Vorliegen von Bandscheibenprotrusionen.

Allgemeine Maßnahmen der Therapie sind körperliche Ertüchtigungsverfahren wie Steigerung der allgemeinen körperlichen Leistungsfähigkeit, regelmäßige körperliche Betätigung zur Verbesserung der Körperwahrnehmung, Erlernen von korrekten Haltungsmustern oder nicht-medikamentöse Verfahren wie progressive Muskelrelaxation nach Jacobson, muskuläres Biofeedback oder kognitive Verfahren zur Schmerzbewältigung. Bei Schmerzspitzen sind kurzfristig Bettruhe und physikalische Verfahren wie lokale Anwendung von Wärme und Kälte angezeigt. Insbesondere **sozialtherapeutische Interventionen** mit dem Versuch einer Anpassung der Arbeitsbedingungen sind notwendig (Höhenanpassung der Arbeitsflächen, Vermeidung starrer Haltung bei der Arbeit, periodische Bewegung und Dehnen etc.).

Tabelle 7.3: Ursachen chronischer Rückenschmerzen

I Lokal induziert
1. Spondylarthrose der Zwischenwirbelgelenke
2. Bandscheibendegeneration
3. Irritation der Längsbänder und Muskeln
4. M. Baastrup («kissing spine»)

II Wurzelreiz- und Wurzelkompressionssyndrome
1. Lateraler Bandscheibenprolaps, – protrusion
2. Sequestrierter Bandscheibenprolaps
3. Spinalkanalstenose
4. Laterale Wurzelkanalstenose
5. Pseudospondylolisthesis
6. Radikulitis (z. B. bei Borreliose)

III Postoperative Folgen (Arachnitis, Deafferentierungsschmerz)

IV Knochenerkrankungen

V Osteoporotische Fraktur

VI Hyperparathyreoidismus

VII Entzündliche Erkrankungen
1. Osteomyelitis, Diszitis
2. Spondylitis tuberculosa

VIII Neoplastisch:
1. Primäre Tumoren (z. B. Plasmozytom)
2. Metastasen

30. Nennen Sie die häufigste postoperative Komplikation in der Wirbelsäulenchirurgie

Die **chronische Arachnitis** (Arachnoiditis) im Bereich der Operationsstelle ist die bei weitem häufigste Komplikation nach chirurgischen Eingriffen an der Wirbelsäule. Die Pathophysiologie ist ungeklärt, es besteht jedoch ein Zusammenhang mit der Verwendung von Myelographie-Kontrastmitteln auf Ölbasis und anderen intrathekalen Agentien, was für eine entzündliche Ätiologie spricht. Die Diagnose wird kernspintomographisch gestellt: man sieht eine Signalintensität in der Wandung des Duralsacks, Verwachsungen mit der Arachnoidea und verbackene Nervenwurzeln. Im Myelo-CT und in der Myelographie erkennt man Füllungsdefekte der Wurzeltaschen und Verkürzung des Arachnoidalsacks.

31. Nennen Sie die häufigsten Ursachen des chronisch postoperativen Schmerzsyndroms

Bei etwa 10% aller Patienten kommt es totz technisch lege artis durchgeführter Operation nach einer Bandscheibenoperation zu persistierenden lokalen oder radikulären Schmerzen. Diese Zahl erhöht sich nach der 2. Operation auf 30% und nach der 3. Operation auf 50–70%. Im englischen Sprachraum wird dieses chronische Schmerzsyndrom als «Failed back»-Syndrom bezeichnet.

Ursachen hierfür können sein:
1. **Falsche Diagnosestellung:** Obwohl die chirurgische Therapie lege artis durchgeführt wurde, ist der Patient so zu betrachten, als wäre er niemals behandelt worden. Dementsprechend sorgfältig muss nachdiagnostiziert und ein neuer Behandlungsplan aufgestellt werden (Schmerzen waren z. B. nicht durch eine morphologische Läsion wie Bandscheibenprotrusion bedingt, sondern hatten überwiegend andere Gründe, z. B. laterale Wurzelkanalstenose oder psychosoziale Faktoren).
2. **Richtige Diagnosestellung:** Die technische Durchführung war bei korrekter Diagnose inadaequat, unzureichend oder schlecht.
3. **Unklar ob Diagnose richtig oder falsch war,** jedoch Hinzukommen eines zusätzlichen Faktors (Frühfolge- oder Spätfolge der Operation oder eine koinzidentelle Komplikation). Diese Möglichkeit besteht häufig, wenn zwei oder mehrere koexistierende Faktoren für die Schmerzsymptomatik bestehen. Beispielsweise führt bei einem Bandscheibenvorfall die Diskektomie zwar zur Besserung der radikulären Symptomatik, sie verhindert allerdings nicht das mechanische Schmerzsyndrom, das sich infolge der Wirbelkörperinstabilität nach Diskushernie entwickelt.
4. **Operationskomplikation** (beispielsweise postoperative Arachnitis, Diszitis, Nervenwurzelläsion oder Instabilität der Wirbelsäule nach Laminektomie).
5. **Fehlende Beratung und Aufklärung:** Chirurgen, Orthopäden oder Neurochirurgen müssen einen konkreten postoperativen Behandlungsplan aufstellen und den Patienten zur aktiven Mithilfe der funktionellen Wiederherstellung auffordern. Unrealistische Erwartungshaltungen müssen von vornherein in Aufklärungsgesprächen korrigiert werden.

Erkrankung der BWS

32. Beschreiben Sie das klinische Bild eines thorakalen Bandscheibenvorfalls

Schmerz ist das häufigste Initialsymptom einer thorakalen Diskushernie (bei etwa 60% der Fälle). Er tritt uni- oder bilateral, mittelliniennah auf und folgt einem charakteristischen radikulären Ausbreitungsmuster. Das zweithäufigste Symptom ist ein **Taubheitsgefühl**. Muskelparesen der unteren Extremitäten treten bei 28% der Patienten auf; Blasenstörungen sind selten zu Beginn festzustellen, kommen aber insgesamt im Verlauf bei 30% der Patienten vor.

33. Nennen Sie die Häufigkeit, die Höhenlokalisation und die Pathogenese der thorakalen Diskushernie

Weniger als 1% der Diskushernien sind in der Brustwirbelsäule lokalisiert. Über 75% der thorakalen Bandscheibenvorfälle sind unterhalb Th8, mit der höchsten Inzidenz zwischen **Th11 und Th12**. Die Protrusion ist meistens nach zentral.

Die Brustwirbelsäule ist aufgrund ihrer sowieso sehr engeschränkten Beweglichkeit am wenigsten den ständigen Rotations- und Transversalbelastungen ausgesetzt. Hauptsächliche Ursache ist bei den meisten Patienten die **Degeneration,** eine **traumatische Ätiologie** ist nur bei 10–20% der Fälle nachzuweisen.

34. Geben Sie die wichtigsten Differentialdiagnosen von vertebragenen Thoraxschmerzen an

Tabelle 7.4 gibt eine Übersicht der wichtigsten Ursachen vertebragener und nicht-vertebragener Thoraxschmerzen.

Tabelle 7.4: Differentialdiagnose Brustschmerz

I Vertebragen:
1. **Osteoporotische Wirbelkörperdeformationen**
2. **BWS/HWS-Osteochondrose**
3. **Kompressionsfrakturen**
4. **Spondylosis ankylosans (M. Bechterew)**
5. **Neoplastisch**: maligne und benigne Tumoren der Wirbelsäule (pathologisch)
6. **Tietze-Syndrom** (schmerzhafte Schwellung an der Knorpel-Knochengrenze der oberen Rippen)

II Neurogen:
1. **Interkostalneuralgie** (gürtelförmige Schmerzen entlang einem oder mehreren Zwischenrippenräumen; typische Druckpunkte paravertebral, in der Axillarlinie und paramedian-vorne)
  1.1 Rückenmarksprozesse (z. B. intramedulläre Läsionen infolge Demyelinisierung)
  1.2 Wirbelsäulenprozesse
  1.3 Herpes zoster
  1.4 Bronchial- oder Mediastinaltumore
  1.5 Aorthenisthmusstenose
  1.6 Pleuraendotheliom
2. **Bandscheibenprolaps** (meist medial)

III Kardial: KHK, Herzinfarkt, Perikarditis, Aortenvitien etc.

IV Nicht-kardial:
1. **Pleural/Pulmonal:** Pleuritis, Pleurodynie (Bornholm-Krankheit), Pneumothorax, Lungenembolie etc.
2. **Erkrankungen Mediastinum oder Aorta:** Mediastinis, Mediastinaltumor, Aneurysma dissecans
3. **Ösophaguserkrankungen:** Refluxkrankheit, Ösophagusspasmen
4. **Abdominalerkrankungen:** Gallenkolik, Pankreatitis, Ulkuskrankheit
5. **Funktionelle Thoraxschmerzen:** Da Costa-Syndrom (Ausschlussdiagnose!)

Erkankungen der HWS

35. Wie kommt es zur zervikalen Spondylose?

Die zervikale Spondylose ist sowohl eine degenerative Bandscheiben- wie Gelenkerkrankung. Obwohl sie deutlich seltener als die degenerative Erkrankung der LWS ist, ist ihre Pathogenese ähnlich. Am Anfang steht die Degeneration des Nucleus pulposus, die zur segmentalen Instabilität und zur Verengung der Zwischenwirbelräume führt. Nachfolgend degenerieren die Zwischenwirbelgelenke mit Anlagerung von Osteophyten. Letztlich führt dies zur Herniation der Bandscheiben. Bei mehr als 50% der Personen im Alter über 40 Jahre kommt es im Zervikalbereich zur Einengung der Zwischenwirbelräume, Verkalkung von Anteilen des hinteren Längsbandes, des Anulus fibrosus und zur Ausbildung ventraler und dorsaler Osteophyten («hard disc»). Wenn der Durchmesser des Wirbelkanals klein ist, können all diese Veränderungen zur Einengung des Rückenmarks führen oder die Blutzirkulation komprimieren. Zudem können die spondylitischen Alterationen Spinalnerven beim Austritt aus dem Foramen komprimieren (**Abb. 7.3**). Der Schwerpunkt der osteochondrotischen Veränderungen liegt meist in Höhe C5/C6 und C6/C7.

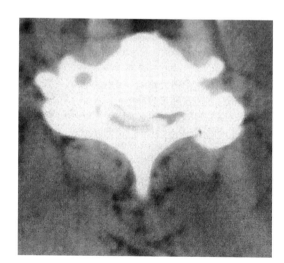

Abbildung 7.3: Zervikale Spondylose. In der Computertomographie ist die Kompression der Rückenmarks infolge der massiven Spondylose sichtbar

36. Wie manifestieren sich die neurologischen Dysfunktionen der zervikalen Spondylose?

Anatomisch und ätiologisch trennt man das Krankheitsbild der **spondylogenen Myelopathie** von der sogenannten **diskogenen zervikalen Myelopathie**, deren klinische Symptome durch die Kompression des Rückenmarks infolge von Bandscheibenprotrusionen- oder vorfällen bedingt sind. Die neurologischen Ausfälle lassen sich in 4 unterschiedliche, aber überlappende Gruppen unterteilen:

1. **Laterales oder radikuläres Syndrom**: Bandscheibenmaterial, Osteophyten oder Hypertrophien der Facetten (Gelenkfacies) komprimieren die Nervenwurzel. Die Schmerzen im Halsbereich werden häufig lateralisiert und strahlen in den Hinterkopf und das Schulterblatt aus. Der Schmerz wird durch Halsbewegungen verschlimmert, die Muskulatur der HWS ist angespannt und druckschmerzhaft. Radikuläre Schmerzen und Parästhesien in der oberen Extremität finden sich häufig und werden manchmal durch Halsbewegungen, Husten, Niesen oder Pressen provoziert. Die objektivierbaren neurologischen Ausfälle folgen der dermatomalen Gliederung mit Muskelparesen Faszikulationen, Atrophie, Reflexverlust, Abschwächung von Temperatur- und Schmerzempfindung. Bei einem reinen lateralen Syndrom fehlen die Syndrome der langen Bahnen.
2. **Mediales oder spinales Syndrom**: hier kommt es zur reinen **Myelopathie** ohne Wurzelkompressionssymptomatik (Myelopathie im engeren Sinn). Die Schmerzen im Halsbereich sind variabel ausgeprägt, die meisten Patienten haben jedoch eine Bewegungseinschränkung der HWS. Ein erstes Zeichen sind oftmals Gangstörungen (spastisches Gangbild). Es entwickelt sich eine **chronisch-progrediente Querschnittssymptomatik** mit Beteiligung der langen Bahnen, manchmal als ausschließliche **Para- oder Tetraspastik** (Paresen, Hyperreflexie, Pyramidenbahnzeichen) ohne sensible Störungen. Wenn sich zusätzliche sensible Ausfälle einstellen, sind die Hinterstränge deutlich häufiger betroffen als die Vorderseitenstränge (Druck auf das Rückenmark von dorsal!). Sphinkterstörungen (Blasen- und Darmfunktion) sind selten, das **Lhermitte-Zeichen** ist häufig positiv.
3. **Kombiniertes mediales und laterales Syndrom**: Diese Form der **zervikalen Myelopathie** betrifft die meisten Patienten. Man findet gleichzeitig die lokalen zervikalen Beschwerden und Zeichen der langen Bahnen und radikulären Ausfällen.
4. **Vaskuläres Syndrom**: Diese vierte Gruppe der Patienten mit zervikaler Spondylose zeigt eine komplett andere klinische Symptomatik. Sie haben charakteristischerweise wenig oder keine Schmerzen oder Wurzelsyndrome. Im Gegensatz zum schleichenden Verlauf der «normalen» zervikalen Myelopathie imponiert hier ein akuter oder subakuter Beginn. Das vaskuläre Syndrom entwickelt sich rasch, manche Patienten erwachen morgens mit dem neurologischen Defizit.

Zur zervikalen Myelopathie und zur Therapie siehe auch Kapitel 8, Fragen 31–34.

37. Wie macht sich ein zervikaler Bandscheibenvorfall bemerkbar?

Patienten mit zervikalem Bandscheibenvorfall berichten meist über ein plötzliches Auftreten von Nacken-Schulterschmerzen nach Drehbewegungen des Kopfes (typischerweise stärker bei Drehung in Richtung der Läsionsseite) oder nach längerer Kyphosestellung (z. B. beim Lesen, Schreibtischarbeit, morgens beim Aufwachen). Die ziehend-reißenden radikulären Schmerzausfälle in Arm- und Hand folgen der dermatomalen Versorgung, werden häufig vom Patienten an der Schulter dorsal lokalisiert (Schulterrand) und in der Nacht durch Positionswechsel typischerweise verschlimmert. Häufige Begleiterscheinungen sind Hinterkopf- oder Stirnkopfschmerzen, diffuser Schwindel, manchmal Tinnitus, nuchale Parästhesien oder Abgeschlagenheit. Die sensomotorischen Defizite der geschädigten Wurzeln können manchmal von Zeichen einer spinalen Kompression begleitet sein.

38. Welche Segmente sind beim Zervikobrachial-Syndrom am häufigsten betroffen? Was sind typische klinische Untersuchungsbefunde?

Am häufigsten ist das Segment C7 betroffen (> C6 > C8 >> C5). Die Kompression ist entweder durch Bandscheibengewebe allein («soft disc») oder durch zusätzliche Spondylarthrose («hard disc») hervorgerufen.

Die Patienten fallen oft durch eine Fehlstellung des Kopfes auf (Steif-, Schiefhaltung). Die okzipitalen Nervenaustrittspunkte sind druckdolent, ebenso wie die Nacken-, Hals- und Schultermuskulatur oder die Dorn- und Querfortsätze. Die Prüfung des Kinn-Sternum-Abstandes bei Vor- und Rückneigung gibt Anhalte für eine Beweglichkeitseinschränkung. Der **Neck-Compression-Test** ist die Provokation radikulärer Symptome durch axialen Druck mit Rotation und Neigung zur schmerzhaften Seite hin. Im Gegensatz dazu kommt es durch axialen Zug am Kopf im Sitzen (**Extensionstest**) zur Schmerzlinderung. Entsprechend den betroffenen Wurzelsegmenten findet man bei der motorischen Prüfung Paresen, Sensibilitätsstörungen oder Reflexabschwächungen- bzw. ausfälle (siehe Tab. 7.1 und Kap. 2, Frage 51).

39. Welche Unterschiede finden sich bei der neurologischen Untersuchung zwischen Wurzelkompression C6 und C7?

Die Kompression des 6. Zervikalnerven (entweder durch Osteophyten oder Diskushernien auf Höhe HWK 5/6) verursacht Paresen des M. deltoideus und des M. biceps brachii, einen abgeschwächten Bicepseigenreflex (sowie Brachioradialisreflex) und eine Sensibilitätsminderung am Daumen sowie radialen Zeigefinger.

Die Kompression des 7. Zervikalnerven (entweder durch Osteophyten oder Diskushernien auf Höhe HWK 6/7) führt zur Schwäche der M. triceps brachii, einem abgeschwächten Tricepsreflex sowie einer Sensibilitätsminderung des Mittelfingers und des ulnaren Zeigefingers.

40. Welche Indikationen bestehen zur operativen Therapie des zervikalen Bandscheibenvorfalls? Welche chirurgischen Techniken werden angewandt?

Bei Symptomen der Rückenmarkskompression, bei schweren peripheren Paresen ohne Rückbildungstendenz innerhalb von 3 Wochen und bei therapieresistenten radikulären Schmerzsyndromen mit passendem Befund in der Bildgebung besteht die Indikation zur chirurgischen Intervention.

Technisch kann der zervikale Bandscheibenprolaps von ventral oder dorsal operiert werden. Methodisch kommt die **ventrale Diskektomie** mehr für eine mediale Diskusherniation in Frage, da sich hier oftmals eine interkorporale Fusion anschließt. Ein lateraler oder foraminaler Prolaps kann über einen **selektiven dorsolateralen Zugang** mit Foraminotomie und partieller Facettenektomie angegangen werden.

41. Welche konservativen Behandlungsmöglichkeiten bestehen beim zervikalen Bandscheibenvorfall?

Bei leicht bis mittelschweren Ausfällen ist die konservative Behandlung üblicherweise erfolgreich. In der Akutphase ist eine Ruhigstellung und Entlastung (**Schanz-Krawattenverband**) über zwei bis drei Wochen notwendig (vor allem nachts). Eine vorsichtige Traktion zur Erweiterung des Zwischenwirbelraums manuell oder apparativ (Prinzip der Glissonschlinge in Rückenlage) ist ebenso möglich wie die Myotonolyse durch Wärmeanwendungen (Fango, heiße Rolle). Man gibt **Analgetika** (z. B. Paracetamol oder Metamizol), **nicht-steroidale Antiphlogistika** (z. B. Diclofenac) und **Muskelrelaxantien** (Diazepam oder Tetrazepam).

Nach Abklingen des akuten radikulären Syndroms wird die medikamentöse Therapie abgesetzt und die physiotherapeutische Übungsbehandlung zur Stärkung der Paravertebralmuskulatur, Mobilisation der HWS neben physikalisch-medizinischen Maßnahmen (Wärmeapplikationen, Massageverfahren oder Elektrotherapie etc.) begonnen.

Tabelle 7.5: Differentialdiagnosen des akuten zervikalen Bandscheibenvorfalls (alphabetisch geordnet)

1. **Akute Plexusneuritis** (Zoster, Borreliose)
2. **Carpaltunnelsyndrom (CTS)**
3. **Dissektion der A. vertebralis**
4. **Epicondylitis radialis**
5. **Facettensyndrom**
6. **Neuralgische Schulteramyotrophie**
7. **Pancoasttumor**
8. **Periarthropathia humeroscapularis**
9. **Spinale Tumoren**
10. **Subclavian-Steal-Syndrom**
11. **Sulcus-ulnaris-Syndrom**
12. **Syringomyelie**
13. **Tendopathien der Dorn-/Querfortsätze**

42. Welche Differentialdiagnosen müssen Sie beim akuten zervikalen Bandscheibenvorfall bedenken?

Tabelle 7.5 nennt die wichtigsten Differentialdiagnosen des Zervikobrachial-Syndroms.

Literatur

1. Adams R, Victor M, Ropper AH: Principles of Neurology, 6. Aufl. New York, McGraw-Hill, 1997.
2. Frymoyer JW (Hrsg.): The Adult Spine: Principles and Practice, 2. Aufl. Philadelphia, Lippincott-Raven, 1997.
3. Krämer, J: Bandscheibenbedingte Erkrankungen, 3. Aufl., Stuttgart, Thieme, 1994.

8. Erkrankungen des Rückenmarks

Richard M. Armstrong

Anatomie

1. Beschreiben Sie die anatomische Organisation des Rückenmarks

Im Querschnitt sieht man in der gesamten Länge des Rückenmarks ein schmetterlingsförmiges Areal grauer Substanz mit einer unterschiedlichen Breitenausdehnung der Kolumnen – **Columna ant., post.** und **lat.** – abhängig von der Schnitthöhe), das von weißer Substanz umgeben ist. Die graue Substanz enhält die Perikarien motorischer, sensibler und autonomer Neurone, sowie verschiedene Binnenzellen (Interneurone etc). Die Neurone sind funktionell in verschiedenen Zonen organisiert (Einteilung der Laminae nach Rexed). Die weiße Substanz besteht vorwiegend aus longitudinalen, zumeist myelinisierten Nervenfasern und enthält die Gesamtheit der aufsteigenden und absteigenden Nervenstränge der verschiedenen Tractus. In der Mittellinie besteht ventral und dorsal eine Einkerbung, die **Fissura mediana ant.** und **post.** Die Schmetterlingsfigur der grauen Substanz unterteilt man in **Vorderhörner**, **Seitenhörner** und **Hinterhörner** (siehe auch **Abb. 8.1**).

A: Lage im Rückenmarksquerschnitt

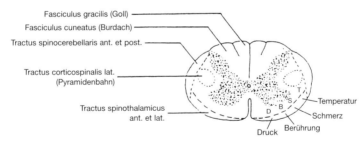

B: Somatotopische Organisation: während in den Hinterstrangbahnen die Fasern der unteren Extremität medial liegen, sind sie in der Pyramidenbahn und den langen Kleinhirnseitenstrangbahnen lateral lokalisiert.

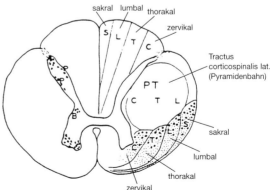

Abbildung 8.1: Schematische Übersicht der somatotopen Organisation der wichtigsten auf- und absteigenden langen Bahnen im Rückenmark. (Aus Joynt R: Clinical Neurology, Philadelphia, J.B. Lippincott, 1992, mit freundl. Erlaubnis)

Tabelle 8.1: Übersicht der wichtigsten auf- und absteigenden langen Bahnen, ihrer Funktion und Lage im Rückenmark

Bahn	Lage	Funktion
Tractus spinobulbaris med. (Fasc. gracilis, Goll)	Hintersäule med.	Propriozeption, Vibration, taktile Diskrimination der oberen Extremität
Tractus spinobulbaris lat. (Fasc. cuneatus, Burdach)	Hintersäule lat.	Propriozeption, Vibration, taktile Diskrimination der unteren Extremität
Tractus spinocerellaris ant. et post.	lateral außen	Muskelstellung-, lage-, tonus
Tractus corticospinalis lat. (Pyramidenbahn)	mediolateral außen	1. motorische Neuron: Willkürmotorik
Tractus spinothalamicus ant. et lat.	ventrolateral bzw. ventral	Schmerz und Temperatur (lateral) Berührung und Druck (anterius)

2. Nennen Sie die wichtigsten Bahnen des Rückenmarks. Wo liegen sie topographisch im Rückenmark?

Tabelle 8.1 nennt die wichtigsten langen auf- und absteigenden Bahnen des Rückenmarks mit Lokalisation und Funktion. Die Abbildung 8.1A zeigt ihre Lage im Rückenmarksquerschnitt, Abbildung 8.1.B verdeutlicht die somatotopische Organisation.

3. Was ist die Pyramidenbahn?

Die Pyramidenbahn (Tractus corticospinalis) besteht aus Axonen motorischer Neurone, die ihren Ursprung im **Gyrus praecentralis (Area 4 nach Brodmann)** oder dem **prämotorischen Kortex (Area 6 nach Brodmann)** vor dem Gyrus praecentralis haben. Ausgehend von diesen motorischen Rindenfeldern zieht die Pyramidenbahn ohne Unterbrechung zu den Vorderhornzellen des Rückenmarks. Sie dient der Kontrolle der Willkürmotorik.

4. Was ist die Decussatio pyramidarum?

Der **Tractus corticospinalis** kreuzt in der unteren ventralen Medulla oblongata in der **Decussatio pyramidarum (Pyramidenbahnkreuzung)**. Etwa 90% der Fasern wechseln hier auf die Gegenseite und setzen sich als kontralateraler **Tr. corticospinalis lateralis** (laterale Pyramidenbahn) fort. Der Rest zieht ungekreuzt als ipsilateraler **Tr. corticospinalis anterior** (vordere Pyramidenbahn) ins Rückenmark und kreuzt erst auf Segmentebene.

5. Was passiert, wenn die Pyramidenbahnen nicht kreuzen?

Eine fehlende Pyramidenbahnkreuzung kommt bei sehr seltenen Anomalien der Verbindung von Medulla oblongata und Spinalmark vor. Klinisch kann das durch spiegelverkehrte Bewegungen auffallen.

6. Wo liegen die langen Bahnen für die Steuerung der Blasenfunktion im Rückenmark?

Die langen Bahnverbindungen für die Kontrolle der Miktion (kommend aus dem **zerebralen Blasenzentrum**) liegen im lateralen Bereich des Rückenmarks. Sie laufen zusammen mit Pyramidenbahn.

7. Was sind die Fasciculi proprii?

Die Fasciculi proprii oder **Grundbündel** repräsentieren den sogenannten Elementar- oder Eigenapparat des Rückenmarks. Es handelt sich um kurze Neuronenketten, die die Neurone mehrerer Segmente zu Schalteinheiten verbinden. Man unterscheidet in der Hauptsache einen **Fasciculus proprius anterolateralis** (angrenzend an die Vorder- und Seitensäule) und einen **Fasciculus proprius posterius** (zwischen den Hintersäulen und den Hintersträngen). Sie bilden eine streifenförmige Zone zwischen grauer und weißer Substanz und helfen bei der **Kontrolle spinaler Reflexmechanismen**.

8. Was ist die Columna intermediolateralis?

Die Columna intermediolateralis besteht aus Neuronen, die in der grauen Substanz des Seitenhorns von Th1–L3 liegen. Sie stellen die efferenten Neurone des Sympathikus dar (viszeroefferente Neurone).

9. Wo liegen die Neurone, die die axiale Muskulatur innervieren?

Die axiale Muskulatur (Muskulatur in der Mittellinie wie autochthone Rückenmuskulatur) wird vom Ramus dorsalis der jeweiligen Spinalnerven versorgt. Die Perikarien dieser motorischen Neurone liegen in den Vorderhörnern der grauen Substanz des Rückenmarks medial von den Motoneuronen für die Versorgung der Extremitäten (zu den Ästen eines Spinalnerven siehe auch Kap. 2, Frage 47).

10. Was sind Myotome und Dermatome?

Embryologisch unterteilt sich das Rückenmark entsprechend den Somiten in Segmente. Aus jedem der 31 Segmente entspringt jeweils ein Spinalnervenpaar. Diese versorgen jeweils bestimmte Muskeln (**Myotom**) sowie ein definiertes Hautareal (**Dermatom**). Durch das Auswachsen der Extremitäten und die Ausbildung von Nervenplexus mit den peripheren Nerven resultieren charakteristische Unterschiede zwischen der segmentalen (dermatomalen/myotomalen) und der peripheren Innervation (Schema der segmentalen und peripheren sensiblen Innervation: Kap. 2, Abb. 2.9).

11. Welches Dermatom innerviert sensibel den Bauchnabel, welches die Mamillen?

Der Nabel (Umbilicus) wird durch das Segment Th10 innerviert, die Mamillenlinie gehört zum Segment Th4.

12. Wie ist der anatomische Bezug von Spinalnerv und Rückenmarkssegment zum Wirbelkörper?

Insgesamt gibt es 31 Spinalnervenpaare: 8 zervikale (C1–C8, der erste liegt bereits zwischen Os occipitale und Atlas), 12 thorakale (Th1–Th12), 5 lumbale (L1–L5), 5 sakrale (S1–S5) und 1 kokzygeales. Der Spinalnerv tritt in embryologisch-anatomischen Bezug zum ursprünglich zugehörigen Wirbelkörper aus dem Spinalkanal aus. Während die ersten 7 zervikalen Nervenwurzeln über den zugehörigen Wirbelkörpern austreten, liegen die restlichen jeweils unter den Wirbelkörpern. Der Spinalnerv C5 tritt demnach zwischen dem 4. und 5. Halswirbel aus, der Lumbalnerv L5 aber zwischen dem 5. Lendenwirbelkörper und dem Kreuzbein. Das zugehörige Rückenmarkssegment L5 liegt aber aufgrund der Aszension des Rückenmarks deutlich höher als der 5. LWK, also in etwa auf Höhe der unteren Thorakalwirbelkörper (siehe **Abb. 8.2**).

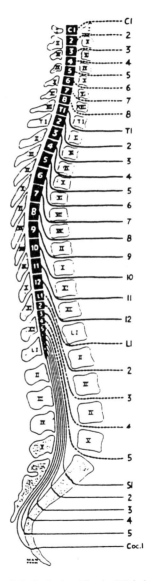

Abbildung 8.2: Sagittalansicht der Wirbelsäule und des Rückenmarks zur Veranschaulichung der Beziehung von Rückenmarkssegmenten und Spinalnerven zu den Wirbelkörpern (aus Joynt R: Clinical Neurology. Philadelphia, J.B. Lippincott, 1992, mit freundl. Erlaubnis).

13. Beschreiben Sie Herkunft und Versorgungsgebiet der vorderen Spinalarterie

Die A. spinalis ant. liegt in der Fissura mediana anterior des Rückenmarks. Die unpaare Arterie entspringt aus den beiden Aa. vertebrales und erhält Zuflüsse aus 6–8 **Radikulararterien** (siehe **Abb. 8.3**). Die vorderen und hinteren Radikulararterien (**Aa. radiculares**) entspringen aus den Segmentarterien (**Aa. intercostales** und **Aa. lumbales**). Zusammen mit anderen kleineren Ästen der A. vertebralis und zervikaler Arterien helfen die vorderen Radikulararterien bei der Versorgung des zervikalen und oberen thorakalen Rückenmarks. Aus der A. spinalis entspringen kleine **Zentralarterien** (Sulkokommissuralarterien oder Sulkusarterien), die in die ventrale Fissur eintreten. Zusammen mit kleineren zirkumferentiellen Ästen versorgen sie die **vorderen zwei Drittel des Rückenmarks** (Vorderhörner der grauen Substanz, vordere und seitliche Pyramidenbahn, spinothalamische Bahnen und vordere Kommissur).

14. Was ist die Adamkiewicz-Arterie?

Die A. radicularis magna (Adamkiewicz) ist eine der Hauptradikulararterien. Sie entspringt lumbal aus der Aorta und tritt normalerweise mit dem linken 2. Lumbalnerven durch das Foramen intervertebrale, wobei Variationen von Th10 bis L4 möglich sind. Sie versorgt die unteren thorakalen und lumbalen Rückenmarkssegmente, indem sie mit der A. spinalis anterior anastomosiert (Abb. 8.3). Aus diesem Grund stellt das untere Thorakalmark die «Wasserscheide» der Rückenmarksblutversorgung dar.

15. Wie wird das hintere Drittel des Rückenmarks mit Blut versorgt?

Das hintere Drittel des Rückenmarks (mit Hintersträngen und Anteilen der Hinterhörnern) wird von den beiden **Aa. spinalis post.** versorgt. Sie entspringen aus der **A. vertebralis** und erhalten Zuflüsse aus paarigen dorsolateralen Arterien (hintere Radikulararterien). Über kleinere penetrierende und zirkumferentielle Gefäßäste werden die Hinterstränge sowie der Rest der Hinterhörner versorgt.

Myelopathien

16. Was ist eine Myelopathie?

Als Myelopathie bezeichnet man pathologische Prozesse, die primär das Rückenmark betreffen und zu entsprechenden neurologischen Funktionsstörungen führen. Die **Tabelle 8.2** gibt eine Zusammenstellung der wichtigsten Ursachen für Myelopathien.

17. Welche klinischen Befunde sind hinweisend auf eine Myelopathie?

Folgende **Trias** ist für Myelopathien charakteristisch:
1. Bilaterale zentrale (spastische) Paresen der Beine (Paraparese, Paraplegie) oder zusätzlich der Arme (Tetraparese, Tetraplegie),
2. Sensible Ausfälle kaudal einer Läsion («sensibler Querschnitt», zeigt die Höhe der Schädigung an),
3. Blasen- und Defäkationsstörungen.

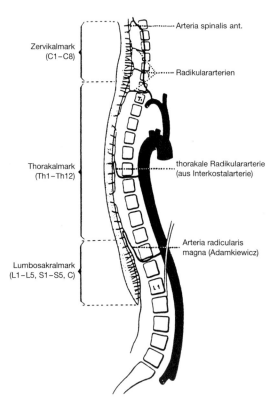

Abbildung 8.3: Blutversorgung des Rückenmarks mit schematischer Darstellung der Blutzufuhr zu der vorderen Spinalarterie (aus Joynt R: Clinical Neurology. Philadelphia, J. B. Lippincott, 1992, mit freundl. Erlaubnis).

Tabelle 8.2: Übersicht der wichtigsten Ursachen für Myelopathien

1. Kongenitale Störungen und Missbildungen
1.1 Syringomyelie
1.2 Neuralrohrdefekte (dysraphische Syndrome: Myelozele, Meningomyelozele, Menigozele und Spina bifida occulta)

2. Trauma

3. Kompression des Rückenmarks (nichtneoplastische extradurale Kompression)
3.1 Zervikale Myelopathie (zervikale Spondylose)
3.2 Akute Entzündungsprozesse von Begleitstrukturen (Arthritis, Diszitis, Epiduralabszess)
3.3 Diskusherniation oder -prolaps

4. Spinale Raumforderungen (neoplastische Kompression)
4.1 Intradural, extramedullär (Neurinome, Meningeome)
4.2 Intramedullär (Metastasen, Ependymome, pilozytische Astrozytome etc.)
4.3 Extradural (Epidermoide, Sarkome, Dermoide, Lipome, Fibrome, Wirbelprozesse: Metastase, Plasmozytose, Wirbelhämangiom)

5. Schäden durch physikalische Einwirkungen
5.1 Dekompressionskrankheit (Caisson-Krankheit)
5.2 Elektrotrauma
5.3 Strahlenmyelopathie

6. Schäden durch Toxine
6.1 Stickoxid
6.2 Triorthokresylphosphat (TOCP)

7. Metabolische und nutritive Schädigungen
7.1 Funikuläre Myelose (Vitamin-B_{12}-Mangelerkrankung)
7.2 Chronische Hepatopathien

8. Arachnoiditis (idiopathische und symptomatische Formen)

9. Post- und parainfektiöse autoimmune Erkrankungen
9.1 Transverse Myelitis
9.2 Kollagenosen

10. Primär infektiöse Erkrankungen (Myelitis)

11. Multiple Sklerose

12. Vaskuläre Erkrankungen
12.1 Akute spinale Ischämie
12.2 Spinale arteriovenöse (AV-)Malformationen
12.3 Angiodysgenetische Myelomalazie (Foix-Alajouanine-Syndrom)
12.4 Sonstiges (Atherosklerose, Aortenaneurysma, epidurales Hämatom)

18. Was ist das Lhermitte-Zeichen?

Die Patienten geben ein Elektrisieren entlang des Rückens und z. T. in die Arme bei Beugung des Nackens an. Das sogenannte Lhermitte-Zeichen wird durch die Dehnung und die Irritation geschädigter Fasern der Hinterstränge im Rückenmark hervorgerufen. Man findet es als Bestandteil eines Hinterstrangsyndroms bei der zervikalen Myelopathie infolge zervikaler Spondylose oder bei intramedullären Läsionen wie demyelinisierten Plaques (z. B. bei Multipler Sklerose).

Goldblatt D, Levy J: The electric sign and the incandescent lamp. Semin Neurol 5:191, 1985.

Spinale Syndrome

19. Was ist das Brown-Séquard-Syndrom?

Das Brown-Séquard-Syndrom wird durch eine halbseitige laterale Rückenmarksläsion hervorgerufen, die in der Regel thorakal oder lumbal liegt. Charakteristisch ist die **homolaterale Parese mit Hypästhe-**

sie und der **kontralaterale Ausfall der Schmerz- und Temperaturempfindung**. Infolge Kreuzung des Tractus spinothalamicus auf Segmenthöhe kommt es zur **dissoziierten Empfindungsstörung** kontralateral der Läsion. Diese liegt gewöhnlich etwa 1 bis 2 Rückenmarkssegmente tiefer als die Läsionshöhe. Die Pyramidenbahn hat bereits gekreuzt, weshalb man auf der Schädigungsseite eine spastische Parese findet (gesteigerte Reflexe, spastischer Muskeltonus, Pyramidenbahnzeichen). Die Berührungs- und Lageempfindung, die taktile Diskrimination sowie die Vibrationsempfindung ist ebenfalls ipsilateral gestört, da die Hinterstränge ipsilateral im Rückenmark hochziehen und erst im Lemniscus medialis kreuzen.

20. Was ist der spinale Schock?

Der spinale Schock ist ein **akutes passageres Querschnittssyndrom** bei plötzlicher Rückenmarksdurchtrennung z. B. nach Trauma, Ischämie oder Kompression. Es kommt zum Ausfall sowohl der willkürlichen als auch der reflektorischen Motorik, der Sensibilität sowie der autonomen Funktionen (Anhidrose mit Gefahr der Hyperthermie bei hohen Läsionen, Hypotension, Vasoparalyse der Haut) unterhalb der Läsion. In der initialen Periode nach dem Ereignis kommt es zur schlaffen Lähmung (schlaffe Para- oder Tetraplegie) mit Ausfall aller Eigen- und Fremdreflexe. Immer kommt es zur Überlaufblase (Retentio urinae) und der Gefahr der Blasenüberdehnung. Erst nach 2–6 Wochen kommt es zur Ausbildung der segmentalen Reflexaktivität und damit zu Zeichen der Schädigung des 1. motorischen Neurons (Pyramidenbahnzeichen, Spastizität). Das Syndrom geht in eine irreversible Querschnittlähmung über (**chronisches Stadium des Querschnittssyndroms**). Ist die Plegie beim akuten spinalen Schock bereits innerhalb einer Woche rückläufig, kann auf eine inkomplette Läsion und damit auf eine Teilremission geschlossen werden.

Eine wichtige Differentialdiagnose ist das akute Guillain-Barré-Syndrom. Beim GBS finden sich meist keine Sphinkterstörungen, in der Elektroneurographie fallen verlängerte Latenzzeiten bzw. Ausfall der F-Wellen sowie die Herabsetzung der maximalen motorischen Nervenleitungsgeschwindigkeiten auf.

21. Beschreiben Sie die Symptome beim Verschluss der vorderen Spinalarterie

Eine Ischämie der A. spinalis anterior (**A.-spinalis-anterior-Syndrom**) verursacht ein ventrales Rückenmarkssyndrom mit **Paraparese, bilateraler dissoziierter Empfindungsstörung** und **Blasenfunktionsstörung**. Die Reflexe unterhalb der Läsion können gesteigert sein (mit spastischen Paresen), die Schädigung der Vorderhörner selbst führt in den geschädigten Abschnitten zu segmentalen schlaffen Paresen. Beide Hinterstränge (mit Propriozeption, Lage- und Vibrationsempfindung, taktiler Diskrimination) sind intakt, die geschädigten Vorderseitenstränge führen zum beidseitigen Ausfall der Schmerz- und Temperaturempfindung.

22. Was ist das zentromedulläre Syndrom?

Das zentrale Rückenmarkssyndrom (zentromedulläres Syndrom) resultiert aus Prozessen im Bereich des Zentralkanals, die abhängig von ihrer Ausdehnung sukzessive die vordere Kommissur (kreuzende spinothalamische Fasern), die Vorderhörner (2. motorisches Neuron), Hinterhörner und Pyramidenbahn sowie Vorderseitenstrang schädigen können. Typisch sind segmental begrenzte **beiderseitige Aufhebung der Schmerz- und Temperaturempfindung** (kreuzende spinothalamische Fasern), segmentale schlaffe Paresen (Vorderhornbeteiligung) und trophische Störungen (Columna intermediolateralis). Gelegentlich finden sich vegetative Funktionsstörungen (Kompression der Columna intermediolateralis) und eine spastische Parese unterhalb der Läsion (Pyramidenbahnschädigung, meist nicht symmetrisch). Werden die aufsteigenden Fasern des Tr. spinothalamicus mitbetroffen, ist die Schmerz- und Temperaturempfindung auch unterhalb der Läsionsstelle betroffen. Häufigste Ursache ist die **Syringomyelie** (s. u.), seltener sind intramedulläre Tumoren oder Blutungen.

23. Was ist das Konus-Syndrom? Was ist der Unterschied zum Kauda-Syndrom?

Die isolierte Schädigung des Conus medullaris (S3–S5) verursacht eine «**Reithosenanästhesie**» sowie schlaffe Blasen- und Mastdarmlähmung mit Sexualfunktionsstörungen infolge der Schädigung des sakral-autonomen Zentrums im Sakralmark (**Konus-Syndrom**). Die Reflexe der entsprechenden

Segmente (Analreflex S3–S5; Bulbokavernosusreflex S3–S4) sind erloschen. Beim reinen Konus-Syndrom findet man **keine Paresen**. Ursachen sind mediane Bandscheibenvorfälle, Tumoren oder Kompressionen durch Wirbelfrakturen in Höhe des 1. Lendenwirbelkörpers.

Läsionen unterhalb des 1. Lendenwirbelkörpers, die allein die Cauda equina betreffen, verursachen rein periphere Ausfälle der Beinmuskeln (Paresen, Reflexausfälle und Sensibilitätsstörungen) entsprechend der Läsionshöhe (**Kauda-Syndrom**). Sind nur die sakralen Kaudawurzeln betroffen, gleicht die Symptomatik dem Konus-Syndrom. Eine Kombination der Symptome des Konus-Syndroms mit peripheren Ausfällen bezeichnet man als **Konus- und Kauda-Syndrom**.

Spezielle Myelopathien

24. Was ist eine transverse Myelitis?
Die Myelitis transversa (Querschnittsmyelitis) ist ein entzündlicher Prozess, der sich über ein oder mehrere Rückenmarkssegmente erstreckt und zu einer funktionellen Transsektion des Rückenmarks führt (**Abb. 8.4**). Die Querschnittsmyelitis kann sich als infektiöse oder parainfektiöse Erkrankung (Leukomyelitis) sowie als Manifestation einer Multiplen Sklerose, Vaskulitis oder eines anderen Autoimmunprozesses (z. B. systemischer Lupus erythematodes) präsentieren. Bei etwa 40% der Patienten lässt sich keine spezifische Ursache finden.

> Rolak LA: Transverse myelitis. In Gilchrist JM (Hrsg.): Prognosis in Neurology. Boston, Butterwoth-Heinemann, 1998.

25. Beschreiben Sie das klinische Bild der transversen Myelitis?
Das plötzliche Auftreten von Paresen mit Sensibilitätsstörungen im Bein- und Rumpfbereich ist normalerweise die vorherrschende Symptomatik einer transversen Myelitis. Sie entwickelt sich innerhalb von Stunden bis wenigen Tagen; die Reflexe sind erloschen, erst im späteren Krankheitsverlauf werden sie gesteigert. Schmerzen und Missempfindungen in den Extremitäten sind meist ebenso vorhanden

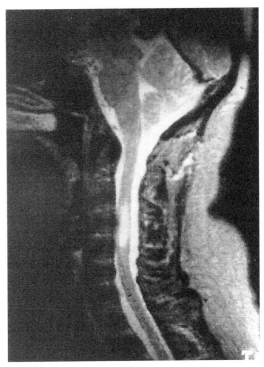

Abbildung 8.4: Akute transverse Myelitis. Im sagittalen Schnitt der Kernspintomographie ist die Ausdehnung des Prozesses als hyperintenses Areal in der T2-Gewichtung sichtbar.

wie Blasen- und Mastdarmstörungen. Schmerz- und Temperaturempfindung sind üblicherweise gestört, Propriozeption und Vibrationsempfindung erhalten. Letztere Fasern sind dicker myelinisiert und durch die akute Entzündung weniger leicht zu schädigen.

26. Was tun Sie bei Verdacht auf eine transverse Myelitis?
Eine **bildgebende Diagnostik** von Rückenmark und Wirbelsäule (MRT, Röntgen) ist zum Ausschluss von Kompressionen notwendig. Die klinisch-chemische Diagnostik mit Liquoruntersuchung hilft bei der Unterscheidung eines infektiösen Prozesses (Herpes zoster, HIV, HTLV-1, Herpes-simplex-Virus, Coxsackie-A und -B-Viren, Epstein-Barr-Virus u. a.) von der Multiplen Sklerose oder einer Vaskulitis.

Die **Therapie** ist zum einen symptomatisch, zum anderen kausal orientiert. Auf die richtige Lagerung, krankengymnastische Betreuung, das Blasentraining oder eine Thromboseprophylaxe ist zu achten. Bei vermutlich viraler Genese ist zunächst Acyclovir indiziert. Bei definiertem Erregernachweis kann dann gegebenenfalls auf ein anderes Therapieregime umgestellt werden. Bei erfolglosem Erregernachweis sind Steroide oder intravenöse Immunglobuline gerechtfertigt.

27. Was ist eine Syringomyelie?

Die Syringomyelie ist eine **zentrale Höhlenbildung im Rückenmark**, die sich meist über mehrere Segmente, teilweise auch bis in die Medulla oblongata (Syringobulbie) erstreckt. Die häufigste Höhenlokalisation ist das Zervikal- und obere Thorakalmark. Die longitudinale zystische Höhle (Syrinx) ist unregelmäßig ausgebildet. Die Längen- und Breitenausdehnung der Syrinx korreliert miteinander und nimmt kontinuierlich zu. Druckschwankungen im venösen System (Bauchpresse) pflanzen sich auf den Liquor und damit den Zysteninhalt fort. Durch die Druckerhöhung im Zentralkanal (zentromedulläres Syndrom) werden zunächst die um den Zentralkanal gelegenen Fasern, insbesondere die kommissuralen Fasern des Tractus spinothalamicus, betroffen. Die Verdrängung geht oftmals bis in die Vorderhörner der grauen Substanz sowie in die Areale dorsal des Zentralkanals. Die neurologischen Ausfälle korrelieren allerdings nicht immer eindeutig mit der Ausdehnung der Syrinx. Die Wandung der Höhle ist normalerweise unauffällig. Häufig findet sich eine Gliawucherung (Gliose), die zur Septierung der Höhle führt oder sie weitgehend ausfüllt (Gliastift). Siehe dazu **Abbildung 8.5**

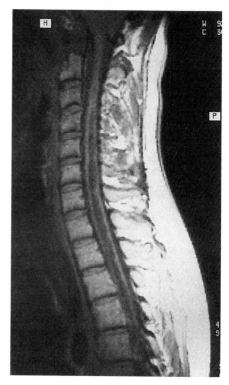

Abbildung 8.5: Syringomyelie. Die sagittale Kernspintomographie zeigt eine ausgeprägte Höhlenbildung (Syrinx) im Bereich des zervikalen und thorakalen Rückenmarks. Die Syringomyelie ist kombiniert mit einer Arnold-Chiari-Missbildung. Bei diesem dysraphischen Syndrom kommt es zur Kaudalverlagerung des Kleinhirns und des Hirnstamms mit Protrusion der Kleinhirntonsillen in das Foramen magnum.

28. Wie fällt eine Syringomyelie klinisch auf? Wie ist die Häufigkeitsverteilung der Symptome?

Das klassische klinische Bild der Syringomyelie ist die ein- oder beidseitige **dissoziierte Empfindungsstörung** (Verlust der Schmerz- und Temperaturempfindung bei erhaltener Tiefensensibilität) mit gleichzeitigen **schlaffen atrophischen Paresen** (Schädigung der Vorderhörner mit Faszikulationen und Areflexie). Manche Patienten fallen durch gehäufte Verbrennungen, Verletzungen und Verstümmelungen der oberen Extremität auf, die Folgen der gestörten Vorderseitenstrangempfindungen sind («Maladie de Morvan»). Seltener ist die spastische Para- oder Tetraparese mit Fußdeformität durch Läsion der Pyramidenbahn. Eine **Kyphoskoliose**, die sich in zwei Drittel der Patienten entwickelt, kann den neurologischen Symptomen vorangehen. Trophische Ulzera mit schlecht heilenden Wunden und schwere Arthropathien (bis hin zu sogenannten «Charcot-Gelenken») können ebenso vorkommen wie ein häufig nachweisbares **Horner-Syndrom** (Schädigung des Centrum ciliospinale C8–Th1, häufig fluktuierend). Geht die Höhlenbildung noch weiter nach kranial (Syringobulbie, teilweise sogar Syringomesenzephalie) findet man Nystagmus, Sensibilitätsstörungen im Trigeminusbereich (Zwiebelschalenmuster bei zentraler Schädigung!), Dysphagie, Dysarthrophonie mit fehlendem Würgereflex oder Hypoglossusparesen.

Folgende Liste zeigt die **Häufigkeitsverteilung charakteristischer Befunde bei Patienten mit Syringomyelie**:
1. Sensibilitätsstörungen (dissoziiert, beginnend meist ulnar im Handbereich) > 90%
2. atrophische Paresen 70–80%
3. Skoliose 60–70%
4. Hirnnervensymptome (v. a. kaudal, Nystagmus) 40–50%
5. Schmerzen 20–30%
6. autonome Regulationsstörungen 20–30%
7. Fußdeformität 10–20%

29. Was verursacht eine Höhlenbildung des Rückenmarks (Syringomyelie)?

Die Gründe für die Ausbildung einer zystischen Höhle im Rückenmark sind noch nicht vollkommen verstanden. Man unterscheidet die **primäre Syringomyelie** von der **sekundären Syringomyelie**. Die primäre Syringomyelie gilt als Entwicklungsstörung. Viele betrachten sie als eine Form der **dysraphischen Störungen** (inkompletter Schluss des Neuralrohrs) oder postulieren eine intramedulläre Gefäßabnormalität, die zu Gewebsnekrose und Höhlenbildung führt. Andere wiederum denken, dass Druckwellen aus dem IV. Ventrikel, die sich infolge von Anomalien der Foraminae ventriculi IV. (Luschke- und Magendi-Foramen) ausbilden, für die Höhlenbildung verantwortlich sind. Eine **sekundäre Syringomyelie** kann sich nach Traumen, Ischämien, bei Tumoren (Ependymome, Astrozytome), Arachnoiditis oder Hämatomyelie entwickeln.

30. Wie behandelt man die Syringomyelie?

Die Standardtherapie einer progredienten Syringomyelie ist die operative Dekompression mit Shunt-Anlage (syringo-subarachnoidaler Shunt oder syringo-peritonealer Shunt). Bei einer mit den äußeren Liquorräumen kommunizierenden Syringomyelie (z. B. bei assoziierter Arnold-Chiari-Malformation) bringt die **Foramen-magnum-Dekompression** in 75% der Fälle Erfolg.

31. Was ist eine zervikale Spondylose?

Bei über 50% der Personen im Alter über 40 Jahre kommt es im Zervikalbereich zur Einengung der Zwischenwirbelräume, Verkalkung von Anteilen des hinteren Längsbandes, des Anulus fibrosus und zur Ausbildung ventraler und dorsaler Osteophyten («**hard disc**»). Ist der Durchmesser des Wirbelkanals klein, so können all diese Veränderungen zur Einengung des Rückenmarks führen oder die Blutzirkulation komprimieren. Die spondylitischen Veränderungen können zudem die Spinalnerven beim Austritt aus den Foramina intervertebralia komprimieren.

Der Schwerpunkt der osteochondrotischen Veränderungen liegt meist in Höhe C5/C6 und C6/C7.

32. Was ist eine spondylogene Myelopathie?

Eine **spondylogene Myelopathie** (oder vertebragene zervikale Myelopathie) wird durch die in Frage 31 beschriebenen spondylitischen Veränderungen hervorgerufen. Die spondylogene Myelopathie wird ätiologisch von der sogenannten **diskogenen zervikalen Myelopathie** unterschieden, deren klinische Symptome durch die Kompression des Rückenmarks infolge von Bandscheibenprotrusionen- oder vorfällen bedingt sind. Die zervikale Myelopathie tritt in mittlerem bis höherem Alter auf und ist bei Männern häufiger als bei Frauen.

Das klinische Bild entspricht einer **chronisch-progredienten Querschnittssymptomatik** mit Beteiligung der langen Bahnen und eventuell zusätzlich **radikulären Ausfällen**. Manchmal findet sich ausschließlich eine **Para- oder Tetraspastik** (Paresen, Hyperreflexie, Pyramidenbahnzeichen) ohne sensible Störungen, die sich mit Störungen des Gangbildes bemerkbar machen. Wenn sich zusätzliche sensible Ausfälle einstellen, sind die Hinterstränge deutlich häufiger betroffen als die Vorderseitenstränge (Druck auf das Rückenmark von dorsal!). Sphinkterstörungen (Blasen- und Darmfunktion) sind selten, das **Lhermitte-Zeichen** ist häufig positiv. Man findet manchmal eine Zwangshaltung des Kopfes oder eine Bewegungseinschränkung der HWS, oft fehlen jedoch lokale Zeichen völlig.

(Zu den neurologischen Syndromen bei zervikaler Spondylose siehe Kap. 7, Frage 36.)

33. Wie verfahren Sie bei einem Patienten mit spondylogener Myelopathie? Wie erfolgreich ist die Therapie?

Die Empfehlungen zur Therapie der spondylogenen Myelopathie sind widersprüchlich. Eine **Indikation zur Operation** ergibt sich für Patienten mit progredienten neurologischen Ausfällen, schon bestehenden ausgeprägten neurologischen Ausfällen oder (im Einzelfall) deutlicher Spinalkanalstenose. Die Prognose ist abhängig von der Dauer der Anamnese: je kürzer die Symptome bestanden haben, umso besser ist die Rückbildungstendenz. Die vordere Dekompression führt dabei etwas häufiger zur Verbesserung als die hintere Dekompression (55% gegenüber 37%). Etwa 25% der Patienten bleiben durch die Operation unverändert, 18% bzw. 37% (vordere gegenüber hinterer Dekompression) verschlechtern sich.

Viele Patienten mit myelopathischen und radikulären Zeichen können durch Ruhigstellung (v. a. nachts) mit Schanz-Krawatte, antiphlogistische Therapie und Vermeidung von Extrembewegungen (v. a. Reklination) **konservativ** behandelt werden.

Der Verlauf der Erkrankung ist meistens über Jahre langsam progredient. Insbesondere nach Traumata kommt es zu schubförmigen Verschlechterungen, daneben gibt es Phasen mit Besserungen oder stabilem Zustandsbild.

34. Welche Differentialdiagnosen zur zervikalen Myelopathie fallen Ihnen ein?

1. **Spinale Raumforderungen:** V. a. langsam wachsende Tumoren wie Neurinome oder Meningeome können die Symptomatik imitieren (z. B. **Sanduhrneurinom** mit radikulären und myelopathischen Symptomen oder extradurale spinale Meningeome).
2. **Amyotrophe Lateralsklerose:** Ebenfalls besteht die Kombination von Atrophien und spastischen Zeichen, die Vorderhornschädigung ist jedoch im Allgemeinen auch im Bereich der Beine zu finden, bzw. im Hirnnervenbereich nachzuweisen; kein oder minimales sensibles Defizit.
3. «**Spinale**» **MS:** Die chronische «spinale» Verlaufsform der MS, bei der sich klinisch nur spinale Läsionen manifestieren, lässt sich durch die klinische, elektrophysiologische und kernspintomographische Suche nach supraspinaler Manifestation meist abgrenzen; Liquoruntersuchungen sind zusätzlich hilfreich.
4. **Syringomyelie:** Bei Erstmanifestation sind die Patienten jünger, im Vordergrund stehen dissoziierte Empfindungsstörungen; MRT zur Abgrenzung beweisend.
5. **Funikuläre Myelose:** subakuter Verlauf, sensible Störungen im Vordergrund.
6. **Durale arteriovenöse (AV-)-Fistel:** häufiger Spinkterstörungen, evtl. fluktuierender Verlauf; spinale Angiographie zum Ausschluss.
7. **Mantelkanten-Tumor:** Miktionsstörungen mit Paraparese der Beine; kraniale Bildgebung beweisend.

35. Welche Ursachen einer Rückenmarkskompression gibt es?

Am sinnvollsten ist es, die verschiedenen Formen der Rückenmarkskompression nach ihrer anatomischen Lokalisation einzuteilen. Man unterscheidet bezüglich ihrer Lage innerhalb oder außerhalb des Rückenmarks (**intra- oder extramedullär**), bei den extramedullären nach Lage zu den Hirnhäuten (**intradural und extradural**). In den **Abbildungen 8.6** bis **8.8** werden dafür Beispiele gezeigt. Die **Tabelle 8.3** gibt eine Zusammenstellung der wichtigsten Ursachen von Rückenmarkskompressionen nach dieser Unterteilung.

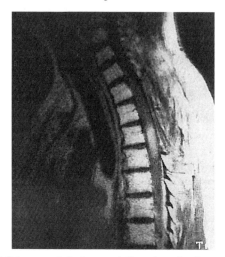

Abbildungen 8.6: Intramedulläre, intradurale Läsion: Astrozytom. In der sagittalen T1-gewichteten Kernspintomographie zeigt sich nach Gadolinium-Gabe ein Astrozytom im thorakalen Rückenmark.

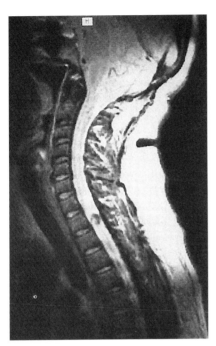

Abbildungen 8.7: Extramedulläre, intradurale Läsion: Neurofibrom. In der sagittalen T2-gewichteten Kernspintomographie zeigt sich die Verdrängung des thorakalen Rückenmarks durch ein Neurofibrom.

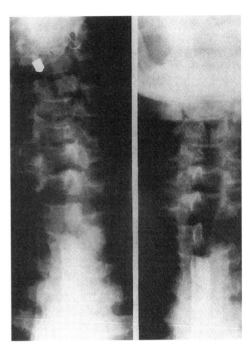

Abbildungen 8.8: Extramedulläre, extradurale Läsion: Metastase. Das Myelogramm zeigt die Blockierung der Kontrastmittelsäule auf Höhe Th2, hervorgerufen durch die Metastase eines Prostatakarzinoms.

Tabelle 8.3: Häufige Ursachen der Rückenmarkskompression nach anatomischer Lokalisation

1. Intramedullär und intradural
1.1 Primäre Rückenmarkstumoren (Ependymom, pilozytisches Astrozytom)
1.2 Metastasen
1.3 Abszesse
1.4 Syringomyelie

2. Extramedullär und intradural
2.1 Neurinome oder Neurofibrome
2.2 Meningeome

3. Extramedullär und extradural
3.1 Epidurale Metastasen (Primärtumoren häufig Mamma, Lunge, Gastrointestinal-Trakt, Lymphome, Myelome, Prostata)
3.2 Epiduralabszess
3.3 Epidurales Hämatom
3.4 Vertebragene oder diskogene Prozesse (Bandscheibenprolaps, Osteophyten, Wirbelhämangiom, Spondylitis tuberculosa)
3.5 Tumoren (Epidermoide, Dermoide, Lipome, Fibrome, Sarkome)

36. Nennen Sie die häufigsten primären intramedullären Rückenmarkstumoren. Wie häufig sind Rückenmarkstumoren generell und im Verhältnis zu Hirntumoren?

Die häufigsten intramedullären spinalen Tumoren sind Astrozytome (Abb. 8.6) oder Ependymome. Nimmt man alle spinalen Tumoren zusammen (intramedulläre, extramedulläre) liegt die Inzidenz bei 1/100 000. Hirntumoren sind mehr als 6-mal häufiger als Rückenmarkstumoren. Rückenmarkstumoren 10-mal häufiger benigne als maligne, Hirntumoren sind weitaus häufiger maligne als benigne.

37. Was ist eine tropische spastische Paraparese?

Die tropische spastische Paraparese (TSP) wird auch HTLV-1-Myelitis oder HTLV-1-assoziierte-Myelitis (HAM) genannt. Sie ist seit längerem in tropischen Regionen sowie in Japan bekannt. Der chronische Verlauf ist gekennzeichnet durch leichte bis schwere Muskelparesen, die sich mit spastischem Muskeltonus, gesteigerten Reflexen und Pyramidenbahnzeichen entwickeln. Etwa die Hälfte der Patienten haben zusätzlich Zeichen einer Hinterstrangschädigung, bei 15% ist der N. opticus geschädigt. Auch periphere Nerven sind teilweise betroffen (Polyneuropathie).

Die Erkrankung wird durch einen Retrovirus, HTLV-1 («human T-cell lymphocytotrophic virus»-1), hervorgerufen. HTLV-1 ist beim Erwachsenen zudem der Erreger einer T-Zell-Leukämie (ATL, «adult T-cell leukemia»). Die Diagnose wird durch den Nachweis HTLV-1-spezifischer Antikörper im Serum gesichert. Eine spezifische Therapie ist nicht bekannt. Die Plasmapherese kann als Therapie hilfreich sein.

> Janssen RS, Kaplan JE, Khabbaz RF, et al: HTLV-1 associated myelopathy/tropical spastic paraparesis in the United States. Neurology 41:1355, 1991.

38. Welche «Mangel»-Erkrankung führt zu einer subakuten kombinierten Degeneration des Rückenmarks? Wie therapiert man sie?

Die neurologische Folgeerkrankung eines Vitamin-B_{12}-(Cobalamin)-Mangels, die funikuläre Myelose, ist durch eine degenerative Schädigung (vakuolige Degeneration und Demyelinisierung) vorwiegend der Hinterstänge, sowie der Pyramidenstränge des Hals- und Brustmarks charakterisiert. Eine Polyneuropathie ist als Ausdruck der Beteiligung des peripheren Nervensystems häufig assoziiert.

Die **Trias** von neurologischen (teils auch psychischen), hämotologischen und gastrointestinalen Symptomen ist wegweisend für die Diagnose eines Vitamin-B_{12}-Mangels.

Die zumeist älteren Patienten (50–60 Jahre) klagen regelmäßig über **Parästhesien** und Schmerzen besonders der unteren Extremitäten, rasche Ermüdbarkeit und Abgeschlagenheit sowie Gangunsicherheit. Zungenbrennen, Impotenz, Retentio urinae können hinzukommen, gelegentlich ist auch der N. opticus beteiligt (früher genannt Tabak-Alkohol-Amblyopathie). Bei der Untersuchung finden sich **Pyramidenbahnzeichen** neben der **Abschwächung der Eigenreflexe** und eine deutlich pathologische **Minderung der Vibrationsempfindung und des Lagesinns**.

Der Mangel des sogenannten Extrinsic-Faktors kann verschiedene Gründe haben (Resorptionsstörung, eingeschränktes Angebot, erhöhter Bedarf), in mehr als 50% der Fälle besteht gleichzeitig eine **hyperchrome megalozytäre Anämie**, der die neurologischen Symptome auch vorangehen können. Von einer **perniziösen Anämie** (M. Biermer) spricht man bei Magenschleimhautatrophie und Nachweis von Antikörpern gegen Magenschleimhaut und/oder Intrinsic-Faktor. Der diagnostisch wichtige **Schilling-Test** erlaubt die Differenzierung zwischen Intrinsic-Faktor-Mangel und verminderter intestinaler Resorption anderer Ursache.

Therapeutisch substituiert man Vitamin-B_{12} initial 1 mg/Tag i.m. für einen Monat, dann 2-mal 1 mg/Woche für ein Jahr, gefolgt von 1 mg/Monat auf Dauer. Entscheidend für den Verlauf ist die Dauer der Symptome vor Therapiebeginn. Eine restitutio ad integrum ist bei kurzen Verläufen möglich (< 3 Monate), ansonsten erreicht man eine Besserung oder nur einen Stop der Progression.

Übrigens, eine **Stickoxid-Exposition** kann ein ähnliches pathologisches Bild hervorrufen.

39. Gibt es eine Myelopathie im Rahmen von AIDS?

Eine HIV-Infektion kann das Rückenmark befallen und das Bild einer akuten oder subakuten Myelitis hervorrufen. Eine Myelopathie findet man autoptisch bei etwa 25% der AIDS-Fälle. Pathologisch sieht man eine vakuolige Degeneration der Markscheiden, z.T. mit Axonverlust und Gliose, ähnlich wie beim Vitamin-B_{12}-Mangel.

Motoneuronerkrankungen

40. Nennen Sie die häufigste Erkrankung aus dem Formenkreis der Pyramidenbahn- oder Vorderhorndegenerationen. Beschreiben Sie die klinischen Merkmale

Die **amyotrophe Lateralsklerose** (ALS) ist eine chronisch und rasch progrediente, degenerative Erkrankung mit Befall des 1. (zentralen) und 2. (peripheren) motorischen Neurons (kombinierte Pyramidenbahn- und Vorderhorndegeneration). Die Inzidenz beträgt etwa 1/100 000, die Prävalenz 5/100 000 Einwohner. Charakteristisch ist der Befund der Muskelschwäche mit Spastizität, Pyramidenbahnzeichen, Hyperreflexie (zentrales Motoneuron) bei gleichzeitigen schlaffen Paresen, Muskelatrophien, Faszikulieren und Reflexabschwächung (peripheres Motoneuron). Je nach Schwerpunkt der Schädigung des zentralen oder peripheren motorischen Systems kommen Befundkonstellationen vor, die differentialdiagnostisch zum einen schwer von der spinalen Muskelatrophie (reine Vorderhornschädigung), zum anderen von der erblichen spastischen Spinalparalyse (reine Pyramidenbahnschädigung) zu unterscheiden sind. Zwischen den beiden Extremen gibt es alle möglichen dazwischenliegenden Abstufungen. **Die neurologischen Ausfälle sind strikt motorisch,** sensible Symptome, Demenz, zerebelläre oder extrapyramidale Zeichen sind nicht vorhanden. Nicht oder nur sehr selten betroffen sind die Augenmuskeln sowie die Harnblasen- und Analsphinkter. Häufiger dagegen ist die Beteiligung der kaudalen motorischen Hirnnerven (**Bulbärparalyse**). Der Grund für diese Selektivität des Neuronenbefalls ist nicht vollständig klar: Untersuchungen weisen auf die bedeutende Rolle von zellspezifischen Unterschieden bestimmter protektiver regulatorischer Kalzium-bindender Proteine hin.

Die Erkrankung beginnt gewöhnlich in der 6. bis 7. Lebensdekade und verläuft innerhalb weniger Jahre (3–5) tödlich (meistens Lähmung der Atemmuskulatur oder Aspirationen).

41. Wie sichert man die Diagnose einer ALS?
Die Diagnose einer amyotrophen Lateralsklerose beruht hauptsächlich auf dem charakteristischen klinischen Erscheinungsbild. Dabei kommen dem Nachweis von Faszikulationen (oft Zungenfaszikulationen) eine besondere Bedeutung zu.

Derzeit ist die hilfreichste Untersuchung zur Diagnosebestätigung das **EMG**: Viele Muskeln unterschiedlicher segmentaler Versorgung zeigen Spontanaktivität als Folge der Denervation sowie Faszikulationen. Die Zahl der motorischen Einheiten eines Muskels ist reduziert, deren Potentiale sind verbreitert. Mit Hilfe der **transkraniellen Magnetstimulation** können verlängerte Leitungszeiten der Pyramidenbahn nachgewiesen werden (Methode allerdings nicht sehr sensitiv!). Die **Muskelbiopsie** zeigt eine neurogene Atrophie (kleine angulierte Fasern und degenerierte Typ-II-A-Muskelfasern). Die **Kreatinkinase** im Serum ist bei vielen Patienten leicht erhöht. Andere Labortests sind unauffällig. Im **Liquor** kann eine geringe Eiweißvermehrung vorliegen.

Nach Ausschluss wichtiger Differentialdiagnosen (s. u.) und symptomatischer Formen (**paraneoplastische ALS**) teilt man die Erkrankung nach diagnostischen Kriterien der World Federation of Neurology ein in **eindeutige ALS, wahrscheinliche ALS** und **mögliche ALS** ein.

> Brooks BR, El Escorial: World Federation of Neurology criteria for the diagnosis of amyotrophic lateral sclerosis. J Neurol Sci 124 Suppl: 96, 1994.

42. Was ist die Ursache der amyotrophen Lateralsklerose?
Es gibt derzeit **keine einheitliche Hypothese zur Ursache** der ALS. Durch den Nachweis neuronaler zytoplasmatischer Einschlusskörperchen gibt die Erkrankung selbst Hinweise auf ihre pathogenetischen Vorgänge. Sie stellen vermutlich Aggregationen pathologisch konformierter, kopolymerisierter Neurofilament-Proteine dar. Eine gemeinsame Endstrecke der neuronalen Schädigung wäre dabei die vorangegangene **Erhöhung des intrazellulären Kalziums.**

Bei etwa 10 % der Erkrankten ist die ALS vererbt, die anderen 90 % entstehen «sporadisch». Die vererbten Fälle folgen einem autosomal-dominanten Muster.

Für ungefähr 10–20 % der autosomal-dominant vererbten Erkrankungen konnten **Mutationen der zytosolischen Superoxid-Dismutase Typ 1** (SOD1; Chromosom 21) nachgewiesen werden. Dieses Enzym trägt zur Elimination intrazellulärer freier Radikale bei. Transgene Mäuse mit einer Mutation dieses Gens zeigen tatsächlich ALS-ähnliche Veränderungen ihrer Motoneurone. Allerdings haben die meisten ALS-Patienten keine nachweisbaren Veränderungen der SOD1.

Die Beobachtung erniedrigter Glutamatspiegel im Rückenmark und erniedrigter Glutamat-Wiederaufnahme in den spinalen Nervenendigungen von

ALS-Patienten hat zu der Hypothese einer **chronischen-exzitotoxischen** Ursache der ALS geführt, die durch den Nachweis eines **selektiven Defekts** eines **glialen Glutamat-Transporters** bei ALS-Patienten unterstützt wird. Eine Reihe von therapeutischen Versuchen mit Stoffen, die in den Glutamatstoffwechsel eingreifen (verzweigtkettige Aminosäuren, Dextromethorphan, Lamotrigin, Gabapentin) sind bereits durchgeführt worden. **Riluzol**, eine Substanz, die u. a. die Glutamat-Ausschüttung verringert, bewirkt eine, wenn auch geringe, Verlängerung der Lebenserwartung (um ca. 3 Monate).

Der Nachweis von **Antikörpern gegen Kalziumkanäle vom L-Typ** in ALS-Patientenseren hat zur Hypothese einer Autoimmungenese der ALS geführt. Allerdings waren bislang sämtliche immunsuppressiven Therapieversuche erfolglos, möglicherweise auch deshalb, weil beim Fortschreiten des Krankheitsprozesses andere zytotoxische Mechanismen wirksam werden.

> Rosen DR, Siddique T, Patterson D, et al: Mutations in Cu/Zn superoxide dismutase gene are associated with familia amyotrophie lateral sclerosis. Nature 362:59, 1993.
> Siklos L, Engelhardt J, Harati Y, et al: Ultrastructural evidence for altered calcium in motor nerve terminals in amyotrophic lateral sclerosis. Ann Neurol 39:203, 1996.

43. Welche Differentialdiagnosen zur ALS gibt es?

Während im fortgeschrittenen Stadium die Diagnose einer ALS allein aufgrund der klinischen Symptome gestellt werden kann, kommen im Anfangsstadium eine Reihe von Differentialdiagnosen in Frage, die mit-tels geeigneter Zusatzuntersuchungen auszuschließen sind:
1. Spondylotische Myelopathie,
2. Multifokale motorische Neuropathie mit Leitungsblock (mit und ohne anti-GM1-Antikörper),
3. Einschlusskörperchenmyositis (Muskelbiopsie),
4. Myasthene und paraneoplastische Syndrome,
5. Toxine (z. B. Blei, organische Phosphate),
6. Infektionen (Lues, Neuroborreliose),
7. Creutzfeldt-Jakob-Erkrankung,
8. Poliomyelitis und Post-Polio-Syndrom,
9. Stoffwechselerkrankungen und Endokrinopathien (Hyperthyreose, Hyperparathyroidismus),
10. Enzymmangel-Erkrankungen (Hexosaminidase-A),
11. Motorische Neuropathien.

44. Welche Therapie hat sich bei der ALS als wirksam erwiesen?

Riluzol (2-mal 50 mg/Tag), eine Substanz die neben anderen Effekten die Glutamat-Ausschüttung verringert, bewirkt eine – wenn auch geringe – Verlängerung der Lebenserwartung (um ca. 3 Monate). Sie ist seit Juli 1996 in der Europäischen Union zugelassen und bislang das einzige spezifische Medikament für die ALS-Therapie. Kritisch muss angemerkt werden, dass Riluzol keinen sicheren Effekt auf die Krankheitsprogredienz hat und in 10–20% belastende Nebenwirkungen hat (Müdigkeit, gastrointestinale Beschwerden). Die Verschreibung ist nach eingehender Aufklärung des Patienten eher als Hoffnungsschimmer im Rahmen eines palliativmedizinischen Konzeptes sinnvoll.

Die Entdeckung, dass einige trophische Faktoren in der Lage sind, die Degeneration von Motoneuronen im Tiermodell zu verhindern, hat Hoffnungen auf deren therapeutischen Einsatz geweckt. Zwei große Studien mit dem «ciliary neurotrophic factor» (**CNTF**) zeigten allerdings keine Wirksamkeit. «Brain-derived neurotrophic factor» (**BDNF**) war bei oraler Gabe ebenfalls nicht wirksam, die Studien mit intrathekaler Gabe sind noch nicht abgeschlossen. Die Daten zur Wirksamkeit des «insulin-like growth factor 1» (**IGF-1**), der in einer Studie positive Effekte zeigte, sind noch nicht zweifelsfrei in Folgestudien belegt.

> Lacomblez L, Bensimon G, Leigh PN, et al: Dose-ranging study of riluzole in amyotrophic lateral sclerosis. ALS/Riluzole Study Group III. Lancet 347:1425, 1996.
> Lai EC, Felice KJ, Festhoff BW, et al: Effect of recombinant human insulin-like growth factor-I on progression of ALS. A placebo-controlled study. Neurology 49:1621, 1997.

Tabelle 8.4: Pragmatische Klassifikation der spinalen Muskelatrophien (SMA)

Typ	Heredität	Verlauf	Manifestationsalter
I Proximale SMA			
• SMA I (Werdnig-Hoffmann)	AR	rasch progredient	0–2
• SMA II (intermediär)	AR	überleben das 3. Lebensjahr	0–2
• SMA III (Kugelberg-Welander)	AR	allmählich progredient	3–18 (juvenil)
			18–60 (adult)
• SMA IV	AR	langsam progredient	30–50
• Bulbospinale Muskelatrophie (Kennedy-Syndrom)	X-rezessiv	allmählich progredient	20–40
II Distale SMA			
A Skapulo-peroneale Form	unregelmäßig	langsam progredient	30–40
B Sporadische asymmetrische Formen			
• Typ Aran-Duchenne	sporadisch	Handmuskeln, allmählich progredient	30–50
• Typ Dyck-Lambert	sporadisch	distal Bein, allmählich progredient	30–50
• Typ Vulpian-Bernhardt	sporadisch	proximal Arm, allmählich progredient	20–50
C Monomelische Amyotrophie			
• Juvenile distale und segmentale SMA der oberen Extremitäten (Hirayama-Krankheit)	sporadisch	einseitige Atrophien Hand, schleichend	15–25

AR = autosomal rezessiv

45. Welche Erkrankungen befallen vorwiegen die Vorderhornzellen des Rückenmarks?

Zur Differentialdiagnose der Erkrankungen mit primärer Degeneration der α-Motoneurone in den Vorderhörnern gehören eine Reihe von **hereditären** sowie sporadisch auftretenden **spinalen Muskelatrophien (SMA)**. Beispiele sind die X-chromosomale bulbospinale Muskelatrophie (Kennedy-Syndrom) oder die proximalen SMA, zu denen infantile (Werdnig-Hoffmann), juvenile (Kugelberg-Welander) und adulte (proximale SMA, Typ IV) Typen gehören. **Tabelle 8.4** gibt eine pragmatische Zusammenstellung der spinalen Muskelatrophien unter Berücksichtigung des Alters bei Erstmanifestation, der hauptsächlich betroffenen Region und genetischen Gesichtspunkten wieder.

Zu den **erworbenen** Erkrankungen der α-Motoneurone gehören die **Poliomyelitis**, das **Post-Polio-Syndrom**, mit Einschränkungen die multifokale motorische Neuropathie mit Leitungsblock (MMN) und Vorderhorndegeneration im Rahmen systemischer neurodegenerativer Erkrankungen (z.B. Creutzfeldt-Jakob-Erkrankung).

46. Gibt es eine isolierte Degeneration des 1. Motoneurons?

Bei der **primären Lateralsklerose** kommt es zu einer langsam progredienten isolierten Degeneration von großen Pyramidenbahnzellen in der Schicht V des Motorkortex mit nachfolgender Degeneration der Pyramidenbahn. Die seltene, sporadische Erkrankung beginnt ab der 5. Dekade und führt zu einer schleichenden symmetrischen spastischen Parese, die in der Regel beinbetont ist. Eine bulbäre Beteiligung ist selten, die Familienanamnese ist blande. Die moderne Diagnostik hat bei den bekannten Fällen zum Ausschluss anderer Ursachen einer Pyramidenbahnschädigung beigetragen und zur zunehmenden Akzeptanz der **primären Lateralsklerose** als eigene klinische Entität geführt. Eine wichtige Differentialdiagnose bleibt die **spastische Spinalparalyse** («spastic paraplegia», SPG), ein Sammelbegriff für den Formenkreis der klinisch und genetisch heterogenen Gruppe der vererbten spastischen Paraparesen.

> Hudson AJ, Kiernan JA, Munoz DG, et al: Clinico-pathological features of primary lateral sclerosis are different from amyotrophic lateral sclerosis. Brain Res Bull 30:359–364, 1993.

Literatur

1. Adams RD, Victor M, Ropper AH: Principles of Neurology, 6. Aufl. New York, McGraw-Hill, 1997.
2. Dietz V: Querschnittslähmung. Kohlhammer, Stuttgart, 1996.
3. Mihai C, Mattson DH: Myelitis and myelopathy. In Joynt RJ, Griggs RC (Hrsg.): Clinical Neurology. Philadelphia, J. B. Lippincott, 1997, S. 1–31.
4. Mitsumoto H, Chad DA, Pioro EP: Amyotrophic Lateral Sclerosis. Philadelphia, F. A. Davis, 1998.
5. Noth J, Nacimiento W, Thron A: Vaskuläre Erkrankungen des Rückenmarks. In: Kunze (Hrsg.): Praxis der Neurologie, 2. Aufl., Stuttgart, Thieme, 1999.

9. Erkrankungen des Hirnstamms

Eugene C. Lai

Funktionelle Neuroanatomie und topische Diagnostik

(siehe auch Kap. 2: Hirnstamm)

1. Erklären Sie die funktionelle Bedeutung des Hirnstamms

Der Hirnstamm ist eine eng begrenzte Region, die das Rückenmark mit dem Zwischenhirn und dem Endhirn verbindet. Er liegt ventral des Kleinhirns, mit dem er über die drei Kleinhirnstiele verbunden ist. **Der Hirnstamm hat lebenswichtige Funktionen:** Er ist dicht gepackt mit wichtigen Strukturen, wie den **langen auf- und absteigenden Bahnen** für sämtliche motorische und sensibel/sensorische Funktionen, die zum oder vom End- wie Zwischenhirn kommen. Er enthält die **Kerngebiete der Hirnnerven III bis XII** mit ihren intramedullären Fasern und Verbindungen. In ihm liegen verschiedene Neuronengruppen, welche die Hauptquelle der **noradrenergen, dopaminergen** und **serotoninergen Afferenzen** für die meisten Hirnanteile sind. Zusätzlich liegen im Hirnstamm andere spezifische Neuronengruppen oder Kerngebiete wie z. B. die **Retikularisformation,** die **Oliven** (obere und untere Olivenkerne) oder den **Nucleus ruber.**

Kurz, der Hirnstamm ist eine komplexe und hochorganisierte Struktur zur **Kontrolle der motorischen und sensiblen Aktivität, der respiratorischen und kardiovaskulären Funktion sowie des Schlafs und des Bewusstseins.** Daraus folgt, dass kleinste Läsionen in diesem Bereich (lebens)wichtige Strukturen schädigen und zu schweren neurologischen Ausfällen führen können.

2. Nennen Sie die drei Hauptabschnitte des Hirnstamms

Unter dem Begriff Hirnstamm versteht man im allgemeinen die **Medulla oblongata,** den **Pons** sowie das **Mesenzephalon,** die sich an der Ventralseite gut abgrenzen lassen. Anatomisch und funktionell sollte man damit nicht das **Stammhirn** verwechseln, das die Gesamtheit von Hirnstamm, Zwischenhirn sowie bestimmten Teilen des Endhirns (vorwiegend die zentral gelegenen phylogenetisch älteren Strukturen des limbischen Systems mit Basalganglien) umfasst.

3. Nennen Sie die Hauptfunktionen der Medulla oblongata

Die Medulla oblongata (klinisch einfach **Medulla**) ist die direkte rostrale Verlängerung des Rückenmarks (Medulla oblongata = verlängertes Mark). Sie enthält die Kerne der unteren Hirnnerven (N. IX, X, XI und XII, **bulbäre Hirnnerven**) sowie den unteren Olivenkern (**Oliva inferior**). Die Hinterstrangbahnen kreuzen im ventralen Anteil und formieren den **Lemniscus medialis** (mediale Schleifenkreuzung), die Pyramidenbahnen ziehen hier ebenfalls (ca. 90% der Fasern) zur Gegenseite, um dann ins Rückenmark abzusteigen (Decussatio pyramidarum). Zusammen mit der Brücke (Pons) beteiligt sich die Medulla bei der Regulation wichtiger autonomer Funktionen wie **Verdauung, Atmung, Herzfrequenz** und **Blutdruck** (siehe **Abb. 9.1**).

4. Welche Hauptfunktionen hat der Pons?

Die Brücke (Pons) liegt rostral der Medulla und imponiert als bauchige Vorwölbung an der Ventralseite des Hirnstamms (**Abb. 9.2**). Der Pons enthält die Kerne der Hirnnerven V, VI, VII und VIII sowie

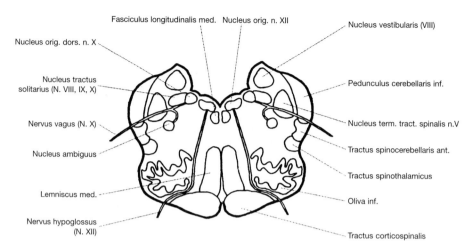

Abbildung 9.1: Querschnitt durch die Medulla oblongata auf Höhe der Hypoglossuskerne

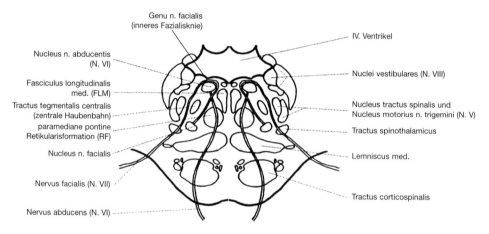

Abbildung 9.2: Querschnitt durch den Pons auf Höhe der Abducenskerne

eine große Anzahl von Neuronen zur Integration von Bewegung und Bewegungsmustern aus den frontalen Hemisphärenregionen mit dem Kleinhirn (**Tractus fronto-pontinus und Tractus ponto-cerebellaris**). Andere klinisch bedeutsame Bahnverbindungen dienen der Kontrolle sakkadischer Augenbewegungen (**Fasciculus longitudinalis medialis,** mediales Längsbündel) sowie der Leitung afferenter Hörimpulse (Hörbahn).

5. Welche Hauptfunktionen hat das Mesenzephalon?

Das Mittelhirn (**Mesencephalon**) ist der kleinste und am weitesten rostral gelegene Abschnitt des Hirnstamms. Es spielt eine wichtige Rolle bei der **Kontrolle der Augenbewegungen** sowie zur Koordination **visueller und auditorischer Reflexvorgänge**. Es enthält die Kerne der Hirnnerven III und IV, daneben andere wichtige Strukturen wie den **Nucleus ruber** und die **Substantia nigra**. Die Region um den Aquaeductus mesencephali (Verbindung des III. mit dem IV. Ventrikel) wird **zentrales Höhlengrau** genannt. Dieses periaquaeduktale Neuronengebiet hat eine wichtige, aber bislang noch nicht vollkommen verstandene, Bedeutung für das **Bewusstsein** und die **Schmerzwahrnehmung** (**Abb. 9.3**).

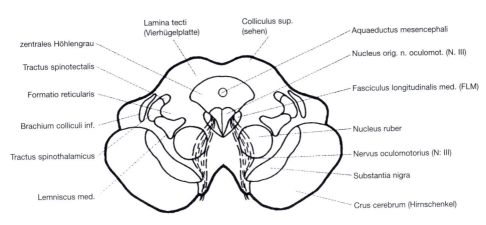

Abbildung 9.3: Querschnitt durch das Mittelhirn auf Höhe der oberen Zweihügel

6. Welche Hirnnerven findet man nicht im Hirnstamm?

Die zwölf Hirnnervenpaare sind von rostral nach kaudal nummeriert. Im Hirnstamm findet man die Kerngebiete aller Hirnnerven mit Ausnahme von zwei. Der **N. opticus** (N. II) gehört zum Zwischenhirn, seine afferenten Kerngruppen liegen im Thalamus (Corpus geniculatum laterale, seitlicher Kniehöcker). Der **N. olfactorius** (N. I) gehört zum Endhirn, seine afferenten Kerngruppen liegen im Bulbus olfactorius.

7. Was sind die Hauptaufgaben der Hirnnerven?

Die Hirnnerven haben **drei Hauptaufgaben**:
1. Leitung von Somatoefferenzen und -afferenzen (motorische und sensible Innervation).
2. Leitung von sensorischen Qualitäten (olfaktorisch, visuell, gustatorisch und auditiv).
3. Leitung vegetativ parasympathischer Fasern zur Kontrolle autonomer Funktionen.
Die Einzelfunktionen sind in **Tabelle 9.1** veranschaulicht.

8. Nennen Sie Lokalisation und Funktion der 12 Hirnnerven

Die Tabelle 9.1 informiert über die wesentlichen Funktionen der Einzelnen Hirnnerven. Für detailliertere Beschreibungen der Einzelfunktionen siehe Kapitel 2, Abschnitt Hirnstamm.

9. Wie und warum hilft das Verständnis für die detaillierte Topographie und Funktion der Hirnnerven bei der Lokalisationsdiagnostik von Hirnstammläsionen?

Da die Hirnnervenkerngebiete mit ihren intramedullären Fasern (in longitudinaler und transversaler Richtung) in enger topographischer Nähe zu den longitudinalen auf- und absteigenden Fasern liegen, erfolgen abhängig von der Schädigungslokalisation im Hirnstamm bestimmte neuroanatomisch bedingte Ausfallsmuster. Ganz allgemein liegen die motorischen Kerne der Hirnnerven medial, die spinothalamischen Fasern liegen in der dorsolateralen Region und die kortikospinalen Fasern liegen in der ventralen Hirnstammregion. Die Beteiligung von Hirnnerven gibt Hinweise auf die Höhe einer Schädigung im Hirnstamm.

10. Wie geht man praktisch vor, um eine Hirnstammläsion zu lokalisieren?

Aufgrund der einzigartigen Topographie der Hirnstammanatomie ist die wichtige Überlegung, dass sich eine unilaterale Läsion oftmals als «gekreuzte» Symptomatik zu erkennen gibt. «Gekreuzt» bedeutet: ipsilaterale nukleäre oder faszikuläre Hirnnervenlähmungen, **kontralaterale Symptome der langen motorischen und sensiblen Bahnen** (Hemiparese und/oder Hemihypanästhesie). Die exakte Lokalisation einer Hirnstammläsion hängt also für die Charakterisierung in longitudinaler (oder sagittaler) Richtung von den Symptomen der langen

Tabelle 9.1: Übersicht zur Lokalisation und Funktion der 12 Hirnnerven

Nerv	Lage der Kerne	Funktion
N. olfactorius (N. I)	Bulbus olfactorius	sensorisch: Riechen
N. opticus (N. II)	Thalamus	sensorisch: Sehen, Afferenzen der optischen Reflexe
N. oculomotorius (N. III)	Mesencephalon	motorisch: Augenbewegung (außer M. rect. lat. und M. obl. sup.) parasympathisch: Pupillenverengung, Akkomodation
N. trochlearis (N. IV)	Mesencephalon	motorisch: Augenbewegung (M. obliquus sup.)
N. trigeminus (N. V)	Mesencephalon Pons Medulla	sensibel: Propriozeption Kaumuskulatur sensibel: Gesicht, Cornea motorisch: Kaumuskulatur, M. tensor tympani sensibel: Gesicht, Mund
N. abducens (N. VI)	Pons	motorisch: Augenbewegung (M. rectus lateralis)
N. facialis (N. VII)	Pons	sensibel: Haut äußeres Ohr sensorisch: Geschmack vorderer $2/3$ Zunge motorisch: mimische Gesichtsmuskulatur, M. stapedius parasympathisch: Tränendrüse, Mundbodendrüsen, Nasendrüsen
N. vestibulocochlearis (N. VIII)	Pons und Medulla	sensorisch: Hören und Gleichgewicht
N. glossopharyngeus (N. IX)	Medulla	sensibel: Mittelohr, Gaumen, Pharynx, hinteres Zungendrittel sensorisch: Geschmack hinterer $1/3$ Zunge motorisch: Schlundmuskulatur (tw. zusammen mit N. X) parasympathisch: Ohrspeicheldrüse
N. vagus (N. X)	Medulla	sensibel: Pharynx, Larynx sensorisch: Geschmack, Epiglottis motorisch: Schlundmuskulatur (tw. zusammen mit N. IX), oberer $1/3$ Ösophagus, Larynx parasympathisch: Uranial autonomes System: thorakale und abdominelle Eingeweide
N. accessorius (N. XI)	Medulla	motorisch: M. sternocleidomastoideus M. trapezius (oberer Anteil)
N. hypoglossus (N. XII)	Medulla	motorisch: Zunge

Bahnen (Pyramidenbahn und Hinterstrangbahn/spinothalamische Bahn) und für die Positionierung in transversaler (oder axialer) Richtung von den Hirnnervenausfällen ab. Nur selten kommt es zu isolierten Ausfällen der Hirnnerven aufgrund solitärer Schädigung von transversalen Fasern im Hirnstamm.

Die Läsionslokalisation im Hirnstamm lässt sich vereinfachen, wenn man folgende Fragen auf die beim Patienten untersuchten neurologischen Ausfälle bezieht:

1. Betrifft die Läsion Strukturen im Hirnstamm einseitig oder beidseitig?
2. In welcher Höhe liegt die Läsion?
3. Ist die Läsion im Hirnstamm einseitig, liegt sie medial oder lateral?

11. Nennen Sie die typischen Symptome und neurologischen Befunde bei Hirnstammaffektionen

Siehe **Tabelle 9.2**

12. Kommen isolierte Hirnnervenschädigung bei Hirnstammläsionen vor?

Ein isolierter Hirnnervenausfall, besonders des N. abducens und des N. facialis, resultiert meistens

Tabelle 9.2: Die häufigsten Symptome und neurologischen Befunde bei Hirnstammaffektionen

Symptome
1. Doppelbilder
2. Schwindel
3. Übelkeit
4. Koordinationsstörungen
5. Gangunsicherheit
6. Taubheitsgefühl im Gesicht
7. Heiserkeit
8. Schwierigkeiten beim Schlucken und Sprechen

Befunde
1. Funktionsstörungen mehrerer Hirnnerven
2. Blickparesen
3. Nystagmus
4. Horner-Syndrom (zentrale Sympathikusschädigung)
5. Hypakusis
6. Dysphagie
7. Dysarthrie
8. Dysphonie
9. Zungendeviation oder -atrophie
10. Paresen oder Dysaesthesien im Gesichtsbereich mit kontralateralen motorischen und sensiblen Ausfällen
11. Hemiparese mit Hemiataxie
12. Bewusstseinsstörung oder Koma (bei schweren beidseitigen Hirnstammläsionen)

aus einer **peripheren Schädigung**. Es gibt jedoch eine zunehmende Anzahl von Berichten über Patienten mit isolierten Hirnnervenparesen als einiges klinisches Symptom magnetresonanz- oder computertomographisch nachgewiesener Mittelhirn- oder Ponsinfarkte (insbesondere Ausfall des N. oculomotorius und N. abducens). Besonders bei Patienten im mittleren oder höheren Lebensalter mit Risikofaktoren für die Entstehung zerebrovaskulärer Erkrankungen scheinen umschriebene Hirnstammischämien die Hauptursachen solcher isolierter Hirnnervenparesen zu sein.

13. Welche drei prinzipiell möglichen klinischen Manifestationen ischämischer und nicht-ischämischer Hirnstammläsionen können vorkommen?

1. «Klassische» (meist) **vaskuläre Hirnstammsyndrome** durch gemeinsame Schädigung der transversal den Hirnstamm durchlaufenden Hirnnerven und der longitudinal den Hirnstamm durchziehenden langen Bahnen (z. B. Wallenberg-Syndrom, Millard-Gubler-Syndrom, Weber-Syndrom, Nothnagel-Syndrom, Benedikt-Syndrom, Raymond-Syndrom, Claude-Syndrom, siehe unten).
2. «**Lakunäre**» **Hirnstammsyndrome** durch isolierte Schädigung der den Hirnstamm in Längsrichtung durchziehenden Bahnen (z. B. rein sensible Hemisymptomatik, rein motorische Hemiparese mit und ohne Beteiligung des Gesichts, ataktische Hemiparese, «dysarthria-clumsy hand»-Syndrom).
3. **Isolierte Hirnnervenparesen** durch Schädigung der transversal durch den Hirnstamm verlaufenden Hirnnerven («neue» Hirnstammsyndrome).

14. Wie unterscheiden sich intraaxiale und extraaxiale Hirnstammläsionen klinisch?

Eine direkt das Hirnstammgewebe betreffende Läsion wird **intraaxial** oder **intramedullär** genannt. Sie manifestiert sich normalerweise mit gleichzeitig vorliegenden Hirnnervenausfällen und Symptomen der langen Bahnen. Eine Läsion außerhalb des Hirnstamms wird als **extraaxial** bezeichnet. Diese betrifft den Hirnstamm zunächst durch die Kompression und Funktionsbeeinträchtigung individueller Hirnnerven. Wenn sich die Schädigung ausbreitet (Raumforderung, Ödem etc.), kommt es zu einem späteren Zeitpunkt auch zur Beteiligung des Hirnstamms, was dann zusätzlich zu Symptomen der langen Bahnen führen kann.

Tabelle 9.3: Differentialdiagnose von Hirnstammläsionen

Intraaxial
Neoplasma
Ischämie/Infarkt
Hämorrhagie
Vaskuläre Malformation
Demyelinisierende Erkrankungen
Inflammatorische Läsion

Extraaxial
Akustikusneurinom (Schwannom)
Meningeom
Chordom
Aneurysma
Epidermoid (angeborene Zyste)
Arachnoidealzyste

15. Nennen Sie die Differentialdiagnosen von Hirnstammläsionen

Tabelle 9.3 gibt eine Übersicht zu den wichtigsten Differentialdiagnosen intra- und extraaxialer Hirnstammläsionen.

16. Was ist die bildgebende Diagnostik der Wahl bei Hirnstammläsionen?

Die **Magnetresonanztomographie (MRT)** ist das Verfahren der 1. Wahl bei Verdacht auf Läsionen im Hirnstammbereich. Sie ist eine hochsensitive und nicht-invasive Methode zur Darstellung der hinteren Schädelgrube ohne störende Artefakte der Schädelbasis. Aufnahmen nach Gabe von Kontrastmittel («Gadolinium enhancement») können eine Schädigung der Blut-Hirn-Schrankenfunktion sichtbar machen. Neuere Techniken der Kernspintomographie, wie die **MR-Angiographie**, können bei Hirnstamminfarkten oder -ischämien zur Darstellung der Hauptäste des vertebrobasilären Gefäßsystems eingesetzt werden.

17. Wie geht man beim Nachweis einer intraaxialen Hirnstammläsion im MRT praktisch vor, um diese ätiologisch zu charakterisieren?

Die **Abbildung 9.4** zeigt einen Algorithmus zur Entscheidungshilfe bei kernspintomographischem Nachweis intraaxialer Hirnstammläsionen.

18. Welche elektrophysiologische Untersuchung weist am direktesten Läsionen im Hirnstammbereich nach? Erklären Sie warum

Es sind die **akustisch evozierte Potentiale (AEP)**. Über einen Kopfhörer werden einseitig akustische Reize (Klicklaute) mit einer Lautstärke um 80 dB vermittelt. Die Ableite-Elektroden werden am Mastoid und Vertex angebracht. Physiologisch sind fünf kurze positive Wellen: die Wellen I und II werden dem proximalen Anteil des VIII. Hirnnerven zugeordnet, die Wellen III–V dem Verlauf der Hörbahn im Hirnstamm («**Hirnstamm-Komplex**»). Eine Verzögerung bzw. Amplitudenreduktion im Hirnstammkomplex weist damit auf einen Prozess im Verlauf der zentralen Hörbahn hin. Aufgrund ihrer bekannten neuronalen Verschaltungen kann die Schädigung im Hirnstamm auch höhenlokalisiert werden.

19. Welche elektrophysiologischen Untersuchungen können bei Hirnstammläsionen ebenfalls pathologisch sein, erlauben aber keine exakte topologische Zuordnung?

1. **Motorisch evozierte Potentiale (MEP):** Gereizt wird mit einer ringförmigen Spule kranial, zervikal oder lumbal. Die resultierenden Muskelkontraktionen werden über Oberflächenelektroden registriert. Die zentral motorische Leitungszeit (ZML, «central motory conduction time») ergibt sich aus der Differenz von kürzester kortikaler und längster spinaler Latenzzeit und gibt Auskunft über die Funktion der Pyramidenbahn. Schädigungen des kortikospinalen Systems (z. B. im Hirnstammbereich) können so nachgewiesen werden.

2. **Somatosensibel evozierte Potentiale (SEP):** Durch Elektrostimulation der Haut oder eines gemischten peripheren Nervenstamms (z. B. des N. medianus, N. tibialis, N. peronaeus, N. V2, N. V3) werden Potentiale ausgelöst, die durch Ableitung der kontralateralen Postzentralregion (oder auch auf Höhe des Rückenmarks z. B. C2 und C7) gemessen werden können. Je nach Lokalisation einer Leitunsverzögerung kann man diese gegebenenfalls dem Rückenmark, **der Hirnstammregion** oder subkortikalen hemisphärischen Gebieten zuordnen.

20. Welche funktionellen elektrophysiologischen Untersuchungen sind bei der Diagnostik von Hirnstammläsionen hilfreich?

Hirnstammläsionen können auch mit Hilfe elektrophysiologischer Untersuchungen von (1) **Hirnstammreflexen** (v. a. Masseter-Reflex und Blink-Reflex) oder (2) **Sakkaden und Blickfolgebewegungen** nachgewiesen werden.

Mit diesen Methoden sind Hirnstammläsionen – z. B. auch als Ursache von isolierten Hirnnervenparesen – fassbar. Da zwischen den jeweiligen intraaxialen Hirnnervenabschnitten und den zentralen Reflexbögen der Hirnstammreflexe bzw. den die verschiedenen Arten von Augenbewegungen generierenden neuronalen Netzwerken, die bei Hirnstammläsionen mitgeschädigt werden können, enge anatomische Beziehungen bestehen, resultieren bei Schädigungen pathologische Muster der genannten funktionellen Untersuchungen.

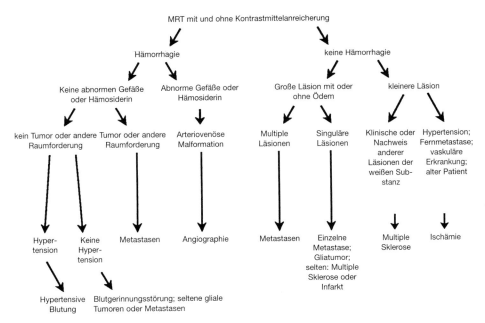

Abbildung 9.4: Algorithmus zur Entscheidungshilfe bei Nachweis einer intraaxialen Läsion im MRT. (adaptiert aus Gaskill MF, Wiot JG, Lukin RR: MRI of intra-axial brain stem lesions. MRI Decis 3:2–11, 1989.)

Vaskuläre Erkrankungen des Hirnstamms

21. Wie wird der Hirnstamm mit Blut versorgt?

Siehe dazu **Abbildung 9.5**. Die Blutversorgung des Hirnstamms kommt aus dem **vertebrobasilären System** («hinterer Stromkreislauf»). Die paarigen **Vertebralarterien** (Aa. vertebrales) entspringen der jeweiligen ipsilateralen A. subclavia und verbinden sich am pontomedullären Übergang zur **Basilararterie** (A. basilaris). Die Hauptäste der A. vertebralis sind die **A. spinalis anterior**, **A. spinalis posterior** und die wichtige **A. cerebelli inferior posterior** (klinisch kurz **PICA** «posterior inferior cerebellar artery»). Die Hauptäste der A. basilaris sind die **A. cerebelli inferior anterior** (AICA), ein dünner Ast zur Versorgung des Innenohrs (**A. labyrinthi**) und die **A. cerebelli superior** (SCA). Die Basilarisarterie endet mit der Aufteilung in die beiden **Aa. cerebri posteriores** (PCA) auf Höhe des Mittelhirns (Abb. 9.5).

22. Wie wird die Medulla mit Blut versorgt?

Die Medulla oblongata wird durch die **A. vertebralis** und ihre Äste versorgt. Diese Blutversorgung lässt sich noch weiter in zwei Anteile differenzieren, 1. die Gruppe der **paramedianen medullären (vertebralen) Arterien** und 2. die Gruppe der **lateralen medullären Arterien**. Die paramedianen medullären Arterien (**Aa. paramedianae vertebrales**) sind verschiedene penetrierende Äste aus der A. vertebralis, die die Mittellinienstrukuren der Medulla versorgen. Im unteren Anteil können die Gefäße für den paramedianen Bereich auch aus der A. spinalis anterior entspringen. Der laterale Anteil der Medulla wird durch die lateralen medullären Arterien (**Aa. laterales vertebrales**) versorgt, die aus der A. vertebralis oder häufiger auch aus der A. cerebelli inferior posterior (PICA) entspringen.

23. Wie wird der Pons mit Blut versorgt?

Die Brücke wird hauptsächlich von der **A. basilaris** versorgt. Man unterscheidet hier **drei Gruppen** von Gefäßästen:

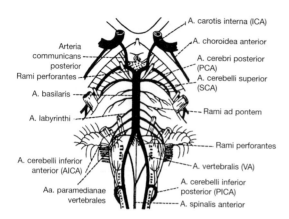

Abbildung 9.5: Blutversorgung des Hirnstamms

1. **Rami paramedianae:** Sie versorgen die medialen und basalen Anteile des Pons mit den Nuclei pontes, den Fasern der Pyramidenbahn (Tr. corticospinalis) und dem Lemniscus medialis.
2. **Rami circumferentes breves:** Diese Gefäße versorgen den lateralen Bereich der Pons sowie den mittleren und den oberen Kleinhirnstiel.
3. **Rami circumferentes longi:** Diese längeren Äste versorgen zusammen mit Gefäßen aus der A. cerebelli inferior anterior (AICA) und der A. cerebelli superior (SCA) den dorsolateralen Quadranten der Pons und das pontine Tegmentum.

24. Wie wird das Mesenzephalon mit Blut versorgt?

Die Blutversorgung des Mittelhirns ist komplex, **vier grössere Gefäße** tragen dazu bei: (1) die **A. cerebelli superior (SCA)**, (2) die **A. cerebri posterior (PCA)**, (3) die **A. communicans posterior** und (4) die **A. choroida posterior**.

Wie bei der Gefäßversorgung der Brücke unterteilt man die Gefäßäste in:
1. **Rami paramedianae,** sie versorgen die Mittellinienstrukturen (auch **Rr. interpedunculares** genannt),
2. **Rami circumferentes breves,** und
3. **Rami circumferentes longes:** Sie versorgen die dorsalen und lateralen Anteile des Mittelhirns.

Allgemeine Anmerkung:
Da die Blutversorgung des Hirnstamms auf jeder Höhe in bestimmte Gefäßterritorien eingeteilt ist (normalerweise als **medianer** und **lateraler Sektor** bezeichnet), führt der Verschluss spezifischer Äste zu klinischen Befunden und Symptomen, die die Gefäßversorgung wiederspiegeln.

Vaskuläre Erkrankungen des Hirnstamms: «klassische» Hirnstammsyndrome

25. Was ist das mediale Medulla-oblongata-Syndrom?

Das mediale Medulla-oblongata-Syndrom (**Déjèrine-Syndrom**) wird durch einen **Verschluss der paramedianen Ästen** aus der A. spinalis anterior, der A. vertebralis oder auch der A. basilaris hervorgerufen.

Folgende Befunde sind charakteristisch:
1. **Ipsilaterale Parese der Zunge** mit Deviation zur Läsionsseite (Schädigung des N. XII).
2. **Kontralaterale Hemiplegie** mit Aussparung des Gesichtsbereichs (Schädigung der Pyramidenbahn vor der Kreuzung),
3. **Kontralaterale Hinterstranghypästhesie** mit Verlust der Vibrationsempfindung und des Lagesinns (Schädigung des Lemniscus medialis),
4. Eventuell **Nystagmus** (falls zusätzliche Schädigung des Fasciculus longitudinalis medialis).

26. Was passiert beim Verschluss einer sogenannten «dominanten» A. spinalis anterior?

Wird das zentrale (paramediane) Areal der Medulla nur von einer der beiden vorderen Spinalarterien versorgt, spricht man von einer «dominanten» A. spinalis anterior. Ein Verschluss dieses Gefäßes führt zu einem **bilateralen Infarkt der medialen Medulla**. Klinisch resultiert eine **Tetraplegie** (mit Aussparung des Gesichtes), die komplette Plegie der Zunge und der komplette Verlust des Vibrations- und Lagesinns. Der Patient ist stumm und bei vollem Bewusstsein.

27. Was ist das laterale Medulla-oblongata-Syndrom?

Das (dorso)laterale Medulla-oblongata-Syndrom (**Wallenberg-Syndrom**) ist das häufigste der «klassi-

Abbildung 9.6:
Dorsolaterales Medulla-oblongata-Syndrom (Wallenberg-Syndrom) nach Gefäßdissektion der rechten A. vertebralis
A: Angiographie der A. vertebralis rechts mit Nachweis der Gefäßdissektion (Pfeil).
B: Im T2-gewichteten MRT sieht man in der horizontalen Schnittführung den lateralen Infarkt der Medulla oblongata rechts (hyperintenses Signal, Pfeile).

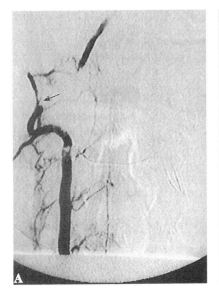
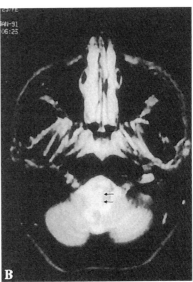

schen» Hirnstammsyndrome. Ursache ist meist der **Verschluss der PICA** oder der A. vertebralis, oder auch eine **Gefäßdissektion der Vertebralisarterie** (**Abb. 9.6**).

Die Schädigung der dorsolateralen Medulla oblongata sowie des unteren Kleinhirnstiels führen zu folgender Befundkonstellation:
1. **Ipsilateraler Verlust von Schmerz- und Temperaturempfindung im Gesicht** (Schädigung des bis ins Mittelhirn deszendierenden Nucleus et tractus n. trigemini),
2. **Ipsilaterale Parese des Gaumensegels, des Pharynx** und **der Stimmbänder** mit Dysphagie und Dysarthrie (Schädigung der Kerne oder intramedullären Fasern von N. IX und X, vor allem des Nucleus ambiguus),
3. **Ipsilaterales Horner-Syndrom** (zentrales Horner-Syndrom durch Schädigung der deszendierenden Sympathikusbahn),
4. **Ipsilaterale Hemiataxie und Dysmetrie** (Schädigung des unteren Kleinhirnstiels und des Kleinhirns),
5. **Kontralateraler Verlust der Schmerz- und Temperaturempfindung** mit dissoziierter Empfindungsstörung (Schädigung der auf Rückenmarksebene gekreuzten spinothalamischen Bahn),
6. **Schwindel, Übelkeit, Erbrechen und Nystagmus** (Schädigung der Nuclei vestibulares sowie des Brechzentrums in der Area postrema),
7. Eventuell **Schluckauf** (Schädigung des Respirationszentrums in der Formatio reticularis), Diplopie oder einseitiger Hinterkopfschmerz.

Häufiger beobachtet man bei Verschluss der PICA ein Wallenberg-Syndrom in atypischer Symptomenkombination.

28. Was ist das ventrale pontine Syndrom?

Das ventrale Brücken-Syndrom (**Millard-Gubler-Syndrom**) ist verursacht durch den Verschluss der paramedianen Äste der Pons. Die Schädigung der ventralen Brücke führt zu folgenden Befunden:
1. **Ipsilaterale Parese des M. rectus lateralis** mit Diplopie (periphere Schädigung des N. abducens),
2. **Ipsilaterale zentrale Fazialisparese** (zentrale Schädigung des N. facialis),
3. **kontralaterale Hemiplegie** (Schädigung der Pyramidenbahn) mit Aussparung des Gesichts (kontralateraler N. facialis intakt).

29. Was ist das Syndrom des kaudalen Brückenfußes?

Das Syndrom des kaudalen Brückenfußes (**Foville-Syndrom**) wird durch eine Schädigung im dorsalen Bereich der unteren Brückenregion (Verschluss der Rr. circumferentes a. basilaris, Tumor, Abszess etc.) verursacht.

Folgende Befunde sind zu erwarten:
1. **Ipsilaterale zentrale Fazialisparese** (zentrale Schädigung des N. VII),
2. **Ipsilaterale horizontale Blickparese** (Schädigung der paramedianen pontinen Retikularisformation und/oder des Nucleus n. VI),
3. **Kontralaterale Hemiplegie** (Schädigung der Pyramidenbahn) mit Aussparung des Gesichts (kontralateraler N. facialis intakt).

30. Was ist das Syndrom der kaudalen Brückenhaube?

Das Syndrom der oberen dorsalen Brücke (**Raymond-Cestan-Syndrom**) wird durch einen Verschluss der langen zirkumferentiellen Äste der A. basilaris verursacht.

Die Schädigung der kaudalen Brückenhaube führt zu folgenden Befunden:
1. **Ipsilaterale Hemiataxie mit Intentionstremor** (Schädigung des oberen und mittleren Kleinhirnstiels),
2. **Ipsilaterale Parese der Kaumuskulatur sowie Verlust der Sensibilität im Gesicht** mit Analgesie und Thermanästhesie (Schädigung des sensiblen und motorischen Trigeminus-Kerngebiets),
3. **Kontralateraler Verlust aller sensiblen Qualitäten** (Schädigung des Lemniscus medialis und des Tractus spinothalamicus),
4. Evtl. **kontralaterale Hemiparese mit Gesichtsbeteiligung** bei ventraler Ausdehnung der Schädigung (Schädigung der Pyramidenbahn),
5. Evtl. **ipsilaterale horizontale Blickparese** (Schädigung der paramedianen pontinen Retikularisformation und/oder des Nucleus n. VI).

31. Was ist das ventrale Mittelhirn-Syndrom?

Das Syndrom des Mittelhirnfußes (**Weber-Syndrom**) wird durch den Verschluss der medianen und paramedianen perforierenden Äste (Rr. interpedunculares) aus der A. cerebri posterior und der A. choroidea posterior verursacht. Selten kommt auch ein Tumor (z. B. Gliom) in Frage. Der neurologische Befund ist folgender:
1. **Ipsilaterale Ophthalmoplegie mit Ptose** und mydriatischer Pupille als komplette innere und äußere Okulomotoriusparese (Schädigung der intramedullären Fasern des N. III mit seinen parasympathischen Anteilen),
2. **Kontralaterale Hemiplegie** mit zentraler Fazialisparese (Schädigung des Tractus corticospinalis und corticobulbaris),
3. Evtl. **kontralateraler Rigor** (Schädigung der Substantia nigra) und kontralaterale Dysmetrie mit Ataxie (Schädigung des Tractus corticopontinus).

32. Was ist das dorsale Mittelhirn-Syndrom?

Das dorsale Mittelhirnsyndrom oder Syndrom des Nucleus ruber (**Benedikt-Syndrom**), resultiert aus einem Verschluss der Rr. interpedunculares (aus der A. cerebri posterior und/oder der A. basilaris) mit Schädigung der Haubenregion.

Der neurologische Befund ist folgender:
1. **Ipsilaterale Ophthalmoplegie mit Ptose** und mydriatischer Pupille als komplette innere und äußere Okulomotoriusparese wie beim Weber-Syndrom (Schädigung der intramedullären Fasern des N. III mit seinen parasympathischen Anteilen),
2. **Kontralaterale Hyperkinese** mit Intentionstremor, Ataxie, Chorea, Athetose (Schädigung des Nucleus ruber),
3. Evtl. **kontralaterale Hemiparese** bei ventraler Ausdehnung der Schädigung (Beteiligung der Crus cerebrum mit Pyramidenbahn),
4. Evtl. **kontralaterale Hemianästhesie** bei lateraler Ausdehnung der Schädigung (Beteiligung des Lemniscus medialis und des Tractus spinothalamicus).

33. Was ist das dorsolaterale Mittelhirn-Syndrom?

Das dorsolaterale Mittelhirnsyndrom oder Syndrom des oberen Nucleus ruber (**Chiray-Foix-Nicoleso-Syndrom**) resultiert aus dem Verschluss der zirkumferentiellen Arterien und führt zu folgenden neurologischen Ausfällen:
1. **Ipsilaterales Horner-Syndrom** (zentrales Horner-Syndrom durch Schädigung der deszendierenden Sympathikusbahn),
2. **Ipsilateraler schwerer Tremor**, der sowohl Ruhetremor als auch Intentionstremor imponieren kann (Schädigung des oberen Kleinhirnstiels vor der Kreuzung zum gegenseitigen Nucleus ruber). Tremor und Ataxie können bilateral auftreten, wenn beide oberen Kleinhirnstiele und beide Nuclei ruber geschädigt sind.

3. **Kontralateraler Verlust aller sensiblen Qualitäten** (Schädigung des Lemniscus medialis und des Tractus spinothalamicus, die auf dieser Höhe miteinander laufen).

34. Welche Symptome resultieren aus transitorischen ischämischen Attacken des Hirnstamms (Hirnstamm-TIAs)?

Eine transitorisch ischämische Attacke (TIA, definiert als neurologische Ausfälle für < 24 Stunden, meist < 1 Stunde) im Hirnstammgebiet verursacht kurze Episoden mit Ausfällen bestimmter Hirnstammfunktionen, die sich typischerweise variabel und eher fluktuierend präsentieren. Die Symptomatik wiederholter TIAs kann bei einem Patienten identisch sein, jedoch auch in Details variieren. Ist die A. basilaris betroffen, so können alternierend beide Körperhälften betroffen sein. Die Strukturen eines hypoperfundierten Gefäßterritoriums können gleichzeitig oder sukzessive betroffen sein. Die Symptome verschwinden entweder plötzlich oder bilden sich graduell zurück. Sie müssen als **Warnzeichen eines drohenden Hirnstamminfarktes** gewertet werden, der zu vital bedrohlichen Ausfällen führen kann.

Hirnstamm-TIAs im Rahmen einer vertebrobasilären Insuffizienz (VBI) betreffen häufig die **Medulla**: Vertigo, Dysarthrie, Dysphagie und ein periorales Kribbelgefühl deuten auf eine Beeinträchtigung dieser Region hin.

Ist die Ischämie auf **pontiner** Höhe fallen die Patienten häufig durch Schwindel, Gangunsicherheit mit Fallneigung, Hypakusis, Kribbeln, Taubheit oder Paresen in den Extremitäten sowie Doppelbilder auf (ischämische Attacken im hinteren Stromkreislauf sind eine wichtige Ursache der sogenannten «drop attacks» oder Sturzanfälle!).

Ist das **Mittelhirn** betroffen, sind Doppelbilder, Ataxie, plötzlicher Bewusstseinsverlust (Vigilanzstörung) und Paresen in den Extremitäten vorherrschend.

Zusammengefasst kann man sagen, dass man bei einer Hirnstammischämie normalerweise multiple Symptome findet. Isolierte Befunde (wie Schwindel oder Diplopie) sind häufiger durch periphere Schädigungen verursacht.

Folgende Merkregel kann helfen:
Vertebrobasilärer Kreislauf: 4 × D (Dysarthrie, Dysphagie, Diplopie und «dizziness» = Schwindel) plus gekreuzte Zeichen.

35. Was sind die häufigsten Ursachen für Hirnstamm-TIAs?

Als Ursache der transienten Ischämien im Hirnstammgebiet kommen **atherosklerotische Gefäßstenosen** im vertebro-basilären Stromgebiet, kardiale **Gefäßembolien**, ulzerierte **Plaques** mit arterio-arteriellen Embolien, wiederholte **hypotensive Episoden**, das **Subclavian-Steal-Syndrom** und **zervikale Spondylosen** mit Kompression der Vertebralis-Zirkulation in Frage.

Hirnstamm-TIAs können ebenfalls in der Prodromalphase einer Migräne auftreten (speziell der **Basilarismigräne**, bei welcher der gesamte Anfall durch eine prolongierte Ischämie in der Hirnstammregion dominiert wird). Beim **Subclavian-Steal-Syndrom** (Subklavia-Anzapf-Syndrom) kommt es zum Blutentzug im Hirnstamm infolge Flussumkehr in der ipsilateralen A. vertebralis durch hochgradige proximale Subklavia-Stenose oder proximalen Subklavia-Verschluss.

36. Was ist das Basilariskopfsyndrom («top of the basilar»-Syndrom)?

Der meist embolisch bedingte **Verschluss** (kardial > proximal vertebro-basilär) der **rostralen A. basilaris** führt infolge einer Infarzierung von Mittelhirn, Thalamus und Teilen der Okzipital- und Temporallappen zum Basilariskopfsyndrom. Bei Patienten mit plötzlicher Bewusstseinstrübung, Agitiertheit, Verwirrtheit, Amnesie, Augenbewegungs- und Pupillenstörungen oder Gesichtsfelddefekten besteht der Verdacht auf dieses Krankheitsbild.

Die neurologischen Befunde sind variabel, die häufigsten sind im folgenden genannt:

1. Augenbewegungsstörungen:
Ein- oder beidseitige **vertikale Blickparese** (beim Blick nach oben, nach unten oder komplett); **Blickdeviation**, Hyperkonvergenz oder **Konvergenzspasmen** die eine Pseudo-Abduzensparese vortäuschen, **Nystagmus** (Konvergenz und Retraktionsbewegung der Bulbi), **Retraktion** der **Oberlider**.

2. Pupillenstörungen:
(1) miotische Pupillen mit gestörtem Lichtreflex (aufgrund der dienzephalen Funktionsstörung),
(2) mydriatische oder mittelgroße und lichtstarre Pupillen (Mittelhirn-Funktionsstörung),

(3) Korektopie (Ektopia pupillae mit exzentrischer Lage der Pupillen),
(4) Pupillenentrundung.

3. *Gesichtsfelddefekte:*
Homonyme Hemianopsie, kortikale Blindheit, **Balint-Syndrom** (Unfähigkeit zur willkürlichen Blickwendung bei erhaltenen Folgebewegungen, «optische Ataxie» = Störung des Greifens unter Sichtkontrolle; Vorkommen bei bilateralen parietookzipitalen Läsionen), gestörtes Farbensehen.

4. *Paresen, Sensibilitätsstörungen und Reflex-Abnormitäten:*
Normalerweise variabel ausgeprägt und subtil (Schädigung der langen Bahnen in der Infarktregion); **häufig keine Paresen** objektivierbar.

An **Zusatzdiagnostik** zur Sicherung der Diagnose führt man die Ultraschall-Doppler-Untersuchung (selten mit sicher pathologischem Befund), CT oder besser MRT (und MR-Angiographie) und in Zweifelsfällen eine **Angiographie** zum direkten Thrombusnachweis durch.

Die Akuttherapie ist die **Antikoagulation,** nur bei sicheren Okklusionen wird eine **intraarterielle Lyse** durchgeführt.

Die Mortalität liegt bei bis zu 10% in ersten 30 Tagen, bei jüngeren Patienten oder Patienten ohne zerebrovaskuläre Risikofaktoren kann das Syndrom komplett reversibel sein.

37. Was ist das Locked-in-Syndrom?

Ein Locked-in-Syndrom tritt bei Patienten mit bilateraler ventraler pontiner Schädigung auf. Die häufigste Ursache ist der pontine Infarkt. Andere Ursachen sind Blutungen im Pons, Trauma, pontine Myelinolyse, Tumor oder Hirnstamm-Enzephalitis. Es kommt zum Ausfall der kortiko-bulbären und kortiko-spinalen Bahnen sowie von den Teilen der pontinen Formatio reticularis und der Hirnnervenkerne. Der Patient ist **tetraplegisch** (Schädigung beider Pyramidenbahnen in der Pons) bei **Ausfall aller Hirnnervenfunktionen** (mit Ausnahme der vertikalen Augenbewegungen und Lidbewegungen) und aller **Hirnstammreflexe** (okulo-zephaler Reflex = OCR, vestibulo-okulärer Reflex = VOR, Kornealflex) mit Unfähigkeit zu Sprechen (**Anarthrie**) oder zu Schlucken. Auch die horizontalen Augenbewegungen sind durch die bilaterale Schädigung von Kernen und intramedullären Fasern des N. abducens beeinträchtigt. Durch Aussparung des dorsalen Anteils der Brücke bei intaktem Mittelhirn sind **Wachheit und Bewusstsein voll erhalten.** Die Kommunikation mit der Umwelt geschieht ausschließlich über die erhaltene vertikale Augenbewegung und den Lidschlag. Manchmal ist das Locked-in-Syndrom inkomplett ausgeprägt, z. B. wenn bei dem Patienten Teile der horizontalen Augenbeweglichkeit oder Mimik wiederkehren.

Das Locked-in-Syndrom muss vom **apallischen Syndrom** (vegetativer Status) und vom **akinetischen Mutismus** unterschieden werden (siehe Frage 38 und **Tab. 9.4**).

Bauby J-D: The Diving Bell and the Butterfly. New York, Alfred A. Knopf, 1997.

38. Welche Differentialdiagnosen müssen vom Locked-in-Syndrom unterschieden werden?

Beim **apallischen Syndrom (Coma vigile oder Status vegetativus)** erscheint der Patient wach aber reagiert nicht auf Umweltreize. Er verfolgt keine vertikalen Blickziele, fixiert nicht und eine Reaktivität im EEG fehlt. Dieses «wache Koma» resultiert aus der Unterbrechung der zerebralen Efferenzen und Afferenzen mit **Reduktion der Hirnfunktion auf die mesodienzephale Aktivität.**

Unterschieden wird noch der **akinetische Mutismus,** der aufgrund eines Ausfalls oder von Funktionseinbußen des Frontalhirns und/oder des limbischen Systems entsteht und mit extremer Antriebsstörung ohne gleichzeitige Störung des Bewusstseins oder der zentralen und peripher-motorischen Funktionen einhergeht. Die Abwehr von (eventuell starken) Schmerzreizen ist hier noch erhalten, ferner die Augenbewegungen, das Schlucken und die Fremdreflexe.

Tabelle 9.4 stellt die Differentialdiagnose von apallischen Syndrom, Locked-in-Syndrom und akinetischem Mutismus gegenüber.

Tabelle 9.4: Differentialdiagnose der fehlenden Kontaktaufnahme beim «wachen» Patienten

	Apallisches Syndrom	Locked-in-Syndrom	Akinetischer Mutismus
Geschädigte Strukturen	Großhirn	Hirnstamm	Bilaterale Frontalhirnschädigung, Großhirn ansonsten intakt
Erhaltene Strukturen	Mittelhirn und Hirnstamm	Großhirn	Hirnstamm
Motorik	Fixierte Körperhaltung mit motorischen Schablonen	Ausfall der gesamten Willkürmotorik mit Ausnahme der vertikalen Blickmotorik	Ausgeprägte Antriebsstörung mit Fehlen jeglicher Reaktion auf Ansprache
Reaktion auf externe Stimulation	Augen offen, keine Fixation Auslösbarkeit von Primitivreflexen, jedoch keine Reaktion auf Umweltreize	Intaktheit der sensiblen und sensorischen Bahnen	Nur diskrete Reaktion auf Schmerzreiz Spontanes Sprechen und Bewegung möglich, Auslösbarkeit von Primitivreflexen
Vegetatives Nervensystem	Erhaltener Schlaf-Wach-Rhythmus bei erhöhtem Sympathikotonus («vegetative state»)	Keine Störung	möglicherweise Inkontinenz
Ursachen	Bilaterale und diffuse Schädigungen des Großhirns z. B. nach Hypoxie, Schädel-Hirn-Trauma	Bilaterale Läsionen des Pons z. B. bei pontiner Myelinolyse, Hirnstamminsult, Ponsblutung	Bilaterale Läsionen des Frontoorbitalhirns, z. B. nach beidseitiger A. cerebri ant.-Ischämie, M. Pick; eventuell auch reversibel (!)

39. Nennen Sie die häufigsten Ursachen einer Hirnstammblutung mit ihrer Symptomatik

Pontine Hämorrhagien sind normalerweise Folge einer **Hypertonie** (hypertone Rhexisblutung). Diese Form der infratentoriellen Blutung präsentiert sich bei entsprechender Ausdehnung mit plötzlichem Bewusstseinsverlust und Tetraparese bei massiv verengten Pupillen. Kann ein intrakranieller Druckanstieg nicht ausgeglichen werden, kommt es zur Verlagerung bzw. Einklemmung des Zwischen- und Mittelhirns im Tentoriumschlitz bzw. der Medulla oblongata im Foramen occipitale magnums (Einklemmungssyndrome).

Eine **Herniation von supratentoriellen Raumforderungen** kann den Hirnstamm komprimieren und eine **Blutung im** Bereich der Mittellinie des **Mesenzephalons** hervorrufen, die zu Koma mit beidseits lichtstarren geweiteten Pupillen führt. Eine **dienzephale Blutung** (z. B. als Thalamusblutung) kann in die Großhirnstiele und ins Mittelhirn dissezieren und akute schwere Kopfschmerzen, Hemiparese und Okulomotoriuslähmung hervorrufen. Kleine petechiale Blutungen im Hirnstamm treten bei Patienten mit Schädel-Hirn-Trauma (SHT) oder Blutgerinnungsstörungen auf. Rupturierte Aneurysmen oder arteriovenöse Malformationen im vertebrobasilären Gefäßsystem können zu Subarachnoidalblutungen mit Schädigung des Hirnstamms führen.

40. Was ist das Ataxie-Hemiplegie-Syndrom («ataxic motor syndrome»)?

Der Verschluss von Endarterien führt zu lakunären Infarkten kleiner subkortikaler Areale. Nach dem charakteristischen klinischem Bild unterscheidet man vier typische Syndrome lakunärer Infarkte, wovon eines die sogenannte aktaktische Hemiparese ist (Ataxie-Hemiplegie-Syndrom). Der Infarkt betrifft den Pons mit Ansatz der Kleinhirnstiele und schädigt also die Pyramidenbahn mit zerebellären Verbindungsfasern.

Tabelle 9.5 informiert über die vier Typen lakunärer Infarkte mit relativer Häufigkeit und Lokalisation.

Andere Hirnstammsyndrome

41. Was ist das Parinaud-Syndrom?

Das Parinaud-Syndrom ist ebenfalls unter den Namen **Syndrom der oberen Zweihügel** oder dorsales

Tabelle 9.5: Typische Syndrome lakunärer Infarkte

Syndrom	Relative Häufigkeit	Lokalisation
1. Rein motorische Hemisymptomatik («pure motor stroke»)	66%	Capsula interna, Pons
2. Rein sensible Hemisymptomatik («pure sensory stroke»)	10%	Thalamus, Hirnstamm
3. Dysarthrie und Feinmotorikstörung der Hand («dysarthria-clumsy hand»-Syndrom)	20%	Pons, selten Corpus striatum
4. Ataktische Hemiparese («ataxic motor syndrome»)	4%	Pons mit Brachium conjunctivum

Mittelhirn-Syndrom bekannt (hier nicht gemeint das unter Frage 32 besprochene Syndrom des Nucleus ruber = Benedikt-Syndrom!). Die Läsion liegt rostral im dorsalen Mittelhirn und führt zur Schädigung der oberen Zweihügel und der praetektalen Strukturen (Nucleus praetectalis etc.).

Man findet klassischerweise folgende **Symptom-Tetrade**:
1. **Vertikale Blickparese nach oben und Akkommodationsstörung,** andere Augenbewegungen sind ungestört,
2. **Mittelweite bis mydriatische Pupillen** mit Dissoziation von Lichtreflex und Konvergenzreaktion (der Pupillenreflex nach Lichteinfall bleibt aus, die Pupillenverengung bei der Konvergenzreaktion ist erhalten),
3. Lidretraktion,
4. **Nystagmus retractorius** (ruckartiges Zurücktreten der Augäpfel, Konvergenz-Retraktions-Nystagmus).

Ursächlich kommen Tumoren der Epiphyse, Blutungen, Infarkte, Traumata, Hydrozephalus oder die Multiple Sklerose in Betracht.
Eine vertikale Blickparese kann ebenfalls bei den folgenden **differentialdiagnostisch** wichtigen Erkrankungen vorliegen: **progressive supranukleäre Blickparese Steele-Richardson-Olszewski** (akinetisches Parkinson-Syndrom mit axialem Rigor und Augenbewegungsstörungen), Ophthalmopathie bei Schilddrüsenerkrankung, Myasthenia gravis, Guillain-Barré-Syndrom oder einer kongenitalen Einschränkung der vertikalen Aufwärtsbewegung.

42. Erklären Sie das Phänomen einer internukleären Ophthalmoplegie (INO). Was ist eine Pseudo-INO?
Die internukleäre Opthalmoplegie ist eine Störung der horizontalen Augenbewegung infolge einer Hirnstammläsion. Die horizontalen Blickbewegungen erfordern die koordinierte Aktivität der lateralen (innerviert vom N. abducens) und der jeweiligen medialen Rektusmuskeln (innerviert vom N. oculomotorius) des adduzierenden bzw. abduzierenden Auges. Die **paramediane pontine Retikularisformation (PPRF)** in der Pons ist das Zentrum für die Generierung der horizontalen Blickbewegung, gelegen in unmittelbarer Nachbarschaft des N. abducens (N. VI). Sie erhält Afferenzen aus dem kontralateralen Okziptallappen und den frontalen Augenfeldern und sendet efferente Fasern in den ipsilateralen Abduzenskern (N. VI) sowie zum kontralateralen Okulomotoriuskerngebiet (N. III). Diese Fasern laufen rostral zusammen mit vestibulären und anderen Fasern und bilden das **mediale Längsbündel** (Fasciculus longitudinalis medialis).

Wird der Fasciculus longitudinalis medialis unilateral zwischen den Kerngebieten des III. und VI. Hirnnerven, z. B. links, geschädigt, so kann der Patient den linken M. rectus medialis nicht mehr aktivieren. Es liegt hierbei aber weder eine nukleäre noch eine periphere Schädigung des N. oculomotorius vor und bei reflektorischen Augenbewegungen wie der Konvergenz, kontrahiert sich der M. rectus medialis regelrecht. Beim Versuch, nach rechts zu blicken, bleibt also das linke Auge zurück (**Adduktionsdefizit links bei INO links**); am rechten Auge, das vom N. abducens innerviert wird, tritt ein monokulärer Nystagmus (**dissoziierter Blickrichtungsnystagmus**) auf. Da die beiden medialen Längsbündel sehr dicht beieinander verlaufen, handelt es sich oft um eine doppelseitige Schädigung. Im Falle einer INO beidseits bleibt das adduzierende Auge beim Blick nach der Seite zurück und es tritt ein monokulärer Nystagmus am jeweils führenden Auge auf.

Die häufigste **Ursache** der INO ist beim jungen Erwachsenen die **Multiple Sklerose,** besonders wenn das Syndrom bilateral ausgeprägt ist. Bei älteren Personen ist das Syndrom öfter einseitig und durch Gefäßverschlüsse der Basilararterie oder ihrer paramedianen Äste verursacht. Gelegentlich tritt eine INO als neurologische Komplikation bei systemischem Lupus erythematodes (SLE) oder Medikamentenintoxikationen (z. B. Barbiturate, Phenytoin, Amitryptilin) auf.

Eine sogenannte **Pseudo-INO** ist selten bei Myasthenia gravis, Wernicke-Enzephalopathie oder Guillain-Barré-Syndrom zu beobachten.

Die Patienten selbst klagen bei der INO selten über Beschwerden, manchmal haben sie Doppelbilder und Verschwommensehen. In Primärposition ist die Augenstellung regelrecht.

Zusammenfassend sind die neurologischen Befunde bei INO genannt:
1. **Adduktionsdefizit** (oder Adduktionsparese) des Auges ipsilateral zur Läsion. Das Defizit kann vom kompletten Ausfall des M. rectus medialis bis zur leichten Verlangsamung der Sakkaden gehen.
2. Horizontaler **dissoziierter Nystagmus** des abduzierenden Auges kontralateral der Läsion.
3. **Erhaltene regelrechte Konvergenzreaktion**. Blickdeviation und vertikaler Blickrichtungsnystagmus können manchmal vorkommen. Bei bilateraler INO haben beide Augen ein **Adduktionsdefizit**, der dissoziierte Nystagmus tritt ebenfalls an beiden Augen auf.

43. Was ist das Eineinhalb-Syndrom?

Diese Erkrankung der horizontalen Augenbewegung ist charakterisiert durch eine **internukleäre Ophthalmoplegie (INO)** zur Gegenseite und eine **Blickparese zur Herdseite** charakterisiert. Die Schädigung liegt hier in der paramedianen pontinen Retikularisformation (PPRF) oder im motorischen Kerngebiet des N. VI. Fasern aus dem kontralateralen Aducensgebiet, die zum Fasciculus longitudinalis medialis kreuzen, sind zusätzlich betroffen.

Die häufigsten Ursachen dieses Syndroms sind dieselben, die unter der INO bereits genannt wurden (z. B. Multiple Sklerose, Hirnstamminfarkt). Als Differentialdiagnosen kommen noch kleinere Blutungen oder Tumoren in der unteren Pons in Frage.

Ein **Pseudo-Eineinhalb-Syndrom** kann – wie bei der INO – bei Myastenia gravis, bei Wernicke-Enzephalopathie oder bei Guillain-Barré-Syndrom beobachtet werden.

Die klinischen Befunde des Eineinhalb-Syndroms sind folgende:
1. **Horizontale Blickparese** zur Herdseite («Ein»),
2. **INO zur Gegenseite** («Einhalb»). Es besteht ein Adduktionsdefizit und ein Nystagmus bei Abduktion. Insgesamt folgt daraus, dass das ipsilaterale Auge überhaupt keine horizontale Augenbewegung mehr macht und die einzige verbleibende Lateralbewegung die intakte Abduktion mit Nystagmus des kontrolateralen Auges ist.
3. Assoziiert kann eine **Blickdeviation** und ein **Blickrichtungsnystagmus nach vertikal** sowie am kontralateralen Auge ein Auswärtsschielen (**Exotropie**) auftreten.
4. **Erhaltene Konvergenzreaktion** und regelrechte vertikale Augenbewegungen.

44. Was ist eine Bulbärparalyse?

Bulbär bedeutet eigentlich anatomisch medullär (Bulbus medullae spinalis). Der Begriff **Bulbärparalyse** beschreibt das Syndrom einer Schädigung der peripheren Motoneurone der unteren Hirnnerven, welches die durch die Hirnnerven IX bis XII vorsorgte Muskulatur betrifft und zu Paresen der Zungen-, Kehlkopf-, Schluck- und Kaumuskeln führt. Die Patienten leiden unter Dysarthrie, Dysphagie oder Heiserkeit, haben eine kloßig-nasale Stimme (Bulbärsprache), Gaumensegeldeviation, abgeschwächten Würgereflex und Paresen des M. sternocleidomastoideus, der Trapeziusmuskulatur und der Zunge. Zeichen der Schädigung des peripheren Motoneurons wie **Atrophie und Faszikulation** können ebenfalls vorhanden sein. Eine Bulbärparalyse kann bei verschiedenen Erkrankungen auftreten, bei denen es zur Beteiligung oder primären Schädigung der motorischen Hirnnervenkerne, ihrer intramedullären Fasern, der zugehörigen peripheren Nervenverläufe, der neuromuskulären Synapse oder der Muskulatur kommt.

Ursachen **intraaxialer Schädigungen** sind Hirnstamminfarkte, Syringobulbie, Gliome, Poliomyelitis, Hirnstammenzephalitis und Motoneuronerkrankungen (amyotrophe Lateralsklerose oder progressive Bulbärparalyse).

Ursachen **extraaxialer Schädigungen** sind Neoplasmen (Meningeome oder Neurofibrome), chronische Meningitiden, Aneurysmen, Traumata, kongenitale Missbildungen (Arnold-Chiari-Malformation oder basiläre Impression).

Auch bei Myasthenia gravis, Guillain-Barré-Syndrom, Myositis oder Diphterie kann das klinische Bild der Bulbärparalyse auftreten.

45. Was ist eine Pseudobulbärparalyse?

Die Pseudobulbärparalyse ist ein Syndrom bei Schädigung zentraler motorischer Neurone, welche die kortiko-bulbären Fasern über dem Hirnstamm bilateral betrifft (bilateral, da die bulbären motorischen Hirnnervenkerne ihre Innervation aus beiden Hemisphären bekommen). Obwohl die meisten Symptome und Befunde der Bulbärparalyse gleichen, liegt die Schädigung nicht im Hirnstamm. Auch hier kommt es zu Dysarthrie, Dysphagie und Zungenmuskelparesen, allerdings **ohne Atrophie und Faszikulationen**. Im Gegensatz zu Bulbärparalyse sind die Reflexe (Massetterreflex, Gaumenreflex, Rachen- oder Würgereflex) oftmals gesteigert. Auch die pathologischen Enthemmungsphänomene (Saugreflex, Zwangsgreifen bei Bestreichen der Handinnenflächen = Greifreflex, Gegenhalten, Palmomentalreflex = PMR) können vorhanden sein. Häufig sind die Patienten affektinkontinent. Sie zeigen das Phänomen des situationsinadäquaten **pathologischen Weinens** (seltener auch Lachens), das möglicherweise aufgrund der Unterbrechung frontaler Efferenzen für die emotionale Expression entsteht.

Zur bilateralen Schädigung des Tractus corticobulbaris mit der Folge einer Pseudobulbärparalyse führen **multiple lakunäre Infarkte** (z. B. M. Binswanger) oder eine chronische Ischämie beider Hemisphären. Andere Ursachen sind die Multiple Sklerose und die amyotrophe Lateralsklerose (ALS).

Bei der ALS führt die gleichzeitige Schädigung des 1. und 2. motorischen Neurons oftmals zu einer gleichzeitigen Pseudo- und Bulbärparalyse (Atrophien und Zungenfaszikulationen bei gleichzeitig gesteigertem Massetterreflex).

Andere Hirnstammerkrankungen

46. Was ist ein Hirnstamm-Gliom?

Die häufigsten Neoplasien im Hirnstamm sind Gliome (neuroepitheliale Tumoren; Astrozytome WHO Grad I und II). Sie treten häufiger bei Kindern und Jugendlichen auf und sind oft mit einer Neurofibromatose (M. Recklinghausen) assoziiert. Der Tumor entsteht in der Region des Abduzenskerns und vergrößert sich langsam mit nachfolgender Einbeziehung des VI. und VII. Hirnnervs sowie der benachbarten vestibulären Strukturen. Diese sogenannten **Ponsgliome** können sich demnach klinisch mit vestibulären oder zerebellären Störungen sowie kaudalen Hirnnervensymptomen bemerkbar machen. Oft sind die Beschwerden sehr langsam progredient und es vergehen Monate bis Jahre vor Diagnosestellung. Motorische und sensible Ausfälle des Körpers fehlen normalerweise.

47. Welche anderen Neoplasien befallen den Hirnstamm?

Ependymome treten im Bereich des IV. Ventrikels auf und können zu Liquorzirkulationsstörungen im Sinne eines intermittierenden, nicht-kommunizierenden Hydrozephalus (Hydrocephalus occlusus) mit begleitenden Kopfschmerzen führen. Ein ebenfalls häufiges Symptom ist das protrahierte Erbrechen, hervorgerufen durch die Reizung von Chemorezeptoren in der Triggerzone am Boden des IV. Ventrikels (Area postrema).

Hirnstamm-Metastasen sind relativ selten. Primärtumoren sind maligne Melanome, Lungen- oder Mammakarzinome.

48. Nennen Sie die häufigsten metabolischen Ursachen von Hirnstammdysfunktionen

Die Bewegungen der äußeren Augenmuskeln sowie die zerebellären Faserverbindungen sind sehr stoffwechselaktiv. Aus diesem Grund sind sie durch metabolische Störungen leicht zu schädigen, wobei die resultierenden Dysfunktionen zumeist akut auftreten und reversibel sind. Häufige klinische Symptome sind Ataxie, Vertigo, Nausea, Erbrechen, Dysarthrie, Nystagmus und Blickparesen (wie bei INO). Wohl die am weitesten verbreitete und bekannteste Ursache metabolischer Hirnstamm- (und Kleinhirn-) Dysfunktionen ist die **akute Alkoholintoxikation** mit ihren offensichtlichen Folgen für Sprache, Gang und Augenkoordination, die schon in nicht toxischer Dosierung auftreten. Daneben kommen Überdosierungen mit **Sedativa** (z. B. Barbiturate) und **Antikonvulsiva** (z. B. Phenytoin) in Frage.

49. Wie betrifft Thiamin-Mangel die Hirnstammfunktion? Beschreiben Sie das Krankheitsbild und die neuropathologischen Befunde

Ein Vitamin-B_1-(Thiamin-)Mangel, meist aufgrund von chronischem Alkoholabusus oder Malnutrition, führt zur **Wernicke-Enzephalopathie**. Das typische Bild dieser akuten Erkrankung ist die **Trias** aus **Augenbewegungsstörungen, Gangataxie** und **Vigilanzstörungen**.

Zu den Augenbewegungsstörungen gehören Augenmuskellähmungen, Blickparesen, Nystagmus und INO. Die Ataxie präsentiert sich als Stand- und Gangataxie (Rumpfataxie), selten mit Zeigeataxie oder Dysarthrie. Zu den psychischen Veränderungen gehören Verwirrtheit und Bewusstseinstrübung sowie die **Korsakow-Symptomatik**.

Die akute Symptomatik der Wernicke-Enzephalopathie ist nach parenteraler Thiamingabe rasch reversibel. Allerdings tritt bei der Mehrzahl der Patienten mit Alkoholätiologie der Übergang in ein von psychischen Symptomen dominiertes Defektsyndrom ein, das **Wernicke-Korsakow-Syndrom** (Korsakow-Psychose). Charakteristisch sind hier **mnestische Störungen, Konfabulationen und Desorientierung**. Nach Abklingen der akuten Wernicke-Enzephalopathie und unter Thiamingaben kommt es in ca. 50% der Fälle zur partiellen bis vollständigen Besserung binnen eines Jahres. Im **chronischen Stadium** sind die Defizite konstant und therapierefraktär, die Konfabulationsneigung klingt ab. Eine selbstständige Lebensführung ist meist nicht mehr möglich.

Der Ausfall von Thiamin als Koenzym im Kohlenhydratstoffwechsel verursacht neuronale und vaskuläre Schädigungen, die pathophysiologisch im einzelnen noch ungeklärt sind.

Pathologisch findet man bei der Wernicke-Enzephalopathie eine **Polioencephalitis haemorrhagica superior** mit ausgedehnten Nervenzellverlusten und z. T. hämorrhagischen Läsionen in den Corpora mamillaria, im Thalamus (v.a. in den Assoziationskernen und limbischen Relaiskernen), im Mittelhirn periaquäduktal, am Boden des IV. Ventrikels (Gegend des Vaguskerns und der Vestibulariskerne), im Kleinhirnwurm (rostraler Abschnitt) sowie den Fornix-Endabschnitten. Die Hirnrinde selbst ist nicht direkt betroffen.

Neben Alkoholismus und Malnutrition gibt es noch andere seltene Ursachen der Wernicke-Enzephalopathie: reine Glukose-Infusionen, Coma diabeticum und Medikamente (Nitroimidazol-Abkömmlinge wie Metronidazol und Mikonazol).

50. Wie befällt eine Multiple Sklerose den Hirnstamm?

Bei der Multiplen Sklerose (MS) kommt es häufig zur Demyelinisierung sowie axonalen Schädigung der schnell-leitenden, dick-myelinisierten Fasern im Hirnstamm. Dazu gehören vor allem die **Pyramidenbahnen**, der **Fasciculus longitudinalis medialis** und die **zerebello-vestibulären Verbindungen**. Eine bilaterale INO ist nahezu pathognomonisch für die MS. Andere Leitsymptome für den Hirnstammbefall bei der MS sind die Kombination aus bilateralen Kleinhirn- und Pyramidenbahnzeichen, die zur Ataxie und pathologisch gesteigerten Reflexen mit Pyramidenbahnzeichen führen.

51. Was ist eine zentrale pontine oder extrapontine Myelinolyse?

Die zentrale pontine Myelinolyse ist eine andere «demyelinisierende» Erkrankung der weißen Substanz des Hirnstamms. Man unterscheidet zwei Unterformen, eine
(1) **pontine Form** mit Entmarkung zentral in der Brücke, und eine
(2) **extrapontine Form** (zentrale extrapontine Myelinolyse) mit Entmarkung zusätzlich im Zerebellum (u. a. Strukturen).

Histologisch findet man bei beiden Formen eine Demyelinisierung bei Erhaltung der Ganglienzellen, die ohne wesentliche entzündliche Veränderungen imponiert.

Sie tritt hauptsächlich bei zu **rascher Korrektur einer Hyponatriämie** (Serum-Natrium < 126 mmol/l) auf, meist bei Patienten mit Malnutrition oder Alkoholismus. In 30% ist eine Wernicke-Enzephalopathie assoziiert. Das Risiko ist höher, je länger die Hyponatriämie vorbestanden hat.

Pathophysiologisch kommt es bei lang anhaltender Serum-Hyponatriämie zu einem vermehrten Fluss interstitieller Flüssigkeit in den Liquorraum und zum Verlust von Elektrolyten des Hirnparenchyms. Bei zu schneller Korrektur dieses Ionenmangels kommt es zur Hirndehydratation und Myelinschädigung durch einen bislang noch unbekannten Mechanismus («**osmotische Demyelinisierung**»).

Die **Leitsymptome** der pontinen Myelinolyse sind subakute progressive spastische Tetraparese mit Beteiligung der unteren Hirnnerven und Bewusstseinstrübung bis zum Koma. Die schwere Erkrankung endet häufig letal, einige Fälle gehen in ein Locked-in-Syndrom über. Es kommt bei benignen Verläufen nach etwa 2 Wochen zur klinischen Besserung; eine komplette Rückbildung mit restitutio ad integrum ist möglich.

52. Was hat das Marchiafava-Bignami-Syndrom mit der zentralen pontinen Myelinolyse gemeinsam?

Das **Marchiafava-Bignami-Syndrom** ist möglicherweise eine Variante der zentralen pontinen Myelinolyse. Diese Erkrankung ist zunächst nur über die Pathologie definiert und charakterisiert durch eine (kernspintomographisch sichtbare) Entmarkung des Balkens. Sehr häufig (aber nicht immer) ist sie mit Alkoholismus assoziiert, weswegen pathophysiologisch ein nutritiver Faktor oder der Zusammenhang mit einer Elektrolytstörung postuliert wird. Das klinische Bild ist sehr variabel, meist jedoch findet sich ein Frontalhirnsyndrom, ein progredienter dementieller Abbau, Dysarthrie oder andere fokale neurologische Ausfälle. Differentialdiagnostisch ist an das Wernicke-Korsakow-Syndrom zu denken. Eine Therapie gibt es nicht, Thiamingaben sind unwirksam.

Schwindel

53. Was ist Schwindel?

Schwindel (Vertigo) ist eine unangenehme Verzerrung unserer Raum- und Bewegungswahrnehmung mit Gleichgewichtsstörungen. Das Gefühl kann den gesamten Körper oder nur den Kopf einbeziehen. Früher hat man man einen sogenannten systematischen Schwindel (i. S. eines Dreh-, Schwank-, oder Liftgefühls, vestibulärer Schwindel) vom unsystematischen Schwindel unterschieden (nicht-vestibulärer Schwindel). Letzterer wird als Benommenheit und/oder Unsicherheit beschrieben, die auf praesynkopalen Zuständen, posturaler Hypotension, Hyperventilation, multiplen sensorischen Defiziten oder anderen Ätiologien beruht. Aus heutiger neurophysiologischer Sicht ist diese Unterscheidung nicht mehr korrekt, da vestibuläre, visuelle und somatosensorische Bewegungsinformationen im Hirnstamm, Thalamus und vestibulären Kortex konvergieren und schon die einzelnen Neurone der Vestibulariskerne eine reale Körperbeschleunigung nicht von einer optokinetisch induzierten Zirkularvektion unterscheiden können (siehe beispielsweise die Eigenbewegungsillusion beim Anschauen eines anfahrenden Zuges).

«Systematischer» Schwindel entsteht entweder als physiologischer Reizschwindel (z. B. Seekrankheit, Höhenschwindel), wenn die konvergierenden Bewegungsmeldungen nicht der durch frühere Bewegungserfahrung eingeeichten «Erwartung des aktuellen Sinnesmusters» entsprechen («sensory mismatch»), oder als pathologischer Läsionsschwindel (z. B. bei Neuritis vestibularis) durch Funktionsstörungen zentral oder peripher vestibulärer Strukturen (peripher-vestibuläre oder zentral-vestibuläre Schwindelformen).

54. Was sind die häufigsten Ursachen des Schwindels? Wo liegen die Schädigungen?

Die Ursachen für Schwindel können peripher (periphere Labyrinthläsion, periphere Vestibularisnervläsion) oder zentral liegen.

Die häufigsten **peripher-vestibulären Schwindelformen** sind der **benigne paroxysmale Lagerungsschwindel**, die **Neuritis vestibularis** und der **M. Menière**. Seltener sind das neurovaskuläre Kompressions-Syndrome des VIII. Hirnnerven (Vestibularisparoxysmie) oder Labyrinthfisteln. Bei den peripher-vestibulären Schwindelformen kommt es häufig zusätzlich zu **Tinnitus** und **Hörverlust**, jedoch zu keinen anderen neurologischen Ausfallserscheinungen.

Zentral-vestibuläre Schwindelformen entstehen durch Läsionen der Verbindungen zwischen Vestibulariskernen und Vestibulozerebellum sowie zwischen Vestibulariskernen, okulomotorischen Strukturen des Hirnstamms, Thalamus und vestibulärem Kortex. Der zentral-vestibuläre Schwindel ist fast immer begleitet von anderen Zeichen einer Hirnstammdysfunktion wie z. B. Doppelbildern, Paresen und Sensibilitätsstörungen im Gesicht, Dysarthrie oder Dysphagie z. B. im Rahmen eines komplexen infratentoriellen klinischen Syndroms (z. B. Wallenberg-Syndrom). Selten handelt es sich um klar definierte Leitsyndrome unterschiedlicher Ätiologie, wie Upbeat- oder Downbeat-Nystagmus (schnelle Phase des Nystagmus schlägt nach oben bzw. unten), deren typischer okulomotorischer Befund nur bei zentralen Hirnstamm- oder zerebellären Funktionsstörungen vorkommt und eine sichere topische Diagnostik erlaubt.

Über häufige Ursachen peripher- und zentralvestibulärer Schwindelformen informiert die **Tabelle 9.6**.

55. Welche Symptome und Untersuchungsbefunde helfen bei der Unterscheidung von zentral-vestibulärem und peripher-vestibulärem Schwindel

Die **Tabelle 9.7** gibt eine Übersicht der wichtigsten Symptome und neurologischen Untersuchungsbefunde zur Unterscheidung von peripherem und zentralem Schwindel.

Peripher-vestibuläre Schwindel-Attacken sind gekennzeichnet durch heftigen Drehschwindel, rotierenden horizontalen Spontan-Nystagmus in eine Richtung, Fallneigung in die andere Richtung, Übelkeit und Erbrechen.

Zentrale Schwindelformen können als Sekunden bis Minuten dauernde Attacken auftreten (Basilarismigräne), über Stunden bis Tage anhalten (Hirnstamminfarkt) oder ein permanentes Symptom sein (Downbeat-Nystagmus bei Arnold-Chiari-Malformation).

Tabelle 9.6: Häufige Ursachen des Schwindels

Zentral-vestibulärer Schwindel
Hirnstamminfarkt
Hirnstamm-TIA
Vertebrobasiläre Insuffizienz
Multiple Sklerose
Neoplasien
Syringobulbie
Arnold-Chiari-Missbildung
Basilarismigräne
Kleinhirnblutung

Peripher-vestibulärer Schwindel
Neuritis vestibularis
Benigner paroxysmaler Lagerungsschwindel (BPH)
M. Ménière
lokales Trauma oder posttraumatisch (z.B. Vestibularisparoxysmie)
Physiologisch (z.B. Seekrankheit)
Medikamente, Toxine (z.B. Antibiotika, Diuretika, Chemotherapeutika, Antiepileptika)
Raumforderungen der hinteren Schädelgrube (z.B. Akustikusneurinom)
Entzündung (Labyrinthitis, Otitis, Mastoiditis)

56. Was ist die Neuritis vestibularis?

Der akute einseitige Vestibularisausfall (Neuritis vestibularis oder Neuronitis vestibularis) mit den Leitsymptomen eines über Tage anhaltenden **heftigen Dauerdrehschwindels, Nystagmus, Fallneigung** und **Erbrechen** ist eine häufige Erkrankung, die vorwiegend junge Erwachsene betrifft. Ein Tinnitus oder Hörverlust gehören nicht zum Krankheitsbild. Die Ätiologie ist nicht geklärt, man vermutet eine virale und/oder autoimmunologische Genese, daneben werden auch vaskuläre Schädigung diskutiert.

Die benigne Erkrankung klingt über Tage bis Wochen (vorwiegend durch zentral vestibuläre Kompensationsmechanismen) ab, die Funktion des Labyrinths kann sich erholen (evtl. Nystagmusumkehr in der Erholungsphase).

57. Was ist der Morbus Ménière?

Der Morbus Ménière ist eine Innenohrerkrankung mit der typischen **Symptomen-Trias Tinnitus, Hörverlust** und **akuter Drehschwindel**. Der Attacken-Schwindel tritt für Minuten bis Stunden ohne er-

Tabelle 9.7: Übersicht der wichtigsten Symptome und neurologischen Untersuchungsbefunde zur Unterscheidung von peripherem und zentralem Schwindel

Symptome und Befunde	zentraler Schwindel	peripherer Schwindel
Nystagmus	oftmals vertikal oder rotatorisch; mgl. Änderung bei Blickrichtungsveränderung; Zunahme beim Blick zur Läsionsseite	meist horizontal, manchmal rotatorisch; unidirektional und konjugiert; Zunahme beim Blick weg von der Läsionsseite
Nystagmus: Latenz des Auftretens und Dauer nach Kopfbewegung	keine Latenz persistierend und > 60 s Dauer	tritt mit Latenz auf schwächt ab und dauert < 60 s
kalorische Testung	kann normal sein	pathologisch auf geschädigter Seite
Hirnstamm – oder Hirnnervendysfunktion	oftmals vorhanden	nein
Hörverlust, Tinnitus	nein	oftmals vorhanden
Übelkeit und Erbrechen	normalerweise fehlend	normalerweise vorhanden
Schwindel	normalerweise leicht	schwer, oftmals Drehschwindel
Fallneigung	häufig Fallneigung zur Läsionsseite	häufig Fallneigung zur Gegenseite des Nystagums
Fixation eines Objekts oder Augenschluss	keine Veränderung oder Zunahme der Symptome	Inhibition von Nystagums und Schwindel

kennbaren Auslöser auf und ist begleitet von einem Ohrdruckgefühl. Selten findet man monosymptomatische Formen. Die Erkrankung tritt idiopathisch vor allem zwischen dem 20. und 50. Lebensjahr oder bei Zustand nach Labyrinthitis auf. Die Inzidenz beträgt 50/100 000 Einwohner. **Pathophysiologisch** kommt es zum «Endolymphhydrops» mit Einreißen des häutigen Labyrinths und Störung des Ionenmilieus mit «Kalium-Lähmung» des N. vestibularis. Pathologisch degenerieren die Haarzellen in der Macula und den Bogengängen.

Im Krankheitsverlauf kommt es zunächst zu einer Häufung der Anfälle, später zu einer spontanen Abnahme. Innerhalb von 5–10 Jahren kann die Erkrankung spontan sistieren, in fast der Hälfte der Fälle kommt es jedoch unter häufigen Rezidiven und langsamer Progredienz auch auf der Gegenseite zu Hörstörungen.

58. Was ist der benigne paroxysmale Lagerungsschwindel? Wie wird er diagnostiziert?

Der benigne paroxysmale Lagerungsschwindel (BPPV) ist die häufigste Schwindelform, vor allem des höheren Alters (65–75 Jahre). Er ist charakterisiert durch **kurze Drehschwindel-Attacken** mit gleichzeitigem **rotierendem Lagerungs-Nystagmus** zum nach unten liegenden Ohr, zum Teil auch Übelkeit. Er wird durch Kopfreklination oder Kopf- bzw. Körperseitenlagerung zum betroffenen Ohr ausgelöst, wobei das Gehör normal ist. Der BPPV ist verursacht durch eine Funktionsstörung des hinteren vertikalen Bogengangs (seltener auch des horizontalen Bogengangs) infolge einer **Kanalolithiasis** (Verkalkung und Dislokation der Otolithen, die sich im Bogengang frei bewegen und dort die Haarzellen stimulieren). Drehschwindel und Nystagmus treten nach der Lagerung (Kopfreklination oder Kopfseitenlagerung zum Läsionsohr) mit einer kurzen Latenz von Sekunden in Form eines Crescendo/Decrescendo-Verlaufs von maximal 30 Sekunden auf. Die Schlagrichtung des Nystagmus hängt von der Blickrichtung ab: überwiegend rotierend beim Blick zum unten liegenden Ohr und überwiegend (vertikal) zur Stirn schlagend beim Blick zum oben liegenden Ohr. Der Nystagmus entspricht einer ampullofugalen Erregung des hinteren vertikalen Bogengangs des unten liegenden Ohrs.

Die Diagnose eines BPPV lässt sich in den meisten Fällen aufgrund der typischen Anamnese (kurzdauernder Drehschwindel beim Umdrehen/Aufrichten aus dem Bett) und des klinischen Befundes stellen (Lagerungsprobe).

59. Was ist das Epley-Befreiungsmanöver?

Das Epley-Befreiungsmanöver gehört zu den **physikalischen Befreiungsmanöver** bei der Therapie des benignen paroxysmalen Lagerungsschwindels (BPPV). Nach der pathophysiologischen Vorstellung einer **Kanalolithiasis**, d.h. einem frei beweglichen Pfropf im Bogengang, kann man durch geeignete physikalische Manöver (rasche Kopflagerung zur Gegenseite mit Herausschleuderung des Pfropfes) den BPPV bei fast allen Patienten erfolgreich therapieren.

Es gibt noch zwei andere, sehr häufig angewendete Befreiungsmanöver, die **Brandt-Daroff-Übungen** und das **Semont-Manöver**.

> Epley JM: The canalith repositioning procedure for treatment of benign paroxysmal positional vertigo. Otolaryngol Head Neck Surg 107:399–406, 1992.

Bewusstseinsstörungen

60. Beschreiben Sie die Funktionen der Retikularisformation im Hirnstamm

Die Formatio reticularis besteht aus einem Netzwerk diffus oder retikulär aggregierter Neurone, die in den zentralen Anteilen der Medulla, des Pons und des Mittelhirns verteilt sind. Sie füllt Räume zwischen Hirnnervenkerngruppen und Olivenkernen und liegt zwischen den auf- und absteigenden Faserzügen. Ihre Neurone erhalten afferente Information aus dem Rückenmark, den Hirnnervenkernen, dem Kleinhirn und dem Großhirn und entsenden wiederum efferente Impulse zu denselben Strukturen. Die weitverzweigten Verbindungen bedingen den bedeutenden Einfluss auf viele neuronale Aktivitäten.

Die **Hauptfunktionen der Retikularisformation** sind in 4 Punkten zusammengefasst:
1. Steuerung der Vigilanz bzw. des Schlaf-Wach-Rhythmus (aufsteigendes retikuläres Aktivierungssystem).
2. Modulation der segmentalen Muskeleigenreflexe und des Muskeltonus als Kontrolle der Motorik.
3. Koordination und Regulationen der autonomen Funktionen sowie der respiratorischen oder kardiovaskulären Automatismen (vegetative Zentren der Retikularisformation).
4. Modulation der Schmerzwahrnehmung.

> Steriade M: Arousal: Revisiting the reticular activating system. Science 272:225–227, 1996.

61. Was sind Vigilanzstörungen? Wie werden sie eingeteilt?

Bei zahlreichen neurologischen Erkrankungen finden sich Vigilanz- oder Bewusstseinsstörungen bzw. Störungen des Schlaf-Wach-Rhythmus, wobei die Retikularisformation entscheidenden Einfluss auf den Grad des erlebten Bewusstseins hat.

Störungen des Bewusstseinsniveaus schätzt man anhand der Reaktion (gerichtet/ungerichtet; prompt, verzögert, verlangsamt, fehlend) auf verbale Aufforderungen, auf optische, akustische und sensible Stimuli sowie anhand der Beobachtung des Spontanverhaltens ein.

Mit zunehmender Vigilanzstörung bleibt als erstes die Reaktion auf optische, als zweites auf akustische und zuletzt die Reaktion auf Schmerzreize aus. Je stärker der Reiz ist, der eine Abwehrbewegung auslöst, je später und undifferenzierter die Schmerzreaktion erfolgt und je mehr sich diese auf den Reizort beschränkt, desto ausgeprägter ist die Vigilanzstörung:
1. **Benommenheit**: wach, verlangsamte Reaktion.
2. **Somnolenz**: schläfrig, leicht erweckbar, verzögerte Reaktion auf verbale, prompte und gezielte Reaktion auf Schmerzreize.
3. **Sopor**: erschwert erweckbar, deutlich verzögerte oder fehlende Reaktion auf verbale Reize; verzögerte, noch gerichtete Abwehr von Schmerzreizen.

4. **Koma – leicht, flach** (Glasgow-Coma-Scale GCS > 7): nicht erweckbar, fehlende Antwort auf verbale, ungerichtete, globale Massenbewegungen auf Schmerzreize.
5. **Koma – mittelschwer** (GCS = 6–7): nur auf stärkste Reize ungerichtete Abwehrbewegungen.
6. **Koma – tief** (GCS < 6): fehlende Reaktion auf Schmerzreize, allenfalls Auslösung von Beuge-, Streck- oder generalisierten Streckkrämpfen (mit Beschleunigung der Puls- und Atemfrequenz).

Störungen des Bewusstseinsinhalts graduiert man nach anderen Gesichtspunkten:
1. **Verwirrtheit:** Desorientiertheit, Inkohärenzen im Denken und Handeln, Wahrnehmungsstörung, veränderter Schlaf-Wach-Rhythmus.
2. **Delir:** stärkere Verwirrtheit, Halluzinationen (meist visuell), Agitiertheit, vegetative Symptome.

62. Wie untersuchen und überwachen Sie die Hirnstammfunktion bei einem komatösen Patienten?

Bei der Untersuchung eines komatösen Patienten muss auf Symptome und Befunde geachtet werden, die eine (evtl. beginnende) Dysfunktion der Retikularisformation anzeigen können. Dies ist insbesondere wichtig bei einem drohenden Hirnstammversagen infolge von Herniationen in die hintere Schädelgrube bei intrakraniellem Druckanstieg (Einklemmungssyndrome). Es resultiert eine von kranial nach kaudal fortschreitende partielle oder komplette Unterbrechung der afferenten und efferenten Bahnen im Hirnstamm im Sinne einer Dezerebration. Sie endet bei Beteiligung der Medulla tödlich (Bulbärhirnsyndrom). Notfallmaßnahmen zur Senkung des intrakraniellen Drucks sind sofort einzuleiten.
Folgende Parameter und Untersuchungen werden zur engmaschigen Überwachung des Zustands benutzt:
1. Bewusstseinslage und Bewusstseinsinhalte,
2. Atemmuster,
3. Pupillengröße und Reaktion auf Lichtreize,
4. Spontane Augenbewegungen und Blickdeviationen,
5. okulo-zephaler Reflex (OCR) bei passiver Kopfbewegung (Puppenkopfphänomen),
6. vestibulo-okulärer Reflex (VOR): Augenbewegung nach kalorischer Testung mit kaltem Wasser,
7. motorische Reaktion auf Schmerzreize: Reizung des N. supraorbitalis (Schmerzreflexe nach Kehrer),
8. Prüfung anderer Hirnstammreflexe: Orbicularis-oculi-Reflex (OOR), Würgereflex, Massetreflex, ziliospinaler Reflex (Pupillenerweiterung nach peripherem Schmerzreiz infolge Sympathikusstimulation).

63. Wie erlaubt die klinische Untersuchung eine Höhenlokalisation beim komatösen Patienten?

Siehe dazu **Tabelle 9.8**

64. Wie diagnostizieren Sie einen irreversiblen Funktionsausfall des Hirnstamms?

Der Hirntod ist eine klinische Diagnose und definiert als Zustand des irreversiblen Erloschenseins aller Funktionen des Groß- und Kleinhirns sowie des Hirnstamms (Ausfall der gesamten Hirnfunktionen).

Der komplette Ausfall des Hirnstamm ist charakterisiert durch das **Fehlen der Spontanatmung** (apnoisches Koma). Bei der Untersuchung sind **sämtliche Hirnstammreflexe** (Kornealreflex, Pupillenreflex, Würge-, Rachenreflex, Trachealreflex = Hustenreflex beim Absaugen, ziliospinaler Reflex) nicht mehr auslösbar. Die **Pupillen sind mittelweit oder weit und lichtstarr**. Der okulo-zephale Reflex (OCR) und der vestibulo-okuläre Reflex (VOR) fehlen. Der **Muskeltonus ist schlaff**, es kommt zu keinen spontanen Gesichtsbewegungen und **keiner Reaktion auf Schmerzreize**.

Bei Erwachsenen sollte dieser Zustand für 12–24 Stunden bestehen, bevor der Nachweis der Irreversibilität gestellt wird. Voraussetzung für die Diagnose des Hirntods sind der Nachweis einer akuten schweren (primären oder sekundären) Hirnschädigung. Augeschlossen müssen als mögliche Ursachen oder Mitursachen sein: Intoxikation, Sedierung, neuromuskuläre Blockade, Hypothermie, Kreislaufversagen (systolischer Druck ≤ 80 mmHg), metabolische, endokrine oder entzündliche Erkrankungen.

Die Feststellung erfolgt durch zwei Untersucher, die mehrjährige Erfahrung in der Intensivtherapie

Tabelle 9.8: Höhenlokalisation der Hirnstammdysfunktion beim komatösen Patienten

	diencephales Syndrom	mesencephales Syndrom	pontines Syndrom	sulbäres Syndrom
Bewusstseinslage	Somnolenz oder Stupor	Koma, mittel	Koma, tief	Koma, tief
Atmung	evtl. Cheyne-Stokes-Atmung	Zentrale Hyperventilation (Maschinenatmung)	Apneustische oder Clusteratmung	ataktische Atmung
Pupillen	verengt, verzögerte Reaktion	– mittelweit bis weit, lichtstarr (Nucleus N. III) – einseitig erweitert und lichtstarr (Nervus III) – beidseits weit und lichtstarr (praetektale Region)	weit, entrundet, lichtstarr	maximal weit, lichtstarr, entrundet
okulo-zephale und vestibulo-okuläre Reflexe	auslösbar und vorhanden	nicht vorhanden und pathologisch	nicht vorhanden und pathologisch	nicht auslösbar
Reaktion auf Schmerzreize	Dekortikation (Beugesynergismen)	Dezerebration (Strecksynergismen)	Dezerebration oder nicht auslösbar	nicht auslösbar

von Patienten mit Hirnschädigungen haben und die nicht dem Transplantations-Team angehören. Eine zeitliche Komponente zwischen beiden Untersuchern ist zu beachten.

65. Was ist der Apnoe-Test?

Der Apnoe-Test ist ein essentieller Test zum Nachweis des irreversiblen Verlustes der Hirnstammfunktion. Die fehlende Spontanatmung wird bewiesen durch die Stimulation des Atemzentrums im Hirnstamm mittels induzierter Hyperkapnie.

1. Hypoventilation (25% des Ausgangsvolumens) mit reinem Sauerstoff bis zu einem Partialdruck von $pCO_2 = 60$ mmHg.
2. Insufflation von O_2 durch den Tubus und
3. Diskonnektion für 2–3 Minuten
4. Dokumentation durch Blutgasanalyse vor und nach Ende der Beobachtungsperiode.
   Einschränkungen bestehen bei Patienten, die an eine Hyperkapnie von $pCO_2 \geq 45$ mmHg adaptiert sind. Hier benötigt man zum Nachweis des Hirntods zusätzlich apparative Untersuchungen wie evozierte Potentiale.

Literatur

1. Adams RD, Victor M, Ropper AH: Principles of Neurology, 6. Aufl New York, McGraw-Hill, 1997.
2. Baloh, RW: Dizziness, Hearing Loss, and Tinnitus. Philadelphia, F. A. Davis, 1998.
3. Brandt Th: Vertigo: Its multisensory syndromes, 2. Aufl., Berlin, Springer, 1998.
4. Duus P: Neurologisch-topische Diagnostik 5. Aufl. Stuttgart, New York, Thieme, 1997.
5. Hacke W: Neurocritical care. Springer, Berlin, 1994.
6. Huber A, Kömpf D (Hrsg.): Klinische Neuroophthalmologie, Stuttgart, New York, Thieme, 1998.
7. Kandel ER, Schwartz JH, Jessell TM: Principles of Neural Science, 3. Aufl. New York, Elsevier, 1991.
8. Leigh RJ, Zee DS: The Neurology of Eye Movements, 2. Aufl. Philadelphia, F. A. Davis, 1991.
9. Patten J: Neurological Differential Diagnosis. London, Springer, 1996.
10. Plum F, Posner JB: The Diagnosis of Stupor and Coma, 3. Aufl. Philadelphia, F. A. Davis, 1982.
11. Stöhr M, Brandt Th, Einhäupl KM: Neurologische Syndrome in der Intensivmedizin. 2. Aufl. Kohlhammer, Stuttgart, 1998.

10. Erkrankungen des Kleinhirns

Eugene C. Lai

Funktionelle Neuroanatomie

1. Beschreiben Sie die funktionelle Bedeutung des Kleinhirns

Durch komplexe regulatorische Bahnverbindungen und verschiedene Rückkopplungsschleifen optimiert das Kleinhirn Bewegungen und erhält Gleichgewicht sowie Muskeltonus. Das Kleinhirn erhält somatosensorische Afferenzen aus dem Rückenmark, Bewegungsentwürfe aus der präfrontalen und prämotorischen Großhirnrinde und Informationen aus den vestibulären Anteilen des Innenohres. Alle diese Informationen werden dort integriert. Sie sorgen unter Berücksichtigung der passiven Gravitationskräfte, der bewegungsabhängigen Kräfte sowie der Fehlergrößen für die rasche Ausführung und Zielgenauigkeit ökonomisch geglätteter, energiesparender und situativ optimal angepasster Bewegungsabläufe. Den entsprechenden Kleinhirnregionen werden alle Bewegungsentwürfe oder somatosensorischen Informationen sozusagen als «Kopie» zugeschickt. Noch vor der endgültigen Ausführung einer Bewegung wird das im Kleinhirn aufbereitete Bewegungsprogramm dem motorischen Kortex der Präzentralregion zugleitet. Auch während der Bewegung kontrolliert das Kleinhirn unter Berücksichtigung der somatosensorischen Reafferenz deren korrekte Ausführung.

Des weiteren ist das Kleinhirn beim Erlernen motorischer Fähigkeiten beteiligt, seine Funktionsweise kann durch Erfahrung modifiziert werden.

Eine Schädigung des Kleinhirns führt zum Hauptsymptom der Ataxie, mit Dyskoordination von Extremitäten- und Augenbewegungen, Stand- und Gangunsicherheiten und einem verminderten Muskeltonus. Wird das Kleinhirn allein geschädigt, so ist die sensible Wahrnehmung sowie die Muskelkraft nicht gestört.

2. Beschreiben Sie den anatomischen Aufbau des Kleinhirns

Das Zerebellum wird durch transversal verlaufende Fissuren in drei Hauptlappen unterteilt. Die Primärfissur (Fissura prima) liegt an der kranialen Oberfläche und unterteilt das Kleinhirn in einen **Lobus anterior** und einen **Lobus posterior**. Die Fissura posterolateralis liegt an der Unterseite und teilt den Hinterlappen vom kleinen **Lobus flocculonodularis** ab (**Abb. 10.1 A**). Die relativ dünne Kleinhirnrinde zeigt beim Erwachsenen eine Gliederung in drei Schichten: außen die **Molekularschicht** (Stratum moleculare), innen die **Körnerschicht** (Stratum granulosum) und dazwischen die Schicht der großen Ganglienzellen, die **Purkinje-Zellschicht** (Stratum ganglionare). In der tiefen medullären Region gibt es drei paarige Kerngruppen. Von medial nach lateral betrachtet sind das der **Nucleus fastigii**, der **Nucleus interpositus** (Gruppe aus **Nucleus globosus** und **Nucleus emboliformis**) und der **Nucleus dentatus**.

Die Unterteilung des Kleinhirns basierend auf longitudinalen Zonen (Zonengliederung) und ihren verschiedenen Faserverbindungen ist für eine funktionelle Untergliederung sinnvoller. Man unterscheidet eine Zone in der Mittellinie, den unpaaren Wurm (**Vermis**), der die beiden Kleinhirnhemisphären voneinander trennt. Jede Hemisphäre besteht aus einer **intermediären** und einer **lateralen Zone** (Zona intermedia und Zona lateralis). Diese drei Zonen repräsentieren zusammen mit dem Lobus flocculonodularis die wichtigsten funktionellen Untereinheiten des Kleinhirns auf Grundlage ihrer

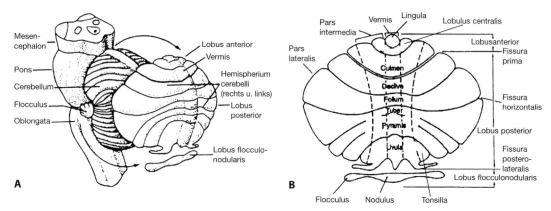

Abbildung 10.1: Anatomischer Aufbau des Kleinhirns
(aus Ghez C: The cerebellum. In Kandel ER, et al. (Hrsg): Principles of Neural Science. New York, Elesevier 1991, mit freundlicher Erlaubnis).
A: Makroskopische Unterteilung der äußeren Kleinhirnstruktur in verschiedene Lappen.
B: Funktionelle Gliederung des Kleinhirns in 3 sagittale Zonen (das Kleinhirn ist aufgeklappt, um den eingerollten und normalerweise nicht sichtbaren Lobus flocculonodularis darzustellen). Die Fissura posterolateralis trennt den Lobus flocculonodularis vom Lobus posterior. Flachere Fissuren unterteilen den vorderen und hinteren Lappen in 9 Lobuli. Das Zerebellum hat drei funktionelle Regionen: den Vermis, die Pars intermedia und die Pars lateralis.

verschiedenen afferenten und efferenten Bahnverbindungen (**Abb. 10.1 B**).

Eine weitere Einteilungsmöglichkeit ist die Benennung der Kleinhirnanteile nach **entwicklungsgeschichtlichen Gesichtspunkten**: Das **Archicerebellum** ist im wesentlichen der Lobus flocculonodularis (entspräche also funktionell dem Vestibulocerebellum), das **Paläocerebellum** entspricht dem Lobus anterior (gehörend im Wesentlichen zum Spinocerebellum) und das **Neocerebellum** entspricht dem Lobus posterior (entspräche hauptsächlich dem Pontocerebellum)

3. Nennen Sie die Faserverbindungen und die Funktionen der Kleinhirnteile
Tabelle 10.1 informiert über die funktionelle Gliederung der Kleinhirnanteile mit ihren Hauptafferenzen und -efferenzen.

4. Was sind die wichtigsten afferenten und efferenten Bahnverbindungen des Kleinhirns?
Das Kleinhirn ist mit dem Hirnstamm über die Pedunculi cerebelli (Kleinhirnstiele) verbunden. Die afferenten und efferenten Fasern erreichen über den oberen, mittleren und unteren Kleinhirnstiel ihre Zielstrukturen:

1. Pedunculus cerebellaris inferior (Corpus restiformis):
Der untere Kleinhirnstiel enthält hauptsächlich **afferente Fasern**.

Die fünf wichtigsten Afferenzen über den unteren Kleinhirnstiel sind:
(1) der **Tractus vestibulocerebellaris,**
(2) der **Tractus olivocerebellaris,**
(3) der **Tractus spinocerebellaris post.** (hintere Kleinhirnseitenstrangbahn),
(4) der **Tractus cuneocerebellaris** (Propriozeption aus dem Halsbereich),
(5) der **Tractus reticulocerebellaris.**
Es gibt nur einen wichtigen efferenten Strang, den **Tractus fastigiobulbaris,** der den Lobus flocculonodularis mit den Vestibulariskernen verbindet, daneben existiert noch eine sogenannte **direkte sensorische Kleinhirnbahn,** die ohne Umschaltung über den Nucleus fastigii als **Tractus cerebellovestibularis** die Vestibulariskerne erreicht.

2. Pedunculus cerebellaris medialis (Brachium pontis):
Der mittlere Kleinhirnstiel enthält nahezu ausschließlich die gekreuzten **afferenten Fasern** aus den pontinen Kernen (**Nuclei pontis**), die Impulse aus

Tabelle 10.1: Funktionelle Gliederung des Kleinhirns mit den wichtigsten afferenten und efferenten Faserverbindungen

Funktionelle Unterteilung	Hauptafferenzen	Hauptefferenzen	Funktion
Vestibulocerebellum Lobus flocculonodularis	Vestibulariskerne, Labyrinth, optisches System	Vestibulariskerne, vestibulospinale Bahnen (mediale und laterale)	Gleichgewicht (axial), Augenbewegungen, vestibuläre Reflexe
Spinocerebellum Vermis	vestibuläres, optisches und auditives System; Gesicht, proximale Körperteile	Vestibulariskerne, Retikularisformation kontralateraler Motorkortex, mediales deszendierendes Bahnsystem via Nucleus fastigii (Tr. reticulospinalis med., Tr. vestibulospinalis)	Kontrolle der axialen und proximalen Muskulatur; Bewegungsausführung und Bewegungsfluss; Beziehung zum Eigenreflexapparat
Zona intermedia	Rückenmark (distale Körperteile)	kontralateraler Nucleus ruber, kontralateraler Motorkortex, laterales deszendierendes Bahnsystem via Nucleus interpositus (Tr. reticulospinalis lat., Tr. rubrospinalis)	Kontrolle der distalen Muskulatur; Bewegungsausführung und Bewegungsfluss; Beziehung zum Fremdreflexapparat
Pontocerebellum Zona lateralis	kontralateraler Cortex cerebri über pontine Kerne	kontralateraler Nucleus ruber, Thalamus, praemotorischer und motorischer Kortex via Nucleus dentatus	Bewegungsplanung, Bewegungsinitiation, Zeitplan des Bewegungsablaufs

dem Cortex cerebri zu der Zona intermedia (Spinocerebellum) und der Zona lateralis (Pontocerebellum) leiten (**Tractus cortico-ponto-cerebellaris**).

3. Pedunculus cerebellaris superior (Brachium conjunctivum):
Der obere Kleinhirnstiel enthält hauptsächlich **efferente Projektionsfasern** aus dem Cerebellum. Aus dem Nucleus dentatus und dem Nucleus interpositus entspringen die Verbindungen zum Nucleus ruber (**Tractus cerebellorubralis**), zum Thalamus (**Tractus dentatothalamicus**) und zur Retikularisformation (**Tractus cerebelloreticularis**). Der **Tractus fastigiobulbaris rectae** verläuft im Brachium conjunctivum über eine kurz Strecke, bevor er dann über den unteren Kleinhirnstiel zu den ipsilateralen Vestibulariskernen gelangt.

Zu den **afferenten Fasern** gehört die vordere Kleinhirnseitenstrangbahn (**Tractus spinocerebellaris ant.**), sowie die propriozeptiven Fasern aus dem Trigeminusgebiet (**Tractus trigeminocerebellaris**) und die Projektionen aus der Vierhügelplatte (**Tractus tectocerebellaris**).

Allgemein kann man sagen, dass das Kleinhirn über den oberen Kleinhirnstiel mit dem Mittelhirn, über mittleren mit der Brücke und mit dem unteren mit der Medulla verbunden wird.

5. Wie wird das Kleinhirn mit Blut versorgt?
Aus dem A. vertebralis und aus der A. basilaris entspringen drei paarige Arterien für die Blutversorgung des Cerebellum: die **A. cerebelli inferior posterior** (klinisch kurz **PICA** «posterior inferior cerebellar artery»), die **A. cerebelli inferior anterior** (**AICA**) und die **A. cerebelli superior** (**SCA**). Die drei Gefäße sind durch Anastomosen untereinander

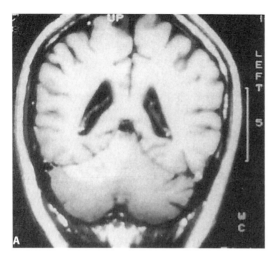
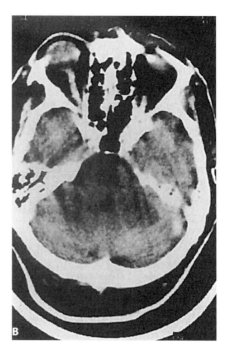

Abbildung 10.2: Infarkte der Kleinhirnarterien.
A: Die Kernspintomographie zeigt im T1-gewichteten Bild eine hämorrhagische Infarzierung im Gefäßterritorium der A. cerebelli superior (SCA).
B: Die Computertomographie zeigt einen Infarkt der beiden A. cerebellares inferiores anteriores (AICA).

verbunden. Die obere Kleinhirnarterie liegt auf der Oberseite (kraniale Fläche) des Kleinhirns, während die beiden unteren Kleinhirnarterien an der Unterseite gelegen sind.

1. Die **A. cerebelli superior** (SCA) entspringt in der Regel aus dem rostralen Anteil der A. basilaris und versorgt die lateralen Anteile des Mittelhirns, Teile der pontinen Haube, den oberen Kleinhirnstiel, das obere Segment des mittleren Kleinhirnstiels, den Nucleus dentatus, den rostralen Wurm und die oberen Anteile der rostralen Kleinhirnhemisphären (siehe **Abb. 10.2 A**).
2. Die **A. cerebelli inferior anterior** (AICA) entspringt in der Regel aus der kaudalen A. basilaris und hat das kleinste Gefäßterritorium der Kleinhirnarterien. Sie versorgt die lateralen Anteile der pontomedullären Haubenregion, das untere Segment des mittleren Kleinhirnstiels, den Flocculus und die benachbarten Teile der rostralen Kleinhirnhemisphären. Perforierende Äste versorgen Teile des Nucleus dentatus sowie die benachbarte weiße Substanz (**Abb. 10.2 B**).
3. Die **A. cerebelli inferior posterior** (PICA) entspringt in der Regel aus der A. vertebralis und versorgt die lateralen ventralen Anteile der Medulla, den unteren Kleinhirnstiel, die kaudalen Anteile der Kleinhirnkerne (Nucleus interpositus und Nucleus fastigii), den unteren Wurm und die unteren Anteile der Kleinhirnhemisphären inklusive der Kleinhirntonsillen.

6. Beschreiben Sie die klinischen Symptome bei Kleinhirnerkrankungen. Welche Unterschiede bestehen klinisch zwischen einer Schädigung der Hemisphären und des Kleinhirnwurms?

Die **Ataxie**, mit Dyskoordination von Extremitäten- und Augenbewegungen, Stand- und Gangunsicherheiten und einem verminderten Muskeltonus ist das Hauptsymptom einer Kleinhirnschädigung. Die Symptome variieren in Schwere und Ausprägung und hängen ab von der Akuizität der Schädigung und den topologischen Gegebenheiten (bilaterale Schädigung, Schädigung der Kleinhirnhemisphären oder der Mittellinienstrukturen).

Allgemein kann man die Symptome einer zerebellären Dysfunktion mit folgendem Memo beschreiben: «STAND-Ataxie»

S Stand-, Gangunsicherheit
T Tremor (Intentions- oder Aktionstremor)
A Asynergie der Bewegungen
N Nystagmus (okuläre Oszillationen)
D Dysarthrie (skandierende Sprache), Dysdiadochokinese, Dysmetrie
Ataxie der Gliedmaßen (manchmal Stand- und Gangataxie bis hin zur Abasie und Astasie)

1. Erkrankungen der Kleinhirnhemisphären:
Bei Erkrankungen der Kleinhirnhemisphären, also vor allem der Anteile des Kleinhirns, die mit dem pyramidal-motorischen System in Verbindung stehen, sind folgende klinische Symptome zu erwarten:

1. **Ataxie** der Gliedmaßen, besonders der Extremitätenenden, sowie eine Fall- und Gangabweichung nach der Seite des Herdes (ipsilateral).
2. **Dysmetrie**, d.h. die Unfähigkeit, eine Zielbewegung rechtzeitig vor dem Ziel zu stoppen. Der Finger schießt bei der Zielbewegung über das Ziel hinaus (**Hypermetrie**), die raschen Blickzielbewegungen sind pathologisch (**Sakkadendysmetrie**).
3. **Asynergie**: Das exakte Zusammenspiel verschiedener Muskelgruppen zur Durchführung einer bestimmten Bewegung gelingt nicht mehr. Die einzelnen Muskelgruppen werden jede für sich, aber nicht gemeinsam, zu einer koordinierten Bewegung innerviert.
4. **Dysdiadochokinese bzw. Adiadochokinese**: Das rasche Zusammenspiel antagonistischer Muskelgruppen gelingt nicht. Die Bewegungen, z.B. bei rascher Pro- und Supination der Hände («Glühbirnen einschrauben»), sind langsam, stockend und arrhythmisch.
5. **Intentionstremor** (Aktionstremor): Es ist ein Tremor, der bei Zielbewegungen auftritt und um so stärker wird, je mehr sich z.B. der Finger dem Ziel nähert (besonders bei Schädigungen des Nucleus dentatus oder der Kleinhirnstiele).
6. **Rebound-Phänomen**: Drückt der Kranke mit voller Kraft gegen die Hand des Untersuchers und zieht dieser dann plötzlich seine Hand weg, fehlt die sofortige Abstoppung der Zugbewegung. Der Arm des Kranken schlägt ungebremst zurück.
7. **Hypotonie** der ipsilateralen Muskulatur, die auch infolge Störungen der tonischen Innervation leichter ermüdet (**Asthenie**).
8. **Skandierende Sprache** aufgrund fehlender Synergie der Sprachmuskulatur: Das Sprechen erfolgt langsam, stockend, schlecht artikuliert und mit ungleicher Betonung der einzelnen Silben («dritte reitende Artilleriebrigade»).
9. **Fallneigung** auf die erkrankte Seite.

2. Erkrankungen im Bereich des Kleinhirnwurms:
Bei Läsionen im Bereich des Kleinhirnwurms sind andere Symptome zu beobachten, begründet durch die funktionelle Zugehörigkeit dieser Kleinhirnregionen zum spinozerebellären (axiale und proximale Muskelkontrolle) und zum vestibulozerebellären System (axiale Gleichgewichtsregulation mit Augenbewegung und vestibulären Stellreflexen):

1. **Stand- und Gangataxie** (Ataxie des Gehens und des Stehens) ist das Leitsymptom (bei den hemisphärischen Läsionen findet man eine Ataxie der Extremitäten). Bei Läsionen des Oberwurms ist die Gangataxie stärker als die Standataxie. Bei Läsionen des Unterwurms (Nodulus und Uvula) überwiegt die Standataxie mit grobem, omnidirektionalem Schwanken langsamer Frequenz.
2. **Rumpfataxie** mit grobem omnidirektionale Schwanken langsamer Frequenz und Instabilität beim Sitzen (insbesondere bei Schädigungen des **Vestibulozerebellums**). In extremen Fällen besteht eine ungerichtete Fallneigung mit kompletter Stand- und Gangunfähigkeit (**Abasie und Astasie**).
3. **Okulomotorische Störungen mit Nystagmus** aufgrund der engen Verknüpfung insbesondere der medialen Kleinhirnanteile im komplexen Netzwerk der supranukleären Organisation der konjugierten Augenbewegungen. Es fehlt die Feinabstimmung der Kraft und damit der Geschwindigkeit und der Amplitude von Blicksprüngen (**Sakkadendysmetrie**).
4. **Gestörter vestibulo-okulärer Reflex** (VOR), als Unfähigkeit den VOR durch Fixation zu unterdrücken (gestörte Fixationssuppression bei Schädigung des vestibulozerebellären Flocculus).

7. Wie untersucht man neurologisch auf Störungen des Kleinhirns?

Tabelle 10.2 informiert über die Untersuchungsmethoden der wichtigsten Kleinhirnsymptome.

Tabelle 10.2: Untersuchungsmethoden für zerebelläre Funktionsstörungen

	Untersuchung
Hypotonie	passive Bewegung der Extremitäten zur Beurteilung des Muskeltonus; Rebound-Phänomen; Patellarsehnenreflex bei frei schwingendem Unterschenkel; Beurteilung Körperhaltung (schlaff)
Asynergie	Finger-Nase-Versuch (FNV); Knie-Hacke-Versuch (KHV); schnell alternierende Bewegungsabläufe («Glühbirne einschrauben»; «Klavier spielen») mit abwechselnder Pro- und Supination
Nystagmus	okuläre Oszillationen im Blickfeld
Dysarthrie	Auffälligkeiten in der Artikulation und Prosodie («Dritte reitende Artilleriebrigade»), skandierende Sprache, explosive Betonungen
Stand und Gang	breitbeiniger Stand und Gang («Seemannsgang»), Gehen auf Strich, Romberg-Versuch, posturale Instabilität, Einbeinstand
Tremor	Ruhetremor, Haltetremor, Aktionstremor

Tabelle 10.3: Unterscheidung zwischen zerebellärer und sensibler Ataxie

klinischer Befund	zerebelläre Ataxie	sensible Ataxie
Hypotonie	ja	nein
Asynergie, Dysmetrie	ja	nein
Nystagmus	ja	nein
Dysarthrie	ja	nein
Tremor	ja	nein
Verlust von Lage- und Vibrationsempfinden	nein	ja
Areflexie	nein	ja
Dystaxie beim Augenschluss schlechter (Romberg-Versuch)	nein	ja

8. Wie unterscheidet man eine zerebelläre und eine sensible Ataxie?

Das Kleinhirn kann Bewegungsabläufe nur koordinieren, wenn es ständig über den Zustand der Muskulatur mit deren Stellung im Raum informiert wird (propriozeptive Afferenzen). Ist also das propriozeptive System defekt, leidet der Patient und Gangunsicherheit und Ataxie (= zerebelläre Ataxie). Eine Schädigung der Tiefensensibilität dagegen kann durch die optische Kontrolle kompensiert werden, d.h. bei einem Patienten mit Sensibilitätsstörungen (z.B. Schädigung der Hinterstrangbahnen beim Tabes dorsalis) verschlechtert sich beim Schließen der Augen seine Stand- und Gangunsicherheit. Bei zerebellär bedingter Ataxie erbringt die optische Kontrolle kaum zusätzliche Sicherheit (siehe **Tab. 10.3**).

9. Wie lokalisiert man prinzipiell eine zerebelläre Schädigung?

Im Kleinhirn gibt es eine somatotopische Repräsentation der einzelnen Körperteile (Kleinhirn-Homunculus). Zudem haben bestimmte Regionen zugehörige funktionelle Aufgaben. Deshalb können Kleinhirnsymptome einen Rückschluss auf die Lokalisation der Symptome haben.

Im folgenden sind einige **generelle Grundsätze** genannt:

1. **Läsionen im rostralen Mittellinienbereich** beeinträchtigen Stand und Gang (Stand- und Gangataxie).
2. **Läsionen im kaudalen Mittellinienbereich** beeinträchtigen die axiale Körperkontrolle und das Gleichgewicht (evtl. Rumpfataxie).
3. **Läsionen der lateralen Kleinhirnbereiche** (Kleinhirnhemisphären) beeinträchtigen die Gliedmaßen ipsilateral der Läsion (Gliedmaßenataxie).
4. **Läsionen der Kleinhirnhemisphären** beeinträchtigen die Bewegungsabläufe der **ipsilateralen Körperseite** (Fallneigung, Gleichgewichtsverschätzung) aufgrund der zweifach gekreuzte Faserverbindungen (die aufsteigenden zerebellokortikalen Fasern kreuzen im Mittelhirn und projizieren zum kontralateralen Kortex, die absteigenden kortikospinalen Fasern kreuzen in der Medulla (Pyramidenbahnkreuzung) und projizieren in die kontralaterale Körperhälfte).
5. **Läsionen der afferenten und efferenten Kleinhirnbahnen** können ähnliche Symptome hervorrufen, wie Schädigungen des Kleinhirns selbst.

Tabelle 10.4: Kleinhirnsyndrome

klinisches Syndrom	betroffene Region(en)	Verteilung der Ausfälle	häufige Ursachen	Hypotonie	Koordinationsstörungen Arme	Koordinationsstörungen Beine	Koordinationsstörungen Rumpf u. Gang	Nystagmus	Dysarthrie
Kleinhirnhemisphärensyndrom	unilateral: Zona intermedia und Zona lateralis	ipsilateral: Kopf und Körper	Infarkt, Neoplasma, Abszess, Demyelinisierung	+	+	+	+	+ (in beide Richtungen; grobschlägiger und langsamer beim Blick zur Läsion; feinschlägiger u. schneller beim Blick zur Gegenseite)	+
rostrales Kleinhirnwurm-Syndrom	Vermis: anterior u. superior	Gang u. Rumpf	Alkoholismus, Thiamin-Mangel	+	+/−	+	+	−	−
kaudales Kleinhirnwurm-Syndrom	Vermis: posterior; Nodulus (Lobus flocculonodularis)	axiale Gleichgewichtskontrolle (Rumpf)	Neoplasma Mittellinie	+/−	−	+/−	+	+ (variabel)	−
Panzerebelläres Syndrom	alle Abschnitte	bilaterale Zeichen der Kleinhirnstörung	toxische, metabolische, infektiöse, postinfektiöse, paraneoplastische, degenerative Erkrankungen	+	+	+	+	+ (variabel)	+

6. Läsionen des oberen Kleinhirnstiels und der Kleinhirnkerne (Kleinhirndachkerne) verursachen normalerweise die schwersten Ausfälle der zerebellären Funktion.

10. Was sind die wichtigsten Kleinhirnsyndrome?

Man unterscheidet hauptsächlich **vier Kleinhirnsyndrome**:
(1) das rostrale Kleinhirnwurmsyndrom,
(2) das kaudale Kleinhirnwurmsyndrom,
(3) das Kleinhirnhemisphärensyndrom und
(4) das panzerebelläre Syndrom.
Sie unterscheiden sich durch ihre klinischen Manifestationen sowie durch die betroffenen anatomischen Regionen. Sie sind in **Tabelle 10.4** beschrieben. Ihre Kenntnis kann die Differentialdiagnose von Kleinhirnschädigungen einengen.

Erkrankungen des Kleinhirns

11. Nennen Sie die häufigsten erworbenen Erkrankungen des Kleinhirns

Erworbene Kleinhirnerkrankungen können vaskulärer, infektiöser, neoplastischer, inflammatorisch/autoimmunologischer, paraneoplastischer, metabolischer, medikamentös/toxischer, traumatischer Ursache sein oder aufgrund von Fehl- und Entwicklungsstörungen des Kleinhirns. **Tabelle 10.5** gibt einen Überblick der wichtigsten Differentialdiagnosen der einzelnen Untergruppen.

Erworbene Erkrankungen des Kleinhirns manifestieren sich häufig mit akuter Ataxie mit oder ohne sonstige zerebellären Symptome. Wenn sie früh diagnostiziert werden, sind sie häufig behandelbar. Aus diesem Grund ist beim Leitsymptom der **akuten Ataxie** höchste Wachsamkeit geboten,

Tabelle 10.5: Erworbene Erkankungen des Kleinhirns

1. Vaskuläre Erkrankungen

1.1 Infarkt (meist thrombotisch, manchmal embolisch)
1.2 Blutung (aufgrund Hypertension, vaskulärer Malformation oder Tumor)
1.3 Transiente ischämische Attacke (TIA)
1.4 Basilarismigräne (meistens bei Kindern)
1.5 Gefäßmissbildungen (arteriovenöse Malformation etc)
1.6 Systemische Vaskulitis (systemischer Lupus erythematodes etc.)

2. Kleinhirntumoren

2.1 Medulloblastome (primitiver neuroektodermaler Tumor = PNET; meist bei Kindern)
2.2 Astrozytome (häufig zystisch; bei Kindern in der Mittellinie, bei Erwachsenen hemisphärisch)
2.3 Hämangioblastome (können mit von-Hippel-Lindau-Erkrankung assoziiert sein)
2.4 Metastasen (eventuell multipel; häufig Lungenkarzinom oder Mammakarzinom)
2.5 Ependymome

3. Infektiöse Erkrankungen

3.1 Akute zerebelläre Ataxie im Kindesalter (mglw. virale Ätiologie)
3.2 Tuberkulose oder Tuberkulom
3.3 Zystizerkose
3.4 Bakterielle Infektionen oder Abszesse (direkte Ausbreitung oder fortgeleitet bei Mastoiditis)
3.5 Chronische Panenzephalitis (bei kongenitaler Rötelninfektion)
3.6 Virale Enzephalitis (Hirnstammenzephalitis mit Kleinhirnbeteiligung; Zerebellitis bei Varizelleninfektion)

4. Inflammatorische oder autoimmune Erkrankungen

4.1 Multiple Sklerose (häufig)
4.2 Akute postinfektiöse Zerebellitis
4.3 Akute demyelinisierende Enzephalomyelitis (ADEM; häufig postinfektiös oder postvakzinal)
4.4 Miller-Fisher-Syndrom (Variante des akuten Guillain-Barré-Syndroms)

5. Paraneoplastische Erkrankungen

5.1 Paraneoplastische Kleinhirndegeneration (häufig mit Lungen-, Ovarial- oder Mammatumoren assoziiert)
5.2 Opsoklonus-Myoklonus-Syndrom (bei Kindern häufig assoziiert mit Neuroblastom oder Medulloblastom; bei Erwachsenen mit Mamma- oder Bronchialkarzinom)

6. Metabolische Erkrankungen

6.1 Hypothyreose
6.2 Mangelkrankheiten:
    6.2.1 Thiamin-Mangel (Vitamin-B_1-Mangel; Wernicke-Enzephalopathie häufig bei Alkoholismus)
    6.2.2 Niacin-Mangel (Vitamin-B_2-Mangel oder Nikotinsäuremangel; Pellagra häufig bei Alkoholismus)
    6.2.3 Vitamin-E-Mangel (Tocopherol)
    6.2.4 Mangel an essentiellen Aminosäuren
    6.2.5 Zink-Mangel
6.3 Hypoxie
6.4 Hyperthermie

Tabelle 10.5: Fortsetzung

7. Medikamente und Toxine

7.1 Antikonvulsiva (Phenytoin, Carbamazepin, Barbiturate)
7.2 Chemotherapeutika (5-Fluouracil, Cytosin-Arabinosid)
7.3 Schwermetalle (Blei, Thallium, Quecksilber)
7.4 Alkohol (eventuell indirekt über Malnutrition)
7.5 Toluen

8. Fehlbildungen und Entwicklungsstörungen

8.1 Chiari-Syndrom (Chiari-Syndrom I: Kaudalverlagerung der Kleinhirntonsillen; Chiari-Syndrom II = Arnold-Chiari-Malformation: zusätzlich Kaudalverlagerung des Hirnstamms; Chiari-Syndrom III: zusätzlich Meningomyelozele)
8.2 Dandy-Walker-Syndrom (Dysgenesie des Kleinhirnwurms mit zystischer Erweiterung des IV. Ventrikels)
8.3 Basiläre Impression (Kranialverlagerung des Dens axis infolge Fehlbildung des Os occipitale; häufig in Kombination mit anderen Dysraphien)
8.4 Kleinhirnagenesie (komplette Agenesie selten; häufiger als Teilaplasie)
8.5 Joubert-Syndrom (autosomal-rezessive Wurmaplasie, Minderbegabung und periodische Atmung im Wachzustand)
8.6 Körnerzellhypo- oder aplasie (Störung im Feinaufbau der Kleinhirnrinde; mit Debilität und Minderwuchs)

9. Trauma

9.1 Commotio cerebri
9.2 Contusio cerebri oder Hämatom

10. Idiopathische zerebelläre Ataxien (IDCA)

10.1 IDCA-C (rein zerebelläres Syndrom)
10.2 IDCA-P/MSA-C (mit zusätzlichen extrazerebellären Symptomen; in vielen Fällen liegt eine Multisystematrophie MSA zugrunde)

um die Erkrankung zu identifizieren und die Behandlungspläne so früh als möglich zu beginnen. Kleinhirnerkrankungen haben eine breite Differentialdiagnose. Zunächst sollte man eine Unterscheidung erworbener Kleinhirnerkrankungen zur (ebenfalls heterogenen) Gruppe der erblichen durchführen.

12. Welche erblichen Erkrankungen des Kleinhirns gibt es?

Die Klassifikation der erblichen Kleinhirnerkrankungen ist verwirrend und von Lehrbuch zu Lehrbuch sehr unterschiedlich. Man findet sie unter den Namen Heredoataxie, spinozerebelläre Ataxien (SCA), zerebelläre Ataxien (ADCA = autosomal dominante zerebelläre Ataxien; EOCA = früh beginnende zerebelläre Ataxie «early onset cerebellar ataxia) oder familiäre Ataxien.

Grundsätzlich umfassen die etwa 50 verschiedenen Syndrome ein weites Spektrum von Erkrankungen, deren **Hauptsymptom die chronische, meist progressive Ataxie** ist. Den meisten dieser Erkrankungen liegt eine Degeneration der Kleinhirnrinde oder ihrer spinalen Afferenzen zugrunde.

Die Klassifikation kann nach Zeitpunkt des Auftretens, Muster der Vererbung, klinischem Bild oder genetischen Gesichtspunkten erfolgen.

Die **Tabelle 10.6** fasst mit Anmerkungen die Erkrankungen aus dem Formenkreis der erblichen Ataxien zusammen, die primär oder sekundär mit dem Leitsymptom Ataxie verbunden sind.

13. Beschreiben Sie das klinische Bild der Friedreich-Ataxie

Der M. Friedreich (spinale Heredoataxie) ist eine autosomal-rezessive Erkrankung, die das Kleinhirn, das Rückenmark, den peripheren Nerv und das Herz befällt. Störungen im Kohlenhydratmetabolismus sind ebenfalls in 10–20% zu finden (Diabetes mellitus). Der Beginn der Symptome liegt in der Regel um das 12. Lebensjahr (in der Regel vor dem 25. Lebensjahr), die neurologischen Ausfälle verlau-

Tabelle 10.6: Erbliche Erkrankungen mit Befall des Kleinhirns

Erbliche Ataxien
I Friedreich Ataxie (FRDA):

Genetik/Pathologie: autosomal-rezessiv; «triplet-repeat» (GAA) im ersten Intron des Frataxin-Gens auf Chromosom 9q13; Degeneration der Hinterstränge, Hinterwurzeln und spinozerebellären Bahnen;
Klinik: Beginn vor dem 25. Lebensjahr mit progedienter Ataxie, Areflexie der unteren Extremität, Zeichen der Hinterstrangschädigung und Dysarthrie; charakteristisch sind Gangataxie und Hohlfußbildung.
Anmerkungen: Prävalenz bis 4,5/100 000

II Andere autsomomal rezessive Ataxien

1. Syndrome mit bekannten metabolischen Defekten
1.1 **Ataxie mit isoliertem Vitamin-E-Mangel:**
   Klinik: siehe Friedreich Ataxie
   Anmerkungen: wichtige therapierbare Differentialdiagnose zur Friedreich-Ataxie
1.2 **Abetalipoproteinämie** (Bassen-Kornzweig-Erkrankung):
   Genetik/Pathologie: Defekt im Apolipoprotein-B;
   Klinik: Polyneuropathie
   Anmerkungen: sehr niedrige Vitamin-E-Plasmaspiegel
1.3 **Refsum-Erkrankung** (HMSN Typ IV nach Dyck):
   Genetik/Pathologie: Defekt der Phytansäure-Hydroxylase;
   Klinik: Retinitis pigmentosa, Polyneuropathie (im fortgeschrittenen Stadium), zerebelläre Ataxie, Innenohrschwerhörigkeit, Anosmie, Kardiomyopathie, Skelettveränderungen.
   Anmerkungen: Phytansäure im Serum erhöht
1.4 **M. Wilson** (hepatolentikuläre Degeneration):
   Genetik/Pathologie: Mutation in einer Kupfer-transportierenden ATP-ase (ATP7B-Gen) Chromosom 13q14.3;
   Klinik: Hepatopathie, Augensymptomatik (Kayser-Fleischer-Kornealring, Kupferkatarakt), neurologische Symptome (Dysarthrie, Dysphagie, Ruhe- und Intentionstremor, Dystonie, Pyramidenbahnzeichen., Parkinsonismus), psychiatrische Symptome
   Anmerkungen: Coeruloplasmin im Serum< 200 mg/l
1.5 **Hartnup-Erkrankung** (Aminoazidurie):
   Genetik/Pathologie: Defekt der Tryptophanresorption mit Niacinmangel;
   Klinik: Photodermatose, Polyneuropathie, zerebelläre Ataxie, organisches Psychosyndrom.
1.6 **Metachromatische Leukodystrophie** (M. Krabbe):
   Genetik/Pathologie: Arylsulfatase-A-Mangel auf Chromosom 22; Störung des Abbaus von Sulfatiden zu Cerebrosiden; generalisierte Demyelinisierung im zentralen und peripheren Nervensystem;
   Klinik: infantile (85%) und adulte (15%) Form mit progressiver Demenz und symmetrischer, distal betonter sensomotorischer Polyneuropathie.
1.7 **Adulte Ceroidlipofuscinose** (Kufs-Syndrom):
   Genetik/Pathologie: Pigmenteinlagerungen in Neuronen, Basalganglien und Cerebellum;
   Klinik: Typ A mit progressiver Myoklonusepilepsie, Demenz, Ataxie; Typ B mit Demenz, Verhaltensstörungen, Bewegungsstörungen mit Ataxie.
1.8 **Spingomyelinose** (Niemann-Pick-Erkrankung):
   Genetik/Pathologie: genetisch heterogene Gruppe von Speichererkrankungen mit Spingomyelineinlagerungen und Neuronenverlust, ballonierten Neuronen v.a. im Mittelhirn, Kleinhirn und Rückenmark;
   Klinik: Hepatosplenomegalie und neurologische Symptome (Spastik, Ataxie, Krampfanfälle).

2. Syndrome mit defekter DNA-Reparatur
2.1 **Ataxia teleangiectatica** (Louis-Bar-Syndrom):
   Genetik/Pathologie: Gen auf Chromosom 11q aus Phosphatidyl-3'-Kinase-Superfamilie;
   Klinik: zerebelläre Ataxie mit Teleangiektasien und Immunschwäche; erhöhte Neoplasieanfälligkeit.
   Anmerkungen: meist kompletter IgA-Mangel, niedrige IgE-Spiegel

Tabelle 10.6: Fortsetzung

3. Mitochondriale Enzephalopathien
3.1 **MERRF-Syndrome** (Myoklonus-Epilepsie mit «ragged red fibers»):
Genetik/Pathologie: Punktmutation an mtDNA 8344; «ragged red fibers» in Muskelbiopsie;
Klinik: Patienten jeder Altersgruppe mit Myoklonien, Ataxie, Krampfanfällen; evtl. Innenohrschwerhörigkeit, Optikusatrophie, Demenz, periphere Neuropathie.
3.2 **MELAS-Syndrom** (Myopathie, Enzephalopathie, Laktatazidose und «stroke-like episodes»):
Genetik/Pathologie: Punktmutation an mtDNA3243;
Klinik: fokale Anfälle, episodisches Erbrechen (Folge der Laktatazidose), Myopathie und Innenohrschwerhörigkeit.
3.3 **Kearns-Sayre-Syndrom** (KSS):
Genetik/Pathologie: mtDNA Deletionen, Komplex I und IV der Atmungskette betroffen;
Klinik: progressive externe Ophthalmoplegie mit Retinitis pigmentosa, kardialem Leitungsblock und deutlich erhöhtem Liquoreiweiß; fakultativ Myopathie und ZNS-Symptome wie Ataxie, Demenz, Spastik, extrapyramidale Symptome.
3.4 **Morbus Leigh** (nekrotisierende Enzephalopathie):
Genetik/Pathologie: Punktmutation auf mtDNA 8993;
Klinik: meist bei Säuglingen oder Kleinkindern psychomotorische Verlangsamung mit Muskelschwäche- und hypotonie; Sehstörungen, Okulomotoriusstörungen, Krampfanfälle, Ataxie.

4. Früh beginnende zerebelläre Ataxie («early onset cerbellar ataxia» = EOCA)
4.1 EOCA mit erhaltenen Muskeleigenreflexen
4.2 EOCA mit pigmentärer Degeneration (Hallgren-Syndrom)
4.3 EOCA mit Hypgonadismus (Holmes-Syndrom)
4.4 EOCA mit Optikusatrophie (Behr-Syndrom)
4.5 EOCA mit Katarakt (Marinesco-Sjögren-Syndrom)
4.5 EOCA mit Myoklonus (Ramsay-Hunt-Syndrom): Dyssynergia cerebellaris myoclonica mit Epilepsien.

III Autosomal dominante zerebelläre Ataxie (ADCA, «Nonne-Pierre-Marie-Menzel-Erkrankung»):

Klinik allgemein: zerebelläre Ataxie (CA) mit Optikusatrophie, Ophthalmoplegie, Demenz, Basalganglien-symptomen, Amyotrophie. Aufgrund wachsender genetischer Erkenntnisse steigt die Anzahl der molekular charakterisierten autosomal dominanten spinozerebellären Atrophien (SCA) ständig (derzeit bis SCA14).

1. Mit zusätzlichen extrazerebellären Symptomen (ADCA I)
1.1 **Spinozerebelläre Atrophie 1** (SCA 1):
Genetik/Pathologie: Chromosom 6, «triplet-repeat»-Erkrankung;
Klinik: Ataxie mit Ophthalmoplegie, pyramidalen und extrapyramidalen Zeichen.
1.2 **Spinozerebelläre Atrophie 2** (SCA 2):
Genetik/Pathologie: Chromosom 12; «triplet-repeat»-Erkrankung
Klinik: Ataxie mit Sakkadenverlangsamung und geringen pyramidalen und extrapyramidalen Zeichen.
1.3 **Machado-Joseph-Erkrankung** (SCA 3):
Genetik/Pathologie: Chromosom 14, «triplet-repeat»-Erkrankung;
Klinik: Ataxie mit Opthalmoplegie, pyramidalen und extrapyramidalen Zeichen und Amyotrophie.
1.4 **Spinozerebelläre Atrophie 4** (SCA 4):
Genetik/Pathologie: Chromosom 16
Klinik: Ataxie mit normalen Augenbewegungen, sensorischer axonaler Polyneuropathie und pyramidalen Zeichen.
1.5 **Spinozerebelläre Atrophie 6** (SCA 6):
Genetik/Pathologie: Chromosom 19, «triplet-repeat»-Erkrankung; Gen für die α1-Kalziumkanal-Untereinheit; allelisch mit dem Gen für die episodische Ataxie Typ 2
Klinik: Ataxie mit extrazerebellären Symptomen

2. Mit pigmentärer Retinodegeneration (ADCA II)
2.1 **Spinozerebelläre Atrophie 7** (SCA 7):
Genetik/Pathologie: Chromosom 3, «triplet-repeat»-Erkrankung;
Klinik: Pigmentdegeneration der Retina, Ophthalmoplegie, extrapyramidale Symptomatik.

Tabelle 10.6: Fortsetzung

3. Mit rein zerebellären Symptomen (ADCA III)
3.1 **Spinozerebelläre Atrophie 5** (SCA 5):
Genetik/Pathologie: Chromosom 11
Klinik: Ataxie und Dysarthrie

IV Episodische Ataxien (EA): seltene autosomal-dominante Erkrankungen mit episodischem Auftreten von Ataxien.

1. **Episodische Ataxie 1 (EA-1):**
Genetik/Pathologie: Mutation im Kaliumkanal-Gen *CACNG1A4* auf Chromosom 19p13;
Klinik: Beginn in früher Kindheit, Sekunden anhaltende, durch Schreck und Bewegung ausgelöste Attacken mit Ataxie und Dysarthrie.

2. **Episodische Ataxie 2 (EA-2):**
Genetik/Pathologie: Mutation im Kalziumkanal-Gen auf Chromosom 19p;
Klinik: Beginn in der Kindheit mit Attacken von Ataxie und Dysarthrie mit einer Dauer von Stunden bis Tagen; nicht durch Bewegungen oder Schreck auslösbar; zwischen den Attacken langsam progredientes zerebelläres Syndrom.

fen schnell progredient. Die initiale Manifestation ist häufig die **Gangataxie** mit oder ohne Auftreten einer armbetonten Gliedmaßenataxie. Häufig findet man zudem eine Skoliose sowie Dysarthrie. Bei der neurologischen Untersuchung fällt der Verlust der Eigenreflexe an den Beinen auf, die Vibrations- und Lageempfindung ist aufgehoben, gelegentlich finden sich zusätzlich Pyramidenbahnzeichen und Spastik (zusätzliche Pyramidenbahnschädigung). Charakteristisch ist neben assoziierten Muskelparesen und -atrophien der sogenannte Hohlfuß, oder «**Friedreich-Fuß**» (Pes cavum). Die Patienten können eine hypertrophe Kardiomyopathie, Reizleitungsstörungen, Augenmotilitätsstörungen sowie eine Hypakusis haben. Meistens werden die Erkrankten schon früh rollstuhlpflichtig.

Bei der Friedreich-Ataxie ist eine Trinukleotid-Expansion (GAA) im ersten Intron des Frataxin-Gens auf Chromosom 19q13 nachzuweisen. Pathophysiologisch noch nicht vollständig geklärt soll es zum Funktionsverlust eines nukleär kodierten mitochondrialen Proteins kommen.

Gegenwärtig gibt es keine effektive Therapie. Wichtig ist differentialdiagnostisch die **Abgrenzung von der Vitamin-E-Mangel-Ataxie**, die sich durch Gabe von Vitamin-E therapieren lässt.

Die symptomatische Therapie betrifft die physiotherapeutische und orthopädische Betreuung der Skoliose (mit eventuell notwendiger Intervention) sowie die kardialen Funktionsstörungen. Die Patienten sterben in etwa 35 Jahre nach dem Symptombeginn.

> Campuzano V, Montermini L, Molto MD, et al: Friedreich ataxia: Autosomal recessive disease caused by an intronic GAA triplet repeat expansion. Science 271:1423–1425, 1996.

14. Sind Tumoren der hinteren Schädelgrube im Kindesalter oder im Erwachsenenalter häufiger?

Tumoren der hinteren Schädelgrube machen etwa 50% aller Tumoren des Kindesalters aus. Die 4 Haupttypen sind **zerebelläre Astrozytome, Medulloblastome** (PNET, primitiver neuroektodermaler Tumor), **Ependymome** des IV. Ventrikels und **Hirnstammgliome**.

Beim Erwachsenen sind Tumoren der hinteren Schädelgrube weitaus seltener. Die hauptsächlichen Tumoren hier sind **Hämangioblastome** (z. T. assoziiert mit der von-Hippel-Lindau-Phakomatose), **Metastasen, Akustikusneurinome** (Schwannome) und **Meningeome**.

> Albright L: Posterior fossa tumors. Neurosurg Clin North Am 3:881, 1992.

15. Beschreiben Sie die klinische Symptomatik von Kleinhirninfarkten bzw. -blutungen. Auf was müssen Sie im Verlauf achten?

Klinisch sind Blutungen von Infarkten aufgrund der Symptomatik häufig nicht zu unterscheiden. Plötzlich aufgetretener Kopfschmerz, Schwindel, Erbrechen und Ataxie bei Patienten mit vaskulären Risikofaktoren müssen als neurologischer Notfall betrachtet werden. Die Ausschlussdiagnostik der vaskulären Ätiologie hat sofort zu beginnen, die Verdachtsdiagnose eines Insults kann durch CT- oder MRT-Untersuchungen bestätigt werden (**Abb. 10.2**).

Eine expandierende Blutung oder ein Ödem kann zur Hirnstammkompression und Kleinhirnherniation (Kleinhirntonsillen werden unter Kompression der Medulla in das Foramen magnum gedrückt) mit neurologischen Ausfällen wie Tetra-, Hemiparese, horizontale Blickparese, Bewusstseinseintrübung, Atmungsstörungen bis hin zum Koma führen. Eine rasche neurochirurgische Ausräumung des Hämatoms oder des nekrotischen Kleinhirngewebes kann die einzig lebensrettende Maßnahme sein.

> Amarenco P: The spectrum of cerebellar infarctions. Neurology 41:973–979, 1991.

16. Nennen Sie Symptome und Ursachen des Kleinhirnbrückenwinkel-Syndroms

Läsionen im anatomisch definierten Raum zwischen Kleinhirn und Brücke (Kleinhirnbrückenwinkel) machen sich häufig durch die Kompression bzw. Schädigung der benachbarten Hirnnerven (N. V, VII, VIII) bemerkbar. Die Schädigung des N. trigeminus fällt häufig durch den **einseitigen Ausfall des Kornealreflexes** auf. Später sind auch die sensiblen und motorischen Funktionen des N. V mit Taubheitsgefühl im Gesicht oder Kaumuskelschwäche beeinträchtigt. Selten kommt es zu Gesichtsneuralgien. Die Beteiligung des N. VII kann zunächst durch **faziale Myokymien** (unwillkürliche Kontraktionen der mimischen Muskulatur) oder eine **periphere Fazialisparese** der ipsilateralen Seite auffallen. **Hörverlust, Tinnitus und Schwindel** (peripher-vestibulärer Schwindel) sind die Hinweise für eine Beteiligung des N. VIII. Breitet sich die Läsion aus (z. B. bei Tumorwachstum), kann es zur Kompression des Hirnstamms mit bilateralen **Pyramidenbahnzeichen** oder Okklusion des Aquädukts mit konsekutivem **Hydrozephalus** und **Hirndruckzeichen** kommen. Eine Kompression der benachbarten zerebellären Hemisphären manifestiert sich mit ipsilateraler **Gliedmaßenataxie** sowie **Nystagmus** oder **Intentionstremor**.

17. Was ist ein Akustikusneurinom?

Tumoren der Nervenscheide gehen von den Schwann-Zellen aus. Mehr als die Hälfte aller Neurinome (Schwannome) wachsen im Kleinhirnbrückenwinkel (KHB-Winkel) am **vestibulären** Anteil des VIII. Hirnnerven (Akustikusneurinom = AN, nicht Vestibularisneurinom!). Das AN ist damit die häufigste extraaxiale Läsion, die ein **Kleinhirnbrückenwinkel-Syndrom** verursacht (**Abb. 10.3**). Es unterscheidet sich von anderen Ursachen eines Kleinhirnbrückenwinkel-Syndroms dadurch, dass der VIII. Hirnnerv sehr früh geschädigt ist (Hörverlust bei > 70%; meist schrittweise, selten als «Hörsturz»). Der N. facialis wird dagegen üblicherweise erst sehr spät geschädigt.

Zur **Diagnostik** eines Kleinhirnbrückenwinkelprozesses gehört die Bildgebung mit MRT und CT, erweitert durch die akustisch evozierten Potentiale (AEP), die Tonaudiometrie und die Vestibularisprüfung.

Therapie der Wahl bei Akustikusneurinomen ist die operative Entfernung, die abhängig von der lokalen Expertise und der Wahl des Zugangs in neurochirurgischen oder HNO-Kliniken durchgeführt wird. Möglich ist in Sonderfällen (ältere Patienten > 75 Jahre, beidseitige Tumoren im Rahmen einer Neurofibromatose Typ II Recklinghausen, ausgeprägter Hörverlust der kontralateralen Seite) oder bei Tumoren kleiner als 3 cm eine fokussierte Radiochirurgie mit dem «Gamma-knife».

Ist der N. facialis beteiligt, spricht das **differentialdiagnostisch** eher gegen ein AN und mehr für andere Kleinhirnbrückenwinkel-Prozesse wie Meningeome, Epidermoide, Kraniopharyngeome, Glomustumoren (Glomus-jugulare-Tumoren) oder Aneurysmen der A. basilaris. Intraaxiale Raumforderungen des Hirnstamms und des Kleinhirns können ebenfalls bei entsprechender Größe und Ausdehnung ein Kleinhirnbrückenwinkel-Syndrom verursachen.

Bradykinese der Fazialmuskulatur bedingen die charakteristische **Hypomimie** mit **Salbengesicht** (oder Maskengesicht) bei reduzierter Frequenz des Lidschlags. Hinzu kommen **vegetative Begleitsymptome** wie Seborrhoe, Miktionsstörungen, Gewichtsverlust, Hypersalivation. Häufig zeigt sich die Beteiligung des Gastrointestinaltrakts durch Schluckstörungen (Dysphagie) und Obstipation. Nicht selten sind ebenfalls die **psychopathologischen Begleitsymptome** mit depressiver Verstimmung, Antriebslosigkeit, verminderter Spontanaktivität, Schlaflosigkeit. Einerseits sind sie als Reaktion auf die Erkrankung zu interpretieren, andererseits finden sich bei Parkinson-Patienten schon prämorbid Wesenszüge, die auf überkontrolliertes Verhalten bei unterdrückter Aggressivität schließen lassen, d. h. eine Prädisposition zur Depression.

Die Chronologie des Auftretens und das Muster der Verteilung hängt oftmals von der Ursache des Parkinson-Syndroms ab. Bei der progressiven supranukleären Blickparese (PSP, Steele-Richardson-Olszewski-Syndrom) sind die Stellreflexe früh gestört, ein Ruhetremor fehlt. Dagegen ist ein vorherrschender Ruhetremor zu Beginn hinweisend auf die Diagnose eines M. Parkinson.

12. Was ist der Wartenberg-Test, das Kopfkissenphänomen und der Pendeltest?

Der Rigor beim Parkinson-Syndrom führt zu bestimmten klinischen Phänomenen bei der neurologischen Untersuchung.

1. **Wartenberg-Test:** Bei diesem Test für die axiale Muskulatur wird der Kopf des Patienten von der Unterlage abgehoben und plötzlich losgelassen. Bei Rigor in der Nackenmuskulatur fällt der Kopf nicht oder nur langsam zurück (**Kopfkissenphänomen**).
2. **Pendeltest:** Pendeln des Handgelenks (bei Schütteln des Unterarms durch den Untersucher bzw. der Arme bei Schütteln an der Schulter) zeigt die Verringerung der Bewegung beim Extremitätenrigor.

Tabelle 11.1 gibt eine Übersicht über die gebräuchlichste Nomenklatur beim Parkinson-Syndrom.

13. Nennen Sie die häufigsten Ursachen eines Parkinson-Syndroms

In einer hochselektierten Population wie der Patientengruppe einer Sprechstunde für Bewegungsstörungen macht der M. Parkinson (idiopathisches Parkinson-Syndrom) 77,7% der Fälle mit Parkinsonismus aus. Der Rest verteilt sich auf die Parkinson-Plus-Syndrome (12,2%), die sekundären (symptomatischen) Parkinson-Syndrome (8,2%) und die seltenen erblichen degenerativen Parkinson-Syndrome (0,6%).

Die **Tabelle 11.2** gibt eine ätiologische Übersicht der verschiedenen Ursachen von Parkinson-Syndromen.

> Jankovic J: Parkinsonism-plus syndrome. Mov Disord 4(Suppl 1):S95, 1989.

Tabelle 11.1: Nomenklatur des Parkinson-Syndroms

Akinetisch-rigider Typ	Kein oder nur sehr diskreter Tremor, gutes Ansprechen auf L-Dopa, oft junges Erkrankungsalter
Akinetische Krise	Bewegungsunfähigkeit mit Sprech- und Schluckstörung als Komplikation exazerbierter oder schlecht eingestellter Parkinson-Symptomatik
En-bloc-Bewegungen	Bewegungen des gesamten Körpers beim Drehen von Rumpf oder Kopf
Faziale Dissoziation	Lebhafte Mundbeweglichkeit bei starrer oberer Gesichtshälfte
Freezing	Plötzliche Unbeweglichkeit (z. B. an Türschwellen, im Straßenverkehr), unabhängig von der L-Dopa-Gabe
Kopfkissenphänomen	Kopf «schwebt» über dem Kissen durch Nackenrigor
Okulogyre Krise	Tonische Blickwendung (meist nach oben) beim postenzephalitischen Parkinson-Syndrom (Economo)
Paradoxe Hyperkinesien	Plötzlich gute Beweglichkeit (bei Angst, Stress oder Anspannung), unabhängig von der L-Dopa-Gabe
Tremordominanter Typ	Nur sehr wenig Rigor und Akinese, langsamer Verlauf
Zahnradphänomen	Bei der Untersuchung feststellbarer Rigor mit Tremorinnervation

Tabelle 11.2: Ätiologie des Parkinson-Syndroms

I Idiopathisches Parkinson-Syndrom

1. Morbus Parkinson
- familiäre Form: PARK1, 2, 3 und 4 Gen
- sporadische Form
  - a) **Juvenile Form** (vor dem 40. Lebensjahr, akinetisch-rigide, schleichender Verlauf)
  - b) **Senile Form** (nach dem 70. Lebensjahr, mit psychoorganischen Symptomen, rascher Verlauf)
  - c) **Tremordominante Form** (oft einseitiger Beginn, günstige Langzeitprognose)
  - d) **Akinetisch-rigide Form** (meist beidseitig, ungünstige Langzeitprognose)
  - e) **Äquivalenztyp**

II Sekundäres (symptomatisches) Parkinson-Syndrom

1. Medikamenten-induziert (medikamentöses Parkinsonoid)
- Dopamin-Rezeptor-Blocker: Neuroleptika, Antiemetika wie Metoclopramid
- Präsynaptische Dopamin-Depletoren: Reserpin, Tetrabenazin
- Calcium-Antagonisten: Flunarizin, Cinnarizin, Diltiazem
- Lithium
- Methyldopa

2. Toxin-induziert
- Kohlenmonoxid, Kohlendioxid
- Mangan
- Cyanid
- Ethanol, Methanol
- MTPT (1-Methyl-4-Phenyl-1,2,3,6-Tetrahydropyridine)

3. Infektiöse Ursachen
- Postenzephalitisches Parkinson-Syndrom: Enzephalitis lethargica Enzephalitis anderer Genese AIDS-Enzephalopathie
- Subakute sklerosierende Panenzephalitis (SSPE)
- Creutzfeldt-Jakob-Erkrankung (CJD)
- Lues

4. Metabolische Ursachen
- M. Wilson (Kupferstoffwechsel)
- Fahr-Syndrom (Calcium-Phosphat-Stoffwechsel): bilaterale striatopallidodentale Verkalkungen
- Hypoparathyreoidismus
- Hepatische Enzephalopathie

5. Hydrozephalus (Pseudo-Parkinson-Syndrom)
- Normaldruckhydrozephalus (NPH)
- nicht-kommunizierender Hydrozephalus

Tabelle 11.2: Fortsetzung

6. Vaskulär (Pseudo-Parkinson-Syndrom)
- Binswanger-Erkrankung (subkortikale arteriosklerotische Enzephalopathie; SAE)
- Multiple Infarkte

7. Paraneoplastisches Parkinson-Syndrom

8. Trauma: z. B. Boxer-Enzephalopathie

9. Tumor: frontale Tumoren

10. Syringomesenzephalie

11. Hypoxie

III Parkinson-Plus-Syndrome

1. Progressive supranukleäre Blickparese (PSP; Steele-Richardson-Olszewski-Syndrom)

2. Diffuse Lewy-Körperchen-Krankheit: Parkinson-Demenz-Komplex

3. Multisystematrophie:
- Sporadische Olivo-ponto-zerebelläre Atrophie (OPCA): mit Kleinhirnsymptomen
- Striatonigrale Degeneration: mit pseudobulbären Symptomen
- Shy-Drager-Syndrom: mit vegetativen Symptomen – Orthostase

4. Kortikobasale Degeneration (CBD): Apraxie, Dystonie; «alien hand syndrome»

5. Parkinson-ALS-Demenz-Komplex (auf Guam)

6. Alzheimer-Parkinsonismus

7. Dentato-Rubro-Pallido-Luysiane-Atrophie (DRPL)

IV Erbliche neurodegenerative Erkrankungen (selten)

1. Ceroidlipofuszinose (Kufs-Syndrom)
2. Gerstmann-Sträussler-Scheinker-Syndrom
3. Familiäre Olivo-ponto-zerebelläre Atrophie (OPCA)
4. Hallervorden-Spatz-Erkrankung (choreoathetotische neuroaxonale Dystrophie)
5. M. Huntington (Westphal-Variante)
6. Dopamin-sensitive Dystonie (Segawa-Syndrom)
7. Machado-Joseph-Erkrankung (MJD, spinozerebelläre Ataxie SCA 3)
8. Mitochondriale Zytopathien mit striataler Nekrose
9. Neuroakanthozytose-Syndrome

Tabelle 11.2: Fortsetzung

10. Thalamisches Demenz-Syndrom
11. Parkinson-Dystonie-Syndrom (X-chromosomal rezessiv)
12. Autosomal-dominante Lewy-Körperchen-Erkrankung
13. Hereditäre Coeruloplasmin-Defizienz
14. Familiäres Parkinson-Syndrom mit peripherer Neuropathie
15. Frontotemporale Demenz mit Parkinsonismus (M. Pick)
16. Disinhibition-Demenz-Parkinsonismus-Amyotrophie-Komplex (DDPAC)
17. Hemiparkinson-Hemiatrophie-Syndrom (HPHA)

14. Was ist die Ursache des M. Parkinson?

Trotz intensiver Beforschung ist die Ursache der Degeneration der Substantia nigra immer noch unbekannt. Die **Pathogenese der sporadischen IPS-Fälle ist spekulativ**, es existiert heute für die Entstehung und das Fortschreiten ein **multifaktorielles Schwellenmodell**: Unter der Annahme einer (1) erblichen Störung zentraler oder peripherer Entgiftungsmechanismen kann eine einmalige schwere (z. B. MPTP-Gabe) oder eine längerfristige leichte Exposition gegenüber (2) exogenen oder endogenen Toxinen ein langsam progredientes Parkinson-Syndrom induzieren.

Möglicherweise stößt ein solcher Mechanismus dann einen sich selbst unterhaltenden Prozess von (3) zellschädigenden Vorgängen an, die gemeinsame Endstrecke liegt dann in der pathologischen Proteinablagerung bestimmter neuraler Strukturen.

1. Genetische Faktoren:

Forschungsergebnisse der letzten Jahre weisen auf die wichtige Rolle genetischer Einflüsse bei der Entstehung der Parkinson-Erkrankung hin. Bei einigen der insgesamt seltenen familiären Parkinson-Syndrome wurden so genannte **Suszeptibilitätsgene** identifiziert. In einer Familie mit autosomal dominantem Erbgang wurde eine Mutation des α-**Synuclein-Gens** auf Chromosom 4q21 als wahrscheinliche Ursache beschrieben (Genort **PARK 1**). Mutationen im α-Synuclein-Gen beeinträchtigen die Struktur dieses normalerweise ungefalteteten Proteins (α-helikale Struktur wird zur β-Faltblatt-Struktur), was zu einer Aggregation von Neurofilamenten und Ubiquitin (innerhalb der pathologischen Lewy-Körperchen) führen könnte. Ein weiteres Kandidatengen, genannt **Parkin**, wurde auf Chromosom 6q25–27 lokalisiert (**PARK 2**). Darüber hinaus wurden bis heute bei weiteren familiären Parkinson-Erkrankungen noch 2 weitere Kandidatengenorte gefunden, genannt **PARK 3** und **PARK 4**. Unklar ist gegenwärtig, ob diese Mutationen auch bei der Entstehung der sporadischen Form des IPS eine Rolle spielen. Darüber hinaus existieren Berichte über Mutationen der **mitochondrialen DNA** in der Substantia nigra, was für die Möglichkeit einer maternalen Transmission spräche (wie bei den klassischen mitochondrialen Erkrankungen LHON, MERRF und MELAS). Man findet diese mitochondrialen Mutationen in anderen Hirnregionen oder bei Patienten mit Multisystematrophien nicht.

2. Umweltfaktoren:

Zu Beginn der 80er-Jahre wurde bei Drogenabhängigen, die verunreinigtes Heroin verwendeten, entdeckt, dass ein symptomatisches Parkinson-Syndrom durch die Substanz **MPTP** (1-Methyl-4-Phenyl-1,2,3,6-Tetrahydropyridine) hervorgerufen werden kann. Diese Erkenntnis führte zu einem Tiermodell, in dem bei Primaten mit MPTP ein Parkinson-Syndrom ausgelöst wird (**MPTP-Parkinsonismus**). Daraus entstand die Hypothese, dass ein Umwelttoxin die Ursache des M. Parkinson sein könnte. In mehreren epidemiologischen Studien wurde versucht, **exogene ätiologische Faktoren** zu identifizieren. Tatsächlich sind ländliche Umgebungen und Pestizid-Expositionen positiv, dagegen Zigarettenrauchen negativ mit dem Auftreten des IPS korreliert. Pestizide mit strukturellen Ähnlichkeiten zu MPTP, wie beispielsweise Paraquat, sind mit einem relativ hohen Risiko, ein IPS zu entwickeln, assoziiert. MPTP wird in MPP^+ umgewandelt und wirkt über eine Hemmung des Elektronentransfers in der mitochondrialen Atmungskette neurotoxisch. Die Inhibition des Komplex I an der inneren Mitochondrienmembran führt zur Erhöhung der Konzentration freier Radikale und letztlich zum Zelltod. Beim IPS scheinen diese Enzyme gestört zu sein.

Trotz dieser offensichtlichen Ähnlichkeiten gibt es jedoch auch einige Unterschiede zwischen dem MPTP-Parkinsonismus und dem IPS. Erkrankte Menschen nach MPTP-Intoxikation haben deutlich seltener Ruhetremor, bei Primaten tritt er praktisch nie auf. Das IPS ist eine progrediente Erkrankung, der MPTP-Parkinsonismus dagegen nicht.

Lewy-Körperchen in der Substantia nigra (LK; intrazytoplasmatische neuronale Einschlüsse), deren Nachweis für die definitive Diagnose eines IPS erforderlich ist (siehe Frage 15), sind beim MPTP-Parkinsonismus nicht nachweisbar.

3. Oxidativer Stress:
Eine andere Theorie der Ätiopathogenese postuliert einen **Defekt im antioxidativen System**. Dieser führt zur Bildung hochreaktiver und toxischer freier Sauerstoff-Radikale. Tatsächlich findet man in der Substantia nigra eine gesteigerte Lipid-Peroxidation, reduzierte Glutathion-Konzentrationen, vermehrt Gesamteisen und vermindert Ferritin, was für eine gesteigerte Produktion freier Radikale spricht. Trotz dieser Hinweise ist die genaue Rolle oxidativer Mechanismen allerdings noch ungeklärt.

> Dexter DT, et al: Alterations in the levels of iron, ferritin and other trace metals in Parkinsons disease and other neurodegenerative diseases affecting the basal ganglia. Brain 114:1953, 1991.
> Polymeropoulos MH, et al: Mutation of the alpha-synuclein gene identified in families with Parkinson disease. Science 276:2045, 1997.

15. Nennen Sie die klinischen und pathologischen Leitbefunde der Parkinson-Erkrankung

Patienten mit IPS können verschiedene Kombinationen von Parkinson-Symptomen haben. Typischerweise beginnt die Erkrankung in der 6. Lebensdekade und die Symptome sind zunächst einseitig oder vorwiegend auf einer Seite vorhanden.

Klinisch unterscheidet man nach deren Prävalenz im Wesentlichen **3 Haupttypen**:
1. **Tremordominante Form**: früheres Auftreten, oft einseitiger Beginn, langsamere Progression und erhaltene kognitive Fähigkeiten; Akinese und Rigor minimal; eventuell Koexistenz eines essentiellen Tremors (ET).
2. **Akinetisch-rigide Form**: Bradykinese, schnellere Progredienz, Demenz und ungünstigere Langzeitprognose, Tremor fehlt oder ist minimal.
3. **Äquivalenztyp**: Akinese, Rigor und Tremor annähernd gleich ausgeprägt.

Neuropathologisch gilt der Nachweis von intrazytoplasmatischen neuronalen Einschlusskörpern in überlebenden Neuronen, der so genannten **Lewy-Körper** (LK), in der Substantia nigra als erforderlich für die definitive Diagnose eines IPS (man findet sie außerdem im Locus coeruleus, Nucleus basalis Meynert, Hypothalamus, Cortex cerebri sowie zentralen und peripheren Anteilen des autonomen Nervensystems). Zudem zeigen sich Verluste und Degeneration von dopaminergen Neuronen. **Die klinische Symptomatik wird erst evident, wenn mehr als 50% der neuromelaninhaltigen Neuronen der Pars compacta substantiae nigrae (SNc) zugrunde gegangen sind.** Andere dopaminerge Systeme sind ebenfalls beeinträchtigt, beispielsweise der Locus coeruleus oder die ventrale Haubenregion.

> Jankovic J, et al: Variable expression of Parkinsons disease: A base-line analysis of the DATATOP cohort. Neurology 40:1529, 1990.
> Jankovic J, et al: Tremor and longevity in relatives of patients with Parkinsons disease, essential tremor and control subjects. Neurology 45:1529, 1990.
> Rajput AH, et al: Mode of onset and prognosis in Parkinsons disease. Neurology 42(Suppl 3):419, 1992.

16. Wie spezifisch ist die klinische Diagnose der Parkinson-Erkrankung?

Es gibt zwei klinisch-pathologische Studien, die entsprechende Diagnosen ante mortem mit den pathologischen Befunden post mortem korrelieren. In beiden Serien fanden sich bei 24% der Patienten mit der klinischen Diagnose M. Parkinson autoptisch andere Diagnosen. Daraus ergeben sich 2 wichtige Schlussfolgerungen:
(1) Patienten mit typischen Symptomen haben verschiedene zugrunde liegende Pathologien,
(2) typische neuropathologische Befunde können mit verschiedenen Symptomen vergesellschaftet sein.

Berücksichtigt man Befunde wie den asymmetrischen Beginn der Symptome, den Ausschluss anderer Ursachen für ein Parkinson-Syndrom und lässt atypische Verläufe und Muster des IPS außer Betracht, dann erhöht sich die Spezifität der Diagnose auf 92%.

Allerdings erfüllen 32% der IPS-Fälle dann nicht die klinischen Diagnosekriterien, was für eine niedrige Sensitivität spricht.

> Hughes AJ, et al: Diagnosis of idiopathic Parkinsons disease: A clinico-pathological study of 100 cases. J Neurol Neurosurg Psychiatry 55:181, 1992a.
> Hughes AJ, et al: What features improve the accuracy of clinical diagnosis in Parkinsons disease. A clinico-pathologic study. Neurology 42:1142, 1992b.
> Rajput AH, et al: Accuracy of clinical diagnosis in parkinsonism: A prospective study. Can J Neurol Sci 18:275, 1991.

17. Mit welchen Untersuchungen sichert man die Diagnose des M. Parkinson ante mortem?

Streng genommen ist die Diagnose eines M. Parkinson bis heute eine **Ausschlussdiagnose**. Es gibt keinen biologischen Marker, der eine In-vivo-Diagnose sichert. Folgende Untersuchungen unterstützen bei klinischem Verdacht die Diagnose einer Parkinson-Erkrankung.

1. Labordiagnostik und pharmakologische Untersuchungen:
(1) **L-Dopa-Test:** 125–250 mg L-Dopa als Einzeldosis auf nüchternen Magen nach Vorbehandlung mit Domperidon (für mindestens 48 Stunden)
(2) **Apomorphintest:**
- Vorbereitung: Domperidon 3 mal 20 mg für 3 Tage
- Durchführung: Gabe von ansteigenden Dosen (1, 2, 3, 5, 7, 10 mg) Apomorphin s.c. mit jeweils > 3 Stunden Abstand bis maximal 10 mg oder bis zum Auftreten von Nebenwirkungen
- Auswertung: Verbesserung in der Unified Parkinson's Disease Rating Scale (**UPDRS**) um 20%; Motorik-Tests (Diadochokinese, Gang, Tapping) vor Injektion und 20, 40 und 60 Minuten nach Injektion; bei Respondern Wirkungseintritt nach 5–15 Minuten, Wirkungsdauer etwa 1 Stunde
- Treffsicherheit: Apomorphintest 67–90%; L-Dopa-Test 80%

Falsch-negative und falsch-positive Tests kommen vor. Positive Tests beweisen nicht die Diagnose eines idiopathischen Parkinson-Syndroms.
(3) Werte für Homovanillinsäure, einem Metaboliten von Dopamin, sind im Liquor normalerweise pathologisch erniedrigt.
(4) Laborwerte ansonsten unauffällig (Ausschluss von M. Wilson bei jungen akinetisch-rigiden Patienten!)

2. Bildgebende Diagnostik und Funktionsdiagnostik:
(1) **PET**: Die Positronen-Emissions-Tomographie mit **18-Fluor-Dopa**, einem radioaktiven Isomer von Levodopa, erbringt einen Index zur Quantifizierung der striatalen dopaminergen Afferenzen. Beim IPS findet man eine **reduzierte 18-F-Dopa-Aufnahme** insbesondere im Putamen. Dopamin-D2-Rezeptor-Liganden (**Raclopid-PET**) können mit PET dargestellt werden, um die gesteigerte Dichte der striatalen Dopaminrezeptoren zu zeigen (IPS-Patienten dürfen dabei nicht unter L-Dopa-Therapie sein!). Die Hochregulation dieses Rezeptors entspricht wahrscheinlich einer Denervierungs-Hypersensitivität infolge des Verlustes nigrostrialer Axone. Auch D1-Dopaminrezeptor-Liganden (**SCH 23390**) können im PET dargestellt werden. **PET ist keine Untersuchungsmethode für die klinische Routine.** Obwohl es eine elegante Methode zur Darstellung der Integrität des strialen Dopaminsystems ist, bleibt sie vorwiegend wissenschaftlichen Fragestellungen vorbehalten oder dient manchmal der Entscheidungshilfe und Abklärung von L-Dopa-Therapieversagern.
(2) **SPECT**: Die Single-Photonen-Emissions-Computertomographie hat eher praktische Bedeutung und ist kostengünstiger als PET, erbringt jedoch eine wesentlich geringere räumliche Auflösung. Vorläufige Studien mit **IBZM**, einem D2-Rezeptor-Liganden, und **RTI-55** (Iod-123-markiert), zur Darstellung der präsynaptischen Dopamin-Aufnahme, deuten auf eine Bedeutung der SPECT-Untersuchung für die **Frühdiagnose des IPS** hin. Die präsynaptische Dopamin-Aufnahme ist infolge des Verlusts der dopaminergen Endterminalen früh pathologisch verändert. Möglicherweise ist die Darstellung präsynaptischer Vesikel mit **C-11-Dihydro-**

tetrabenazin bei der Differenzierung IPS gegen die atypischen Parkinson-Syndrome hilfreich.
(3) **CT oder MRT**: unauffällig, Ausschluss möglicher Differentialdiagnosen (Normaldruckhydrozephalus, zerebrale Mikroangiopathie, Raumforderung, periventrikuläre Dichteminderung, evtl. andere neurodegenerative Erkrankungen, z. B. Multisystematrophie).

> Brooks DJ, et al: Striatal D2 receptor status in patients with Parkinsons disease, striatonigral degeneration and progressive supranuclear palsy, measured with 11 C-raclopride and positron emission tomography. Ann Neurol 31:184, 1992.
> Hughes AJ, Lees AJ, Stern GM: Apomorphine test to predict dopaminergic responsiveness in parkinsonian syndromes. Lancet 2:32, 1990.
> Sawle GV, et al: The identification of presymptomatic parkinsonism: Clinical and (18F) dopa positron emission tomography studies in an Irish kindred. Ann Neurol 32:609, 1992.

18. Welche diagnostischen Kriterien gibt es beim idiopathischen Parkinson-Syndrom? Was sind Ausschlusskriterien?

Mit Hilfe diagnostischer Kriterien lässt sich das IPS in **3 Kategorien** einteilen: **mögliches, wahrscheinliches und sicheres IPS** (siehe **Tab. 11.3**).

Wichtig ist weiterhin die Berücksichtigung von **Ausschlusskriterien** für die Diagnose:
- Enzephalitis
- Behandlung mit Dopaminrezeptor-Antagonisten oder Kalzium-Antagonisten
- Drogenabusus (MPTP!)
- zerebrovaskuläre Läsionen in Verbindung mit der Symptomatik
- länger dauernde Remissionen im Verlauf
- okulogyre Krisen
- vertikale Blickparese nach unten
- Kayser-Fleischer-Kornealring
- zerebelläre Symptome
- Pyramidenbahnzeichen
- schwere frühe Demenz
- schwere frühe Dysautonomie
- Gangapraxie
- Einseitigkeit ≥ 10 Jahre
- kein Ansprechen auf L-Dopa
- fehlende Progredienz über ≥ 5 Jahre
- inkompatible Befunde im CT oder MRT

Tabelle 11.3: Diagnostische Kriterien des idiopathischen Parkinson-Syndroms (IPS).

> **I Mögliches IPS**
> Progressive Erkrankung mit mindestens zwei der drei Kardinal-Symptome: Akinese, Rigor, Ruhetremor. Keine atypischen Zeichen.
>
> **II Wahrscheinliches IPS**
> Kriterien wie beim möglichen IPS und zusätzlich mindestens zwei der folgenden Zeichen: Antwort auf L-Dopa, L-Dopa-induzierte Wirkungsschwankungen oder Dyskinesien, asymmetrische Symptomatik.
>
> **III Sicheres IPS**
> Kriterien wie beim wahrscheinlichen IPS plus post mortem Nachweis charakteristischer Veränderungen. Post mortem: Degeneration pigmentierter Neurone der Substantia nigra (Pars compacta), Nachweis von Lewy-Körperchen (LK); keine oligodendroglialen Einschlusskörperchen.

Für einen M. Parkinson spricht: isolierter Ruhetremor (nur selten bei akinetisch-rigiden Syndromen anderer Ätiologie), einseitiger Beginn, progressive Erkrankung, gutes Ansprechen auf L-Dopa für > 5 Jahre.

Therapie des Parkinson-Syndroms

19. Diskutieren Sie den Hintergrund für die therapeutische Nutzung von Deprenyl? Wann ist es indiziert, wie dosiert man?

L-Deprenyl (Selegilin) ist ein Hemmer der Monoamino-Oxidase-B (**MAO-B-Hemmer**). Damit blockiert Deprenyl zum einen den oxidativen Abbau von Dopamin durch Hemmung des verantwortlichen Enzyms MAO-B. Zum anderen wird durch die MAO-B die Umwandlung von MPTP in MPP^+, die aktive Substanz zur Auslösung des Parkinsonismus, katalysiert. Bei Primaten verhindern MAO-B-Hemmer die Bildung von MPP^+ und somit die klinische Manifestation eines MPTP-Parkinsonismus. Nimmt man also an, dass das IPS durch eine MPTP-artige Substanz hervorgerufen wird, dann ist diese antioxidative Therapie eine rational protektive Strategie. Neuere Studien haben zudem gezeigt, dass Deprenyl sogar nach Umwandlung von MPTP in MPP⁺ Neurone in bestimmtem Ausmaß vor dem Untergang «retten» kann. Dies spräche für einen zusätzlichen protektiven Wirkmechanismus neben der MAO-B-Hemmung, der allerdings bis heute nicht zweifelsfrei bewiesen erscheint.

Es existieren drei doppelblinde Studien zur Rolle von Deprenyl bei der IPS-Therapie, die zeigen, dass MAO-B-Inhibitoren die Zeit bis zum Eintreten der L-Dopa-Pflichtigkeit verzögern (obwohl dieser initial positive Effekt nicht langfristig anhält). Die Interpretation dieser Ergebnisse ist kontrovers. Manche halten diese Wirkungen für die Folge eines schwachen eigenen symptomatischen Effekts von Selegilin anstatt Ausdruck einer neuroprotektiven Wirkung. Deprenyl wird beispielsweise zu L-Metamphetamin und zu L-Amphetamin metabolisiert und hat dadurch einen leichten ZNS-stimulatorischen Effekt.

Wegen der eventuell zusätzlich neuroprotektiven Eigenschaften und der guten Verträglichkeit von Deprenyl ist es ein **Medikament für die frühe Therapie des M. Parkinson** oder wird zur **Behandlung von Wirkungsfluktuationen** («end-of-dose» Akinese) im mittleren Stadium eingesetzt. Man beginnt üblicherweise mit 2,5 mg/Tag in der ersten Woche (Einnahme nach dem Frühstück) und steigert dann auf 5 mg in 1 bis 2 Einzeldosen. Die Maximaldosis von 10 mg/Tag sollte nicht überschritten werden, da sonst zusätzlich zur MAO-B-Hemmung die MAO-A-Hemmung einsetzt, was zu kardiovaskulären Nebenwirkungen führen kann. Selegilin hat als wichtigste unerwünschte Nebenwirkung die Verstärkung von Dyskinesien, L-Dopa-induzierten Halluzinationen und Psychosen.

Eine Kombination mit anderen MAO-B-Hemmern oder selektiven Serotonin-Wiederaufnahme-Hemmern sollte vermieden werden.

Juncos JL, et al: Does selegiline have a subclinical therapeutic effect on Parkinsons disease? Neurology 42(Suppl 3):357, 1992.
Parkinson Study Group: Effects of tocopherol and deprenyl on the progression of disability in early Parkinsons disease. N Engl J Med 328:176, 1993.
Parkinson Study Group: Impact of deprenyl and tocopherol treatment on Parkinsons disease in DATATOP patients not requiring levodopa. Ann Neurol 39:29, 1996.

Tatton WG: Selegiline can mediate neuronal rescue rather than neuronal protection. Mov Disord 8:320, 1993.

20. Welche Rolle spielen Anticholinergika und Amantadin in der Behandlung des IPS?

Anticholinergika:
Eine Hauptindikation für die Anticholinergika ist der L-Dopa-resistente Ruhetremor. In frühen Stadien des M. Parkinson können Anticholinergika (z. B. Biperiden, Metixen, Bornaprin) in Kombination mit Deprenyl auch als Primärtherapie verwendet werden, was jedoch wegen des hohen Nebenwirkungsspektrums bei vergleichsweise geringer Effizienz nicht zum Standardvorgehen zählt. Bei Fortschreiten der Erkrankung benötigen die Patienten zusätzlich Levodopa. Trotzdem können die Patienten auch dann noch von der zusätzlichen Gabe von Anticholinergika und Amantadin profitieren. Anticholinerge Medikamente müssen vorsichtig eingesetzt werden, denn sie können neben den typischen Nebenwirkungen wie Mundtrockenheit oder Miktionsstörungen zu psychischen Störungen («anticholinerges Delir») und zur Verschlechterung der kognitiven Leistungen (insbesondere bei älteren Patienten) führen.

Amantadin:
Im Gegensatz zu den Anticholinergika hat Amantadin, ein ursprünglich als Virostatikum eingesetztes Medikament mit leichten anticholinergen Effekten, Glutamatantagonismus und Steigerung der Dopaminfreisetzung, vor allem Wirkung auf die Akinese und den Rigor (parenterale Gabe bei der **akinetischen Krise**). Eine neuere Studie belegt auch einen Effekt auf Dyskinesien. Bei einer mäßigen Ausprägung der motorischen Kardinalsymptome wird in anderen Ländern vor allem bei jüngeren Patienten manchmal sogar eine Monotherapie mit Amantadin versucht. Es kommt allerdings häufig nach mehreren Wochen und Monaten zu einem Wirkungsverlust. Amantadin hat bei manchen Patienten kognitive Nebenwirkungen, daneben kann es zu Livedo reticularis, Knöchelödemen und zur Verschlechterung einer Herzinsuffizienz führen.

Jankovic J, Marsden CD: Therapeutic strategies in Parkinsons disease. In Jankovic J, Tolosa E (Hrsg.) Parkinsons Disease and Movement Disorders. 3. Aufl. Baltimore, William & Wilkins, 1998.

21. Wann sollte eine L-Dopa-Therapie beim IPS begonnen werden?
Diskutieren Sie die Vorzüge und Nachteile einer frühen L-Dopa-Therapie.
Wie sieht die Initialtherapie des IPS aus?

Eine Behandlung des IPS sollte immer dann begonnen werden, wenn der Patient in seinem alltäglichen Leben subjektiv oder objektiv beeinträchtigt ist. Der Zeitpunkt variiert erheblich und hängt unter anderem von Alter, Berufstätigkeit und Lebensstil ab.

Die Gabe von Dopamin stellt hierbei nach wie vor das Zentrum der Pharmakotherapie dar und ist der sog. therapeutische Goldstandard. Dieses Medikament wurde in den 60er Jahren eingeführt, wobei anstatt von Dopamin selbst, welches die Blut-Hirn-Schranke nicht überschreiten kann, eine Kombination von **Levodopa mit Benserazid** (oder mit Carbidopa) angeboten wird. Levodopa wird in Dopamin umgewandelt, Benserazid ist ein Inhibitor des Enzyms Dopa-Decarboxylase. Dieses Enzym wird in der Peripherie, aber nicht im ZNS gehemmt, was die benötigte Dopa-Dosis und die gastrointestinalen Nebenwirkungen (Übelkeit, Erbrechen) beträchtlich verringert.

Es besteht nach wie vor kein Konsens über den Zeitpunkt des Beginns einer L-Dopa-Behandlung. Einerseits wird ein **früher Beginn** damit begründet, dass die Therapieeffektivität damit deutlich am größten sei, weshalb man dem Patienten dieses Medikament nicht vorenthalten dürfe. Die Befürworter einer frühen Dopa-Therapie argumentieren zudem, dass das Auftreten der zentralen Nebenwirkungen von Levodopa (z. B. Dyskinesien und Fluktuationen) mit der Krankheitsprogression und nicht mit der kumulativen Dauer oder Dosis von Levodopa zusammenhängen würde. Andererseits argumentieren die Anhänger einer **späteren Levodopa-Therapie** damit, dass das Präparat neurotoxisch sei und direkt zu den gefürchteten Spätkomplikationen der Langzeittherapie wie dem «wearing-off» (Abhängigkeit der Akinese von der letzten Medikamentendosis) oder den Dyskinesien beiträgt. Zu Beginn einer Behandlung führt die Einnahme von L-Dopa normalerweise zu einer anhaltenden Besserung der Beweglichkeit («L-Dopa-honeymoon»). Im weiteren Verlauf kommt es jedoch gehäuft zum Auftreten von Spätkomplikationen (Wirkungsfluktuationen etc.). **Möglicherweise verhindert das Einsparen von L-Dopa insbesondere bei jüngeren Patienten ein frühzeitiges Auftreten dieser L-Dopa-assoziierten Komplikationen.**

Eine rationelle Therapie des IPS kann folgendermaßen aussehen (siehe **Tab. 11.4**):

Zur Initialtherapie eines Patienten wird die **frühe Kombinationstherapie mit L-Dopa und einem Dopamin-Agonisten** angestrebt. Zur Aufdosierung von L-Dopa wird zunächst in einer Dosis von 50 mg morgens verabreicht und alle 3 Tage um 50 mg gesteigert, bis zu einer Gesamtdosis von 3 mal 100–200 mg. Unmittelbar anschließend wird ein

Tabelle 11.4: Praktisches Vorgehen bei der Initialbehandlung des idiopathischen Parkinson-Syndroms (IPS)

I Standard
• **L-Dopa:** 50 mg morgens, Steigerung um 50 mg alle 3 Tage bis Gesamtdosis von 3 mal 100–200 mg
plus
• **Zugabe Dopaminagonist** (anfangs mit jeweils 20 mg Domperidon vor Einnahme des Dopaminagonisten)
– Bromocriptin
– Lisurid
– Pergolid
– Alpha-Dihydroergocryptin
– Cabergolin
– Pramipexol
– Ropirinol

II Alternativen
1. Patienten unter 55 Jahre
• Monotherapie mit Dopamin-Agonisten (mit Domperidon)
2. Patienten über 70 Jahre
• Kombinationstherapie mit L-Dopa und Selegilin
3. Patienten mit leichter Symptomatik
• Monotherapie mit Amantadin, alternativ Selegilin
4. Patienten mit Unverträglichkeit von Dopamin-Agonisten
• Kombinationstherapie von L-Dopa mit Selegilin

Dopamin-Agonist in ansteigender Dosierung gegeben. Beim größten Patientenkollektiv der zwischen 55- und 70-jährigen wird im allgemeinen nach diesem Therapieschema verfahren. Aufgrund der geringeren Wahrscheinlichkeit des Auftretens von Spätkomplikationen ist **bei Patienten über 70 Jahre eine L-Dopa-Monotherapie gerechtfertigt**. Hingegen kann bei einem Krankheitsbeginn vor dem 55. Lebensjahr eine Monotherapie mit einem Dopaminagonisten (mit Domperidon) die Manifestation von Spätkomplikationen hinauszögern. Voraussetzung für eine alleinige Behandlung mit Dopaminagonisten ist allerdings eine ausreichende Besserung der klinischen Symptomatik bei akzeptablem Ausmaß von Nebenwirkungen.

Beim Vorliegen eines **Tremordominanztyps** führt dieses Behandlungsschema gelegentlich zu keiner Besserung des Ruhetremors. Alternativ kommt hier eine Monotherapie mit einem Anticholinergikum oder eine Kombinationsbehandlung mit L-Dopa und Amantadin in Betracht. Das neu eingeführte **Pramipexol** kann ebenfalls versucht werden, da es besonders gut auf den Tremor wirken soll.

> Cedarbaum JM, et al: «Early» initiation of levodopa treatment does not promote the development of motor response fluctuations, dyskinesias, or dementia in Parkinsons disease. Neurology 41:622, 1991.
> Klockgether T, Oertel WH: Parkinson-Syndrome. In Brandt T, Dichgans J, Diener HC: Therapie und Verlauf neurologischer Erkrankungen, 3. Aufl. Stuttgart, Kohlhammer, 1998.
> Mena MA, et al: Neurotoxicity of levodopa on catecholamine-rich neurons. Mov Disord 7:23, 1992.
> Nutt JG, et al: Effect of long-term therapy on the pharmacodynamics of levodopa: Relation to on-off effect. Arch Neurol 49:1123, 1992.

22. Nennen Sie die häufigsten peripheren Nebenwirkungen der Levodopa-Therapie. Wie werden sie behandelt?

Die häufigsten Nebenwirkungen zu Beginn einer Levodopa-Therapie sind **Übelkeit und Erbrechen**. Bei den meisten Patienten treten diese Probleme auf, wenn sie die Medikamente nach dem Essen einnehmen. Aus diesem Grund wird L-Dopa nahezu immer schon als Kombinationspräparat zusammen mit einem Decarboxylasehemmer (Benserazid) gegeben. Bestehen die Symptome weiter, dann gibt man den peripher wirksamen Dopamin-Rezeptor-Antagonisten Domperidon (20 mg jeweils 30 Minuten vor Einnahme von L-Dopa).

Die häufigste kardiovaskuläre Nebenwirkung ist die **orthostatische Hypotonie**. Falls erforderlich wird sie mit physikalischen Maßnahmen (gesteigerte Flüssigkeits- und Salzzufuhr, körperliches Training, Stützstrümpfe) oder medikamentös (3 mal 20 mg Domperidon, selten 1 bis 3 mal 0,1 mg Fludrokortison) behandelt.

23. Welche klinischen Fluktuationen gibt es beim M. Parkinson? Wie werden sie therapiert?

Im Verlauf der Parkinson-Erkrankung kommt es zu einer Reihe von klinischen Fluktuationen. Dies sind nicht nur motorische Phänomene. Stimmung, Verhalten, Affekt oder autonome Funktionen können ebenso fluktuieren. Beispielsweise zeigen Patienten depressive Symptome, wenn sie eine «**off**»-Phase haben, Euphorie, wenn sie in der «**on**»-Phase sind. Charakteristischerweise sind diese Symptome stark von Müdigkeit und externen psychischen Faktoren wie z. B. Stress abhängig.

Man unterscheidet **krankheitsbedingte** Schwankungen von den **therapiebedingten** (L-Dopa-induzierten) **Fluktuationen**.

1. Krankheitsbedingte Schwankungen:
Obwohl die schwerwiegendsten Fluktuationen bei IPS-Patienten aufgrund der L-Dopa-Therapie auftreten, gibt es auch einige Schwankungsphänomene im Krankheitsverlauf, die ohne vorangegangene Therapie auftreten. Die gravierendsten Beispiele spontaner Fluktuationen sind die **paradoxen Hyperkinesien** («paradoxic kinesis») bei Angst, Anspannung oder Stress: Patienten, die durch die Parkinson-Erkrankung vollkommen bewegungsunfähig sind, können sich plötzlich gut bewegen oder eventuell tanzen. Zu den schwierigsten Problemen der Parkinson-Therapie gehören die krankheitsbedingten **Schwankungen der Beweglichkeit** mit dem pötzlichen Auftreten von Unbeweglichkeit z. B. an Türschwellen, im Straßenverkehr oder an öffentlichen Plätzen («**freezing**»). Die Patienten versuchen, die Bewegungsunfähigkeit mit dem Oberkör-

per zu überwinden, was häufig zu Stürzen nach vorne auf die Knie führt. «**Freezing**» kann oft durch externe visuelle (Markierung auf dem Boden, Spazierstock mit Querstrebe knapp über dem Boden) oder akustische Stimuli (Zählen, Melodie, Marschbefehl) überwunden werden. Unabhängig von der Medikamenteneinnahme auftretendes «freezing» ist mit den in Deutschland zugelassenen Medikamenten kaum zu beeinflussen (eventuell Versuch mit dem nicht zugelassenen Medikament L-threo-Dops möglich, Risiko von induzierten Psychosen ist wahrscheinlich hoch). Ist das Phänomen vorhersagbar in der «off»-Phase der Therapie, kann man mit Veränderung der Levodopa-Gaben oder mit Dopaminagonisten helfen.

2. *Levodopa-induzierte Fluktuationen:*
Unter langjähriger L-Dopa-Substitutionstherapie treten **dosisabhängige und dosisunabhängige Fluktuationen** der Beweglichkeit auf (**vorhersagbare und nicht-vorhersagbare Wirkungsschwankungen**). Nach 2–5 jähriger L-Dopa-Therapie lässt der antiparkinsonistische Effekt nach, die Wirkdauer von L-Dopa verkürzt sich (auf 3 Stunden oder weniger, «**wearing off**»), so dass in Abhängigkeit von der Einnahmezeit regelmäßig akinetische Phasen auftreten, die so genannte «**end-of-dose**»-**Akinese**. Unabhängig von der Dosisverteilung kommt es im weiteren Verlauf, vor allem in der zweiten Tageshälfte, zu akinetischen «**off-Phasen**», die abrupt mit Phasen guter Beweglichkeit wechseln (**on-Phasen**, meist von Hyperkinesen begleitet). Man nennt diesen Wechsel von Hyperkinese zu Akinese bei Beendigung der L-Dopa-Wirkung «**on-off-Phänomen**» («**random oscillations**»). Die motorischen Fluktuationen sind wahrscheinlich Folge des Verlustes der dopaminergen Nervenendigungen im Striatum, mit konsekutivem Verlust der Fähigkeit des Gehirns, die Schwankungen der L-Dopa-Verfügbarkeit abzupuffern.

Dystone Bewegungsstörungen, wie z. B. eine schmerzhafte Fußdystonie, kommen auch bei unbehandelten Patienten vor, sind jedoch meist ebenfalls an die Wirkungsschwankungen der L-Dopa-Therapie gebunden.

Tabelle 11.5 fasst die klinischen Fluktuationen und ihre Behandlungsmöglichkeiten beim M. Parkinson zusammen.

Tabelle 11.5: Klinische Fluktuationen beim M. Parkinson

Fluktuation	Therapie
«End of dose»-Akinese («wearing off»)	kürzere L-Dopa-Intervalle retardierte L-Dopa-Präparate Dopaminagonisten Selegilin (MAO-B-Hemmer) Entacapon (COMT-Hemmer) Amantadin
verzögerter Wirkungseintritt (z.B. morgendliche Akinesie)	Einnahme vor Mahlzeiten Reduktion Proteinmenge der Mahlzeiten Antazida i.v. Gabe von L-Dopa oder Dopaminagonisten
therapieresistente «off»-Phasen	kürzere L-Dopa-Intervalle, höhere Dosis Einnahme vor Mahlzeiten i.v. Gabe L-Dopa oder Dopaminagonisten
«on-off» Phänomen* (nicht vorhersagbare Wirkungsschwankungen, «random oscillations»)	Dopaminagonisten Selegilin (MAO-B-Hemmer) subkutane Dauerinfusion von Apomorphin L-Dopa-Entzug stereotaktische OP
«Freezing»	Dosissteigerung Dopaminagonisten L-threo-Dops (in Deutschland nicht zugelassen) Spazierstock mit Querstrebe

* Eventuell als krankheitsbedingte Schwankung unabhängig von L-Dopa-Therapie

Cedarbaum JM, Olanow CS: Dopamin sulfate in ventricular cerebrospinal fluid and motor function in Parkinsons disease. Neurology 41: 1567, 1991.
Dietz MA, et al: Evaluation of a modified inverted walking stick as a treatment for parkinsonian freezing episodes. Mov Disord 5:243, 1990.
Sage JI, Mark MH: Nighttime levodopa infusions to treat motor fluctuations in advanced Parkinsons disease: Preliminary observations. Ann Neurol 30:616, 1991.
Vaamonde J, et al: Subcutaneous lisurid infusion in Parkinsons disease. Response to chronic administration in 34 Patients. Brain 114:601, 1991.

24. Welche Bedeutung haben retardierte L-Dopa-Präparate bei der Therapie der klinischen Fluktuationen? Was muss man dabei beachten?

Zur Behandlung des «wearing off»-Phänomens werden zunächst kleinere L-Dopa-Dosen in kürzeren Intervallen gegeben (in Einzelfällen bis zu 10 und mehr Einzeldosen!). Da einzelne Dosen unterhalb der Wirkungsschwelle und damit wirkungslos bleiben können, ist hier die Umstellung auf ein retardiertes L-Dopa-Präparat eine Alternative. Retardpräparationen setzen aufgrund einer besonderen galenischen Zubereitung L-Dopa im Magen verzögert frei. Sie haben eine Bioverfügbarkeit von etwa 70%, die maximale Plasmakonzentration wird nach etwa 1,5–2,5 Stunden erreicht (Plasmakonzentrationen sind im Vergleich zu Standardpräparaten niedriger). Die Plasmahalbwertszeit unterscheidet sich mit 0,5–2 Stunden nicht wesentlich von der eines Standardpräparats. Ein Problem besteht dabei in dem zu langsamen Wirkungseintritt. Es ist daher häufig eine Kombination von retardiertem und herkömmlichem, eventuell auch dispersiblem L-Dopa erforderlich.

Vor allem bei der ersten Medikamenteneinnahme am Morgen muss wegen der schlechteren Bioverfügbarkeit retardiertes L-Dopa um 20–30% höher dosiert werden (bei manchen Patienten bis zu 50% im Vergleich zum Standardpräparat).

Leider haben die meisten Patienten bereits vorher gleichzeitig bestehende krankheitsbedingte Fluktuationen und L-Dopa-Fluktuationen (wie die «peak dose»-Dyskinesien). «Peak dose»-Dyskinesien verschlechtern sich normalerweise durch die gesteigerte dopaminerge Stimulation bei den retardierten L-Dopa-Präparaten.

25. Nennen Sie die Hauptformen der Levodopa-induzierten Dyskinesien (LID). Wie behandelt man sie?

Nach etwa 3 Behandlungsjahren entwickeln etwa 50% der Patienten mit IPS bestimmte L-Dopa-assoziierte dyskinetische, unwillkürliche Bewegungen.

Phänomenologisch unterteilt man diese Levodopa-induzierten Dyskinesien (LID) in 3 Hauptkategorien:

1. «Peak dose»-Dyskinesien:

Diese choreoathetoiden Spitzendyskinesien treten zunächst bei hoher Einzeldosis auf, später kann die gesamte «on»-Phase (die Phase der klinisch besten Beweglichkeit) von Hyperkinesen begleitet sein (choreatische Hyperkinesen, orofaziale Dyskinesien, Blepharospasmus), was zur Reduktion der L-Dopa-Dosis zwingt.

2. Biphasische Dyskinesien:

Der Wirkungseintritt bzw. das Abklingen der Wirkung einer L-Dopa-Dosis kündigt sich durch heftige choreatische bis ballistische Hyperkinesen oder durch dystone Krämpfe mit repetitiven stereotypischen Bewegungen der Beine an. Sie sind seltener als die «peak dose»-Dyskinesien und eher bei frühem Krankheitsbeginn zu beobachten. Einige Patienten haben eine Kombination aus beiden Formen, womit die Dyskinesien die gesamte «on»-Phase andauern («square wave»-Dyskinesien).

3. «Off»-Dyskinesien:

Diese typischerweise schmerzhaften Dystonien treten zusammen mit Phasen schlechter Beweglichkeit auf. Das häufigste Muster ist die **early morning**-Dystonie: der Patient erwacht morgens akinetisch und hat eine schmerzhafte Fußdystonie, die sich erst etwa 1 Stunde nach der morgendlichen L-Dopa-Gabe bessert.

Grundsätzlich verschlechtert die dopaminerge Stimulation alle «on»-Dyskinesien und verbessert die «off»-Dyskinesien. Im Gegensatz dazu helfen antidopaminerge Medikamente bei allen Formen der LID, verschlechtern aber die Parkinson-Symptomatik. Atypische Neuroleptika (Clozapin, Tiaprid) können hilfreich sein.

Als Ultima ratio dieser manchmal schwer therapierbaren Komplikationen kann eine chirurgische Therapie in Frage kommen (Pallidotomie bzw. Pallidumstimulation, Nucleus-subthalamicus-Stimulation, eventuell Thalamotomie oder Thalamusstimulation).

In der **Tabelle 11.6** sind die Levodopa-induzierten Dyskinesien mit klinischen Symptomen und therapeutischen Möglichkeiten genannt.

Tabelle 11.6: L-Dopa-induzierte Dyskinesien (LID)

Typ	klinische Merkmale	Therapie
«Peak dose»-Dyskinesie	Chorea	Reduktion L-Dopa-Einzeldosis, zusätzlich Dopaminagonisten
	Dystonie	Reduktion L-Dopa-Einzeldosis Clonazepam Baclofen Anticholinergika
	Schlunddystonie	Reduktion L-Dopa-Einzeldosis zusätzlich Anticholinergika
	Respiratorische Dyskinesie	Reduktion L-Dopa Einzeldosis zusätzlich Dopaminagonisten
	Myoklonus	Clonazepam Valproat Methysergid
	Akathisie*	Neuroleptika Propanolol Opiate
biphasische Dyskinesien	Dystonie	Steigerung der L-Dopa-Einzeldosis subkutane Apomorphin-Injektion L-Dopa-Retardpräparat
	stereotype Bewegungsmuster	Steigerung der L-Dopa-Einzeldosis subkutane Apomorphin-Injektion
«off»-Dyskinesie	Dystonie	subkutane Apomorphin-Injektion Dopaminagonisten Anticholinergika L-Dopa-Retardpräparat Antidepressiva Lithium Botulinumtoxin
	Akathisie*	Neuroleptika Propanolol Opiate

* Eventuell unabhängig von L-Dopa-Therapie

Bennet JP, et al: Suppression of dyskinesias in advanced Parkinsons disease: Moderate daily Clozapine doses provide long-term dyskinesia reduction. Mov Disord 9:409, 1992.
Jankovic J: Natural course and limitations of levodopa therapy. Neurology 42:14, 1992.
Luquin MR, et al: Levodopa-induced dyskinesias in Parkinsons disease: Clinical and pharmacological classification. Mov Disord 7:117, 1992.
Nutt JG: Levodopa-induced dyskinesias: Review, observations, and speculations. Neurology 40:340, 1990.

26. Welche Rolle spielen Dopaminagonisten bei der Therapie des M. Parkinson?

Dopamin-Agonisten **stimulieren Dopamin-Rezeptoren direkt** und müssen daher nicht wie L-Dopa enzymatisch in eine wirksame Form umgewandelt werden. Alle Dopaminagonisten üben ihre Wirkung vorwiegend durch **Stimulation der D2-Rezeptoren** aus. Die einzelnen Substanzen unterscheiden sich aber in ihrer Wirkung auf andere Dopamin-Rezeptoren und ihrer Wirkdauer. Da sie die präsynaptischen Elemente des nigrostrialen Systems umgehen, haben die Dopaminagonisten im Vergleich zu L-Dopa einige Vorteile. Beispielsweise verursachen sie weitaus seltener Dyskinesien oder dosisabhängige Fluktuationen und haben zudem einen Einsparungseffekt auf die benötigte L-Dopa-Dosis.

Dopaminagonisten werden meistens als Zusatz zur L-Dopa-Therapie gegeben, besonders bei Patienten mit klinischen Fluktuationen und Dyskinesien. Es gibt eine Reihe von Hinweisen und Untersuchungen, die zeigen, dass die frühe Gabe von Dopaminagonisten das Risiko für Komplikationen der Langzeit-Dopa-Therapie senkt. Der Hauptmechanismus scheint die kontinuierliche Einsparung der benötigten L-Dopa-Dosis zu sein.

27. Welche Dopaminagonisten gibt es für die Behandlung des M. Parkinson? Nennen Sie die Wirkungen und ihre häufigsten Nebenwirkungen?

Folgende Dopaminagonisten stehen für die Therapie des M. Parkinson zur Verfügung:
(1) **Bromocriptin**,
(2) **Lisurid**,
(3) **Cabergolin**,
(4) **α-Dihydroergocryptin**,
(5) **Pergolid**,
(6) **Pramipexol**,
(7) **Ropinirol** und
(8) **Apomorphin**.

Hemmer der MAO-B (Selegilin), der COMT (Entacapon) und Glutamatantagonisten mit dopaminerger Wirkung (Amantadin oder Budipin) gehören nicht zu den Dopaminagonisten. Alle Dopaminagonisten üben ihre Wirkung vorwiegend durch Stimulation der D2-Rezeptoren aus. Die einzelnen Substanzen unterscheiden sich aber in ihrer Wirkung auf andere Dopamin-Rezeptoren und ihrer Wirkdauer.

Bromocriptin hat eine hohe Affinität zu D2-Rezeptoren (D2 > D3 > D4) bei Inhibition von D1-Rezeptoren. **Pergolid** hat eine hohe Affinität zu D2-Rezeptoren (D2 > D3 > D4), aber auch schwache agonistische Wirkung am D1-Rezeptor, was für eine bessere Wirksamkeit im Vergleich zu Bromocriptin spricht. **Pramipexol** stimuliert präferentiell D3-Rezeptoren (D3 > D2 > D4), **Ropinirol** dagegen bindet überwiegend rein an D2-Rezeptoren. **Apomorphin**, das chemisch den Apomorphinalkaloiden zugehörige Emetikum, ist der am stärksten wirksame bekannte Dopaminagonist. Apomorphin muss subkutan appliziert werden, erreicht maximale zerebrale Konzentrationen innerhalb von 10–20 Minuten und verliert seine Wirkung innerhalb 1 Stunde. Die subkutane Dauerinfusion (oder wiederholte subkutane Injektionen) ist bei schweren Wirkungsfluktuationen sowie bei der akinetischen Krise indiziert.

Mit Ausnahme von Pramipexol und Ropinirol sind die Dopaminagonisten **Ergotamin-Derivate** mit dem Risiko von vasokonstriktiven (Raynaud-Phänomen, Akroparästhesien, Angina), gastrointestinalen (Ulkusexazerbation) und pulmonalen (Pleuraergüsse) Nebenwirkungen, dem Risiko der Erythromelalgie oder einer retroperitonealen Fibrose. Diese Komplikationen sind bei Pramipexol und Ropirinol seltener. Obwohl die Dopaminagonisten generell weniger Nebenwirkungen als L-Dopa zeigen, können sie allerdings zur Exazerbation von «peak dose»-Dyskinesien führen und andere unerwünschte dopaminerge Effekte wie Übelkeit, Erbrechen, Unwohlsein, Appetitlosigkeit, orthostatische Hypotension oder psychische Störungen (Konfusion, Halluzinationen) verstärken oder auslösen.

Dopaminagonisten können bei jungen Patienten im Anfangsstadium als Monotherapie verwendet werden, ihr **Hauptindikationsgebiet ist allerdings die Kombinationstherapie mit L-Dopa zur Reduktion der L-Dopa-Gesamtdosis und zur Reduktion der L-Dopa-Wirkungsschwankungen**. In vitro wurde gezeigt, dass Dopaminagonisten das Wachstum und die Überlebensrate von dopaminergen Neuronenkulturen steigern konnten und dabei insbesondere oxidativen Stress reduzierten. Pramipexol hat möglicherweise neuroprotektive und neurotrophe Wirkungsaktivität (gezeigt an mesenzephalen dopaminergen Neuronenkulturen). Cabergolin hat die längste Halbwertszeit aller Dopaminagonisten (< 24 Stunden), was zur besseren Compliance beiträgt.

Jankovic J, Marsden CD: Therapeutic strategies in Parkinsons disease. In Jankovic J, Tolosa E (Hrsg.) Parkinsons Disease and Movement Disorders. 3. Aufl. Baltimore, William & Wilkins, 1998.

Le WD, et al: Neuroprotection of pramipexole against dopamine and levodopa-induced cytotoxicity. Mov Disord 12:840, 1997.

Leibermann A, et al: Clinical evaluation of pramipexole in advanced Parkinsons disease: Results of a double-blind, placebo-controlled, parallel-group study. Neurology 49:162, 1997.
Tullock IF: Pharmacologic profile of ropirinole: A nonergoline dopamine agonist. Neurology 49 (Suppl 1): S58, 1997.

Gash DM, et al: Functional recovery in parkinsonian monkeys treated with GDNF. Nature 380:252, 1996.
Kurth MS, et al: Tolcapone improves motor function and reduces levodopa requirement in patients with Parkinsons disease experiencing motor fluctuation. A multicenter, double-blind, randomized, placebo-controlled trial. Neurology 48:81, 1997.

28. Welche anderen Medikamente oder -gruppen werden derzeit für die Behandlung des M. Parkinson untersucht oder sind bereits verfügbar?

Zum einen werden **andere MAO-Hemmer** mit Hinweisen auf dopaminerge Effektivität, wie beispielsweise Rasagilin, untersucht.

Wachsendes Interesse wird der Gruppe der **antiglutamatergen Substanzen** entgegengebracht, insbesondere unter dem Aspekt der möglichen neuroprotektiven Wirkungen. **Bupidin** ist wie Amantadin ein nicht-kompetitiver NMDA-Antagonist mit zusätzlich einer schwachen antimuskarinischen (anticholinergen) Wirkung, der bereits zugelassen ist. Er verstärkt die L-Dopa-Wirkung und hat zudem einen günstigen Effekt auf den Tremor. Ein anderes Medikament, **Riluzol** (zugelassen für die Behandlung der ALS), könnte eventuell ebenfalls für die Therapie des M. Parkinson in Betracht kommen.

Eingang in die Therapie hat die **Hemmung der Catechol-O-Methyl-Transferase (COMT-Hemmer)** gefunden. Das Enzym baut sowohl peripher wie zentral Dopamin ab; seine Hemmung führt daher zur vermehrten Bioverfügbarkeit von vorhandenem oder substituiertem Dopamin. **Tolcapon** ist ein Hemmer der zentralen und peripheren COMT, der wegen hepatischer Nebenwirkungen wieder vom Markt genommen wurde. **Entacapon** ein rein peripher wirksamer COMT-Inhibitor, der bereits zugelassen ist.

Die intraventrikuläre Applikation so genannter **neurotropher Faktoren** ist ein weiterer Ansatzpunkt. Bei Affen wurde nach intraventrikulärer Gabe von **GDNF** («glial cell-derived neurotrophic factor») eine Abnahme der Parkinson-Symptomatik beobachtet; GDNF wird derzeit in einer Pilotstudie untersucht.

29. Welche Rolle spielt die chirurgische Therapie in der Behandlung des M. Parkinson?

Wie bereits oben dargestellt, führt der striatale Dopaminmangel beim Parkinson-Syndrom zu tonisch gesteigerter und abnormen Mustern neuronaler Aktivität im Nucleus subthalamicus, in den Ausgangskernen der Basalganglien (insbesondere dem inneren Pallidum) und in motorischen Thalamuskernen. Ziel stereotaktischer Operationen ist die Ausschaltung dieser Kerne.

Derzeit werden dafür zwei Techniken angewendet:
(1) irreversible Läsion durch Radiofrequenz-Hitzeläsionen und
(2) reversible Ausschaltung durch elektrische Hochfrequenz-Stimulation über dauerhaft implantierte Elektroden.

1. Behandlung des Tremors:

Die **Thalamotomie** bzw. eine Läsion des Nucleus intermedius ventralis (VIM-Kern; motorischer Generator des Parkinson-Tremors) führt zu einer guten Besserung oder völligen Ausschaltung des Parkinson-Tremors in 80% der Fälle. Bleibende neurologische Defizite als Komplikation dieser stereotaktischen Operation treten in etwa 8% der unilateralen und in etwa 30% der bilateralen Thalamotomien auf (insbesondere Dysarthrie). Aufgrund der hohen Komplikationsrate der bilateralen Chirurgie werden fast nur noch unilaterale Thalamotomien durchgeführt. Die Indikation besteht deshalb im Wesentlichen für einseitig vorherrschende, therapieresistente Parkinson-Fälle.

Die **Hochfrequenz-Stimulation** mittels tiefer implantierter Elektroden ist eine neuere, sehr effektive Methode für die Behandlung des Tremors, die zusätzlich eventuell Dyskinesien unterdrücken kann. Ein implantierter Pulsgenerator ist subkutan unter der Clavicula eingenäht und kann durch den Patienten über einen externen Magneten bedient werden. Die Hochfrequenz-Stimulation kann auch beidseitig angewendet werden, wobei das Risiko, eine Dysarthrie zu entwickeln, niedriger als bei der Thalamotomie liegt. Die technisch aufwendige und teure Methode erfordert allerdings die dauernde Weiterbetreuung durch ein spezialisiertes Zentrum sowie langfristig einen Batteriewechsel.

2. Behandlung der Achsensymptome (Akinese, Rigor, Tremor):
Im MTPT-Modell des M. Parkinson konnte bei Affen gezeigt werden, dass eine Läsion des **Nucleus subthalamicus** (STN) zu einer Besserung von Rigor, Tremor und Akinese führt. Bei Parkinson-Patienten führt die **bilaterale Hochfrequenzstimulation des STN** zu einer Besserung der Parkinson-Trias um 50%. Auch die Dystonie in der «off»-Phase wird sehr gut beeinflusst.

Auch das Pallidum (posteroventraler Anteil des inneren Pallidumglieds, GPi) ist wieder vermehrt die Zielstruktur stereotaktischer Eingriffe beim Parkinson-Syndrom. Die **Pallidotomie** zeigt eine gute Wirksamkeit auf Rigor und Tremor, weniger auf Akinese. Nach einseitiger Pallidotomie liegt die Verbesserung auf der motorischen Skala bei 30%, auch dramatische Besserungen der Dyskinesien wurden beschrieben. Nach einer Pallidotomie brauchen die Patienten typischerweise weniger L-Dopa. In Analogie zur Pallidotomie wird die **Hochfrequenz-Stimulation des GPi** zur Besserung der Parkinson-Trias und von Levodopa-induzierten Dyskinesien (LID) durchgeführt. LIDs werden bei einseitiger Durchführung auf der kontralateralen Seite am deutlichsten gebessert, der Effekt auf Tremor, Bradykinese und Rigor ist eher variabel.

> Benabid AL, et al: Chronic electrical stimulation of the ventralis intermedius nucleus of the thalamus as a treatment of movement disorders. J Neurosurg 84:203, 1996.
> Jankovic J, et al: Outcome after stereotactic thalamotomy for Parkinsonian, essential and other types of tremor. Neurosurgery 37:680, 1995.
> Lang AE, et al: Posteroventral medial pallidotomy in advanced Parkinsons disease. N Engl J Med 337:1036, 1997.
> Limousin P, et al: Bilateral subthalamic nucleus stimulation for severe Parkinsons disease. Mov Disord. 10:672, 1995.

> Sellal F, et al: Contralateral disappearance of parkinsonian signs after subthalamic hematoma. Neurology 42:255, 1992.

30. Welche Bedeutung hat die Transplantationschirurgie bei der Behandlung des M. Parkinson?

Striatale Transplantationen von Dopamin-produzierendem Gewebe bei der Parkinson-Erkrankung werden mit dem Ziel durchgeführt, die endogene Synthese von Dopamin zu erhöhen und denervierte striatale Neurone eventuell zu reinnervieren.

Die ursprüngliche Strategie, **autologes Nebennierenmark zu transplantieren**, ist weitgehend aufgegeben worden, da der operative Eingriff mit erheblicher Morbidität und Mortalität belastet ist und auch die beobachteten klinischen Effekte nicht überzeugend waren. Autopsien zeigen weiterhin, dass die striatalen Implantate nicht überleben, was eventuell durch die gleichzeitige Implantation eines autologen peripheren Nerven gebessert werden könnte.

Bessere Resultate werden durch die **putaminale Transplantation fetaler mesenzephaler Dopaminzellen** erreicht. Allerdings kommen hier zu den vorhandenen wissenschaftlichen Kontroversen noch die ethischen Bedenken hinzu. Im PET läßt sich die zunehmende Dopamin-Synthese und Speicher-Kapazität nach Transplantation nachweisen, wobei die neurochemischen Effekte von einer klinischen Besserung begleitet sind. Eine Reihe von Fragen ist allerdings bei dieser Methode noch ungeklärt (Zeitdauer der Besserung, Bedarf einer Langzeit-Immunsuppression).

> Kordower JH, et al: Neuropathological evidence of graft survival and striatal reinnervation after the transplantation of fetal mesencephalic tissue in a patient with Parkinsons disease. N Engl J Med 332:1118, 1995.

31. Gibt es Zusammenhänge zwischen der Alzheimer-Erkrankung und der Parkinson-Erkrankung?

Es gibt derzeit keine Hinweise für eine gemeinsame Ätiologie dieser beiden neurodegenerativen Erkrankungen. Bei etwa 20% der Parkinson-Patienten entwickelt sich eine klinisch bedeutsame Demenz. In einem nicht bekannten Prozentsatz ist die Alzheimer-Erkrankung hier die Ursache. Im Gegensatz zur Alzheimer-Demenz fehlen bei der Parkinson-Demenz Zeichen kortikaler Beeinträchtigung wie Aphasie und Apraxie, wohingegen die Verlangsamung des Denkens (**Bradyphrenie**), zunehmende Vergesslichkeit und depressive Grundstimmung im Vordergrund stehen. Die unterschiedlichen Muster sprechen für die Verschiedenartigkeit der Mechanismen, die den kognitiven Funktionsverlusten bei beiden Erkrankungen zugrunde liegen.

Neuropathologische Befunde stützen diese Unterscheidung. Bei der **Parkinson-Erkrankung** ist der Kortex weitgehend ausgespart, es imponiert der Neuronenverlust der Substantia nigra und anderer subkortikaler Strukturen (z.B. Locus coeruleus). In den verbleibenden Neuronen finden sich Lewy-Körper.

Bei der **Alzheimer-Erkrankung** ist überwiegend der Kortex betroffen; man findet Aggregationen von pathologisch hyperphosphoryliertem Mikrotubuli-assoziiertem Tau-Protein (intraneuronale Neurofibrillenbündel) und kortikale wie perivaskuläre Amyloid-Plaques (entstehen aus aggregierten Teilstücken des unphysiologisch gespaltenen β-Amyloid-Vorläuferproteins, β-APP). Über 50% der Alzheimer-Patienten entwickeln allerdings im Verlauf der Erkrankung einen Parkinsonismus sowie Myoklonien (Alzheimer-Parkinsonismus als Parkinson-Plus-Syndrom).

> Chen JY, et al: Cumulative risks of developing extrapyramidal signs, psychosis, or myoclonus in the course of Alzheimers disease. Arch Neurol 48:1141, 1991.
> German DC, et al: Disease-specific patterns of locus coeruleus cell loss. Ann Neurol 32:667, 1992.

Progressive supranukleäre Blickparese

32. Beschreiben Sie das klinische Bild der progressiven supranukleären Blickparese

Das **Steele-Richardson-Olszewski-Syndrom** («progressive supranuclear palsy», PSP) ist mit einer Prävalenz von 1,5/100 000 Einwohner die zweithäufigste Ursache eines nicht-symptomatischen Parkinson-Syndroms. Die Patienten sind typischerweise um das 60. Lebensjahr, haben eine blande Familienanamnese und zeigen eine vertikale Blickparese nach unten (die zu einer kompletten externen Ophthalmoplegie fortschreitet), Parkinsonismus, Pseudobulbärparalyse und Frontalhirnzeichen. Charakteristischerweise finden sich Abnormitäten der Augenlider, z.B. typisches «freezing» mit Schwierigkeiten beim Öffnen oder Schließen der Augen infolge der Hemmung des M. levator palpebrae oder des M. orbicularis oculi. Nicht immer sind neuropsychologische Beeinträchtigungen i.S. einer subkortikalen Demenz objektivierbar. Weitere Leitsymptome sind Stand- und Gangunsicherheit mit häufigen Stürzen in der Anamnese und axial betonter Rigor (Nackenrigor). Dystone Symptome finden sich bei ca. 13% der Patienten.

> Jankovic J: Progressive supranuclear palsy: In Griffin JW, Johnson RT (Hrsg.): Current Therapy in Neurological diseases, 5. Aufl. St. Louis, Mosby, 1997.

33. Was ist die Ursache der PSP? Beschreiben Sie die pathologischen und radiologischen Befunde

Die Ätiologie der progressiven supranukleären Blickparese ist unbekannt. Die **idiopathische PSP** ist charakterisiert durch Neuronenverlust in verschiedenen subkortikalen Strukturen wie Nucleus subthalamicus, Substantia nigra (Pars reticulata und compacta), Nucleus basalis Meynert, Pallidum (v.a. Pallidum internum), Locus coeruleus und obere Zweihügel. Neuropathologisch findet man zudem neurofibrilläre Einschlusskörperchen («globoid tangles») mit Immunreaktivität gegen hyperphosphoryliertes Tau-Protein (wie beim M. Alzheimer), Gliose und vakuolige Degeneration. Die okuläre Symptomatik resultiert v.a. durch den frühen Befall des Mittelhirns (Retikularisformation mit Fasciculus longitudinalis medialis und Augenmuskelkernen). Der häufigste radiologische Befund bei der idiopathischen Form ist eine **generalisierte oder fokale (Mittelhirn oder Kleinhirn) Atrophie**. Bei bis zu 25% der Patienten ist allerdings CT und MRT vollkommen unauffällig. Es gibt radiologische und neuropathologische Hinweise darauf, dass auch multiple Infarkte ein klinisch ähnliches Bild hervorrufen können.

Jankovic J, et al: Progressive supranuclear palsy: motor, neurobehavioral and neuro-ophthalmological findings. Adv Neurol 53:293, 1990.
Litvan I, et al: Acuracy of clinical criteria for the diagnosis of PSP (Steele-Richardson-Olszewski-Syndrom). Neurology 46:922, 1996.
Rivest J, Quinn N, Marsden CD: Dystonia in Parkinsons disease, multiple system atrophy, and progressive supranuclear palsy. Neurology 40:1571, 1990.
Winikates J, Jankovic J: Vascular progressive supranuclear palsy. J Neural Transm 42:S189, 1994.

34. Wie unterscheidet man die progressive supranukleäre Blickparese vom idiopathischen Parkinson-Syndrom?

Tabelle 11.7 stellt die differentialdiagnostischen Befunde bei PSP und IPS gegenüber.

Das wichtigste Unterscheidungsmerkmal ist die supranukleäre Blickparese (vertikale Blickparese nach unten), die man beim IPS nicht findet. Insbesondere wenn die Ophthalmoparese nicht vorhanden ist, beispielsweise in den Frühstadien der PSP, dann ist die Differenzierung zum IPS besonders schwer. Bei Patienten, die während der Erkrankung keine supranukleäre Blickparese entwickeln, wird die PSP erst autoptisch nachgewiesen. Aufgrund dieser Schwierigkeiten wird ein Steele-Richardson-Olszewski-Syndrom durchschnittlich erst 3,6 Jahre nach Beginn der Symptome diagnostiziert.

Golbe LI, et al: Prevalence and natural history of progressive supranuclear palsy. Neurology 38:1031, 1988.
Cardoso F, Jankovic J: Progressive supranuclear palsy. In Calne DB (Hrsg.): Neurodegenerative Diseases. Philadelphia, W. B. Saunders, 1993.

35. Wie wird die progressive supranukleäre Blickparese behandelt? Wie ist der Krankheitsverlauf?

Eine effektive Therapie der Erkrankung ist nicht bekannt, kein Medikament erbringt bei Patienten mit PSP lang dauernde Verbesserungen. Häufig wird mit Neurotransmitterersatz-Therapie behandelt. Allerdings hat die Gabe von **L-Dopa**, selbst in hoher Dosierung, nur einen begrenzten Effekt auf die Symptomatik. Am ehesten werden die Gangstörung

Tabelle 11.7: Differentialdiagnose von progressiver supranukleärer Blickparese (PSP) und idiopathischem Parkinson-Syndrom (IPS)

	PSP	IPS
Beginn	7. Dekade	6. Dekade
Initialsymptome	gestörte Stellreflexe, Gangstörung	Tremor und Bradykinese
Familienanamnese	–	±
SAE/Status lacunaris	±	–
Demenz	±	±
vertikale Blickparese nach unten	+	–
Lidabnormitäten	+	±
Pseudobulbärparalyse	+	±
Gang	breitbasig, steif, unsicher	kleinschrittig, eng, schlürfend, langsam
Rigor	axial (Nackenrigor)	generalisiert
Gesichtsausdruck	«erstaunter Blick»	Hypomimie bis Amimie
Ruhetremor	–	+
Dystonie	+	±
Pyramidenbahnzeichen	±	–
Symmetrie der Befunde	+	–
Gewichtsverlust	–	+
L-Dopa-Effekt	–	+
L-Dopa-induzierte Dyskinesien	–	+

SAE = subkortikale osteriosklerotische Enzephalopathie
+ = ja oder vorhanden
– = nein oder nicht vorhanden

und die Rigidität beeinflusst. Der Grund für das schlechte Ansprechen der Pharmakotherapie liegt im Verlust der Dopaminrezeptoren und dem Vorliegen ausgedehnter Strukturschädigungen subkortikaler Regionen, die auch andere Neurotransmitter betreffen. Die Beeinflussung des **noradrenergen Systems** (z. B. Desipramin, Idaxozan) oder des **serotoninergen Systems** (Fluoxetin, Amitryptilin) sind ebenfalls nur partiell effektiv.

Im weiteren Verlauf der Erkrankung werden die Patienten bettlägrig mit Unfähigkeit zu sprechen oder zu schlucken. In fortgeschrittenen Stadien ist oftmals eine Gastrostomie notwendig. Die Patienten versterben nach einer durchschnittlichen Krankheitsdauer von 7–8 Jahren meist an respiratorischen Komplikationen.

> Golbe LI, Davie PH: Progressive supranuclear palsy. In Jankovic J, Tolosa E (Hrsg.): Parkinsons Disease and Movement Disorders, 3. Aufl. Baltimore, Williams & Wilkins, 1998.

36. Beschreiben Sie das klinische Bild des «vaskulären» Parkinson-Syndroms. Gilt es als echtes Parkinson-Syndrom?

Eine subkortikal-arteriosklerotische Enzephalopathie (SAE) kann im Rahmen multipler vaskulärer Läsionen in den Basalganglien zu einem symptomatischen Parkinson-Syndrom führen. Der Ruhetremor fehlt, die Bradykinese und der Rigor sind deutlicher in der unteren Extremität vorhanden. Es gibt sogar Patienten, bei denen die Symptome nur in der unteren Extremität nachzuweisen sind, was zu dem Begriff des «**lower body**»-Parkinsonismus geführt hat. Im Gegensatz zum idiopathischen Parkinson-Syndrom ist das Gangbild bei vaskulärer Schädigung eher breitbasig. Bei manchen Patienten findet man eine schrittweise Verschlechterung der Symptomatik. Immer sind zusätzlich Befunde aufgrund Schädigung anderer zerebraler Strukturen wie Spastik, Muskelparesen, Pyramidenbahnzeichen oder Demenz nachzuweisen. In der Bildgebung, insbesondere im MRT, sieht man die charakteristischen Veränderungen infolge multipler Infarkte. Die SAE wird daher nicht zu den eigentlichen Parkinson-Syndromen gezählt, weswegen Begriffe wie arteriosklerotisches Parkinson-Syndrom, arteriosklerotisches Pseudo-Parkinson-Syndrom oder der in der amerikanischen Literatur häufig verwendete «lower body parkinsonism» eigentlich unzutreffend oder verwirrend sind. Dementsprechend wenig erfolgreich ist im Falle einer generell vaskulären Ätiologie auch die Behandlung mit L-Dopa.

In seltenen Einzelfällen ist allerdings ein echtes L-Dopa-responsives Parkinson-Syndrom durch umschriebene Insulte in der Substantia nigra oder im Verlauf der nigrostriatalen Bahn verursacht. In anderen Einzelfällen können aber auch 2 Krankheitsentitäten, wie z. B. das IPS zusammen mit einer subkortikal-vaskulären Enzephalopathie, gemeinsam auftreten. Auch hier bessert L-Dopa die Parkinson-Symptomatik.

Der Begriff des **Pseudo-Parkinson-Syndroms** wird übrigens häufig noch für die Parkinson-Symptomatik beim Normaldruck-Hydrozephalus verwendet (NPH).

> Fitzgerald PM, Jankovic J: Lower body parkinsonism: Evidence for vascular etiology. Mov Disord 4:249, 1989.

37. Wie häufig sind medikamentöse Parkinsonoide? Ist es möglich, klinisch ein Medikamenten-induziertes Parkinson-Syndrom vom IPS zu unterscheiden?

Medikamente sind eine der häufigsten Ursachen für Parkinsonismus in der Bevölkerung (**medikamentöses Parkinsonoid**). Die wichtigste Substanzklasse sind die **Neuroleptika,** daneben kommen aber auch Kalzium-Antagonisten (Flunarizin, Cinnarizin, Diltiazem) sowie Lithium in Frage (siehe Tab. 11.1). Sie wirken entweder über eine postsynaptische Blockierung der Dopaminrezeptoren oder/und eine Depletierung präsynaptischer Dopaminspeicher und können zu einem reversiblen Parkinson-Syndrom führen oder ein subklinisches IPS demaskieren. Der Anteil der Medikamenten-induzierten Parkinson-Syndrome an allen Parkinson-Syndromen wird mit 7% angegeben. Bei Patienten in geriatrischen Einrichtungen sind 50% der neu auftretenden Parkinson-Syndrome Medikamenten-induziert, bei Neuroleptika-behandelten Kindern und Jugendlichen wurde eine Prävalenz von 34% gefunden. Die Rückbildung der Symptome kann sowohl bei Absetzen von Neuroleptika als auch von Kalzium-Antagonisten Wochen bis Monate dauern. Persistieren die

Symptome länger, so ist mit einem vorher subklinischen IPS zu rechnen, das eine L-Dopa-Therapie erfordert.

Studien zeigen, dass das medikamentöse Parkinson-Syndrom klinisch nicht vom IPS zu unterscheiden ist.

> Hardie RJ, Lees AJ: Neuroleptic-induced Parkinsons syndrome: Clinical features and results of treatment with levodopa. J Neurol Neurosurg Psychiatry 51:850, 1988.

Multisystematrophien und kortikobasale Degeneration

38. Was ist eine Multisystematrophie (MSA)?

Multisystematrophie ist ein neuropathologischer Terminus und bezeichnet sporadisch auftretende degenerative Erkrankungen des zentralen und autonomen Nervensystems mit Befall zentral-motorischer, kortiko-zerebellärer, pontin-medullärer und präganglionär autonomer Anteile in unterschiedlicher Ausprägung. Die MSA umfasst die früheren Krankheitsbezeichnungen (1) **Shy-Drager-Syndrom (SDS)**, (2) die **sporadische olivo-ponto-zerebelläre Atrophie (OPCA)** und die (3) **striato-niagrale Degeneration (SND)**.

Das **Shy-Drager-Syndrom** ist charakterisiert durch einen Parkinsonismus, der mäßig auf dopaminerge Therapie anspricht und eine massive Dysautonomie mit schwerem autonomem Versagen (orthostatische Synkope, Urininkontinenz oder Harnverhalt; siehe dazu auch Kap. 12 Autonomes Nervensystem, Frage 44).

Bei der **OPCA** dominieren die zerebellären Symptome, zusätzlich findet sich ein leichtes Parkinson-Syndrom zusammen mit Pyramidenbahnzeichen.

Patienten mit **SND** haben ein nach dem 30. Lebensjahr auftretendes progressives Parkinson-Syndrom mit fehlendem oder schlechtem Ansprechen auf L-Dopa. Hinzukommen können Pyramidenbahnzeichen und ein laryngealer Stridor. Manche Fälle sind allerdings nicht vom IPS zu unterscheiden.

Die Unterteilung der MSA in SDS, OPCA und SND kann schwierig sein. Obwohl sich die Erkrankungen zu Beginn klinisch unterschiedlich manifestieren, kommt es im Verlauf zur beträchtlichen Überlappung der Symptomatik. **Klinisch** kann die Diagnose einer wahrscheinlichen MSA aufgrund der Kombination aus Parkinson-Syndrom mit fehlendem oder schlechtem Ansprechen auf L-Dopa und/oder zerebellärer Ataxie und schwerem symptomatischem autonomem Versagen gestellt werden. Man unterscheidet nach neuerer Klassifikation dann einen **striatonigralen Typ (MSA-SND)** und einen **olivo-ponto-zerebellären Typ (MSA-OPCA)**.

Das **pathologische Substrat** ist bei allen Formen der degenerative Neuronenverlust mit Gliose im striatonigralen System, in den zerebellären Purkinje-Zellen, in der unteren Olive, im dorsalen Vaguskern, in der Intermediärsäule des Thorakalmarks und dem Nucleus Onuf im Sakralmark. Ein charakteristischer, aber nicht spezifischer neuropathologischer Befund sind **argyrophile, intrazytoplasmatische Einschlusskörperchen** in Oligodendrozyten, während Lewy-Körperchen bei MSA fehlen.

39. Wie unterscheidet man eine Multisystematrophie vom IPS?

Die Parkinson-Symptomatik bei der MSA ähnelt der beim IPS. Es gibt jedoch eine Reihe von klinischen Zeichen («red flags»), die eher für eine MSA sprechen: **rasche Progression, schlechtes Ansprechen auf L-Dopa, atypische faziale Dyskinesien** unter L-Dopa-Behandlung und ein ausgeprägter **Antecollis** der Patienten. Nur bei 9% der Patienten mit MSA ist ein typischer Ruhetremor festzustellen. Nahezu alle Männer mit MSA haben eine **erektile Dysfunktion**, die sich häufig als erstes Symptom manifestiert. Hinzu kommen oftmals Miktionsstörungen. Bei 90% ist das EMG des urethralen oder analen externen Spinkters pathologisch. Weitere Symptome bei der MSA, die man in der Regel beim IPS nicht findet, sind Pyramidenbahnzeichen, Myoklonien, Blepharospasmus und Zeichen der Stimmbandparese mit seufzender Atmung und respiratorischem Stridor. Die autonome Beteiligung beim IPS ist überwiegend postganglionär, auch fehlen hier zerebelläre Symptome.

Litvan I, et al: What is the accuracy of the clinical diagnosis of multiple system atrophy? A clinicopathological study. Arch Neurol 54:937, 1997.

40. Wie therapiert man die Multisystematrophie? Wie ist der Verlauf?

Eine kausale Therapie ist nicht bekannt. Symptomatisch richtet sich die Therapie hauptsächlich gegen die **Parkinson-Symptome**. 10–30% der Patienten sprechen zumindest initial gut auf L-Dopa an, nur 13% profitieren allerdings längerfristig davon.

Das schlechte Ansprechen der Pharmakotherapie liegt im Verlust der Dopaminrezeptoren und dem Vorliegen ausgedehnter Strukturschädigungen mit Betroffensein anderer Neurotransmitter.

Es kommt innerhalb von 1–4 Jahren zu einer raschen Verschlechterung der Symptome, nach 5 Jahren sind fast die Hälfte der Patienten behindert oder rollstuhlpflichtig. Die mittlere Überlebensdauer ist 9,5 Jahre.

Hughes AJ, et al: The dopaminergic response in multiple system atrophy. J Neurol Neurosurg Psychiatry 55:1009, 1992.
Papp M, Lantos P: Accumulation of tubular structures in oligodendroglial and neuronal cells as the basic alteration in multiple system atrophy. J Neurol Sci 107:172, 1992.
Stacy M, Jankovic J: Differential diagnosis of Parkinsons disease and the parkinsonism-plus syndromes. Neurol Clin 10:341, 1992.

41. Was ist die kortikobasale Degeneration (CBD)?

Die kortikobasale Degeneration ist ein sporadisches, meist um das 60. Lebensjahr auftretendes progressives, **asymmetrisches Parkinson-Syndrom** mit der zusätzlichen Kombination von klinischen Zeichen der **kortikalen** (Pyramidenbahnzeichen, Myoklonus und Apraxie) sowie der **subkortikalen** (Rigor und Dystonie) **Schädigung** zusammen mit dem «**alien hand**»-**Zeichen** (oder «alien limb»-Zeichen = Gefühl der Fremdheit und unwillkürliche exploratorische, manipulative Bewegungen einer Hand). Diese spezielle Symptomkonstellation ist tatsächlich nur bei der CBD zu finden. Bis in die Spätstadien der Erkrankung sind die kognitiven Fähigkeiten sowie die autonomen Funktionen intakt.

Makroskopisch sieht man eine umschriebene kortikale Atrophie um den Sulcus centralis mit seitengleicher Verschmächtigung des Pedunculus cerebri und Blässe der Substantia nigra, mikroskopisch findet man in diesen Regionen Neuronenverlust und Gliose mit geschwollenen, ballonierten Neuronen, die ihre Anfärbarkeit verloren haben («achromatisch»). Besonders betroffen sind Cortex cerebri, laterale Kerne des Thalamus, Striatum, Locus coeruleus und die Purkinje-Zellschicht des Kleinhirns.

Die Ursache dieser Erkrankung ist unbekannt, familiäre Formen sind bislang nicht aufgetreten. Innerhalb von 5–7 Jahren nach Beginn der Symptome kommt es zu einem Fortschreiten der rigiden Immobilität und meist innerhalb von 10 Jahren zum Tod. Die therapeutischen Maßnahmen beschränken sich auf die symptomatische Hilfe, eine dopaminerge Substitution wirkt kaum.

Riley DE, et al: Cortical-basal ganglionic degeneration. Neurology 40:1203, 1990.

Tremorsyndrome

42. Was ist Tremor? Wie wird er klinisch klassifiziert?

Tremor ist eine unwillkürliche, rhythmisch oszillierende und annähernd amplitudengleiche Bewegung von Extremitäten, Kopf oder gelegentlich auch Rumpf. Pathologischer Tremor sowie der verstärkte physiologische Tremor entstehen durch abnorme Synchronisation von spinalen Motoneuronen, wobei eine Reihe von zentralen und peripheren Mechanismen beteiligt sein können. **Tremor ist zunächst ein unspezifisches Symptom**, welches nur im Zusammenhang mit der restlichen neurologischen Symptomatik diagnostisch eingeordnet werden kann.

Zur **Klassifikation** wird der Tremor nach den folgenden Kriterien beurteilt:

1. Frequenz:
Man unterscheidet hochfrequente (> 7 Hz), mittelfrequente (4–7 Hz) und niedrigfrequente (< 4 Hz) Tremorformen.

2. Manifestationsbedingungen:
Man unterscheidet **Ruhetremor** (definitionsgemäß bei Inaktivität der Muskulatur) und **Aktionstremor** (bei Aktivierung der Muskulatur). Zu den Aktionstremoren gehören der **Haltetremor** (beim Vorhalten der Arme) und der **kinetische Tremor** (bei Bewegungen). Verstärkt sich der Tremor zum Ende einer Zielbewegung, spricht man vom **terminalen Tremor** oder **Intentionstremor**.

3. Bewegungsamplitude:
In Abhängigkeit von dem Ausmaß der Amplitude unterscheidet man einen **grobschlägigen** und einen **feinschlägigen** Tremor.

4. Betroffenes Körperteil
Tabelle 11.8 gibt eine Zusammenstellung der klinischen Charakteristika der wichtigsten pathologischen Tremorformen.

43. Was ist essentieller Tremor? Beschreiben Sie die klinischen und genetischen Charakteristika

Der essentielle Tremor als Sammelbegriff für idiopathische, isolierte Tremorformen (infantile, juvenile, adulte und senile) ist häufig. Essentieller Tremor (ET) ist eine neurologische Erkrankung mit überwiegend symmetrisch ausgeprägtem **Halte- und Aktionstremor** der Hände in Abwesenheit identifizierbarer Ursachen wie z. B. Medikamente oder Toxine. Andere Lokalisationen des Tremors sind der Kopf («ja»-Tremor, «nein»-Tremor), die Beine, das Gesicht, die Zunge sowie die Stimme (Stimmtremor).

Der Halte- und (geringer ausgeprägte) Aktionstremor hat eine **Frequenz von 6–7 Hz**, tritt allerdings bei älteren Patienten auch mit niedrigeren Frequenzen bis 4 Hz auf. Er kann eine asymetrische Ausprägung mit Betonung der distalen Extremitäten haben und zeigt typischerweise eine Zunahme bei Ermüdung, Präzision erfordernden Bewegungen, Angst und Hyperkapnie. Der essentielle Tremor hat ebenfalls auch eine **kinetische Komponente** (kinetischer Tremor), die oftmals schwerwiegender ist als der Haltetremor. Diese fällt bei der klinischen Untersuchung im Finger-Nase-Versuch oder beim Schreiben auf.

Obwohl der ET manchmal als «**benigner**» **essentieller Tremor** bezeichnet wird, empfindet die Hälfte der Patienten eine deutliche funktionelle Beeinträchtigung, und bis zu 15% der Patienten werden deshalb vorzeitig berentet.

In etwa 60% besteht ein **autosomal-dominanter Erbgang** mit variabler phänotypischer Expression. Genetische Studien konnten eine **Assoziation** mit dem **Chromosom 3q13** und dem **Chromosom 2p25** nachweisen. In den restlichen 40% tritt die Erkrankung sporadisch auf. Klinische Unterschiede zwischen erblichen und spontanen Tremores gibt es nicht. Etwa **50–70% der Patienten bessern sich unter Alkoholeinfluss**, wobei das Ansprechen auf Alkohol innerhalb einer Familie nicht konstant sein muss. Der positive Einfluss von Propanolol oder Primidon unterstützt ebenfalls die Diagnose ET.

Tabelle 11.9 gibt eine Zusammenstellung von Befunden beim essentiellen Tremor, die an einem Kollektiv von 350 Patienten erhoben wurden.

> Lou JS, Jankovic J: Essential tremor: Clinical correlates in 350 patients. Neurology 41:234, 1991.
> Gulcher, JR: Mapping of a familial essential tremor gene, FET1, to chromosome 3q13. Nature Genet 17:84, 1997.
> Higgins JI, Pho LT, Nee LE: A gene (*ETM*) for essential tremor maps to chromosome 2p22-p25. Mov Disord 12:859, 1997.

44. Was sind die Charakteristika und die Auslöser des physiologischen Tremors? Wie unterscheidet man ihn vom essentiellen Tremor?

Der physiologische Tremor ist feinschlägig mit einer Frequenz der rhythmischen Oszillationen von 8–12 Hz. Normalerweise ist er klinisch asymptomatisch, kann aber unter Situationen mit verstärktem Sympathikotonus symptomatisch werden. Als Auslöser gelten Angst («Prüfungstremor»), Erregung, Hypoglykämie, Kälte oder Müdigkeit. Der verstärkte

Tabelle 11.8: Klinische Charakteristika pathologischer Tremorformen

Essentieller Tremor	Aktions- und Haltetremor	6–7 Hz
Parkinson-Tremor	Ruhetremor	4–6 Hz
Zerebellärer Tremor	Intentionstremor	3–5 Hz
Mittelhirntremor	Aktions- und Ruhetremor	2–5 Hz

Tabelle 11.9: Essentieller Tremor: Klinische Befunde bei 350 Patienten

Variable	Ergebnis	n (Anzahl)
Geschlecht	179 M/171 F	350
Alter (Jahre)	58,4 ± 16,4	350
Dauer der Symptome (Jahre)	18,7 ± 17,5	326
Familienanamnese		350
Verwandter 1. Grades	219 (62,5%)	
andere Verwandte	25 (7,1%)	
anatomische Verteilung		350
Hände	314 (89,7%)	
Kopf	143 (40,8%)	
Stimme	62 (17,4%)	
Beine	48 (13,7%)	
Kiefer	25 (7,1%)	
Gesicht	8 (2,9%)	
Rumpf	6 (1,7%)	
Zunge	5 (1,4%)	
Orthostase	2 (0,6%)	
assoziierte Erkrankungen		350
Dystonie	165 (47,1%)	
Halsdystonie	94 (26,8%)	
Schreibkrampf	48 (13,7%)	
Blepharospasmus	26 (7,4%)	
laryngeale Dystonie	14 (4,0%)	
andere	21 (6,0%)	
Parkinsonismus	72 (20,2%)	
Myoklonus	8 (2,2%)	
Besserung durch Medikamente		
Alkohol	96 (66,7%)	144
Propanolol	22 (68,0%)	32
Primidon	8 (72,1%)	13

Aus Lou JS, Jankovic J: Essential tremor: Clinical correlates in 350 patients. Neurology 41:234, 1991, mit freundl. Erlaubnis

Tabelle 11.10: Ursachen eines verstärkten physiologischen Tremors

Stress-induziert	Angst Emotion Anstrengung Müdigkeit Fieber
Endokrin	Kortikosteroide Hypoglykämie Phäochromocytom Thyreotoxikose
Medikamentös	β-adrenerge Agonisten (z. B. Theophyllin, Terbutalin, Adrenalin) Cyclosporin dopaminerge Medikamente (L-Dopa, Dopaminagonisten) Methylxanthine (Kaffee, Tee) Antipsychotika (Neuroleptika, Lithium, tricyclische Antidepressiva) Stimulantien (Amphetamine, Kokain) Valproinsäure
Toxisch	Arsen, Brom, Alkoholentzug, Quecksilber, Blei, Wismut

physiologische Tremor ist die häufigste Ursache für einen Haltetremor. **Tabelle 11.10** informiert über die verschiedenen Ursachen dieser Tremorform.

Unter bestimmten Umständen gleicht der verstärkte physiologische Tremor klinisch dem ET. Im Gegensatz zum Haltetremor beim ET kann durch Anhängen von Gewichten seine Frequenz jedoch reduziert werden.

45. Welche pathophysiologischen Mechanismen werden für die Entstehung des essentiellen Tremors verantwortlich gemacht?

Bislang wurden erst wenige ET-Patienten mit dieser Fragestellung neuropathologisch untersucht. Spezifische Auffälligkeiten konnten dabei nicht gefunden werden.

Hypothetisch wurde zunächst angenommen, dass der Haltetremor beim ET aufgrund spontaner Entladungen im unteren Olivenkern entstehen würde. Diese erreichen das Kleinhirn und seine Efferenzen stimulieren über den Thalamus und den Cortex cerebri das Rückenmark. **Funktionelle MRT-Studien** (fMRT) zeigen eine gesteigerte Aktivierung des Kleinhirns und des Nucleus ruber. Allerdings zeigten die meisten PET- und MRT-Untersuchungen, dass nicht der untere Olivenkern der Tremorgenerator ist, sondern wahrscheinlich das Kleinhirn selbst. Diese Theorie wird gestützt durch PET-Untersuchungen bei Patienten mit primärem Schreibtremor und primär orthostatischem Tremor. Dort konnte eine bilaterale Überaktivität der Kleinhirnverbindungen zum Nucleus ruber nachgewiesen werden. Für eine **wesentliche Rolle des Kleinhirns bei der ET-Tremorentstehung** sprechen darüber hinaus auch klinische Befunde. Über 50% der Patienten haben Schwierigkeiten beim Strichgang, was als Indikator einer zerebellären

Funktionsstörung gilt. Hemisphärische Kleinhirninfarkte können ipsilateral einen ET normalisieren.

> Bucher SF, et al: Activation mapping in essential tremor with functional magnetic resonance imaging. Ann Neurol 41:32, 1997.
> Colebatch, et al: Preliminary report: Activation of the cerebellum in essential tremor. Lancet 2:1028, 1990.
> Rajput AH, et al: Clinicopathological observations in essential tremor: Report of six cases. Neurology 41:1422, 1991.

46. Gibt es einen Zusammenhang zwischen dem essentiellen Tremor und dem idiopathischen Parkinson-Syndrom?

Man schätzt, dass etwa 3–8,5% der Patienten mit M. Parkinson gleichzeitig einen ET haben. Umgekehrt wird das gleichzeitige Vorhandensein eines IPS bei vorliegendem ET auf 4,5–21,8% geschätzt. Die relativ hohe Inzidenz von familiären Tremorformen beim M. Parkinson könnte auf eine ätiologische Verbindung hindeuten, bislang geben epidemiologische oder genetische Studien dafür keine Hinweise.

> Brooks D, et al: Isolated tremor and disruption of the nigrostriatal dopaminergic system: An 18 F-dopa PET study. Neurology 42:1554, 1992.
> Jankovic J: Essential tremor and other movement disorders. In Findley LJ, Koller W (Hrsg.): Handbook of Tremor Disorders. New York, Marcel Dekker, 1993.

47. Welcher Zusammenhang besteht zwischen der Dystonie und dem essentiellen Tremor?

Dystone Erkrankungen sind relativ häufig mit einem Tremor vergesellschaftet. Bis heute ist nicht abschließend geklärt, ob es sich dabei um eine Unterform eines essentiellen Tremors oder tatsächlich um eine separate Tremorform handelt. Dieser **dystone Tremor** tritt im engeren lokalisatorischen Zusammenhang mit der Dystonie auf und ist klinisch oft nicht einfach von den repetitiven Bewegungen der Dystonie abgrenzbar.

Manchmal geht ein Haltetremor wie beim ET der dystonen Bewegungsstörung voran oder manifestiert sich mit ihr. Der dystone Tremor lässt sich oft durch Halten oder durch Bewegungen provozieren, sistiert hingegen bei Muskelrelaxation oder durch «Trickmanöver». So erfolgt beim dystonen Kopftremor eine Unterdrückung der Hyperkinese durch die «geste antagonistique», d.h. durch das Anlegen der Hand an Wange oder Stirn. Besonders häufig ist diese Tremorform bei den aktionsbezogenen Dystonien, insbesondere Schreibtremor oder Schreibkrampf. Einige sehen in dem gleichzeitigen Vorhandensein einer Dystonie den Ausschluss der Diagnose ET. Der Haltetremor bei Dystonie imponiert durch irregulärere Frequenzen und breitere Kontraktionsamplituden bei assoziierten Myoklonien, was ihn vom essentiellen Tremor unterscheidet.

> Jankovic J, et al: Cervical dystonia: Clinical findings and associated movement disorders. Neurology 41:1088, 1991.
> Jedynak CP, Bonnet AM, Agid Y: Tremor and idiopathic dystonia. Mov Disord 6:230, 1991.
> Rivest J, Marsden CD: Trunk and head tremor as isolated manifestations of dystonia. Mov Disord 5:60, 1990.

48. Was ist orthostatischer Tremor?

Der orthostatische Tremor ist eine ziemlich seltene, aber oft fehldiagnostizierte Erkrankung. Er ist häufiger bei Frauen, tritt typischerweise in der 6. Lebensdekade auf und ist gekennzeichnet durch tremorartige Hyperkinesen der Beine (Frequenz 13–14 Hz) vor allem beim Stehen. Der Tremor manifestiert sich in einer Standunsicherheit, die Sekunden nach dem Aufrichten beginnt und schließlich zum Hinfallen führen kann. Die Patienten versuchen ihre Unsicherheit durch Anlehnen oder Umhergehen zu überspielen. Die bizarr anmutenden Beschwerden wurden früher oft als psychogen verkannt. Obwohl es sich also auch um einen Aktionstremor handelt, ist dieser hinsichtlich der klinischen Symptomatik und der elektrophysiologischen Befunde eindeutig vom ET abgrenzbar. Eventuell ist der zentral verursachte orthostatische Tremor eine Variante des ET. Man therapiert mit Primidon oder Clonazepam (ohne oder mit Primidon).

> Fitzgerald PM, Jankovic J: Orthostatic tremor: An association with essential tremor. Mov Disord 6:60, 1991.

49. Welche Varianten des essentiellen Tremors gibt es?

Es existieren eine Reihe von Varianten des klassischen essentiellen Tremors, die sich insbesondere in ihrer Lokalisation widerspiegeln, allerdings auch in pharmakologischen Unterschieden der Therapierbarkeit (siehe **Tab. 11.11**). Letzterer Punkt ist bis heute die Grundlage der kontroversen Ansichten über eventuell unterschiedliche klinische Entitäten dieser Varianten. Insbesondere Tremorformen an isolierten Orten (z. B. Kopftremor) oder der «**task-specific**»-Tremor (kinetischer Tremor, der nur bei bestimmten Tätigkeiten auftritt, wie der Schreibtremor) scheinen tatsächlich eher Formen des **dystonen Tremors** zu sein. Bis zur Verfügbarkeit von biologischen Markern, die eine eindeutige Differenzierung von ET und dystonem Tremor erlauben, werden diese unterschiedlichen Auffassungen wahrscheinlich nicht zu klären sein.

Tabelle 11.11: Varianten des Essentiellen Tremors

Variante	Therapie
Kinntremor	Propanolol, Primidon
Gesichtstremor	Clonazepam, Propanolol, Primidon
Kopftremor*	Clonazepam, Propanolol, Primidon, Trihexphenidyl
Orthostatischer Tremor°	Primidon, Clonazepam
«Schauderattacken» (Kindheit)	Propanolol
Schreibtremor*	Botulinumtoxin, Propanolol, Primidon, Trihexphenidyl
Zungentremor	Propanolol, Primidon
Rumpftremor	Clonazepam, Propanolol, Primidon
Stimmtremor*	Propanolol, Ethanol, Botulinum

* sowohl als dystoner wie auch essentieller Tremor klassifiziert
° eigenständige Erkrankung, eventuell Variante

> Elble RJ, et al: Primary writing tremor. A form of focal dystonia? Mov Disord 5:118, 1990.
> Soland VL, et al: Hereditary geniospasm: Two new families. Mov Disord 11:744, 1996.

50. Ist der ET mit einem höheren Risiko für Alkoholismus vergesellschaftet? Diskutieren Sie die Therapiemöglichkeiten des essentiellen Tremors mit ihren Nebenwirkungen

Obwohl sich die Symptomatik des essentiellen Tremors bei $2/3$ der Patienten unter Alkoholeinfluss bessert, wird wegen der hohen Suchtgefahr von dieser Therapiemöglichkeit abgeraten. **Die Diagnose ET ist nicht mit einem erhöhten Risiko zum Alkoholismus vergesellschaftet.**

1. **Propanolol:** Der klassische essentielle Händetremor wird am effektivsten mit Propanolol behandelt. Die Tagesdosis liegt bei 80–180 (maximal 240) mg/Tag in drei Einzeldosen, wobei mit einer einschleichenden Dosierung begonnen werden soll (3 mal 10 mg). Auch das Absetzen der Therapie soll langsam über eine Woche geschehen. An **Nebenwirkungen** ist neben Ermüdbarkeit, Depression, Gewichtszunahme, Impotenz an die kardiovaskulären Effekte (Bradykardie, periphere Vasokonstriktion) zu denken. **Kontraindikationen** bestehen bei obstruktiven Lungenerkrankungen, Asthma, schwerer Herzinsuffizienz und Insulin-pflichtigem Diabetes.
2. **Primidon:** Das Antikonvulsivum Primidon muss einschleichend mit sehr kleinen Dosen (z. B. 1 ml = ca. 30 mg Liskantin-Saft) am Abend begonnen werden, mit Steigerung der abendlichen Dosis bis max. 250 mg und evtl. zusätzlicher Gabe geringerer Dosen morgens und mittags. **Nebenwirkungen** beinhalten die Gefahr der akuten idiosynkratischen toxischen Reaktion mit Übelkeit, Erbrechen, Sedation, Ataxie und Verwirrtheitszuständen bei zu schneller Aufdosierung. In der Langzeitbehandlung sind die Nebenwirkungen geringer als mit Propanolol. Erreicht man mit Dosen um 250 mg keinen ausreichenden therapeutischen Effekt, sind weitere Steigerungen nutzlos.
3. **Clonazepam, Lorazepam, Alprazolam, Diazepam:** Die genannten Medikamente sind generell weniger effektiv, erweisen sich aber gelegentlich als Alternativen nützlich.
4. **Botulinumtoxin:** Pilotstudien mit Botulinumtoxin, das in die betroffenen Muskelgruppen injiziert wird, weisen darauf hin, dass es eine hilfreiche Alternative bei anderweitig therapieresistenten Patienten sein kann.
5. **Stereotaktische Operationen:** Als Ultima ratio bei nicht-beherrschbarem ET kann eine kontra-

laterale Thalamotomie durchgeführt werden. Eine methodische Alternative ist die chronische Hochfrequenz-Stimulation des VIM-Kerns, die im Gegensatz zur Thalamotomie auch bilateral durchgeführt werden kann und dem Patienten die Möglichkeit der Steuerung gibt.

> Benabid AL, et al: Chronic electrical stimulation of the ventralis intermedius nucleus of the thalamus as a treatment of movement disorders. J Neurosurg 84:203, 1996.
> Jankovic J, et al: A randomized, double-blind, placebo-controlled study to evaluate botulinum toxin type A in essential hand tremor. Mov Disord 11:250, 1996.
> Ondo W, Jankovic J: Essential tremor: Treatment options. CNS Drugs 6:178, 1996.

51. Beschreiben Sie die Charakteristika und die häufigsten Ursachen eines kinetischen Tremors. Welche Therapiemöglichkeiten gibt es?

Ein kinetischer Tremor ist ein Aktionstremor, der nur bei bestimmten Tätigkeiten auftritt. Verstärkt sich der Tremor zum Ende einer Zielbewegung, spricht man vom **terminalen Tremor** oder **Intentionstremor**. Er resultiert aus Schädigungen der efferenten zerebellären Faserzüge, weshalb er auch **zerebellärer Tremor** genannt wird. Dieser Tremortyp hat typischerweise eine Frequenz von 3–5 Hz und wird z. B. beim Finger-Nase-Versuch leicht sichtbar. Patienten mit Mittellappenschädigungen oder Vorderlappenatrophien zeigen oftmals zusätzlich zum zerebellären Intentionstremor einen Rumpf- oder Standtremor. Bei Läsionen im Mittelhirn kommt es zum so genannten **Ruber-Tremor** (oder **Mittelhirntremor**, pedunkulärer Tremor, Bindearmtremor oder Brachium-conjunctivum-Tremor). Es handelt sich um die seltene **Kombination** eines **Ruhe-, Halte-,** und **Intentionstremors**, der mit einer Frequenz von 2–5 Hz imponiert.

Häufige **Ursachen des kinetischen Tremors** sind Multiple Sklerose, Traumen, Infarkte, M. Wilson, Phenytoin-Intoxikation, akute Alkoholintoxikation, alkoholische Kleinhirnatrophie oder Tumoren.

Die **Therapie** des kinetischen Tremors ist unbefriedigend. Ineffektiv sind Medikamente zur Behandlung des ET wie Propanolol oder Primidon. Am besten untersucht ist **Isoniazid (INH)**, daneben kommen zur Kontrolle dieses Tremors noch **Carbamazepin** oder (in Deutschland nicht erhältlich) **Glutethemide** in Frage. Benzodiazepine, Valproat oder Ondansetron werden ebenfalls eingesetzt. Die Belastung der Extremitäten mit **Gewichten** (an den Handgelenken) kann zur vorübergehenden Besserung führen. Stereotaktische Operationen, die allerdings nicht so erfolgreich wie beim ET sind, oder die Injektion von Botulinum-Toxin können bei selektierten Patienten durchgeführt werden.

52. Was ist ein neuropathischer Tremor?

Im Allgemeinen sind Schäden des peripheren Neurons durch atrophische Paresen und Sensibilitätsstörungen gekennzeichnet. Bei Polyneuropathien sind daher tremorverstärkende Reflexbögen abgeschwächt. Gelegentlich wird jedoch auch bei bestimmten Neuropathien ein Tremor beobachtet. Bei etwa 40% der Patienten mit einer hereditären motorisch-sensiblen Neuropathie vom Typ I nach Dyck (Charcot-Marie-Tooth) kommt es zu einem Aktionstremor. Zwischen dem Tremor und der Schwere der Erkrankung besteht kein Zusammenhang. Bestimmte Charakteristika dieses Tremors (Alter beim Auftreten, anatomische Verteilung, Ansprechen auf Alkohol, Familienanamnese des Tremors) zeigen Überlappungen mit dem ET, was für einen Zusammenhang dieser beiden Entitäten spricht. In einer Studie konnte gezeigt werden, dass – wie beim ET – die Entstehung des Tremors mit einer beidseitigen Aktivierung beider Kleinhirnhemisphären zusammenhängt.

Insgesamt sind die zugrunde liegenden Mechanismen des neuropathischen Tremors wahrscheinlich heterogen und im Einzelnen noch nicht geklärt.

> Brooks DJ, et al: A comparison of the abnormal patterns of cerebral activation associated with essential and neuropathic tremor. Neurology 42(Suppl 3):423, 1992.
> Cardoso FC, Jankovic J: Hereditary motor-sensory neuropathy and movement disorders. Muscle Nerve 16:904, 1993.

53. Welcher Zusammenhang besteht zwischen Tremor und einem peripheren Trauma?

Es ist bekannt, dass sich nach peripheren traumatischen Nervenschädigungen Tremor und andere

Bewegungsstörungen, insbesondere Dystonie und Myoklonus, entwickeln können (**posttraumatische Bewegungsstörungen**). Typischerweise hat der «periphere» **posttraumatische Tremor** sowohl Ruhe- als auch Aktionskomponenten. Einige Patienten entwickeln sogar das typische Bild eines Parkinsonismus mit Ruhetremor, Bradykinese, Hypomimie mit Ansprechen auf L-Dopa-Therapie.

Die Pathophysiologie dieser Bewegungsstörung ist nicht bekannt. In neurophysiologischen Studien finden sich bei weniger als der Hälfte dieser Patienten Abnormitäten in den peripheren Nerven, was dafür spräche, dass die periphere Nervenschädigung zu bleibenden Veränderungen im ZNS geführt haben könnten, welche für die Bewegungsstörungen verantwortlich sind.

Die häufige Assoziation der **sympathischen Reflexdystrophie** (SRD) spricht für die wichtige Rolle der Dysautonomie bei der Pathogenese der posttraumatischen Bewegungsstörung. Etwa 60% der Patienten haben prädisponierende Faktoren wie eine eigene oder familiäre Vorgeschichte eines ET oder Einnahme von Neuroleptika.

Die Behandlung dieser Störung ist schwierig. Anticholinergika und tremorwirksame Medikamente wie Propanolol oder Primidon sind ineffektiv. **Clonazepam** hilft bei einigen Patienten vorübergehend. Die Injektion von **Botulinumtoxin** in die betroffene Muskulatur scheint positiv zu wirken. Die stereotaktische Thalamotomie ist eine letzte Therapieoption.

> Deuschl G, et al: Tremor in reflex sympathetic dystrophy. Arch Neurol 48:1247, 1991.
> Cardoso FC, Jankovic J: Post-traumatic peripherally-induced tremor and parkinsonism. Arch Neurol 52:263, 1995.

Dystonien

54. Was sind Dyskinesien?

Dyskinesien (griech. kinesein: bewegen) sind **überschießende, unwillkürliche Bewegungen**. Sie können in Abhängigkeit von der Charakteristik der Bewegungsstörung als **Tremor, Chorea, Ballismus, Dystonie, Athetose, Myoklonus** oder als **Tic** klassifiziert werden. Die Ursachen sind sehr heterogen. Im engeren Sinn wird der Begriff häufig für medikamentös induzierte Bewegungsstörungen gebraucht (tardive Dyskinesien = Neuroleptika-induzierte oder Dopa-induzierte Dyskinesien).

55. Was ist eine Dystonie? Wie diagnostiziert man sie?

Dystonie (oder Torsionsdystonie) beschreibt ein Krankheitsbild, das von unwillkürlichen, anhaltenden Muskelkontraktionen gekennzeichnet ist, die zu rotierenden und repetitiven Bewegungen oder abnormen Haltungen führen. Sie treten generalisiert oder fokal auf.

Zusätzliche kurz dauernde Muskelkontraktionen können den Eindruck von Myoklonien erwecken

Tabelle 11.12: Klassifikation der Dystonien

Ätiologie	
Idiopathisch (= primär)	
Familiär (hereditäre Torsionsdystonie)	
Sporadisch (idiopathische Torsionsdystonie)	
Symptomatisch (= sekundär)	
Krankheitsbeginn	
Kindheit (1.–12. Lebensjahr)	
Adoleszenz (13.–20. Lebensjahr)	
Erwachsenenalter (> 20. Lebensjahr)	
Verteilung	
Fokal	eine Körperregion betroffen
	Augenlider (Blepharospasmus)
	Mund (Oromandibuläre Dystonie)
	Larynx (Spasmodische Dystonie)
	Hals (Tortikollis)
	Arm/Hand (Schreibkrampf)
Segmental	eine oder mehrere zusammenhängende Körperregionen
	Kranial: zwei oder mehr Anteile der Kopf-/Gesichtsmuskulatur und Halsmuskulatur
	Axial: Hals- und Rumpfmuskulatur
	Brachial: Muskeln eines oder beider Arme und Rumpf
	Krural: ein/beide Beine mit/ohne Beteiligung Rumpfmuskulatur
Multifokal	zwei oder mehr unzusammenhängende Körperregionen
Generalisiert	mindestens ein Bein und ein anderes Segment
Hemidystonie	ipsilaterale Extremitäten (in der Regel sekundär)

(myoklonische Dystonien). Langsame, manchmal geschraubt-wurmförmige Bewegungen werden häufig auch als Athetose bezeichnet. Die unterschiedlichen Formen der Dystonie werden nach ihrer Ätiologie, dem Krankheitsbeginn oder ihrem Verteilungstyp klassifiziert (**Tab. 11.12**).

Es gibt keine biochemischen, pathologischen oder radiologischen Marker für die Dystonie, ihre **Diagnose basiert auf der Erkennung des klinischen Musters**. Ein wichtiges Unterscheidungsmerkmal zu den hyperkinetischen Bewegungsstörungen ist der repetitive Charakter mit Bevorzugung bestimmter Bewegungsmuster. Aus bislang wenig bekannten Gründen kann die Bewegungsstörung typischerweise durch besondere Manöver, wie beispielsweise das Antippen des Kinns bei der Kopfdystonie («Trickmanöver», «**geste antagonistique**»), in ihrem Ausmaß verringert werden. Stress und körperliche Ermüdung verschlimmern die Dystonie, während im Schlaf und bei Entspannung sich die Symptome bessern.

Jankovic J, Fahn S: Dystonic disorders. In Jankovic J, Tolosa E (Hrsg.): Parkinsons Disease and Movement Disorders, 3. Aufl. Baltimore, Williams & Wilkins, 1998.

56. Wie häufig sind symptomatische Dystonien? Welche Befunde sprechen für das Vorliegen einer nicht-idiopathischen Form dieser Bewegungsstörung?

Etwa 25% aller Dystonien sind symptomatische oder sekundäre Formen. Man sollte bei folgenden anamnestischen Hinweisen daran denken: **Schädel-Hirn-Trauma, periphere Nervenschädigungen, Toxinexposition, Medikamente, perinatale Hypoxie, Kernikterus** und **Epilepsie**. Oftmals findet man bei Patienten mit sekundärer Dystonie zusätzlich neurologische Auffälligkeiten wie Demenz, Augenmotilitätsstörungen, Ataxie, Spastik, Muskelparesen oder Muskelatrophien. Die Bewegungsstörung selbst zeigt ebenfalls einige Charakteristika: Auftreten als Ruhe-Dystonie anstatt bei Muskelaktivität, frühe Beteiligung des Sprachapparats oder Hemidystonie. Pathologische Laborwerte oder Abnormitäten bei Bildgebung des ZNS liegen oftmals zusätzlich vor. Sie sind hinweisend auf eine sekundäre Dystonie.

Die Liste der Ursachen sekundärer Dystonien ist lang (**Tab. 11.13**). Es ist allerdings wichtig, diejeni-

Tabelle 11.13: Ursachen sekundärer Dystonien und Pseudodystonien

I In Assoziation mit metabolischen Störungen

1. Störungen des Aminosäurestoffwechsels
- Homozystinurie
- Glutarat-Azidämie
- Methylmalonat-Azidämie
- Hartnup-Krankheit
- Tyrosinose

2. Störungen des Lipidstoffwechsels
- Metachromatische Leukodystrophie
- GM1-Gangliosidose
- GM2-Gangliosidose
- Ceroidlipofuszinose
- Hexosaminidase A und B-Mangel
- Dystone Lipidose («sea blue-histiocytosis»)

3. Andere metabolische Störungen
- Leber-hereditäre Optikoneuropathie (LHON, mitochondriale Erkrankung)
- Lesch-Nyhan-Syndrom (Purinstoffwechsel-Störung)
- Mitochondriale Enzephalopathien (MERRF, MELAS)
- Morbus Leigh (mitochondriale Zytopathie?)
- Triosephosphatisomerase-Mangel
- Vitamin-E-Mangel

II In Assoziation mit neurodegenerativen Erkrankungen

1. Sporadisch
- M. Parkinson
- Progressive supranukleäre Blickparese
- Multisystematrophie
- Paroxysmale Dystonien (kinesiogene, nicht-kinesiogene, intermediäre)

2. Hereditär
- Ataxia teleangiectatica
- Chorea Huntington (meist juvenile Westphal-Variante)
- Dopa-responsive Dystonie
- Familiäre Kalzifikation der Basalganglien
- Früh beginnende Dystonie mit Parkinson-Syndrom
- Hallervorden-Spatz-Erkrankung
- Hereditäre spastische Paraparese mit Dystonie
- Infantile bilaterale striatale Nekrose
- Intraneuronale «inclusion disease»
- M. Wilson
- Machado-Joseph-Erkrankung und andere spinozerebelläre Ataxien
- Neuroakanthozytose (mit orofazialer aktionsinduzierter Dystonie)
- Paroxysmale Dystonien (kinesiogene, nicht-kinesiogene, intermediäre)
- Progressive pallidale Degeneration
- X-chromosomal rezessives Dystonie-Parkinson-Syndrom (Philippinen)

Tabelle 11.13: Fortsetzung

III Andere erworbene Dystonien

- Fokale Läsionen des Nervensystems
  Multiple Sklerose
  Zentrale pontine Myelinolyse
  Arteriovenöse Malformationen
  Hirntumoren
  Trauma (Schädel-Hirn-Trauma, ZNS-Operationen insb. Thalamotomien)
  Läsionen des peripheren Nervensystems (Traumata, Reflexdystrophien)
- Hypoxie
- Infektiös oder postinfektiös
  Akuter infektiöser Tortikollis
  AIDS
  Creutzfeldt-Jakob-Erkrankung
  Enzephalitis lethargica
  Reye-Syndrom
  Subakute sklerosierende Panenzephalitis
  Syphilis
  Tuberkulose
- Medikamente
  Antikonvulsiva
  Antipsychotika
  Bromocriptin
  Ergotamin
  Fenfluramin
  Levodopa
  Metoclopramid
- Paraneoplastische Hirnstammenzephalitis
- Perinatale zerebrale Schädigung und Kernikterus (Athetoide Zerebralparese, Dystonie mit verzögertem Beginn)
- Schwermetallintoxikationen

IV Pseudodystonien (meist Tortikollis)

- Atlanto-okzipitale Subluxation
- Zervikaler Diskusprolaps
- Syringomyelie
- Arnold-Chiari-Malformation
- Fokale zerebral-organische Anfälle
- N. trochlearis-Parese
- Vestibulärer Tortikollis (Labyrinthschädigung)
- Tumoren der hinteren Schädelgrube
- Tumoren der Nackenweichteile
- Klippel-Feil-Syndrom (Blockwirbel)
- Sandifer-Syndrom (Hiatushernie)
- Kongenitale muskuläre Läsionen
- Stiff-Person-Syndrom

V Psychogene Formen

gen darunter auszuschließen oder zu identifizieren, welche behandelbar sind (z. B. M. Wilson oder tardive Dystonien).

57. Was ist die klassische «idiopathische» Dystonie? Beschreiben Sie die klinischen Manifestationen

Die klassische «idiopathische» Torsionsdystonie (ITD) folgt einem autosomal dominanten Erbgang bei variabler phänotypischer Expression und unvollständiger Penetranz. Man findet sie in allen ethnischen Gruppen, besonders viele Betroffene gibt es unter den Ashkenazi-Juden. So genannte **Phänokopien**, also sporadische Fälle, machen mindestens 20% der Fälle mit idiopathischer Torsionsdystonie aus. Zu Beginn der Erkrankung manifestiert sich die Dystonie im Sinne einer Aktionsdystonie nur bei Willkürbewegungen. Manchmal wird die Dystonie durch bestimmte Tätigkeiten, wie das Spielen eines Musikinstruments oder durch Schreiben, ausgelöst («task-specific dystonia» oder aufgabenspezifische Dystonie). Mit Progression der Krankheit setzt die Dystonie zunehmend auch in Ruhe ein, im weiteren Verlauf induzieren auch Aktivitäten anderer Körperteile die Dystonie der betroffenen Stellen (z. B. der Tortikollis verschlechtert sich beim Schreiben; **«overflow»-Phänomen**). Die schweren gene-

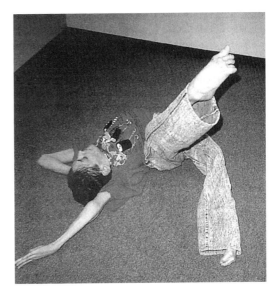

Abbildung 11.3: Patient mit generalisierter Dystonie mit Beginn in der Kindheit

ralisierten Formen einer ITD sind charakterisiert durch schon in Ruhe vorhandene dystone Bewegungsstörungen mit abnormer Körperhaltung (**Abb. 11.3**).

Idiopathische Dystonien mit Beginn in der Kindheit fangen normalerweise fokal in den Füßen an und generalisieren danach. Fokale Dystonien im Erwachsenenalter sind normalerweise auf die obere Körperhälfte beschränkt. Da bei der ITD des Kindesalters der Befall der axialen Muskulatur besonders schwerwiegend ist, sollte man bei Kindern und Jugendlichen mit Kyphoskoliose auch an diese Differentialdiagnose denken.

58. Welche anderen Formen von idiopathischen Dystonien gibt es noch?

Man zählt zu den sogenannten **nichtklassischen «idiopathischen» Torsionsdystonien** die seltenen (1) **paroxysmalen Dyskinesien** (paroxysmale Choreoathetose) und die (2) **L-Dopa-responsive Dystonie** (Segawa).

1. Paroxysmale Dyskinesien

Die paroxysmalen Dyskinesien sind attackenweise auftretende, transiente Hyperkinesen (Chorea, Athetose, Dystonie). Sie folgen einem autosomal-dominanten Erbgang, können aber auch sporadisch vorkommen. Die erbliche Variante ist auch unter dem Namen **Mount-Reback-Syndrom** bekannt. Die Ätiologie dieser heterogenen und seltenen Krankheitsgruppe ist unklar, möglicherweise stellen sie eine Form der subkortikalen Epilepsie dar, die aus den Basalganglien entspringt.

Man unterteilt die **paroxysmalen Dyskinesien** klinisch in 4 Unterformen: (1) kinesigene, (2) nicht-kinesigene, (3) durch körperliche Anstrengung ausgelöste sowie (4) hypnogene Formen.

(1) Bei den kinesigenen Varianten (**paroxysmale kinesigene Dyskinesie, PKD**) werden die dystonen Attacken durch Willkürbewegungen ausgelöst. Sie dauern weniger als 5 Minuten an und treten bis zu 100 mal/Tag auf. Manchmal gehen den meist generalisierten choreoathetotischen Hyperkinesen Parästhesien der Extremitäten voraus. Die Vigilanz ist ungestört. Sie sprechen therapeutisch sehr gut auf Carbamazepin oder Phenytoin sowie Clonazepam an.

(2) Bei der nicht-kinesigenen Variante (**paroxysmale nicht-kinesigene Dyskinesie, PNKD** oder paroxysmale dystone Choreoathetose) treten die dystonen Attacken seltener auf (ca. 3/Tag), sie dauern länger (Minuten bis Stunden) und sind durch Alkohol, Koffein, Müdigkeit oder Stress auslösbar. Das Ansprechen auf Medikamente ist meist nur mäßig, am erfolgreichsten ist die Therapie mit Clonazepam.

(3) Bei der paroxysmalen, durch körperliche Anstrengung ausgelösten Dyskinesie (**PED, «paroxysmal exertion-induced dyskinesia»**) treten die dystonen Dyskinesien nach Rennen oder Gehen mit einer Attackendauer von Sekunden bis Stunden auf (Frequenz 1/Woche bis 100/Tag). Therapeutisch sprechen sie eventuell auf L-Dopa oder Carbamazepin an.

(4) Die **paroxysmale hypnogene Dyskinesie (PHD)** ist charakterisiert durch choreoathetoide Bewegungen im Schlaf von kurzer Dauer. Meist ist sie familiär (autosomal dominant).

2. L-Dopa-responsive Dystonie

Die L-Dopa-responsive Dystonie macht zwischen 5 und 10% aller Patienten mit in der Kindheit beginnender generalisierter Dystonie aus. Früher wurde sie nach dem Erstbeschreiber auch **Segawa-Variante** genannt, heute wird sie aufgrund des dramatischen Ansprechens auf dopaminerge Medikation als **Dopa-responsive Dystonie (DRD)** bezeichnet. Neben dystonen Symptomen finden sich klinische Hinweise auf ein Parkinson-Syndrom mit vorwiegender Bradykinesie und Rigidität. Ein anderes Kennzeichen ist die häufig erhebliche tageszeitliche Schwankung der Symptomatik. Man weiß, dass die DRD durch eine **Störung im Tetrahydrobiopterinstoffwechsel** verursacht ist, der eine Mutation auf dem Chromosom 14 zugrunde liegt. Bei der autosomal-dominanten Form ist das Gen für die **GTP-Cyclohydrolase I**, bei der autosomal rezessiven Form das Gen für die **Tyrosinhydroxylase** gestört.

> Ichinose H, et al: Hereditary progressive dystonia with marked diurnal fluctuation cause by mutations in the GTP cyclohydrolase I gene. Nat Genet 8:236, 1994.
> Nygaard TG, et al: Dopa-responsive dystonia: Long-term treatment response and prognosis. Neurology 41:174, 1991.

59. Was ist die myoklonische Dystonie?

Das klinische Charakteristikum dieser seltenen autosomal-dominant erblichen Dystonieform ist die **Kombination einer fokalen Dystonie** (vor allem Tortikollis oder Schreibkrampf) mit **prominenten myoklonischen Zuckungen**, die wegen ihrer besonderen Abruptheit und Kürze als «lightning jerks» charakterisiert wurden. Die Myoklonien sistieren typischerweise nach Genuss geringer Alkoholmengen, weshalb diese Dystonieform manchmal auch als **alkoholresponsive myoklonische Dystonie** bezeichnet wird.

60. Wo liegt der Gendefekt für die klassischen idiopathischen Dystonien?

Bei Familien ostjüdischen Ursprungs (Ashkenazi-Juden) und bei einer großen nicht-jüdischen Familie mit generalisierter Dystonie wurde durch Kopplungsanalysen der Genlocus 9q32–34 identifiziert (**DYT1**). Die Mutation ist eine Deletion von 3 Basenpaaren im **Torsin-A-Gen**, einem Adenosin-Triphosphat (ATP)-bindenden Protein unbekannter Funktion aus der Familie der «heat-shock»-Proteine.

Bei europäischen Patienten scheint dieser Genort aufgrund der großen genetischen Heterogenität allerdings keine Bedeutung zu haben, sodass die mittlerweile mögliche Identifizierung des Ashkenazi-Haplotyps bei dieser Patientengruppe nicht sinnvoll ist.

Kopplungsanalysen für die autosomal-rezessive Form (DYT2), die x-chromosomal-rezessive Form (DYT3 = Philippino-Typ Lubag) sowie sonstige Formen (DYT4) der ITD haben derzeit noch keine weiteren Gene identifizieren können.

> Kramer PL, et al: The DYT1 gene on 9q34 is responsible for most cases of early limb-onset idiopathic torsion dystonia in non-Jews. Am J Hum Genet 55:468, 1994.
> Ozelius LJ, et al: The early-onset torsion dystonia gene (DYT1) encodes an ATP-binding protein. Nat Genet 17:40, 1997.
> Waddy HM, et al: A genetic study of idiopathic focal dystonias. Ann Neurol 29:320, 1991.

61. Was ist die häufigste Form der fokalen Dystonie? An welche Differentialdiagnosen muss hier gedacht werden?

Die fokale Form betrifft am häufigsten die **zervikale Region**. In einer Studie von 1000 Patienten mit Dystonie hatten 76% eine **zervikale Dystonie** entweder singulär (33%) oder zusammen mit anderen betroffenen Regionen. Die zervikale Dystonie ist etwas häufiger bei Frauen (61%). Abhängig von den betroffenen Muskeln sind verschiedene Haltungsmuster zu beobachten. Als Folge der überwiegend tonischen Kontraktion der Hals- und Nackenmuskulatur kommt es zu einem **rotatorischen Tortikollis «spasmodicus»** (Rotatokollis) bzw. einem **Latero-, Retro-** oder **Antekollis**.

Ungefähr 70% der Patienten klagen über Schmerzen infolge der abnormen Kopfhaltung, bei 40 bis 60% manifestiert sich zudem ein dystoner (oder eventuell essentieller) Kopftremor (**Abb. 11.4**).

Der idiopathische oder auch symptomatische Torticollis spasmodicus bei zervikaler Dystonie muss **differentialdiagnostisch** von anderen Ursachen eines **Schiefhalses** unterschieden werden, die pharmakogene, traumatische, entzündliche, tumoröse, psychogene Ursachen sowie das Caput obstipum beinhalten (siehe auch Pseudodystonien Tab. 11.13).

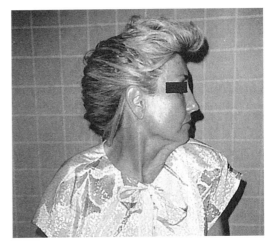

Abbildung 11.4: Zervikale Dystonie: Ausgeprägter Tortikollis mit Kopfdrehung nach links bei Kontraktion und Hypertrophie des M. sternocleidomastoideus rechts

62. Welche anderen Formen der fokalen Dystonie kennen Sie?

Blepharospasmus:
Die zweithäufigste Form einer fokalen Dystonie ist der Blepharospasmus, der isoliert (11%) oder zusammen mit einer **oromandibulären** Dystonie (23%) auftreten kann. Die Kombination wird **Meige-Syndrom** oder auch Breughel-Syndrom (nach dem holländischen Maler, der auf Bildern diese Dystonieform wohl verewigt hat) genannt. Der Blepharospasmus ist definiert durch ein- oder beidseitiges unwillkürliches Zusammenkneifen der Augen infolge der dystonen Kontraktion des M. orbicularis oculi, provoziert durch Anstrengung, helles Licht oder Wind. Frauen sind 3 mal so häufig wie Männer betroffen. In Abhängigkeit von der Ausprägung unterteilt man ihn in einen **klonischen** und einen **tonischen Typ**, wobei die Bewegungsstörung so ausgeprägt sein kann, dass es zu einer funktionellen Blindheit kommt (bei bis zu 15%). Bei Progredienz breitet sich die Dystonie auch auf die Gesichtsmuskeln sowie die Kau- und Halsmuskulatur aus. Die Patienten haben oft bestimmte Tricks, mit denen sie die Augen öffnen, wie z. B. die Berührung der Oberlider, Sprechen oder Gähnen.

Dystoner Schreibkrampf:
Der dystone Schreibkrampf ist eine aktionsinduzierte Dystonie der Handmuskeln. Die Patienten können normale tägliche Aufgaben erledigen, Sekunden oder Minuten nach Beginn des Schreibens kommt es zu einer tonischen, gelegentlich schmerzhaften «Verkrampfung» der Finger, welche sich auch auf den Unterarm ausdehnen kann. Grundsätzlich können sich ähnliche Beschwerden bei der Ausübung anderer erlernter feinmotorischer Tätigkeiten, z. B. beim Klavierspielen, manifestieren. Bei Progredienz der Erkrankung wird die Dystonie weniger «task-specific», d. h., die Probleme treten auch bei anderen Aktivitäten auf und greifen auch auf proximale Muskelgruppen über. Bei etwa 50% treten auf der kontralateralen Seite ähnliche Symptome auf. Andere aktionsinduzierte Dystonien treten häufiger bei Musikern (Klavierspieler, Gitarrenspieler etc.) oder Menschen mit beruflichen oder freizeitbezogenen feinmotorischen Tätigkeiten auf. Die genaue Prävalenz dieser aktionsinduzierten Dystonien ist nicht bekannt, da sich vermutlich nur wenige deswegen in ärztliche Behandlung begeben.

Spasmodische Dystonie:
Die spasmodische Dystonie ist eine fokale Dystonie der inneren Larynxmuskeln. Die Stimme klingt bei Dystonie der Adduktoren gepresst, bei der selteneren Dystonie der Abduktoren ist das Sprechen hypophon und leise.

> Jankovic J, et al: Cervical dystonia: Clinical findings and associated movement disorders. Neurology 41:1088, 1991.
> Marsden CD, Sheehy MP: Writer's cramp. Trends Neurosci 13:148, 1990.

63. Welche Medikamente helfen am besten bei generalisierten oder segmentalen Dystonien?

1. Generalisierte Dystonien:
Levodopa ist bei ca. 10% der Kinder mit Dystonie effektiv. Deshalb sollte es zunächst bei allen Dystonien mit Beginn in der Kindheit ausprobiert werden. Kommt es nicht innerhalb von 2 Monaten zu einer Besserung, sollte L-Dopa durch **Anticholinergika** ersetzt werden. **Trihexphenidyl** wird nach anfänglich einschleichender Dosis (4 mg/Tag) in Konzentrationen von bis zu 100 mg/Tag gegeben. Ein positiver Effekt tritt möglicherweise erst 3–4 Monate nach Beginn der Therapie auf. Zunächst profitieren zwar bis zu 70% leicht bis mittelmäßig, der Effekt verliert sich allerdings bei langfristiger Anwendung. Beim Erwachsenen wird der Nutzen der Therapie häufig durch das Auftreten von peripheren (Mundtrockenheit, Miktionsstörungen, Akkommodationsstörungen) und zentralen (Verwirrtheit, Halluzinationen, Vergesslichkeit) cholinergen Nebenwirkungen limitiert.

Andere Medikamente sind Baclofen, Carbamazepin, Clonazepam oder Tetrabenazin.

Besondere Vorsicht ist wegen der Gefahr des Auftretens von tardiven Dyskinesien bei den Dopamin-Rezeptorblockern geboten.

2. Segmentale Dystonien:
L-Dopa (bei Kindern) und **Anticholinergika** (bei Erwachsenen) sind die Therapeutika der 1. Wahl unter den systemischen Medikamenten. **Clonazepam** ist teilweise sehr effektiv beim Blepharospasmus, **Baclofen** kann speziell bei der zervikalen

Dystonie helfen. Insgesamt allerdings ist die medikamentöse Behandlung der fokalen Dystonien unbefriedigend. Inzwischen hat sich die **Injektionstherapie mit Botulinum-Toxin A** als lokale Therapie der 1. Wahl etabliert.

> Jankovic J, Fahn S: Dystonic disorders. In Jankovic J, Tolosa E (Hrsg.): Parkinsons Disease and Movement Disorders, 3. Aufl. Baltimore, Williams & Wilkins, 1998.

64. Welche operativen Behandlungsmethoden stehen für die Therapie der Dystonien zur Verfügung?

Bei Hemidystonien, die in der Regel mit fokalen Läsionen des zentralen Nervensystems assoziiert sind, aber auch bei generalisierten Dystonien werden z. T. operative Therapieversuche unternommen. Die Patienten sind bereits medikamentös austherapiert und werden mit dem Ziel operiert, eine Ausschaltung von Neuronen im ventralen Thalamus zu erreichen, welche in ihrer Aktivität elektromyographisch mit der dystonen Aktivität korreliert sind. Moderate Besserungen werden bei etwa 50% der Behandelten berichtet.

Vor der Einführung der Botulinumtoxin-Therapie wurden chirurgisch selektive Denervierungen durchgeführt. Bei der zervikalen Dystonie wurden die Durchtrennung des M. sternocleidomastoideus oder zervikale Rhizotomien (Durchtrennung der zervikalen Vorderwurzeln) zugunsten der selektiven Denervierung des M. sternocleidomastoideus verlassen. Es ist zu beachten, dass insbesondere bei primären oder sekundären Botulinumtoxin-Therapieversagern die Erfolgsrate niedrig ist.

Weitere Methoden, die derzeit in Studien geprüft werden oder deren therapeutischer Nutzen uneinheitlich beurteilt wird, sind die **intrathekale Baclofen-Gabe,** die Pallidotomie oder die Implantation epiduraler zervikaler Stimulationselektroden.

> Cardoso F, et al: Outcome after stereotactic thalamotomy for dystonia and hemiballismus. Neurosurgery 36:501, 1995.
> Krauss JK, et al: Symptomatic and functional outcome of surgical treatment of cervical dystonia. J Neurol Neurosurg Psychiatry 63:642, 1997.
> Jankovic J, et al: Pallidotomy for dystonia. Ann Neurol 42:446, 1997.

65. Welche Rolle spielt Botulinumtoxin in der Dystoniebehandlung? Wie oft muss man injizieren? Wie ist die Erfolgsquote bei der zervikalen Dystonie?

Botulinumtoxin wird von dem anaeroben Bakterium *Clostridium botulinum* gebildet und ist eines der letalsten biologischen Toxine überhaupt. Immunologisch werden 7 verschiedene Subtypen unterschieden, zur Behandlung der **fokalen Dystonien** wird das **Botulinustoxin A (BTX)** verwendet.

Nach Injektion in den «dystonen» Muskel verhindert BTX die Freisetzung von Acetylcholin an der motorischen Endplatte und führt infolge der «chemischen» Denervierung zu einer Inaktivitätsatrophie der jeweiligen Muskeln. Es kommt zunächst histologisch zu einer Degeneration der Endplatten und anschließend durch das Aussprossen neuer Axonkollateralen zu einer Reinnervation des Muskelgewebes nach 3 bis 4 Monaten.

Die Effektivität von BTX liegt beim **Blepharospasmus** bei über 95%, bei der **spasmodischen Dysphonie** bei etwa 90%, bei der **zervikalen Dystonie** bei 85% und bei der oromandibulären Dystonie sowie beim Schreibkrampf ebenfalls über 80%. Bei Patienten mit generalisierter Dystonie mit besonders ausgeprägtem Befall einer definierten Muskelgruppe kann die Injektion von BTX in die betroffenen Muskeln hilfreich sein.

Die Wirkung einer BTX-Injektion bleibt bei geringen Dosen auf die unmittelbare Umgebung beschränkt, weshalb die Injektion im allgemeinen relativ komplikationslos verläuft. Manchmal kommt es aufgrund der Diffusion des Wirkstoffs jedoch zu einer Schwäche der benachbarten Muskulatur. Patienten mit Blepharospasmus können eine Ptose entwickeln, Patienten mit spasmodischer Dysphonie als Komplikation eventuell Schluckstörungen bekommen. Die Nebenwirkungen klingen meist innerhalb von 2 bis 4 Wochen ab. Wegen des Risikos der Bildung neutralisierender Antikörper ist ein Abstand der Injektionen von mindestens 4 Wochen einzuhalten, wegen der Reinnervation des Muskelgewebes müssen die **Reinjektionen alle 3 bis 6 Monate** vorgenommen werden.

Die Anwendung anderer immunologischer Subtypen (B und F) bei BTX-resistenten Patienten gilt derzeit noch als experimentell.

66. Welche Erkrankungen behandelt man noch mit BTX? Was war die erste Krankheit, bei der Botulinumtoxin therapeutisch benutzt wurde?

Es gibt eine Reihe anderer, in ihrer Zahl in den letzten Jahren stetig steigender, Erkrankungen, die mit BTX behandelt werden. Beim **Strabismus** wurde Botulinumtoxin zum ersten Mal therapeutisch angewendet. Beim **Spasmus facialis** (hemifazialer Spasmus), einer Form des segmentalen Myoklonus, helfen die BTX-Injektionen bei 90% der Patienten. Bei über 50% der Patienten mit **Hand- und/oder Kopftremor** bessert BTX die Symptomatik. Eine Reihe von Publikationen beschreibt die Effizienz von BTX bei der Behandlung von anderen Störungen mit abnormer oder überschießender Muskelkontraktion, beispielsweise auch Tics. Neuerdings werden auch vermehrt autonome Störungen (wie die primäre oder essentielle Hyperhidrose) mit BTX behandelt.

Bentivoglio A, Albanese A: Botulinum toxin in motor disorders. Curr Opinion Neurol 12: 447, 1999.

Jankovic J, Brin M: Therapeutic uses of botulinum toxin. N Engl J Med 324: 1186, 1991.

Scott BL, Jankovic J, Donovan DT: Botulinum toxin injection into vocal cord in the treatment of malignant coprolalia associated with Tourette's syndrome. Mov Disord 11:431, 1996.

Tics

67. Was sind Tics?

Tics sind rasche, nicht zweckgebundene, intermittierende, oft stereotype unwillkürliche Kontraktionen funktionell zusammengehörender Muskelgruppen, welche zu Bewegungen (**motorische Tics**) oder zu Lautäußerungen (**vokale Tics**) führen. Sie treten normalerweise plötzlich auf und sind kurz (**klonische Tics**), können aber auch langsam und andauernd sein (**dystone Tics**).

Einfache motorische Tics bestehen in vermehrtem Blinzeln oder Räuspern, grimassierenden Zuckungen der Gesichtsmuskulatur oder raschen Kopfbewegungen, komplexe motorische Tics können als scheinbar sinnvolle Bewegungssequenz imponieren. Sie können grundsätzlich in jeder Körperregion auftreten. Komplexe vokale Tics können in der Wiederholung eigener verbaler Äußerungen (**Palilalie**), von Äußerungen Dritter (**Echolalie**) oder einer unwillkürlichen Äußerung von Obszönitäten (**Koprolalie**) bestehen. **Charakteristisch ist die kurzzeitige Unterdrückbarkeit der Symptomatik.** Speziell bei den dystonischen Tics wird von den Kranken häufig ein unspezifisches Spannungsgefühl vor der Bewegung und eine kurzzeitige Erleichterung nach Ausführung des Tics angegeben. Ein Teil der Patienten erlebt Tics als willkürliche, von einem Zwang zur Bewegungsausführung ausgelöste Bewegungen. Dies steht im Gegensatz zu anderen hyperkinetischen Dyskinesien. **Tabelle 11.14** gibt eine phänomenologische Klassifikation der Tics.

68. Was sind die häufigsten Ursachen von Tics?

Ätiologisch unterscheidet man zwischen primären und sekundären (symptomatischen) Tics. Aus der Gruppe der primären Tics sind das **Gilles-de-la-**

Tabelle 11.14: Phänomenologische Klassifikation der Tics

Motorische Tics	Vokale Tics
Einfache Tics	**Einfache Tics**
• Klonische Tics	Blasen
Blinzeln	Hüsteln
Stirnrunzeln	Grunzen
Kopfdrehen	Schreien
• Dystone Tics	Niesen
Bauchanspannung	Quietschen
Blepharospasmus	Saugen
Bruxismus	Räuspern
Okulogyre Bewegungen	**Komplexe Tics**
Schulterzucken, -rotieren	Koprolalie (Äußerung von Obszönitäten)
Verlängerte Mundöffnung	Echolalie (Wiederholungen von Äußerungen Dritter)
Tortikollis	
Komplexe Tics	
Kopropraxie (obszöne Gesten)	
Echopraxie (Imitation von Gesten)	Palilalie (Wiederholung eigener verbaler Äußerungen)
Kopfschütteln	
Stoßen	
Springen	
Treten	
Werfen	
Berühren	

Tabelle 11.15: Klassifikation der Tic-Erkrankungen nach der Ätiologie

Physiologische Tics
- Manirismus
- Geste
- Ritual (Kompulsion)

Pathologische Tics
Primäre Formen
- Einfache transiente Tic-Erkrankung (< 1 Jahr)
- Persistierende oder multiple motorische Tics während der Kindheit mit Remission vor Beginn des Erwachsenenalters
- Chronische Tic-Erkrankung
    Chronische Tic-Erkrankung mit einfachen oder multiplen motorischen Tics
    Chronische Tic-Erkrankung mit einfachen oder vokalen Tics
- Senile Tics (> 50. Lebensjahr)
- Gilles-de-la-Tourette-Syndrom (GTS)

Sekundäre Formen (Tourettismus)
- Dystonien
- Choreatische Erkrankungen
    Chorea Huntington
    Neuroakanthozytose
- Infektiös
    Creutzfeldt-Jakob-Erkrankung
    Enzephalitis
    Postenzephalitischer Parkinsonismus (Enzephalitis lethargica)
    Postrheumatische Chorea (Chorea Sydenham)
- Medikamentös
    Antikonvulsiva: Carbamazepin, Phenytoin
    Dopamin-Rezeptor-Blocker: Neuroleptika, Metoclopramid
    L-Dopa
    Stimulantien: Amphetamine, Kokain, Methylphenidat, Pemolin
- Posttraumatisch (Schädel-Hirn-Trauma)
- Kohlenmonoxid-Intoxikation
- Mentale Retardierung
    Autismus
    Entwicklungsverzögerungen
    Rett-Syndrom
    Konnatale Rötelninfektion
    Kernikterus
- Chromosomenanomalien
    Trisomie 21 (Down-Syndrom)
    Fragiles X-Syndrom
    XYY-Syndrom
    XXX + 9p Mosaizismus
- M. Wilson

Tourette-Syndrom (GTS) und verwandte Erkrankungen die wichtigsten und auch häufigsten Ursachen. Diese Dyskinesieform kann jedoch auch im Rahmen von anderen erblichen Erkrankungen oder als Komplikation von erworbenen Erkrankungen auftreten (siehe **Tab. 11.15**).

Die **Ätiologie** der Tics ist nicht geklärt. Man nimmt an, dass eine Störung im Bereich der Basalganglien zugrunde liegt.

Diagnostisch müssen physiologische Tics im Sinne von echten Gesten oder Bewegungsmanirismen von den pathologischen Tics abgegrenzt werden.

> Jankovic J: Diagnosis and classification of tics and Tourette syndrome. Adv neurol 58:7, 1992.
> Stone L, Jankovic J: Dystonic tics in patients with Tourette's syndrome. Mov Disord 6:248, 1991.

69. Welche Kriterien müssen für die Diagnose eines Gilles-de-la-Tourette-Syndroms (GTS) erfüllt sein? Nennen Sie seine Krankheitscharakteristika

Für die **Diagnose eines GTS** müssen folgende Kriterien erfüllt sein:
1. Beginn vor dem 21. Lebensjahr (meist zwischen dem 2. und 15. Lebensjahr).
2. Ein oder mehrere vokale Tics.
3. Multiple, einfache und komplexe motorische Tics.
4. Willkürliche Unterdrückbarkeit der Tics für Minuten bis Stunden.
5. Wechselnde Intensität der Symptomatik über Wochen oder Monate.
6. Dauer > 1 Jahr.

Tics, die weniger als 1 Jahr andauern, werden als **transiente Tic-Erkrankung** klassifiziert. Schätzungsweise leiden 5–25% der Schulkinder an einer solchen Störung.

Es gibt derzeit keine Möglichkeit vorherzusagen, ob eine transiente Tic-Störung in ein GTS übergehen wird.

Die **chronisch motorischen Tic-Erkrankungen** sowie die **chronisch vokalen Tic-Erkrankungen** haben die gleichen diagnostischen Kriterien, die Patienten haben aber begrenzt nur motorische oder nur vokale Tics.

Bezogen auf die motorischen Manifestationen ist das GTS bei Jungen dreimal häufiger als bei Mädchen. Häufig fallen begleitend **Verhaltensstörungen** wie **Zwangs-Symptome,** Aufmerksamkeitsdefizite (hyperkinetisches Syndrom mit Aufmerksamkeitsdefizit), Hyperaktivität, Lernstörungen, selbstverletzendes sowie antisoziales Verhalten auf. Die Erstmanifestationen liegen im Mittel um das 7. Lebensjahr, wobei sich zunächst im Gesichtsbereich einfache motorische und vokale Tics entwickeln, die in kaudaler Richtung weiter fortschreiten. Oftmals wird die Diagnose erst verzögert gestellt, da die Störungen entweder fehlinterpretiert oder die Verhaltensauffälligkeiten nicht als abnorm gewertet werden. Verhaltensauffälligkeiten treten normalerweise schon 2 bis 3 Jahre vor dem Beginn der Tics auf.

> Singer HS, Walkup JT: Tourette syndrome and other tic disorders. Diagnosis, pathophysiology, and treatment. Medicine 70:15, 1991.

70. Wie häufig ist das GTS?
Über welches klinische Spektrum erstrecken sich die primären Tic-Erkrankungen?

Innerhalb der primären Tic-Erkrankung geht man von einer Prävalenz des GTS im Kindesalter von 3–5/100 000, im Erwachsenenalter von 0,5/100 000 aus, die jährliche Inzidenz liegt zwischen 1 und 11/100 000 Einwohner.

Viele Untersuchungen der letzten Jahre weisen darauf hin, dass die primären Tic-Störungen als ein Krankheitsspektrum angesehen werden müssen, das sich von den einfachen transienten Tics bis zur Maximalform des Gilles-de-la-Tourette-Syndroms erstreckt. Genetische Studien, die einen Erbgang innerhalb einzelner Familien nachweisen konnten, deuten auf die Möglichkeit eines gemeinsamen Gendefekts für alle primären Tic-Erkrankungen hin, der sich mit unvollständiger Penetranz phänotypisch manifestiert. Ein Problem für die genetischen Untersuchungen sind allerdings die aktuellen diagnostischen Kriterien: sie beinhalten nicht das breite Spektrum der psychopathologischen Auffälligkeiten oder der Schulschwierigkeiten. Zwangssymptome finden sich bei etwa 50% der GTS-Fälle. Das verantwortliche Gen für diese Störung scheint dasselbe zu sein wie für das GTS. Auch das hyperkinetische Syndrom mit Aufmerksamkeitsdefizit ist unter den GTS-Patienten häufig (50–60%), hier ist allerdings die genetische Verbindung weniger verstanden. Wie oben beschrieben beinhalten die Verhaltensauffälligkeiten eine Reihe weiterer Symptome wie Aggressivität, Ängstlichkeit, Depression, Lernschwierigkeiten, Panikattacken oder Schlafstörungen.

71. Wie wird das GTS vererbt?

Das Gilles-de-la-Tourette-Syndrom folgt einem autosomal-dominanten Erbgang mit unvollständiger Penetranz und variablem Phänotyp, wobei das Geschlecht Einfluss auf den Phänotyp hat. Ein männlicher Nachkomme, der das GTS-Gen trägt, erkrankt mit 100%iger Wahrscheinlichkeit entweder am (1) **GTS** oder an einer (2) **chronischen motorischen Tic-Störung** oder einer (3) **Zwangsstörung** («obsessive compulsive disorder»). Mit 99%iger Wahrscheinlichkeit entwickelt er ein GTS oder eine chronisch motorische Tic-Störung, mit 45%iger Wahrscheinlichkeit entwickelt er ein GTS.

Bei einem weiblichen Nachkommen sind die Wahrscheinlichkeiten, die oben genannten Erkrankungen zu bekommen, geringer: 71% für eine der drei genannten Erkrankungen, 56% für eine der zwei und 17% für das GTS. Andere Autoren präferieren die Hypothese, dass das GTS einem rezessiv-dominanten Erbgang folgt: Patienten mit leichten Formen sind heterozygot für das Gen, Patienten mit schweren Formen demnach homozygot.

> Coming DE, Comings BG: Alternative hypothesis on the inheritance of Tourette syndrome. Adv Neurol 58:189, 1992.
> Kulan R, et al: Bilineal transmission in Tourette's syndrome families. Neurology 44:2336, 1994.

72. Wann ist ein Gilles-de-la-Tourette-Syndrom behandlungsbedürftig?
Wie ist die Therapie?

Die **Tics** werden behandlungsbedürftig, wenn sie sozial nicht mehr vertretbar, schmerzhaft (dystonische Tics sind häufig schmerzhaft!) oder funktionsbeeinträchtigend sind. Sie werden durch Dopamin-Rezeptor-Blocker (Neuroleptika) in niedrigsten Dosen (z. B. 1,5–6 mg/Tag Pimozid) oder Clonidin behandelt (**Tab. 11.16**). Zu beachten ist die Gefahr der Auslösung von Tardivdyskinesien.

Tabelle 11.16: Medikamentöse Therapie des Gilles-de-la-Tourette-Syndroms

Tics
Pimozid
Haloperidol
Clonidin
Clonazepam
Tiaprid
Fluphenazin

Hyperkinetisches Syndrom (HKS)
Clonidin
Methylphenidat
Deprenyl
Dextroamphetamin

Zwangsstörungen («obsessive compulsive disorder»)
Clomipramin
Fluvoxamin
Paroxetin

Störungen der Impulskontrolle
Carbamazepin
Lithium

Die **Verhaltensstörungen** behindern die Patienten mehr als die Tics. Bei **Zwangsstörungen** werden serotoninerge Substanzen wie Clomipramin, Fluvoxamin oder Paroxetin für mindestens 12 Wochen als Monotherapie oder in Kombination mit Neuroleptika in Niedrigdosierung gegeben. Bei Patienten mit **hyperkinetischem Syndrom** und Aufmerksamkeitsdefizit gilt Clonidin als Medikament der 1. Wahl. Bei **Störungen der Impulskontrolle** werden Carbamazepin oder Lithium angewendet.

Kurlan R: Treatment of tics. Neurol Clin. 15:403, 1997.

Chorea

73. Was ist die Chorea major? Beschreiben Sie das klinische Bild

Die Chorea major (**Morbus Huntington**, Chorea Huntington) ist durch die **Symptomentrias** aus **Chorea, Demenz** und **positiver Familienanamnese** gekennzeichnet. Die choreatischen Hyperkinesen sind unwillkürliche, blitzartige arrhythmische Zuckungen, die in Ruhehaltung auftreten oder in Willkürbewegungen einschießen. Diese unregelmäßigen Bewegungen befallen unsystematisch in rascher Abfolge verschiedene Muskelgruppen der Willkürmuskulatur. Die Patienten können sie teilweise und vorübergehend unterdrücken und versuchen sie in willkürliche Bewegungen einzubauen (**Parakinesie**). Die Betroffenen haben Gangstörungen und andere motorische Symptome wie Dysarthrophonie, Dysarthrie, Dysphagie, posturale Instabilität, Ataxie, Myoklonus, Dystonie oder Tics. Der Muskeltonus ist vermindert (hyperkinetisch-hypotone Störung). Bei der Untersuchung bemerkt man die «**motorische Impersistenz**»: die herausgestreckte Zunge kann keine 10 Sekunden gehalten werden. Bei der Reflexprüfung fällt oft das **Gordon-Kniephänomen** (Westphal-Reflex) auf: nach Auslösung des Patellarsehnenreflexes sinkt der Unterschenkel nur langsam wieder zurück (nicht zu verwechseln mit dem Gordon-Reflex: Pyramidenbahnzeichen durch Kneten der Unterschenkelmuskulatur!). Die Patienten entwickeln zunehmend eine Demenz mit Verlust des Kurzzeitgedächtnisses, des Urteilsvermögens, der Konzentration, schließlich der Erwerbsfähigkeit. Schon in früheren Stadien beginnen neben den mnestischen Störungen Verhaltensauffälligkeiten, die den motorischen Symptomen sogar vorangehen können. Dazu gehören Persönlichkeitsveränderungen, Apathie, Entsozialisierung, Agitation, Verlust der Impulskontrolle, Manie, Wahn, Feindseligkeit, Halluzinationen und Psychosen (**Choreophrenie**).

Nahezu alle Patienten haben eine positive Familienanamnese für diese autosomal-dominant vererbte Erkrankung. Die Atrophie des Striatums (verstrichene «Stammganglientaille» als Spätzeichen) in den neuroradiologischen Untersuchungen stützt die Verdachtsdiagnose.

74. Was ist die Westphal-Variante? Welche anderen Varianten gibt es sonst noch?

In 10% der Fälle mit Chorea major beginnt die Symptomatik vor dem 20. Lebensjahr. Diese **juvenile Form** ist charakterisiert durch ein vorherrschendes **hypokinetisch-rigides Syndrom** mit ausgeprägter Dystonie ohne Hyperkinesen, progressiven Parkinsonismus, Demenz, Ataxie und ausgeprägter Sakkadenverlangsamung (Westphal-Variante). Eine andere juvenile Form ist durch früh einsetzende Demenz und Epilepsie gekennzeichnet. Eine sich nach dem 60. Lebensjahr mit nur leichten Hyperkinesen oder Persönlichkeitsveränderungen manifestierende Form wird als Chorea Huntington sine chorea bzw. **Status subchoreaticus** bezeichnet.

75. Nennen Sie andere häufige Ursachen der Chorea

Wahrscheinlich ist die **L-Dopa-induzierte Chorea** beim M. Parkinson die häufigste Ursache der Chorea überhaupt. Die Diagnose stellt sich meist ohne Schwierigkeiten aus der Anamnese.

Die Kombination aus Chorea und psychischen Symptomen findet man beim **M. Wilson**. Die Diagnose stellt man durch den Nachweis niedriger **Coeruloplasminspiegel, Kayser-Fleischer-Kornealring** und **hepatischer Dysfunktion**.

Die **Chorea minor Sydenham** ist eine Form der autoimmunen Chorea (postrheumatische Chorea). Sie tritt nach vorangegangener Infektion mit Streptokokken Typ A auf, meist als Folgeerkrankung nach akutem rheumatischem Fieber. In den Industrienationen ist die Chorea rheumatica inzwischen selten geworden, tritt aber in den unterentwickelten Nationen häufiger bei Kindern und Jugendlichen zwischen 5 und 15 Jahren auf.

Pathologische Immunreaktionen werden auch für das Auftreten einer Chorea minor beim **Lupus erythematodes** sowie beim **Antiphospholipid-Antikörpersyndrom** (APA-Syndrom; mit und ohne SLE) verantwortlich gemacht. Der bei jungen Frauen in den ersten drei bis fünf Schwangerschaftsmonaten oder unter Einnahme von Ovulationshemmern auftretenden **Chorea minor gravidarum** geht in der Regel eine rheumatische Erkrankung in der Kindheit voraus. Für die Reaktivierung der extrapyramidalen Symptomatik wird eine Sensitivitätserhöhung der striatalen Dopaminrezeptoren durch weibliche Sexualhormone verantwortlich gemacht.

Bei der **senilen Chorea** (siehe Frage 74) treten choreatische Bewegungsstörungen ohne zusätzliche Symptome nach dem 60. Lebensjahr auf. Die Familienanamnese ist negativ.

> Burnett L, Jankovic J: Chorea and ballism. Curr Opin Neurol Neurosurg 5:308, 1992.
> Penney KB, et al: Huntingtons disease in Venezuela: 7 years of follow-up on symptomatic and asymptomatic individuals. Mov Disord 5:93, 1990.

76. Wie ist es möglich, bei asymptomatischen Individuen die Diagnose einer Huntington-Erkrankung zu stellen?

Das Huntington-Gen (genannt **IT15**) wurde auf dem kurzen Arm von Chromosom 4 (4p16.3) lokalisiert. Eine instabile Expansion von **CAG-Trinukleotiden** tritt am 5'-Ende dieses großen Gens (210 kb) auf. Das Huntington-Gen kodiert für ein 348 kDa Protein, genannt **Huntingtin**. Der wahrscheinlich entscheidende Schritt in der Pathogenese der Chorea major ist die intrazelluläre Aggregation des vermutlich Zytoskelett-assoziierten, zytoplasmatischen Proteins infolge der Mutation. Die Anzahl der «CAG-repeats» ist mehr als 35; je länger die CAG-Expansion, desto früher ist der Krankheitsbeginn. Zur vollständigen Penetranz werden mehr als 40 «CAG-repeats» benötigt. Huntington-Familien zeigen das Phänomen der **Antizipation**, d.h. den früheren Krankheitsbeginn in der jeweils nachfolgenden Generation, v.a. bei Vererbung der Mutation durch den Vater und durch die typischerweise ansteigende Zahl der CAG-Wiederholungen. Grundlage der Testung von Individuen mit begründetem Risiko ist der Nachweis der CAG-Expansion im Huntington-Gen vor Beginn der Symptomatik. Allerdings ist zu bedenken, dass diese genetische Nachweismöglichkeit eine Reihe von ethischen und juristischen Bedenken mit sich bringt, insbesondere da derzeit keine effektive Therapie der Neurodegeneration möglich ist.

> Ashizawa T, Gasser T: Genetics of movement disorders. In Jankovic J, Tolosa E (Hrsg.): Parkinsons Disease and Movement Disorders, 3. Aufl. Baltimore, William & Wilkins, 1998.
> DiFiglia M, Sapp E, Chase K: Aggregation of huntingtin in neuronal intranuclear inclusions and dystrophic neurites in brain. Science 277:1990, 1997.

77. Was findet man neuropathologisch bei der Huntington-Erkrankung?

Die wichtigsten neuropathologischen Befunde bei der Chorea major sind der Neuronenverlust und die Gliose im Kortex und dem Striatum, insbesondere dem Nucleus caudatus (globale Hirnatrophie, akzentuiert in den Basalganglien). Die Chorea scheint primär die Folge des Verlustes von striatalen Projektionsneuronen ins laterale Pallidum zu sein

(Projektionsneurone früher betroffen als striatale Interneurone). Die führt zu einer funktionellen Hypoaktivität des Nucleus subthalamicus mit konsekutiver Hyperaktivität der thalamischen Kerne.

78. Gibt es Behandlungsmöglichkeiten bei der Chorea major?
Wie ist die Überlebenszeit?

Es gibt derzeit noch keine therapeutischen Interventionsmöglichkeiten, die den Beginn der Symptomatik oder den progressiven Verlauf der Erkrankung verzögern könnten (v.a. neuroprotektive Ansätze). Bei der adulten Form kommt es nach einer durchschnittlichen Überlebenszeit von 15 bis 20 Jahren zum Tod, bei der juvenilen Form nach etwa 9 Jahren.

Die derzeit angewendeten **Therapien sind rein symptomatisch**. Gegen die Hyperkinesen werden Neuroleptika verwendet (kurzfristige Besserung der Chorea und der Psychose, jedoch gleichzeitige Verarmung der Willkür- und Ausdrucksmotorik; Gefahr der Spätdyskinesien). Alternativ kommen auch Dopamin-Depletoren wie Reserpin in Frage, bei denen nicht die Gefahr der tardiven Dyskinesien besteht. Bei aggressiven Durchbrüchen oder schizophrenen Psychosen wird Clozapin verwendet, bei Depressionen Sulpirid, Alprazolam oder Fluoxetin.

Medikamenten-induzierte Bewegungsstörungen

79. Was sind Frühdyskinesien?

Die **Frühdyskinesien** (akute Dyskinesien) sind akute Medikamenten-induzierte Dystonien, insbesondere des Kopf- und Halsbereiches. Etwa 2,5% (2–10%) der Neuroleptika-behandelten Patienten entwickeln **innerhalb der ersten 48 Behandlungsstunden** Frühdyskinesien mit tonischen Krämpfen der Zungen- und Schlundmuskulatur (seltener des Gesichts), Blickkrämpfen, Torsionsdystonie, choreatiformen Bewegungsabläufen und Myoklonien. Obwohl die akuten Dyskinesien eine der ersten Beschreibungen von Neuroleptika-induzierten Bewegungsstörungen waren, ist die Pathophysiologie immer noch unklar. Da sie beim Gebrauch von Dopamin-Rezeptor-Blockern auftreten und durch Anticholinergika (z. B. Biperiden) gebessert werden, geht man pathogenetisch von akuten Veränderungen des striatalen Dopamin-Acetylcholin-Gleichgewichtes aus. Die Frühdyskinesien bilden sich nach Absetzen der Medikation in > 95% der Fälle zurück.

Alle klassischen Neuroleptika können Nebenwirkungen im Bereich des motorischen und des extrapyramidal-motorischen Systems hervorrufen. Die Häufigkeit von motorischen Nebenwirkungen steigt mit der neuroleptischen Potenz.

80. Was ist eine Tardivdyskinesie?

Eine tardive Dyskinesie oder **Spätdyskinesie** ist eine hyperkinetische Bewegungsstörung, die bei individueller Prädisposition nach langfristiger Therapie mit Dopamin-Rezeptor-Blockern auftritt. Sie manifestiert sich vor allem im oro-fazialen Bereich mit Zungenbewegungen, Kauen und Schmatzen (orobukkolinguale Dyskinesie; **Abb. 11.5**), kann jedoch auch als tardive Dystonie axial betont auftreten (**Abb. 11.6**). Daneben gibt es auch choreatiforme,

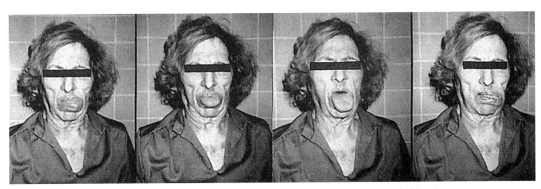

Abbildung 11.5: Stereotype orolinguale Bewegungsmuster bei einer Patientin mit Spätdyskinesie

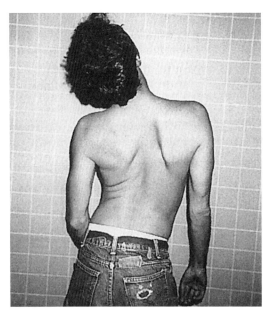

Abbildung 11.6: Axiale tardive Dyskinesie

ballistische und athetoide Bewegungsstörungen. Nach den aktuellen Kriterien stellt man die Diagnose einer Tardivdyskinesie, wenn die Hyperkinesien sich während der Behandlung mit Neuroleptika oder innerhalb von 6 Monaten nach Absetzen entwickeln sowie nach Beendigung der neuroleptischen Therapie für mindestens 1 Monat andauern. Die Symptome können nach Reduktion der Neuroleptika vorübergehend sogar zunehmen. Man schätzt, dass etwa 20% (13 bis 49%!) der Patienten unter Neuroleptika-Therapie eine Spätdyskinesie entwickeln. Schwere Tardivdyskinesien treten gehäuft bei jüngeren Männern und älteren Frauen auf.

> Miller LG; Jankovic J: Drug-induced movement disorders: An overview. In Joseph AB, Young RR (Hrsg.): Movement Disorders in Neurology and Psychiatry. Cambridge, Blackwell Scientific, 1992.

81. Was sind Stereotypien? Auf welche Erkrankung sind sie beim Erwachsenen hinweisend?

Stereotypie ist definiert als sinnloser, immer wiederkehrender, lange Zeit anhaltender, unwillkürlicher oder ritualisierter Bewegungsablauf, der auch Gesten oder Manirismen beinhalten kann. Beispiele sind wiederholtes Grimassieren, Lippenlecken, Zunge vorstrecken (Abb. 11.5) oder Kaubewegungen (wird die Zunge bei geschlossenem Mund lateral gestreckt, sieht das aus, als würde der Patient an einem Bonbon lutschen). Die Patienten bewegen den Kopf, schaukeln mit dem Körper, kreuzen unaufhörlich die Beine, nesteln an den Kleidern, treten von einem Bein aufs andere oder treten auf der Stelle.

Die häufigste Ursache von Stereotypien im Erwachsenenalter sind Spätdyskinesien. Stereotype Bewegungsstörungen sind die häufigste Manifestationsform einer **Spätdyskinesie** (in 78% der Fälle), gefolgt von der **Dystonie** (75%). Beobachtet man bei einem Erwachsenen Stereotypie ohne Hinweise auf eine mentale Retardation oder eine schizophrene Psychose, weist dies stark auf eine Tardivdyskinesie hin. Diese Diagnose ist insbesondere dann naheliegend, wenn andere Bewegungsstörungen wie Akathisie, Tremor, Myoklonus, Chorea oder Tics assoziiert sind.

82. Wie stellt man sich die Entstehung der Spätdyskinesien pathogenetisch vor?

Die genauen Mechanismen sind nicht vollkommen verstanden. Da die verursachenden Medikamente Dopamin-Rezeptoren blockieren, nimmt man pathogenetisch eine Störung des striatalen dopaminergen Systems an. Klinische und experimentelle Hinweise deuten auf einen gemeinsamen Mechanismus der Neuroleptika-induzierten Spätdyskinesien und der L-Dopa-induzierten Dyskinesien hin. Demnach sollen die Tardivdyskinesien letztlich aus der Unterbrechung GABAerger Projektionen des lateralen Pallidums zum Nucleus subthalamicus resultieren, was zur Hemmung des Nucleus subthalamicus führt. Neuronale Schädigungen können nach neueren Forschungsergebnissen auch aufgrund direkter neurotoxischer Effekte der Dopamin-Rezeptor-Blocker ausgelöst sein. Es gibt jedoch keine Erklärung für die Unterschiedlichkeit der ausgelösten motorischen Phänomene.

> Crossmann AR: A hypothesis on the pathophysiological mechanisms that underlie levodopa or dopamine agonist-induced dyskinesia in Parkinson's disease: Im-

plications for future strategies in treatment. Mov Disord 5:100, 1990.

Miller LG, Jankovic J: Drug-induced movement disorders: An overview. In Joseph AB, Young RR (Hrsg.): Movement Disorders in Neurology and Psychiatry. Cambridge, Blackwell Scientific, 1992.

83. Wie behandelt man Spätdyskinesien?
Bei 60% der Patienten führt der Abbruch der neuroleptischen Therapie zur spontanen Remission der Beschwerden. Therapeutisch ist der langfristige Verzicht auf Neuroleptika oder die Umstellung auf Clozapin sowie kurzfristig die Gabe von Clonazepam sinnvoll. Auch Dopamindepletoren wie Reserpin können erfolgreich angewendet werden. Die tardive Dystonie spricht weniger auf eine systemische medikamentöse Therapie an. Anticholinergika bessern die dystonen Beschwerden, verschlimmern aber oftmals andere Bewegungsstörungen wie die Stereotypie. Bei fokalen Dystonien wie z. B. Tortikollis wird die Injektion von Botulinumtoxin als komplikationsarme Alternative empfohlen.

Burke RE: Neuroleptic-induced tardive dyskinesia variants. In Lang AE, Weiner WF (Hrsg.): Drug-induced Movement Disorders. Mt. Kisco, NY, Futura, 1992.

Andere Bewegungsstörungen

84. Wie unterscheidet man Myoklonus von Chorea, Tic, Dystonie und Tremor?
Myoklonus ist eine plötzlich einsetzende, kurz andauernde, einschießende, unwillkürliche Bewegung aufgrund einer aktiven Muskelkontraktion (**positiver Myoklonus**) oder aufgrund einer Inhibierung von Muskelkontraktionen (**negativer Myoklonus = Asterixis**). Viele Bewegungsstörungen bei der **Chorea** sind zwar myoklonisch, im Gegensatz zum Myoklonus aber sind sie unregelmäßige, unwillkürliche Bewegungen, die auch in gestische Bewegungen einmünden können und Muskelgruppen in einer kontinuierlichen, meist distal betonten Form befallen. **Tics** können ebenfalls dem Myoklonus ähneln, ihnen geht aber normalerweise ein unspezifisches Spannungsgefühl vor der Bewegung voran und eine kurzzeitige Erleichterung nach Ausführung wird angegeben. Zudem können die Patienten Tics für kurze Zeit auch unterdrücken. Bei der **Dystonie** überwiegen länger andauernde tonische Muskelkontraktionen, die zu einer Fehlstellung der Extremitäten oder des Kopfes führen. Beim **Tremor** imponieren rhythmische, sinusoidale Muskelkontraktionen, die alternierend in Agonisten und Antagonisten auftreten.

85. Wie werden Myoklonien klassifiziert?
Man teilt die Myoklonien nach ätiologischen, pathophysiologischen und phänomenologischen Aspekten ein (**Tab. 11.17**).

Myoklonien sind zunächst ein unspezifisches Symptom, das sowohl physiologisch als auch bei einer Vielzahl von erworbenen oder hereditären Erkrankungen vorkommen kann. In die Definition des Begriffs Myoklonien wird ein Ursprung im Zentralnervensystem eingeschlossen, im Unterschied zu Muskelzuckungen, die klinisch oft nicht von Myoklonien zu unterscheiden sind und die durch Läsionen der Nervenwurzel, des Nervenplexus oder peripherer Nerven bedingt sind (z. B. Faszikulationen).

86. Wie therapiert man Myoklonien?
Für die Wahl der Therapie ist es notwendig, die unterschiedlichen Typen des Myoklonus mit ihrer zugrunde liegenden Pathophysiologie zu differenzieren. Tritt der Myoklonus im Rahmen einer **metabolischen Enzephalopathie** auf, so bessert sich die Symptomatik mit der Behandlung der Grunderkrankung. **Myoklonische Anfälle bei Epilepsie-Syndromen** werden zunächst mit Valproat behandelt. Treten toxische Reaktionen auf oder der Patient bleibt symptomatisch, so kann Clonazepam oder Primidon hinzugenommen werden. Insbesondere wenn mehrere pathophysiologische Mechanismen angenommen werden, wie beispielsweise bei den kortikalen Myoklonien oder den retikulären Hirnstamm-Reflexmyoklonien, scheint eine Polytherapie erfolgreicher als eine Monotherapie zu sein. Als Mittel der ersten Wahl gelten Valproinsäure und Clonazepam, Mittel der zweiten Wahl sind Piracetam und Oxitriptan (5-Hydroxytryptamin). Letztere sind bei den Aktionsmyoklonien im Rahmen des chronisch-hypoxischen Myoklonus (Lance-Adams-Syndrom) angezeigt. **Segmentale spinale**

Tabelle 11.17: Klassifikation der Myoklonien

I Ätiologie

1. Physiologischer Myoklonus
1.1 Singultus
1.2 Einschlaf- oder Aufwachmyoklonien
1.3 Myoklonien ausgelöst durch Anstrengung, Orgasmus, Angst
1.4 Frühkindliche Fütter-Myoklonien
1.5 Synkopale Myoklonien («myoklonische Synkope»)
1.6 Physiologische Schreckreaktion («Startle»-Reflex)

2. Hereditäre Myoklonie-Syndrome
2.1 Hereditärer essentieller Myoklonus: autosomal-dominant oder sporadisch
2.2 Hereditäre myoklonische Dystonie
2.3 Sporadische Hyperekplexie («Startle»-Erkrankung)

3. Myoklonische Anfälle bei Epilepsie-Syndromen
3.1 Epilepsien des Neugeborenenalters
3.2 Fokale Epilepsie
3.3 Generalisierte Epilepsie
  • Juvenile myoklonische Epilepsie
  • Absence-Epilepsie
  • Lennox-Gastaut-Syndrom
  • Progressive Myoklonus-Epilepsien (PME): Myoklonien und epileptische Anfälle in gleicher Weise dominierend, Enzephalopathien mehr oder weniger ausgeprägt
    Unverricht-Lundborg-Erkrankung
    Lafora-Einschlusskörperchen-Erkrankung
    Myoklonus-Epilepsie mit «ragged-red fibers» (MERRF)
    Neuronale Ceroid-Lipofuszinose
    Sialidose («cherry red spot»-Myoklonie)
    M. Gaucher

4. Symptomatische Myoklonie-Syndrome
4.1 Erkrankungen der Basalganglien
  • Kortiko-basale Degeneration (CBD)
  • Hallervorden-Spatz-Erkrankung
  • Huntington-Erkrankung
  • Myoklonische Dystonie
  • Parkinson-Erkrankung
  • Progressive supranukleäre Blickparese (PSP, Steele-Richardson-Olszewski-Syndrom)
4.2 Demenzen
  • Alzheimer-Erkrankung
  • Creutzfeldt-Jakob-Erkrankung
  • Gerstmann-Sträussler-Scheinker-Erkrankung
4.3 Fokale Schädigungen
  • Dentato-oliväre Schädigungen (Dentato-rubro-pallido-lysische Atrophie, DRPLA)
  • Blutung, Infarkt
  • Thalamotomie
  • Trauma (zentrales oder peripheres Nervensystem)
  • Tumor

Tabelle 11.17: Fortsetzung

4.4 Metabolische Enzephalopathien
  • Dialyse-Enzephalopathie (Aluminium)
  • Leber- oder Nierenversagen
  • Hyponatriämie
  • Hypoglykämie, nicht-ketotische
  • Hyperglykämie
  • Mitochondriale Enzephalopathien
4.5 Toxische Enzephalopathien
  • Schwermetalle
  • Wismut
  • DDT
  • Medikamente (z. B. Levodopa)
  • Methylbromid
4.6 Physikalisch bedingte Enzephalopathien
  • Dekompressionserkrankungen (Caisson-Krankheit)
  • Elektroschock
  • Hitzschlag
  • Posthypoxische Enzephalopathien :
    Akutes posthypoxisches Myoklonus-Syndrom (*teilweise Status myoclonicus*)
    Chronisches posthypoxisches Myoklonus-Syndrom (Lance-Adams-Syndrom)
4.7 Spinozerebelläre Degenerationen (Progressive Myoklonus-Ataxie, PMA)
4.8 Speichererkrankungen
  • Neuronale Ceroid-Lipofuszinose
  • Lafora-Einschlusskörperchen-Erkrankung
  • Lipidosen:
    GM1-Gangliosidose
    GM2-Gangliosidose
    M. Krabbe
    Tay-Sachs-Erkrankung
4.9 Infektiös bedingte Enzephalopathien
  • Virale Enzephalitiden (Herpes simplex, Herpes zoster, Coxsackie, Arbor, HIV, subakute sklerosierende Panenzephalitis = SSPE)
  • Enzephalitis lethargica (Economo)
  • Postinfektiöse (isolierte) Myoklonien
  • Spongiforme Enzephalopathien (Creutzfeldt-Jakob, Gerstmann-Sträussler-Scheinker, Kuru)
4.10 Paraneoplastisch und immunologisch bedingte Bewegungsstörungen
  • Opsoklonus-Myoklonus-Syndrom
  • Stiff-man-Syndrom
  • PERM («progressive encephalomyelitis with rigidity and myoclonus»)

II Pathophysiologie

1. Kortikal
• Epilepsia partialis continua
• Fokal
• Generalisiert
• Multifokal

Tabelle 11.17: Fortsetzung

2. Hirnstamm
- Palatale Myoklonien (essentiell, symptomatisch)
- Retikuläre Hirnstamm-Reflexmyoklonien
- «Startle»-Erkrankung (hereditäre Hyperekplexie)

3. Spinal
- Propriospinale Myoklonien
- Segmentale spinale Myoklonien

4. Thalamisch

5. Peripher

III Verteilung und Auftreten

1. Verteilung
- Axial
- Fokal
- Generalisiert
- Multifokal
- Segmental

2. Auftreten
- Spontan: außer Hyperekplexie fast alle Myoklonie-Syndrome
- Bei Bewegung: kortikale Myoklonie
- Kontinuierlich: Epilepsia partialis continua, spinale Myoklonien
- Reflektorisch: kortikale Myoklonien, retikuläre Hirnstamm-Reflexmyoklonien u. a.
- Bei Schmerzreizen
- Visuell
- Akustisch: Hyperekplexie, Schreck-Reaktion
- Berührung
- Muskeldehnung
- Stimulation peripherer Nerven

Adaptiert aus Marsden CD: Myoclonus: Classification and treatment. Syllabus for the Movement Disorders Course, AAN, S93, 1992.

Tabelle 11.18: Ursachen des Asterixis

Leberversagen	Medikamente	ZNS-Läsionen
respiratorische Insuffizienz	Antikonvulsiva	medialer frontaler Kortex
Nierenversagen	Salizylate	Parietallappen
Herzinsuffizienz	Levodopa	Capsula interna
Chronische Hämodialyse		Rostrales Mittelhirn
Polyzythämia rubra vera		

Myoklonien sprechen ebenfalls auf Clonazepam an oder auf Medikamente mit Verstärkung der serotonrgen Übertragung.

Injektionen von Botulinumtoxin in betroffene Muskelgruppen sind hier eine gebräuchliche Alternative.

87. Was ist Asterixis?

Asterixis («flapping tremor») ist eine Form des **negativen Myoklonus** mit plötzlicher Unterbrechung der Muskelaktivität mit klinisch bemerkbarem Halteverlust des innervierten Körperteils, der hauptsächlich bei metabolischen Enzephalopathien auftritt.

In frühen Stadien der metabolischen Dysfunktion wirken die Bewegungsstörungen rhythmisch und ähneln einem Tremor. Schreitet die Grunderkrankung voran, dann fällt am ausgestreckten Arm die charakteristische Flexion in den Handgelenken auf, die mit einer intermittierenden elektrischen Stille der Antigravitätsmuskeln einhergeht.

Elektrophysiologisch fallen kurze Perioden elektromuskulärer «Stille» auf («silent periods»).

Obwohl er ursprünglich bei einem Patienten mit hepatischer Enzephalopathie beschrieben wurde, kann der Asterixis bei einer Reihe von anderen Erkrankungen auftreten (siehe **Tab. 11.18**).

88. Was ist das Stiff-man-Syndrom?

Das **Stiff-man-Syndrom** (Stiff-person-Syndrom, Moersch-Woltman-Syndrom) ist eine fluktuierende motorische Störung, die durch plötzliche Steifigkeit der Muskulatur infolge Dauerinnervation, Hyperlordose der LWS und bretthart Verspannungen der Bauchmuskeln charakterisiert ist. Zusätzlich finden sich Spasmen bei Schreckreizen, akustischen Stimuli, Willkürbewegungen oder passiven Bewegungen. Vor allem die axialen Muskeln (Hyperlordose) und die proximalen Extremitätenmuskeln sind befallen, das Gesicht und die Finger ausgespart. Im Intervall ist die neurologische Untersuchung vollkommen unauffällig.

Bei einigen Patienten (20–33%) finden sich in Serum und Liquor **anti-Glutamat-Decarboxylase-Antikörper** (GAD-Ak), ein Enzym für die Synthese des inhibitorischen Neurotransmitters GABA. Diese Patienten haben meist assoziierte autoimmune Endokrinopathien, deren häufigste der insulinpflichtige

Diabetes mellitus ist ($^1/_3$ bis $^2/_3$ der Patienten); andere sind Thyreoiditis, perniziöse Anämie oder Vitiligo.

Bei einer zweiten Gruppe von Patienten findet man in Liquor und Serum andere Autoantikörper, die gegen ein 128 kDa Antigen gerichtet sind (**Amphiphysin-Ak**). Diese Patienten haben begleitende Neoplasien (kleinzelliges Bronchialkarzinom, Thymom, Lymphom, Pharynxkarzinom, Mammakarzinom).

Die Verdachtsdiagnose wird durch das Ansprechen der Steifheit auf generalisierte oder spinale Anästhesie, periphere Nervenblockierungen und Diazepam (Medikament der 1. Wahl) gestützt. Das EMG zeigt eine kontinuierliche Aktivität in Ruhe, die nicht willkürlich supprimiert werden kann, daneben simultane Kontraktionen in Agonisten und Antagonisten und normale «silent period» (im Gegensatz zum Tetanus!).

Die symptomatische Therapie mit oralen Benzodiazepinen, v.a. **Diazepam** (10–100 mg/Tag), erbringt meistens eine signifikante Verbesserung. Baclofen, Valproinsäure, Clonidin, Tizanidin oder Vigatrabin können ebenfalls hilfreich sein. Einige Patienten werden durch immunmodulatorische Therapien wie **Steroidgabe** oder **Plasmapherese** gebessert. Die Gabe von **intravenösen Immunglobulinen (ivIG)** soll ebenfalls positive Effekte haben.

89. Was ist PERM?

Das Akronym PERM («progressive enzephalomyelitis with rigidity and myoclonus») steht für die **reflexmyoklonische Variante** des Stiff-man-Syndroms. Die vermutlich spinal ausgelösten Myoklonien treten in Form von generalisierten, symmetrischen Zuckungen auf, die vor allem durch Muskeldehnung oder taktile Reize ausgelöst werden können. Daneben sieht man die über Monate und Jahre progrediente Muskelversteifung mit Reflexsteigerung und Kloni (häufig ohne Pyramidenbahnzeichen). Bei diesen Patienten sind in der Mehrzahl Antikörper gegen die Glutamat-Decarboxylase im Serum und im Liquor nachweisbar (GAD-Ak).

90. Was sind Startle-Syndrome?

Als Startle-Syndrome bezeichnet man Krankheitsbilder, die durch eine **betonte Zusammenschreckreaktion** («startle response») charakterisiert sind.

Man unterscheidet hierbei (1) die **hereditäre Hyperekplexie** (primäres Startle-Syndrom), (2) **symptomatische Formen** im Rahmen des Stiffperson-Syndroms, dem Gilles-de-la-Tourette-Syndrom, der Creutzfeldt-Jakob-Erkrankung, dem M. Tay-Sachs, der Arnold-Chiari-Malformation oder anderen Läsionen im zervikokranialen Übergang und (3) die **Startle-Epilepsie**.

Die **hereditäre Hyperekplexie** ist eine seltene autosomal-dominant vererbte Erkrankung, die durch eine **Mutation in der α1-Untereinheit des inhibitorischen Glycin-Rezeptors** (Chromosom 5q) verursacht wird. Dies führt zu veränderten Bindungseigenschaften mit Störungen des Chlorid-Ionenkanals. Das typische Bild ist der schon perinatal erhöhte Muskeltonus («stiff baby»), welcher sich innerhalb der ersten Monate weitgehend normalisiert, in Assoziation mit einer ausgeprägten und niederschwelligen Schreckreaktion auf plötzliche Reize. Im Gegensatz zur normalen Schreckreaktion kommt es nicht zur Habituierung der reflektorischen Zuckungen, was durch eine momentane generalisierte Versteifung der Muskulatur häufig zu Stürzen führen kann.

Die **Startle-Epilepsie** ist eine klinisch-phänomenologische Gruppe von ätiologisch inhomogenen Epilepsiesyndromen, bei denen durch unerwartete Stimuli ausgelöste, komplex partielle motorische Anfälle durch eine Startle-Reaktion eingeleitet werden (bei diffusen Hirnschäden, Down-Syndrom, Hexosaminidase-Mangel, Sturge-Weber-Syndrom).

91. Was ist die Wilson-Erkrankung? Geben Sie klinische, genetische und epidemiologische Charakteristika an

Der M. Wilson ist eine autosomal-rezessiv vererbte Kupferstoffwechselerkrankung. Ursache ist die Mutation einer Kupfer-transportierenden ATP-ase (**ATP7 B-Gen**) auf Chromosom 14q3. Die Art der Mutation (Deletion, Punktmutation), deren mehr als 25 verschiedene beschrieben sind, bestimmt die Schwere der Erkrankung.

Die Prävalenz für Homozygote liegt bei 1/30 000, für Heterozygote bei 0,2–0,5%. Männer und Frauen sind gleich häufig betroffen, die Erkrankung tritt zwischen dem 6. und 40. Lebensjahr, in der Hälfte der Fälle um das 15. Lebensjahr auf.

Infolge des Kupfertransporter-Enzymdefekts

kommt es zur gestörten Inkorporation von Kupfer in Coeruloplasmin mit verminderter biliärer Exkretion und Erhöhung von freiem Kupfer im Serum (positive Kupferbilanz). Daraus resultiert eine Kupferüberladung mit Toxizität für Leber, Kornea und ZNS, insbesondere in den Basalganglien. Auch Niere (tubuläre Schädigung) und Knochen (Osteoporose, Arthropathie) sind betroffen. Neben den **internistischen** Befunden und dem charakteristischen **Kayser-Fleischer-Kornealring** findet man **neurologisch** einen Parkinsonismus, bulbäre Zeichen (Dysarthrie, Dysphagie), Dystonie, posturalen Tremor und Ataxie. Zu den **pschiatrischen Symptomen** gehören Psychosen, Verhaltensstörungen und Neurosen, die man insbesondere bei den erwachsenen Patienten vorfindet.

Man bestimmt **Coeruloplasmin** im Serum, das mit < 200 mg/l (normal 250–450 mg/l) erniedrigt ist (Cave: bei 5% der Patienten kann allerdings der Coeruloplasminspiegel im Normbereich sein; hier defektes Coeruloplasmin). Im 24-Stunden-Urin ist Kupfer erhöht (> 100 µg/Tag). Nahezu alle Patienten haben laborchemische und/oder klinische Zeichen der Leberschädigung.

Die **Kernspintomographie** kann bei 50% der Patienten normal sein. Im Striatum sieht man sowohl Signalanhebungen wie -minderungen in den T2-gewichteten Bildern (Gliose und Kupferablagerungen). Häufig ist die Mittelhirnatrophie mit Signalanhebung der normalerweise hypointensen Substantia nigra, des Tegmentums sowie der oberen Zweihügel («**face of the giant panda**»).

92. Wie behandelt man den M. Wilson?

Eine frühe Diagnosestellung ist essentiell, da mit Hilfe von Kupferchelat-Bildnern die neurologischen und hepatischen Symptome oftmals rückgängig gemacht werden können. Um der Entwicklung von Symptomen vorzubeugen, müssen auch präsymptomatische Patienten behandelt werden (genetisches Screening von Zwillingen oder Verwandten 1. und 2. Grades!).

Das Medikament der 1. Wahl ist **D-Penicillamin**. Man gibt 2 mal täglich 500 mg zusammen mit Vitamin B_6 (Pyridoxin, wegen des Anti-Peroxidase-Effekts von Penicillamin). D-Penicillamin ist kupferchelierend und erhöht die renale Kupferausscheidung. Nebenwirkungen sind die initiale Verschlechterung der Symptomatik, akutes Fieber, Leukozytopenie, Thrombozytopenie, Nephrotoxizität, Goodpasture-Syndrom und Myasthenia gravis.

Zink-Acetat gilt als nahezu gleich wirksam, ist jedoch nebenwirkungsärmer. Man gibt eine Stunde vor oder nach dem Essen 50 mg Zink-Acetat. Therapiekontrolle ist eine sinkende Kupferexkretion im 24-Stunden-Urin und der Zinkspiegel. **Trientine** ist eine Alternative bei Penicillamin-Unverträglichkeit, jedoch bisher nicht in Deutschland zugelassen. Die Erhaltungstherapie mit Penicillamin, Zink oder Trientine ist **lebenslang**.

Die symptomatische Behandlung der akuten neurologischen Symptome besteht in der Gabe von L-Dopa, Anticholinergika oder Injektionen von Botulinum-Toxin. In den Endstadien der Leberinsuffizienz kann eine Lebertransplantation notwendig werden.

> Stremmel W, et al: Wilson disease: Clinical presentation, treatment, and survival. Ann Intern Med 115:720, 1991.

93. Nennen Sie paraneoplastische Bewegungsstörungen?

Eine Reihe von Bewegungsstörungen kann paraneoplastisch auftreten.

1. **Opsoklonus-Myoklonus-Syndrom**: Es ist durch schnelle, multidirektionale sakkadische Augenbewegungen und generalisierte multifokale Myoklonien gekennzeichnet («dancing eyes-dancing feet»-Syndrom). Pathophysiologisch wird eine Hirnstamm-Dysfunktion mit begleitender zerebellärer Beteiligung als Ursache angenommen. Zum einen tritt es bis zu einem Jahr vor Entdeckung des Tumors als **paraneoplastisches Syndrom** auf, bei dem gegen das ZNS gerichtete Antikörper nachweisbar sind (anti-Ri, anti-Hu). Eine intensive Neoplasmasuche ist also beim Auftreten der klinischen Symptomatik angebracht (bei Kindern meist Neuroblastome; bei Erwachsenen Bronchial-, Ovarial- und Mamma-CA sowie M. Hodgkin). Bei Assoziation mit einem zugrunde liegenden Karzinom ist die Prognose entsprechend der Prognose des Tumors schlecht. Zum anderen tritt das Syndrom ebenfalls parainfektiös (z. B. M. Whipple) oder im Rahmen einer

benignen Hirnstammenzephalitis (Bickerstaff-Enzephalitis) auf. Eine immunsuppressive Therapie z. B. mit Steroiden kann versucht werden, Erfolge wurden auch mit immunadsorptiven Maßnahmen berichtet.
2. **Paraneoplastische Kleinhirndegeneration:** Die **Ataxie** ist eine andere gut bekannte paraneoplastische Bewegungsstörung. Hauptmechanismus ist hier die Kleinhirndegeneration (paraneoplastische Kleinhirndegeneration, PCD) infolge von Antikörpern gegen die Purkinje-Zellen (siehe dazu Kap. 10, Frage 20).
3. **Stiff-man-Syndrom:** siehe Frage 88
4. Parkinsonismus, Chorea, Dystonie, segmentaler Rigor, Aktionsmyoklonien sind ebenfalls im Rahmen einer paraneoplastischen Symptomatik beschrieben worden.

> Pranzatelli MR: The neurobiology of the opsoclonus-myoclonus syndrome. Clin Neuropharmacol 15:186, 1992.

94. Welche Myoklonien sind physiologisch? Sind sie behandlungsbedürftig?

Physiologische Myoklonien sind in der Regel wenig beeinträchtigend und bedürfen keiner medikamentösen Therapie. Schluckauf (Singultus), Einschlaf- oder Aufwachmyoklonien, Myoklonien ausgelöst durch Anstrengung, Orgasmus oder Angst, Schreck-Reaktionen («startle»-Reflex) sind die wichtigsten Formen physiologischer Myoklonien. Wenn sie allerdings vermehrt oder persistierend auftreten – beispielsweise bei persistierendem Singultus – sollten sie Anlass geben, eine symptomatische Ursache auszuschließen.

Literatur

1. Conrad B, Ceballos-Baumann AO: Bewegungsstörungen in der Neurologie. Richtig erkennen und behandeln. Stuttgart, Thieme, 1996.
2. Jankovic J: The extrapyramidal disorders. In Wyngaarden JB, Smith LH, Bennett JC (Hrsg.): Cecil Textbook of Medicine, 19. Aufl. Philadelphia, W. B. Saunders, 1992.
3. Jankovic J, Tolosa E (Hrsg.): Parkinsons Disease and Movement Disorders. 3. Aufl. Baltimore, William & Wilkins, 1998.
4. Johnston MV, MacDonald RL, Young AB (Hrsg.): Principles of Drug Therapy in Neurology. Philadelphia, F. A. Davis, 1992.
5. Klockgether T, Oertel WH: Parkinson-Syndrome. In: Brandt T, Dichgans J, Diener HZ: Therapie und Verlauf neurologischer Erkrankungen, 3. Aufl., Stuttgart, Kohlhammer, 1998.
6. Marsden CD, Fahn S (Hrsg.): Movement Disorders, 3. Aufl. London, Butterworth-Heinemann, 1993.

12. Erkrankungen des autonomen Nervensystems

Yadollah Harati

1. Welche physiologischen Reaktionen löst die Stimulation des Sympathikus und des Parasympathikus aus?
Tabelle 12.1 gibt eine Übersicht der wichtigsten physiologischen Reaktionen nach sympathischer bzw. parasympathischer Stimulation. **Abbildung 12.1** zeigt den Aufbau des peripheren vegetativen Nervensystems.

2. Wonach muss bei der Anamnese gefragt werden, wenn der Verdacht auf eine autonome Dysfunktion besteht?
Besteht bei einem Patienten der Verdacht auf eine autonome Funktionsstörung, so muss bei der Anamneseerhebung nach Störungen der folgenden vegetativ versorgten Systeme gefragt werden:
1. **Kardiovaskulär**: Orthostaseprobleme, Schwindel, verschwommenes Sehen, Synkopen, präsynkopale Zustände, Müdigkeit, Kopfschmerzen, Nackenschmerzen nach langem Stehen, postprandiales Schwindelgefühl, Schwindel oder Angina pectoris nach Anstrengung, Bewusstlosigkeit nach Alkoholgenuss oder Insulininjektion, Palpitationen, Ruhetachykardie, orthostatisch bedingte Symptome zerebraler transienter ischämischer Attacken (TIA).
2. **Sudo- und Vasomotorik**: Partieller oder kompletter Verlust der Schweißsekretion (Hypo- oder Anhidrose), Hitzeintoleranz (Hitzegefühl, «flush», Schwindel und Schwäche ohne Schwitzen), exzessives Schwitzen (partielle oder komplette Hyperhidrosis), gustatorisches Schwitzen im Gesicht und am oberen Rumpf (besonders bei scharfem Essen oder bei Ingestion von Käse), nächtliches Schwitzen, Hautrisse an distalen Extremitäten, trockene und durchscheinende Haut (trophische Störungen), abnorm kalte oder warme Füße, reduzierte Hautfältelung, periphere Ödeme.
3. **Sekretion**: Trockener Mund und trockene Augen.
4. **Urogenital**: Harnwegsinfekte in der Anamnese, verlängertes Intervall zwischen Miktionen, großes Harnvolumen bei erster Morgenmiktion, vermehrte Anstrengung und abgeschwächter Harnstrahl bei Miktion, Tröpfelinkontinenz, Gefühl inkompletter Blasenentleerung und Überlaufinkontinenz, erhöhte Miktionsfrequenz, Dranginkontinenz mit oder ohne Dysurie (bei zusätzlicher Infektion), erektile Impotenz, fehlende morgendliche Erektionen, Abschwächung der Libido, retrograde Ejakulation, vermindertes Ejakulationsvolumen, verminderte Vaginallubrikation.
5. **Respiratorisch**: Unregelmäßige Atmung oder Apnoephasen während des Schlafes.

Tabelle 12.1: Physiologische Reaktionen nach vegetativer Stimulation

Sympathikus	Parasympathikus
Tachykardie	Bradykardie
Hypertension	Hypotension
Bronchodilatation	Bronchokonstriktion
Mydriasis	Miosis
Vasokonstriktion	Vasodilatation
Verminderung der GFR	Sekretion der Tränendrüse
Verminderung der Peristaltik	Steigerung der Peristaltik
Sphinkterkontraktion	Sekretion der Speicheldrüsen
Piloerektion	palmare Schweißsekretion
Ejakulation	Erektion
Glykogenolyse	Blasenkontraktion
	Sekretion der exokrinen Drüsen

GFR: glomeruläre Filtrationsrate

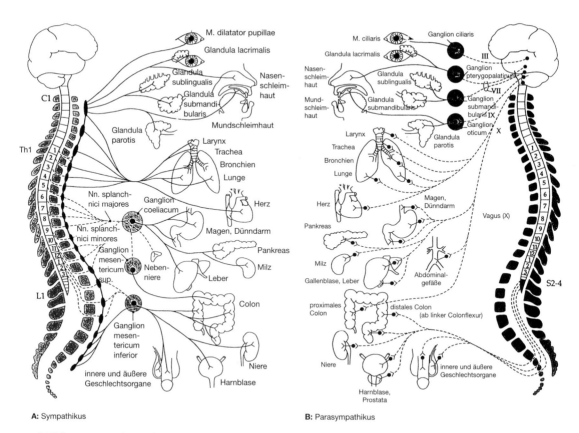

Abbildung 12.1: Schema des peripheren vegetativen Nervensystems (Aus Low PA (Hrsg.): Clinical Autonomic Disorders, 2.Aufl. Philadelphia, Lippincott-Raven, 1997, mit freundl. Erlaubnis).

6. **Gastrointestinal:** Dysphagie, retrosternale Schmerzen, Sodbrennen, Anorexie, epigastrisches Völlegefühl während oder nach Mahlzeiten, wiederholte Übelkeit oder Erbrechen (mit oder ohne begleitende Nahrungsaufnahme) assoziiert mit Oberbauchschmerzen, Obstipation, Diarrhoe (besonders nächtlich), Stuhlinkontinenz (insbesondere nachts), Gewichtsverlust.
7. **Okulär:** Verschwommensehen, Photophobie, Anisokorie, Lidabnormitäten (Ptose).
8. **Provokationsfaktoren:** Alkohol, erhöhte Temperaturen (Außentemperatur, heißes Bad, Fieber), Anstrengung, Bettruhe, Nahrungsaufnahme und Hyperventilation.

3. Welche körperlichen Untersuchungen müssen bei Verdacht auf eine autonome Störung durchgeführt werden?

Die **Haut** muss auf **vasomotorische und trophische Veränderungen** untersucht werden. **Okulär** beurteilt man **Pupillengröße**, Form, **Licht- und Akkommodationsreflex** sowie das Vorliegen einer **Ptose**. Der anale Sphinktertonus ist bei einer rektalen digitalen Tastung zu prüfen. Der **Atem-Test** (tiefe Ein- und Ausatmung des Patienten mit 6 Atemzügen pro Minute, dabei Pulstasten oder besser EKG-Aufzeichnung) und das **Valsalva-Manöver** (starke Anspannung der Exspirations- und Bauchmuskeln nach tiefer Inspiration bei geschlossenem Mund und zugehaltener Nase für ca. 10 Sekunden) geben, wie der **Schellong-Test** (vergleichende Blutdruckmessung nach 10-minütigem Liegen und nach aufrechtem Stehen für 3 Minuten) oder die alternative

Kipptischuntersuchung, Hinweise auf kardiovaskuläre Funktionsstörungen. Als Normalbefund beim Schellong-Test kommt es zum Abfall des systolischen Blutdrucks um 5–10 mmHg sowie zum Anstieg des diastolischen Blutdrucks um 2–5 mmHg bei Anstieg der Herzrate um 5–20 pro Minute. Pathologisch (bei unterschiedlichen Störungen der Orthostase) sind ein Abfall des Blutdrucks systolisch > 20 mmHg, diastolisch > 10 mmHg sowie ein Anstieg der Herzrate > 30 pro Minute.

4. Beschreiben Sie die hauptsächlichen anatomischen Unterschiede zwischen dem sympathischen und dem parasympathischen Nervensystem

Das **periphere sympathische Nervensystem** liegt in der Seitensäule des Rückenmarks von C8 bis L2 (Columna intermediolateralis, intermediomedialis). Aufgrund ihrer Nähe zu den sympathischen Ganglien (para- und prävertebral) sind die **präganglionären Nervenfasern des Sympathikus kurz**. Die postganglionären Fasern ziehen ohne Unterbrechung zu den Zielorganen und sind dementsprechend lang.

Das **parasympathische Nervensystem** besteht zum einen aus dem kranialen Anteil (N. vagus) und zum anderen aus dem sakral-autonomen Anteil (S2–S4). Die **präganglionären Neurone des Parasympathikus sind relativ lange** myelinisierte Fasern, die erst in den Synapsen kleiner Ganglienplexus nahe oder in den Wandungen der jeweiligen Zielorgane auf postganglionäre Fasern umgeschaltet werden. Die postganglionären parasympathischen Fasern sind daher kurz, gewöhnlich 1 mm bis mehrere Zentimeter (**Abb. 12.2**).

Das Verhältnis der präganglionären zu den postganglionären Neuronen ist beim Parasympathikus kleiner und liegt bei 1:15 bis 1:20. Die große Anzahl der postganglionären Fasern beim Sympathikus gilt als Erklärung für das breite Spektrum der sympathischen autonomen Effekte sowie die ausgedehnte, generalisierte sympathische Reaktion bei Anstrengungen oder Stresssituationen: gesteigerter Blutdruck, gesteigerter Blutfluss in die aktivierten Muskeln, Steigerung der Glykolyse im Muskel und des Blutglukosespiegels, mentale Aktivierung und gesteigerte Muskelkraft, Zunahme der Sphinkterkontraktion und verminderte gastrointestinale Pe-

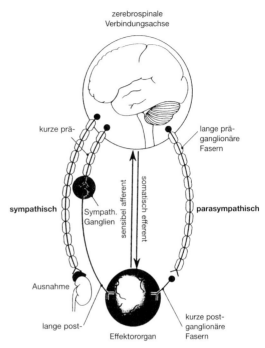

Abbildung 12.2: Schema zum Vergleich des parasympathischen und des sympathischen Nervensystems (Aus Low PA (Hrsg.): Clinical Autonomic Disorders, 2. Aufl. Philadelphia, Lippincott-Raven, 1997, mit freundl. Erlaubnis).

ristaltik resultieren. Erkrankungen, die vornehmlich das sympathische Nervensystem betreffen, führen daher zur inadäquaten Körperreaktion auf physische Anstrengung oder emotionale Stimuli. Dagegen führt aufgrund des kleinen Verhältnisses von präganglionären zu postganglionären Neuronen eine Aktivierung des Parasympathikus mehr zu einer lokalisierten Antwort und erlaubt so die hochspezifische, kontrollierte Funktionsweise des parasympathischen Nervensystems.

5. Nennen Sie die Rezeptoren des peripheren vegetativen Nervensystems

Die Effekte des **Sympathikus** werden über zwei Typen von **adrenergen Rezeptoren**, die Alpha- und Beta-Adrenorezeptoren mit ihren Subtypen vermittelt.

Die **parasympathischen Effekte** werden über verschiedene **muskarinische** (M_1, M_2, M_3, M_4, M_5, eventuell zusätzliche) und **nikotinische** Rezeptoren mit ihren Subtypen vermittelt.

6. Welche Bedeutung hat die Bestimmung der Katecholaminkonzentration im Plasma bei der Diagnostik von Dysautonomien? Was repräsentiert dieser Messwert?

Die Bestimmung des Plasma-Noradrenalinspiegels ist ein nützlicher, allerdings **grober Anhalt für die postganglionäre sympathische Aktivität**. Die Plasma-Katecholamine kommen ursprünglich aus dem postganglionären synaptischen Spalt. Das gemessene Noradrenalin repräsentiert allerdings nur einen geringen Anteil dessen, was aus den sympathischen Nervenendigungen freigesetzt wurde und den Mechanismen der enzymatischen Degradation oder der Wiederaufnahme über Diffusion in den Blutstrom entkommen ist. Die Plasmaspiegel sind demnach durch eine Reihe von Faktoren stark beeinflusst, die Freisetzung, Wiederaufnahme, Metabolismus oder Entfernung der Katecholamine aus dem Blutstrom betreffen. Dazu gehören Emotion, physische Anstrengung, Nahrungsaufnahme, Rauchen, Koffein, Tageszeit, Blutvolumen und Hypoglykämie. Nachdem Noradrenalin im Plasma relativ instabil ist, muss bei Probengewinnung und -transport sowie -bearbeitung darauf geachtet werden. Insgesamt also hängt die Präzision der Plasma-Katecholaminspiegel von der strikten Beachtung einer Reihe von Faktoren ab, die Auswirkungen auf den Serumspiegel haben können.

7. Wie verhält sich eine normale «Noradrenalin-Antwort»?

Man bestimmt die Noradrenalin-Plasmaspiegel im Liegen und im Stehen. Bei Normalpersonen ist der Plasmaspiegel nach 30 Minuten Liegen bei 150–170 pg/ml. Es kommt zu einer Zunahme um 50–100% nach 5 Minuten Stehen und bleibt auch nach 10 Minuten Stehen auf diesem Niveau konstant.

Pathologisch ist ein Normwert im Liegen und ein fehlender Anstieg im Stehen bei präganglionärer sympathischer Läsion. Bei postganglionärer Läsion sind die Werte im Liegen erniedrigt und der Anstieg im Stehen fehlt. Der fehlende Nachweis von Noradrenalin im Liegen und Stehen bei deutlich erhöhtem Dopaminspiegel spricht für einen Dopamin-β-Hydroxylase-Mangel.

8. Welchen Einfluss hat das Alter auf die Messung der Katecholaminspiegel?

Der Plasmaspiegel für Adrenalin steigt mit zunehmendem Alter. Deshalb müssen die gemessenen Werte nach dem Alter korrigiert und beurteilt werden. Die Ursache dieser physiologischen Zunahme mit dem Altern wird kontrovers diskutiert: sowohl die gesteigerte Freisetzung als auch die verminderte Metabolisierung werden verantwortlich gemacht. Mikroneurographische Ableitungen zeigen eine Zunahme der sympathischen Muskelaktivität mit dem Alter, was für die Hypothese einer gesteigerten Noradrenalin-Freisetzung spricht.

9. Kann man mit Hilfe der Noradrenalin-Messung den Ort einer autonomen Störung lokalisieren?

Einen Normwert im Liegen zusammen mit einem fehlenden Anstieg im Stehen findet man bei **präganglionärer sympathischer Läsion**. Bei **postganglionärer Läsion** sind die Werte im Liegen erniedrigt und der Anstieg im Stehen fehlt. Der fehlende Nachweis von Noradrenalin im Liegen und Stehen bei deutlich erhöhtem Dopaminspiegel spricht für einen Dopamin-ß-Hydroxylase-Mangel. Wegen der beträchtlichen Überlappung prä- und postganglionärer Funktionsstörungen bei Patienten mit autonomer Dysfunktion sind allerdings meistens die Plasma-Katecholaminspiegel allein nicht für eine lokalisatorische Diagnostik ausreichend.

10. Welche Rolle spielt der Nucleus tractus solitarii im zentralen autonomen Netzwerk?

Der wichtige Nucleus tractus solitarii (Tractus solitarius) liegt in der dorsomedialen Medulla (**Abb. 12.3**). Er erhält **Afferenzen** aus neokortikalen Regionen sowie Kerngebieten des Vorderhirns, aus höheren Hirnstammbereichen sowie aus dem Zwischenhirn. **Autonome Afferenzen,** welche Informationen über die Kontrolle des Herzrhythmus und der -kontraktion, des peripheren Vasotonus, der Respiration und der gastrointestinalen Motilität und Sekretion leiten, enden ebenfalls in verschiedenen Anteilen dieses Kerns. **Efferente Axone**, die im Nucleus tractus solitarii (NTS) entspringen, enden in Neuronen der Retikularisformation in der ventrolateralen Medulla. Diese projizieren zur Columna intermediolateralis in den Seitenhörnern des

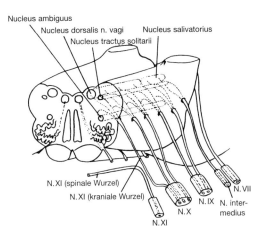

Abbildung 12.3: Schematische Übersicht zur Lokalisation des Nucleus tractus solitarii (Aus Gilman (Hrsg.): Manter and Gatz's Clinical Neuroanatomy and Physiology, 8. Aufl. Philadelphia, F. A. Davis, 1991, mit freundl. Erlaubnis).

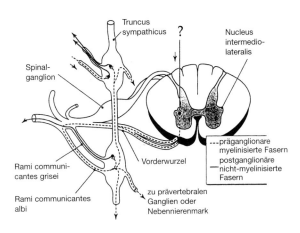

Abbildung 12.4: Schema der efferenten sympathischen Fasern aus dem Rückenmark mit Darstellung des Nucleus intermediolateralis (Aus Low PA (Hrsg.): Clinical Autonomic Disorders, 2. Aufl. Philadelphia, Lippincott-Raven, 1997, mit freundl. Erlaubnis).

Rückenmarks, wobei sie breit verstreut innerhalb des Rückenmarks liegen. Bislang ist es nicht gelungen, sie als Fasergruppe im Rückenmark darzustellen (z. B. im Rahmen der Untersuchungen von Nervendegenerationen nach definierten Hirnstamm- oder Hypothalamusläsionen). Neurone des NTS entsenden ebenfalls **Efferenzen** zu übergeordneten Hirnstammregionen, hypothalamischen und limbischen Strukturen, dem N. vagus und Neuronengruppen des Rückenmarks für die Atemmuskulatur. Zusätzlich zu den autonomen Afferenzen und Efferenzen gelangen in den NTS noch somatische Afferenzen aus dem Rückenmark (Hinterhorn) und dem trigeminalen Lemniscus (sensible Afferenzen aus dem Gesichtsbereich). Damit fungiert der NTS als **Integrationsstation für autonome und somatische Informationen** und spielt eine lebenswichtige Rolle in der **Erhaltung der Körperhomöostase**.

11. Beschreiben Sie die Charakteristika der intermediomedialen (IMM) und der intermediolateralen (IML) Kernsäule des Rückenmarks. Was ist der Unterschied zwischen den weißen und grauen Rami communicantes?

Die Neurone der Columna intermediolateralis und intermediomedialis liegen im Seitenhorn des thorakalen und oberen lumbalen Rückenmarks (C8 bis ca. L2). Aus ihnen gehen die **primären efferenten sympathischen Neurone** bzw. präganglionären Neurone hervor. Diese projizieren in die para(Grenzstrang)- und prävertebralen autonomen Ganglien (deshalb der Name präganglionäre Fasern), aus denen die **sekundären efferenten sympathischen Neurone** entspringen. Die präganglionären Fasern sind gut myelinisiert und erscheinen daher weißlich, weshalb die Verbindungsfasern des Spinalnerven zum Grenzstrang als **Rami communicantes albi** bezeichnet werden. In den **Rami communicantes grisei** dagegen ziehen wenig bis nicht myelinisierte postganglionäre Fasern aus den Grenzstrangganglien, um mit den Spinalnerven in die Peripherie zu gelangen (**Abb. 12.4**). Die Neuronenzahl im IML und IMM nimmt etwa 8% pro Lebensjahrzehnt ab. Der Haupttransmitter der präganglionären Neuronen ist **Acetylcholin**, zusätzlich enthalten sie jedoch einige andere wichtige Neurotransmitter.

12. Nennen Sie die wichtigsten Polyneuropathien, die autonomen Störungen assoziiert sind

Siehe **Tabelle 12.2**

13. Nennen Sie die Manifestation einer Beteiligung des autonomen Nervensystems beim Diabetes?

Siehe **Tabelle 12.3**

Tabelle 12.2: Polyneuropathien mit autonomer Beteiligung

I Erbliche Neuropathien mit Dysautonomie

1. Hereditäre sensible und autonome Neuropathien (HSAN):
   - Typ I   Akrodystrophische Neuropathie
   - Typ II   Infantile armbetonte sensible Neuropathie
   - Typ III Familiäre Dysautonomie (Riley-Day-Syndrom)*
   - Typ IV   Swanson-Syndrom
   - Typ V
2. Hereditäre motorische und sensible Neuropathien (HMSN): Typ I und II
3. M. Fabry*
4. Multiple endokrine Neoplasie (MEN) Typ 2b
5. Amyloidose*: v.a. Familiäre Amyloid-Polyneuropathie Typ I (Andrade), II (Indiana) und III (Iowa).
6. Porphyrie (hepatische Formen)
7. Spinozerebelläre Degenerationen (einige Formen der SCA)

II Infektiöse, parainfektiöse und immun-vermittelte Neuropathien mit Dysautonomie

1. Lepra
2. HIV-Neuropathie
3. Trypanosmiasis (Chagas-Erkrankung)
4. Systemischer Lupus erythematodes (SLE)
5. Systemische Sklerose
6. Sjögren-Syndrom
7. Rheumatoide Arthritis
8. Mischkollagenose (Sharp-Syndrom, «mixed connective tissue disease»)
9. Guillain-Barré-Syndrom (GBS)*
10. Chronisch inflammatorische demyelinisierende Polyneuropathie (CIDP)
11. Akute Pandysautonomie* (Variante des GBS)
12. Rein cholinerge Dysautonomie*

III Autonome Neuropathie bei metabolischen Erkrankungen

1. Diabetes*
2. Chronische Niereninsuffizienz
3. Alkoholismus
4. Hepatopathien (nicht alkoholisch)
5. Vitamin-B_{12}-Mangel
6. Paraneoplastische Syndrome
7. Primäre Amyloidose*

IV Autonome Neuropathie bei Medikamenten, Toxinen, Schwermetallen und Umweltgiften

1. Organische Lösungsmittel
2. Organische Phosphate
3. Akrylamid
4. Schwermetalle (z.B. Blei, Quecksilber)
5. Vincristin*
6. Cisplatin

* autonome Dysfunktion ist von klinischer Bedeutung oder dominierend
(Aus Appel SH (Hrsg.): Current Neurology, Vol. 10. Chicago, Year Book, 1990. Mit freundl. Erlaubnis)

Tabelle 12.3: Diabetische autonome Neuropathie

1. Kardiovaskulär
- Posturale Hypotension
- Ruhetachykardie
- Stummer Myokardinfarkt
- Plötzlicher Herztod

2. Gastrointestinal
- Ösophagus-Motilitätsstörungen
- Gastrale Dysrhythmie, Hypomotilität (diabetische Gastroparese)
- Pylorusspasmen
- Unkoordinierte intestinale Motilität (diabetische Diarrhoe, Spasmen)
- Verminderte Kontraktilität der Gallenblase (diabetische Cholezystopathie)
- Anorektale Dysfunktion (Defäkationsstörungen)

3. Urogenital
- Atonische Harnblase, Tröpfelinkontinenz (diabetische Blasenstörung)
- Impotenz
- Ejakulationsstörungen
- Verminderte Vaginallubrikation, Dyspareunie

4. Thermoregulatorisch
- Störungen der Sudomotorik (vermindertes oder exzessives Schwitzen, gustatorisches Schwitzen)
- Störungen der Vasomotorik (Vasokonstriktion, Vasodilatation, neuropathische Ödeme)

5. Störungen der Pupillenmotorik
- Miosis, interne Ophthalmoplegie
- Pupillendilatationsstörungen
- «Argyll-Robertson»-Pupille

6. Neuroendokrine Störungen
- Verminderte Freisetzung der Pankreasenzyme
- Verminderte Somatostatin-Freisetzung
- Verminderte Motilin- und GIP («gastric inhibitory protein»)-Freisetzung
- Gesteigerte Gastrin-Freisetzung
- Verminderte Noradrenalin-Freisetzung (orthostatisch-, Anstrengungs- oder Hypoglykämie-induziert)
- Verminderte Parathormon-Sekretion (Hyperkalzämie-induziert)
- Erhöhte Spiegel des atrialen natriuretischen Hormons (ANH)
- Gestörte Glukose-Gegenregulation (plötzliche Hypoglykämien)

14. Welche autonomen Störungen kommen beim Guillain-Barré-Syndrom (GBS) vor?

Etwa 65% der Patienten mit akutem GBS haben eine autonome Beteiligung. Die Inzidenz ist höher in der Gruppe mit überwiegend sensibler Beteiligung oder wenn die axonale Schädigung ausgeprägt ist. Die Dysautonomie ist häufig die Ursache lebensbedrohlicher Komplikationen. Bei 3–14% kommt es zum Tod infolge **kardiovaskulärer Dysregulationen** im Rahmen dieser autonomen Beteiligung. Afferente **Funktionsstörungen des Baroreflexes** können zu intermittierenden Blutdruckkrisen sowie Blutdruckabfall im Zusammenhang mit orthostatischen Regulationsstörungen führen. Plötzliche Blutdruckschwankungen können fatalen **Arrhythmien** vorangehen. Die Plasma- und Urinspiegel der Katecholamine und der Vanillin-Mandelsäure (VMS) können erhöht sein, Blutdruckschwankungen können bei einigen Patienten mit Abfall und Anstieg des zirkulierenden atrialen natriuretischen Faktors (ANH) zusammenhängen. Eine Variante des GBS ist die **akute Pandysautonomie** mit orthostatischer Hypotonie, Miktionsstörungen und Störungen von Speichel- und Schweißsekretion (siehe Frage 19).

15. Ein Patient hat im Rahmen eines akuten GBS massive Blutdruckschwankungen. Welche Maßnahmen sind einzuleiten?

Blutdruckschwankungen beim akuten GBS sind am besten unter intensivmedizinischen Bedingungen zu überwachen. Auf der Intensivstation muss man auf die möglicherweise auftretenden Episoden schwerer Hypotension, Hypertension, Brady- oder Tachykardie gefasst sein. Man beginnt eine adäquate intravenöse Flüssigkeitszufuhr, legt einen Blasenkatheter, bilanziert Flüssigkeitsaufnahme und -ausscheidung und überwacht engmaschig den Blutdruck. Äußerst wichtig und notwendig ist die kontinuierliche EKG-Ableitung. Zusätzlich müssen andere, eventuell koexistierende Ursachen kardiovaskulärer Instabilität durch Blutgasanalysen, Bestimmung der Serumelektrolyte und Glukosespiegel, Messung der Urinosmolalität und der Elektrolytkonzentration sowie durch Infektsuche ausgeschlossen werden.

Die Behandlung der autonomen Hypotension richtet sich gegen drei pathophysiologisch wirksame Punkte: (1) Verbesserung des venösen Rückflusses zum Herzen, (2) Minimierung des vagalen Reflexes zur Herzfrequenzverlangsamung (Depressor-Reflex), und (3) Verminderung orthostatisch wirksamer Positionsänderungen.

Der **venöse Rückfluss** zum Herzen wird durch Infusion isotonischer Flüssigkeiten optimiert, wenn notwendig mit Hilfe eines Pulmonaliskatheters (Swan-Ganz-Katheter) unter Kontrolle des PCWD («pulmonary capillary wedge pressure») oder mechanisch unterstützender Maßnahmen zur Reduktion distaler venöser Flüssigkeitseinlagerungen (z. B. elastische Strümpfe gegen periphere Ödeme).

Die **reflektorische Vagusstimulation** wird minimiert durch Vermeidung plötzlicher Haltungsänderungen, Reduktion der trachealen Stimulation während des Absaugens, Hyperoxygenierung vor Absaugen und Verwendung von Überdruck bei Beatmung.

Spricht die Hypotension auf diese Maßnahmen nicht an, werden blutdrucksteigernde Mittel notwendig. Diese Medikamente sind allerdings mit extremer Vorsicht zu benutzen, da **Hypersensitivitätsreaktionen** häufig sind. Empfohlen wird der Gebrauch kurz wirksamer Agentien wie Dopamin oder Phenylephrin. Häufig spricht der Blutdruck nach Gabe der Medikamente erst nach einigen Minuten Verzögerung an.

Bei prolongierten hypertensiven Phasen empfiehlt sich der Gebrauch von kurz wirksamen Medikamenten, mit denen der Blutdruck «titriert» werden kann. Auch hier ist die Hypersensitivität mit der Gefahr eines resultierenden Blutdruckabfalls eine potentielle Komplikation.

Beim GBS kann es zudem generell nach intravenöser Gabe schon kleiner Medikamentendosen zu ausgeprägten hypotensiven Reaktionen kommen (z. B. Morphin, Furosemid, Nitroglycerin, Thiopental).

16. Wie lange persistieren die Blutdruckschwankungen beim GBS?

Bei den meisten Patienten bilden sich die orthostatischen Hypotensionen zurück, sobald der Patient wieder gehfähig wird. Bei den ersten Versuchen des Aufrichtens oder des Sitzens ist die Blutdrucküberwachung noch notwendig.

17. Wie therapiert man die Arrhythmien im Rahmen des GBS?

Eine **Bradykardie**, die nicht vom Sinusknoten herrührt, behandelt man am besten mit einem temporären transvenösen **Schrittmacher**. Eine **Sinustachykardie** infolge einer Vagusschädigung tritt bei 50% der Patienten auf und spricht normalerweise auf Flüssigkeitssubstitution an. Ist keine infektiöse oder zirkulatorische Ursache der Tachykardie auszumachen, spricht das für eine vagale Denervierung. Die **fehlende Herzfrequenzvariabilität** bei normaler oder tiefer Einatmung (RR-Abstand im EKG konstant) im Frühstadium des GBS ist ein wichtiges und verlässliches Zeichen der kardiovaskulären Dysfunktion infolge einer Vagus-Schädigung. **Akutes Vorhofflimmern** und **ventrikuläre Tachykardien** werden intensivmedizinisch behandelt.

18. Wie behandelt man andere Dysautonomien im Rahmen des GBS?

Andere Dysautonomien beim GBS können zu einem **paralytischen Ileus** oder einer **Blasenatonie** führen. Beim paralytischen Ileus wird der obere Gastrointestinaltrakt über eine nasogastrische Sonde dekomprimiert, die Ausscheidung wird bilanziert. Eine Harnretention erfordert Dauerkatheterisierung, solange der Patient mit intravenöser Flüssigkeit versorgt wird. Besteht die Problematik noch in der Rehabilitationsphase, so werden intermittierende sterile Katheterisierungen durchgeführt.

19. Wie präsentiert sich eine akute Pandysautonomie?

Das heterogene und normalerweise selbstlimitierende Syndrom der **akuten Pandysautonomie** (akute (pan)autonome Neuropathie) ist selten. Die Pandysautonomie wird zumeist als eine **Variante des GBS** aufgefasst und beschreibt die Beteiligung und den Ausfall des sympathischen und parasympathischen autonomen Nervensystems bei gleichzeitig relativer oder kompletter Aussparung somatischer (motorischer und sensibler) Nervenfasern. Der Patient leidet typischerweise unter orthostatischer Hypotension, Anhidrose, Hitze- oder Kälteintoleranz, verminderter Speichel- und Tränendrüsensekretion, gastrointestinalen Dysregulationen (Ileus und abdominale Koliken, Diarrhoe, Obstipation) und Blasenstörungen (Atonie), Impotenz und fixierter Herzfrequenz. Die Symptome entwickeln sich über wenige Tage bis Monate. Sie betrifft Männer und Frauen jeden Alters gleich häufig, die Familienanamnese ist negativ. Normalerweise finden sich nur minimale oder keine motorisch-sensiblen

Ausfälle oder Koordinationsstörungen, die Reflexe können abgeschwächt sein oder fehlen. Gelegentliche Sensibilitätsausfälle, Verlust der sensibel-evozierten Potentiale (SEP), Myelopathie oder abnorme EEG-Ableitungen wurden berichtet. Im Liquor können die Proteine leicht erhöht sein (leichtes zytalbuminäres Liquorsyndrom). Die Wiederherstellung der Funktionsverluste dauert normalerweise lange und ist meist nur partiell. Das Syndrom kann differentialdiagnostisch manchmal nicht von einer **paraneoplastischen autonomen Neuropathie** zu unterscheiden sein.

Aufgrund der möglicherweise immunvermittelten Pathogenese des Syndroms ist wie beim GBS eine Therapie mit Immunglobulinen angezeigt (alternativ Plasmapherese). Andererseits beschränkt sich die Behandlung auf die Therapie der orthostatischen Hypotension sowie der Blasen- und Darmfunktionsstörung.

20. Was ist die Ursache der akuten Pandysautonomie?

Die Pathogenese dieses Syndroms ist unklar, obwohl viele Hinweise für eine akute und selektive immunvermittelte Schädigung der peripheren autonomen Nerven in Analogie zum akuten GBS sprechen. Obwohl es vielfach so klassifiziert wird, ist nicht geklärt, ob es sich tatsächlich um eine Variante des GBS handelt. Der Erkrankung kann eine Infektion wie Röteln, Mononucleosis infectiosa (Pfeiffer-Drüsenfieber), Herpes simplex oder eine andere fieberhafte Erkrankung vorangehen. Ebenso kann es mit neoplastischen Erkrankungen wie Lungen-Karzinom, M. Hodgin oder Hodenkrebs assoziiert sein.

In einem experimentellen Modellsystem, bei dem man Kaninchen mit extrahierten Antigenen aus humanen sympathischen Nerven und Ganglien immunisiert, tritt 6–8 Tage nach Injektion eine begrenzte Störung der vasomotorischen Funktionen auf. Die Degeneration nicht-myelinisierter paravertebraler Axone im Grenzstrang sowie Serumantikörper gegen die sympathischen Antigene konnten ebenfalls nachgewiesen werden. Zusammen mit den berichteten Assoziationen mit viralen Infekten oder Neoplasien, dem klinischen Verlauf mit Remission der Symptome sprechen diese Befunde für einen immunologisch vermittelten Prozess.

21. Welche autonomen Störungen findet man beim Sjögren-Syndrom?

Das Sjögren-Syndrom (SS) ist eine **autoimmune Exokrinopathie**. Frauen sind 9 mal häufiger als Männer betroffen. Im Formenkreis der Kollagenosen ist das SS nach der rheumatoiden Arthritis (RA) wahrscheinlich die zweithäufigste Erkrankung. Zusätzlich zum klinischen Bild des **Sicca-Syndroms** («dry eye, dry mouth») hilft der Nachweis hochspezifischer Autoantikörper (**anti-Ro, anti-La**; gerichtet gegen niedermolekulare ribonukleäre Proteine) bei der Diagnosestellung. Alle Formen der peripheren Neuropathie (sensible Neuropathie, motorisch-sensible Neuropathie, Mononeuritis multiplex, kraniale Neuropathie, axonale Neuronopathie oder Kompressionssyndrome) wurden in Assoziation mit dem Sjögren-Syndrom bereits berichtet. **Bei etwa 25% kann eine autonome Dysfunktion** zusätzlich zur generalisierten Neuropathie bestehen (wie Adie-Pupille, Anhidrose, orthostatische Hypotension und gestörte kardiale parasympathische Funktion). Bei den meisten Patienten findet man in der Suralisbiopsie eine axonale Degeneration, periarterioläre und perivenöse inflammatorische Infiltrate und eine nekrotisierende Vaskulitis. Auch bei anderen Autoimmunerkrankungen oder Kollagenosen kann eine autonome Neuropathie das klinisch dominierende Bild sein.

22. Nennen Sie die vier häufigsten paraneoplastischen autonomen Syndrome

1. Lambert-Eaton-Syndrom (LES; Lambert-Eaton-myastenes-Syndrom = LEMS; Pseudomyasthenie)
2. Autonome Neuropathie
3. Subakute sensorische Neuronopathie (Denny-Brown-Syndrom)
4. Intestinale Pseudoobstruktion

23. Welche autonomen Symptome kommen beim Lambert-Eaton-Syndrom (LES) vor?

Das LES ist häufig mit **Mundtrockenheit** (74%), Impotenz (41%), Obstipation (18%), Akkomodationsstörungen (8%) und Schweiß- wie Speichelsekretionsstörungen (4%) assoziiert. Manche Patienten haben orthostatische Probleme, Miktionsstörungen oder Pupillenstörungen. Etwa 57% der Patienten haben eine cholinerge und adrenerge

Hypersensitivität der Pupillen bei Testung mit Methacholin und Phenylephrin. Die Tränenproduktion ist ebenfalls reduziert (Schirmer-Test). Beim Valsalva-Manöver oder beim Atem-Test fallen Schwankungen der Herzfrequenz und des Blutdrucks auf, ebenso können die Schweißtests pathologisch ausfallen.

24. Wie behandelt man das Lambert-Eaton-Syndrom?

Die Freisetzung von Acetylcholin aus der präsynaptischen Nervenendigung wird durch **3,4-Diaminopyridin, 4-Aminopyridine** oder **Guanethidin** erleichtert. Die beiden erstgenannten Präparate erhöhen zwar das Krampfpotential, haben aber insgesamt weniger Nebenwirkungen und eine bessere Wirksamkeit als das nierentoxische und ebenfalls epileptogene Guanethidin. 3,4-Diaminopyridin wird in Dosierungen bis zu 100 mg/Tag gegeben. Oftmals ist die gleichzeitige Gabe von Acetylcholinesterase-Hemmern sinnvoll (z. B. Pyridostigmin). Ist der assoziierte Tumor noch operativ zu entfernen, so führt die Resektion selbst häufig zu einer Rückbildung der Symptome. Immunsuppressive Therapien (Glukokortikosteroide, Plasmapherese, intravenöse Immunglobuline) haben positive Effekte. Von anderen Immunsuppressiva wird abgeraten (oder der Kombinationstherapie mit z. B. Azathioprin).

25. Was ist die paraneoplastische autonome Neuropathie?

Einige Patienten mit kleinzelligem Bronchialkarzinom, Adenokarzinom des Pankreas oder M. Hodgkin entwickeln autonome Symptome (Orthostaseprobleme, Impotenz, Mundtrockenheit, Urinretention oder gastrointestinale Funktionsstörungen), die sich bei Behandlung des Tumors bessern. Im Serum können **antineuronale Autoantikörper (anti-Hu)** nachweisbar sein, in Einzelfällen lässt sich pathologisch die Degeneration des Plexus myentericus (Auerbach) sowie die Infiltration des Plexus mit Lymphozyten und Makrophagen nachweisen. Die Präsentation der autonomen Symptome kann der Diagnose des Tumorleidens vorangehen oder nachfolgen. Die autonome Insuffizienz ist neben dem eigentlichen Tumorleiden die häufigste Todesursache (Herzstillstand) bei Patienten mit paraneoplastischen Syndromen allgemein.

26. Was ist die subakute sensorische Neuronopathie?

Die **subakute sensorische Neuronopathie** wird auch **Ganglionitis** oder **Denny-Brown-Syndrom** genannt. Sie tritt in Assoziation mit einem kleinzelligen Bronchial-Karzinom (> nicht-kleinzelliges Lungen-Karzinom > Prostata-Karzinom > Neuroblastom) auf und führt bei einigen Patienten zu einem oder mehreren autonomen Dysfunktionen: orthostatische Hypotension, Pupillenstörung (Miosis), Hypohidrosis, Mundtrockenheit, verminderte Tränensekretion, Impotenz, Harnretention und Obstipation. Der Beginn der subakuten sensorischen Neuropathie sind sensible Missempfindungen in Händen, Füßen sowie gelegentlich im Rumpf, in Einzelfällen kommt es auch zu radikulären Schmerzen. Anfangs ist die Verteilung asymmetrisch, später wird sie zunehmend symmetrisch, begleitet von Reflexverlusten. Nach einigen Wochen bis Monaten kommt es zur Entwicklung einer ausgeprägten sensiblen Ataxie. Im Serum und im Liquor sind häufig **antineuronale Autoantikörper (anti-Hu)** nachzuweisen. Anti-Hu-Ak sind polyklonale Komplement-bindende IgG-Antikörper, die mit einem 38 bis 40 kDa Protein des kleinzelligen Bronchialkarzinoms kreuzreagieren (ANNA-1). Das neuronenspezifische RNA/DNA-Bindungsprotein, das vermutlich kreuzerkannt wird, hat das gleiche Molekulargewicht, zeigt aber im Immunoblot keine Bande bei 38 kDa. Pathologisch findet man im Frühstadium Lymphozyteninfiltrationen in den sensiblen Spinalganglien, im weiteren Verlauf fehlen die Entzündungszeichen, es kommt jedoch zur Degeneration neuronaler Zellen mit sekundärer Degeneration der Hinterwurzeln und der Hinterstränge im Rückenmark. Die Behandlung der zugrunde liegenden Tumorerkrankung führt zu einer partiellen Besserung der somatischen und autonomen Symptome.

27. Was ist eine paraneoplastische intestinale Pseudoobstruktion?

Eine intestinale Pseudoobstruktion, mit oder ohne zusätzliche Symptome autonomer Dysfunktionen, kann im Zusammenhang mit einem kleinzelligen Bronchialkarzinom, einem pulmonalen Karzinoid und undifferenzierten Epitheliomen auftreten. Die Patienten können zusätzlich eine Gastroparese und ösophageale Peristaltikstörungen haben, nach und nach kommen meist andere autonome Funktionsstörungen hinzu. Die Motilitätsstörungen bessern sich mit der Behandlung des zugrunde liegenden Primärtumors. Pathologisch findet man im Gastrointestinal-Trakt den Verlust von Neuronen des Plexus myentericus (Auerbach), Fragmentation und Degeneration von Axonen sowie Lymphozyteninfiltrationen. IgG-Antikörper im Serum, die mit Neuronen des gastrischen oder jejunalen Plexus myentericus (Auerbach) oder submucosus (Meissner) reagieren, wurden bei Patienten mit kleinzelligem Bronchialkarzinom nachgewiesen.

28. Nennen Sie die Differentialdiagnosen nicht-psychogener Ursachen der männlichen Impotenz

Siehe **Tabelle 12.4**

29. Was sind die häufigsten kardiovaskulären Störungen, die mit ZNS-Erkrankungen assoziiert sind?

Arrhythmien, Myokardinfarkt und Blutdruckschwankungen sind die häufigsten kardiovaskulären Störungen, die mit ZNS-Erkrankungen assoziiert sind.

30. Welche kardialen Arrhythmien können bei ZNS-Erkrankungen auftreten?

Eine Reihe von ZNS-Erkrankungen, wie z.B. Subarachnoidalblutung (SAB), Hirninfarkt oder Hirnblutung, Hirntumoren oder Schädel-Hirn-Trauma (SHT), können zu verschiedenartigen supraventrikulären und ventrikulären Arrhythmien, unabhängig von einer bestehenden kardialen Erkrankung, führen. Die Arrhythmien sind zum Teil mit ausschlaggebend für die Prognose: bei SAB versterben 4–5% der Patienten mit plötzlichem Herztod aufgrund dieser Komplikationen. Pathophysiologisch entstehen die Arrhythmien infolge eines Ungleichgewichts zwischen sympathischen und parasympathischen kardialen Efferenzen, wahrscheinlich aufgrund einer gesteigerten Freisetzung peripherer Katecholamine, welche durch die zentralnervöse Schädigung getriggert wird.

31. Wie kommt es bei einer ZNS-Erkrankung zur myokardialen Schädigung?

ZNS-Schädigungen, insbesondere intrazerebrale und subarachnoidale Blutungen (IZB, SAB), können zu einer Reihe von **EKG-Veränderungen** im Sinne einer **Myokardischämie** führen. Die Veränderungen ähneln denen beim Myokardinfarkt und beinhalten die Verlängerung des QT-Intervalls, ST-Senkung, Abflachung oder Inversion der T-Welle und Auftreten von U-Wellen (**Abb. 12.5**). Mit Ausnahme der QT-Verlängerung und der U-Welle normalisieren sich diese EKG-Veränderungen innerhalb von 2 Wochen nach dem akuten ZNS-Schaden. Weniger häufig findet man im EKG eine Erhöhung der P-Welle, die Entwicklung von Q-Wellen, ST-Hebungen und Anhebung oder Spitzen der T-Welle.

Die Unterscheidung zwischen einer zentral-induzierten EKG-Abnormität und einem echten Myokardinfarkt kann schwierig sein. Bis zum Ausschluss eines «echten» Myokardinfarkts muss der Patient deshalb dementsprechend überwacht werden. Man vermutet, dass die EKG-Veränderungen neurogen infolge der exzessiven Freisetzung von Katecholaminen auf kardiale Muskelzellen verursacht sind, was zu myonekrotischen Veränderungen führt. Tatsächlich korreliert eine erhöhter Katecholamin-Spiegel bei Patienten mit SAB mit einer schlechteren Prognose.

32. Welcher Zusammenhang besteht zwischen ZNS-Erkrankungen und Veränderungen des arteriellen Blutdrucks?

Läsionen in Hypothalamus und Medulla oblongata sowie Tumoren der hinteren Schädelgrube können

Tabelle 12.4: Differentialdiagnose nicht-psychogener Ursachen männlicher Impotenz

1. Insuffizienz der Penisarterie (A. dorsalis penis)
2. Venöse Insuffizienz der Schwellkörper
3. Schädigung des Rückenmarks
4. Konus-Syndrom
5. Kauda-Syndrom
6. Schädigung des Plexus sacralis
7. Polyneuropathien (bei jungen Patienten immer an Diabetes denken!)
8. Zentrale und periphere autonome Erkrankungen
9. Medikamente
10. Alkohol
11. Hyperprolaktinämie
12. Induratio penis plastica («Peyronie disease»)

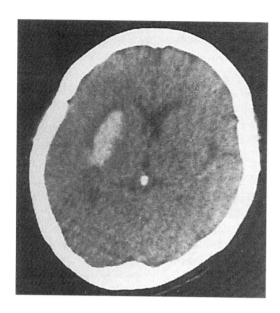
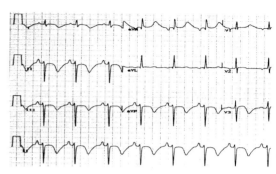

Abbildung 12.5: Zentral bedingte EKG-Veränderungen bei ZNS-Schädigung.
Bei einer 41-jährigen Frau mit im CT sichtbarer traumatischer Basalganglienblutung (links) zeigen sich die typischen ZNS-bedingten Veränderungen im EKG mit Verlängerung des QT-Intervalls und tiefen, invertierten T-Wellen (oben).

zu **arterieller Hypertension** führen. Ischämische, degenerative oder destruktive Schädigungen im Nucleus tractus solitarii der Medulla können zu chronischer Blutdruckinstabiliät führen. Ein wichtiges Zeichen der Hirndrucksteigerung und der möglichen Einklemmung ist die **Cushing-Reaktion** mit zentral ausgelöster Hypertension, Bradykardie und Apnoe. Sie kann ebenfalls infolge einer ischämischen Schädigung der dorsomedullären Retikularisformation am Boden des IV. Ventrikels auftreten. Die Hypertension bei Raumforderungen der hinteren Schädelgrube ist Folge der lokalen Hirnstammkompression. Der Blutdruckanstieg kann episodisch sein und ist manchmal schwierig von den Blutdruckkrisen beim Phäochromozytom zu unterscheiden. Patienten mit Normaldruck-Hydrozephalus (NPH) können ebenfalls eine chronische Blutdruckerhöhung haben.

Eine **Hypotension** im Zusammenhang mit ZNS-Erkrankungen ist selten. Eine orthostatische Hypotension kann im Rahmen von Hirnstammtumoren auftreten. Der zugrunde liegende Pathomechanismus oder die beteiligten Kerngebiete sind allerdings nicht geklärt.

33. Welche autonomen Dysfunktionen treten nach einer Herztransplantation auf?

Herz- oder Herz-Lungen-Transplantationen führen zu einer afferenten und efferenten Denervierung des transplantierten Organs mit der Folge einer relativen Ruhetachykardie, verminderter oder ausbleibender Herzfrequenzsteigerung beim Stehen und eines verzögerten Herzfrequenzanstiegs nach Anstrengungen. Ebenso verändert sich beim Valsalva-Manöver und bei Karotismassage die Herzfrequenz nicht.

Da die direkte vagale und sympathische Innervation des Herzens fehlt, hängt die Herzfrequenz dieser Patienten generell von der Menge der zirkulierenden Katecholamine ab. Die Ruhetachykardie bei schweren autonomen Neuropathien (z.B. bei Diabetes) ähnelt derjenigen beim denervierten transplantierten Herz.

34. Welche neurologischen Erkrankungen verursachen eine Hypothermie?

Experimentelle Studien zeigen, dass Läsionen im anterioren Hypothalamus durch Störung der zentralen Temperaturregulationsmechanismen zu einer Hyperthermie führen, Läsionen im posterioren Hypothalamus dagegen zu einer Hypothermie. Schädigungen im Nucleus suprachiasmaticus des Hypothalamus führen zu Veränderungen im Zirkadianrhythmus der Temperaturregulation.

Tumoren, degenerative oder entzündliche Prozesse mit Beteiligung des Hypothalamus können zu einer Hypothermie mit Körperkerntemperaturen unter 35°C führen.

Auch die **Wernicke-Enzephalopathie** kann sich bei Schädigung des posterolateralen Hypothalamus und des Bodens im IV. Ventrikel mit einer kontinuierlichen Hypothermie präsentieren. Die Behandlung mit Thiamin führt rasch zur Normalisierung der Körpertemperatur.

Das **Shapiro-Syndrom** (Agenesie des Corpus callosum) kann mit episodischer Hypothermie und Hyperhidrose assoziiert sein. Läsionen im posterioren und anterioren Hypothalamus, den infundibulären Kernen, der septalen Region und dem Gyrus cinguli können post mortem nachgewiesen werden. Antikonvulsiva, Clonidin oder Oxybutinin werden zur Kontrolle der Hypothermie und der Schweißsekretionsstörung eingesetzt.

35. Welche autonomen Funktionsstörungen kommen beim M. Parkinson vor?

Die klassische Form der Parkinson-Erkrankung ist mit einer Reihe von autonomen Dysfunktionen vergesellschaftet. Die Abgrenzung der autonomen Störungen im Rahmen der Primärerkrankung von Medikamentennebenwirkungen, auch gegenüber fluktuierenden L-Dopa-Effekten, kann allerdings schwierig sein.

Salivationsstörungen, Schwitzen, Blasen- und Mastdarmfunktionsstörungen sind häufig, Schluckstörungen, Thermoregulationsstörungen oder orthostatische Probleme kommen bei manchen Patienten vor (das Salben- oder Maskengesicht ist zusätzlich zur Seborrhoe durch die Bradykinese bedingt). Dabei ist meist der Ruheblutdruck oder der orthostatische Blutdruck nicht signifikant vermindert. Die kardiovaskulären Reflexe sind meist erhalten, wenn auch die Reflexantworten reduziert sein können. Die Ruhewerte der Katecholamine im Serum sind gegenüber Gesunden gleichen Alters leicht reduziert.

Die autonomen Störungen beim M. Parkinson sind wahrscheinlich eher durch zentrale als periphere Schädigungen bedingt. Interessanterweise findet man bei Parkinson-Patienten die nahezu pathognomonischen Lewy-Körper manchmal auch in sympathischen Ganglien.

36. Nennen Sie die häufigsten genetisch bedingten Ursachen autonomer Dysfunktionen.

Siehe **Tabelle 12.5**

Tabelle 12.5: Die wichtigsten genetisch bedingten Ursachen autonomer Dysfunktionen

1. Dopamin-β-Hydroxylase-Mangel
2. Familiäre Dysautonomie (Hereditäre sensible und autonome Neuropathie HSAN Typ III, Riley-Day-Syndrom)
3. M. Fabry
4. Familiäre Amyloidose
5. Multiple endokrine Neoplasie Typ 2b (MEN2b)
6. Porphyrie

37. Was ist das Riley-Day-Syndrom?

Das Riley-Day-Syndrom oder die **familiäre Dysautonomie** (hereditäre sensible und autonome Neuropathie, HSAN Typ III) ist eine autosomal rezessive Erkrankung mit einem Gendefekt auf Chromosom 9q31, die hauptsächlich bei Kindern von Ashkenazi-Juden auftritt. Es liegt eine **kombinierte autonome und sensible Neuropathie** vor, wobei insbesondere der Sympathikus und einige parasympathische Neurone betroffen sind. Die Häufigkeit liegt bei etwa 1 auf 36 000 Geburten. Das betroffene Neugeborene trinkt und entwickelt sich schlecht. Episoden unerklärbaren Fiebers treten auf, typisch sind Hypotonie, fehlende Tränen, fleckige Haut und Unempfindlichkeit der Kornea, gastrointestinale Beschwerden und vermehrte Infektanfälligkeit. Charakteristischerweise fehlen die fungiformen Papillen der Zunge. Temperatur- und Schweißregulation sowie Geschmacks-, Temperatur- und Schmerzwahrnehmung sind gestört. Die Muskeleigenreflexe fehlen oder sind vermindert. Die Symptome entwickeln sich schon nach der Geburt, die Lebenserwartung der Erkrankten ist verkürzt, selten werden die Betroffenen älter als 30 Jahre.

Die Eltern des erkrankten Kindes sind normalerweise gesund, eine **pränatale Diagnostik** ist über «linkage»-Studien möglich.

38. Nennen Sie die fünf Kardinalkriterien des Riley-Day-Syndroms

1. Alakrimie
2. Fehlen der fungiformen Papillen der Zunge
3. Abgeschwächte Patellarsehnenreflexe
4. Fehlende Hautreaktionen auf Kratzen oder Histamin-Injektion
5. Hypersensitivität der Pupillen auf Parasympathomimetika

Hinzu kommen die relative Unempfindlichkeit der Patienten auf Schmerz- und Temperaturreize, transiente und emotional ausgelöste erythematöse Hautfleckungen, orthostatische Hypotension, Hyperhidrose sowie ösophageale und gastrointestinale Motilitätsstörungen. Die Suralisbiopsie zeigt eine deutlich reduzierte Zahl nicht-myelininisierter und dünnkalibriger Nervenfasern.

39. Wie ist die Pathogenese der familiären Dysautonomie?

Pathogenetisch kommt es, vermutlich infolge des Gendefektes auf 9q31, zur ontogenetischen Aberration von Zellen der Neuralleiste, was zur abnormen Entwicklung und Erhaltung bestimmter Nervenzellpopulationen im frühen Kindesalter sowie in den nächsten Jahren führt.

40. Was ist das Fabry-Syndrom?

Die Fabry-Erkrankung ist eine x-chromosomal rezessive metabolische Erkrankung, die auch unter dem Namen **Angiokeratoma corporis diffusum** bekannt ist. Ihr liegt ein Defekt des lysosomalen Enzyms **alpha-Galaktosidase-A** zugrunde, was zur **Speicherung von Ceramid-Glykosphingolipiden** (Speicherkrankheit) in verschiedenen Organen wie der Haut (Corpora angiokeratoma), den Nieren, den Augen (Katarakt), dem kardiovaskulären und pulmonalen System, den Blutgefäßen sowie dem zentralen und peripheren Nervensystem führt. Nachdem die Neuropathie ein dominierendes Symptom ist, sollte an diese Erkrankung bei Buben oder männlichen Jugendlichen gedacht werden, die sich mit episodischen Schmerzzuständen in den Füßen sowie schmerzhaft brennenden Empfindungen («burning feet») der unteren Extremitäten vorstellen.

Pathologisch sieht man deutliche Lipideinlagerungen in den Hinterwurzeln sowie in den peripheren autonomen Ganglien. An diesen Orten sind die Blutgefäße fenestriert und die Blut-Nerven-Barriere ist durchlässig. Wahrscheinlich kommt das meiste der gespeicherten Ceramid-Trihexoside aus der Zirkulation und tritt in die Nerven und das Gehirn über die benannten durchlässigen Stellen der Blut-Hirn- oder Blut-Nerven-Schranke ein. Schwieriger ist die Erklärung der Lipidablagerungen in den zentralen autonomen Kernen im Hirnstamm und im Rückenmark, die durch eine dichte Blut-Hirn-Schranke geschützt sind.

Klinisch präsentiert sich die autonome Dysfunktion mit verminderter Schweißsekretion (möglicherweise mehr aufgrund der Lipideinlagerung in den Schweißdrüsen als Folge einer Neuropathie), fehlender Hautfältelung nach Baden in warmem Wasser, reduzierter Hautrötung nach Reizung, verminderter Tränen- und Speichelproduktion, gestörter intestinaler Motilität, pathologischen kardiovaskulären Regulationen und abnormen Pupillenreaktionen auf Pilocarpin. Die posturalen Reflexe sowie die Plasma-Katecholaminspiegel sind normal.

Die Suralisbiopsie zeigt degenerative Veränderungen der nicht-myelinisierten und der dünnkalibrigen Nervenfasern. Die alpha-Galaktosidase im Serum ist vermindert, in der Spaltlampenuntersuchung sieht man die frühen Zeichen des Katarakts.

41. Was ist die familiäre Amyloidose?

Amyloidosen sind generalisierte oder lokalisierte extrazelluläre Proteinablagerungen im Interstitium verschiedener Organe, in der Umgebung von Retikulinfasern und Basalmembranen oder entlang kollagener Fasern. Man klassifiziert sie in **primäre Amyloidosen** (71%), **reaktive Amyoloidosen** (4%), **lokale Amyloidosen** (22%) und **familiäre Amyloidosen** (3%). Letztere sind eine heterogene Gruppe von hereditären Erkrankungen, denen die systemische oder lokalisierte Akkumulation von Amyloidfibrillen gemeinsam ist. Die extrazelluläre Ablagerung von Amyloid in das Bindegewebe führt zur Zerstörung des normalen Gewebes mit Funktionsverlust. Verschiedene Untereinheiten des Amyloidproteins mit etwa 10–15 kDa Größe bilden fibrilläre Strukturen aus, die sich zu einer β-Faltblattstruktur zusammenlagern. Daneben akkumuliert eine nicht-fibrilläre Komponente (Serum-Amyloid-P-Komponente). Die klinischen Eigenschaften der verschiedenen Amyloid-Protein-Untereinheiten, die durch unterschiedliche Aminosäuresequenzen definiert sind, bedingen die Klassifizierung der Amyloid-Erkrankungen.

Bei der Mehrzahl der hereditären Amyloidosen betrifft der Gendefekt ein physiologisches Serumprotein, das Präalbumin (Transthyretin; **Transthyretin-assoziierte Amyloidosen**). Dieses Protein wird hauptsächlich in der Leber und in den Plexus choroidei synthetisiert und ist für den Serumtransport von Thyroxin und Retinol verantwortlich. Das

Tetramer besteht aus vier identischen Untereinheiten mit jeweils 127 Aminosäuren, die durch ein einzelnes Gen auf Chromosom 18 kodiert werden. Strukturell hat es keinen Bezug zum Albumin und wird Präalbumin genannt, da es in der Elektrophorese schneller als Albumin wandert. Im Gegensatz zur primären Amyloidose besteht das Amyloid der hereditären Amyloidosen nicht aus Leichtketten der Immunglobuline, weshalb Serum- und Immunelektrophorese normal sind. Verschiedene Mutationen des Präalbumin-Proteins mit einzelnen Aminosäureaustauschen liegen bei den meisten Varianten der autosomal-dominanten Amyloidosen vor. Die klinischen Manifestationen überlappen sich hier beträchtlich.

Inzwischen sind über 50 krankheitsverursachende Mutationen des Transthyretin-Gens bekannt, wobei mindestens 20 mit autonomen Dysfunktionen unterschiedlichen Schweregrades assoziiert sind. Die autonome Beteiligung bei den Amyloidosen betrifft sowohl das sympathische wie das parasympathische autonome Nervensystem. Die häufigste Form ist die **hereditäre Amyloidose Typ I (Andrade, portugiesischer Typ)**. Der Typ II (Rukavina, Typ Indiana) fällt durch eine sehr späte Manifestation insbesondere häufig als Karpaltunnelsyndrom (CTS) zusammen mit den sensomotorischen und autonomen Beteiligungen auf. Eine **genetische Testung** auf die häufigste Form der Transthyretin-Mutation (Met 30) ist möglich.

Familiäre Amyloidosen, denen keine Mutation des Transthyretin zugrunde liegt, betreffen ein Aktin-assoziiertes Protein, das Gelsolin (**Gelsolin-assoziierte Amyloidosen**; Vorkommen vor allem in Finnland).

Es gibt derzeit keine effektive Therapie der familiären Amyloidose. Manchmal kann eine Lebertransplantation die klinische Progression aufhalten.

42. Was ist die multiple endokrine Neoplasie Typ 2b (MEN 2b)?

MEN 2b, ein wahrscheinlich autosomal-dominant vererbtes hereditäres Syndrom, ist charakterisiert durch die Kombination multipler mukosaler Neurome (Konjunktiven, Mundhöhle, Zunge, Pharynx, Larynx), medulläres Schilddrüsenkarzinom, Phäochromozytom, Ganglioneuromatose bei Knochendeformitäten, marfanoiden Habitus, unterentwickelter Muskulatur und Hypotonie. Makroskopisch und mikroskopisch findet man Abnormitäten des autonomen Nervensystems, die sowohl den Sympathikus wie auch den Parasympathikus betreffen. Man sieht eine dysorganisierte Hypertrophie und Proliferation autonomer Nervenfasern und Ganglien (Ganglioneuromatose). Es finden sich neuronale Proliferationen in den vegetativen Plexus (Auerbach- und Meissner-Plexus) im Darmtrakt, im oberen Respirationstrakt, der Blase, der Prostata und in der Haut.

Klinisch manifestiert sich die autonome Dysfunktion mit gestörter Lakrimation, orthostatischer Hypotension, gestörter reflektorischer Vasodilatation der Haut und parasympathischer Denervierungs-Hypersensitivität der Pupillen bei ungestörter Schweiß- und Speicheldrüsenfunktion. Das verantwortliche Gen für die MEN 2b wurde in die perizentromerische Region des Chromosom 11 lokalisiert.

43. Was ist Porphyrie? Warum kommt es zu autonomen Störungen?

Porphyrien sind erbliche Enzymdefekte oder erworbene Stoffwechselstörungen mit gestörter Porphyrin-Synthese (Hämstoffwechsel) im blutbildenden System und/oder in der Leber (**erythropoetische und hepatische Porphyrien**), wodurch es zu abnormer Bildung, Ablagerung in verschiedenen Organen und pathologischer Ausscheidung (Porphyrinurie) von Porphyrinen bzw. deren Vorstufen kommt. Neurologische Symptome sind nur in Verbindung mit den hepatischen Porphyrien beschrieben worden.

Die akuten hepatischen Porphyrien (**akute intermittierende Porphyrie**, **Porphyria variegata** und **hereditäre Koproporphyrie**) sind autosomal-dominant vererbte Erkrankungen, die sich intermittierend (ausgelöst durch Infektionen, Gravidität oder Medikamente) aufgrund einer pathologischen Erhöhung von Stoffwechselprodukten mit lebensbedrohlichen klinischen Erscheinungen präsentieren können. Der zugrunde liegende Gendefekt führt zu einer 50%igen Aktivitätsreduktion der **Porphobilinogen-Deaminase** (akute intermittierende Porphyrie), der **Protoporphyrinogen-IX-Oxidase** (Porphyria variegata) oder der **Koproporphyrinogen-Oxidase** (Koproporphyrie) mit konsekutiven Störungen der Hämsynthese.

Beim Vorliegen bestimmter endogener oder exogener Stimuli (typischerweise Infekte, Gravidität, Menstruation, Fasten oder Medikamente) kommt es zu typischen klinischen Erscheinungen mit kolikartigen Bauchschmerzen, schwerer Polyneuropathie mit autonomer Dysfunktion und/oder hirnorganischem Psychosyndrom.

Pathomechanisch erklärt die Beteiligung des autonomen Nervensystems (Degeneration des N. vagus und des Truncus sympathicus) bestimmte Symptome der akuten Attacken, wie Abdominalschmerzen, schweres Erbrechen, Obstipation, intestinale Dilatation und Stase, persistierende Sinustachykardie (100–160/Minute), labile Hypertension, posturale Hypotension, Hyperhidrose und Blasenstörungen. Die persistierende Tachykardie geht der peripheren Neuropathie nahezu immer voran und kann zusammen mit der labilen Hypertension und den respiratorischen Paresen mit der Schädigung des N. vagus erklärt werden. Tachykardie und Hypertension können mit einer gesteigerten Katecholaminfreisetzung assoziiert sein.

Möglicherweise reagieren die autonomen Neurone sensibler auf die biochemischen Veränderungen bei Porphyrie als die somatischen Nervenfasern. Die Testung des Baroreflexes während der akuten Attacken zeigt die meist revesiblen parasympathischen und sympathischen Dysfunktionen an. Parasympathische Tests sind früher pathologisch verändert als sympathische Funktionstests. Die Herzfrequenzvariabilität beim Valsalva-Manöver kann schon bei asymptomatischen Patienten mit akuter intermittierender Porphyrie pathologisch verändert sein.

Therapeutisch supprimiert man die Hämbiosynthese mit hochdosierten Glukoseinfusionen (500 g/Tag i. v.) und gibt Häm (z. B. als Hämarginat) 4 mg/kg KG/Tag i. v. als Kurzinfusion über 15 Minuten über 4 Tage. Zusätzlich zur Beseitigung der porphyrinogenen Einflüsse und zu den symptomatischen Maßnahmen (Schmerzen, Tachykardie, Krampfanfälle) ist in schweren Fällen eventuell Prednisolon angezeigt.

44. Was sind die Hauptunterschiede zwischen der reinen autonomen Insuffizienz (PAF) und der Multisystematrophie (MSA)?

Multisystematrophie (MSA) fasst als neuropathologischer Terminus sporadisch auftretende degenerative Erkrankungen des zentralen und autonomen Nervensystems mit Befall zentral-motorischer, kortiko-zerebellärer, pontin-medullärer und präganglionär autonomer Anteile in unterschiedlicher Ausprägung zusammen. Die MSA umfasst die früheren Krankheitsbezeichnungen **striato-niagrale Degeneration (SND)**, die **sporadische olivo-pontozerebelläre Atrophie (OPCA)** und das **Shy-Drager-Syndrom (SDS)**. Das **Shy-Drager-Syndrom** ist neben einem Parkinsonismus mit Akinesie und Rigidität insbesondere durch eine massive Dysautonomie mit schwerem autonomem Versagen (orthostatische Hypotension, Urininkontinenz oder Harnverhalt) gekennzeichnet. Sie ist Kennzeichen der überwiegend zentralen Störung bei MSA.

Die **reine autonome Insuffizienz («pure autonomic failure», PAF; Bradbury-Eggleston-Syndrom)**, früher idiopathische orthostatische Hypotension genannt, ist eine sporadische Erkrankung, charakterisiert durch die klinisch im Vordergrund stehende orthostatische Hypotension mit zusätzlichen Zeichen der autonomen Dysfunktion wie Blasenfunktionsstörungen oder gestörter Schweißsekretion. **Die PAF ist vorwiegend eine Erkrankung des postganglionären, sympathischen Systems**, in geringerem Maß ist das parasympathische System mitbeteiligt. Andere neurologische Ausfälle fehlen.

Die Prognose der PAF ist mit einem langsam progredienten Verlauf über mehr als 20 Jahre nach Stellung der Diagnose gut, auch spontane Stillstände kommen vor. Insbesondere am Erkrankungsbeginn kann die MSA, aber auch das idiopathische Parkinson-Syndrom nicht von der PAF zu unterscheiden sein.

45. Was sind die wichtigsten Faktoren zur Erhaltung des normalen Blutdrucks?

1. Blutvolumen
2. Vaskuläre Reflexe (z. B. reflektorische arteriolärvenöse Konstriktion, Baroreflex-induzierte Tachykardie, zerebelläre Reflexe)
3. Hormonale Mechanismen (z. B. Anstieg der Plasma-Katecholamine, Renin-Angiotensin-Aldoste-

ron-System, Arginin-Vasopression (ADH)-System, atrialer natriuretischer Faktor ANP)

46. Welche altersbedingten physiologischen Veränderungen prädisponieren zur Hypotension?

Die **abgeschwächte Sensitivität des Baroreflexes**, alterierte **neuroendokrine Reaktionen** auf intravasale Volumenänderungen (z. B. reduzierte Sekretion von Renin, Angiotensin und Aldosteron) sowie eine gestörte frühe Füllungsphase der Ventrikel (**diastolische Dysfunktion**) tragen zur Prädisposition für eine orthostatische Hypotension im Alter bei.

47. Was sind Barorezeptoren? Welche Bedeutung haben sie?

Barorezeptoren sind zweigförmig aufgefächerte Nervenendigungen in den Blutgefäßwänden und im Herz, die durch Absolutwerte oder Veränderungen des arteriellen Blutdrucks stimuliert werden. In der Wandung der Karotisgabelung der A. carotis interna (**Sinus caroticus**) und in der **Gefäßwand des Aortenbogens** kommen sie extrem gehäuft vor. Der primäre Endpunkt der Afferenzen aus den Barorezeptoren ist der Nucleus tractus solitarii (NTS) in der dorsolateralen Medulla. Die afferenten Fasern aus dem Karotissinus laufen über den N. glossopharyngeus und enden mehr kaudal im Bereich des Obex. Der **Sinus caroticus als Mechanorezeptor** sollte übrigens nicht mit dem anatomisch benachbart liegendem **Chemorezeptororgan**, dem **Glomus caroticum**, verwechselt werden.

Die Barorezeptoren helfen bei der **Konstanterhaltung des Blutdrucks**, insbesondere bei Veränderungen der Körperpositionen im Raum. Wäre das Barorezeptorensystem nicht vorhanden, so käme es zu etwa 50% mehr Blutdruckschwankungen im Tagesverlauf. Der relative Einfluss des Aortenbogens und des Karotissinus bei der Kontrolle der Blutdruckregulation ist nicht ganz klar. Untersuchungen mit direkter Aufzeichnung sympathischer Nervenaktivität während akuter Hypotension beim gesunden Menschen sprechen dem **Aortenbogen-Baroreflex** mehr Bedeutung als dem **Karotissinusreflex** zu.

Intakte Barorezeptoren verhindern extrem effizient schnelle Blutdruckänderung in Minuten- bis Stundenbereich. Aufgrund ihrer großen Adaptionsfähigkeit bei länger dauernden Veränderungen des Blutdrucks (über mehr als 2 oder 3 Tage) sind sie allerdings ungeeignet für die Langzeitregulation des arteriellen Blutdrucks.

Barorezeptoren werden mit jeder systolischen arteriellen Pulswelle aktiviert. Mit gesteigertem Blutdruck «feuern» sie mehr, mit sinkendem weniger. Die Dehnung der Barorezeptoren verursacht die afferente Signalübermittlung in den NTS, was wiederum zu efferenten Entladungen des Sympathikus (bei verringertem Signal oder Blutdruckabfall) bzw. des Parasympathikus (bei gesteigertem Signal oder Blutdruckanstieg) führt. Zur Ausführung einer solch komplexen Reflexfunktion bedarf es verschiedener Gruppen exzitatorischer und inhibitorischer chemischer Transmitter, wie Aminosäuren (Glutamat, γ-Amino-Buttersäure = GABA und Glycin), Monoamine (Noradrenalin, Adrenalin, Dopamin, Serotonin, Histamin und Acetylcholin) sowie Neuropeptide. Aus hauptsächlich tierexperimentellen Untersuchungen weiß man, dass die Inhibition der sympatho-exzitatorischen Neurone im rostralen NTS hauptsächlich über GABAerge und noradrenerge Mechanismen vermittelt wird und Glutamat der wahrscheinlichste Kandidat als primärer Neurotransmitter für exzitatorische Afferenzen aus diesen Neuronen ist.

Monoamine und Neuropeptide agieren hauptsächlich als Modulatoren über absteigende Faserverbindungen und bestimmen den Grad der Erregbarkeit sympathischer präganglionärer Neurone.

Unterbricht man diese Faserverbindungen (z.B. bei Durchtrennung des Zervikalmarks), kommt es zur Abkoppelung dieser Neurone von den suprasegmentalen Kontrollen des Barorezeptorenreflexes (autonome Hyperreflexie bei chronischer Tetraplegie).

48. Wie testet man die Funktion der Barorezeptoren?

Die Evaluation des arteriellen und des kardiopulmonalen Barorezeptoren-Reflexes ist zunächst indirekt und daher ungenau. Die Interpretation einer «globalen Barorezeptoren-Reflexfunktion», die auf einem einzigen Test basiert, sollte daher vorsichtig erfolgen.

Vergleicht man verschiedene Techniken der Testung, so korrelieren die Ergebnisse oftmals nur schlecht.

Abgesehen von krankhaften Zuständen sind die Baroreflexe auch im Alter abgeschwächt. Zum einen liegt das an der verminderten Elastizität der Gefäßwandungen, zum anderen aber auch an degenerativen Veränderungen der Nervenfasern selbst. Während des Schlafs ist die Baroreflex-Aktivität gesteigert, sodass der nächtliche Blutdruck abfällt.

Es gibt im Wesentlichen **vier nicht-invasive Tests der Baroreflex-Funktionen**, die sich inzwischen als einigermaßen verlässlich herausgestellt haben. Zusammen mit anderen kardiovaskulären Reflex-Testungen lässt sich damit eine autonome Beteiligung objektivieren:
1. Respiratorische Herzfrequenzvariabilität («beat-to-beat»): Atem-Test
2. Valsalva-Manöver
3. Schellong-Test oder Kipptischuntersuchung: Orthostatische Blutdruckregulation
4. Isometrische Muskelanspannung (Handgrifftest)

49. Was ist die Grundlage der Herzfrequenzmessung beim Atemtest?

Normalerweise nimmt die Herzfrequenz inspiratorisch zu und exspiratorisch ab (Sinusarrhythmie). Dieses Phänomen beruht hauptsächlich auf der vagalen Innervation, zu der pulmonale Dehnungsrezeptoren, kardiale Mechanorezeptoren sowie Barorezeptoren beitragen.

Die respiratorische Herzfrequenzvariabilität hängt vom Alter ab und ist bei älteren Personen reduziert. Beispielsweise beträgt die normale maximale bis minimale Variationsbreite im Alter zwischen 10 und 40 Jahren mehr als 18 Schläge pro Minute, im Alter von 61 bis 70 sinkt sie auf > 8 pro Minute.

Der Test ist mit einem kommerziellen EKG-Gerät leicht durchzuführen. Der Patient liegt flach (Kopf etwa 30°) und atmet tief 6 mal pro Minute ein (5 Sekunden Inspiration gefolgt von 5 Sekunden Exspiration). Die minimale und die maximale Herzfrequenz innerhalb jedes Atemzyklus (5 Sekunden Inspiration plus 5 Sekunden Exspiration) wird gemessen. Das längste RR-Intervall (langsamste Herzfrequenz) wird durch das kürzeste RR-Intervall (schnellste Herzfrequenz) geteilt und man erhält ein Verhältnis der Exspiration zur Inspiration (E:I). Normalwert für das Alter von 16 bis 20 Jahren ist > 1,23; für 76–80 > 1,05. Ein pathologischer Test spricht für eine parasympathische Dysfunktion.

50. Wie unterscheidet sich die orthostatische Hypotension bei autonomer Dysfunktion von der bei Hypovolämie?

Bei den meisten autonomen Neuropathien mit orthostatischer Regulationsstörung führt das Versagen der vaskulären Reflexe als Ausdruck einer peripheren oder zentralen Sympathikusstörung zu einem Abfall sowohl des systolischen als auch des diastolischen Blutdrucks. Die splanchnische und vaskuläre Muskulatur wird nach dem Hinstellen nicht adäquat innerviert, der Anstieg von Plasma-Noradrenalin bleibt aus (**hypoadrenerge orthostatische Hypotension, HOH**).

Im Gegensatz dazu kommt es bei der orthostatischen Hypotension als Folge einer Hypovolämie zu einer exzessiven Erhöhung der Plasma-Katecholaminspiegel nach dem Aufrichten (**hyperadrenerge Anwort**). Während bei der orthostatischen Hypotension infolge einer sympathischen Dysregulation (**asympathikotone Dysregulation**) ein reflektorischer Pulsanstieg beim Blutdruckabfall ausbleibt, geht bei Hypovolämie der Blutdruckabfall mit einem deutlichen Pulsanstieg einher (**sympathikotone Dysregulation**). Beobachtet man einen Abfall des systolischen Blutdrucks ohne gleichzeitigen Abfall des diastolischen Blutdrucks, so ist die Ursache einer orthostatischen Dysregulation am wahrscheinlichsten nicht-neurogen (z. B. Hypovolämie).

51. Welche Orthostasesyndrome gibt es?

Die orthostatische Hypotension wird durch eine Vielzahl neurogener und nicht-neurogener Erkrankungen ausgelöst. Grundlage für eine geeignete Therapie sollte eine genaue Differentialdiagnose der verschiedenen Mechanismen sein, die durch den Schellong- oder Kipptischtest ermöglicht wird. Man differenziert aus den Blutdruck- und Herzratenveränderungen nach dem Hinstellen **drei unterschiedliche pathologische Orthostasereaktionen**.
1. **Hypoadrenerge orthostatische Hypotension (HOH):** rasch einsetzender systolischer Blutdruckabfall (> 20 mmHg innerhalb 3 Minuten) mit oder ohne kompensatorischen Herfrequenzanstieg als Ausdruck einer zentralen oder peripheren Sympathikusstörung.
2. **Posturales Tachykardiesyndrom (POTS):** Pulsanstieg um mehr als 30/Minute innerhalb von 10 Minuten, ohne signifikanten Blutdruckabfall,

jedoch mit deutlichem Abfall des zerebralen Blutflusses. Pathomechanische Ursache ist wahrscheinlich ein übermäßiges venöses Pooling.
3. **Neurokardiogene Synkope (NKS):** Nach längerem Stehen kommt es zur plötzlichen Hypotension (systolisch ≥ 50 mmHg) ohne kompensatorische Tachykardie (oft sogar infolge der Vagusaktivierung mit Bradykardie oder Asystolie). Man nennt diese Form auch vasovagale Synkope oder im Englischen «neurally mediated syncope».

52. Nennen Sie die Hauptmechanismen der Synkope

1. **Orthostatische Hypotension:** Sie kann Folge einer Reduktion des vaskulären Widerstandes, einer Hypovolämie (oder der Kombination dieser beiden Mechanismen), von Medikamenten, einer chronischen Insuffizienz des Barorezeptorreflexes («baroreflex failure») oder von neurogen vermittelten Mechanismen sein (vasovagale Synkope getriggert durch Schmerzen oder Emotionen). Der Begriff der **vasovagalen Synkope** wird synonymisch mit Reflex-Synkope oder Vasodepressor-Synkope verwendet.
2. **Abfall des kardialen Herzzeitvolumens (kardiale Synkope):** Diese kardialen Synkopen sind Folge von Arrhythmien, Ausflussbehinderungen (z. B. Aortenstenose) oder Myokardinfarkten.
3. **Gesteigerter zerebrovaskulärer Widerstand:** Infolge einer Hyperventilation oder gesteigerter intrakranieller Druckverhältnisse kommt es zu synkopalen Ereignissen.

53. Zu welchen nicht-medikamentösen Maßnahmen raten Sie einem Patienten mit orthostatischer Hypotension infolge einer Dysautonomie?

1. Ballaststoffreiche Nahrung zur Behandlung und Vermeidung von Obstipationen (keine Aktivitäten mit Auswirkungen im Sinne eines Valsalva-Manövers)
2. Schlafen mit erhobenem Kopf oder in sitzender Haltung; einige Minuten vor dem Aufstehen am Bettrand sitzen, Rasieren im Sitzen, im Sitzen Kreuzen der Beine, Vorwärtsbeugen mit Kopf zwischen den Beinen, beim Auftreten präsynkopaler Zustände einen Fuß auf einen Stuhl heben, Zehenwippen (Vermeidung schwerer tageszeitlicher Variationen des Blutdrucks, insbesondere die morgendliche Hypotension)
3. Warme Umgebungen meiden (Verhinderung nicht-kompensierbarer Vasodilatationen, z. B. bei Reisen in warme Länder oder heißen Bädern)
4. Kleinere und häufigere Mahlzeiten mit reduziertem Kohlenhydratanteil (Vermeidung postprandialer Aggravationen der orthostatischen Hypotension)
5. Anreicherung des Salzgehalts in der Nahrung
6. Ausreichende Flüssigkeitszufuhr (mindestens 2 bis 2,5 Liter/Tag)
7. Vermeidung extremer körperlicher Anstrengungen (mäßige isotonische Belastungen sind besser als isometrische)
8. Vermeidung von Vasodilatatoren wie Alkohol
9. Vermeidung von Medikamenten mit bekannten vasodilatatorischen und/oder bradykarden Nebenwirkungen (z. B. Nitroglycerin oder Betablocker)

54. Welche wichtigen nicht-neurogenen Ursachen der orthostatischen Hypotension gibt es?

1. Volumenverluste (z. B. bei Blutungen, Verbrennungen)
2. Dehydratation und Elektrolytstörungen (z. B. Erbrechen, Diarrhoe, Nebenniereninsuffizienz, Diuretika)
3. Vasodilatation (z. B. vasodilatatorische Medikamente, Hitze, Alkohol, Varikosis, vermehrte Bradykininausschüttung)
4. Kardiale Erkrankungen (Aortenstenose, Vorhofmyxom, Perikarditis, Myokarditis, Rhythmusstörungen)

55. Was ist das posturale Tachykardie-Syndrom (POTS)? Wie behandelt man es?

Das posturale Tachykardie-Syndrom (syn. orthostatisches Tachykardie-Syndrom, «orthostatic intolerance syndrome», sympathikotone Form der orthostatischen Hypotension) ist die am wenigsten bekannte, aber wohl häufigste Form der orthostatischen Dysregulation. Sie ist definiert durch das Auftreten von orthostatischen Symptomen, assoziiert mit einem Anstieg der Herzfrequenz von 30/Minute oder mehr innerhalb von 5 Minuten über das

Ausgangsniveau. Demgegenüber kommt es im systolischen Blutdruck nur zu leichten Abfällen, der diastolische Blutdruck kann deutlich steigen (> 50 mmHg). Zusätzlich sudomotorische und gastrointestinale Symptome sind möglich. Die oftmals jungen und sonst gesunden Patienten klagen über viele Symptome der orthostatischen Dysregulation wie Schwindel, Verschwommensehen oder Tunnelgesichtsfeld, Gefühl der Leere im Kopf, Schwäche, Müdigkeit, Palpitationen, Zittern, Denkbeeinträchtigung, Hyperhidrose oder Brustschmerzen. Differentialdiagnostisch sind Panik-Attacken auszuschließen. Die Plasma-Noradrenalinwerte beim Stehen sind möglicherweise gesteigert. Der Erkrankung gehen oft virale Infekte voraus. Das Vorliegen einer postviralen, panautonomen Neuropathie wird diskutiert. Bei vielen Patienten wurde ein Mitralklappenprolaps beschrieben, wobei unklar ist, ob es sich um eine primäre oder sekundäre Störung handelt. Pathophysiologisch liegt beim **chronischen (idiopathischen) POTS** möglicherweise eine Hypovolämie unklarer Genese zugrunde.

Bei vielen Patienten mit Diagnose «Chronic fatigue»-Syndrom (CFS) oder Angst- bzw. Panikerkrankungen liegt tatsächlich ein POTS vor, insbesondere wenn sich die Symptomatik klar beim Stehen reproduzieren lässt. Regelmäßig kommt es bei Patienten mit erheblichen Flüssigkeits- oder Blutverlusten (z.B. Exsikkose bei fieberhaften Infekten) zu einem **symptomatischen POTS**. Der Baroreflex reagiert dann auf die zusätzliche Minderung des zirkulierenden Blutvolumens im Stehen mit forcierter peripherer Vasokonstriktion und Tachykardie.

Die optimale Therapie des POTS ist nicht bekannt. Gesteigerte Flüssigkeitszufuhr, Fludrocortison, Etilefrin oder geringe Dosen von Betablockern können bei einigen Patienten hilfreich sein. Insbesondere die nicht-medikamentöse Therapie mit Vermeidung von schnellen Lageveränderungen oder anderen physikalischen Maßnahmen ist ebenfalls notwendig.

56. Zu welchen kardiovaskulären autonomen Veränderungen kommt es beim REM-Schlaf («rapid eye movements»-Schlaf)?

Während des REM-Schlafs ist die sympathische Aktivität der splanchnischen und renalen Zirkulation vermindert, dagegen ist die Skelettmuskelaktivität gesteigert. Während die ersten Schlafphasen von Hypotension und Bradykardie begleitet sind, die von Schlafphase 1 bis 4 zunehmen, ist der REM-Schlaf durch große, transiente Steigerungen des Blutdrucks gekennzeichnet. Mikroneurographische Aufzeichnungen der sympathischen Aktivität der Skelettmuskulaturgefäße dokumentieren eine 50%ige Abnahme des Sympathikotonus während der nicht-REM-Schlafphasen, aber eine signifikante Steigerung (entsprechend dem Zustand der Wachheit) beim REM-Schlaf. Diese Befunde sprechen für einen protektiven Effekt der Non-REM-Schlafphasen auf das kardiovaskuläre und zerebrovaskuläre System, der während des REM-Schlafs und in den Phasen danach verschwindet. Das Phänomen könnte erklären, warum viele kardiovaskuläre und zerebrovaskuläre Ereignisse (Herzinfarkt, Hirninfarkt) häufiger in den frühen Morgenstunden nach dem Erwachen auftreten.

> Somers VK, Dyken ME, Mark AL, Abboud FM: Sympathetic-nerve activity during sleep in normal subjects. N Engl J Med 328:303, 1993.

57. Warum kommt es unmittelbar nach dem Kratzen auf der Haut zu einer Rötung?

Dem Kratzen folgt auf der normalen Haut reflektorisch eine Vasodilatation (Hautrötung), was als **Haut-Axon-Reflex** bezeichnet wird. Das Kratzen reizt nicht-myelinisierte sensible Nervenendigungen der C-Fasern, wonach dieser Impuls antidromafferent zu einer Axonverzweigungsstelle weitergeleitet wird und wiederum orthodrom-efferent die Blutgefäße der Haut erreicht. Dabei werden ein oder mehrere vasodilatative Neuropeptide oder ATP (Adenosin-Triphosphat) freigesetzt. Diese Substanzen triggern die Freisetzung von Histamin, das die sensorischen Nervenendigungen reizt und eine sich ausbreitende Kaskade der Hautrötungsreaktion auslöst. Histamin selbst verursacht auch das begleitende Hautjucken. Sowohl die reflektorische Hautrötung als auch das Jucken (Urtikaria) können mit Antihistaminika reduziert werden. Bleibt diese urtikarielle Reaktion aus, so deutet das auf eine Dysfunktion der nicht-myelinisierten Nervenfasern bei peripheren Neuropathien hin.

58. Was ist der sudomotorische Axon-Reflex?

Der sudomotorische Axon-Reflex verläuft über die gleichen nervalen Strukturen wie der Haut-Axon-Reflex, mit dem Unterschied, dass efferente postganglionäre C-Fasern hier die Schweißdrüsen aktivieren. Man aktiviert die axonalen Endigungen über iontophoretische Applikationen von Acetylcholin: der ausgelöste Impuls läuft antidrom bis zu einer Axonverzweigungsstelle, dann orthodrom zurück und erregt die entsprechende Schweißdrüse (Axonreflex). Acetylcholin wird lokal freigesetzt, das an muskarinische M_3-Rezeptoren bindet. Anders gesprochen, beim sudomotorischen Axonreflex werden die Schweißdrüsen reflektorisch durch eine andere Population von benachbarten Schweißdrüsen aktiviert, wobei die Latenz und das Volumen der Schweißreaktion gemessen werden. Dieser Test wird **quantitativer sudomotorischer Axon-Reflex-Test (QSART)** genannt und stellt eine sensitive und reproduzierbare Nachweismethode der Integrität postganglionärer sudomotorischer sympathischer Axone dar.

59. Das Auftreten von sudomotorischen und vasomotorischen Störungen nach Schädigungen des unteren Plexus brachialis ist häufiger als bei Schädigungen des oberen Plexus. Wie erklärt man dieses Phänomen?

Die Dichte der postganglionären sympathischen Fasern im medialen Faszikel des Armplexus sowie im N. medianus und im N. ulnaris ist höher als in den anderen Anteilen.

60. Während der Untersuchung des äußeren Gehörgangs mit einem Otoskop bekommt der Patient trockenen Husten und ein Schwindelgefühl. Erklären Sie das Phänomen

Die Erklärung ist anatomisch. Der zweite Ast des N. vagus, der N. auricularis, tritt unmittelbar nach Durchtritt des X. Hirnnerven durch das Foramen jugulare aus. Dieser somatisch afferente Nerv versorgt die hintere Wandung und den Boden des Meatus acusticus externus sowie die Außenwand des Trommelfells. Die Irritationen des äußeren Gehörgangs und des Trommelfells durch Instrumente, Cerumen oder Spülungen können zu abnormen vagalen Reflexen führen, was Hustenreiz, Erbrechen, Verlangsamung der Herzfrequenz und sogar Verringerung der Herzauswurffraktion bewirken kann.

61. Erklären Sie das Phänomen der autonomen Dysreflexie bei tetraplegischen Patienten

Traumatische Schädigungen des Rückenmarks führen zu bedeutenden kardiovaskulären, thermoregulatorischen, Blasen-, Mastdarm- und Sexualfunktionsstörungen. Unmittelbar nach der Durchtrennung des Halsmarks in der Phase des spinalen Schocks führen Schmerz- und Temperaturstimulationen unterhalb der Schädigungshöhe noch zu keiner Veränderung des Blutdrucks oder der Herzfrequenz. In den chronischen Stadien des Querschnitts-Syndroms bei Schädigung oberhalb Th5 kommt es nach solchen Stimuli zu teilweise massiven Anstiegen des systolischen und diastolischen Blutdrucks bei begleitender Bradykardie. Die Plasma-Noradrenalinspiegel sind dabei normal oder leicht erhöht. Die abrupten Steigerungen des Blutdrucks können zu Komplikationen wie Hirnblutungen, Krampfanfällen oder Gesichtsfelddefekten führen. Das Phänomen wird **autonome Dysreflexie** genannt und ist verursacht durch die gesteigerte Aktivität von sympathisch oder parasympathisch innervierten Effektororganen unterhalb der Rückenmarksschädigung bei fehlender supraspinaler Modulation. Andere klinische Manifestationen der autonomen Dysreflexie sind Kopfschmerzen, Brustenge, Dyspnoe, Pupillenerweiterungen, Hypothermie der Extremitäten, Gesichts- oder Nackenrötung, exzessive Hyperhidrosis im Gesichtsbereich, Erektion oder Ausfluss von Samenflüssigkeit, Hyperkontraktilität von Blase und Mastdarm.

62. Wie wird die autonome Dysreflexie therapiert?

Durch Ausschaltung der auslösenden Ursachen (z. B. schmerzhafte taktile Reize, viszerale Blasen- oder Mastdarmreizungen) kann das Auftreten prolongierter autonomer Dysreflexien eventuell verhindert werden. Bei Tetraplegikern ist vor jeglicher Manipulation auf die Entleerung der Blase zu achten. Der Blutdruck lässt sich häufig durch Kopfanhebung auf dem Bett senken. Clonidin, ein alpha$_2$- und Imidazolin-Agonist, wirkt auf Ebene der Medulla und ist hilfreich bei der Prophylaxe autonomer Dysreflexien.

63. Nennen Sie pathologische Ursachen einer Hyperhidrose. Wie behandelt man sie?

Rückenmarksschädigungen oder Läsionen peripherer sympathischer Nerven können zu einer lokalisierten Hyperhidrose führen. Eine **generalisierte und episodische Hyperhidrose** kann bei Patienten mit infektiösen Erkrankungen (nächtliche Schweißneigung), Neoplasien, Hypoglykämie, Thyreotoxikose, Phäochromozytom, Karzinoid-Syndrom, Akromegalie, dienzephaler Epilepsie oder unter cholinerger Therapie auftreten.

Die **primäre oder essentielle Hyperhidrose** betrifft normalerweise begrenzte Körperareale, insbesondere die Axilla oder die palmaren und plantaren Hautbereiche. Die axilläre Hyperhidrose betrifft häufiger junge Menschen und kann zu beträchtlichen sozialen Schwierigkeiten mit der Notwendigkeit der therapeutischen Intervention führen.

Normalerweise hat die essentielle Hyperhidrose einen selbstlimitierenden Verlauf mit Abklingen in der 4. bis 5. Lebensdekade. Die Ursache ist nicht bekannt, eine positive Familienanamnese lässt sich bei etwa 50% der Patienten nachweisen. In verschiedenen Studien konnten keine pathologischen Veränderungen der Schweißdrüsen gefunden werden. Daher werden zentrale oder präganglionäre sympathische Hyperaktivitätsmechanismen angeschuldigt.

Die Behandlung der primären Hyperhidrose kann schwierig sein und systemische Pharmaka (Anticholinergika und Diltiazem), topische Applikationen (Antihidrotika basierend auf Aluminiumverbindungen), die operative Exzision der axillären Schweißdrüsen oder – als Ultima ratio – die Sympathektomie erfordern. Neuere Studien belegen ebenfalls die erfolgreiche Anwendung von Botulinumtoxin A.

64. Was ist Geschmacksschwitzen?

Geschmacksschwitzen (oder gustatorisches Schwitzen) ist die hyperhidrotische Reaktion nach Nahrungaufnahme. Es besteht als Reiz-Syndrom nach einer partiellen Läsion sympathischer Fasern, z. B. nach Operation der A. carotis oder lokaler Bestrahlung. Schon beim Gesunden allerdings kann beim Essen würziger oder heißer Speisen eine diffuses Schwitzen auftreten, besonders im Gesichtsbereich. Unter pathologischen Bedingungen löst jeder Geschmacksreiz, selbst Trinken von Wasser oder Leerschlucken, einen umschriebenen Schweißausbruch aus. Als **Frey-Syndrom** (aurikulo-temporales Syndrom) wird das einseitige faziale Geschmacksschwitzen nach operativer Verletzung des N. facialis im Bereich der Parotis bezeichnet.

65. Wie kann man eine Mastozytose mit einer autonomen Funktionsstörung verwechseln?

Als Mastozytose bezeichnet man die abnorme Proliferation von Gewebsmastzellen, die aufgrund des episodischen Auftretens autonomer Funktionsstörungen wie Palpitationen, Dyspnoe, Brustenge, «flush»-Symptomatik (Hautrötung), Kopfschmerz, Schwindelgefühl, Blutdruckabfall, Übelkeit, abdominalen Krämpfen oder Diarrhoe zur Verwechslung mit autonomen Dysfunktionen führen kann. Die Attacken bei der Mastozytose sind gefolgt von einer Phase der Müdigkeit und Lethargie. Die Episoden sind kurz, dauern normalerweise wenige Minuten oder prolongiert über 2 bis 3 Stunden an. Hitzexposition, emotionaler oder physischer Stress können die Attacken auslösen. Zur Abgrenzung von orthostatischen Dysregulationen hilft das plötzliche Erröten der Haut («flushing») und die beschriebene Wärmeempfindung der Patienten.

Beim Erwachsenen existieren zwei Hauptformen der pathologischen Proliferation von Mastzellen: die **kutane Mastozytose** und die **generalisierte Mastozytose**. Patienten können unter Episoden einer systemischen Mastzellaktivierung leiden, es fehlen allerdings Hinweise auf die Mastzellproliferation in der Haut oder in den Knochen. Während einer Attacke sind Histamin sowie Prostaglandin D_2 im Serum erhöht. Charakteristischerweise lassen sich pigmentierte kutane Läsionen (Urtikaria pigmentosa) durch Hautreizungen auslösen (Darier-Zeichen). Einige Patienten mit Mastozytose haben eine ausgeprägte Hypersensitivität auf Aspirin (Aspirin-Intoleranz), und alle Arten von Prostaglandin-Inhibitoren lösen eine massive Mastzellaktivierung aus.

66. Warum bekommt man beim mündlichen Staatsexamen die sprichwörtlichen schweißnassen Handflächen, während man in den Achselhöhlen fast nicht schwitzt?

Angst und emotionaler Stress steigern primär die Schweißneigung der palmaren und plantaren Bereiche, jedoch nicht der Achselhöhlen. Die ekkrinen Schweißdrüsen der Palma manus, der Planta pedis sowie der Stirn reagieren auf emotionale, mentale oder sensorische Stimuli. Dagegen reagieren die Drüsen der Achselhöhle vorwiegend auf thermale Einflüsse (Hitze).

Literatur

1. Appenzeller O, Oribe E: The Autonomic Nervous System, Amsterdam, Elsevier 1997.
2. Bannister R, Mathias C: Autonomic Failure, 3. Aufl. Oxford, Oxford University Press, 1992.
3. Low PA: Clinical Autonomic Disorders, 2. Aufl. Philadelphia, Lippincott-Raven, 1997.
4. Robertson D, Low PA, Polinsky RJ: Primer on the Autonomic Nervous System. San Diego, Academic Press, 1996.
5. Timmann D: Vegetative Störungen. In: Brandt T, Dichgans J, Diener HZ: Therapie und Verlauf neurologischer Erkrankungen. 3. Aufl., Kohlhammer, Stuttgart, 1998.

Demyelinisierung = Verlangsamung d. NLG
Axonschaden = Amplitudenminderung

13. Multiple Sklerose und demyelinisierende Erkrankungen

Loren A. Rolak

1. Was ist Myelin?

Myelin ist eine Proteolipidmembran, welche als Hülle die neuronalen Axone umgibt, um so die Fähigkeit zur Leitung elektrischer Aktionspotentiale zu verbessern. Myelin wird im zentralen Nervensystem (ZNS) von Oligodendrozyten, im peripheren Nervensystem (PNS) von Schwann-Zellen produziert und um die Axone gewickelt, wobei Lücken frei gelassen werden, die so genannten Ranvier-Schnürringe. An diesen befinden sich überwiegend die membranösen Ionenkanäle. So können starke Aktionspotentiale erzeugt werden.

2. Wie führt eine Demyelinisierung zu klinischen Symptomen?

Bei einem Axon ohne Myelinscheide enthält die darunter liegende Membran nicht mehr genügend Natrium-, Kalium- und andere Ionenkanäle, um einen ausreichenden Ionenfluss für die Depolarisation bereitzustellen; die Membran wird träge. Der Verlust von Myelin verhindert also eine Membrandepolarisation für die Weiterleitung eines Aktionspotentials, der Nerv wird so nutzlos. Beginnende Schädigungen erkennt man durch eine Verlangsamung der Nervenleitgeschwindigkeit.

3. Was ist Multiple Sklerose? Nennen Sie die Inzidenz und Prävalenz

Die Multiple Sklerose (MS) ist eine demyelinisierende Erkrankung, die häufigste aller Myelin zerstörenden Krankheitsbilder des ZNS. Die Inzidenz liegt in Nordeuropa und Nordamerika bei 4–8 neu diagnostizierten Fällen pro 100 000 Einwohner, die Prävalenz zwischen 60–100/100 000, das Verhältnis von Frauen zu Männern ist etwa 1,6:1. Die meisten Betroffenen sind im Alter zwischen 20 und 40, was die MS zur häufigsten neurologischen Ursache für Arbeits- und Erwerbsunfähigkeit bei jungen Menschen macht.

4. Wie kommt es bei der MS zur Demyelinisierung?

Die MS ist eine entzündliche Erkrankung. Lymphozyten, Makrophagen und andere immunkompetente Zellen akkumulieren um Venolen im ZNS. Sie wandern in das Hirnparenchym und attackieren sowie zerstören die Myelinscheiden. Bislang liegt noch keine allgemeingültige und schlüssige Klärung vor, warum körpereigene Lymphozyten die Myelinscheiden attackieren. Aufgrund autoaggressiver Mechanismen oder einer gegen Viren gerichteten Immunantwort reagieren hauptsächlich zelluläre Bestandteile des Immunsystems gegen spezielle Antigene im ZNS.

5. Ist die MS eine reine Erkrankung der Myelinscheiden?

Seit den Erstbeschreibungen der Histopathologie von MS-Läsionen ist bekannt, dass neben der primären Demyelinisierung durch die entzündlichen Infiltrate auch Axone geschädigt werden. Diese axonalen Schäden, die zahlenmäßig im Krankheitsverlauf zunehmen, dürften hauptverantwortlich für die irreversiblen neurologischen Symptome sein, die viele Patienten in ihrer Erkrankung akkumulieren. Aus kernspintomographischen Verlaufsuntersuchungen ist weiterhin bekannt, dass es bei der MS zu einer signifikanten Hirnatrophie kommt. Dies unterstützt die Daten zum quantitativen Ausmaß der axonalen Schädigungen im Krankheitsverlauf. Die Protektion der Axone gehört damit (natürlich neben der Protektion und der Regeneration der

Myelinscheiden) sicherlich zu den wichtigsten therapeutischen Ansatzpunkten für die Zukunft.

6. Gibt es andere demyelinisierende Erkrankungen?

Ja, aber alle sind sehr selten. MS ist die einzige häufigere demyelinisierende Erkrankung beim Erwachsenen. Tatsächlich wird der Begriff der «demyelinisierenden Erkrankung» von vielen Ärzten als Synonym für MS verstanden. Nach einer Klassifikation der mit Demyelinisierung einhergehenden Erkrankungen des ZNS unterteilt man in erworbene Schädigungen der weißen Substanz sowie hereditäre Erkrankungen. Die **Tabelle 13.1** gibt hierzu eine Übersicht.

7. Welcher Zusammenhang besteht zwischen Optikusneuritis und MS?

Ein Patient mit einer akuten entzündlichen Demyelinisierung des N. opticus (Optikusneuritis) entwickelt mit etwa 30–60% Wahrscheinlichkeit weitere demyelinisierende Schübe im ZNS, d.h. eine klinisch symptomatische MS. Viele Mediziner glauben, dass Optikusneuritis bereits MS ist und Fälle mit isoliertem Befall des N. opticus eine «forme

Tabelle 13.1: Klassifikation der mit Demyelinisierung einhergehenden Erkrankungen des zentralen Nervensystems

I Erworbene Schädigungen der weißen Substanz

1. Entzündlich demyelinisierende Erkrankungen ohne Erregernachweis
1.1 Multiple Sklerose (MS) (Syn.: Encephalo myelitis disseminate (ED))
1.2 Varianten der MS
   a) Neuromyelitis optica (Devic-Syndrom): doppelseitige Optikusneuritis mit Querschnittsmyelitis
   b) Diffuse Sklerose (Schilder-Krankheit): psychische und neuropsychologische Symptome bei großen Herden im MRT
   c) Konzentrische Sklerose (Baló-Krankheit): häufig akut und monophasisch verlaufend, große schalenförmig angeordnete Herde im MRT
1.3 Akute disseminierende (postinfektiöse, postvakzinale) Enzephalomyelitis (ADEM): durch Virusinfektion oder Impfung ausgelöste akute, autoimmune Demyelinisierung
1.4 ZNS-Manifestationen systemischer Autoimmunerkrankungen (z.B. SLE)

2. Direkt infektiös bedingte Erkrankungen der weißen Substanz
2.1 Virale Infektionen
   2.1.1 HIV-Enzephalopathie
   2.1.2 HTLV-1-Myelopathie (tropische spastische Paraparese, TSP)
   2.1.3 Progressive multifokale Leukenzephalopathie (PMLE): eine opportunistische virale Infektion (JC-Viren) von Oligodendrozyten, meistens bei Patienten mit AIDS
   2.1.4 Subakute sklerosierende Panenzephalitis (SSPE): persistierende Masernvirusinfektion des Zentralnervensystem («slow virus»)
2.2 Bakterielle Infektionen
   (Borreliose, Morbus Whipple, Mykoplasmen, Brucellose, Legionellose u.a.)
2.3 Prionerkrankungen (Spongiforme Enzephalopathien)
   2.3.1 Creutzfeldt-Jakob-Krankheit (CJD): klassische Form und «new variant»
   2.3.2 Gerstmann-Sträussler-Scheinker-Syndrom
   2.3.3 Kuru-Krankheit
   2.3.4 Fatale familiäre Insomnie

3. Toxisch-metabolische Ursachen
3.1 Zentrale pontine und extrapontine Myelinolyse: ein Syndrom mit akuter Myelindestruktion des Pons, assoziiert mit einer raschen Korrektur der Hyponatriämie
3.2 Vitamin-B$_{12}$-Mangel (Thiamin-Hypovitaminose)
3.3 Marchiafava-Bignami-Syndrom
3.4 Malnutrition
3.5 Toxische Ursachen
   3.5.1 exogen (z.B. Blei, Arsen, INH, Zytostatika, Oxychinolinderivate)
   3.5.2 endogen (z.B. nach Verbrennungen, Urämie, Leberversagen)

Tabelle 13.1: Fortsetzung

4. Hypoxisch-ischämische Ursachen
(Posthypoxische Leukenzephalopathie, Morbus Binswanger)

5. Traumatische Ursachen
(Strahlenenzephalomyelopathie, durch Hirnödem, druck- bzw. entlastungsbedingt)

II Hereditäre Erkrankungen mit Schädigung der weißen Substanz

1. Lysosomale Störungen mit Beteiligung der weißen Substanz (meist im Kindesalter auftretend)
1.1 Metachromatische Leukodystrophie (Sulfatidose): ein Defekt des Enzyms Arylsulfatase
1.2 Globoidzelldystrophie (M. Krabbe): eine schwere Erkrankung in der Kindesentwicklung mit einem Defekt der Galaktozerebrosid-β-Galaktosidase
1.3 andere (Morbus Niemann-Pick, G_{M1}- und G_{M2}-Gangliosidosen, Fukosidose)

2. Peroxisomale Störungen
2.1 Adrenoleukodystrophie und Adrenomyeloneuropathie: ein Defekt im Stoffwechsel der langkettigen Fettsäuren
2.2 Zerebrohepatorenales Syndrom (Zellweger-Syndrom) und ähnliche Krankheitsbilder
2.3 Morbus Refsum: autosomal-rezessiv vererbte Störung des Phytansäurestoffwechsels

3. Mitochondriale Enzephalomyopathien
(MERRF-Syndrom, MELAS, Kearns-Sayre-Syndrom, Alpers-Syndrom, Menkes-Syndrom, Leigh-Syndrom)

4. Störungen des Metabolismus von Aminosäuren und organischen Säuren
(z. B. Phenylketonurie, Sulfitoxidasemangel, Ahornsirupkrankheit, Morbus Canavan)

5. Störungen der DNA-Reparatur
Morbus Cockayne

6. Erkrankungen der weißen Substanz mit unbekanntem Stoffwechseldefekt
6.1 Pelizaeus-Merzbacher-Krankheit (Mutation des Proteolipidproteingens)
6.2 Morbus Alexander: Leudystrophie mit Astrozytendegeneration
6.3 Zerebrookuläre Dysplasien mit Muskeldystrophie (z. B. Fukuyama-Syndrom, Walker-Warburg-Syndrom)

in Anlehnung an Kappos L: Entmarkungskrankheiten unter besonderer Berücksichtigung der Multiplen Sklerose. In: Kunze K (Hrsg.): Praxis der Neurologie, Stuttgart, Thieme, 2. Aufl., 1999. Mit freundlicher Erlaubnis

---

fruste» dieser Erkrankung darstellen. Eine analoge Argumentation besteht für die monophasische Demyelinisierung des Rückenmarks, die transverse Myelitis.

8. Was sind die häufigsten Symptome zu Beginn der MS?
1. Paresen (45%)
2. Optikusneuritis (40%)
3. Sensibilitätsstörungen (35%)
4. Hirnstammsymptome (30%)
5. Zerebelläre Symptome (25%)
6. Augenmotilitätsstörungen (15%)
7. Miktionsstörungen (15%)
8. Psychische Symptome (10%)

9. Welche Symptome treten bei der MS nicht auf?
In der Tat sind es nur wenige. Eigentlich ist jedes neurologische Problem im Zusammenhang mit der MS schon beschrieben worden, und sei es als Fallbericht. Da die MS jedoch primär eine Erkrankung der weißen Substanz (d.h. des Myelins) ist, sind Symptome primär neuronaler Schädigungen (d.h. der grauen Substanz) seltener. Zu den ungewöhnlichen Symptomen der MS zählen Aphasie, epileptische Anfälle, Schmerz (als Primärsymptom und nicht als Folge z.B. der Spastik), Bewegungsstörungen (d.h. extrapyramidale Störungen, nicht zerebellär, paretisch oder aufgrund von Sensibilitätsstörungen) und Demenz. Letztere ist im jahrzehntelangen Verlauf der Erkrankung manchmal zu beobachten, primär jedoch nicht.

10. Beschreiben Sie den klinischen Verlauf der MS

Wie die Symptomatik, so ist auch der Krankheitsverlauf äußerst variabel. Das Spektrum erstreckt sich von einer monophasischen symptomatischen Episode (z. B. einer einmaligen Optikusneuritis) bis hin zu polysymptomatischen, chronisch progredienten Formen. Am häufigsten ist die schubförmig remittierende Form, bei der die neurologischen Symptome plötzlich über Stunden bis Tage auftreten, sechs bis acht Wochen andauern und sich dann komplett oder mit Residualsymptomen zurückbilden.

Eine gebräuchliche klinische Einteilung der Verlaufsformen ist hier aufgelistet:
1. PP-MS: primär chronisch progrediente Verlaufsform (mit und ohne zusätzliche Schübe),
2. RR-MS («relapsing-remitting MS»): schubförmig remittierende Verlaufsform (mit und ohne komplette Rückbildung),
3. SP-MS («secondary progressive»): sekundär chronisch progrediente Verlaufsform (mit und ohne Schübe).

11. Wie häufig sind Schübe bei der MS?

Zeitpunkt und Anzahl der Schübe bei der MS sind nicht vorherzusagen. Durchschnittlich ereignet sich alle 1,5 Jahre ein Schub, wobei sich bei den klinischen Exazerbationen oftmals die Symptome früherer Schübe wiederholen. Einige Patienten zeigen keine demarkierten Schübe, sondern verschlechtern sich schon von Beginn an mehr kontinuierlich (PP-MS, primär progrediente Verlaufsform), oder ein vormals schubförmiger Verlauf geht in einen chronisch-progredienten Verlauf über (SP-MS, sekundär chronisch-progrediente Verlaufsform). Eine grobe Faustregel besagt, dass die Anzahl der Schübe in den ersten fünf Jahren nach Diagnosestellung in etwa den weiteren Krankheitsverlauf anzeigt.

12. Wie ist die Krankheitsprognose der MS?

Der Verlauf der MS variiert sehr und damit auch die individuelle Prognose. Die Krankheit selbst führt nicht zum Tod, die statistische Lebenserwartung bei MS-Kranken ist trotzdem verkürzt. Dies ist die Folge der häufigen Sekundärkomplikationen bei Patienten mit schweren Verlaufsformen (z. B. Aspirationspneumonie, Dekubitus, Harnwegsinfekte, Stürze). Als Faustregel gilt: $1/3$ der Patienten bleibt lebenslang ohne wesentliche Behinderungen; $1/3$ akkumuliert zwar neurologische Defizite, diese beeinträchtigen alltägliche Tätigkeiten, erlauben jedoch ein normales Leben (z. B. Arbeitstätigkeit, Familienplanung); $1/3$ erreicht Behinderungen, die zur Berufsunfähigkeit, Verlust der Gehfähigkeit bis teilweise zur Vollpflege führen.

13. Welche Prognosefaktoren gibt es für die MS?

Obwohl die Variabilität der MS eine genaue Prognose erschwert bis unmöglich macht, gibt es einige Faktoren, die einen eher günstigen Verlauf andeuten:
1. Frühes Auftreten der Erstsymptome (< 40 Jahre),
2. Sensibilitätsstörungen als Erstsymptom (im Gegensatz zu motorischen, zerebellären oder vegetativen Symptomen),
3. Schubförmige Verlaufsform mit Remissionen (im Gegensatz zu primär oder sekundär progredienten Formen),
4. Weibliches Geschlecht.

Diagnose

14. Wie stellt man in Anbetracht der variablen klinischen Symptomatik und des verschiedenartigen Verlaufs die korrekte Diagnose einer MS?

Tatsächlich gehört die richtige Diagnose einer MS zu den schwierigsten Aufgaben in der Neurologie. Nur in jedem dritten Fall wird diese primär richtig gestellt, da die Patienten wegen der flüchtigen Initialbeschwerden wie Parästhesien, Sehproblemen, Motilitätsstörungen oder Miktionsschwierigkeiten keinen Arzt aufsuchen oder dieser an häufiger auftretende Krankheiten denkt («Zervikalsyndrom», «Lumbalsyndrom», «Durchblutungsstörungen», «Zystitis»).

Es gibt für die Diagnosestellung Kriterien, die in den Tabellen 13.2 und 13.3 aufgelistet sind. Bei den Kriterien nach Schumacher (1965) zur Diagnose einer sicheren MS sind die objektiven Störungen in verschiedenen Bereichen des ZNS entscheidend, wobei diese schubförmig oder (schleichend) chronisch-progredient aufgetreten sein können. Die

Tabelle Frage 13.2: Schumacher-Kriterien für die Diagnose einer Multiplen Sklerose

1. **Objektive pathologische Befunde** in der neurologischen Untersuchung, die auf eine Störung des Zentralnervensystems zurückzuführen sind.
2. Aufgrund des neurologischen Befundes oder der Anamnese eindeutige Hinweise auf die **Beteiligung von zwei oder mehr voneinander getrennten Bereichen des Zentralnervensystems**.
3. Zeitlicher Ablauf der Erkrankung:
   - **zwei oder mehr Episoden** klinischer Verschlechterung, die jeweils durch eine Periode gleichbleibenden Befindens oder Besserung von einem oder mehr Monaten getrennt sind, wobei jede Episode mindestens 24 Stunden angedauert haben muss, **oder**
   - **langsame bzw. stufenweise Progression** von Beschwerden und Symptomen über einen **Zeitraum von mindestens 6 Monaten**.
4. Symptome sollten primär auf Störungen im Bereich der weißen Substanz des Zentralnervensystems hinweisen.
5. Manifestationsalter zwischen 10 und 50 Jahren
6. Beschwerden und Symptome der Patienten sollen nach dem Urteil eines erfahrenen Neurologen nicht durch eine andere bekannte neurologische Erkrankung besser erklärbar sein.

Tabelle Frage 13.3: Poser-Kriterien für die Diagnose einer Multiplen Sklerose

Allgemeine Voraussetzungen:
- Erkrankungsbeginn nicht vor dem 10. und nach dem 59. Lebensjahr
- Ausschluss anderer neurologischer Erkrankungen durch einen kompetenten Neurologen

1. **Klinisch gesicherte Diagnose:**
2 Schübe und 2 voneinander räumlich abgetrennte Herde im Zentralnervensystem durch einen neurologischen Befund dokumentiert

oder

2 Schübe und 1 Herd im neurologischen Befund, ein zusätzlicher Herd durch paraklinische Untersuchungen belegt.

2. **Durch Laboruntersuchungen untermauerte Diagnose:**
2 Schübe, 1 Herd durch neurologische Untersuchung oder paraklinische Befunde dokumentiert, zusätzlich Nachweis von oligoklonalen Banden oder/und erhöhter autochthoner IgG-Produktion im Zentralnervensystem

oder

1 Schub, 2 Herde im neurologischen Untersuchungsbefund und Nachweis oligoklonaler Banden und/oder erhöhtem IgG

oder

1 Schub, 1 Herd durch neurologischen Untersuchungsbefund und 1 Herd durch paraklinische Untersuchungen dokumentiert und Nachweis oligoklonaler Banden und/oder erhöhtem IgG im Liquor.

heutigen diagnostischen Möglichkeiten, nämlich Kernspintomographie, Elektrophysiologie und Liquoruntersuchungen erlauben es, auf so genannter «**laborgestützter Basis**» («**paraklinisch**») die Diagnose einer MS bereits früher zu stellen, was in den so genannten **Poser-Kriterien** Berücksichtigung findet (siehe Tabelle). Vereinfacht kann man sagen, dass durch einen positiven Kernspin- und/oder Liquorbefund die Notwendigkeit einer zweiten schubförmigen Verschlechterung entfällt und laborgestützt die Diagnose einer MS gestellt werden kann.

Schumacher GA, Beebe G, Kibler RF, Kurland LT, Kurtzke JF, McDowell F, et al.: Problems of experimental trials of therapy in multiple sclerosis: report by the panel on the evaluation of experimental trials of therapy in multiple sclerosis. Ann NY Acad Sci 122:552–568, 1965.
Poser CM, Paty DW, Scheinberg L, McDonald WI, Davis FA, Ebers GC, et al.: New diagnostic criteria for multiple sclerosis: guidelines for research protocols. Ann Neurol 13:227–231, 1983.

15. Nennen Sie einige wichtige Differentialdiagnosen der MS

Obwohl sich das klinische Bild der MS selten auf einen solitären Herd zurückführen lässt, wird es häufig mit der Symptomatik eines **Hirn- oder Rückenmarkstumors** verwechselt; bei älteren Patienten kann die **funikuläre Myelose** diagnostische Schwierigkeiten bereiten. Ansonsten kommen **multifokale Erkrankungen des Zentralnervensystems** wie verschiedene Vaskulitiden und Kollagenosen (v.a. Panarteriitis nodosa, Sjögren-Syndrom, systemischer Lupus erythematodes), die Behçet-Erkrankung, die Neurosarkoidose und – wichtig, weil in Endemiegebieten häufig – die **Neuroborreliose** in Betracht. In seltenen Fällen ist insbesondere bei Jüngeren an primär metabolische Erkrankungen wie die **Adrenoleudodystrophie (ADL)** zu denken.

16. Sind Labortests für die MS-Diagnostik hilfreich?

Ja, allerdings nur bei entsprechend vorsichtiger Interpretation. Selten kann eine MS ohne irgendwelche Labortests gestellt werden, speziell bei Patienten, die nicht alle klinischen Kriterien einer MS erfüllen. Kein Labortest ist beweisend für die MS (wie beispielsweise das MS-Liquorsyndrom mit Pleozytose, IgG-Vermehrung und oligoklonalen Banden), zum Ausschluss anderer Erkrankungen sind sie hilfreich.

17. Welche Bedeutung hat die Liquoruntersuchung für die Diagnose der MS?

Bei Patienten mit MS sind die Immungobuline im ZNS vermehrt. Die Liquoruntersuchung zeigt oftmals eine Erhöhung des Gesamt-IgG sowie eine gesteigerte IgG-Syntheserate. Trennt man die IgG elektrophoretisch auf, akkumulieren die Immunglobuline manchmal und laufen in spezifischen Banden auf dem Gel, die man im direkten Vergleich im Blutserum nicht findet. Diese Banden in der IgG-Region, genannt oligoklonale Banden, sprechen für eine autochthone Antikörpersynthese und sind ziemlich sensitiv und spezifisch für die MS. Allerdings findet man sie auch bei anderen Erkrankungen des Nervensystems (siehe Frage 18). Das Liquorsyndrom bei der MS zeigt folgende Gesamtbefunde: Erhöhung des Gesamteiweiß (30%), mononukleäre Pleozytose (60%), intrathekale IgG-Bildung (80%) und oligoklonale Banden (>95%). Bis heute ist übrigens noch nicht abschließend geklärt, wie und warum die oligoklonalen Banden gebildet werden und was sie bei der MS exakt bedeuten.

18. Gibt es andere Krankheiten, in denen man oligoklonale Banden findet?

Vor allem bei entzündlichen Erkrankungen kann man sie ebenfalls nachweisen. Oligoklonale Banden per se weisen nur eine intrathekale Immunglobulinproduktion nach, wie sie auch bei chronisch entzündlichen Erkrankungen des ZNS (z.B. Meningoenzephalitis, Syphilis, SSPE = subakute sklerosierende Panenzephalitis), beim GBS (Guillain-Barré-Syndrom) oder bestimmten Vaskulitiden vorkommt.

19. Welche Rolle spielen evozierte Potentiale bei der Diagnose der MS?

Da evozierte Potentiale (EP) Leitungsbahnen im ZNS messen, fallen z.B. bei den visuell evozierten Potentialen (VEP) Demyelinisierungen in der vorderen Sehbahn durch verlängerte Leitungszeiten (verzögerte Latenzen), axonale Schädigungen durch reduzierte Amplituden auf. Die Ableitung visuell, akustisch, motorisch und somatosensibel evozierter Potentiale dient der Lokalisation umschriebener und disseminierter Prozesse des zentralen Nervensystems. Die MS ist dabei übrigens die häufigste Ursache für eine Leitungsverzögerung bei evozierten Potentialen.

20. Welche evozierten Potentiale werden zur Diagnosestellung einer MS abgeleitet? Erklären Sie kurz das Prinzip der jeweiligen Methode

1. **Visuell evozierte Potentiale (VEP):** VEPs werden durch alternierende Kontrastumkehr, z.B. bei Fixation eines Schachbrettmusters auf einem Monitor oder auch durch intermittierende Flackerlichtreizung, erzeugt. Während der Patient ein Muster anschaut, werden im Bereich des visuellen Cortex am Hinterkopf die elektrischen Potentiale gemessen. Die normale Latenz einer Antwort nach dem Stimulus ist etwa 100 Millisekunden. Eine Verzögerung der Latenzen bedeutet eine Demyelinisierung im Bereich der Sehbahn. Amplitudenreduktionen weisen auf axonale Schädigungen hin.

2. **Akustisch evozierte Potentiale (AEP):** Über einen Kopfhörer werden einseitig akustische Reize (Klicklaute) mit einer Lautstärke um 80 dB vermittelt. Die Ableit-Elektroden werden am Mastoid und Vertex angebracht. Ein «averager» mittelt die Potentiale von 1024–2048 Reizantworten. Physiologisch sind fünf kurze positive Wellen: die Wellen I und II werden dem proximalen Anteil des VIII. Hirnnerven zugeordnet, die Wellen III–V dem Verlauf der Hörbahn im Hirnstamm («Hirnstamm-Komplex»). Eine Verzögerung bzw. Amplitudenreduktion im Hirnstammkomplex weist auf einen Prozess im Verlauf der zentralen Hörbahn hin.

3. **Somatosensibel evozierte Potentiale (SEP):** Durch Elektrostimulation der Haut oder eines

gemischten peripheren Nervenstamms (z. B. des N. medianus, N. tibialis, N. peronaeus, N. V2, N. V3) werden Potentiale ausgelöst, die durch Ableitung der kontralateralen Postzentralregion (oder auch auf Höhe des Rückenmarks, z. B. C2 und C7) gemessen werden. Je nach Lokalisation einer Leitungsverzögerung kann man diese gegebenenfalls dem Rückenmark, der Hirnstammregion oder subkortikalen hemisphärischen Gebieten zuordnen. Leitungsverzögerungen im peripheren Nervenverlauf kommen bei der MS nicht vor (es sei denn, ein Patient hat koinzidentell eben eine periphere Nervenschädigung).

4. **Motorisch evozierte Potentiale/Transcranielle Magnetstimulation des motorischen Cortex (MEP):** Kortikale Neurone können durch magnetische Ströme erregt werden, die im Gewebe wiederum Ströme induzieren. Gereizt wird mit einer ringförmigen Spule auf dem Skalp, zervikal, lumbal oder über peripheren Nerven. Durch eine Kondensatorentladung wird ein Magnetfeld mit einer maximalen Feldstärke von 2 Tesla induziert. Die Stimulation des Skalps erregt über kortikale Interneurone die Betz-Riesenzellen, bei spinaler oder peripherer Stimulation wird das 2. Neuron aktiviert. Registriert wird über Oberflächenelektroden die resultierende Muskelkontraktion. Die zentral motorische Leitungszeit (ZML, «central motory conduction time») ergibt sich aus der Differenz von kürzester kortikaler und längster spinaler Latenzzeit und gibt Auskunft über die Funktion der Pyramidenbahn. Bei der MS werden somit Schädigungen des kortikospinalen Systems nachgewiesen.

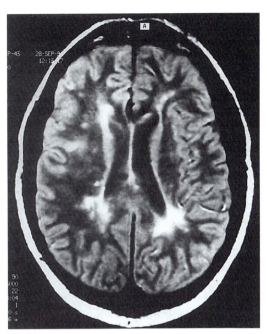

Abbildung 13.1: Multiple Sklerose. Im axialen Schnittbild des MRT («flair»-Sequenz) zeigen sich typische konfluierende Signalintensitäten in der weißen Substanz, betont periventrikulär.

21. Geben Sie die Treffsicherheit elektrophysiologischer Techniken für die MS-Diagnostik an

Die veröffentlichen Daten hierzu sind sehr unterschiedlich. Grob lässt sich Folgendes sagen: im Verlauf einer MS («definitive MS») haben 85% der Patienten abnorme MEP, 75% abnorme VEP, 50% abnorme SEP und 25% abnorme AEP. Zu Beginn einer MS ist die Treffsicherheit deutlich geringer (z. B. nur 10% pathologische VEP).

Lee KH, Hashimoto SA, Hodge JP, et al: MRI of the head in the diagnosis of multiple sclerosis: A prospective 2-year follow-up with comparison with clinical evaluation, evoked potentials, oligoclonal banding and CT. Neurology 41:657–660, 1991.

22. Welche Rolle spielen die bildgebenden Techniken (MRT und CT) für die MS-Diagnose?

Die Kernspintomographie (MRT, Magnetresonanztomographie) zeigt schon zu Beginn der MS in 85% pathologische Veränderungen (95% im Verlauf!). Aufgrund der hohen Sensitivität dieser nichtinvasiven Technik hat sich die Kernspintomographie inzwischen als gebräuchlichste Untersuchungsmethode zur Bestätigung einer MS-Diagnose etabliert. Der Hauptnachteil ist allerdings die mangelnde Spezifität. Die multilokulären, subkortikalen, v. a. periventrikulären Läsionen in der weißen Substanz sind zwar typisch für die MS, können aber auch bei zerebrovaskulären Erkrankungen, Vaskulitis, Migräne, Hypertension oder sogar bei Gesunden vorkommen. Die rapide Entwicklung dieser Technologie bedingte in den letzten Jahren neben vielen technischen Verbesserungen eine Vielzahl von definierten Untersuchungen zur Dynamik, Sensitivität oder Spezifität des MRT in der MS-Diagnostik. Trotz allem darf die Diagnose dieser Erkrankung nicht allein auf bildgebenden Kriterien beruhen.

Das CT spielt eine absolut untergeordnete Rolle in der MS-Diagnostik. Bei 10% der Fälle mit MS finden sich zu Beginn pathologische Befunde, bei 40% im Verlauf (dazu gehört die nachweisbare diffuse Hirnatrophie). Aufgrund der zusätzlich geringen Spezifität und der erdrückenden Überlegenheit des MRT ist diese Untersuchungstechnik für die MS-Diagnostik verzichtbar und nur bei MRT-Kontraindikationen (z.B. Herzschrittmacher) zu erwägen.

Ätiologie der MS

23. Welche Hinweise auf die Ursache der MS ergeben sich aus der Epidemiologie?

Die epidemiologischen Daten der MS sind außergewöhnlich. Die MS-Prävalenz zeigt ein «Nord-Süd-Gefälle» mit hohem Erkrankungsrisiko im Norden Europas und Amerikas oberhalb des 37. Breitengrades. Die schwarze Bevölkerung der USA, Indianer und Eskimos sind ebenso wie die Japaner und Inder auffallend selten von der MS betroffen. Afrika (mit Ausnahme der englisch sprechenden weißen Bevölkerung) und Asien gehören zu den Gebieten mit niedriger Frequenz; um den Äquator ist die Prävalenzrate am geringsten. Die Mittelmeerländer, Südamerika und große Teile Australiens weisen eine mittlere Prävalenz auf. Auf der südlichen Halbkugel steigt das Risiko jenseits des 40. Breitengrades wieder an, um in Südaustralien und Neuseeland hohe Prävalenzraten zu erreichen. Während die Erkrankung in den Tropen praktisch unbekannt ist, ist die Inzidenz in Schottland oder Skandinavien 1:1000. Die Erkrankung betrifft Frauen häufiger als Männer (3:2), höhere sozioökonomische Gruppen erkranken häufiger. Ethnisch sind vorwiegend Bevölkerungsgruppen mit nordeuropäischen Vorfahren betroffen, bei anderen Rassen wie Eskimos oder Zigeunern tritt die MS nahezu nie auf. Diese Befunde könnten mit dem genetischen Hintergrund (HLA-Typ) zusammenhängen und damit indirekt mit der Immunfunktion.

Die Ergebnisse von Migrationsstudien zeigen, dass die Exposition gegenüber einem putativen pathogenen Umweltfaktor (z.B. Viren) vor dem 15. Lebensjahr für die spätere Manifestation der MS entscheidend ist. Zum Beispiel haben europäische Auswanderer ein hohes Krankheitsrisiko, das sie auch in Ländern mit geringerer MS-Prävalenz, wie z.B. in Afrika, behalten, es sei denn, sie wanderten schon vor der Pubertät aus. Umgekehrt scheinen Einwanderer aus risikoarmen Zonen einen anhaltenden Schutz gegenüber der Erkrankung in Risikogebieten zu besitzen. Kinder sind dem MS-Risiko des jeweiligen Einwanderungslandes ausgesetzt. Gelegentlich wird endemisches Auftreten der MS beobachtet, so auf den Faröer-Inseln, in Florida und in der Schweiz.

Leider haben all diese klaren epidemiologischen Fakten bislang noch nicht zu einer schlüssigen Hypothese der MS-Ursache geführt.

> Hogancamp WE, Rodriguez M, Weinshenker BG: The epidemiology of multiple sclerosis. Mayo Clin Proc 72:871–878, 1997.

24. Welche Hinweise sprechen für die MS als Autoimmunerkrankung?

1. Histopathologisch sieht man bei der MS ein entzündliches Erscheinungsbild mit Lymphozyten und anderen immunkompetenten Zellen.
2. Die MS kommt am häufigsten bei Patienten mit bestimmten HLA-Typen vor (v.a. HLA-DR15, -Dw2, HLA-DQw6). Gene, die für die Kontrolle des Immunsystems zuständig sind, stehen somit in enger Beziehung zu der Entwicklung der MS.
3. Die oligoklonalen Banden im Liquor, die Nachweis einer intrathekalen Immunglobulinbildung sind, deuten auf eine abnorme Reaktion des Immunsystems hin.
4. Einige Subtypen der T-Lymphozyten, bzw. deren Verteilung, sind bei der MS abnormal. Insbesondere die T-Suppressorzellen sind bei der MS vermindert. Ebenfalls scheint ein Ungleichgewicht zwischen proinflammatorischen TH1-Helferzellen und antiinflammatorischen TH2-Helferzellen vorzuliegen.

5. Das Tiermodell der MS, die experimentelle allergische Enzephalomyelitis (EAE, alternativ auch experimentell *autoimmune* Enzephalomyelitis genannt), ist eine immunvermittelte Erkrankung. Die EAE kann in empfänglichen Stämmen (Mäuse, Ratten, Meerschweinchen, Affen) durch Injektion von bestimmten Myelinantigenen, wie z. B. dem basischen Myelinprotein (MBP), Proteolipid-Protein (PLP) oder Myelin-Oligodendroglia-Glykoprotein (MOG), in Adjuvans induziert werden. Die Myelinantigene rufen eine entsprechende Immunantwort hervor und kreuzreagieren mit dem körpereigenen Myelin, das sie schädigen (aktive Immunisierung). Darüber hinaus läßt sich die Erkrankung mit T-Zellen mit Spezifität für diese Markscheidenbestandteile auf naive Tiere übertragen (Transfer-EAE), womit gezeigt wurde, dass es sich bei der EAE um eine T-Zell-vermittelte Autoimmunerkrankung handelt.

> Rolak LA: Multiple scerosis. In Rolak L, Harati Y (eds): Neuro-immunolgy for the Clinician. Boston, Butterworth-Heinemann, 1997, pp 107–132

25. Welche Autoantigene wurden bei der MS bereits beschrieben?

Die Liste potentieller Autoantigene umfaßt 10 Kandidaten. Die experimentellen Grundlagen, wonach das eine oder andere Antigen für die MS in Frage kommt, unterscheiden sich jedoch. Damit sind auch diese putativen Autoantigene wissenschaftlich nicht gleichermaßen zwingend, bis heute konnte für keines der genannten der Beweis erbracht werden, es wäre «das Autoantigen» bei der MS. Der Nachweis humaner T-Zell-Antworten gegen das jeweilige Kandidatenprotein (in manchen Fällen auch zusätzliche B-Zell-Reaktivität) sowie die Auslösung einer MS-ähnlichen Erkrankung im Tiermodell (experimentelle autoimmune Enzephalomyelitis, EAE) sind wesentliche Kriterien. Letzteres ist nicht bei allen genannten Proteinen gegeben.

1. **MBP** («myelin basic protein»): Myelinprotein, das als ein Hauptbestandteil der Myelinscheiden im PNS und ZNS exprimiert wird; am besten untersuchtes Kandidatenautoantigen,
2. **MOG** («myelin-oligodendrocyte glycoprotein»): nur auf der Zellmembran von Myelinscheiden des ZNS exprimiert,
3. **PLP** («proteolipoprotein»): nur auf der Zellmembran von Myelinscheiden des ZNS exprimiert,
4. **MAG** («myelin associated glycoprotein»): existiert im PNS sowie ZNS, lokalisiert im periaxonalen Raum,
5. **CNPase** (2',3'-cyclic nucleotide 3'-phosphodiesterase): Myelinprotein, das im PNS, ZNS sowie in lymphatischem Gewebe exprimiert wird, kein Tiermodell vorhanden,
6. **Transaldolase**: Enzym des Pentose-Phophat-Wegs, das nur in Oligodendrozyten, jedoch nicht in Neuronen oder Astrozyten vorkommt; Sequenzhomologien mit einem Protein des HTLV-1-Virus; kein Tiermodell vorhanden,
7. **S100β**: kein Myelinprotein; wird im ZNS in Astrozyten und Mikrogliazellen exprimiert,
8. **αB-Crystallin**: Stressprotein, das möglicherweise im Myelin von MS-Kranken überexprimiert wird, kein Tiermodell vorhanden,
9. **Hsps** («heat shock proteins»): Stressproteine, die möglicherweise als Antigene für eine spezielle Untergruppe von T-Zellen, die γ/δ-Zellen, fungieren; kein Tiermodell vorhanden,
10. **MOBP** («myelin oligodendrocyte basic protein»): neuestes beschriebenes und mögliches Autoantigen, exprimiert in Oligodendrozyten; Tiermodell vorhanden.

26. Welche Hinweise sprechen für die MS als Viruserkrankung?

1. Die MS ist in bestimmten Ländern häufiger als in anderen. Die epidemiologischen Daten zeigen ein deutliches Nord-Süd-Gefälle, was für einen Umweltfaktor spricht. Dies könnte ein Virus sein.
2. In Tieren gibt es demyelinisierende Erkrankungen, die durch Viren hervorgerufen werden. Einige davon dienen als Tiermodell der MS, wie der «canine-distemper»-Virus oder der Theiler-Virus.
3. Viren, die im ZNS persistieren können, oder «slow-virus»-Erkrankungen sind im ZNS bekannt, was zu den epidemiologischen Daten der verzögert auftretenden und dann meist schubförmig verlaufenden MS passt.
4. Patienten mit MS reagieren auf bestimmte virale Antigene abnormal. Dies gilt sowohl für die Anti-

körper-abhängige wie für die zellvermittelte Immunität.
5. Mit unterschiedlichen Methoden konnten bei MS-Patienten Viren im ZNS oder/und spezifische Immunreaktionen gegen sie nachgewiesen werden. Nennenswert ist hier der humane Herpesvirus Typ 6 (HHV-6) und der Multiple-Sklerose-assoziierte Retrovirus (MSRV).

> Meinl E: Concepts of viral pathogenesis of multiple sclerosis. Curr Op Neurol 12: 303–307, 1999.

Behandlung

27. Wann werden Kortikosteroide in der MS-Therapie eingesetzt?

In einer Reihe von Studien konnte gezeigt werden, dass Steroide gegenüber Placebo bei MS-Schüben helfen. Die Symptome bilden sich schneller zurück und verlaufen weniger schwer. Unklar ist allerdings, ob die Steroide letztendlich eine Wirkung auf bleibende Behinderungen oder neurologische Ausfälle haben bzw. den weiteren Verlauf und das Endstadium der Erkrankung positiv beeinflussen können. Es bestehen zudem Kontroversen über die beste Dosierung, das geeignetste Steroidpräparat, die Applikationsweise und die Behandlungsdauer.

28. Nennen Sie ein übliches Dosierungsregime für Glukokortikoide bei der Schubtherapie

Eine gebräuchliche Dosierung im akuten Schub der MS sind über 3 bis 7 Tage 500–1000 mg pro Tag Prednisolonäquivalent intravenös eingesetzt (in einer Dosis morgens vor 8 Uhr). Auf eine Magenprotektion und gegebenenfalls Kaliumsubstitution sollte geachtet werden. Je nach Dauer der intravenösen Gaben, der Höchstdosis oder den Klinikgepflogenheiten wird dann ausschleichend über einen Zeitraum von 2–4 Wochen behandelt. Diese Steroidpulstherapie verbessert kurzfristig die MS-Symptome effektiv.

29. Welche Rolle spielen Immunsuppressiva bei der MS-Therapie?

Es gibt eine Reihe von immunsuppressiven Therapieregimes bei der MS, wobei allerdings nur wenigen davon prospektive, randomisierte, doppelblindkontrollierte Studien zugrunde liegen. Insgesamt zeigen sie eher enttäuschende Ergebnisse. Manche Ärzte halten an einer Dauertherapie mit Medikamenten wie Cyclophosphamid oder Methotrexat fest. Häufiger wird Azathioprin (2,5 mg/kg KG/Tag oral) gegeben, welches eine nachgewiesene – wenn auch schwache – langfristig positive Wirkung hat.

Oftmals ist der theoretische Wirkmechanismus, der frustrierende Krankheitsverlauf oder Unverträglichkeit der gesichert wirksamen Therapeutika der Grund für den Gebrauch dieser Immuntherapien.

30. Welche Medikamente gibt es, um den natürlichen Verlauf der MS zu beeinflussen?

Die MS ist nicht heilbar. Es gibt jedoch Medikamente, die in großen kontrollierten Studien zu einer Reduktion der Schubrate geführt haben und deshalb für die Behandlung der schubförmig verlaufenden Formen zugelassen sind.

Die vier genannten Medikamente sind in etwa gleich effektiv, sie verringern die Schubraten in etwa um 30%.

1. **Rekombinantes Beta-Interferon-1b (rIFNß-1b, Betaferon)**: unterscheidet sich vom natürlichen humanen Interferon in einer einzigen Aminosäure. Beta-Interferone antagonisieren Interferon-γ, stabilisieren die Blut-Hirn-Schranke und induzieren eine T-zelluläre Suppressoraktivität. Jeden 2. Tag werden 8 Millionen Einheiten subkutan appliziert. Bei vielen Patienten treten Nebenwirkungen in Form grippeähnlicher Symptome oder lokaler Hautreaktionen auf. Die Entwicklung neutralisierender Antikörper ist ein weiterer unerwünschter Effekt.
2. **Rekombinantes Beta-Interferon-1a (rIFNß-1a, Avonex)**: mit Ausnahme einer Aminosäure und der Glykosylierung des Proteins ist rIFNß dem Betaferon identisch. Die Applikationsweise ist intramuskulär (6 Millionen Einheiten = 30 µg/Woche), die Nebenwirkungen sind ähnlich.
3. **Rekombinantes Beta-Interferon-1b (rIFNß-1a, Rebif)**: Rebif wird 3 mal wöchentlich subkutan gegeben, entweder mit 6 Millionen Einheiten pro Gabe (22 µg) oder mit 12 Millionen Einheiten (44 µg). Die Nebenwirkungen entsprechen denen des Betaferons.

4. **Glatirameracetat (Copolymer 1, Copaxone):** Dieses synthetische Polypeptidgemisch besteht aus 4 Aminosäuren, die in ihrer randomisierten Zusammensetzung einem Fragment des basischen Myelinproteins (MBP) entsprechen sollen. Wirkmechanismen sind die Blockade von MHCII-Rezeptoren, Aktivierung von Suppressorregelkreisen und Induktion von antiinflammatorischen TH2-Helferzellen. Die Dosierung ist 20 µg/Tag subkutan. Es kann zu milden Hautreaktionen kommen, systemische Nebenwirkungen sieht man im Gegensatz zu den Beta-Interferonen praktisch nie.

Als Medikament der zweiten Wahl für die Behandlung einer schubförmigen MS werden auch die intravenösen Immunglobuline (IVIg) verwendet.

Für die Behandlung sekundär oder primär progredienter Formen der MS kommen Cyclophosphamid (Kurzinfusionen jeden zweiten Monat mit oder ohne Induktionsbehandlung), Methotrexat (oral) und Mitoxantron (intravenös) in Frage. Auch eines der Beta-Interferonpräparate ist derzeit für die Behandlung der SPMS zugelassen (Betaferon).

> MS-Therapie Konsensus Gruppe: Immunmodulatorische Stufentherapie der multiplen Sklerose. Nervenarzt 70: 371–386, 1999.

31. Welches Medikament eignet sich am besten zur Schubprophylaxe?

Es besteht kein Konsens darüber, welche der oben genannten Therapien die beste ist bzw. welche Patienten für die Behandlung und zu welchem Zeitpunkt in Frage kommen. Der exakte Wirkmechanismus ist weder für die Beta-Interferone noch für Copolymer-1 bekannt, auch ist nicht gezeigt, dass die Medikamente die letztendliche Behinderung beeinflussen, die im Verlauf vieler Krankheitsjahre akkumuliert wird (die Beobachtungszeiten der klinischen Therapiestudien sind maximal 2 bis 4 Jahre!). Die Entscheidung hängt im Wesentlichen von Aspekten der Verträglichkeit, des Applikationsmodus oder den Vorlieben von Arzt oder Patient ab. Bei mehr als 2 Schüben pro Jahr und/oder hoher Aktivität in der Kernspintomographie ist auf jeden Fall eine Dauertherapie mit einem der oben genannten Medikamente angeraten. Aus verschiedenen Gründen scheint auch ein frühes Eingreifen angebracht (z. B. je länger der vorherige Krankheitsverlauf, desto weniger wirksam sind die Beta-Interferone und Copolymer-1; frühe Schonung von im Krankheitsverlauf irreversibel geschädigten Axonen).

Symptomatische Behandlung

32. Welche Bedeutung hat die symptomatische Therapie der MS?

Selbst wenn die MS ab heute heilbar wäre, würden viele Erkrankte noch therapiebedürftige neurologische Probleme haben. Die symptomatische Therapie ist demnach für die alltäglichen Beschwerden der Patienten äußerst wichtig. Auf der Liste stehen insbesondere Müdigkeit («fatigue»), Paresen, Spastik, zerebelläre Symptome (z. B. Ataxie, Tremor) oder Miktionsstörungen.

33. Wie wird «fatigue» bei der MS am besten therapiert?

Obwohl «fatigue» (Erschöpfung, Abgeschlagenheit, Ermüdung) eine subjektive und vage Beschwerde ist, stellt sie eine der häufigsten Ursachen für Arbeitsunfähigkeit bei MS-Kranken dar. Die pathophysiologischen Mechanismen der «fatigue» sind bisher nicht geklärt. Es kommen neben der direkten Schädigung strategisch wichtiger neuroanatomischer Regionen auch generalisierte Effekte von Entzündungsmediatoren in Betracht. In kontrollierten Studien wurde für Amantadin (2 mal 100 mg/Tag bis maximal 600 mg) ein positiver Effekt nachgewiesen. Ebenfalls kann Pemolin (2 mal 20 mg/Tag bis maximal 60 mg) gegeben werden, das als mildes Stimulans wirkt. Neuere Medikamente sind die Aminopyridine (4-Aminopyridin, 3,4-Diaminopyridin). Neben einer Verbesserung der Nervenleitfähigkeit haben sie auch zentral stimulierende Effekte, können aber bei Überdosierung zu epileptischen Anfällen und Verwirrtheitszuständen führen. Selbstverständlich haben auch einfache Maßnahmen wie Ruhepausen oder Reorganisation von Haushalt und Arbeitsplatz ihren Nutzen.

34. Wie therapiert man **motorische Defizite** bei der MS am besten?

Leider gibt es keine Therapie zur Wiederherstellung der Muskelkraft selbst. Lediglich die begleitende (und oftmals schwerwiegende) Spastik lässt sich behandeln. Oftmals bessert die Gabe von **Baclofen** (60 mg/Tag oder mehr) dieses Symptom, **Tizanidin** (bis zu 8 mg 4 mal täglich) wirkt sich ähnlich potent auf die Relaxation der Muskulatur aus. **Dantrolen** und **Diazepam** sind weitere nützliche orale Antispastika, allerdings machen ihre Nebenwirkungen sie zu Medikamenten der 2. Wahl. Erst nachdem sich die Medikamente als Einzeltherapie nicht erfolgreich gezeigt haben, sollte eine Kombinationstherapie in Erwägung gezogen werden. Ein wichtiger Ansatz zur Minimierung der Spastizität ist zusätzlich die **Physiotherapie**.

35. Wie behandelt man **zerebellären Tremor und Ataxie** bei der MS?

Die Therapie zerebellärer Defizite ist frustrierend, sie gehören zu den am schwierigsten zu beeinflussenden neurologischen Symptomen überhaupt. Oftmals werden einfache mechanische Hilfsmittel verwendet, wie z. B. das Anhängen von Gewichten an Knöchel und Handgelenke. Medikamentös werden normalerweise Stoffe benutzt, die die Spiegel von GABA (γ-Aminobuttersäure), einem wichtigen Neurotransmitter des Kleinhirns, anheben. **Benzodiazepine** wie **Clonazepam** können in einer Dosierung von 2 mal 0,5 mg/Tag hilfreich sein. Andere Medikamente mit Wirkung auf den GABA-Spiegel sind **Valproinsäure** in üblicher antikonvulsiver Dosierung und **Isoniazid**, welches in der hohen Dosis von 900–1200 mg/Tag verwendet wird. **Ondansetron** hat sich ebenfalls in einigen Fällen als hilfreich erwiesen. Ein neuerer, jedoch riskanter Ansatz ist die chirurgische Ablation des Thalamus zur Reduktion des kontralateralen Tremors.

36. Wie therapiert man **Miktionsstörungen** bei der MS?

Die Konsultation eines Urologen kann bei der Therapieentscheidung einer neurogenen Blasenstörung hilfreich sein. Das häufigste Problem ist eine hyperreflektorische Blase mit kleiner Kapazität, frühere Kontraktion des M. detrusor, Dranginkontinenz und gehäufter Miktionsfrequenz. Medikamente wie **Oxybutinin, Propanthelin** oder **Hyoscyamine** helfen hierbei. Das umgekehrte Problem, die schlaffe Blase (seltener vorkommend), kann eine Selbstkatheterisierung notwendig machen. Beim Auftreten einer Sphinkter-Detrusor-Dyssynergie sind Medikamente zur Erschlaffung des Sphinkters, wie der alpha-Adrenorezeptorenblocker **Prazosin**, nützlich. Man sollte die unterschiedlichen Blasenstörungen von Zeit zu Zeit kritisch prüfen, da die Symptome wechseln können.

Literatur

1. Compston DA, Ebers G, Matthews WB, Lassmann H, MacDonald WI, Wekerle H: McAlpine's Multiple Sclerosis, 3. Aufl., Edinburgh, Churchill Livingstone, 1998.
2. Gold R, Rieckmann P: Pathogenese und Therapie der Multiplen Sklerose, UNI-MED, Bremen, 1998.
3. Hohlfeld R: Biotechnological agents for the immuntherapy of multiple sclerosis. Principles, problems and perspectives. Brain 120: 865–916, 1997.
4. Kesselring J (Hrsg.): Multiple Sklerose. 3. Aufl., Stuttgart, Kohlhammer, 1997.
5. Martin R, Hohlfeld R: Multiple Sklerose. In: Brandt T, Dichgans J, Diener HZ (Hrsg.): Therapie und Verlauf neurologischer Erkrankungen, Stuttgart, Kohlhammer, 1998 (3. Aufl.).
6. Toyka KV: Klinische Neuroimmunologie. Weinheim, Verlag Chemie, 1987.

14. Demenz

Rachelle S. Doody

Allgemeines

1. Wie ist Demenz definiert? Welche Unterschiede der Definitionen bestehen?
Demenz wird als Verlust oder Abbau kognitiver und intellektueller Fähigkeiten infolge einer erworbenen Erkrankung oder Läsion des Gehirns bei Menschen bezeichnet, die zuvor eine unauffällige mentale Entwicklung durchlaufen hatten. In den Diagnosekriterien der Alzheimer-Erkrankung (Demenz vom Alzheimer-Typ, DAT) des National Institute of Health (NINCDS-ADRDA) wird betont, der Verlust der kognitiven Funktionen müsse **progressiv** sein, aber nicht auf Funktionsverluste des Gedächtnisses beschränkt. Die generellen Kriterien der DSM-IV für Demenz fordern neben den kognitiven Funktionsverlusten zusätzlich den **Abbau von alltäglichen Fähigkeiten,** die mit beruflichen Tätigkeiten oder allgemeinen sozialen Aktivitäten interferieren.

> American Psychiatric Association: Diagnostic and Statistical Manual of Mental Disorders, 4. Aufl. Washington D. C., American Psychiatry Association, 1994.
> McKhann G, et al: Clinical diagnosis of Alzheimer's disease. Report of the NINCDS-ADRDA Work Group under the auspices of Department of Health and Human Services Task Force on Alzheimer's Disease. Neurology 34:939. 1984.

2. Was ist Senilität? Ist Senilität normal?
Die Verwendung des Begriffs Senilität ist obsolet. Er wurde (und wird) verwendet, um kognitive Beeinträchtigungen infolge Altersveränderung zu bezeichnen, die als normal gelten. Obwohl Fähigkeiten wie Gedächtnis, Lernen oder Denken sich im Alter in subtiler Weise verändern, gehören Gedächtnisverlust oder kognitive Funktionsstörungen nicht zum normalen Altern.

3. Was ist eine Pseudodemenz?
Pseudodemenz meint die Denkhemmung und Antriebsminderung bei depressiven Syndromen, Konversionsneurosen oder schizophrenen Erkrankungen, die einen Intelligenz- und Persönlichkeitsabbau vortäuschen können. Der Begriff bedeutet nicht, dass die Patienten wissentlich eine Demenz vortäuschen (Simulation) oder keine kognitive Funktionsstörung haben, dies aber von sich selbst glauben (Ganser-Syndrom).

> Folstein M, Rabins P: Replacing pseudodementia. Neuropsychiatry Neuropsychol Behav Neurol 4:36, 1991.

4. Beschreiben Sie die Charakteristika der Pseudodemenz bei der Depression
Patienten mit einer Pseudodemenz können fakultativ in der Anamnese depressive oder vegetative Beschwerden angeben. Der Affekt ist abgeflacht, bei der kognitiven Funktionstestung geben die Patienten leicht auf oder behaupten, noch bevor sie es versucht haben, sie könnten den Test nicht durchführen. Werden sie gut motiviert oder ihnen zusätzlich Zeit eingeräumt, so können die Ergebnisse oft sehr positiv sein; sie neigen dann aber dazu, den Erfolg abzuleugnen. Die Ergebnisse der kognitiven Funktionstests sind inkonsistent: zum Teil scheitern sie bei einfachen Aufgaben, können dafür aber schwierigere korrekt durchführen. Führt man den gleichen Test im Verlauf öfters durch, so variieren die Stärken und Schwächen oft ganz erheblich.

5. Was ist das Ganser-Syndrom?
Die Patienten täuschen unbewusst und unwillkürlich einen veränderten kognitiven Zustand vor (z. B. Verwirrtheit oder Demenz). Sie simulieren es nicht, sie glauben selbst fest an ihre Symptome und Beschwerden.

6. Definieren Sie Delir
Ein Delirium ist eine akute rückbildungsfähige (symptomatische) Psychose, charakterisiert durch akute Verwirrtheit, «abgesunkenes» Bewusstsein, örtliche und zeitliche Desorientierung, illusionäre oder wahnhafte Verkennung der Umgebung, optische, akustische, sensible («haptische») und andere Halluzinationen, psychomotorische Unruhe (z. B. Nesteln, Flockenlesen, «Fädenziehen»).

7. Wie unterscheidet man Demenz von Delir?
Obwohl diese Unterscheidung nicht in allen Fällen eindeutig gelingt, sind bestimmte Charakteristika hilfreich. Ein plötzlicher Beginn sowie der veränderte Bewusstseinszustand sprechen für das Delir. Aufmerksamkeits- und Konzentrationsstörungen stechen aus den sonstigen Defiziten heraus, die kognitiven Einbußen fluktuieren («lichte Momente»), es kommt zu psychomotorischer und/oder autonomer Hyperaktivität, verschiedene Formen der Halluzinationen treten auf (besonders auditive oder visuelle).

Chronisch demente Patienten können zusätzlich zur Demenz auch ein Delir entwickeln, was das klinische Bild dann drastisch verändert.

8. Entwickeln alle Patienten mit Demenz auch psychotische Wesensmerkmale?
Nein, nicht alle Patienten haben psychische Störungen mit grundlegendem Wandel des Eigenerlebens und des Außenbezuges. Echte Psychosen kommen bei allen Formen der Demenz variabel vor und korrelieren weder mit der Schwere der Erkrankung noch mit dem Stadium.

> Doody RS, et al: Positive and negative neuropsychiatric features in Alzheimer's disease. J Neuropsychol Clin Neurosci 7(1):54, 1995.

9. Welche Screening-Untersuchungen werden bei der Demenz-Diagnostik verwendet?
Der gebräuchlichste Test zum Screening auf ein dementielles Syndrom ist der **MMSE** («**minimal mental status examination**», «**minimal mental state**»). Bei diesem orientierenden neuropsychologischen Kurztest wird Orientierungsvermögen, Merkfähigkeit, Aufmerksamkeit und Rechnen, Erinnerungsfähigkeit, Sprachvermögen und Verständnis geprüft, wobei maximal 30 Punkte erreicht werden können. Bei weniger als 24 Punkten ist das Vorliegen einer Demenz wahrscheinlich.

Gedächtnisstörungen werden formal getestet, indem man Schwierigkeiten beim Lernen neuer Informationen (Kurzzeitgedächtnis) erfasst (z. B. Lernen aus einer Wortliste) und indem man persönliche Daten (z. B. Beendigung der Schulausbildung, Eheschließung) oder allgemein bekannte Fakten (z. B. 1. Bundeskanzler, Dauer des 1. und 2. Weltkriegs) abfragt (Langzeitgedächtnis). Standardisierte neuropsychologische Tests sind insbesondere hilfreich bei der Verlaufsbeobachtung. Für eine differenzierte Qualifizierung von Hirnleistungen stehen eine Reihe von ausführlicheren Tests zur Verfügung, z. B. der Hamburg-Wechsler-Intelligenztest für Erwachsene (HAWIE), das Leistungsprüfsystem (LPS) oder der Lern- und Gedächtnistest (LGT-3).

10. Inwiefern ist der MMSE bei der Demenzbeurteilung nur limitiert geeignet?
Neben der Möglichkeit **falsch-positiver** (vor allem bei depressiver Pseudodemenz) oder **falsch-negativer** (üblicherweise in den frühen Stadien einer Demenz) **Ergebnisse** hat der MMSE nur limitierte Aussagekraft bei Störungen des Sprachvermögens und des Sprachverständnisses.

> Feher E, et al: Establishing the limits of the mini-mental state. Arch Neurol 49:87, 1992.

11. Ab welchem Stadium ist ein Patient zu dement, um neuropsychologisch evaluiert zu werden?
Kein Patient ist zu dement für eine korrekte Evaluierung. Die neurologische und auch die neuropsychologische Untersuchung kann selbst auf extrem schwergradige Demenzen zugeschnitten werden.

Die Notwendigkeit des Ausschlusses reversibler Ursachen eines dementiellen Syndroms (betrifft etwa 10% der Demenzen) oder hirnstruktureller Schädigungen besteht immer.

12. Nennen Sie die häufigsten Ursachen einer Demenz oder dementieller Syndrome

Im Alter über 65 Jahre leiden mehr als 5% der Bevölkerung an einer Demenz. In mehr als 50% ist die **Alzheimer-Erkrankung** (Demenz vom Alzheimer-Typ, DAT) die Ursache. Es folgen vaskuläre Demenzen (ca. 20%; Multiinfarktdemenz, Binswanger-Erkrankung etc.), der M. Parkinson (5%) und eine lange Liste anderer Demenzursachen (z. B. kortikale Lewy-Körper-Erkrankung, Chorea Huntington, M. Pick). Dementielle Syndrome kommen ebenfalls beim chronischen Alkoholismus, aber auch bei Einnahme bestimmter ZNS-wirksamer Medikamente vor. **Ungefähr 10% aller Demenzen sind reversibel.**

13. An welche selteneren Ursachen müssen Sie differentialdiagnostisch bei jedem Patienten mit Demenz denken?

Bei jedem Patienten müssen möglicherweise behandelbare Ursachen einer Demenz ausgeschlossen werden. Eine wichtige und häufige Ursache des Verlustes kognitiver Fähigkeiten ist insbesondere die Pseudodemenz (v. a. bei Depression). **Tabelle 14.1** gibt eine Zusammenstellung der wichtigsten Differentialdiagnosen der Demenz.

14. Welche Demenz-Syndrome sind mit Alkoholismus assoziiert?

Nach DSM-IV gehört dazu zum einen das alkoholbedingte amnestische Syndrom (**Korsakow-Syndrom,** Korsakow-Psychose) mit vorherrschender Symptomatik des amnestischen Syndroms und zusätzlich Desorientierung mit Konfabulationen (teilweise auch als Wernicke-Korsakow-Syndrom mit zusätzlichen Augenmuskelstörungen, Vigilanzstörungen und Ataxie). Zum Zweiten gibt es eine eher generalisierte **Demenz beim chronischen Alkoholismus.** Bei beiden Erkrankungen kommt es zur Beeinträchtigung des räumlichen Vorstellungsvermögens. Das Sprachvermögen ist im Gegensatz zur Alzheimer-Demenz meist nicht gestört.

Tabelle 14.1: Differentialdiagnose der Demenz

1. Demenz vom Alzheimer-Typ (DAT, senile Demenz)

2. Zerebrovaskuläre Erkrankungen:
- M. Binswanger (Demenz vom Binswanger-Typ)
- Status lacunaris
- Multiple Territorialinfarkte
- Bilaterale Grenzzoneninfarkte
- Intrakranielle Blutungen

3. Toxische Ursachen
- Blei
- Quecksilber

4. Vitaminmangel
- Vitamin B_{12}
- Vitamin B_1
- Vitamin B_6

5. Endokrinopathien
- Hypo-, Hyperthyreoidismus
- Hyperparathyreoidismus
- M. Addison (Nebenniereninsuffizienz)
- Cushing-Syndrom

6. Metabolische Erkrankungen
- Hyponatriämie
- Hyperkalzämie
- Chronische Hepatopathien
- Chronische Niereninsuffizienz
- M. Wilson
- Leukodystrophien

7. Infektiöse, entzündliche und paraneoplastische Erkrankungen
- AIDS-Demenz-Komplex
- Creutzfeldt-Jakob-Erkrankung
- Neurosyphilis
- M. Whipple
- Chronische Meningitis (Tuberkulose)
- paraneoplastische limbische Enzephalitis
- Multiple Sklerose

8. Alkoholismus

9. Strukturelle Hirnschädigungen
- Normaldruck-Hydrozephalus (NPH)
- Chronisches subdurales Hämatom (SDH)
- Intrakranielle Tumoren (z. B. frontobasale Meningeome, Balkengliome)

10. Degenerative Erkrankungen
- M. Parkinson und Parkinson-Plus-Syndrome
- M. Pick
- Chorea Huntington
- Progressive supranukleäre Blickparese (PSP, Steele-Richardson-Olszewski)

11. Physikalische Ursachen
- Schädel-Hirn-Trauma (SHT)

12. Pseudodemenz

Alzheimer-Erkrankung

15. Wie diagnostiziert man eine Alzheimer-Erkrankung?

Die Diagnose einer Alzheimer-Erkrankung (Demenz vom Alzheimer-Typ, DAT, senile oder präsenile Demenz) stützt sich in erster Linie auf die klinischen Symptome und Befunde sowie die neuropsychologischen Testungen. Zudem wird der Ausschluss anderer Ursachen eines intellektuellen Abbaus gefordert. Zu den klinischen Manifestationen gehören Gedächtnisstörungen sowie der zusätzliche Verlust mindestens eines weiteren Bereiches kognitiver Fähigkeiten. Auf Grundlage der Kriterien der «NINCDS-ADRDA Work Group» dürfen keine anderen systemischen Erkrankungen oder Hirnschädigungen als Demenzursache in Frage kommen. Laboruntersuchungen zum Ausschluss anderer Ursachen müssen ebenfalls durchgeführt werden.

Die Diagnose der Alzheimer-Erkrankung basiert demnach neben bestimmten klinischen Charakteristika auf dem Ausschlussprinzip.

16. Wann verwendet man die Bezeichnungen «mögliche», «wahrscheinliche» und «sichere» Alzheimer-Erkrankung?

1. Mögliche DAT: Bei Patienten mit atypischer Symptomatik (z. B. progredientem isoliertem Gedächtnis- oder Sprachverlust) oder Patienten mit einer gleichzeitig vorliegenden Erkrankung, die selbst zwar zu einem dementiellen Syndrom führen kann, jedoch als alleinige Ursache unwahrscheinlich ist (z. B. begleitende zerebrovaskuläre Erkrankung).
2. Wahrscheinliche DAT: Auf klinische Befunde gestützte Diagnose auf Basis der NIH-Kriterien («National Institute of Health»); entspricht den meisten Patienten.
3. Sichere DAT: Definitiver Nachweis der Diagnose post mortem oder durch Hirnbiopsie.

Unter strikter Beachtung der NINCDS-ADRDA-Kriterien beträgt die Treffsicherheit der klinischen Diagnose einer wahrscheinlichen Alzheimer-Erkrankung 87–100%.

> McKhann G, et al: Clinical diagnosis of Alzheimer's disease. Report of the NINCDS-ADRDA Work Group under the auspices of Department of Health and Human Services Task Force on Alzheimer's Disease. Neurology 34:939. 1984.

17. Wie differenziert man eine alkoholbedingte Demenz vom M. Alzheimer?

Das dementielle Syndrom beider Krankheitsbilder lässt sich nicht absolut sicher voneinander differenzieren. Hat ein Patient eine systemische Erkrankung (wie z. B. chronischer Alkoholismus), die nach klinischer Auffassung ausreicht, selbst eine Demenz zu verursachen, so sollte nicht die Diagnose einer wahrscheinlichen Alzheimer-Erkrankung gestellt werden. Die Diagnosebezeichnung **mögliche DAT** sollte benutzt werden, wenn bei einem Alkoholiker eine zusätzliche Alzheimer-Erkrankung vermutet wird. Bessert sich die Demenz unter dem Versuch eines Alkoholentzugs (Entzug mit Hilfe entsprechender rehabilitativer Einrichtungen) und hält die Verbesserung mehr als 1 Jahr an, so ist die Diagnose einer Alzheimer-Erkrankung unwahrscheinlich.

18. Welche Labordiagnostik wird zum Ausschluss anderer Demenzursachen angeordnet?

Siehe **Tabelle 14.2**

19. Welche Zusatzdiagnostik (außer der Labordiagnostik) wird bei Verdacht auf Alzheimer-Erkrankung durchgeführt?

Bildgebende Diagnostik (CT, MRT): Ausschluss hirnstruktureller Pathologien wie Tumor, Hydrozephalus, Infarkte oder Hämatome; fakultativ SPECT («single-photon emission tomography») und PET («positron emission tomography»)

Neuropsychologische Tests: Diagnosebestätigung sowie Quantifizierung der Defizite;

EEG-Untersuchung: Ausschluss Enzephalitis oder Epilepsie;

Liquorpunktion: Ausschluss Enzephalitis, Lues, Borreliose;

Kardiovaskuläre Diagnostik (EKG, Röntgen Thorax): Ausschluss kardiovaskulärer Ursachen.

Tabelle 14.2: Labordiagnostik zum Ausschluss anderer Demenzursachen

Untersuchung	Ausschluss von
1. Komplettes Differentialblutbild	Polyglobulie
2. Elektrolyte	Hyponatriämie, Hyperparathyreoidismus
3. Leberenzyme	Hepatische Enzephalopathie, Alkoholismus
4. Schilddrüsenwerte (T3, T4, TSH)	Hypothyreose, Thyreotoxikose
5. TPHA-Test	Lues
6. Vitamin B_1, B_6, B_{12}, C, Folsäure	Vitamin-Mangelerkrankungen (Funikuläre Myelose, Wernicke-Korsakow-Syndrom)
7. BSG, Proteinelektrophorese, Rheumaserologie	Vaskulitis, SLE
8. HIV-Test	AIDS
9. Cholesterin, Lipide, Lipidelektrophorese	Hyperlipidämie
10. Laktat	Mitochondropathie
11. Kreatinin, Harnstoff	Chronische Niereninsuffizienz
12. Glukose, HB_{A1C}	Schwerer Diabetes mellitus
13. Kortisol	Cushing-Syndrom, NNR-Insuffizienz
14. Parathormon	Hyperparathyreoidismus
15. Medikamenten-, Drogenscreening	Toxische oder medikamentöse Ursachen
16. Hexosaminidase	GM2-Gangliosidosen

20. Wann ist eine Lumbalpunktion bei der Alzheimer-Diagnostik indiziert?

Eine Lumbalpunktion sollte rasch durchgeführt werden, wenn die Beschwerden erst kurze Zeit (< 6 Monate) bestehen oder atypische Symptome wie rasche Progredienz oder schwere Verwirrtheit mit Bewusstseinsstörungen existieren. Weisen klinische oder laborchemische Befunde auf eine spezifische Ursache der dementiellen Symptomatik wie ZNS-Meningitis oder ZNS-Vaskulitis hin, so sollte ebenfalls eine Lumbalpunktion durchgeführt werden.

21. Beschreiben Sie die Symptome zu Beginn der Alzheimer-Erkrankung

Zu den Frühsymptomen der DAT gehört der **zunehmende Abbau des Kurzzeitgedächtnisses**. Die Patienten können sich keine neuen Informationen mehr merken oder vergessen Ereignisse aus der jüngsten Vergangenheit. Früher als den Betroffenen selbst fällt den Angehörigen eine zeitliche und manchmal auch örtliche Desorientierung auf. Komplexere kognitive Funktionen wie Rechnen, die Organisation des Tagesablaufes oder mehrschrittige Handlungsabläufe, wie z. B. das Ankleiden, sind ebenfalls gestört.

22. Welche Symptome sind typisch für fortgeschrittene Stadien der Demenz vom Alzheimer-Typ?

Zum fortgeschrittenen Stadium der DAT gehört die progressive Funktionsstörung des Gedächtnisses. Die Patienten sind in ihren alltäglichen Abläufen behindert, es kommt neben der zeitlichen auch zur **örtlichen, situativen und/oder personenbezogenen Desorientierung**. Die persönliche Hygiene ist nicht mehr möglich, die Erkrankten vergessen beispielsweise die Kleidung zu wechseln und können nicht mehr für sich selbst sorgen. Mit zunehmendem Krankheitsbewusstsein entwickelt sich oft eine **reaktive Depression, paranoide Symptome** oder **Aggressivität**. Im Gegensatz zu den intellektuellen Fähigkeiten bleibt die Persönlichkeit lange unversehrt, die Patienten halten an konventionellen Umgangsformen fest. Bei der Untersuchung finden sich oftmals neuropsychologische Werkzeugstörungen wie **Aphasie, Apraxie, Alexie** oder **Agnosie**.

23. Folgt die Progression der Alzheimer-Erkrankung einem bestimmten Muster?

Nein, die vorherrschenden Symptome, neuropsychologischen Ausfälle oder die Progressionsgeschwindigkeit variieren interindividuell beträchtlich.

24. Zu welchen Störungen der Sprache kommt es bei Alzheimer-Patienten?

Schon beim Krankheitsbeginn haben die meisten Patienten **Wortfindungsstörungen** mit Beeinträchtigung der Spontansprache und des Redeflusses. Sie fallen auf, wenn man die Erkrankten Objekte benennen lässt (insbesondere bei Begriffen, die im Sprachschatz selten verwendet werden). In fortgeschritteneren Stadien kommt es zu **Sprachverständnisstörungen** bei **intaktem Nachsprechen** (wie bei der transkortikal-sensorischen Aphasie). Später ist bei erhaltenem Sprachfluss das Nachsprechen nicht mehr möglich («fluent aphasia» wie bei Wernicke-

Aphasie). Schließlich kommt es zusätzlich zu den oben genannten Symptomen zu massiven Sprachproblemen bis zum kompletten Erliegen der Spontansprache infolge der Inanition oder dem fehlenden Sprachantrieb.

25. Unterscheidet sich das vorhandene oder nicht-vorhandene Krankheitsbewusstsein bei DAT von anderen Demenzen?

Bei einigen Patienten mit DAT kann das Krankheitsbewusstsein, wie bei anderen Demenzformen, komplett fehlen (**Anosognosie**). Ein (noch) vorhandenes Krankheitsbewusstsein korreliert nicht mit der Erkrankungsschwere und ist kein differentialdiagnostisches Entscheidungskriterium.

> Feher E, et al: Mental status assessment of insight and judgement. Clin Geriatr Med 5:477, 1989.

26. Zu welchen motorischen Phänomenen kommt es bei der Alzheimer-Erkrankung? Welche Bedeutung haben sie?

Bei rascher Krankheitsprogression können **Rigor**, **Bradykinese** und ein **Parkinson-Gangbild** zusammen mit dem Verlust kognitiver Funktionen auftreten. Ein Tremor dagegen ist selten, was als differentialdiagnostisches Kriterium in Abgrenzung zum idiopathischen Parkinson-Syndrom verwendet werden kann. Myoklonische Bewegungsstörungen können ebenfalls beim M. Alzheimer auftreten. Sie kommen häufiger bei den präsenilen Formen vor.

27. Gibt es klinische Subtypen der Alzheimer-Erkrankung?

Nach der ursprünglichen Krankheitsbeschreibung der **präsenilen Demenz** von Alois Alzheimer wurden Fälle im Alter unter 65 Jahren als Alzheimer-Erkrankung bezeichnet. Aus heutiger Sicht ist die Unterscheidung zur häufigeren senilen Demenz vom Alzheimer-Typ weder klinisch noch pathologisch möglich.

Klinisch unterscheidet man neben der klassischen DAT eine **Frühform** (< 65 Jahre), eine **DAT mit extrapyramidalen Symptomen** und eine **DAT mit Psychose**. In 10% der Fälle besteht eine **familiäre Form** der Alzheimer-Krankheit, die einem autosomal-dominanten Erbgang folgt.

28. Welche Gendefekte bestehen bei der Frühform der familiären Alzheimer-Erkrankung?

Bei der «early-onset»-Form der familiären Alzheimer-Erkrankung findet man bei einigen Familien eine Mutation im Gen des β-**Amyloid-Präkursor-Proteins** (APP) auf Chromosom 21, das für ein ubiquitäres Membranprotein unbekannter Funktion kodiert. Bei anderen Familien findet man Mutationen des **Präsenilin-1-Gens** auf Chromosom 14, des **Präsenilin-2-Gens** auf Chromosom 1 oder eine noch nicht näher charakterisierte Mutation auf Chromosom 12. Wahrscheinlich sind noch andere Gene mit der Frühform der familiären DAT («familiar Alzheimer's disease», EOAD) assoziiert.

29. Welcher Gendefekt ist mit der Spätform der familiären Alzheimer-Erkrankung assoziiert?

Der «late-onset»-Typ der familiären Alzheimer-Erkrankung (LOAD) ist mit genetischen Veränderungen auf dem Chromosom 19 assoziiert. Darüber hinaus findet sich eine Assoziation der sporadischen Alzheimer-Erkrankung als auch der LOAD-Variante mit einem bestimmten Allel (Typ 4) des Apolipoprotein E (**ApoE-4**) kodierenden Gens, das ebenfalls auf Chromosom 19 lokalisiert ist. Bezüglich Klinik und Verlauf unterscheiden sich die Spätformen der familiären Alzheimer-Erkrankungen nicht gegenüber der sporadischen DAT.

30. Sind für alle Formen der Alzheimer-Erkrankung genetische Faktoren entscheidend?

Die Antwort ist gegenwärtig nicht klar. Etwa ein Drittel aller DAT-Patienten haben einen Angehörigen 1. Grades mit DAT, ein Viertel bis die Hälfte aller Angehörigen 1. Grades von DAT-Patienten erleiden selbst eine DAT. D. h, die Alzheimer-Krankheit eines Elternteils oder auch naher Verwandter erhöht deutlich das Risiko, selbst zu erkranken. Die meisten Alzheimer-Fälle treten jedoch scheinbar sporadisch auf, wobei der Apolipoprotein-E-Genotyp (ApoE) ein sicherer Risikofaktor sowohl für sporadische als auch «late-onset»-familiäre Alzheimer-Fälle ist. Kürzlich wurde als weiterer Risikofaktor (**Suszeptibilitätsgen**) das alpha-2-Makroglobulin-Gen auf Chromosom 12 identifiziert, welches für einen Proteaseinhibitor

Tabelle 14.3: Genetik des M. Alzheimer

1. Autosomal-dominanter Erbgang (familiär)
- Präsenilin-1 (Chromosom 14)
- Präsenilin-2 (Chromosom 1)
- Amyloid-Präkursor-Protein (APP, Chromosom 21)

2. Risikogene (Suszeptibilitätsgene)
- Apolipoprotein E4-Allel (Chromosom 19)
- Alpha-2-Makroglobulin-Gen (Chromosom 12)
- Trisomie 21 (Down-Syndrom)

kodiert, der am Abbau und der Beseitigung von β-Amyloid beteiligt ist. Wahrscheinlich bedingen **multiple genetische Faktoren eine Prädisposition zur Erkrankung**. Tabelle 14.3 fasst die Genetik der Alzheimer-Erkrankung zusammen.

31. Was ist Apolipoprotein E? Welche Bedeutung hat es für die DAT?

Apolipoprotein E ist ein Cholesterin-Transportprotein im Blut, das in drei Formen existiert: ApoE-2, ApoE-3 und ApoE-4. Jeder Elternteil vererbt ein ApoE-Allel. Besitzt man ein oder mehrere ApoE-4-Allele, so ist das Risiko erhöht, am M. Alzheimer zu erkranken. Bei heterozygoten ApoE-4-Trägern erhöht sich das Risiko auf das 3–4fache, bei homozygoten Trägern auf das 8fache.

32. Welche Erkrankungen sind mit einem erhöhten Erkrankungsrisiko für die DAT assoziiert?

Epidemiologische Untersuchungen weisen ein deutlich erhöhtes Erkrankungsrisiko bei Trisomie 21 (Down-Syndrom) nach. Umgekehrt ist nicht geklärt, ob es in den Familien mit Alzheimer-Erkrankung zu einer erhöhten Rate von Trisomie 21 kommt. Das Risiko für eine DAT scheint auch bei M. Parkinson oder nach **Schädel-Hirn-Trauma** (SHT) erhöht zu sein.

33. Nennen Sie Risikofaktoren für die Entwicklung einer Alzheimer-Erkrankung

Die **genetischen Risikofaktoren** bzw. Suszeptibilitätsgene (ApoE-4-Allel, alpha-2-Makroglobulin) wurden in Frage 30 und 31 bereits besprochen. Das Alter selbst ist der wichtigste Risikofaktor: die Wahrscheinlichkeit, an einer DAT zu erkranken, beträgt bis zum 65. Lebensjahr 1%. Ein 65-Jähriger dagegen trägt für seine Zukunft ein Risiko von 15%. Des Weiteren sind Schädel-Hirn-Trauma bei ApoE-4-Genotyp, postmenopausaler Östrogenmangel und niedriges Bildungsniveau zu nennen. Eine Aluminium-Exposition soll ebenfalls ein Risikofaktor sein. Zu dieser Hypothese existieren jedoch keine fundierten Studien.

34. Welche Faktoren reduzieren das Risiko für die Alzheimer-Erkrankung?

Obwohl große Studien (noch) fehlen, gelten Östrogentherapie, antiinflammatorische Medikamente (mit nicht-steroidalen Antiphlogistika) und Antioxidantien als risikosenkend.

35. Nennen Sie die neuropathologischen Veränderungen bei der Alzheimer-Erkrankung

1. **Senile Plaques:** kortikale sowie perivaskuläre Amyloid-Plaques, bestehend aus Ablagerung von überwiegend β-A4-Amyloid-Protein; entsteht aus aggregierten Teilstücken des unphysiologisch gespaltenen β-Amyloid-Präkursor-Proteins (APP).
2. **Neurofibrilläre Degeneration («tangles»):** Isoformen des Mikrotubuli-assoziierten Tau-Proteins sind pathologisch hyperphosphoryliert und lagern sich zu intraneuronalen Neurofibrillenbündeln («tangles» oder «paired helical filaments»).
3. **Neuritische Degeneration von Axonen:** teils diffus im Kortex («neuropil threads»), teils im Bereich einer Untergruppe von Plaques («neuritische» Plaques).
4. **Nervenzellverluste:** besonders bei großen Pyramiden-Neuronen, im späteren Verlauf globale Hirnatrophie mit Betonung temporal/mediobasal und hippokampal.
5. **Cholinerge Verarmung:** Folge der neuronalen Degeneration im Nucleus basalis Meynert.
6. **Entzündliche Infiltrate:** lympho-monozytäre Zellen im Hirngewebe als Hinweis für mögliche immunologische Prozesse.

Auch im normalen Gehirn kann man «diffuse» Plaques finden, sie sind jedoch weit weniger häufig. «Tangles» sind für die Diagnose einer DAT notwendig, sie kommen aber auch bei einigen anderen ZNS-Erkrankungen vor (siehe Frage 37).

deuten darauf hin, dass sich die Symptomatik zumindest einiger Alzheimer-Patienten im frühen Stadium ihrer Erkrankung unter **Ergotalkaloiden, Piracetam-Derivaten** oder dem **Cholinesterasehemmer Tacrin** bessern könnte. Die möglichen Nebenwirkungen einer Tacrin-Therapie erfordern sorgfältige Dosistitration und regelmäßige Laborkontrollen (Leberwerte!).

Im experimentellen oder klinischen Stadium befinden sich andere Cholinesterase-Inhibitoren, muskarinische und nikotinische Agonisten, Antioxidantien, antiinflammatorische Agentien, Östrogene, Medikamente zur Beeinflussung des Lipidstoffwechsels und neurotrophe Faktoren.

> Doody FS: Treatment strategies in Alzheimer's disease. In Clark C, Trojanowski J (Hrsg.): Neurodegenerative Dementias. New York, McGraw-Hill, 1998.

47. Welche Substanzen wurden bereits ohne Erfolg in klinischen Studien getestet?

Eine Vielzahl von Substanzen wurde inzwischen zur Behandlung der Alzheimer-Demenz eingesetzt, ohne dass jedoch ein therapeutischer Effekt belegt werden konnte. Einige Beispiele sind **Ganglioside, Opiat-Antagonisten, Enzyminhibitoren, Vitamine und Vitamin-ähnliche Stoffe, Methylxanthine** wie Pentoxifyllin und andere **rheologisch wirksame Substanzen, Antikoagulantien,** hyperbarer Sauerstoff, ACTH-Analoga, Vasopressin, Psychostimulantien wie Methylphenidat oder **Kalziumantagonisten.**

Vaskuläre Demenz

48. Versuchen Sie eine Begriffsdefinition der vaskulären Demenz. Welche Krankheitsentitäten können zu einer vaskulären Demenz führen?

Die Gruppe der Demenzsyndrome, die im Zusammenhang mit vaskulären Erkrankungen des Gehirns auftreten, macht die zweitgrößte Gruppe nach der Alzheimer-Krankheit aus (ca. 20% der Demenzen). Allerdings gibt es vonseiten der Klassifikation große Schwierigkeiten und kontroverse Diskussionen, die davon ausgehen, dass so vielfältige und verschiedene Formen von vaskulären Störungen wie oben genannt zu einem einheitlichen Krankheitsbild der «vaskulären Demenz» führen sollen. Früher wurde oft synonym der Begriff der **Binswanger-Krankheit** gebraucht. Zur senilen Demenz vom Binswanger-Typ gehören allerdings nach der Originalbeschreibung nur die Fälle mit vaskulär bedingter diffuser Demyelinisierung des periventrikulären Marklagers, was aufgrund der Dichteminderung der weißen Substanz im CT/MRT neuroradiologisch als **Leukoaraiose** bezeichnet wird. Heute lässt sich am ehesten die **subkortikale arteriosklerotische Enzephalopathie (SAE; mikrovaskuläre Enzphalopathie)** als nosologische Entität zusammenfassen. Häufig wird für die vaskulären Demenzen auch der Begriff **Multiinfarkt-Demenz (MID)** verwendet.

Folgende Krankheitsentitäten können zu einer vaskulären Demenz führen:
1. Multiple Territorialinfarkte,
2. Bilaterale Grenzzoneninfarkte,
3. Multiple lakunäre Infarkte (Status lacunaris),
4. Intrakranielle Blutungen,
5. Binswanger-Erkrankung.

49. Kann man eine vaskuläre Demenz allein aufgrund neuroradiologischer Diagnostik (CT, MRT) diagnostizieren?

Nein. Viele Patienten mit Veränderungen der weißen Substanz (subkortikale Dichteminderungen etc.) oder sogar mit multiplen, lakunären Infarkten können klinisch unauffällig sein. Eine quantitative Korrelation von leukenzephalischen Veränderungen (Leukoaraiose) oder Infarkten mit kognitiver Dysfunktion bei Demenz ist nicht bekannt. Viele Veränderungen der weißen Substanz insbesondere im MRT sind zudem nicht-vaskulär bedingt (z. B. entzündlich demyelinisierend).

50. Kann schon nach einem singulären Schlaganfall eine Demenz auftreten?

Zwei hierzu veröffentlichte Studien deuten auf diese Möglichkeit hin. In einer prospektiven Studie hatten Patienten nach einem akuten Infarkt im Vergleich zu einer schlaganfallfreien Population ein 9–10fach erhöhtes Risiko, eine Demenz zu entwickeln.

Román GC, et al: Vascular dementia: Diagnostic criteria for research studies. Neurology 43:250, 1993.
Tatemichi TK, et al: Dementia after stroke: Baseline frequency, risks, and clinical features in a hospitalized cohort. Neurology 42:1185, 1992.

51. Was ist die Hachinski-Ischämie-Skala?

Die Hachinski-Ischämie-Skala ist eine Checkliste mit 13 Kriterien, die jeweils mit 1 oder 2 Punkten bewertet werden. Sie war ursprünglich zur klinischen Differenzierung zwischen echter Multiinfarkt-Demenz (MID) und primär degenerativer Demenz (meist Alzheimer-Demenz) konzipiert (**Tab. 14.4**). Werte von ≥ 7 auf der Skala sprechen für eine vaskuläre Form der Demenz, Werte ≤ 4 für eine Alzheimer-Demenz. Aus heutiger Sicht gilt insbesondere von neuropsychologischer Seite diese Demenzskala als obsolet und wird daher zunehmend weniger verwendet.

Hachinski VC, et al: Cerebral blood flow in dementia. Arch Neurol 7:204, 1975.

52. Kann man mit Hilfe neuropsychologischer Testungen eine vaskuläre Demenz von der Alzheimer-Demenz differenzieren?

Neuropsychologische Testungen sind häufig nicht in der Lage, zwischen primären und sekundären Demenzformen zu unterscheiden. Typisch für die vaskuläre Demenz sind die unregelmäßige Verteilung der Funktionsdefizite, der schubweise-fluktuierende Verlauf, die einseitige motorische Beeinträchtigung (z. B. bei Reaktionszeiten oder Fingerübungen) und Kurzzeitgedächtnisstörungen.

53. Welche Basisdiagnostik wird bei Verdacht auf vaskuläre Demenz durchgeführt?

Neben Anamnese, körperlicher Untersuchung, bildgebenden Verfahren und der neuropsychologischen Testung empfehlen sich zum Ausschluss zusätzlicher oder koinzidenteller Faktoren dieselben Untersuchungen wie für die Alzheimer-Diagnostik (insbesondere Bestimmung kardiovaskulärer Parameter wie Blutfette, siehe Tab. 14.2). Insbesondere bei Patienten mit anamnestischen Hirninfarkten sollten die Karotisarterien dopplersonographisch untersucht werden (Verdacht auf hochgradige Stenose oder ulzerierte Plaques). Ebenfalls empfiehlt sich bei kardialer Voranamnese die Durchführung einer Echokardiographie zum Ausschluss embolischer Ursachen.

54. Welche Zusatzdiagnostik ist bei vaskulären Demenzen sinnvoll?

Häufig lassen sich durch MRT/CT-Untersuchungen vaskuläre Läsionen nachweisen. Im EEG sieht man

Tabelle 14.4: Hachinski, Ischämie-Skala zur klinischen Differenzierung zwischen vaskulärer Demenz und primär degenerativer Demenz (Alzheimer-Typ). Ein Totalwert von ≥ 7 Punkten spricht für eine vaskuläre Form, ≤ 4 für eine degenerative Form (Alzheimer-Typ); 5 und 6 sind Mischformen

Klinische Merkmale	Hachinski-Wertung	Differenzierungswert gegenüber degenerativer Demenz vom Alzheimer-Typ
• Plötzlicher Beginn	2	
• Schlaganfälle in der Anamnese	2	
• Fokale neurologische (subjektive) Symptome	2	
• Fokale neurologische (objektive) Symptome	2	sehr hoch
• Hinweis auf gleichzeitige Atherosklerose	1	
• Hypertonie in der Anamnese	1	hoch
• Persönlichkeit relativ gut erhalten	1	mittel
• Depression	1	
• Stufenweise Verschlechterung	1	
• Fluktuierender Verlauf	2	
• Nächtliche Verwirrtheit	1	gering
• Körperliche Beschwerden	1	
• Emotionale Labilität	1	

eventuell das Vorliegen mehrerer Herde mit langsamen Wellen, im PET/SPECT fallen eventuell multiple Areale mit verminderter Flussrate und Metabolismus auf. Diese Techniken sind gegenwärtig noch zu wenig standardisiert und systematisch angewendet, um sie zur exakten Differenzierung der verschiedenen Ursachen vaskulärer Demenzen anzuwenden.

55. Ist die Diagnose einer vaskulären Demenz bei einem aphasischen Patienten nach linkshemisphärischem Infarkt möglich?

Die meisten neuropsychologischen Tests beruhen schwerpunktmäßig auf sprachlichen Fähigkeiten. Tests, die nonverbales Gedächtnis, Verständnis oder problemlösendes Denken prüfen, können bei einem aphasischen Patienten den klinischen Verdacht auf eine Demenz trotzdem stützen. Meist zusätzlich notwendig ist der fremdanamnestische Hinweis auf den schon länger dauernden kognitiven Abbau des Patienten.

56. Wie behandelt man die vaskuläre Demenz?

Wie beim M. Alzheimer gibt es keine Therapie. Essentiell ist die Kontrolle der Risikofaktoren (Blutdruck, Cholesterin, kardiale Faktoren) sowie die sekundärprophylaktische Therapie mit Acetylsalicylsäure, Clopidogrel, Ticlopidin oder Marcumar. Langfristige Gaben von **Nootropika** (z. B. Nimodipin) sind nach der aktuellen Datenlage ebenfalls gerechtfertigt.

Therapeutisch gut zugänglich sind wie beim M. Alzheimer die sekundären Verhaltensstörungen und die psychischen Begleiterscheinungen der Demenz (siehe Frage 45).

Subkortikale Demenz

57. Nennen Sie die Charakteristika der subkortikalen Demenz

Bei der subkortikalen Demenz fehlen kortikale Funktionsstörungen wie Apraxie, Aphasie oder Akalkulie, die visuell-räumlichen Fähigkeiten sind oftmals gestört. Hinzu kommen frontal-exekutive Defizite, Bradyphrenie (verlangsamte Geschwindigkeit des Denkens), Anomie, Persönlichkeitsverände-

rungen und eine psychomotorische Verlangsamung. Hinweisend auf die Diagnose können Dysarthrie, abnorme Körperhaltung und -koordination sowie unwillkürliche Bewegungsmuster sein.

> Cummings JL: Subcortical dementia. New York, Oxford Press, 1990.

58. Wie unterscheidet man eine subkortikale Demenz von einer kortikalen?

Bei **kortikalen Demenzen**, wie z. B. M. Alzheimer, sind normalerweise Sprach- und Rechenvermögen betroffen, zusätzlich findet man im Gegensatz zu den subkortikalen Demenzen Apraxie und gestörte kortikal-sensorische Fähigkeiten (z.B: Astereognosie).

Während bei den **subkortikalen** Demenzen nur das Kurzzeitgedächtnis beeinträchtigt ist, sind beim Alzheimer-Typ sowohl das Lang- wie auch das Kurzzeitgedächtnis betroffen. Bradykinesie und Bradyphrenie zusammen mit anderen motorischen Phänomenen sind charakteristisch für den subkortikalen Typ. Persönlichkeitsveränderungen findet man bei beiden Typen, sie sollen aber bei den subkortikalen Demenzformen schon früher im Krankheitsverlauf auftreten.

59. Wie unterscheiden sich die Gedächtnisstörungen der subkortikalen von denen der kortikalen Demenzformen?

Bei beiden Typen haben die Patienten Probleme mit dem Kurzzeitgedächtnis. Bei den subkortikalen Demenzen allerdings helfen bestimmte Strategien oder Hinweise, um das Merken zu fördern oder die Erinnerung zu stimulieren. Das **implizite Gedächtnis** (unbewusst oder automatisch erworbenes Gedächtnis, wie z. B. die Erinnerung an die Kleidung des Untersuchers) ist bei subkortikalen Demenzen besser. Das Langzeitgedächtnis zeigt bei den kortikalen Demenzen einen Zeitgradienten, nicht jedoch bei den subkortikalen.

60. Gibt es eine strenge anatomische oder funktionelle Trennung zwischen kortikalen und subkortikalen Demenzen?

Nein. Die subkortikalen Demenzen können zu kortikalen Veränderungen führen oder mit ihnen assoziiert sein und umgekehrt. Die Demenz bei Chorea Huntington führt beispielsweise, wie die meisten anderen subkortikalen Demenzen, zu Störungen der Frontallappenfunktion. Bei Parkinson-Patienten kommt es zur Atrophie von kortikalen Zellen, oder Alzheimer-Patienten haben Veränderungen in den subkortikalen Kerngebieten mit dem Nucleus basalis Meynert oder dem Locus coeruleus.

61. Welche Erkrankungen oder Syndrome können mit subkortikaler Demenz assoziiert sein?
Siehe **Tabelle 14.5**.

62. Beschreiben Sie das klinische Bild der Demenz beim M. Parkinson
Die Diagnose eines M. Parkinson aufgrund der charakteristischen Symptomatik wird durchschnittlich 1 Jahr vor dem Auftreten einer Demenz gestellt. Ein echter dementieller Abbau im Sinne einer Frontalhirnfunktionsstörung (subkortikale Demenz) ist im Verlauf **bei 15–20% der Patienten** festzustellen. Die Symptomatik geht hier weit über die feststellbare Verlangsamung des Denkens hinaus, die per se noch nicht als ausreichendes Kriterium für eine Demenz genügt. Typischerweise haben die Patienten neben dieser **Bradyphrenie** Wortfindungs- und Benennungsstörungen (**Dysnomie, Anomie**) und vor allem Dysfunktionen der Planung, Durchführung und Kontrolle von Handlungen (**frontal-exekutive Dysfunktion**). Die Fähigkeiten der visuell-räumlichen Orientierung sind ebenfalls beeinträchtigt.

Tabelle 14.5: Erkrankungen oder Syndrome, die mit subkortikaler Demenz assoziiert sein können

1. M. Parkinson
2. Chorea Huntington
3. Progressive supranukleäre Blickparese (Steele-Richardson-Olszewski)
4. Spinozerebelläre Ataxien
5. Idiopathische Basalganglien-Verkalkung (M. Fahr)
6. Kortikale Lewy-Körper-Erkrankung
7. Multiple Sklerose
8. Entzündliche Erkrankungen mit Beteiligung der Basalganglien und/oder des Thalamus
9. AIDS
10. Kortikobasale Degeneration

63. Wie sieht die Demenz bei der Huntington-Erkrankung aus?
Bei der Chorea Huntington können psychische Symptome und/oder Demenz schon vor der motorischen Manifestation der Erkrankung auftreten. Zu den psychischen Symptomen gehören Persönlichkeitsveränderungen, Depression oder Psychosen, die subkortikale Demenz manifestiert sich mit Gedächtnisstörungen. Hinzu kommen Sprach- und Sprechschwierigkeiten wie Dysarthrie, reduzierte Spontansprache, Abbau der grammatikalischen Fähigkeiten (semantisches Gedächtnis), beeinträchtigtes Begriffsvermögen sowie visuospatiale Dysfunktionen.

64. Welche Charakteristika hat die Demenz bei der progressiven supranukleären Blickparese (PSP)?
Die Demenz ist nicht bei allen Betroffenen zu finden. Im Vergleich zur frontal-exekutiven Dysfunktion ist die Störung des Gedächtnisses hierbei nur leicht ausgeprägt. Die okulären Störungen können mit der Testdurchführung interferieren, weshalb die Charakterisierung der Demenz sich oft schwierig gestaltet. Beim Steele-Richardson-Olszewski-Syndrom haben die Patienten eine Blickparese nach unten, einen dystonen Rigor der axialen Muskulatur, Dysarthrie und Pseudobulbärparalyse.

65. Was ist eine Lewy-Körperchen-Krankheit?
Der Terminus Lewy-Körperchen-Krankheit beschreibt ein Spektrum von Erkrankungen mit Demenz, die vom M. Parkinson (Lewy-Körper v.a. in den subkortikalen und Hirnstammregionen) bis zur diffusen Lewy-Körperchen-Erkrankung (Lewy-Körper im gesamten Kortex, Subkortex und Hirnstamm) reicht. Nosologisch wird oftmals eine **intermediäre Form der Lewy-Körper-Demenz** (senile Demenz vom Lewy-Körper-Typ) abgetrennt, bei der man neben den Lewy-Körpern im Hirnstamm und Subkortex aber auch neokortikale und limbische Anhäufungen findet.

Doody R, Massman P: Other extrapyramidal dementias. In Morris J(Hrsg.): Handbook of Dementing Illnesses. New York, Marcel Dekker, 1994.

66. Beschreiben Sie die klinischen Charakteristika der Lewy-Körperchen-Demenz

Die Patienten haben neben der Demenz typischerweise fluktuierende Verwirrtheitsepisoden, meist mit lebhaften visuellen Halluzinationen und leichten extrapyramidalen Begleiterscheinungen. Die neuropsychologischen Charakteristika der Erkrankung sind derzeit nicht gut definiert, über die Ätiopathogenese ist wenig bekannt.

> McKeith IG, et al: Consensus giudelines for the clinical and pathologic diagnosis of dementia with Lewy bodies (DLB). Neurology 47:113, 1996.

67. Welche Differentialdiagnosen zu Demenzen (nicht notwendigerweise subkortikal) mit begleitenden extrapyramidalen Symptomen fallen Ihnen ein?

Siehe **Tabelle 14.6**

Tabelle 14.6: Demenzen mit extrapyramidalen Symptomen (nicht notwendigerweise subkortikale Demenzformen)

1. Alzheimer-Erkrankung
2. Parkinson-Plus-Demenz
3. Creutzfeldt-Jakob-Erkrankung
4. Vaskuläre Demenz
5. Lobär betonte oder fokal-umschriebene kortikale Atrophien ohne Alzheimer- oder Pick-Pathologie
6. Kortikobasale Degeneration
7. AIDS-Demenz-Komplex
8. Hallervorden-Spatz-Erkrankung
9. Neuronale intranukleäre Einschlusskörper-Erkrankung
10. Striato-niagrale Degeneration
11. GM1-Gangliosidose

68. Beschreiben Sie das Bild der kortikobasalen Degeneration (CBD). Wann entwickelt sich eine Demenz?

Die kortikobasale Degeneration ist ein sporadisches, meist um das 60. Lebensjahr auftretendes progressives, **asymmetrisches Parkinson-Syndrom** mit der zusätzlichen Kombination des «alien hand»-Zeichens (oder «alien limb»-Zeichen = Gefühl der Fremdheit und unwillkürliche exploratorische, manipulative Bewegungen einer Hand) mit **motorischen Beeinträchtigungen** (Pyramidenbahnzeichen, Myoklonus, Apraxie, Rigor und Dystonie). Bis in die Spätstadien der Erkrankung sind die kognitiven Fähigkeiten intakt, erst langsam entwickelt sich eine subkortikale Demenz.

> Doody RS, Jankovic JJ: The alien hand and related signs. J Neurol Neurosurg Psychiatry 55:806, 1992.
> Massman PJ, et al: Neuropsychological functioning in cortical-basal ganglionic degeneration: Differentiation from Alzheimer's disease. Neurology 46:720. 1995.

Literatur

1. Ackermann H: Demenz. In Brandt T, Dichgans J, Diener HZ: Therapie und Verlauf neurologischer Erkrankungen, 3. Aufl., Stuttgart, Kohlhammer, 1998.
2. Adams RD, Victos M, Ropper AH: Principles of Neurology, 6. Aufl. New York, McGraw-Hill, 1997.
3. Cummings JL: Subcorticol Dementia. New York, Oxford Press, 1990.
4. Morris J (Hrsg.): Handbook of Dementing Illnesses. New York, Marcel Dekker, 1994.
5. Trimble MR, Cummings JL: Contemporary Behavioral Neurology. Boston, Butterworth-Heinemann, 1997.
6. Trojanowski J, Clark C (Hrsg.): Neurodegenerative Dementias. New York, McGraw-Hill, 1998.

15. Klinische Neuropsychologie

David B. Rosenfield

Aphasie

1. Wie ist eine Aphasie definiert?
Aphasie ist als eine erworbene Störung der verbalen Kommunikation definiert (im Gegensatz zu non-verbal, gestisch, mimisch, Körpersprache). D. h., dass kongenitale mentale Retardierungen oder mangelnde Sprachentwicklung nicht als aphasische Störungen definiert werden.

2. Was sind beim Erwachsenen die häufigsten Ursachen einer Aphasie?
Rund 80% der Fälle sind zerebrovaskulär bedingt. Andere Ursachen sind Schädel-Hirn-Traumen, Tumoren, entzündliche und degenerative Erkrankungen.

3. Definieren Sie den Unterschied zwischen Sprache, Sprechen, Phonation und Prosodie
1. **Sprache:** Sprache entsteht aus der Integration verschiedener hochentwickelter Funktionen des Gehirns und besteht aus der **gegenseitigen Beziehung von Sprachperzeption** (Wortverständnis, Verständnis zusammenhängender sprachlicher Äußerungen, Verständnis grammatikalisch und durch Sprachmelodie kodierter Bedeutungen), **Sprachproduktion** (Spontansprache, Nachsprechen, Vorlesen, Benennen, Schreiben, Sprachmelodie, Artikulation) und **zentraler Generierungsprozesse**. Sprache besteht aus Semantik (Wortbedeutungen), Phonologie (Wort- und Sprachmelodie) und Syntax (grammatikalische Regeln).
2. **Sprechen:** Sprechen ist der neuromechanische Prozess der eigentlichen Lautbildung und hängt von respiratorischen und artikulatorischen Afferenzen sowie der Phonation ab.
3. **Phonation:** Phonation meint die Lautbildung im Larynx.
4. **Prosodie:** Prosodie meine die Sprachmelodie und die Betonung (u. a. linguistisch oder emotional).

4. Welcher Prozentsatz der Menschen sind Rechtshänder?
Über 90% der Bevölkerung geben an, Rechtshänder zu sein. Geht man allerdings eine Liste von bestimmten Tätigkeiten oder Fähigkeiten durch (z. B. mit welcher Hand zündet man ein Streichholz an, welche Hand liegt auf dem Besen oben), sind **60% streng rechtshändig** und **35% haben eine gemischte Handpräferenz**.

5. Wie viel Prozent sind Linkshänder?
Weniger als 5% **der Bevölkerung** benutzen für alle Tätigkeiten durchgehend die linke Hand.

6. Wie wirkt sich eine Aphasie aus, wenn Menschen mehrere Sprachen sprechen?
Ist ein Patient für eine Sprache aphasisch, so ist er es auch für alle anderen Sprachen (Fremdsprachen, Multilingualität). Allerdings kann das Ausmaß der Aphasie abhängig von der Sprache variieren. Variationen hat man bei tonalen Sprachen wie Thai, Japanisch oder bei auch beim Hebräisch gefunden. Der Grad der Aphasie hängt zudem von einer Reihe anderer Faktoren ab, wie Zeitpunkt der Spracherlernung, Sprachbeherrschung (Nativsprache, Fremdsprache, Übung) und dem Kontext der Spracherlernung (Beruf, Haus, Schule).

7. Was ist die Ribot-Regel?
Nach Ribot ist die Sprache, die ein Mensch zuerst erlernt, die am meisten «automatisierte» und «ver-

selbstständigte». Danach soll diese bei einer Aphasie am besten erhalten sein.

8. Was ist das Pitre-Gesetz?
Pitre behauptete, dass die Sprache, die man zuletzt gelernt hat, bei einer Aphasie am besten erhalten bleibt. Die Diskrepanz der Ribot- und Pitre-Regeln ist bis heute nicht vollkommen gelöst.

9. Wie testet man auf das Vorliegen einer Aphasie?
Zur Differenzierung der zentralen Sprachstörungen eignet sich z. B. der «Aachener Aphasie-Test». Man untersucht hier **Spontansprache, Schriftsprache, Nachsprechen, Benennen** und **Sprach- sowie Lesesinnverständnis**. Der darin enthaltene **Token-Test** erfasst immerhin 90% der Aphasien. Er gibt den Schweregrad an und dient der Verlaufsbeobachtung. Aus einem hier vorgelegten Testmaterial soll der Patient eine Auswahl farbiger Kreise und Rechtecke zeigen und zunehmend schwierigere Aufgaben ausführen. Dabei werden Sprachverständnis und Sprachverarbeitung geprüft.

10. Was ist der Unterschied zwischen einer nicht-flüssigen («non-fluent») und einer flüssigen («fluent») Aphasia?
Aphasieformen, bei denen der Patient kurze Phrasen benutzt (weniger als 5 Worte) und die grammatischen Formen (bis hin zum Agrammatismus) reduziert sind, werden als nicht-flüssig («non-fluent») bezeichnet. Können Phrasen mit mehr als 5 Worten gesprochen werden und ist die grammatikalische Form mit Prosodie/Artikulation bei anderweitig feststellbaren Sprachstörungen gut erhalten, so wird von einer flüssigen Aphasie («fluent») gesprochen. Als Beispiel würde bei einer nicht-flüssigen Aphasie (z. B. Broca-Aphasie) der Patient fragen «Wo ist Buch?», während ein Patient mit flüssiger Aphasie (z. B. Wernicke-Aphasie) «Wo ist das Ding mit den Blättern und dem Einband?» fragen würde.

11. Was ist der Unterschied einer Sprechapraxie zur Aphasie?
Eine Sprechapraxie ist die Störung der Artikulation und der Sprachmelodie bei zerebralen Läsionen, bei weitgehend intakter Sprache (im Unterschied zur Aphasie, bei der die Sprache entweder motorisch oder/und sensorisch betroffen ist). Die Sprechapraxie ist also eine motorische Störung der Sprechfunktion, bei der das übergeordnete Konzept «Sprache» erhalten ist.

12. Nennen Sie die klinischen Charakteristika der nicht-flüssigen Aphasie
Zu den nicht-flüssigen Aphasien gehören die Broca-Aphasie, die globale Aphasie, die gemischte transkortikale Aphasie und die transkortikale motorische Aphasie. Folgende Charakteristika sind zu finden:
1. Gestörte Artikulation (oft dysarthrisch),
2. Nivellierte Sprachmelodie (Prosodie),
3. Reduzierter Satzbau und Grammatik (bis hin zum Agrammatismus),
4. Verminderte Sprachproduktion (weniger als 5 Worte, verminderte Spontansprache).

Abhängig von den Unterformen und dem Schweregrad findet man bei einigen Patienten nicht alle genannten Kriterien.

13. Welche Charakteristika hat die Broca-Aphasie?
1. Sprachproduktion: nicht-flüssig
2. Artikulation: oft dysarthrisch
3. Prosodie: nivelliert
4. Satzbau: Agrammatismus
5. Wortwahl: eng begrenztes Vokabular, kaum semantische Paraphasien
6. Lautstruktur: viele phonematische Paraphasien («Afpel» statt «Apfel»)
7. Verständnis: nur leicht gestört, insbesondere bei syntaktisch komplexen Sätzen
8. Nachsprechen: gestört
9. Benennen: gestört

Eine Broca-Aphasie tritt normalerweise zusammen mit einer Hemiparese rechts, Hemihyp-/anästhesie, bukkofazialer Apraxie und einer ideomotorischen Apraxie der linken Gliedmaßen auf.

14. Wo liegt die Schädigung bei der Broca-Aphasie?
Bei der motorischen Broca-Aphasie ist das frontale Operkulum einschließlich der Insel (Area 44 und 45 nach Brodmann; Fuß der 3. Frontalhirnwindung) zusammen mit dem tiefer gelegenen Mark-

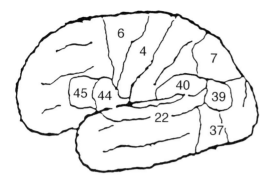

Abbildung 15.1: Schematische Darstellung des Cortex cerebri links mit den für die Sprachfunktion wichtigen Brodmann-Arealen (Aus: Alexander MP, Benson DF: The aphasias and related disturbances. In Joynt RJ (Hrsg.): Clinical neurology. Philadelphia, J. B. Lippincott, 1992, mit freundl. Erlaubnis)

lager geschädigt (**Abb. 15.1**). Der motorische Kortex und die paraventrikuläre mittelliniennahe weiße Substanz sind ausgespart. Bei einigen Patienten ist zusätzlich der perirolandische Kortex (insbesondere die Area 4) mit oder ohne Extension in subkortikale medulläre Anteile betroffen. Ist nur die Rinde im Bereich der Area 44 geschädigt, spricht man von einer **kortikalen motorischen Aphasie,** sind jedoch Fasern vom Broca-Feld (Area 44) zur Area 4, und zwar zu den motorischen Kernen für die Vokalisation, unterbrochen, handelt es sich um eine **transkortikale motorische Aphasie (reine motorische Aphasie, Aphemia).** Die Broca-Aphasie ist ein typisches Gefäßsyndrom bei Schädigung der A. praerolandica.

15. Was sind Paraphasien und Paraphrasien? Welche Typen gibt es?

Paraphasien sind Verwechslungen und Ersetzungen von Wörtern, Silben oder Buchstaben.
1. **Semantische (verbale) Paraphasien:** Benutzung eines falschen, aber existenten und meist inhaltlich verwandten Wortes (Wortverwechslungen; z. B. «Birne» statt «Apfel»)
2. **Phonematische Paraphasien:** Verwendung noch erkennbarer, aber lautlich fehlerhafter Worte («Afpel» statt «Apfel»)

Paraphrasien sind Sprachstörungen mit fehlender Satzkonstruktion, falscher Wortfolge und nicht sinngemäßer Wortwahl als Symptom psychischer Störungen, z. B. bei Schizophrenie.

16. Was ist eine Jargon-Aphasie?

Kommt es bei flüssiger Aphasie (z. B. schwere «sensorische» Wernicke-Aphasie) zur Häufung von semantischen und/oder phonematischen Paraphasien in sinnloser Folge, spricht man von Jargon-Aphasie (z. B. «Apsel Dings mal sehn irgendwie was da noch dran kommt davon ein Wurmschluckser…»). Häufig sind dabei auch Neologismen, d. h. Wortneubildungen (wie z. B. «Beißfrucht»).

17. Was sind Neologismen?

Neologismen sind Wortneubildungen (wie z. B. «Beißfrucht»). Man kann sie als eine Form der Paraphasie betrachten.

18. Was ist Logorrhoe, Logoklonie und Echolalie?

Logorrhoe bezeichnet eine übermäßige Gesprächigkeit und Redseligkeit mit zu vielen und unnötigen Worten mit häufigen Neologismen. Man findet diese Störung häufig bei Wernicke-Aphasie.

Logoklonie ist die vielfache Wiederholung von Wörtern oder Silben, während **Echolalie** die Wiederholung von Sätzen oder Satzteilen des Gesprächspartners meint.

19. Nennen Sie die Charakteristika der Wernicke-Aphasie

1. Sprachproduktion: flüssig
2. Artikulation: meist ungestört
3. Prosodie: meist erhalten
4. Satzbau: Paragrammatismus
5. Wortwahl: viele semantische Paraphasien, Neologismen bis hin zur Extremform des semantischen Jargons
6. Lautstruktur: viele phonematische Paraphasien, Neologismen, phonematischer Jargon
7. Verständnis: stark gestört
8. Nachsprechen: gestört
9. Benennen: gestört (Anomie)

20. Wo liegt die Schädigung bei der Wernicke-Aphasie?

Zur «sensorischen» rezeptiven Aphasie (Wernicke-Aphasie) kommt es bei einer Schädigung posteriorsuperiorer Teile des linken Temporallappens mit Beteiligung des oberen und mittleren Temporalgyrus, der supramarginalen und angulären Regionen und zum Teil Arealen der laterotemporal-okzipitalen Verbindungsregion (Abb. 15.1). Werden subkortikale Strukturen betroffen, die zur Unterbrechung von afferenten Signalen in den temporalen Kortex führen, spricht man von einer **subkortikalen sensorischen Aphasie**.

21. Nennen Sie die Charakteristika der Leitungsaphasie
1. Sprachproduktion: flüssig
2. Artikulation: nicht gestört
3. Wortwahl: Wortfindungsstörungen («hängt am Baum»)
4. Lautstruktur: viele phonematische Paraphasien, werden bemerkt
5. Verständnis: nicht gestört
6. Nachsprechen: stark gestört

Hauptsymptom der Leitungsaphasie («conduction aphasia») ist also **das stark gestörte Nachsprechen** (auch Vorlesen und Schreiben nach Diktat) mit phonematischen Paraphasien.

22. Wo liegt die Läsion, die zu einer Leitungsaphasie führt?
Die Schädigung liegt am Übergang vom hinteren oberen Anteil des Temporallappens zum Scheitellappen im **vorderen Bereich des Gyrus supramarginalis**. Die Läsion betrifft häufig das subkortikale Marklager im unteren Parietallappen, was den **Fasciculus arcuatus** oder die Capsula extrema direkt unter dem Fasciculus arcuatus betrifft. Daraus erfolgt die Unterbrechung der Faserverbindungen vom sensorischen in das motorische Sprachgebiet, was dazu führt, dass ein vorgesprochenes Wort nicht sofort motorisch umgesetzt werden kann, dagegen aber ein schriftlich vorgelegtes meist ohne weiteres ausgesprochen werden kann.

23. Was ist eine reine Worttaubheit?
Bei der «rein sensorischen Aphasie» («pure word deafness», «auditory verbal agnosia») ist das Verständnis für Sprache aufgehoben, obwohl Geräusche und Töne differenziert wahrgenommen werden. Die Erkrankten sind also nur für die Sprache taub.

24. Beschreiben Sie die Charakteristika der reinen Worttaubheit
Die Sprache ist flüssig, das Lesen normal, die Grammatik normal oder nur leicht gestört. Vorgesprochene Sätze können nicht nachgesprochen werden und auch nicht nach Diktat geschrieben werden. Die Patienten wirken, als wären sie taub. Sie verstehen besser, wenn die Sprachgeschwindigkeit verlangsamt wird, die Schwierigkeiten bleiben jedoch bestehen. Bei vielen findet man eine Echolalie, die als Frage wiederholt, was der Untersucher sagt. Varianten der Worttaubheit mit zusätzlich gestörter auditorischer Perzeption von Geräuschen oder Klängen (Gitarren, Klavier, Hundebellen, Klingeln etc.) im Sinne einer **auditorischen Agnosie** kommen ebenfalls vor. Häufig präsentiert sich eine «rein sensorische Aphasie» anfänglich als Wernicke-Aphasie.

25. Wo liegt die Schädigung bei der reinen Worttaubheit?
Autoptisch wurden Herde **im mittleren Drittel des Gyrus temporalis superior** beiderseits gefunden. Man vermutet danach als Ursache der aphasischen Störung eine Unterbrechung der Assoziationsfasern (Diskonnektion) zwischen der primären Hörrinde (Heschl-Querwindungen) und dem sekundären Assoziationsgebiet im hinteren oberen Anteil des Gyrus temporalis superior (Area 22). Sind zusätzlich andere auditorische Perzeptionen neben der Sprache betroffen, so sind die oberen temporalen Gyri beidseits geschädigt, was zur Beeinträchtigung der beiden auditorischen Assoziationskortizes führt. Wenn die Schädigungen sehr ausgedehnt sind, kann der Patient sogar eine echte **kortikale Taubheit** (Seelentaubheit) haben.

26. Was sind die Charakteristika der Aphemie?
Aphemie ist eine **Sprechapraxie** infolge kortikaler Läsionen. Die Patienten haben eine Störung der Artikulation und der Sprachmelodie mit manchmal sogar dystonem Ausdruck bei Artikulationsbewegungen. Das Schreiben ist ungestört. Die Defizite betreffen vor allem die motorische Sprachproduktion, die Sprachperzeption dagegen ist normal.

Der Terminus wird kontrovers diskutiert, da es sich im klassischen Sinn nicht um eine Apraxie handelt (siehe unten). Die Störung scheint Folge der Beeinträchtigung in der Interaktion phonologischer Fehlleistungen (infolge von Paresen oder Ataxien des artikulatorischen Apparats) sowie phonemischer Fehlleistungen (infolge Schädigungen im funktionellen Organisationsbereich der Lautbildung; oberer Temporalgyrus mit Faserverbindungen zum unteren Motorkortex) zu sein.

27. Wo liegt die Schädigung bei Aphemie?
Im Gegensatz zu den aphasischen Syndromen gibt es keine «klassische» Schädigungslokalisation, die zur Aphemie führt. Bei den Beschreibungen der Aphemie als **kortikale Dysarthrie** oder kortikale Dysprosodie liegt eine Beteiligung des Marklagers unter dem inferioren Motorkortex vor. Tatsächlich werden Aphemien demnach von manchen Neurologen als leichte Form einer Broca-Aphasie betrachtet.

Aphemie wurde im Zusammenhang mit **Läsionen im unteren Motorkortex** (kortikale Dysarthrie, kortikale Dysprosodie), **subkortikalen Läsionen des unteren Motorkortex** (subkortikale Dysarthrie), Läsionen des oberen paraventrikulären Marklagers und des Kapselknies (kapsuläre Dysarthrie, Dysarthrie-«clumsy hand»-Syndrom) beschrieben.

28. Wie äußert sich eine globale Aphasie?
Bei der globalen oder totalen Aphasie sind Sprachverständnis und -produktion gestört, eine verbale Kommunikation ist kaum mehr möglich. Neben der geringen bis fehlenden Sprachproduktion existieren Sprachautomatismen, Stereotypien und Floskeln. Man findet grob abweichende semantische und phonematische Paraphasien, Perseverationen, Echolalie, Neologismen bei stark gestörtem Sprachverständnis mit Alexie, Agraphie und häufig Dysarthrophonie. Die Prognose ist ungünstig, z.T. mündet die globale Aphasie in eine Broca-Aphasie ein.

29. Wo liegt die Schädigung bei einer globalen Aphasie?
Ausgedehnte Läsionen im fronto-temporo-parietalen Versorgungsbereich der A. cerebri media links betreffen gleichzeitig das Broca- und das Wernicke-Areal. Sie können rein subkortikal oder zusätzlich kortikal sein.

30. Was sind transkortikale Aphasien?
Transkortikale Aphasien sind gekennzeichnet durch die starke Störung der Spontansprache und/oder des Sprachverständnisses bei sehr gut erhaltenem Nachsprechen. Man unterscheidet nach vorwiegender Symptomatik die **sensorischen, motorischen und gemischten transkortikalen Aphasien**.

31. Nennen Sie die Charakteristika der transkortikal-sensorischen Aphasie
1. Sprachproduktion: relativ flüssig
2. Artikulation: nicht gestört
3. Wortwahl: Wortfindungsstörungen, viele semantische Paraphasien bis zum semantischen Jargon
4. Lautstruktur: viele phonematische Paraphasien
5. Verständnis: stark gestört
6. Nachsprechen: **Nachsprechen nicht gestört** (u.U. Echolalie)

In der Regel haben die Patienten Ausfälle im rechten Gesichtsfeld. Motorische oder sensible Defizite findet man dagegen in der Regel nicht.

32. Wo liegt die Schädigung bei der transkortikal-sensorischen Aphasie?
Die Schädigung ist im posterioren Anteil des oberen Temporalgyrus im Bereich der temporo-parieto-okzipitalen Verbindungsregion (**Gyrus angularis**) und überlappt damit mit den hinteren Anteilen des Wernicke-Areals. Alternativ wird ebenfalls eine Schädigung im Brodmann Areal 37, dem Gyrus temporalis posteroinferioris, postuliert.

33. Nennen Sie die Charakteristika der transkortikal-motorischen Aphasie
1. Sprachproduktion: Sprechbeginn erschwert, wenig Sprachproduktion, nicht flüssig: «Aufwärmeffekt»
2. Artikulation: bei spontaner Sprache mühsame Artikulation, beim Nachsprechen nicht gestört
3. Wortwahl: Wortfindungsstörungen
4. Lautstruktur: keine Paraphasien
5. Verständnis: nicht gestört
6. Nachsprechen: **Nachsprechen nicht gestört**

Die Patienten haben keine gestörte Artikulation oder Dysprosodie wie bei der klassischen Broca-Aphasie, der Satzbau ist auch nicht agrammatisch.

34. Wo liegt die Schädigung bei der transkortikal-motorischen Aphasie?

Das Syndrom wurde im Zusammenhang mit verschiedenartigen Läsionen in jedem Bereich des linken Frontallappens bereits beschrieben, die vom Operkulum bis zum supplementär-motorischen Areal reichen können. Die Schädigungen liegen am häufigsten dorsal/rostral des Broca-Areals.

35. Welche Charakteristika sind für die gemischte transkortikale Aphasie kennzeichnend?

Die Patienten haben eine unflüssige und geringe Sprachproduktion, das Verständnis ist gestört, das **Nachsprechen** dagegen ist **nicht gestört**. Auffällig ist das häufige Stocken mit floskelhafter Ausfüllung («Wissen Sie…», «Die Sache ist…») sowie eine prominente Echolalie.

36. Wo liegt die Schädigung bei der gemischten transkortikalen Aphasie?

Die zugrunde liegende Schädigung ist eine Überlappung von Läsionen für die transkortikale motorische und sensorische Aphasie. Sie betreffen die dorsolaterale Frontalregion vor dem motorischen Kortex und die temporo-parieto-okzipitale Verbindungsregion. Dieses Syndrom tritt häufiger **nach Hypoxie** auf.

37. Beschreiben Sie die Charakteristika der amnestischen Aphasie

1. Sprachproduktion: meist flüssig
2. Artikulation: meist ungestört
3. Prosodie: meist erhalten
4. Satzbau: kaum gestört
5. Wortwahl: Ersatzstrategien bei Wortfindungsstörungen
6. Lautstruktur: wenige phonematische Paraphasien
7. Verständnis: leicht gestört
8. Nachsprechen: intakt
9. Benennen: gestört (Anomie)

Das einzige signifikante Sprachproblem bei der amnestischen Aphasie («anomic aphasia») sind die **Wortfindungsstörungen**. Die Sprache ist ansonsten flüssig und grammatikalisch gut. Die Patienten können sich ohne wesentliche Sprachanstrengung unterhalten, suchen aber ständig nach Ersatzworten. Die Prognose ist gut, häufig ist die amnestische Aphasie als Minimal- oder Restform einer Aphasie zu beobachten.

38. Wo liegt die Läsion bei einer amnestischen Aphasie?

Die ursächlichen Läsionen liegen in verschiedenen Bereichen des temporo-parieto-okzipitalen Assoziationskortex (Brodmann-Areale 37, 39, 40, 19 oder 7).

39. Welcher Algorithmus wäre für eine Klassifikation von Aphasien sinnvoll?

In **Abbildung 15.2** ist ein Fließschema zur Charakterisierung von Aphasien vorgestellt, das nach den sukzessiven Kriterien **Sprachproduktion**, **Sprachperzeption** und **Nachsprechen** zur Diagnose führt. **Tabelle 15.1** gibt eine Zusammenstellung entscheidender Charakteristika der häufigsten Aphasie-Syndrome.

40. Was sind subkortikale Aphasien? Welche Charakteristika sprechen für diese Diagnose?

Subkortikale Aphasien sind eine Gruppe von Syndromen, die bei aphasischen Patienten definiert wurden, bei denen überwiegend subkortikale Schädigungen z. B. im Thalamus, Basalganglien oder Marklager nachzuweisen waren. Früher war die Lehrmeinung, dass nur kortikale Läsionen aphasische Syndrome verursachen könnten. Auch subkortikale Läsionen können zu aphasischen Störungen führen, jedoch weit seltener als kortikale. Im Gegensatz zu den gut charakterisierten Sprachdysfunktionen bei kortikalen Aphasien sind die Sprachstörungen hier oftmals atypisch. Das Vorliegen einer **schwer klassifizierbaren Aphasie** bei gleichzeitiger **Dysarthrie** und **rechtsseitiger Hemiparese** sollte den Verdacht auf eine subkortikale Läsion lenken.

Man unterscheidet zwei Haupttypen subkortikaler Aphasien, solche aufgrund **thalamischer** und solche aufgrund **nicht-thalamischer Läsionen**.

41. Welche Aphasieformen sind mit einer Schädigung der linksseitigen Basalganglien assoziiert?

Blutungen in unmittelbarer Nähe der Basalganglien links, insbesondere des Putamens, können zu Aphasien führen. Die Ausbildung ist – abhängig vom Ausmaß der Blutung – sehr variabel, häufig beob-

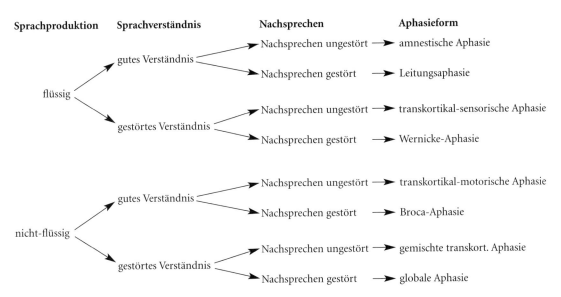

Abbildung 15.2: Algorithmus zur Klassifikation der Aphasien

Tabelle 15.1: Klinisch unterscheidbare Prägnanztypen der Aphasie

	Konversation	Verstehen	Nachsprechen	Benennen	Lesen	Schreiben
Broca-Aphasie	nicht fließend	relativ erhalten	gestört	gestört	gestört	gestört
Wernicke-Aphasie	fließend, paraphrasiert	gestört	gestört	gestört	gestört	gestört
Globale Aphasie	nicht fließend	gestört	gestört	gestört	gestört	gestört
Leitungsaphasie	fließend, paraphrasiert	relativ erhalten	gestört	gestört	relativ erhalten	relativ erhalten
Gemischte transkortikale Aphasie	nicht fließend	gestört	relativ erhalten	gestört	gestört	gestört
Transkortikale motorische Aphasie	nicht fließend	relativ erhalten	relativ erhalten	gestört	relativ erhalten	gestört
Transkortikale sensorische Aphasie	fließend	gestört	relativ erhalten	gestört	gestört	gestört
Amnestische Aphasie	fließend	erhalten	relativ erhalten	gestört	erhalten	relativ erhalten

Modifiziert nach: Mesulam MM. Principles of behavioral neurology. Philadelphia: F. A. Davis, 1985.

achtet man eine Wernicke-Aphasie oder eine globale Aphasie. Schädigungen des vorderen Putamens, des Nucleus caudatus sowie des vorderen Schenkels der Capsula interna sind die häufigste Form der Stammganglienblutung, die zu Aphasien führt. Sie führt zum **anterioren subkortikalen Syndrom** mit Dysarthrie, zu verminderter Sprachproduktion, leicht gestörtem Nachsprechen (weniger als bei der Broca-Aphasie) und leichter Störung des Sprachverständnisses. Ergebnisse von PET-Untersuchungen weisen darauf hin, dass die Basalganglienläsion sowohl direkt Einfluss auf die Sprache hat als auch indirekt über die verminderte Aktivierung von kortikalen Sprachealen wirkt.

42. Was sind thalamische subkortikale Aphasien?

Es gibt verschiedene Typen der thalamischen subkortikalen Aphasien. **Läsionen im linken paramedialen Thalamus** mit Nucleus dorsomedialis und Nucleus centromedianus sowie den intramedullären laminären Kernen führen zu Aufmerksamkeits- und Gedächtnisdefiziten. Ist die Sprache mit beeinträchtigt, so beschränkt sich die Symptomatik auf Wortfindungsstörungen. Sie sind wahrscheinlich Folge der Aufmerksamkeitsstörung. Patienten mit **bilateralen paramedianen Thalamusschädigungen** haben eine Amnesie und ausgeprägtere kognitive Defizite, hauptsächlich als Folge der Aufmerksamkeitsstörung.

Schädigungen in den **anterioren, ventroanterioren, dorsolateralen, ventrolateralen und den vorderen dorsomedialen Kernen** oder der anterioren medialen intramedullären Region können eine Aphasie verursachen, die ähnlich der gemischten transkortikalen Form oder der transkortikal-sensorischen Aphasie aussieht. Die Sprachproduktion ist knapp, aber grammatikalisch korrekt, mit Elementen der Echolalie. Das Sprachverständnis ist gestört, das Nachsprechen ist erhalten. Eine schwere Anomie, Agraphie und Lesestörungen sind normalerweise vorhanden. Die meisten Patienten sind apathisch oder dement.

43. Gilt das Konzept der Hemisphärendominanz der Sprache auch für den Thalamus?

Es gibt Beschreibungen, wonach eine rechtsseitige Thalamusläsion bei Linkshändern zu Aphasie geführt hat. Damit scheint die hemisphärische Sprachdominanz auch auf den Thalamus zuzutreffen.

44. Was ist eine primär progressive Aphasie?

Das erst kürzlich beschriebene Syndrom der primär progressiven Aphasie ist charakterisiert durch eine progrediente Verschlechterung der Sprachfunktion bei gleichzeitiger Erhaltung anderer nicht-verbaler Fähigkeiten. Die meisten Patienten haben bei Diagnosestellung die Symptome für mehr als 2 Jahre, die Alltagsfähigkeiten sind anders als bei der Demenz erhalten.

45. Wie unterscheidet sich die Aphasie in der Kindheit von der des Erwachsenenalters?

Die meisten Aphasien des Kindesalters sind durch eine gestörte Sprachproduktion gekennzeichnet. Bis zum Alter von 6 bis 7 Jahren befinden sich die grundlegenden Inhalte der Phonologie, der Phonemik, des Lexikons (Wörterbuch in unserem Gehirn), der Semantik, der Grammatik, der Syntax, des Schreibens und des Lesens in der Entwicklung. Hirnschädigungen in diesem Lebensalter unterbrechen den Entwicklungsprozess und führen zum Abbau der erworbenen Fähigkeiten.

In der frühen Kindheit verursachen Hirnschädigungen keine schwerwiegenden Probleme der Sprache oder deren Entwicklung. Nach dem 1. Lebensjahr führt die Schädigung der dominanten Hemisphäre zu einer Aphasie. Zwischen 2 und 9 Jahren treten atypische aphasische Störungen auf. Flüssige Aphasien sind selten, sie kommen auch nach linksseitig posterioren Hemisphärenschädigungen kaum vor. Nach dem 10. Lebensjahr gleichen die Aphasie-Syndrome dann denen des Erwachsenenalters.

Die Prognose für die Wiederherstellung ist aufgrund der Plastizität des kindlichen Gehirns besser als beim Adulten, insbesondere bis zum Alter von 8–10 Jahren.

Je nach Definition bezeichnet der Begriff Aphasie eine Sprachstörung **nach** dem abgeschlossenen Spracherwerb. Deshalb besteht kein Konsens darüber, kindliche Sprachstörungen als aphasische Störungen zu klassifizieren.

46. Was sind die häufigsten Ursachen einer Aphasie im Kindesalter?

Wie beim Erwachsenen sind dies vaskuläre Ursachen und Traumata.

Alexie und Agraphie

47. Was ist Alexie?

Alexie ist Leseunvermögen, also die gestörte Fähigkeit, geschriebene Sprache zu begreifen.

48. Was ist Dyslexie, was ist Legasthenie?

Dyslexie ist ein erschwertes Lesevermögen, oftmals in Kombination mit einer Sprachschwäche auftretend. Der Terminus bezeichnet eine in der Entwicklung auftretende Störung (aufgrund angeborener

Erkrankungen oder perinataler Schädigungen), im Gegensatz zu der erworbenen Alexie.

Legasthenie bezeichnet ein mangelndes Sinnverständnis für Gelesenes. Die Legasthenie ist charakterisiert als Schwäche im Erlernen des Lesens (bei hinreichender Intelligenz und normalem neurologischem Befund), d. h. der Unfähigkeit, Buchstaben und Silben bzw. Silben zu Wörtern zusammenzufügen. Dadurch ergeben sich meist auch Rechtschreibschwierigkeiten mit Reihenfolgenumstellungen und gestaltlicher Buchstabenverwechslung (Inversion bzw. Reversion).

49. Nennen Sie die drei Formen der Alexie

1. **Posteriore Alexie:** Diese reine Alexie (oder **Alexie ohne Agraphie**) ist gekennzeichnet durch die Unfähigkeit zu lesen bei ungestörter Schreibfähigkeit. Die Patienten können nicht lesen, was sie selbst geschrieben haben. Etwa 60% haben zusätzlich eine Farbbenennungsstörung. Buchstabiert man ein Wort, können die Patienten die Wortbedeutung verstehen und es selbst laut nachbuchstabieren. Häufig findet man gleichzeitig einen homonymen Gesichtsfelddefekt nach rechts.
2. **Zentrale Alexie:** Die zentrale Form ist die **Alexie mit Agraphie**. Die Patienten können weder lesen noch schreiben. Sie verstehen gesprochene Sprache viel besser als Schriftsprache, können aber die Bedeutung laut buchstabierter Worte nicht begreifen. Sie selbst können ein Wort weder selbst laut buchstabieren noch aufschreiben.
3. **Anteriore Alexie:** Diese Form begleitet normalerweise die Broca-Aphasie. Die Patienten verstehen komplexere grammatikalische Beziehungswörter wie Präpositionen oder Artikel nicht. Eventuell erkennen sie in einem Schrifttext Substantive. Sie scheitern dabei, einzelne Buchstaben laut vorzulesen (literale Alexie). Eine motorische Aphasie (meist Broca-Aphasie) ist meist zusätzlich vorhanden.

50. Wo liegen die Schädigungen für die drei Alexie-Typen?

1. **Posteriore Alexie:** Die Läsion liegt an der medialen Seite des dominanten Okzipitallappens sowie im Splenium corpori callosi.
2. **Zentrale Alexie:** Schädigung im dominanten Gyrus angularis.
3. **Anteriore Alexie:** entspricht der Lokalisation bei der Broca-Aphasie.

51. Was ist Agraphie?

Agraphie ist die Unfähigkeit, geschriebene Sprache zu produzieren (Schreibunfähigkeit).

52. Welche Symptome gehören zum Gerstmann-Syndrom? Wo liegt die Schädigung?

Zum Gerstmann-Syndrom (Gyrus-angularis-Syndrom) gehört die Kombination aus **Akalkulie, Agraphie, Fingeragnosie** und **gestörter Rechts-Links-Diskrimination**. Das Syndrom entsteht bei Läsionen im Gyrus angularis der dominanten Hemisphäre.

Agnosie

53. Was ist Agnosie?

Die klassische Agnosie ist das Nichterkennen optischer, akustischer oder taktiler Sinnesreize bei erhaltener Funktion des Sinnesorgans. Die Einordnung von agnostischen Phänomenen ist umstritten. Sie kann nur diagnostiziert werden, wenn nicht gleichzeitig eine aphasische Benennungsstörung vorliegt.

54. Was ist visuelle Gnosis? Welche Formen der visuellen Agnosie unterscheidet man?

Eine **visuelle Gnosis** beschreibt das Erkennen von komplexen visuellen Stimuli, z. B. Objekten, Gesichtern, Abbildungen, Wörtern. Sie setzt die Intaktheit von Intelligenz und die Fähigkeit zu benennen (keine aphasischen Störungen), nach klassischem Verständnis auch die Intaktheit von elementarer Wahrnehmungsfähigkeit z. B. für Farbe, Kontur, Bewegung und Sehschärfe, voraus.

Man unterscheidet 2 Typen:
1. **Objektagnosie im klassischen Sinn (Formagnosie):** Unfähigkeit, Formen und Konturen zu erkennen, vermutlich sehr selten bzw. als Reinform nicht existent. Nach modernem Verständnis besteht ein fließender Übergang von Wahrnehmungs- zu Erkennungsleistungen, daher lassen sich Störungsbilder nicht einfach abgrenzen.

2. «Apperzeptive» Objektagnosie: Einfache Formen können erfasst und gegebenenfalls abgezeichnet werden, Objekte aber nicht identifiziert werden. Typische Fehler sind die perzeptuelle Verkennung und die visuelle Diskriminationsstörung. Das Benennen nach Tasteindruck oder Beschreibung bleibt erhalten, ebenfalls können Farben noch benannt werden. Die Patienten klagen über schlechtes Sehen.

55. Diskutieren Sie die zugrunde liegenden Schädigungen, die zur visuellen Agnosie führen

Eine «apperzeptive» Objektagnosie resultiert normalerweise aus Schädigungen des visuellen Kortex in der Area calcarina (sekundäre und tertiäre Assoziationsfelder). Bei der klassischen Formagnosie liegen Läsionen im okzipitalen visuellen Assoziationskortex beidseits (z. B. nach zerebraler Hypoxie) vor. Sie betreffen zusätzlich die Faserzüge aus dem visuellen Assoziationskortex zum Gyrus parahippocampalis. Die Patienten haben meist zusätzlich Gesichtsfelddefekte bilateral im oberen Bereich, eine leichte generelle Benennungsstörung, schwere Alexie und Beeinträchtigung des Gedächtnisses.

56. Was ist eine Prosopagnosie?

Prosopagnosie ist die Unfähigkeit zur Erkennung vertrauter Gesichter. Die Physiognomie selbst des eigenen Spiegelbildes wird als fremd empfunden. Häufig sind eine Farberkennungsstörung (Achromatopsie) und eine Schreibstörung (Agraphie) assoziiert. Die Patienten haben immer uni- oder bilaterale Gesichtsfelddefekte.

57. Wo liegt die Schädigung, die zur Prosopagnosie führt?

Eine bilaterale okzipito-temporale Schädigung kann zur Prosopagnosie führen.

58. Was ist eine Anosognosie? Was ist eine Autotopagnosie?

Anosognosie ist das Nichterkennen der eigenen Krankheit. Man unterscheidet zwei Formen. Bei der verbalen Anosognosie («explicit denial») verleugnen oder bagatellisieren die Patienten aktiv eine Erkrankung, z. B. eine Sehstörung oder eine Parese. Bei der anderen Form entspricht das Verhalten («implicit denial») der Nichtbeachtung der krankhaften Störung (z. B. einer Körper- oder Raumhälfte) im Sinne eines Hemineglekts.

Eine Autotopagnosie ist eine Orientierungsstörung am eigenen Körper (Körperschemastörung). Zusammen mit der Fingeragnosie und der Rechts-Links-Störung ist sie dadurch zu prüfen, dass der Patient in wahlloser Folge auf bestimmte Teile seines Körpers zeigt.

59. Bei welchen neurologischen Erkrankungen oder Syndromen kann eine Anosognosie feststellbar sein?

1. Wernicke-Aphasie
2. Anton-Syndrom
3. Linksseitige Hemianopsie
4. Linksseitige Hemiparese

Manchmal haben auch Patienten mit Korsakov-Syndrom oder Frontallappen-Dysfunktion eine begleitende Anosognosie.

60. Was ist das Anton-Syndrom?

Beim Anton-Syndrom haben die Patienten eine Rindenblindheit (kortikale Blindheit), welche im Sinne einer Anosognosie verleugnet wird. Die Patienten leugnen ihre Blindheit und reagieren mit Konfabulationen oder Entschuldigungen, wenn sie z. B. auf Fehler angesprochen werden. Hinzu kommen einfache oder komplexe visuelle Halluzinationen.

Man findet das Syndrom im Rahmen eines Okzipitalhirnsyndroms bei bilateralen Infarkten des Lobus posterior mit Beteiligung der primären optischen Rindenfelder der Area calcarina (Area 17 nach Brodmann) und des visuellen Assoziationskortex. Manchmal sind zusätzlich die Parietal- und Temporallappen mitbeteiligt.

61. Was ist das Balint-Syndrom?

Zum Balint-Syndrom kommt es bei bilateralen parieto-okzipitalen Läsionen. Die Patienten sind unfähig zur willkürlichen Blickwendung ins periphere Gesichtsfeld bei erhaltenen Folgebewegungen. Die Störung des Greifens unter optischer Kontrolle wird als «optische Ataxie» bezeichnet. Hinzu kommen visuelle Aufmerksamkeitsstörungen im peripheren Gesichtsfeld.

Apraxie

62. Was ist eine Apraxie?
Apraxie ist eine zentrale Störung integrierter Bewegungsabläufe und Handlungen des Gesichts und der Gliedmaßen (u.a. der Gestik sowie der Benutzung von Werkzeugen) bei erhaltener Motorik und Koordination. Die Patienten müssen in der Lage sein, diese Aktionen spontan auszuführen, und dürfen auch nicht durch Störungen des Begreifens, der Motivation, des Muskeltonus oder der Sensibilität eingeschränkt sein. So kann beispielsweise nach Aufforderung der Patient nicht winken, kann aber infolge seiner eigenen spontanen Entscheidung dazu in der Lage sein. Verwandt mit der Apraxie sind räumliche Orientierungsstörungen.

63. Welche Apraxieformen unterscheidet man?
Die Unterteilung der Apraxieformen ist kontrovers, da oft motorische und kognitive Komponenten schwierig zu differenzieren sind. Man unterscheidet drei Typen:
1. **Ideomotorische Apraxie:** Charakterisiert durch die Unfähigkeit zu gezielten mimischen, gestischen oder sonstigen Bewegungen. Handlungsanweisungen im Apraxie-Test sollen zunächst nach verbaler Aufforderung, danach imitatorisch ausgeführt werden. Bei apraktischen Patienten fallen suchende, unvollständige oder übersteigerte Bewegungen, Ersatzhandlungen und Perseverationen (d.h. Wiederholungen einer vorausgegangenen Teilaufgabe) auf. Die Sonderform der **bukkofazialen Apraxie** (Gesichtsapraxie) begleitet die Mehrzahl der Sprachstörungen. Seltener ist eine Gliedmaßenapraxie. Die Ausprägung ist meist kaum alltagsrelevant.
2. **Ideatorische Apraxie:** Der Patient ist nicht imstande, logische Handlungsfolgen auszuführen. Diese Apraxie fällt im Alltag auf, wenn beispielsweise zuerst das Kaffeepulver eingefüllt wird und dann das Filterpapier eingelegt wird oder beim Ankleiden der Unterrock über das Kleid angezogen wird.
3. **Motorische Apraxie:** Bei dieser Form sind die Feinbewegungen einer gezielten Handlung gestört, obwohl der beabsichtigte motorische Bewegungsablauf erhalten ist. Die Durchführung hängt nicht von der Art der Aufforderung (z.B. gesprochen oder geschrieben) ab. Die Störung ist also rein efferent.

64. Wo liegen die Schädigungen für die einzelnen Apraxieformen?
1. **Ideomotorische Apraxie:** Meist mit Schädigungen des Parietallappens assoziiert, insbesondere inferiorer Anteile. Größere Schädigungen können bis in die perirolandische Region gehen, was zur Beeinträchtigung der parieto-frontalen Faserverbindungen und/oder der Afferenzen in das Corpus callosum führt.
2. **Ideatorische Apraxie:** Meist mit der Schädigung des dominanten Parietallappens assoziiert, wobei dies in Einzelfällen nicht gelten muss.
3. **Motorische Apraxie:** Meist Störung des motorischen Assoziationskortex kontralateral der betroffenen Extremität.

65. Was ist eine Ankleideapraxie?
Eine Ankleideapraxie ist keine echte Apraxie. Sie bezeichnet die Unfähigkeit, sich anzuziehen. Sie tritt häufig bei linksseitigen Gesichtsfelddefekten und räumlichen Orientierungsstörungen auf. Schädigungen im rechten parieto-temporo-okzipitalen Assoziationskortex verursachen Störungen in der Perzeption komplexer räumlicher Bewegungsabläufe wie dem Anziehen. Eine weiteres Symptom bei Läsionen dieser Region ist der **Hemineglekt,** bei dem eine Körperhälfte infolge einer Aufmerksamkeitsstörung weder angezogen, noch wahrgenommen wird (engl: neglect = vernachlässigen). Dinge in der gegenseitigen (kontralateralen) Raumhälfte werden nicht beachtet.

66. Was ist eine konstruktive Apraxie?
Die konstruktive Apraxie ist fälschlich als Apraxie bezeichnet. Bei dieser Form ist das gezielte Handeln unter optischer Kontrolle, wie das Zeichnen geometrischer Figuren (z.B. eines Hauses), erschwert, ohne dass jedoch eine Apraxie einzelner Bewegungen vorliegen muss. Die Störung ist eng verwandt mit der **räumlichen Orientierungsstörung,** bei der ein Patient sich in der vertrauten Umgebung nicht zurechtfindet. Sie ist assoziiert mit Schädigungen im rechten Parietallappen.

Gedächtnis

67. Was ist Amnesie, welche Formen unterscheidet man?

Eine Amnesie ist eine Gedächtnisstörung. Sie betrifft das Neugedächtnis (Merkleistungen) oder/ und das Altgedächtnis. Zu einem amnestischen Syndrom können Schädigungen oder Erkrankungen unterschiedlicher Ursachen führen, wobei ein Zusammenhang zwischen der Ätiologie und der Lokalisation der betroffenen anatomischen Strukturen besteht.

Die Amnesie ist dabei eine zeitlich begrenzte Gedächtnislücke. Jedes Koma hinterlässt beispielsweise eine vollständige Amnesie. Besteht eine Erinnerungslücke für die Zeit vor dem Eintreten einer Vigilanzstörung, spricht man von einer **retrograden Amnesie** (Störung des Altgedächtnisses bzw. dessen Abrufs). Erinnert der Patient einen Zeitraum nach dem Abklingen der Vigilanzstörung nicht mehr (d.h. für die Zeit, in der er wieder ansprechbar war), spricht man von **anterograder Amnesie** (Störung des Neugedächtnisses). Im Falle einer traumatisch bedingten Amnesie spricht man oft auch von prae- und posttraumatischer Amnesie (entsprechend retrograder und anterograder Amnesie).

68. Was verursacht eine transiente globale Amnesie (TGA)? Wie ist das klinische Bild?

Die so genannte **amnestische Episode** ist eine Erkrankung des mittleren und höheren Lebensalters, bei der es zu einer akut einsetzenden **anterograden Amnesie** kommt. Der Patient ist wach und ansprechbar, wirkt aber ratlos und fragt stereotyp. Erst nach einigen Stunden kann er allmählich wieder neue Gedächtnisinhalte speichern. Eine retrograde Amnesie, die zunächst Tage bis Wochen umfasst, bildet sich innerhalb von 24 Stunden zurück, sodass nur mehr für die Dauer der amnestischen Episode eine globale Amnesie besteht. Die diagnostischen Kriterien umfassen die Fremdanamnese, eine Dauer von maximal 24 Stunden, die klar umschriebene anterograde Amnesie während der Episode, das Fehlen begleitender neurologischer Ausfälle oder epileptischer Phänomene sowie genereller kognitiver Beeinträchtigungen, Bewußtseinstrübung oder Depersonalisation.

Die Ursache der TGA ist nicht bekannt. Bei einem Drittel der Patienten findet sich eine Assoziation mit der Migräne, so dass vaskuläre Ursachen wie Minderperfusion okzipital und medio-temporal als möglicher Pathomechanismus vermutet werden. Die Patienten klagen in der Episode tatsächlich zum Teil auch über Kopfschmerzen und Übelkeit. Bei 50% der Fälle lassen sich psychische oder emotionale Auslösefaktoren eruieren. Gefäßerkrankungen per se spielen bei der TGA keine Rolle. Bei den Patienten besteht auch kein erhöhtes Risiko für eine TIA oder Hirninfarkte.

Diagnostisch finden sich im EEG z. T. temporale Dysrhythmien, im SPECT eine Minderperfusion im Hippocampus beidseits, z. T. jedoch auch neokortikal und in den Basalganglien.

Differentialdiagnostisch müssen die **transiente epileptische Amnesie** im Rahmen von komplexpartiellen Anfällen und **thromboembolische transiente Amnesien** im Rahmen von Hirnstamm-TIAs abgegrenzt werden.

Die Prognose ist gut, in 10% kommt es zu einer 2. Episode.

69. Was ist ein Diskonnektionssyndrom?

Als Diskonnektionssyndrome oder Leitungsstörungen werden Funktionsstörungen bezeichnet, die dadurch zustande kommen, dass die Verbindungen zwischen kortikalen Projektions- oder Assoziationsgebieten durch Läsionen unterbrochen werden, ohne dass die beteiligten kortikalen Regionen selbst geschädigt sind. Meist wird der Begriff für Funktionsstörungen aufgrund der Unterbrechung interhemisphärischer Kommissuren (vor allem des Balkens; **interhemisphärische Diskonnektionssyndrome**) verwendet, trifft jedoch prinzipiell auch auf Unterbrechungen **intrahemisphärischer** Faserzüge, z. B. des Fasciculus arcuatus (bei der Leitungsaphasie), zu.

Literatur

1. Alexander MP, Benson DF: The aphasias and related disturbances. In Joynt R (Hrsg.): Clinical Neurology, Vol 1. Philadelphia, J. B. Lippincott, 1997.
2. Geschwind N: Disconnexion syndromes in animal and man. Brain 88:237, 1965.

3. Haitje W, Poeck K (Hrsg.): Klinische Neuropsychologie, 4. Aufl., Stuttgart, Thieme, 2000.
4. Hodges JR, Patterson K: Nonfluent progressive aphasia and semantic dementia: A comparative neuropsychological study. J Int Neuropsychol Soc 2:511, 1996.
5. Kirshner KS: Aphasia. In Bradley WG, et al (Hrsg.): Neurology in Clinical Practice, 2. Aufl. Butterworth-Heinemann, 1996.
6. Mesulam M: Principles of Behavioral Neurology. Philadelphia, F. A. Davis, 1985.
7. Rosenfield DB, Barroso AO: Difficulties with speech and swallowing. In Bradley WG, et al (Hrsg.): Neurology in Clinical Practice, 2. Aufl. Butterworth-Heinemann, 1996.

16. Sprech- und Schluckstörungen

David B. Rosenfield

Dysarthrie und Dysarthrophonie

1. Welche Anteile des Nervensystems sind an der Sprechmotorik beteiligt?

Das Sprechen erfordert die Koordination aus Respiration, Kehlkopfaktivität und supralaryngealen Artikulationsbewegungen. Die efferenten motorischen Neurone für die Kontrolle der respiratorischen Bewegungen liegen in den Vorderhörnern des zervikalen, thorakalen und oberen lumbalen Rückenmarks. Die Motoneurone für die Kontrolle der Kehlkopfmuskulatur liegen im Nucleus ambiguus des Hirnstamms. Zur motorischen Kontrolle der supralaryngealen artikulatorischen Bewegungen tragen der motorische Trigeminuskern, der Fazialiskern, die rostralen Anteile des Nucleus ambiguus, der Hypoglossuskern sowie die motorischen Vorderhornneurone des oberen Zervikalmarks bei. Zusammen mit den bilateralen Afferenzen aus mehreren Hirnbereichen (inklusive des motorischen Kortex) stellen diese peripheren Motoneurone die Elemente der efferenten motorischen Innervation für die Sprechproduktion (Sprechen) dar.

2. Was ist der Unterschied zwischen einer Sprechstörung und einer Sprachstörung?

Sprechen betrifft die motorischen Efferenzen. Deshalb bedeutet **Sprechstörung** eine veränderte Art und Weise, wie die gesprochene Sprache klingt, und beruht auf den motorischen Anteilen der Atmung, Phonation und Artikulation. **Sprachstörungen** dagegen beinhalten Fehler in der Grammatik, Wortwahl oder die Art und Weise der Lautzusammensetzung. Anschaulich gesagt hat jemand, der mit vollem Mund spricht, eine Sprechstörung, ein aphasischer Patient dagegen eine Sprachstörung.

3. Was ist der Unterschied zwischen Dysphonie, Dysarthrie und Dysarthrophonie?

Man unterscheidet beim Sprechen drei Funktionsbereiche: Atmung, Phonation und Artikulation.

Auf die Stimmgebung (Phonation) beschränkte Störungen werden als Dysphonie bezeichnet. Auch zentralnervöse Erkrankungen, z. B. fokale Dystonien oder neuromuskuläre Überleitungsstörungen wie die Myasthenia gravis, können unter Umständen ausschließlich die Phonation beeinträchtigen. In der Regel führen aber insbesondere Erkrankungen des Zentralnervensystems zu Dysfunktionen der orofazialen, laryngealen und respiratorischen Muskulatur. In diesen Fällen wird dann von einer **Dysarthrophonie** gesprochen (Beeinträchtigung der Phonation und der Resonanz). Demgegenüber bezieht sich der Begriff der **Dysarthrie** lediglich auf den artikulatorischen Funktionskreis. Die beiden letzten Termini werden aber meist synonymisch verwendet.

Resonanz bedeutet die Lautveränderung zwischen dem Larynx, Stimmlippen und Lippen/Nase (z. B. Bezeichnung als hyponasale oder hypernasale Sprache).

4. Nennen Sie Ursachen einer Dysarthrie

Dysarthrien können aufgrund von Schädigungen im **Gehirn, Hirnstamm, Kleinhirn**, der **Hirnnerven**, der **neuromuskulären Überleitung** oder des **Muskels** resultieren. Alle Erkrankungen, die mehr oder weniger diese Regionen betreffen, können zu einer Dysarthrie führen. Beispiele sind insbesondere Myopathien, Myositiden, Myasthenia gravis, Neuropathien, Motoneuronerkrankungen, Kleinhirnerkrankungen, Hirn- und Hirnstammtumoren, M. Parkinson oder verschiedene Bewegungsstörungen.

5. Wie lässt sich die Prognose einer Dysarthrie abschätzen, deren Ursache eine Hemisphärenschädigung ist?

Ist bei Patienten nur eine Hemisphäre geschädigt, so ist die Prognose der Dysarthrie weit besser als bei bilateraler Hemisphärenschädigung.

6. Wo muss man das Gehirn elektrisch stimulieren, um während des Sprechens einen sofortigen Sprech-Stopp («speech arrest») hervorzurufen?

Bei Rechtshändern führt die Stimulation an jedem Ort in der linken Hemisphäre sowie des Motorkortex in der rechten Hemisphäre zum so genannten «speech arrest». Dieser wird ebenfalls durch die bilaterale Stimulation des supplementär motorischen Areals hervorgerufen.

7. Was passiert, wenn das Broca-Areal elektrisch stimuliert wird?

Wird beim sprechenden Patienten das Broca-Areal stimuliert, stoppt das Sprechen sofort. Beim schweigenden Patienten ruft die Stimulation grunzende Laute hervor.

8. Was passiert, wenn das Wernicke-Areal elektrisch stimuliert wird?

Wie beim Broca-Areal beendet der sprechende Patient das Sprechen bei Stimulation im Wernicke-Areal. Beim schweigenden Patienten können Laute ausgestoßen werden, Worte oder Sätze dagegen nicht.

9. Was ist der Wada-Test?

Der Wada-Test (benannt nach Dr. Jun Wada) ist eine Methode zur Beurteilung der Sprachlateralität der Gehirnhemisphären. Dabei wird durch Injektion eines kurz wirksamen Barbiturats in eine Karotisarterie jeweils eine Hirnhälfte betäubt, was zur kontralateralen Plegie mit Hypästhesie und Gesichtsfelddefekt führt. Während des Tests werden Sprache, Wahrnehmung und Gedächtnis geprüft. Ist die Sprache auf der injizierten Seite «lokalisiert», wird der Patient aphasisch.

10. Wie korreliert der Wada-Test mit der Rechts- oder Linkshändigkeit?

Die Korrelation mit der Handdominanz ist äußerst gut. Bei über 95% der Patienten, die nach Injektion in die Karotisarterie in der betroffenen (dominanten) Hemisphäre aphasisch werden, korreliert tatsächlich die Handdominanz mit der entsprechenden Hemisphäre.

12. Nennen Sie häufige suprabulbäre und bulbäre Ursachen für Dysarthrien

Die ein- oder beidseitige Schädigung der kortikobulbären Fasern oder der Hirnnervenkerne V, VII, X oder XII können eine Dysarthrie verursachen. Dazu gehören Blutungen, Infarkte, Tumoren, demyelinisierende Erkrankungen, Motoneuronerkrankungen (Bulbärparalyse, Pseudobulbärparalyse) und Kollagenosen.

13. Wie verändert sich das Sprechen beim M. Parkinson?

Im Rahmen eines Parkinson-Syndroms können unter anderem eine verminderte Lautstärke, Stimmbehauchtheit oder -rauigkeit, eine «nuschelnde» Sprechweise bis hin zum «speech freezing» und Stimmtremor beobachtet werden. Im Gegensatz zu kortikobulbären und zerebellären Dysfunktionen zeigt die **Parkinson-Dysarthrophonie** ein überwiegend normales oder sogar beschleunigtes Sprechtempo. Die Parkinson-Stimmstörung ist durch eine geschlechtsspezifische Ausprägung gekennzeichnet, die am ehesten durch Differenzen der Kehlkopfgröße bedingt sein dürfte.

14. Welche Stimmstörungen treten bei der hyperkinetischen Dysarthrie bei Chorea Huntington auf?

Akustische Analysen sprachlicher Äußerungen bei Patienten mit Chorea Huntington zeigten eine erhöhte Irregularität der Sprechsegmente und deuten auf eine Verlangsamung der artikulatorischen Bewegungsabläufe hin. Plötzliche Veränderungen der Tonlage und der Lautheit, Phonationsstopp, Heiserkeit oder plötzliche Alterationen in der Aussprache von Konsonanten und Vokalen sind charakteristisch.

15. Welche Stimmstörungen treten beim Gilles-de-la-Tourette-Syndrom (GTS) auf?

Tourette-Patienten äußern eine Reihe von unkoordinierten Geräuschen, Lauten, Tönen oder Worten wie Grunzen, Quieken, Gurgeln, Schniefen, Klicken, Spucken, Räuspern, Bellen, Stöhnen, Schnauben, Flüstern. Hinzu kommen Stottern oder Poltern. Keine Stimmstörungen im eigentlichen Sinne sind die Echolalie und Koprolalie, die beim GTS ebenfalls auftreten.

16. Zu welchen Stimmstörungen kommt es bei zerebellären Erkrankungen?

Die zerebelläre Dysarthrie imponiert als ataktische «skandierende» Sprechweise mit stockendem, abgehacktem Sprechtempo und falscher Betonung, häufig einzelner Silben. Das Sprechtempo ist verlangsamt und durch die Artikulationsunschärfen gekennzeichnet.

Die zerebelläre Dysarthrophonie ist wahrscheinlich an eine Läsion paravermaler Strukturen kaudal der Fissura prima oder der entsprechenden Abschnitte der tiefen Kleinhirnkerne gebunden.

17. Nennen Sie häufige Ursachen von Nervenschädigungen, die zur Dysarthrie führen

Am häufigsten sind Kollagenosen, Virusinfektionen, Diabetes und Alkohol.

18. Wie beschreibt man die Stimmstörungen bei Motoneuronerkrankungen?

Die bulbäre Dysarthrie ist gekennzeichnet durch deutliche Artikulationsstörungen, verwaschene Aussprache, monotone langsame Sprechweise mit deutlicher Hypernasalität infolge einer Veluminsuffizienz. Man bezeichnet die bulbäre Dysarthrie manchmal auch als «schlaffe» Dysarthrie.

19. Wie verändert sich die Sprechweise bei einer Schädigung des motorischen Trigeminusanteils?

Die Phonation und die Funktionen des Gaumensegels und des Pharynx bleiben normal. Die Kaumuskulatur ist paretisch, weshalb die Aussprache von Konsonanten und Vokalen unpräzise wird.

20. Wie verändert sich die Sprechweise bei einer Schädigung des N. facialis?

Die Phonation und die Funktionen des Gaumensegels und des Pharynx bleiben auch hier normal. Die Schwäche des M. orbicularis oris verursacht Schwierigkeiten bei P-Lauten. Die Aussprache der Vokale und der Lippenkonsonanten ist ungenau.

21. Wie verändert sich die Sprechweise bei einer Schädigung des N. vagus?

Die Patienten sprechen heiser und mit viel Luft, das Resonanzvolumen ist abgeschwächt. Die Sprechweise ist hypernasal, wenn sich die Schädigung überhalb der Versorgungsäste für den Pharynx befindet.

22. Wie verändert sich die Sprechweise bei einer Schädigung des N. hypoglossus?

Die Phonation sowie die Funktionen des Gaumensegels und des Pharynx sind nicht beeinträchtigt. Die Zunge ist paretisch, je nach Ätiologie mit Atrophie und Faszikulationen (ALS). Die Patienten verlieren Speichel, haben Schwierigkeiten bei der Aussprache von Konsonanten sowie von Zungenkonsonanten.

23. Welche Muskeln adduzieren die Stimmbänder?

Mit Ausnahme des M. cricoarythenoideus posterius («Postikus») schließen alle Kehlkopfmuskeln die Stimmritze: M. thyroarythenoideus, M. interarythenoideus, M. cricoarythenoideus lateralis, M. cricothyroideus lateralis.

24. Welche Muskeln öffnen die Stimmritze?

Der einzige Abduktor der Stimmritze ist der M. cricoarythenoideus posterior («Postikus»).

25. Welcher Nerv innerviert welche Kehlkopfmuskeln?

Alle Kehlkopfmuskeln werden aus Ästen des N. laryngeus recurrens aus dem N. vagus innerviert.

26. Nennen Sie Ursachen einer Recurrensparese?

Siehe **Tabelle 16.1**

Tabelle 16.1: Ursachen einer Lähmung des N. laryngeus recurrens (Recurrensparese)

1. **Operation:** Mediastinoskopie, «neck dissection», Karotisendarterektomie, Thyroidektomie, Herz-Thorax-Chirurgie, Ösophagusresektion
2. **Entzündung:** Viral, Kollagenose, Tuberkulose, Mykose, Abszess
3. **Polyneuropathie:** v. a. Diabetes und Alkohol
4. **Trauma:** Intubation, Halstrauma, Schädel-Hirn-Trauma
5. **Neoplasma**
6. **Syringomyelie**
7. **Idiopathisch**

Tabelle 16.2: Ursachen einer beidseitigen Stimmbandlähmung

1. Thyroidektomie
2. Malignome im Halsbereich
3. Poliomyelitis
4. Hirnstamminfarkt
5. Guillain-Barré-Syndrom
6. Demyelinisierende Erkrankungen
7. ZNS-Tumoren
8. ZNS-Infektionen (z. B. tuberkulöse Meningitis)
9. Hereditäre motorisch-sensible Neuropathie Typ I (Charcot-Marie-Tooth)
10. **Sonstiges (selten):** Fremdkörper, bilaterale Karotisdissektion, Halsinfektion, Schädel-Hirn-Trauma, Halstrauma, substernale Thyroidea, idiopathisch

27. Welche Ursachen einer beidseitigen Stimmbandlähmung gibt es beim Erwachsenen?
Siehe **Tabelle 16.2**

28. Wie betrifft eine Myasthenia gravis die Stimme?
Die Myasthenie führt wie Myopathien zu einer «schlaffen» Dysarthrie mit dem auffälligsten Zeichen der Hypernasalität. Im Gegensatz zur Myopathie bessert sich die Sprechweise bei Ruhe.

29. Zu welchen Stimmstörungen können Myopathien oder Myositiden führen?
Die Stimme ist heiser und leise. Es imponiert die «schlaffe» Dysarthrie mit Stimmbehauchtheit und Artikulationsunschärfen, Hypernasalität infolge Veluminsuffizienz mit Schwierigkeiten bei der Aussprache von Vokalen und Konsonanten. Abhängig von den betroffenen Muskeln können die Ausprägungen und Gewichtungen variieren.

30. Nennen Sie Beispiele von Erkrankungen der Muskulatur, die zur Dysarthrie führen
Einige Beispiele sind Polymyositis, Dermatomyositis, Kollagenosen, Hypothyreose.

31. Was ist eine spasmodische Dysphonie?
Die spasmodische Dysphonie ist unter anderem durch eine rauhe und gepresste Stimmqualität, herabgesetzte Tonlage, Stimmtremor und irregulär auftretende Unterbrechungen der Phonation charakterisiert. Inzwischen ist weitgehend anerkannt, dass diesem Störungsbild eine **fokale Dystonie** der Kehlkopfmuskulatur zugrunde liegt.

32. Welche Prognose hat die spasmodische Dysphonie?
Ist die Erkrankung mit einem Tremor assoziiert, so ist die Prognose gut. Viele Patienten bessern sich unter einer Sprachtherapie. Bei einigen Patienten wird alternativ oder additiv medikamentös therapiert, z. B. Injektionen mit Botulinumtoxin A.

33. Welche Erkrankungen führen zu einem Stimmtremor?
Ein Stimmtremor wird bei Patienten mit Parkinson-Syndrom, zerebellärer Funktionsstörung, spasmodischer Dysphonie und amyotropher Lateralsklerose beobachtet. Darüber hinaus kann ein Stimmzittern auch im Rahmen des essentiellen Tremors auftreten und sogar dessen einziges Symptom darstellen (essentieller Stimmtremor). Rhythmische Kontraktionen der Mm. cricothyroideus und rectus abdominis scheinen dem essentiellen Stimmtremor zugrunde zu liegen.

Darüber hinaus kann es unter emotionalem Stress oder in Angstsituationen zu einem psychogenen Stimmzittern kommen.

34. Zu welchen Stimmstörungen kommt es bei der kortikobasalen Degeneration (CBD)?
Die kortikobasale Degeneration ist ein sporadisches, meist um das 60. Lebensjahr auftretendes progressives, **asymmetrisches Parkinson-Syndrom** mit der zusätzlichen Kombination von klinischen Zeichen der **kortikalen** (Pyramidenbahnzeichen, Myoklonus

und Apraxie) sowie der **subkortikalen** (Rigor und Dystonie) **Schädigung** zusammen mit dem «alien hand»-Zeichen (oder «alien limb»-Zeichen = Gefühl der Fremdheit und unwillkürliche exploratorische, manipulative Bewegungen einer Hand).

Stotterähnliche Auffälligkeiten sprachlicher Äußerungen, eine unflüssige Aphasie-ähnliche Sprechweise sowie Fehler in der Phonation werden manchmal mit dem Terminus **Sprechapraxie** mit Elementen einer bukkofazialen Apraxie bezeichnet. Fehlt die Gesichtsapraxie, kann eine CBD nicht allein für die Sprechstörung verantwortlich gemacht werden.

35. Was ist eine Anarthrie?
Im schwersten Fall beidseitiger Läsionen des motorischen Kortex bzw. der entsprechenden absteigenden Bahnen (z. B. nach schwerem Schädel-Hirn-Trauma oder im Rahmen von Motoneuronerkrankungen) kommt es zu einer Anarthrie oder Aphonie, aufgehobener Artikulationsfähigkeit oder unzureichender bzw. fehlender Verständlichkeit verbaler Äußerungen.

Insbesondere im Spätstadium einer amyotrophen Lateralsklerose erfordert die Anarthrie bei den nichtbewusstseinsbeeinträchtigten Patienten oft den Einsatz von nonverbalen Kommunikationssystemen.

36. Wie häufig ist Stottern in der normalen Entwicklung?
Nennen Sie die Charakteristika
Stottern ist in der Entwicklung bei Jungen deutlich häufiger als bei Mädchen (4:1). Es gibt Meinungen, wonach jeder Mensch stottert, jedoch nur für wenige Minuten oder Stunden. Die **Prävalenz** von kindlichem Stottern liegt bei 4%, im Erwachsenenalter bei über 1%.

Beim entwicklungsabhängigen Stottern ist das Stottern am Anfang von Sätzen oder Phrasen. Es bessert sich, wenn die Sprechgeschwindigkeit verlangsamt und exakter gesprochen wird. Beim Singen stottern die Betroffenen nicht. Die Sprechflüssigkeit kann durch Lesen von Gedichten oder Interferenzen mit lauten Geräuschen verbessert werden. Patienten mit entwicklungsabhängigem Stottern leiden emotional unter ihrer Sprechstörung.

37. Kann nach einem Schädel-Hirn-Trauma ein Stottern auftreten?
Ein erworbenes (neurogenes) Stottern kann nach Schädel-Hirn-Traumen auftreten. Im Gegensatz zum entwicklungsabhängigen Stottern stottern die Betroffenen bei der erworbenen Sprechunflüssigkeit nicht am Beginn, sondern mitten in Sätzen oder Phrasen. Hilfen wie z. B. Singen, die beim entwicklungsbedingten Stottern zur vollkommenen Sprachflüssigkeit führen, sind beim erworbenen nicht effektiv. Die Patienten mit erworbenem Stottern sind im Gegensatz zur entwicklungsbedingten Form durch ihre Sprechstörung nur minimal emotional beeinträchtigt.

38. Welche Ursachen führen zu einem erworbenen Stottern?
Eine Vielzahl zentralnervöser Funktionsstörungen kann mit stotterähnlichen Auffälligkeiten sprachlicher Äußerungen oder iterativen Phänomenen einhergehen. Das **erworbene (neurogene) Stottern** wird z. B. bei traumatischen oder ischämischen, infektiösen, vaskulitischen, neoplastischen, metabolischen zerebralen Läsionen, extrapyramidalen Syndromen, Alzheimer-Demenz und Motoneuronerkrankungen beobachtet. Im Falle einer Schädigung der dominanten Hemisphäre kann diese Form einer Sprechunflüssigkeit unter Umständen mit einer Aphasie vergesellschaftet sein.

Daneben existieren auch psychogene Formen.

39. Was sind Iterationen?
Was ist Palilalie?
Iterationen sind mehrfache, unwillkürliche Wiederholungen von Sätzen, verbunden mit monotoner, leiser, schlecht modulierter Sprache.

Palilalie bedeutet unwillkürliche Iterationen überwiegend äußerungsfinaler Wörter oder Phrasen mit ansteigender Geschwindigkeit und Decrescendovolumen.

40. Welche Erkrankungen sind mit einer Palilalie assoziiert?
Das postenzephalitische Parkinson-Syndrom (Enzephalitis lethargica), der idiopathische M. Parkinson, die Pseudobulbärparalyse und der M. Pick sind möglicherweise mit einer Palilalie vergesellschaftet.

Dysphagie

41. Was ist eine Dysphagie?
Eine Dysphagie beschreibt eine Schluckstörung, die zum einen ein subjektives Symptom sein kann, zum anderen eine objektivierbare Pathologie des Schluckakts mit Nachweis von Verzögerungen oder Unterbrechungen im Schluckakt. Ist kein Hinweis auf eine Schluckstörung objektivierbar, sollte an einen **Globus hystericus** gedacht werden.

Objektivierbare Schluckstörungen können aufgrund **mechanischer Faktoren** mit Einengung des oropharyngealen Lumens und Obstruktion der Nahrungspassage oder **neurogener bzw. neuro-muskulärer Erkrankungen** mit unzureichendem Weitertransport der Nahrung in den Magen entstehen.

42. Nennen Sie die drei Komponenten des Schluckakts
1. **Vorbereitungsphase**: Aufgenommene Speisen werden zwischen Vorderzunge und hartem Gaumen gehalten und zu einem Bolus geformt. Durch zunehmende Anhebung der Zunge wird anschließend der Speise- bzw. Flüssigkeitsbolus rachenwärts befördert (willentliche Steuerung).
2. **Pharyngeale Phase**: In Höhe des vorderen Gaumenbogens löst der Nahrungsbrei den **Schluckreflex** aus, der unter Kontrolle eines medullären Zentrums steht. Die Nahrung passiert den Pharynx, den Larynx (Recessus piriformis) und erreicht den Ösophagus. Die während des pharyngealen Transports angehaltene Atemtätigkeit setzt, nachdem der Speisebrei den Rachen passiert hat, mit exspiratorischer Aktivität wieder ein. Phase 1 und 2 dauern maximal 1 Sekunde.
3. **Ösophageale Phase**: Der Speisebrei wird in dieser Phase, die 8 bis 20 Sekunden dauert, durch den Ösophagus transportiert. Das obere Drittel der Speiseröhre hat eine quergestreifte Muskulatur, die unteren zwei Drittel sind glattmuskulär.

43. Was ist der Schluckreflex?
Der Schluckreflex ist Bestandteil der pharyngealen Phase des Schluckakts und koordiniert dabei 4 Leistungen:
1. Peristaltik der Rachenmuskulatur, die den Speisebrei ösophaguswärts befördert;
2. Anhebung und Retraktion des Velums (weicher Gaumen), um zu verhindern, dass Teile des Bolus in die Nasenhöhle gelangen;
3. anterior- und rostralwärts gerichtete Bewegung von Zungenbein und Kehlkopf, die unter anderem zur Relaxation des oberen Ösophagussphinkters beiträgt;
4. Verschluss des Larynx durch Epiglottis, Taschenfalten und Stimmbänder.

44. Welche Rolle spielt der N. vagus beim Schlucken?
Der N. vagus versorgt motorisch die quergestreifte Muskulatur des Ösophagus und ist bei der Innervation des Pharynx beteiligt, der jedoch hauptsächlich durch den N. glossopharyngeus versorgt wird. Eine Schädigung des N. vagus auf Höhe seines ösophagealen Astes führt zu einer schwerwiegenden Dysphagie. Eine hohe Vagotomie führt zur permanenten Paralyse der quergestreiften Muskulatur des oberen Ösophagusdrittels. Die Peristaltik der unteren zwei Ösophagusdrittel ist automatisch und wird vor allem durch die intrinsische Aktivierung des Plexus myentericus und submucosus (Auerbach- und Meissner-Plexus) der glatten Muskeln gefördert.

45. Gibt es unterschiedliche Formen von Schluckstörungen?
Man unterscheidet Schluckstörungen aufgrund **mechanischer**, **neuromotorischer** und **psychogener** Ursachen. Mechanische und neuromotorische Dysphagien betreffen die oropharyngealen und/oder die ösophagealen Bestandteile.

46. Welche Symptome macht eine oropharyngeale Dysphagie?
Die Symptome treten typischerweise unmittelbar beim Schlucken auf. Die Patienten haben das Gefühl, «der Bissen würde im Hals stecken bleiben», Schmerzen beim Schlucken, nasale Regurgitationen von Flüssigkeiten oder festen Nahrungsbestandteilen oder Husten infolge Aspiration. Ein unangenehmes Gefühl im mittleren Halsbereich wird oftmals beschrieben.

47. Nennen Sie Ursachen einer neuromotorisch bedingten oropharyngealen Dysphagie
Siehe **Tabelle 16.3**

48. Welche mechanisch bedingten Ursachen einer oropharyngealen Dysphagie gibt es?
Siehe **Tabelle 16.4**

49. Welche Symptome sind für eine mechanisch-obstruktive Schluckstörung charakteristisch?
Mechanisch-obstruktiv bedingte Schluckstörungen (oropharyngeal, ösophageal) verursachen typischerweise Probleme beim Schlucken von festen Speisen. Erst später kommt es zu Problemen bei Aufnahme flüssiger Speisen oder beim Trinken. Im fortgeschrittenen Stadium haben die Patienten Schwierigkeiten, ihren eigenen Speichel zu schlucken. Abhängig von Höhe und Chronizität der zugrunde liegenden Schädigung können die Symptome sofort oder auch erst Sekunden bis Minuten nach dem Schlucken auftreten. Höher gelegene mechanische Ursachen führen zu früherem Eintreten der Symptome.

50. Nennen Sie Ursachen einer neuromotorisch bedingten ösophagealen Dysphagie
Siehe **Tabelle 16.5**

51. Nennen Sie Ursachen einer mechanisch bedingten ösophagealen Dysphagie
Siehe **Tabelle 16.6**

Tabelle 16.3: Ursachen einer neuromotorisch bedingten oropharyngealen Dysphagie

1. Motoneuronerkrankungen
2. Hirntumoren
3. Schlaganfall
4. Neuropathien (inklusive mechanischer Nervenschädigungen)
5. Demyelinisierende Erkrankungen
6. Neurodegenerative Erkrankungen (insbesondere spinozerebelläre Ataxien)
7. Syringobulbie
8. Myasthenia gravis
9. Myopathie (inklusive okulopharyngealer Muskeldystrophie, Hypothyreose, Polymyositis, Dermatomyositis)
10. M. Parkinson und Parkinson-Syndrome
11. Zerebralparese
12. Tardivdyskinesien (medikamentöse Spätdyskinesien)
13. Krikopharyngeale Achalasie
14. Sjögren-Syndrom
15. Sklerodermie (systemische Sklerose)

Tabelle 16.4: Ursachen einer mechanisch bedingten oropharyngealen Dysphagie

1. Oropharyngeale Tumoren
2. Zenker-Divertikel
3. Zervikale Osteophyten
4. Dislokation des Temporomandibular-Gelenks
5. Makroglossie
6. Kongenitale Störungen
7. Struma
8. Zustand nach Halsoperationen
9. Gewebsschrumpfung bei Zustand nach Verbrennungen oder Sklerodermie
10. Retropharyngeale Raumforderungen

Tabelle 16.5: Ursachen einer neuromotorisch bedingten ösophagealen Dysphagie

1. Sklerodermie
2. Achalasie
3. Diffuser Ösophagusspasmus
4. Polymyositis und Dermatomyositis (häufiger oropharyngeal)
5. Idiopathische autonome Dysfunktion
6. Postvagotomie-Syndrom
7. Neuropathien (N. vagus, insbesondere beim Diabetes)
8. Amyloidosen
9. Nussknacker-Ösophagus (symptomatische ösophageale bei Peristaltikstörung)

Tabelle 16.6: Ursachen einer mechanisch bedingten ösophagealen Dysphagie

1. Ösophaguskarzinom
2. Metastasen im Ösophagus
3. Benigne Ösophagustumoren
4. Entzündung
5. Ösophagusstrikuren (nach Verbrennungen, Verätzungen)
6. Pankreatitis mit Pseudozysten
7. Pankreastumoren
8. Hämatom/Fibrose nach Vagotomie
9. Thorakales Aortenaneurysma
10. Raumforderungen des hinteren Mediastinums
11. Hiatushernien
12. Dysphagia lusoria (abnormer Abgang der rechten A. subclavia)
13. Ringe und Septen (kongenital)

Literatur

1. Alexander MP, Benson DF: The aphasias and related disturbances: In Joynt R (Hrsg.): Clinical Neurology, Vol. 1. Philadelphia, J. B. Lippincott, 1997.

2. Rosenfield DB, Barroso AO: Difficulties with speech and swallowing. In Bradley WG, et al. (Hrsg.): Neurology in Clinical Practice, 2. Aufl. Boston, Butterworth-Heinemann, 1996.

17. Vaskuläre Erkrankungen

David Chiu und John P. Winikates

Pathophysiologie und Klinik des Schlaganfalls

1. Was ist ein Schlaganfall?
Schlaganfall bezeichnet eine Durchblutungsstörung des Gehirns aufgrund zerebraler Ischämie oder Hämorrhagie mit der Folge zentraler neurologischer Ausfälle. Der Schlaganfall ist zunächst ein klinisches Syndrom, das wie Fieber oder Herzinsuffizienz viele Ursachen haben kann. Die häufigsten sind Thrombose, Embolie und Blutung. Ein Schlaganfall sollte also per se nicht als eigenständige Diagnose stehen, sondern als ein Symptom mit entsprechender ätiologischer Diagnose gesehen werden.

2. Wie häufig ist der Schlaganfall?
Der Schlaganfall ist – nach den Herz-Kreislauf-Erkrankungen und Krebs – die **dritthäufigste Todesursache in den Industrieländern**. Zugleich ist es der häufigste akut lebensbedrohliche neurologische Zustand in der klinischen Praxis. Der Schlaganfall ist die häufigste Ursache bleibender neurologischer Defizite und von Behinderungen. Die Inzidenz der Schlaganfälle, d.h. der zerebrovaskulären Neuerkrankungen pro Jahr, beträgt in den meisten Industrienationen durchschnittlich 150/100 000 Einwohner. Die Prävalenz wird auf 600/100 000 geschätzt. Die arterielle Hypertonie ist der größte Risikofaktor des Schlaganfalls, wobei nach epidemiologischen Studien die Inzidenz eng mit der Höhe des Blutdrucks korreliert. Der Altersgipfel der ischämischen Insulte liegt um das 70. Lebensjahr.

3. Was ist das häufigste Initialsymptom des Schlaganfalls?
Etwa 70% aller Schlaganfälle manifestieren sich mit einer **Hemiparese**, weitere 20% mit einer **Aphasie**.

4. Welche pathophysiologischen Ursachen kommen für zerebrale Ischämien in Frage?
Pathophysiologisch sind folgende Ursachen für zerebrale Ischämien am häufigsten:
1. **Lokale Thrombosen:** Verschluss einer hirnversorgenden extra- oder intrakraniellen Arterie durch eine lokale Thrombose auf dem Boden einer vorbestehenden Stenose oder arteriosklerotischen Plaque
2. **Arterio-arterielle Embolien:** embolisches Material aus Plättchen-Fibrinaggregaten (sog. **Plättchenthromben**), Erythrozyten-Fibrinthromben (sog. **Gerinnungsthromben**), Cholesterinkristallen oder Bestandteilen arteriosklerotischer Plaques aus atherosklerotisch veränderten Gefäßen
3. **Kardiale Embolien:** Gerinnungsthromben aus dem Herzen bei absoluter Arrhythmie mit Vorhofflimmern (45%), Myokardinfarkten (15%), Aneurysmen des linken Ventrikels (10%), rheumatischen Klappenerkrankungen (10%), künstlichen Herzklappen (10%) oder Kardiomyopathie, Myokarditis oder offenem Foramen ovale
4. **Hämodynamische Ursachen:** bei Blutdruckabfall oder Hypovolämie bei vorliegender hochgradiger Stenose (oder Verschluss) z.B. der A. carotis interna bei unzureichender Kollateralisation
5. **Lakunäre Syndrome:** meist Verschlüsse oder hochgradige Stenosen kleiner perforierender Marklagerarterien.

Seltene Ursachen sind **Arteriitiden** im Rahmen von Kollagenosen (z.B. systemischer Lupus erythematodes), Vaskulitiden (primäre ZNS-Vaskulitis, systemische Vaskulitis, nekrotisierende oder granulomatöse Angiitis), bakterielle Infektionen oder Infektionen mit Parasiten, Dissektionen oder traumatische Gefäßverschlüsse, Gerinnungsstörungen mit Hyperkoagulabilität, Hyperviskositäts-Syndrome, Medikamente und Drogen (Ergotamin, Kokain, Heroin), komplizierte Migräne, Strahlenschäden, iatrogene Ursachen (Angiographie, Karotisoperation, Angioplastie), fibromuskuläre Dysplasie, Antiphospholipid-Antikörper-Syndrom, Luft- oder Fettembolien und die Amyloidose.

5. Beschreiben Sie das klinische Bild einer zerebralen Ischämie infolge eines thrombotischen Gefäßverschlusses

Der Verschluss einer hirnversorgenden extra- oder intrakraniellen Arterie kann durch eine lokale Thrombose auf dem Boden einer vorbestehenden Stenose oder arteriosklerotischer Plaques hervorgerufen werden. Seltene Ursachen sind entzündliche Gefäßerkrankungen oder Gerinnungsstörungen. Thrombotisch bedingten Insulten gehen häufig psychopathologische Symptome der Hirnarteriensklerose im Sinne von Vigilanzschwankungen mit Schlafumkehr, psychomotorischer Unruhe, Merkschwäche, depressiver Verstimmung, Weitschweifigkeit und Affektlabilität voraus. Der Insult tritt nicht selten in einer **Ruhephase**, z.B. frühmorgens, auf (Blutdruckabfall!). Prodromi sind **Kopfschmerzen** und Schwindel, der klinische Verlauf imponiert als schrittweise, «stotternde» oder graduelle Verschlechterung der Symptomatik. Abhängig vom betroffenen Versorgungsareal kommt es zu charakteristischen neurologischen Ausfällen.

Beim **Großhirninfarkt** kommt es z.B. zur kontralateralen **Hemiplegie** mit Fazialisparese, ein Syndrom, das sich dem Karotisstromgebiet («vorderer Stromkreislauf») zuordnen lässt, beim **Hirnstamminfarkt** oftmals zu einer Tetraplegie mit Blickparese oder beim **Kleinhirninfarkt** zur homolateralen zerebellären **Hemiataxie** und Dysarthrie (letztere beiden weisen auf das Vertebralisstromgebiet oder den «hinteren Stromkreislauf» hin). Obwohl thrombotische Gefäßverschlüsse auch im Karotisstromgebiet vorkommen können, sind sie – wie auch die transienten ischämischen Attacken (TIA) – wahrscheinlicher durch **arterio-arterielle Embolien** bedingt.

6. Welche klinischen Hinweise sprechen für das Vorliegen einer arterio-arteriellen Embolie?

1. Transiente ischämische Attacken bevorzugt im selben Gefäßterritorium,
2. Hämodynamisch relevante Stenose oder arteriosklerotische Plaques extrakranieller Arterien (Dopplersonographie, Duplexsonographie),
3. Risikofaktoren für Arteriosklerose (arterielle Hypertonie, Rauchen, Diabetes mellitus, Hypercholesterinämie, Alkoholmissbrauch).

7. Welche klinischen Hinweise sprechen für das Vorliegen einer kardialen Embolie?

Der embolisch bedingte Insult tritt plötzlich auf, meist während normaler Alltagsaktivitäten. Die neurologischen Ausfälle sind zu Beginn maximal ausgeprägt und bessern sich oftmals kurz danach, wenn der Embolus aufbricht und Anteile in weiter distal gelegene Gefäßäste der betroffenen Arterie gespült werden. Als Emboliequelle lässt sich das Herz nachweisen (absolute Arrhythmie mit Vorhofflimmern (45%), Moykardinfarkte (15%), Aneurysmen des linken Ventrikels (10%), rheumatische Klappenerkrankungen (10%), künstlichen Herzklappen (10%) oder Kardiomyopathie, Myokarditis, offenes Foramen ovale). Der Beginn kann mit Palpitationen, Beginn eines Vorhofflimmerns oder einem Valsalva-Manöver (offenes Foramen ovale!) beim Heben schwerer Gegenstände oder Pressen assoziiert sein. In der Vorgeschichte können multiple TIAs oder Infarkte in verschiedenen Gefäßterritorien aufgetreten sein, in der Doppler- oder Duplexsonographie sieht man nur geringe oder fehlende arteriosklerotische Veränderungen in den extrakraniellen Arterien.

8. Welche klinischen Hinweise sprechen für das Vorliegen eines lakunären Infarkts?

Die meisten lakunären Infarkte kommen durch Verschlüsse oder hochgradige Stenosen kleiner perforierender Marklagerarterien zustande. Nur selten sind sie durch kardiale Embolien bedingt. Ursache der Gefäßveränderungen ist eine **Lipohyalinose** der perforierenden Arterien auf dem **Boden einer arteriellen Hypertonie**, seltener eine Arteriosklerose in dem Gefäß, aus dem die kleine Arterie abgeht.

Man kennt **vier klassische Syndrome** bei lakunären Infarkten:
1. **Rein motorische Hemisymptomatik** («pure motor stroke»): Gesicht, obere und untere Extremität gleich und rein motorisch betroffen,
2. **Rein sensible Hemisymptomatik** («pure sensory stroke»),
3. **Dysarthrie und Feinmotorikstörung der Hand** («dysarthria-clumsy hand»-Syndrom): Unbrauchbarkeit des betroffenen Arms, die nicht allein durch die motorischen Paresen zu erklären ist,
4. **Ataktische Hemiparese** («ataxic motor syndrome»).

In Tabelle 9.5 sind die Syndrome mit ihrer relativen Häufigkeit und der Schädigungslokalisation aufgeführt. Neben den 4 Hauptsyndromen gibt es noch andere lakunäre Syndrome. Diese sind allerdings sehr selten.

9. Beschreiben Sie die klinischen Symptome einer intrazerebralen Blutung

Hirnblutungen (intrazerebrale Hämorrhagien) machen etwa 15% der akuten Schlaganfälle aus. Die neurologischen Defizite sind nicht sicher als kortikal oder subkortikal zu unterscheiden, meist beobachtet man schon früh eine zunehmende Vigilanzstörung der Betroffenen. Am häufigsten sind die **hypertensiven Massenblutungen** mit Prodromalerscheinungen wie Kopfschmerzen, Vertigo, Tinnitus, psychomotorischer Unruhe, Aufmerksamkeitsstörungen und flüchtigen neurologischen Herdsymptomen im Rahmen von Hochdruckkrisen. Im akuten Stadium sind als Zeichen des erhöhten intrakraniellen Drucks ebenfalls meist ein hoher Blutdruck, manchmal zusammen mit einer Bradykardie (**Cushing-Reflex**) oder anderen Hirndruckzeichen, nachzuweisen. Bei Blutung in die Capsula interna («**Kapselblutung**») tritt innerhalb kurzer Zeit eine **kontralaterale Hemiparese** bzw. -plegie auf. Je nach Ausdehnung der Massenblutung kommt es zur homonymen Hemianopsie und, bei betroffener dominanter Hemisphäre, einer Aphasie. Seltener sind epileptische Anfälle. Bricht die Blutung in den Subarachnoidalraum ein, entwickeln sich zusätzlich meningeale Symptome, bei vollständiger Ventrikeltamponade manifestiert sich ein Koma mit Streckkrämpfen, das in der Regel innerhalb 24 bis 48 Stunden tödlich endet.

Bei **Massenblutungen im Kleinhirn** (intrazerebelläre Blutung, die oft nur eine Hemisphäre betrifft), treten Hinterkopfschmerzen, Erbrechen, Schwindel und **ipsilaterale Hemiataxie** mit Fallneigung, Gangabweichung und horizontalem Nystagmus zur Herdseite auf. Häufig sind auch hier Hirndruckzeichen mit Meningismus und Vigilanzstörungen.

Bei Blutungen in der Brückenregion (**Ponsblutungen**) stehen neben einer apoplektisch aufgetretenen Hemi- oder Tetraparese lebensbedrohliche vegetative Symptome im Vordergrund: Atemdepression, Blutdruckanstieg und zentrale Hyperthermie. Ein Einbruch in den IV. Ventrikel endet meist innerhalb von 24 Stunden letal.

Blutungen in die Großhirnlappen (**Lobärblutungen**) führen zu lageabhängigen klinischen Manifestationen (siehe **Tab. 17.1**).

Tabelle 17.1: Lageabhängige klinische Manifestationen der Hirnlappenblutungen (Lobärhämatome)

Lage	Klinische Symptome
1. Frontal (superior)	Kopfschmerzen bifrontal, kontralaterale Beinparese, Hemiparese
2. Frontal (inferior)	Hemiparese, Hemihypästhesie, horizontale Blickparese zur hemiparetischen Seite (Deviation conjugée)
3. Temporal	Kopfschmerzen retroaurikulär, Wernicke-Aphasie (dominante Hemisphäre) oder Neglekt (rechte Hemisphäre), homonyme Hemianopsie
4. Parietal	Kopfschmerzen unilateral, Hemiparese, Hemihypästhesie, homonyme Hemianopsie, Aphasie (dominante Hemisphäre), Hemineglekt (rechte Hemisphäre)
5. Okzipital	Homonyme Hemianopsie, Schreib- und Lesestörung, «Alexie ohne Agraphie» (dominante Hemisphäre)

nach Fetter M: Intrazerebrale Blutungen. In Brandt T, Dichgans J, Diener HZ (Hrsg): Therapie und Verlauf neurologischer Erkrankungen. 3. Aufl., Kohlhammer, Stuttgart, 1998. Mit freundl. Erlaubnis

10. Nennen Sie die häufigsten Ursachen der intrazerebralen Blutungen

Ursache intrazerebraler Blutungen sind am häufigsten **hypertensive Massenblutungen** (ca. 40%) vor **vaskulären Malformationen** (ca. 30%; arteriovenöse Angiome, Kavernome, Aneurysmen, durale AV-Fisteln) und der **kongophilen Angiopathie** (ca. 20%; Amyloid-Angiopathie). Hirntumoren, Gerinnungsstörungen, zerebrale Vaskulitis, Sympathomimetika (einschließlich Kokain und Amphetaminen) kommen ebenfalls in Betracht. Die Subarachnoidalblutung (SAB) ist zunächst extrazerebral gelegen, kann aber sekundär in das Parenchym einbrechen und dann als intrazerebrale Blutung imponieren. Ebenfalls kann eine Sinusvenenthrombose sekundär zur intrazerebralen Blutung führen.

11. Nennen Sie die relativen Häufigkeiten der einzelnen Typen des Schlaganfalls

Tabelle 17.2 informiert über relative Häufigkeit und differentialdiagnostische Aspekte der verschiedenen Schlaganfall-Typen.

12. Nennen Sie die Hauptsyndrome zerebrovaskulärer Erkrankungen auf Basis der betroffenen anatomischen Gefäßterritorien

Zunächst unterscheidet man, ob der «vordere» oder der «hintere» Stromkreislauf betroffen ist. Die A. carotis interna versorgt über die A. cerebri media (MCA) und die A. cerebri anterior (ACA) die Frontallappen, Parietallappen und die größten Anteile der Temporallappen sowie die Basalganglien und die Capsula interna. Man nennt das den «**vorderen Stromkreislauf**». Das vertebrobasiläre System oder der «**hintere Stromkreislauf**» versorgt den Hirnstamm, das Kleinhirn, den Thalamus, die Okzipitallappen und die mesialen wie inferioren Anteile der Temporallappen (A. cerebri posterior, PCA).

Wichtig ist, dass abhängig von der Zeitspanne und dem Ausmaß ein Ausgleich von Minderperfusionen über den Circulus arteriosus Willisi möglich ist.

Tabelle 17.3 gibt eine zusammenfassende Übersicht der Symptome zerebraler Ischämien geordnet nach Gefäßterritorien.

13. Nennen Sie die Hauptsymptome von Durchblutungsstörungen des vorderen Stromkreislaufes

Die Hauptsymptome sind **Hemiparese** und **Aphasie**. Sie weisen auf die Beteiligung der A. carotis interna und ihrer Äste hin. Die Hemiparese kann infolge einer kortikalen oder subkortikalen Ischämie (oder auch Blutung) resultieren. Ist dabei eine brachiofaziale Betonung (Gesicht und Arm mehr als das Bein betroffen) festzustellen, spricht das mehr für eine kortikale Schädigung, während bei

Tabelle 17.2: Ursache, relative Häufigkeit und differentialdiagnostische Kriterien des Schlaganfalls

Typ	relative Häufigkeit (%)	Beginn	vorangehende TIAs (%)	Bewußtseinsstörung (%)	CT oder MRT	sonstige Hinweise
thrombotisch	40	eventuell graduell	50	5	ischämischer Infarkt	Stenosegeräusche, während des Schlafes
embolisch	30	plötzlich	10	1	kortikaler (oberflächlicher) Infarkt	begleitende kardiale Erkrankung, periphere Embolie, Infarkte in verschiedenen Gefäßterritorien
lakunär	15	eventuell graduell	30	0	klein, tief intrazerebral gelegen	rein motorische oder sensible Ausfälle
hämorrhagisch	15	plötzlich	5	25	hyperdense Raumforderung	Übelkeit, Erbrechen, zunehmende Vigilanzstörungen

Tabelle 17.3: Symptome zerebraler Ischämien geordnet nach Gefäßterritorien

Betroffenes Gefäß	Symptomatik
I «Vorderer Stromkreislauf»	
1. A. carotis interna (ACI) unter Einbeziehung der A. cerebri media (MCA) und der A. cerebri anterior (ACA)	Kontralaterale Hemiparese, Hemihypästhesie und Hemianopsie, konjugierte Blickparese zur kontralateralen Seite; bei Ischämien der dominanten Hemisphäre: Aphasie, Lesestörung, Rechtschreibstörung und Schreibstörung; in der nicht-dominanten Hemisphäre: visueller Neglekt, Anosognosie, gestörte Affektsteuerung, Störungen der visuell-räumlichen Wahrnehmung und Konstruktionsfähigkeit.
2. A. cerebri media (oberer Anteil)	Kontralaterale Hemiparese und Hemihypästhesie betont im Arm und Gesicht, kontralateral visueller Neglekt oder Aufmerksamkeitsdefizit, konjugierte Blickparese zur kontralateralen Seite; in der dominanten Hemisphäre Broca-Aphasie und Dysarthrie; in der nicht-dominanten Hemisphäre Anosognosie und Neglekt.
3. A. cerebri media (unterer Anteil)	Homonyme Hemianopsie nach kontralateral; in der dominanten Hemisphäre Wernicke-Aphasie oder Leitungsaphasie, Schreibstörung und Lesestörung; in der nicht-dominanten Hemisphäre Verwirrtheit.
4. A. cerebri media (gesamt)	Kombination aus 2. und 3.
5. A. cerebri anterior (ACA)	Kontralaterale beinbetonte Hemiparese, an den oberen Extremitäten Parese vorwiegend der Schultermuskulatur, Hemihypästhesie mit Betonung im Bein; zu Beginn der Symptomatik Inkontinenz und fehlender Sprachantrieb; Dyspraxie der linken Hand bei Ausführung verbal geäußerter Vorgaben; transkortikale motorische Aphasie.
6. A. recurrens (Heubner-Endarterie)	Leichte kontralaterale Hemiparese mit begleitender Verwirrtheit und Mutismus.
7. A. choroidea anterior	Kontralaterale Hemiparese, Hemihypästhesie und Hemianopsie meist ohne kognitive Einbußen oder Störungen des Verhaltens.
II «Hinterer Stromkreislauf»	
8. A. vertebralis und A. basilaris	Drehschwindel, Doppelbilder, bilaterale Sensibilitätsstörungen oder Paresen, gekreuzte motorische oder sensible Ausfälle (ipsilaterale Hirnnervenausfälle, kontralateral im Bereich der Extremität), bilaterale Sehstörungen oder Amaurose, Stand- und Gangataxie, Extremitätenataxie, Kopfschmerzen im Bereich des Hinterkopfs und des Nackens; bei der neurologischen Untersuchung Augenmotilitätsstörungen, Spontan- oder Blickrichtungs-Nystagmus, Ataxie und bilaterale bzw. gekreuzte motorische oder sensible Ausfälle sowie Hemianopsie.
9. A. vertebralis (Verschluss am Abgang)	Vorübergehendes Schwindelgefühl, unsicherer Gang, Doppelbilder; beim Verschluss der A. subclavia zusätzlich Schwäche im ipsilateralen Arm, Muskelkrämpfe, Pulsverlust.
10. A. vertebralis (intrakranieller Abschnitt)	«Klassische» oder «nicht-klassische» Hirstammsyndrome (z. B. bei Ischämie in der lateralen Medulla oblongata **Wallenberg-Syndrom**).
11. A. cerebelli posterior inferior (Infarkt der PICA)	Okzipitale Kopfschmerzen, Gangataxie, Standataxie, Extremitätenataxie, Drehschwindel, ipsilaterale konjugierte Blickparese oder Läsion des N. abducens (alle Symptome ipsilateral).

Tabelle 17.3: Fortsetzung

12. A. basilaris (Verschluss oder hochgradige Stenose bis zum «top of the basilar»-Syndrom)	Tetraparese mit Pyramidenbahnzeichen; konjugierte Blickparese, internukleäre Ophthalmoplegie und Läsion des N. oculomotorius und N. abducens; vertikaler Spontan-Nystagmus, Bulbärparalyse, rasche Bewusstseinsstörung bis hin zum Koma.
13. A. cerebelli inferior anterior (Infarkt der AICA)	Symptome wie beim PICA-Infarkt, zusätzlich ipsilaterale Fazialisparese, Hörverlust und vestibulärer Drehschwindel.
14. A. basilaris (penetrierende Äste)	Kontralaterale Hemiparese, vermindertes Vibrationsempfinden kontralateral am Bein; internukleäre Ophthalmoplegie, konjugierte Blickparese, Abduzensparese.
15. A. cerebri posterior (Verschluss der PCA)	Kontralaterale homonyme Hemianopsie, Hemihypästhesie, beim proximalen Verschluss der PCA auch kontralaterale Hemiparese und ipsilaterale Läsion des N. oculomotorius möglich; bei Läsion der dominanten Hemisphäre zusätzlich Lesestörungen, visuelle Agnosie und Rechenstörung; bei Läsionen der nicht-dominanten Hemisphäre Neglekt im kontralateralen Gesichtsfeld und Orientierungsstörungen im Raum.
16. Thalamus	Antriebsstörung, kontralaterale Parese im Gesicht, ipsilaterale Ptose; kontralaterale Hemihypästhesie, kontralaterale Extremitätenataxie und Dystonie; Gedächtnisstörungen, Antriebsstörungen, vertikale Blickparese.
17. Penetrierende Arterien zur Capsula interna oder zum Pons	Reine Hemiparese ohne sensible, visuelle oder kognitive Störungen (lakunäres Syndrom).
18. Penetrierende Arterien zum Thalamus und zum hinteren Anteil der inneren Kapsel	Reine Hemihypästhesie ohne motorische oder kognitive Ausfälle (lakunäres Syndrom).

In Anlehnung an: Diener HZ: Zerebrale Ischämie. In: Brandt T, Dichgans J, Diener HZ: Therapie und Verlauf neurologischer Erkrankungen, 3. Aufl., Stuttgart, Kohlhammer, 1998. Mit freundl. Genehmigung

gleicher Betroffenheit von Gesicht, Arm und Bein die Läsion eher subkortikal in der Capsula interna liegt. Andere spezifische Symptome helfen ebenfalls bei der Unterscheidung zwischen kortikaler und subkortikaler Lokalisation. Neuropsychologische Ausfälle wie Aphasie, Apraxie, Neglekt oder epileptische Anfälle deuten auf die kortikale Schädigung hin. Ein Gesichtsfelddefekt spricht eher für die Beteiligung der Radiatio optica subkortikal. Die neurologische Untersuchung erlaubt also meist schon vor der bildgebenden Diagnostik eine Differenzierung von subkortikaler und kortikaler Schädigung.

14. Nennen Sie neurologische Befunde und Symptome, die auf eine Beteiligung des hinteren Stromkreislaufes schließen lassen

Hirnstamm-Symptome lassen auf eine Beteiligung des vertebrobasilären Systems mit seinen Gefäßästen schließen. Man kann sie vereinfacht als die «**vier D's (Dysarthrie, Dysphagie, Diplopie und «dizziness» = Schwindel) mit gekreuzten Zeichen**» zusammenfassen. Dabei ist der Schwindel das am wenigsten spezifische, jedoch am häufigsten beobachtete Symptom. Fehlen jedoch andere Zeichen einer Hirnstammbeteiligung, so ist es schwierig, den Schwindel als Zeichen einer Hirnstammischämie zu werten. Häufig findet man als Zeichen der vertebro-basilären Durchblutungsstörung gekreuzte neurologische Symptome, wie z.B. Fazialisparese und Sensibilitätsstörung im Gesicht bei kontralateraler Hemiparese mit Hemihypästhesie der Extremitäten. Sie resultieren aus den speziellen Faserverläufen und Kreuzungen der langen auf- und absteigenden Bahnen im Hirnstamm (Decussation pyramidarum, Lemniscus medialis). Im Kapitel 9 werden die anatomischen Grundlagen und Hirnstammsyndrome genau besprochen.

Oftmals finden sich in der Anamnese Hinweise auf vorbestehende Symptome oder TIAs im Sinne einer vertebro-basilären Insuffizienz (VBI). Sie betreffen häufig die **Medulla** mit Vertigo, Dysarthrie, Dysphagie und ein Kribbelgefühl perioral. Ist die

Ischämie auf **pontiner Höhe**, fallen die Patienten häufig durch Schwindel, Gangunsicherheit mit Fallneigung, Hypakusis, Kribbeln, Taubheit oder Schwäche in den Extremitäten sowie Doppelbilder auf. Ist das **Mittelhirn** betroffen, sind Doppelbilder, Ataxie, plötzlicher Bewusstseinsverlust (Vigilanzstörung) und Schwäche in den Extremitäten vorherrschend.

15. Beschreiben Sie das Gefäß-Syndrom der A. choroidea anterior und der Heubner-Arterie

Die A. choroidea anterior ist eine Endarterie, die aus der A. carotis interna abgeht und das Kapselknie sowie den hinteren Schenkel der Capsula interna und das innere Pallidum versorgt. Eine vaskuläre Schädigung führt zur kontralateralen Hemiparese, Hemihypästhesie und Hemianopsie, meist ohne kognitive Einbußen oder Störungen des Verhaltens.

Ein wichtiges Gefäß der A. cerebri anterior ist die **A. centralis longa (A. recurrens, Heubner-Arterie)**. Sie geht kurz nach der Verbindung über die A. communicans anterior ab und tritt durch die Substantia perforata anterior in die Hirnsubstanz ein und versorgt den vorderen Schenkel und das Knie der inneren Kapsel. Eine Schädigung führt zu einer leichten kontralateralen Hemiparese mit begleitender Verwirrtheit und Mutismus (siehe auch Tab. 17.3).

16. Nennen Sie die häufigsten Ursachen von Durchblutungsstörungen des vorderen Stromkreislaufes

Die häufigsten Ursachen sind **Stenosen der A. carotis, kardiale Embolien, Arteriosklerose** der intrakraniellen Hauptäste (v. a. A. cerebri media) und Gefäßerkrankungen der kleinen penetrierenden Arterien (v. a. Lipohyalinose).

17. Nennen Sie die häufigsten Ursachen von Durchblutungsstörungen des hinteren Stromkreislaufes

Durchblutungsstörungen des hinteren Stromkreislaufes sind am häufigsten die Folge einer **Arteriosklerose der A. basilaris** oder der kleinen penetrierenden Gefäßäste. Kardiale Embolien in das vertebro-basiläre Stromgebiet haben eine Prädilektion für das distale basiläre Gefäßterritorium (Basilariskopf-Syndrom, «top of the basilar»-Syndrom).

Der hintere Stromkreislauf reagiert auf Veränderungen des Herzauswurfvolumens (z. B. infolge von Arrhythmien) relativ sensitiv. Deshalb ist bei Zeichen einer vertebro-basilären Insuffizienz (VBI) immer eine kardiale Abklärung indiziert (Kap. 9, Frage 34 bis 36).

Diagnostik

18. Welche klinische Diagnostik ist beim Verdacht auf einen Schlaganfall durchzuführen?

Zunächst erhebt man eine **Anamnese**. Die vom Patienten beschriebenen Symptome geben Hinweise auf die initial betroffenen Gefäßterritorien. Obwohl normalerweise der Beginn akut ist, können sich aus Prodromi oder vorangegangenen TIAs Hinweise auf die mögliche Pathogenese ergeben. Tritt die Symptomatik während des Schlafes oder stotternder, schrittweiser Progression auf, so spricht dies für eine atherothrombotische Genese, wohingegen ein plötzlicher Beginn mit initial maximal ausgeprägten neurologischen Defiziten auf eine kardiale Embolie hindeutet. Anamnestisch ist auf Hinweise für Risikofaktoren (Diabetes, Hypertonus, Herzerkrankungen, Hyperlipidämie, Nikotin) zu achten.

Bei der **allgemeinen körperlichen Untersuchung** gehört – auch für den Neurologen – die kardiovaskuläre Evaluation zum Untersuchungsgang (Herzgeräusche, Zeichen der Herzinsuffizienz, Pulsunregelmäßigkeiten, Karotisstenosegeräusche oder Zeichen einer peripher vaskulären Erkrankung (z. B. AVK, arterielle Verschlusskrankheit). Bei der **neurologischen Untersuchung** objektiviert man die fokal neurologischen Defizite und lokalisiert so die betroffenen Hirnregionen. Auf Hirndruckzeichen, Vitalparameter, Vigilanz- und Orientierungsstörungen ist zu achten.

19. Welche Basisdiagnostik sollte beim akuten Schlaganfall durchgeführt werden? Wie sieht die eine weiterführende Diagnostik aus?

Akutdiagnostik:
1. **Klinische Chemie und Labordiagnostik** (Notfalllabor): komplettes Blutbild, Thrombozyten, Gerinnungsparameter (Quick, Prothrombinzeit = PT, partielle Thromboplastinzeit = PTT), Elektrolyte, Kalzium, Harnstoff, Kreatinin, Blutglukosespiegel
2. **Röntgen-Thorax**

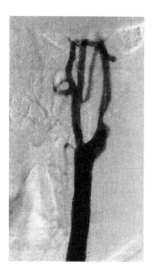

Abbildung 17.3: Atherosklerotische Stenose der linken A. carotis interna in der Kontrastmittel-Angiographie

Tabelle 17.4: Risikofaktoren und Begleiterkrankung für den Schlaganfall mit relativer Risikoerhöhung und Prävalenz

Risikofaktor	Relatives Risiko	Prävalenz
1. Alter		
45–54 Jahre	1	
55–64 Jahre	2–3	
65–74 Jahre	6–7	
75–80 Jahre	12	
2. Arterielle Hypertonie*	6–8	25–40%
3. Transiente ischämische Attacke*	6–7	
4. Rauchen*	1,5–2	
5. Diabetes mellitus*	2–3	4–8%
6. Lipidstoffwechselstörung°	2	6–40%
7. Vorhofflimmern*	6–18	1–2%
8. Koronare Herzerkrankung*	2–3	
9. Periphere AVK der Beine	3	
10. Chronischer Alkoholmissbrauch	2–3	5–30%
11. Hormonelle orale Antikonzeptiva (plus Rauchen und Übergewicht)	4	
(plus Migräne)	4	
12. Übergewicht	1–2	10–20%
13. Sonstige (Anordnung alphabetisch)		
• Erhöhung von Fibrinogen		
• Geographische Lokalisation		
• Geschlecht (Männer > Frauen)		
• Hämatokriterhöhung		
• Hämoglobinopathie		
• Homozysteinämie		
• Hyperurikämie		
• Infektion		
• Jahreszeit und Klima		
• Karotisstenose		
• Medikamentenabusus (z. B. Kokain)		
• Persönlichkeitstyp		
• Positive Familienanamnese		
• Rasse		
• Sitzende Berufstätigkeit		
• Vorangegangener Schlaganfall		

* wichtig, da durch Behandlung das Risiko gesenkt werden kann
° eine Behandlung kann eventuell zur Risikosenkung führen
(Modifiziert nach Wolf PA: Epidemiology and stroke risk factors: In Samuels MA, Feske S (Hrsg.): Office Practice of Neurology. New York, Churchill-Livinistone, 1996.)

Cholesterinkristallen und Ähnlichem) differenziert und von Artefakten abgegrenzt werden.

Die **zerebrale Katheter-Kontrastmittel-Angiographie** (Digitale Subtraktionsangiographie, DSA) sollte ungeklärten Fällen mit potentiellen therapeutischen Konsequenzen und der präoperativen Diagnostik für die Chirurgie vorbehalten bleiben. Sie erbringt detaillierte und verlässliche Informationen über vorhandene Pathologien der A. carotis oder der intrakraniellen Gefäße. Bei erfahrenen Untersuchern liegt die Morbidität und Mortalität bei unter 1%. Ihr diagnostischer und therapeutischer Nutzen ist bei früher Durchführung am größten. Akute Ischämie-verursachende Thromben können spontan lysieren und in der Tage oder Wochen später durchgeführten Angiographie nicht mehr nachgewiesen werden. Das Zeitfenster für intraarterielle angiographische Lysetherapie (z. B. beim Basilariskopfsyndrom) liegt innerhalb weniger Stunden nach Auftreten der Symptomatik. Indikationen für Angiographien, die nicht im akuten Stadium durchgeführt werden, sind Gefäßstenosen, Vaskulitiden oder Gefäßmalformationen (siehe **Abb. 17.3**).

Risikofaktoren

23. Was sind die wichtigsten Risikofaktoren für den Schlaganfall?

Der wichtigste nachgewiesene Risikofaktor für einen Schlaganfall ist das **Alter**, der zweitwichtigste wahrscheinlich die **Hypertension**.

Tabelle 17.4 gibt eine Übersicht der weiteren Risikofaktoren mit ihrem jeweiligen relativen Risiko. Wichtig ist, dass die Kombination mehrerer Risikofaktoren das Schlaganfallrisiko mehr als nur additiv erhöht.

24. Welche Bedeutung hat die Hypertonie als Risikofaktor?

Bei beiden Geschlechtern und in jedem Lebensalter korreliert die Höhe des systolischen Blutdrucks mit dem Risiko für hämorrhagische, atherothrombotische und lakunäre Insulte. Dazu gehört ebenfalls die ursprünglich als relativ benigne eingeschätzte isolierte systolische Blutdruckerhöhung des älteren Menschen.

25. Welche kardialen Erkrankungen stellen Risikofaktoren für den Schlaganfall dar?

Kardiale Erkrankungen nahezu jeder Art bedingen im Vergleich zu herzgesunden Personen ein durchschnittlich mehr als zweifach erhöhtes Risiko, einen Schlaganfall zu erleiden.

Die **koronare Herzkrankheit** (KHK) stellt dabei die hauptsächliche Begleiterkrankung dar, zum einen als Indikator der diffusen atherosklerotischen Gefäßerkrankung, zum anderen als mögliche Emboliequelle (Thromben der Herzwand nach Myokardinfarkt). Die **Herzinsuffizienz** – gleich welcher Ätiologie – ist ebenfalls mit einem erhöhten Schlaganfallrisiko assoziiert. Eine hypertensive Herzerkrankung, die entweder klinisch manifest, im EKG mit linksventrikulärer Hypertrophie sichtbar oder echokardiographisch nachgewiesen ist, erhöht das Risiko sowohl für thrombo-embolische wie für hämorrhagische Insulte.

Ein anderer wichtiger Faktor ist das **Vorhofflimmern**; es erhöht das Risiko **embolischer Infarkte** deutlich. Ein Vorhofflimmern aufgrund rheumatischer Klappenveränderungen (rheumatische Endokarditis) steigert das Schlaganfallrisiko um das 18 fache! Insbesondere in höherem Alter führen auch andere Ursachen des Vorhofflimmerns zur mehr als 6 fachen Erhöhung des Risikos.

Andere Herzerkrankungen mit assoziierter Risikoerhöhung sind **offenes Foramen ovale, septale Vorhofaneurysmen, Atherome des Aortenbogens, Thromben im linken Herzohr** oder der **Mitralklappenprolaps**. Einige dieser Erkrankungen sind mit Hilfe der transthorakalen Echokardiographie nicht oder kaum nachzuweisen, mittels der transösophagealen Echokardiographie (TEE) dagegen gut. Nicht bei allen hier nachweisbaren Pathologien (z. B. offenes Foramen ovale) sind die klinische Signifikanz und die Risikominderung durch Therapie sicher gezeigt.

26. Ist Nikotin ein nachgewiesener Risikofaktor für den Schlaganfall?

In der berühmten Framingham-Studie wurde das Rauchen als klarer Risikofaktor für die koronare Herzerkrankung definiert. Seine Rolle als Risikofaktor beim Schlaganfall wurde als nicht-signifikante Tendenz gewertet. Die Bedeutung des Rauchens als Risikofaktor für den Schlaganfall wird seither kontrovers diskutiert. Nachfolgende Untersuchungen, insbesondere Metaanalysen mehrerer Studien, zeigten, dass **Rauchen** mit einem **erhöhten Schlaganfallrisiko assoziiert** ist. Das relative Risiko korreliert dabei mit der Anzahl der Zigaretten pro Tag. Nikotinabstinenz kann das Schlaganfallrisiko senken, wobei erst 5 Jahre nach der Beendigung des Rauchens das Risiko von Nichtrauchern erreicht wird. Die Risikoerhöhung betrifft beide Geschlechter und alle Altergruppen gleichermaßen.

27. Wie wirkt sich das Lebensalter als Risikofaktor für den Schlaganfall aus?

Das Alter ist der wichtigste singuläre Risikofaktor des Schlaganfalls. Etwa 30% aller Schlaganfälle treten vor dem 65. Lebensjahr auf, 70% im Alter über 65. Als Merkregel **verdoppelt sich nach dem 55. Lebensjahr in jeder Dekade das Schlaganfallrisiko**.

28. Welche Rolle spielt der Lipidstoffwechsel beim Schlaganfall?

Hypercholesterinämie ist ein wichtiger Risikofaktor für Myokardinfarkt und koronare Herzerkrankung. Bis vor kurzem war die Rolle der Hyperlipidämie beim Schlaganfall nicht geklärt. Die Hypercholesterinämie ist zwar ein Risikofaktor für die Entwicklung der atherosklerotischen Karotisstenose, zwei große Interventionsstudien an Männern mit Hypercholesterinämie zeigten allerdings, dass eine Behandlung mit Sinvastatin oder Pravastatin keine signifikante Reduktion der Häufigkeit von ischämischen Infarkten bewirkt. Eine Metaanalyse hingegen ergab jedoch eine Risikoreduktion von 31 % für Schlaganfälle beim Vergleich von HMG-CoA-Reduktase-Hemmern gegenüber Plazebo.

Sehr niedrige Cholesterinspiegel können andererseits ein Risikofaktor für hämorrhagische Insulte sein.

29. Welchen Einfluss hat Drogenabusus auf das Schlaganfallrisiko?

Drogenabusus erhöht das Schlaganfallrisiko. Kokain und Amphetamine sind mit gehäuften intrazerebralen und subarachnoidalen Blutungen assoziiert. Intravenöser Drogenmissbrauch (z. B. Heroin) erhöht sowohl das Risiko einer Endokarditis wie einer zerebralen Ischämie.

30. Erhöhen orale Kontrazeptiva bei der Frau das Schlaganfallrisiko? Wie stellt man sich den Pathomechanismus vor?

Bei Frauen erhöhen orale Kontrazeptiva mit hohem Östrogengehalt – insbesondere zusammen mit Rauchen und Übergewicht – das Risiko für einen Schlaganfall. Durch Reduktion des Östrogengehalts in den Präparaten wurde das Problem zwar minimiert, jedoch nicht ausgeschaltet. Demnach sind **orale Kontrazeptiva bei Frauen über 35, die zusätzlich rauchen, der stärkste Schlaganfallrisikofaktor.**

Pathomechanisch soll durch die östrogene Stimulation die Proteinproduktion in der Leber angeregt werden, die auch die Gerinnungsfaktoren betrifft. Dies würde dann zur erhöhten Blutgerinnungsneigung führen (Hyperkoagulabilität). In seltenen Fällen können auch autoimmune Mechanismen in Frage kommen.

Eine Östrogensubstitution nach der Menopause führt dagegen generell zu einer Reduktion vaskulärer Ereignisse inklusive des Schlaganfalls. Dieser potentielle Nutzen muss allerdings gegen das erhöhte Risiko von Endometriumkarzinomen und Mammakarzinomen abgewogen werden.

31. Welche Blutgerinnungsstörungen sind mit Schlaganfällen assoziiert?

Eine Reihe von angeborenen Blutgerinnungsstörungen können die Ursache von Schlaganfällen sein. Dazu gehören der **Antithrombin III-Mangel**, der **Protein C-** und **Protein S-Mangel**, die **APC-Resistenz** (Faktor V-Leiden-Mutation) oder die **Faktor II-Mutation**.

Antiphospholipid-Antikörper sowie **Hyperhomozysteinämie** erhöhen ebenfalls das Thromboserisiko.

Gerinnungsuntersuchungen sollten immer vor Beginn einer Therapie (v. a. mit gerinnungsaktivierenden Substanzen) durchgeführt werden, zur Basisdiagnostik gehören die Bestimmung von Quick und PTT.

Durch die Ischämien selbst kommt es übrigens zudem zu sekundären Veränderungen von Gerinnungsparametern wie Leukozytose, Fibrinogenerhöhung, Antithrombin III-Abnahme, Abnahme oder Anstieg von Protein C.

32. Nennen Sie die wichtigsten behandelbaren Risikofaktoren des Schlaganfalls

Der wichtigste behandelbare Risikofaktor ist **Hypertonus**, gefolgt vom **Nikotinabusus**, **kardialen Erkrankungen** und **Hyperlipidämie**. Sie sind wichtig für eine Primärprävention. Ein vorangegangener Schlaganfall oder eine TIA gehören ebenfalls zu den Risikofaktoren, denen primär oder sekundärpräventiv entgegengewirkt werden kann. Behandelbare andere Risikofaktoren sind Diabetes, Alkoholabusus, Drogenabusus, orale Kontrazeptiva und Adipositas.

> Rokey R, Rolak LA: Epidemiology and risk factors for stroke and myocardial infarction. In Rolak LA, Rokey R: Coronary and Cerebral Vascular Disease. Mt. Kisce, New York, Futura, 1990.

Therapie

33. Nennen Sie die häufigsten Todesursachen von Schlaganfallpatienten in der Klinik

Die Hauptursachen von Todesfällen im ersten Monat nach dem Schlaganfall sind:
(1) Pneumonie,
(2) Lungenembolie,
(3) **kardiale Komplikationen** und
(4) der **Schlaganfall** selbst.

Die Akutbehandlung des vollendeten Schlaganfalls ist demnach auch eine Therapie seiner möglichen Komplikationen.

**34. Wie werden ischämische Insulte nach ihrem Verlauf eingeteilt?
Was ist ein progredienter Insult?
Welche Bedeutung hat er für die Therapie?**

Ischämische Insulte werden verlaufsmäßig folgendermaßen eingeteilt:
1. Transiente ischämische Attacke (TIA)
2. Prolongiertes reversibles ischämisches Defizit (PRIND oder RIND)
3. Vollendeter Infarkt («complete stroke»)
4. Progredienter Insult («progressive stroke»).

a) Eine **transitorische ischämische Attacke** (TIA) oder der flüchtige Schlaganfall bezeichnet reversible neurologische Defizite mit einer Dauer von weniger als 24 Stunden. Der CT-Befund ist dabei meist normal.

b) Ein prolongiertes **reversibles ischämisches neurologisches Defizit** (PRIND oder RIND) dauert einige Tage bis maximal 72 Stunden. Es kommt zur kompletten Rückbildung der neurologischen Defizite, die aufgrund von kleinen Infarkten bestanden haben.

c) Beim **vollendeten Infarkt** kommt es innerhalb 72 Stunden zu keiner kompletten Rückbildung der neurologischen Ausfälle. Die Symptomatik entwickelt sich entweder primär apoplektisch oder nach einer TIA bzw. einem progredienten Insult.

d) Ein **progredienter Schlaganfall** («progressive stroke») wird ebenfalls syndromatisch definiert, beruht jedoch angiologisch und prognostisch auf unterschiedlichen Pathomechanismen. Charakteristisch ist die intermittierende partielle Rückbildung der Symptome und/oder Plateaubildung mit anschließender schubförmiger Verschlechterung der klinischen Ausfälle. Auch TIAs mit Crescendomerkmalen können im Grunde als progrediente Schlaganfälle aufgefasst werden. Fast immer liegen diesen Verlaufsformen subtotale Stenosen der A. carotis interna extrakraniell, des Karotissiphons oder der A. cerebri media, im vertebrobasilären Stromgebiet eine Basilaristhrombose im Frühstadium zugrunde. Entsprechend **dringlich ist die Klinikeinweisung** des Patienten als **Notfall**. Die Sofortbehandlung mit intravenösem Heparin in PTT-wirksamer Form ist dringend empfohlen; dabei ist vor Behandlungsbeginn zum Ausschluss einer Hirnblutung ein CT durchzuführen. Mikroangiopathische Gefäßverschlüsse können sich ebenfalls als progredienter Schlaganfall manifestieren. Bis zur definitiven Klärung des Infarkttyps sind daher wiederholte bildgebende Untersuchungen wünschenswert.

Die Stadieneinteilung des Schlaganfalls in **flüchtige** (transiente ischämische Attacken), **progrediente** («progressive strokes») und **vollendete Schlaganfälle** («completed strokes») ist trotz der Einführung nicht-invasiver, angiologischer Methoden und bildgebender Diagnostik immer noch für die klinische Einschätzung von zerebralen Durchblutungsstörungen wichtig. Als Bestandteil einer umfassenden klinischen und apparativen Einschätzung des Insultpatienten hat diese Einteilung erhebliche Konsequenzen für Diagnostik, Therapie und Prognose.

35. Welche Therapieprinzipien gelten beim akuten ischämischen Insult?

Etwa 50% aller ischämischen Insulte kommen durch einen lokalen Verschluss extra- oder intrakranieller großer bzw. kleiner penetrierender Arterien oder durch arterio-arterielle Embolien zustande. 30% der Schlaganfälle beruhen auf kardialen Emboliequellen, bei den übrigen 20% lässt sich keine Ursache eruieren. Seltene Schlaganfallursachen wie Vaskulitis oder Sinusvenenthrombose machen weniger als 1% aller Schlaganfälle aus.

Die **Behandlung** hängt von Art, Ausmaß und potentieller Reversibilität der entstandenen Läsion ab. In **Tabelle 17.5** sind die Therapieprinzipien der akuten zerebralen Ischämie mit jeweils den wichtigsten Beispielen genannt.

36. Wie behandelt man einen vollendeten akuten ischämischen Insult?

Die Behandlung des akuten ischämischen Insults besteht zum einen aus pragmatischen **Allgemeinmaßnahmen**. Zum anderen richtet sie sich gegen die **Komplikationen des Infarktes** und intendiert eine **frühe Sekundärprävention**.

1. Pragmatische Basistherapie
Die Patienten müssen überwacht werden. In den ersten 3 Tagen ist die Kontrolle der Elekrolyte mit Flüssigkeitsbilanzierung und Ausgleich der Dehydratation (Hämatokrit unter 46%) erforderlich. EKG, Atemfunktion, Blutdruck, Blutzucker, Körper-

Tabelle 17.5: Therapieprinzipien beim akuten ischämischen Insult

Prinzip	Beispiel
Reperfusion	**Systemische Thrombolyse** mit Gewebeplasminogenaktivatoren (rt-PA oder Prourokinase) oder Streptokinase bzw. Urokinase; **Lokale Thrombolyse** mit Urokinase
Modifikation des Gerinnungssystems	**Heparin** in der Frühphase bei vermuteter kardialer Emboliequelle; **Thrombozytenaggregationshemmer** (Acetylsalicylsäure, Ticlopidin, Clopidogrel)
Verbesserung der zerebralen Perfusion	**Blutdruck** nicht senken, bei bilateralen Karotisstenosen **Blutdruck anheben** (sog. «hochnormaler Blutdruck»)
Neuroprotektion*	Glutamat-Antagonisten, Hemmer exzitatorischer Aminosäuren, Serotonin-Antagonisten, Radikalfänger, Hemmer von Adhäsionsmolekülen, Glycinantagonisten, AMPA-Antagonisten, Natriumkanalblocker, Kalzium-Antagonisten, Stickstoffmonoxid-Synthase-Inhibitoren, neurotrophe Faktoren

* Neuroprotektion z.T. im experimentellen Stadium, in klinischen Studien nicht erfolgreich, nicht zugelassen oder derzeit in der klinischen Erprobung

temperatur und Sauerstoffsättigung werden überwacht. Bei Patienten mit Schluckstörungen, bedingt durch Hirnstamminsulte oder Bewusstseinsstörungen, legt man zur Aspirationsprophylaxe eine Magensonde. Zur Thromboembolieprophylaxe wird Low-dose-Heparin (3 mal 5000 I.U.s.c.) gegeben.

2. Behandlung von Komplikationen des ischämischen Infarkts

(1) **Systemische Lyse:** In ausgewählten Schlaganfallzentren (v.a. «Stroke Units») kann eine **systemische Lyse mit rt-PA** (0,9 mg/kg KG) durchgeführt werden.

Indikationsgebiete sind die akut auftretende Halbseitensymptomatik ohne spontane Besserung innerhalb eines **Zeitfensters von 3 Stunden** (bis maximal 12 Stunden).

Idealerweise sollte der Mediaverschluss bildgebend nachgewiesen werden (transkranielle Doppler-Sonographie, MR-Angiographie oder konventionelle Angiographie).

Kontraindikationen sind Nachweis einer Blutung oder hämorrhagische Transformationen im CT, eine Hypodensität, die mehr als $1/3$ des Mediaterritoriums umfasst, ein Insult oder Schädel-Hirn-Trauma in den vorangegangenen 3 Monaten, anamnestische Hirnblutung, chirurgische Eingriffe oder intramuskuläre Injektionen innerhalb 2 Wochen vor dem Ereignis, Blutungen, schwere unkontrollierbare Hypertension (systolisch > 185 mmHg), Thrombozytopenie, pathologische PT oder PTT, Schwangerschaft, Nachweis eines Verschlusses der A. carotis interna in der Doppler- oder Duplex-Sonographie, T-Verschluss oder Verschluss der A. carotis interna im Siphon in der Angiographie.

(2) **Hirnödemtherapie:** Das Maximum eines Hirnödems entwickelt sich am 3. bis 5. Tag. Der Kopf und der Oberkörper werden hochgelagert auf 20–30°. Bei Verschlechterung der Bewusstseinslage erfolgt die Verlegung auf die Intensivstation mit Intubation und leichter Hyperventilation. Eine Reduktion des pCO_2 um 5–10 mmHg senkt den Hirndruck um 25–30%. Eine zusätzliche Therapie ist die Gabe von Mannitol 20% 125 ml alle 6 Stunden. Kommt es bei Infarkten der hinteren Schädelgrube zu einem Verschlusshydrozephalus, muss eine passagere Ventrikeldrainage angelegt werden.

Patienten, bei denen ein malignes Hirnödem zu erwarten ist (Alter unter 65 Jahre, keine Hirnatrophie, frischer Verschluss der A. carotis interna oder cerebri media), kann bei Beginn der Hirndruck-Symptomatik eine Hemikraniektomie zur Druckentlastung durchgeführt werden. Bei großen raumfordernden Kleinhirninfarkten mit Hirnstammkompression kann eine operative Dekompression der hinteren Schädelgrube ebenfalls lebensrettend sein.

(3) **Epileptische Anfälle:** Etwa 10% aller Patienten entwickeln innerhalb der ersten Wochen nach dem Schlaganfall epileptische Anfälle. Sie sollten intravenös mit Phenytoin oder oral mit Carbamazepin behandelt werden. Eine prophylaktische antiepileptische Therapie ist nicht angezeigt.

3. Frühe Sekundärprävention
Obwohl vielfach verwendet, ist der Nutzen einer **Behandlung mit Heparin** oder Heparinoiden nicht gesichert. Ihr Einsatz erfolgt unter der Vorstellung, ein Fortschreiten einer lokalen Thrombose oder die Reembolisation zu verhindern.

Es gibt 4 wesentliche und sinnvolle Indikationen für ihren Einsatz:
1. Wahrscheinliche kardiale Emboliequelle (z. B. Vorhofflimmern mit absoluter Arrhythmie),
2. Gefäßdissektionen,
3. Hochgradige Stenose der A. carotis interna oder der A. basilaris (bzw. v. a. Basilaristhrombose),
4. Progredienter Schlaganfall.

Nach initialer Bolusinjektion von 3000 bis 5000 I. E. Heprin werden kontinuierlich 1000–1500 I. E. pro Stunde über einen Perfusor gegeben. Zielwert ist eine 2- bis 2,5fache Erhöhung der Ausgangs-PTT.

Nach Ausschluss einer Blutung sollte die Sekundärprävention mit **Thrombozytenaggregationshemmern** früh beginnen.

37. Welche Risiken hat eine thrombolytische Therapie?

Bei Beachtung des optimalen Protokolls, exakter Indikationsstellung und der Ausschlusskriterien liegt das Risiko intrazerebraler Blutungen unter thrombolytischer Therapie bei 6%, davon verlaufen 50% tödlich. Das Risiko der intrazerebralen Hämorrhagien steigt bei Verstößen gegen das Lyseprotokoll signifikant. Andere thrombolytische Protokolle haben ein inakzeptabel hohes Blutungsrisiko. Dazu gehören Gaben außerhalb des Zeitfensters von 3 Stunden, eine höhere Lysedosis, die zusätzliche Gabe von Aspirin oder Heparin innerhalb der ersten 24 Stunden oder die unzureichende Einhaltung der Blutdruckgrenzen (nicht über 185/100 mmHg!).

Obwohl die Thrombolyse eine riskante Therapie ist, die deshalb nur spezialisierten Zentren vorbehalten ist, erhöht sie die Wahrscheinlichkeit der neurologischen Funktionsherstellung um 50% und reduziert die Anzahl der Patienten, die am Schlaganfall versterben oder dadurch schwer behindert werden.

38. Welche Rolle spielt die lokale intraarterielle Thrombolyse?

Die Bedeutung der intraarteriellen thrombolytischen Therapie für die Akuttherapie der zerebralen Ischämie wird derzeit in Studien geprüft. Den potentiellen Vorteilen einer intraarteriellen Administration (lokale Wirksamkeit, Bestätigung des thrombotischen Gefäßverschlusses, höhere Raten der Rekanalisation) stehen eine Reihe von Nachteilen gegenüber (Zeitverzögerung bis zur Behandlung, nur in spezialisierten Zentren, Komplikationen). Bei angiographisch nachgewiesenem Verschluss der A. basilaris konnte in mehreren Studien gezeigt werden, dass eine intraarterielle Thrombolyse mit Urokinase oder Streptokinase bei etwa 60% der Betroffenen zu einer erfolgreichen Reperfusion führte. Patienten, bei denen eine Rekanalisation erreicht wurde, hatten einen deutlich besseren neurologischen Befund und eine geringere Mortalität.

39. Welche Therapien des akuten Schlaganfalls werden für die Zukunft erwartet?

Bei der pathophysiologischen Kaskade nach akutem Gefäßverschluss werden eine Reihe von Mechanismen in Gang gesetzt, welche Bestandteil möglicher therapeutischer Interventionen sind. Grundlage ihrer Anwendung beim Menschen sind die positiven Ergebnisse bei der Untersuchungen an experimentellen Schlaganfallmodellen (z. B. Okklusionsmodell bei der Maus mit mechanischer Unterbindung des Blutflusses in der A. cerebri media). Die meisten therapeutischen Strategien haben das Ziel, diejenige Region bei Hirnischämie zu schützen, welche zunächst nicht irreversibel geschädigt ist, jedoch durch sekundäre Mechanismen wie Glutamatausschüttung, freie Radikale, Leukozyteninvasion, Öffnung von Natrium- oder Kalziumkanälen betroffen ist (sogenannte **Penumbra** oder Halbschatten). Die Gruppe dieser so genannten **Neuroprotektiva** umfasst Glutamat-Antagonisten, Hemmer exzitatorischer Aminosäuren, Serotonin-Antagonisten, Radikalfänger, Hemmer von Adhäsionsmolekülen, Glycin-Antagonisten, AMPA-Antagonisten, Natriumkanalblocker, Kalzium-Antagonisten, Stickstoffmonoxid-Synthase-Inhibitoren oder neurotrophe Faktoren. Einige von ihnen wurden bereits klinisch getestet, erbrachten jedoch keine überzeugenden Ergebnisse. Andere befinden sich derzeit in Phase II oder III der klinischen Testung.

40. Welche Akutbehandlungen beim akuten Schlaganfall sind wahrscheinlich nicht effektiv oder obsolet?

Der therapeutische Wert der oftmals durchgeführten Hämodilution ist nicht nachgewiesen. Ein rationeller Hintergrund ist die Verbesserung der Fließeigenschaften des Bluts sowie die Verhinderung sekundärer thrombotischer Ereignisse auf dem Boden einer Hämatokriterhöhung. Bei einem Hämatokrit über 46% kann die Hämodilution erwogen werden, sie muss aber nicht notwendigerweise mit Dextran oder HES (Hydroxyethylstärke), sondern kann auch mit Ringerlösung durchgeführt werden.

Als obsolet gelten heute folgende therapeutische Maßnahmen:
- Antikoagulation mit Marcumar in der Akutphase der zerebralen Ischämie,
- Behandlung des Schlaganfalls mit Kortison oder Dexamethason,
- Behandlung mit Vasodilatatoren,
- Systemische Gaben von Urokinase oder Streptokinase,
- Behandlung mit fraglich die Hirnperfusion verbessernden Medikamenten,
- Endarteriektomie beim akuten Schlaganfall,
- Extra-/intrakranieller Bypass.

41. Welche Rolle spielt die Marcumarisierung bei der Schlaganfalltherapie? Wie sollte der Quickwert eingestellt werden?

Antikoagulation mit Marcumar (oder anderen Kumarinderivaten) kommt bei Patienten mit nachgewiesener kardialer Emboliequelle in Frage oder bei den Patienten, bei denen trotz einer Behandlung mit den Thrombozytenaggregationshemmern Acetylsalicylsäure, Clopidogrel oder Ticlopidin weitere TIAs auftreten. Die Therapie sollte begonnen werden, solange der Patient noch heparinisiert wird. Marcumar reduziert langfristig effektiv das Risiko eines Schlaganfalls bei Patienten mit Vorhofflimmern mit oder ohne rheumatische Klappenveränderung oder bei intrakardialen Thromben.

Der «Nettonutzen» hängt vom Risiko des Schlaganfalls versus dem Risiko einer Hirnblutung während der Marcumartherapie ab.

Der **Quickwert sollte zwischen 15 und 30%** liegen, entsprechend einer **INR von 2–4**. Bei Patienten mit künstlichen Herzklappen ist der Quickwert höher einzustellen, bei älteren Patienten wegen des höheren Risikos hämorrhagischer Komplikationen niedriger. Das Risiko einer Einblutung hängt von der Intensität der Antikoagulation ab.

42. Wie schätzt man das Risiko eines embolischen Hirninfarktes bei Patienten mit absoluter Arrhythmie bei Vorhofflimmern ab? Wie entgegnet man ihm therapeutisch?

Die Risikoabschätzung eines embolischen Hirninfarkts bei verschiedenen Herzerkrankungen mit Vorhofflimmern ist in **Tabelle 17.6** wiedergegeben.

Zur **Prävention eines Schlaganfalls** wird bei asymptomatischer Arrhythmia absoluta sowie bei gleichzeitig vorliegenden Risikofaktoren und Alter

Tabelle 17.6: Risikoabschätzung der Entwicklung eines embolischen Hirninfarkts bei Patienten mit Vorhofflimmern unterschiedlicher Ursache

Hohes Risiko (≥ 5% pro Jahr)
- Herzklappenerkrankung (z. B. Mitralklappenstenose, künstliche Herzklappe)
- Herzinsuffizienz, aufgetreten innerhalb der letzten 3 Monate
- Vorangegangenen Thromboembolien
- Thyreotoxikose
- Systolische Hypertension
- Schwere linksventrikuläre Dysfunktion in der Echokardiographie
- Nachweis eines intrakardialen Thrombus

Mittleres Risiko (3–5% pro Jahr)
- Alter ≥ 60 Jahre
- Verkalkung des Mitralklappenrings
- Diuretische Therapie
- Stiller Hirninfarkt im CT

Niedriges Risiko (< 3% pro Jahr)
- Singuläres Vorhofflimmern, chronisch oder paroxysmal (Alter < 60 Jahre)

Unklares Risiko
- Diabetes mellitus
- Dilatation des linken Vorhofs
- Koexistierende Erkrankung der A. carotis
- Akutes (seit kurzem bestehendes) versus chronisches Vorhofflimmern
- Reduzierter zerebraler Blutfluss

Aus Halperin JL, Hart RG: Atrial fibrillation and stroke: New ideas persisting dilemmas. Stroke 19:937, 1988.

über 75 Jahren die Therapie mit Acetylsalicylsäure (ASS 300 mg) empfohlen. Eine Antikoagulation mit Marcumar ist angezeigt bei absoluter Arrhythmie mit Vorhofflimmern bei gleichzeitigem Vorliegen von Diabetes und Hypertension (neurologisch asymptomatische Patienten) oder bei abgelaufener TIA oder leichtem Schlaganfall.

43. Welche Therapie gibt es zur Primärprävention eines Schlaganfalls?
Das Hauptziel der Primärprävention des Schlaganfalls ist die Kontrolle und Therapie der Risikofaktoren. Obwohl Acetylsalicylsäure bei der Primärprävention des Myokardinfarkts wirksam ist, ist seine Effektivität beim Schlaganfall nicht nachgewiesen.

44. Welche Therapie führt man bei Patienten mit TIA oder vorangegangenem Hirninfarkt durch?
Die **Sekundärprävention nach TIA** oder abgelaufenem Schlaganfall ist konservativ oder im Falle einer symptomatischen Karotisstenose > 70% operativ.

Üblicherweise wird die Einnahme von 100 bis 300 mg **Acetylsalicylsäure** täglich zur Thrombozytenaggregationshemmung empfohlen (auch höhere Dosen wurden schon diskutiert). **Tabelle 17.7** gibt einen Überblick der sekundärpräventiven Maßnahmen nach vorliegenden Indikationen.

45. Welche Thrombozytenaggregationshemmer kommen außer Acetylsalicylsäure noch in Frage? Was muss dabei beachtet werden?
Ticlopidin, gegeben in einer Dosierung von 2 mal 250 mg/Tag, reduziert das Risiko eines Schlaganfalls um 24–34%. Damit liegt die Effektivität zwar über der der Acetylsalicylsäure, gleichzeitig aber ist das Nebenwirkungsspektrum höher. In den ersten 3 Monaten nach Therapiebeginn müssen wegen der Neutropeniegefahr alle 10 Tage Blutbildkontrollen durchgeführt werden. Daneben können Hautrötungen und Diarrhöe auftreten. Aus diesem Grunde wird Ticlopidin nur Patienten empfohlen, die Acetylsalicylsäure nicht tolerieren oder bei denen Kontraindikationen bestehen.

Clopidogrel (75 mg/Tag) ist im Gegensatz zu Ticlopidin nicht mit einem erhöhten Risiko für Agranulozytosen verbunden und hat den Vorteil

Tabelle 17.7: Sekundärprävention nach TIA und leichtem Schlaganfall

Bedingung	Sekundärprävention
Doppler normal oder Karotisstenose < 70%	Acetylsalicylsäure 100–300 mg/Tag
Stenose der A. carotis interna > 70%	Karotisoperation (Endarteriektomie) **plus** Acetylsalicylsäure
Kontraindikationen für Acetylsalicylsäure	Clopidogrel 1 × 75 mg **oder** Ticlopidin 2 × 250 mg **oder** Dipyridamol 400 mg
Kardiale Emboliequelle	Marcumarisierung (Ziel: Quick 15–30%; INR 2–4)
Weitere TIA trotz Acetylsalicylsäure	Clopidogrel (75 mg) **oder** Ticlopidin 2 × 250 mg **oder** Erhöhung Dosis Acetylsalicylsäure (900–1500 mg) **oder** Acetylsalicylsäure (50–100 mg) **plus** Dipyridamol (400 mg)

Nach: Diener HZ: Zerebrale Ischämie. In: Brandt T, Dichgans J, Diener HZ (Hrsg): Therapie und Verlauf neurologischer Erkrankungen, 3. Aufl., Stuttgart, Kohlhammer, 1998.

der einmal täglichen Einnahme (gastrointestinale Beschwerden in 19%, Leberfunktionsstörungen in 3% der Fälle). Die Risikoreduktion im Vergleich zum Plazebo liegt bei 26%, womit die Effektivität ebenfalls über der der Acetylsalicylsäure liegt.

Eine dritte Möglichkeit ist **Dipyridamol** (400 mg/Tag), welches das Risiko eines Schlaganfalls um 16% senkt. Die Nebenwirkungen sind neben gastrointestinalen Störungen vor allem Blutungen und Myokardischämien (bei schwerer koronarer Herzkrankheit).

46. Welche Rolle spielt die Karotisendarteriektomie bei der Therapie des zerebrovaskulären Insults?
Die Karotisendarteriektomie ist bei folgenden Konstellationen **gesichert indiziert**:
1. Symptomatische Karotisstenose > 70%,
2. Asymptomatische Karotisstenose > 90%.

Voraussetzung für den Erfolg sind eine Angiographie mit niedriger Komplikationsrate, ein Operateur mit einer niedrigen Komplikationsrate (perioperative Morbidität < 6%, Mortalität < 1%) und ein Zeitintervall zwischen der Ischämie und der Operation von unter 6 Monaten. Am meisten profitieren Patienten mit hemisphärischen TIAs, multiplen vaskulären Risikofaktoren und einer höchstgradigen Karotisstenose von der operativen Prophylaxe (Reduktion der Wahrscheinlichkeit eines schweren Hirninfarkts um 81%).

Ungesichert, aber wahrscheinlich ist der Nutzen einer Karotisendarteriektomie bei symptomatischen Stenosen zwischen 30 und 70% (Graubereich). Bei asymptomatischen Stenosen von mehr als 60% erbringt die Karotisendarteriektomie positive Effekte, die absolute Reduktion des Schlaganfallrisikos ist jedoch geringer.

> Executive Committee for the Asymptomatic Carotid Atherosclerosis Study: Endarterectomy for asymptomatic carotid stenosis. JAMA 273:1421, 1995.

47. Wie therapiert man eine hypertensive Enzephalopathie?

Eine hypertensive Enzephalopathie findet sich fast nur bei Patienten mit einer lange bestehenden Hypertonie, bei denen die medikamentöse Therapie abrupt abgesetzt wird.

Klinisch stehen im Vordergrund die ausgeprägten Kopfschmerzen mit einer zunehmenden Bewusstseinsstörung, Stauungspapillen, epileptische Anfälle und wechselnd ausgeprägte neurologische Herdsymptome. Ab einem diastolischen Blutdruck von 130 mmHg nimmt die Störung der Bewusstseinslage zu.

Therapeutisch ist die **Senkung des Blutdrucks** vordergründig. **Nifedipin** 25 mg sublingual wirkt rasch, der Effekt dauert 1–3 Stunden an. Währenddessen beginnt man eine weiterführende antihypertensive Therapie. Ist Nifedipin nicht ausreichend, können **Clonidin**, **Urapidil** oder das Diuretikum **Dihydralazin** eingesetzt werden.

Subarachnoidalblutung (SAB)

48. Wie häufig sind Subarachnoidalblutungen?

Etwa 15 bis 20% aller Schlaganfälle sind Folge einer Blutung. Die Hälfte davon ist Folge einer Subarachnoidalblutung (SAB). Insbesondere bei jüngeren Menschen ist die SAB eine häufigere Ursache des Schlaganfalls.

Jährlich erleiden 6–8/100 000 Personen eine SAB, sie betrifft Frauen etwas häufiger als Männer (1,5:1). Die absolute Inzidenz steigt zwar mit dem Lebensalter an, trotzdem wird die SAB innerhalb der zunehmenden atherothrombotischen Schlaganfälle relativ gesehen dann seltener.

49. Welche Ursachen prädisponieren zur SAB?

SABs kommen **spontan** oder **traumatisch** vor. In den meisten Fällen (60–80%) liegt eine **spontane Aneurysmaruptur** eines sackförmigen Aneurysmas vor. Sie bedingen die schwersten Verläufe mit der höchsten Morbidität und Mortalität. In 5% handelt es sich um Blutungen aus **arteriovenösen Fehlbildungen** (arteriovenöse Malformation, AVM, siehe **Abb. 17.4**), die oft gleichzeitig mit einem intrazerebralen Hämatom (IZB) auftritt. Seltenere Ursachen sind **Schädel-Hirn-Traumen**, Dissektionen intrakranieller Arterien (vornehmlich der A. vertebralis), mykotische Aneurysmen, Kokain-Missbrauch und Gerinnungsstörungen. Trotz intensiver Suche kann in 15–20% der Fälle keine Blutungsquelle gefunden werden.

50. Wo liegen die meisten intrazerebralen Aneurysmen?

80% der Aneurysmen liegen im vorderen Stromkreislauf, 20% im hinteren. Ihre Größe liegt zwischen 5 und 30 mm.

Die Lokalisation am R. communicans anterior oder der A. cerebri anterior ist am häufigsten (30%), gefolgt von der Verbindung der A. communicans posterior mit der A. carotis interna (25%) und der Bifurkation der A. carotis interna und der mittleren Zerebralarterie (20–25%). Die Aneurysmen der A. basilaris und der Vertebralarterien sind seltener (10%).

Im allgemeinen Sektionsgut liegt die Häufigkeit zerebraler Aneurysmen bei 2–4%. Bei 25% der Patienten sind die Aneurysmen multipel. Etwa 3% der intrazerebralen Aneurysmen sind mit einer polyzystischen Nierenerkrankung assoziiert. Eine fibromuskuläre Dysplasie der A. carotis interna ist in 25% der Fälle von einem intrakraniellen Gefäßaneurysma begleitet.

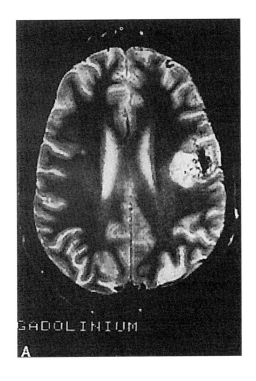
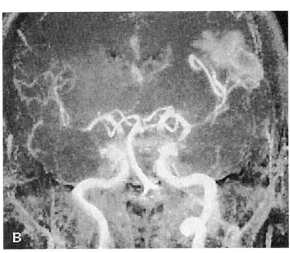

Abbildung 17.4: Arteriovenöse Malformation (AVM) links frontoparietal. Die Kernspintomographie (A) sowie das MR-Angiogramm (B) zeigen das charakteristische Erscheinungsbild einer arteriovenösen Gefäßmissbildung

51. Wie entstehen die Aneurysmen der zerebralen Gefäße?

Die sackförmigen Aneurysmen der basalen Hirnarterien entstehen überwiegend an den Teilungsstellen des Circulus arteriosus Willisi. Im Kindesalter noch nicht nachweisbar, entwickeln sie sich bei Erwachsenen aufgrund von Strömungsturbulenzen, arteriellem intraluminalem Druck und degenerativen Veränderungen auf der Basis von **konnatalen Gefäßwandanomalien** (Muscularis-Lücken). Hypertonie, Arteriosklerose, aber auch Nikotin und Alkoholmissbrauch stellen ein Risiko, jedoch keinen ursächlichen Faktor für die Entwicklung von Aneurysmen dar.

Eine septisch-embolische, mykotische oder luetische Genese der Aneurysmen macht weniger als 3% aus.

52. Wie manifestiert sich eine SAB klinisch?

Das **Leitsymptom** sind die perakut einsetzenden Kopf- und Nackenschmerzen, die oftmals als «die schlimmsten Kopfschmerzen meines Lebens» beschrieben werden. Bei 50% findet man zusätzlich eine akute Bewusstseinstrübung. Nackensteife, Übelkeit, Erbrechen, Lichtscheu und Atemstörungen sind weitere häufige Symptome, die jedoch erst Stunden nach der Blutung auftreten können. Fokale neurologische Defizite können für ein zusätzliches intrazerebrales Hämatom sprechen. Eine SAB kann sich über Tage hinweg entwickeln, teilweise mit prodromalen rezidivierenden Kopfschmerzen, Augenmuskelparesen oder auch epileptischen Anfällen. Manchmal beginnt die SAB mit einem mittelschweren Kopfschmerz, ausgelöst durch eine erste Blutungsepisode («sentinel bleed»). Eine Nachruptur erfolgt dann innerhalb von 3–5 Tagen mit begleitender klinischer Verschlechterung. Beim initial einsetzenden Kopfschmerz wird deshalb oft nicht an eine SAB gedacht und die Diagnose verzögert gestellt.

53. Welche Diagnostik wird bei Verdacht auf SAB durchgeführt?

Die erste bildgebende Diagnostik ist ein CT des Schädels ohne Kontrastmittelverstärkung. Hier kann Blut in den Zisternen, der Sylvischen-Fissur oder der Sulci entlang der Konvexitäten sichtbar werden (**Abb. 17.5**). Während der ersten beiden Tage stellt sich die SAB hyperdens dar, mit zuneh-

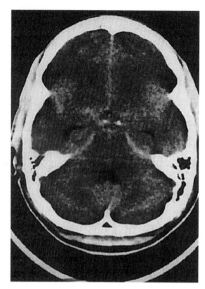

Abbildung 17.5: Akute Subarachnoidalblutung (SAB). Im CT ohne Kontrastmittel sieht man Blut, das diffus die Liquorräume ausfüllt

mender Resorption der Blutbestandteile ist der computertomographische Nachweis nicht mehr sicher. Sieht man gleichzeitig eine intraparenchymale Blutung, so weist dies auf die Lokalisation des verantwortlichen rupturierten Aneurysmas hin. Nur größere Aneurysmen sind direkt im CT sichtbar. Die Menge der im CT sichtbaren subarachnoidalen Blutung korreliert mit dem Ausmaß der SAB und der Prognose. In 10% der Fälle kann das CT bei SAB negativ sein.

Besteht der klinische Verdacht bei negativem CT, so ist eine **Lumbalpunktion** notwendig, die wegen der Gefahr der Einklemmung nur am liegenden Patienten durchgeführt werden sollte. Sofort nach dem Ereignis ist der Liquor massiv blutig, einige Stunden später wird der Überstand bei Zentrifugation **xanthochrom**. Durch Phagozytose und Erythrozyten-Abbau bleiben Hämosiderin- und Hämatoidin-Ablagerungen in den Makrophagen zurück (Siderophagen). Sie sind noch Monate nach der Blutung im Liquor nachweisbar, während Xanthochromie und Pleozytose sich schon nach 2–3 Wochen zurückbilden.

Jeder Patient mit SAB wird angiographiert, es sei denn, der Zustand lässt eine Behandlung nicht zu. Die Angiographie hat die höchste Trefferquote bei der Aneurysmasuche und ermöglicht dem Operateur die Operationsplanung. Wegen der Möglichkeit multipler Aneurysmen (in 5–33% der Fälle) wird in jedem Fall eine **Vier-Gefäß-Angiographie** mit Darstellung des Ramus communicans anterior durch gedrehte Aufnahmen empfohlen. Aneurysmen oder arteriovenöse Malformationen können infolge eines massiven Vasospasmus oder eines intrazerebralen Hämatoms dem angiographischen Nachweis auch entgehen. Kann die Ursache der Blutung nicht gefunden werden, können wiederholte Reangiographien notwendig werden.

Zunehmend wird die **MR-Angiographie** zum direkten Aneurysmanachweis eingesetzt. Die Nachweisgrenze liegt derzeit bei 3–5 mm Größe. Für die Operationsplanung ersetzt sie allerdings nicht die konventionelle Angiographie. Ist die Diagnose einer SAB gestellt, so sollte in Absprache mit Neurochirurgen und Neuroradiologen das mögliche chirurgische Eingreifen geplant werden.

54. Welche operativen Behandlungsoptionen bestehen bei SAB infolge einer Aneurysmaruptur?

Lässt der Zustand des Patienten dies zu, ist die Therapie der 1. Wahl die operative mikrochirurgische Versorgung des Aneurysmas durch Gefäßclipping oder Ligation des Aneurysmahalses. Bei breitbasigen oder flachen Aneurysmen kommen andere Techniken wie die Koagulation oder Patch-Abdeckung in Frage. Bei einigen Fällen kann eine angiographische Thrombosierung mit Hilfe des Katheters versucht werden.

Ziel der operativen Therapie der SAB ist die Vermeidung von Rezidivblutungen. Die Operation muss entweder innerhalb der ersten 48–72 Stunden nach dem Ereignis erfolgen (**Frühoperation**) oder wegen des erhöhten Risikos von Vasospasmen oder sekundären Infarkten nach 10–14 Tagen durchgeführt werden (**Spätoperation**). Im Hinblick auf die hohe Frühletalität und Rezidivblutungsrate ist der Eingriff bei nachgewiesener Aneurysma-Ruptur in Abhängigkeit vom neurologischen Befund frühzeitig anzustreben (Grad I und II nach Hunt und Hess, Operation innerhalb von 48 Stunden nach Auftreten). Beim Auftreten eines Vasospasmus unabhängig von der neurologischen Symptomatik muss der Eingriff aufgeschoben werden (bis nach dem 14. Tag). Auch ohne Doppler-sonographischen Nachweis eines Gefäßspasmus vergrößert sich das Risiko eines sekundären Infarkts bei Operationen zwischen dem 4. und dem 12. Tag.

55. Wie ist die konservative Basistherapie der SAB?

Die konservative Therapie bei fehlender Operationsindikation ist zentriert auf die Prävention des **Vasospasmus** und der **Reblutung**. Die Gefahr von Nachblutungen innerhalb von 2 Wochen liegt bei 20%, wobei 50% davon am Tag 1 sind. Zur Nachblutungsprophylaxe wird in der Initialphase der Blutdruck engmaschig überwacht, zur Blutdrucksenkung und zur Prävention des Vasospasmus wird Nimodipin gegeben (intravenöse über Nimotop-Perfusor, oral 60 mg alle 4 Stunden über 3 Wochen oder Gabe über nasogastrische Sonde). Die tägliche transkranielle Doppler-Untersuchung der basalen Hirnarterien kann einen Vasospasmus anzeigen, bevor klinische Symptome auftauchen. Bei Zeichen eines Vasospasmus wird die **hypertensive hypervolämische Hämodilution** (Triple-H-Therapie) begonnen, nachdem andere Ursachen für die neurologische Verschlechterung (Hydrozephalus, Reblutung, Hyponatriämie) durch CT und Laborkontrolle ausgeschlossen sind. Blutdruck und Blutvolumen werden gesteigert, bis fokalneurologische Ausfälle verschwinden (Zufuhr von Hydroxyäthylstärke, Elektrolytlösung und positiv inotroper Substanzen wie Dopamin oder Noradrenalin über Perfusor). Die Therapie wird für 2–3 Tage aufrechterhalten oder so lange, wie die neurologischen Ausfälle bei Sinken des Blutdrucks wieder auftreten. Hat der Vasospasmus bereits computertomographisch sichtbare Hirninfarkte verursacht, muss wegen der Gefahr einer Infarkt-Einblutung die Intensität der Therapie reduziert werden.

56. Welche ZNS-Komplikationen sind bei SAB zu befürchten? Wie kommt es zum zerebralen Vasospasmus?

Der Blutaustritt in den Subarachnoidalraum führt nach SAB meist zur vollständigen Tamponierung der äußeren Liquorräume mit Blockierung der Liquorzirkulation an den Austrittsstellen des IV. Ventrikels sowie der Liquorresorption. Der **intrakranielle Druckanstieg** behindert den venösen Abfluss und führt zu einem **diffusen Hirnödem** (Maximum 4.–10. Tag). Die **Liquorresorptionsstörung** infolge einer adhäsiven Arachnoiditis kann auch nach der Resorption des Blutes anhalten und sich ein **aresorptiver Hydrozephalus** ausbilden.

Der Stillstand der Blutung wird durch Spontanthrombosierung und lokale Gefäßkonstriktion im Aneurysmabereich gefördert. Bei Fortschreiten der Thrombosierung kann es zum Verschluss des zugehörigen Gefäßes und zu einem **Hirninfarkt** kommen.

In 70% der SAB verursachen das Blut im Subarachnoidalraum und wahrscheinlich zusätzlich die Freisetzung vasoaktiver Substanzen (Serotonin, Histamin, Prostaglandine) eine lokale oder diffuse Gefäßkonstriktion, die zwischen dem 4. und 10. Tag nach Ruptur zu einem ausgeprägten **Vasospasmus** mit Minderversorgung führt. In fast 30% der Fälle kommt es zu einer **Enzephalomalazie** des beteiligten Gewebes. Der Vasospasmus bildet sich meist innerhalb von 1–3 Wochen zurück. Bei steigendem Hirndruck kann eine Störung des venösen Blutflusses eine **sekundäre hämorrhagische Infarzierung** zur Folge haben.

Die schnell einsetzende physiologische Fibrinolyse nach Thrombenbildung an der Rupturstelle ist die wesentliche Ursache der großen Zahl von **Rezidivblutungen** nach Aneurysmaruptur. Im Gegensatz zur ersten SAB bricht die Rezidivblutung fast immer in die Hirnsubstanz ein, da sich das Blut wegen leptomeningealer Verklebungen nicht im Subarachnoidalraum ausbreiten kann.

Eine weitere Komplikation der SAB sind **epileptische Anfälle**, die aufgrund der Eigenschaften des Bluts als Irritans mit der Folge neuronaler Entladungen auftreten.

57. Wie wird der Schweregrad der Erkrankung von Patienten mit SAB klinisch beurteilt? Wie ist die Behandlung in Abhängigkeit vom Schweregrad?

Patienten mit SAB werden nach einer klinischen Skala (nach Hunt und Hess) von I bis V eingestuft. Sie basiert vorwiegend auf dem Bewusstseinszustand und dem Vorhandensein fokal neurologischer Defizite. **Tabelle 17.8** stellt die Beurteilungsskala nach Hunt und Hess, Glasgow-Koma-Scale (GCS)

Tabelle 17.8: Schweregrade des Subarachnoidalblutung nach Hunt und Hess mit Therapie

Grad	GCS	Kriterien	Therapie
I	15	asymptomatisch oder leichter Kopfschmerz und leichter Meningismus	Operation sofort oder innerhalb 3 Tagen
II	13–14	Kopfschmerz, Meningismus, evtl. Hirnnervensymptome Nackensteife	wie bei Grad I
III	13–14	Somnolenz, diskrete neurologische Herdsymptome, evtl. leichtes fokal neurologisches Defizit	frühe Angiographie, zunächst konservative Stabilisierung, dann Operation
IV	7–12	Sopor oder Koma, neurologische Ausfälle, evtl. Streckphänomene und vegetative Störungen,	konservative Stabilisierung evtl. spätere Angiographie
V	3–6	Tiefes Koma, Dezerebrationszeichen, Einklemmungs-Syndrom	konservative Therapie

sowie das angezeigte therapeutische Vorgehen gegenüber.

Der klinische Beurteilungsgrad hat prognostische Bedeutung. Patienten mit Grad I und II haben die beste Prognose. Sie werden rasch angiographiert und operativ saniert, insbesondere wenn die Abklärung innerhalb der ersten 48 Stunden erfolgt. Patienten mit Grad III können auch noch früh angiographiert werden, brauchen aber meist noch eine konservative Stabilisierung, bis sie sich zur Operationsfähigkeit verbessert haben.

Patienten mit Grad IV und V haben eine schlechte Prognose und werden konservativ stabilisiert bzw. behandelt, bis sich der Status eventuell verbessert. Später kann in Einzelfällen eine Angiographie durchgeführt werden.

Die Menge des subarachnoidalen Blutes im Computertomogramm, mit einer prognostischen Wertigkeit für das Auftreten eines Vasospasmus, berücksichtigt die Einteilung nach Fisher (**Fisher-Grade**):
I   kein Blut;
II diffuses subarachnoidales Blut, keine Gerinnsel dicker als 1 mm;
III subarachnoidale Gerinnsel dicker als 1 mm;
IV Blut in den Ventrikeln.

58. Welche fokal neurologischen Ausfälle sieht man bei der SAB?
Erklären Sie den Pathomechanismus

Der häufigste neurologische Ausfall bei SAB ist die **Lähmung des N. oculomotorius** mit Ptose, Mydriasis und Muskellähmungen. Die Symptomatik ist Folge einer Kompression des Hirnnerven durch ein Aneurysma der A. communicans posterior. Die Pupillendilatation deutet auf die Kompression von oberflächlich gelegenen Fasern des Hirnnerven hin, während die efferenten Fasern für die willkürlichen Augenmuskeln tiefer gelegen sind (innere und äußere Okulomotoriusparese). Manchmal können Hirnnervenparesen, abhängig von der Lokalisation und der Größe eines Aneurysmas, einer SAB vorangehen (**paralytisches Aneurysma**).

Beim **apoplektischen Aneurysma** nach Ruptur entwickeln sich fokal neurologische Defizite als Folge einer intraparenchymalen Einblutung oder einer Ischämie aufgrund des Vasospasmus. Vasospasmen können ebenfalls sekundär zu Infarzierungen und Hirninfarkten führen.

59. Welche systemischen Komplikationen beobachtet man häufig bei der SAB?

Infolge von Infektionen wie Pneumonie oder Harnwegsinfekten kommt es häufig zu **Fieber**. Auch eine sekundär entzündliche Reaktion auf das Blut in den Liquorräumen kann zu Fieber führen und klinisch eine akute Meningitis vortäuschen. Eine **Hyponatriämie** tritt als Folge der inadäquaten Ausschüttung von ADH auf (antidiuretisches Hormon). Eine SAB kann auch zu **EKG-Veränderungen** führen, insbesondere mit Verlängerung der QT-Zeit, T-Wellen-Inversion und Arrhythmien. Man wertet diese EKG-Veränderungen als Folge der neurogen induzierten vermehrten Katecholaminausschüttung an den

Tabelle 17.9: Prognose der SAB in Abhängigkeit vom Beurteilungsgrad nach Hunt und Hess

Grad	Verschlechterung (%)	Rezidivblutung (%)	Tod (%)
I	5	10–15	3–5
II	20	10–15	6–10
III	25	10–20	10–15
IV	50	20–25	40–50
V	80	25–30	50–70

Herzmuskelzellen mit der möglichen Folge myonekrotischer Veränderungen. Man sollte bei Klinikeinweisung sofort ein EKG ableiten und die Patienten weiterhin auf der Intensivstation überwachen. Eventuelle Rhythmusstörungen werden behandelt.

Eine seltene Komplikation ist das **neurogene Lungenödem**. Ebenso kann es zum Auftreten einer **Herzinsuffizienz** als Folge einer exazerbierten präexistenten Herzerkrankung oder zum **akuten Atemnotsyndrom** («adult respiratory distress syndrome», ARDS) kommen.

60. Wie ist die Prognose einer SAB?

Die Prognose hängt vom klinischen Grad der SAB ab (Hunt- und Hess-Beurteilungsskala).

Tabelle 17.9 informiert über den Zusammenhang des Beurteilungsgrades mit den Wahrscheinlichkeiten einer Verschlechterung, Rezidivblutung und Tod.

Hirnvenenthrombose

61. Eine schwangere junge Frau entwickelt massive Kopfschmerzen und epileptische Anfälle. Welche vaskuläre Verdachtsdiagnose liegt nahe?

Die primäre Verdachtsdiagnose bei diesen Angaben ist eine **Hirnvenenthrombose**.

Schwangere haben ein höheres Risiko, diese vaskuläre Komplikation zu entwickeln, am häufigsten entsteht sie als **Sinusvenenthrombose** im Sinus sagittalis superior.

Die Symptome einer Sinusvenenthrombose (SVT) können sich akut mit fokalen Ausfällen wie ein ischämischer Insult oder eine TIA, aber auch subakut über Tage bis Wochen/Monate entwickeln. Selten ist ein subakuter Beginn mit massiven Kopfschmerzen wie bei der SAB.

Neben starken Kopfschmerzen (Initialsymptom) treten Übelkeit, Erbrechen und Papillenödem als **Hirndruckzeichen** eventuell mit zusätzlichen Vigilanzstörungen bis hin zum Koma auf. Hinzu kommen häufig fokal neurologische Ausfälle wie Halbseitenlähmung und fokale **epileptische Anfälle**. Unter Umständen entwickelt sich auch das Bild eines Pseudotumor cerebri.

62. Welche Formen der Hirnvenenthrombose gibt es? Wie sichern Sie die Diagnose?

Hirnvenenthrombosen machen 5% aller Durchblutungsstörungen aus.

Man unterscheidet nach der Ätiologie **blande (aseptische)** von den **septischen Hirnvenenthrombosen**.

Am häufigsten sind Thrombosen des Sinus sagittalis superior (**Sinusvenenthrombosen, SVT**; Abb. 30.2). Thrombosen des Sinus transversus und des Sinus cavernosus kommen ebenfalls vor und sprechen für eine **septische Genese**. Daneben gibt es noch die Thrombosen der inneren Hirnvenen (**tiefe zerebrale Venenthrombose**) und die der Brückenvenen oder der kortikalen Venen (**Brückenvenenthrombosen; kortikale Venenthrombose**; siehe **Abb. 17.6**).

Die Verdachtsdiagnose wird mit Hilfe der bildgebenden Diagnostik gesichert und durch Labor- und Liquoruntersuchung gestützt (septische Thrombose etc.):

Im **CT** nach Kontrastmittelgabe sieht man bei der Thrombose im Sinus sagittalis sup. das «empty triangle sign» (**Delta-Zeichen**: nicht immer nachzuweisen!). Differentialdiagnostisch ist dieser Befund gegen einen gespaltenen Sinus sagittalis superior abzuwägen, der immerhin in 32% der Normalpopulation vorkommt!

Auffällig können weiterhin ein **Hirnödem, Blutungen** (Differentialdiagnose: hämorrhagisch transformierte Infarkte, parenchymatöse Blutungen, selten Subarachnoidalblutungen!) oder das «**cord sign**» (thrombosierte Vene im Nativbild) sein.

Im **MRT** kann zusätzlich die Thrombose direkt durch ein erhöhtes Signal in der T1-Wichtung und in T2-gewichteten flusssensitiven Sequenzen nachgewiesen werden.

Die **MR-Angiographie** oder die **konventionelle Angiographie** sind die verlässlichsten bildgebenden

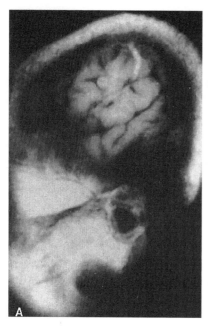
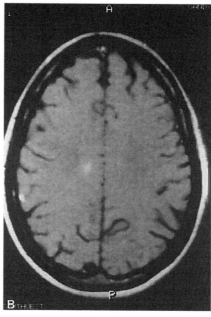

Abbildung 17.6: Kortikale Venenthrombose. Im T1-gewichteten Sagittalschnitt im MRT sieht man den parietalen zerebralen Kortex mit einer oberflächlichen kortikalen Venenthrombose (A, Pfeil). Im axialen Schnitt (T1-Wichtung) sieht man einen kleinen hämorrhagischen Infarkt, der durch die Thrombose verursacht wurde (B)

Nachweismethoden einer Hirnvenenthrombose. Bei Brückenvenenthrombosen ist allerdings eine MR-Angiographie nicht ausreichend. In der **Angiographie** sieht man als **direktes Zeichen** die fehlende Darstellung eines Sinus oder einer Vene, als **indirektes Zeichen** den verzögerten Abfluss oder venöse Kollateralen.

Der **Liquor** ist in 50% der Fälle unauffällig, in 25% sieht man eine Pleozytose, eventuell mit Zeichen der Schrankenstörung oder blutigem Aspekt.

63. Nennen Sie die Symptome bei einer septischen Thrombose des Sinus cavernosus. Welche Leitsymptome machen andere Formen der Hirnvenenthrombosen?

Bei **Sinus-cavernosus-Thrombosen** finden sich häufiger eine beidseitige **Protrusio bulbi, Chemosis** (Bindehautödem), **Diplopie** und ein abgeschwächter Korneareflex. Ursache sind Gesichtsfurunkel oder Entzündungen der Nasennebenhöhlen. Beim Sinus-cavernosus-Syndrom infolge Neoplasmen oder Aneurysmen kommt es dagegen zu Okulomotoriusparesen mit Schmerzen bzw. Reiz- und Ausfallerscheinungen im Versorgungsbereich des N. trigeminus und fakultativer Beteiligung des N. trochlearis, die meist einseitig sind.

Tabelle 17.10 fasst die Hauptsymptome der verschiedenen Hirnvenenthrombosen zusammen.

64. Warum bleiben viele Sinusvenenthrombosen (SVT) symptomlos? Wie kommt es bei SVT zu Stauungsinfarkten?

Wegen der reichen Kollateralversorgung der Hirnvenen bleibt eine Sinusvenenthrombose nicht selten symptomlos. Erst wenn die zuführenden Venen thrombosiert sind, werden klinische Symptome manifest. Eine langsame Zirkulation (Hypozirkulation) oder **Stase** aktiviert dann die Blutgerinnung, besonders wenn das Gefäßendothel durch entzündliche oder traumatische Vorgänge geschädigt wurde (siehe Abb. 30.2).

Wird das Blut in den Venen infolge der Thrombose zurückgestaut (**Stauungsinfarkt**), kann sich infolge Diapedese ein hämorrhagischer **Infarkt** (Enzephalomalazia rubra) entwickeln. Meist sind dies protrahierte Verläufe mit Infarkten beider Hemisphären als Folge von thrombotischen Verschlüssen kortikaler Venen. **Akute Schlaganfälle** bei venösen Infarkten treten bei zentraler Thrombophlebitis spontan bzw. auch postoperativ auf oder sind durch durale arterio-venöse Fisteln verursacht.

Tabelle 17.10: Symptome bei Hirnvenenthrombosen

I Allgemeine Symptome
Kopfschmerzen (Initialsymptom)
Übelkeit, Erbrechen
Hirndruckzeichen (Papillenödem, Bewusstseinsstörung)
Leukozytose, Erhöhung der BSG (septische oder infektiöse Thrombose)
Epileptische Anfälle (fokal > generalisiert)
Psychotische Veränderungen, Desorientierung

II Spezielle Symptome
1. Sinus sagittalis superior
Paresen (Mono-, Hemi-, Tetraparesen)
Blasenstörungen
2. Sinus transversus (meist septisch)
Parietallappensymptome
Beteiligung N. IX, X, XI (Gradenigo-Syndrom)
Abduzensparese
Evtl. Weichteilschwellung am Mastoid (otogene Ursache)
3. Sinus cavernosus (meist septisch)
Protrusio bulbi
Chemosis
Diplopie
Beteiligung N. III, IV, V_1, VI
4. Innere Hirnvenen
Bilaterale extrapyramidale Symptome
5. Kortikale Venen
Seitenwechselnde, fluktuierende Hemiparesen
Epileptische Anfälle

Tabelle 17.11: Ätiologie der Hirnvenenthrombosen

I Hämatologisch
Blutgerinnungsstörungen (Antithrombin III-Mangel, Protein C- oder S-Mangel)
Myeloproliferative Syndrome (MPS)
Leukosen
Paroxysmale nächtliche Hämoglobinurie (PNH)
Hämolytische Anämien
Antiphopholipid-Antikörpersyndrom
Disseminierte intravaskuläre Gerinnung (DIC)
Nephrotisches Syndrom

II Immunologisch
M. Behçet
Wegener-Granulomatose
M. Crohn
Colitis ulcerosa
Sarkoidose (M. Boeck)
Paraneoplastisch

III Hormonell
Schwangerschaft
Puerperium (Wochenbett)
Orale Kontrazeption
Androgentherapie
Hormontherapie (Menopause)

IV Infektiös
Sinusitis
Otitis
Mastoiditis
Furunkulosis
Meningitis
Lues
Vaskulitis

V Sonstiges
Trauma
Operation im kleinen Becken
Arterio-venöse Malformation
Kachexie, Marasmus
Dehydratation
Hypoproteinämie

65. Welche Zustände prädisponieren zur Hirnvenenthrombose?

In **Tabelle 17.11** sind prädisponierende und ursächliche Faktoren und Erkrankungen nach ätiologischen Gesichtspunkten zusammengefasst.

1. Blande Sinusvenenthrombosen:
Sie kommen bei **hämatologisch-onkologischen Erkrankungen**, Kachexie (**marantische Thrombose**), M. Behçet oder präfinal bei Herzinsuffizienz vor.

Insbesondere Neugeborene und kleine Kinder mit Pertussis, Ernährungsstörungen, Leukämie oder Lymphomen sind besonders gefährdet. Ein wesentlicher Faktor ist eine **erhöhte Blutgerinnungsneigung**, z. B. im Rahmen angeborener (z. B. Antithrombin III-Mangel, Protein C- oder S-Mangel) oder erworbener Gerinnungsstörungen. Eine **puerperale Sinusthrombose** tritt als Komplikation einer **postpartalen Blutgerinnungsneigung** auf.

Orale Kontrazeptiva können sowohl Hirnarterien- wie auch Hirnvenenthrombosen hervorrufen.

2. Septische Hirnvenenthrombosen:
Sie werden durch entzündliche (**otogene bzw. rhinogene**) Prozesse verursacht und betreffen vor allem den Sinus cavernosus und den Sinus transversus.

Jugularisthrombosen mit venöser Abflussstörung im Sinus sigmoideus und Sinus transversus sind häufig Komplikationen eines zentralen Venenkatheters (ZVK), seltener Folge eines Tumors oder Abszesses der kraniozervikalen Region.

66. Wie behandelt man eine Sinusvenenthrombose?

Die Patienten werden rasch intravenös **heparinisiert** (3000–5000 I.E. als Bolus, dann nach PTT-Kontrolle mit Ziel der Verdoppelung des Ausgangswertes: PTT 70–80 Sekunden). Intrazerebrale Blutungen im Rahmen einer Sinusvenenthrombose sind keine Kontraindikation gegen Vollheparinisierung. Als Ultima ratio bei progredienter Verschlechterung unter Heparin kann eine **Lyse mit Urokinase** (bisher nur an wenigen Patienten untersucht!) versucht werden.

Weiterhin werden Hirndrucksenkung, Epilepsieprophylaxe und analgetische Maßnahmen unternommen.

Prophylaktisch beginnt man eine überlappende **Marcumarisierung** mit dem Ziel eines Quick-Werts von 30–35%. Die Dauer richtet sich nach der Ätiologie. Bei hormoneller Ursache oder Kontrazeption marcumarisiert man für 6 Monate, bei Gerinnungsstörungen (z.B. AT III-Mangel, Faktor V-Mutation) auf Dauer. Im Falle einer Sinusvenenthrombose in der Schwangerschaft wird eine subkutane Heparinisierung (3 × 7500 I.E.) während der gesamten Gravidität durchgeführt.

Literatur

1. Caplan LR: Brain Ischemia: Basic Concepts and Clinical Relevance. London, Springer, 1995.
2. Daniel WG, Kronzon I, Mugge A (Hrsg.): Cardiogenic Embolism. Baltimore, Williams & Wilkins, 1996.
3. Diener HZ: Zerebrale Ischämie. In: Brandt T, Dichhans J, Diener HZ: Therapie und Verlauf neurologischer Erkrankungen, 3. Aufl., Stuttgart, Kohlhammer, 1998.
4. Hacke W, Hanley DF, Einhäupl K, Bleck TP (Hrsg.): Neurocritical Care, Berlin, Springer, 1994.
5. Kase CD, Caplan LR: Intracerebral Hemorrhage. Boston, Butterworth-Heinemann, 1994.
6. Mäurer HC, Mäurer R (Hrsg.): Der Schlaganfall. Stuttgart, Thieme, 1996.
7. NASCET Collaboration: Beneficial effect of carotid endarterectomy in symptomatic patients with high-grade carotid stenosis. N Engl J Med 325:445, 1991.
8. Vermuelen M, Lindsay KW, Van Gihn J: Subarachnoid Hemorrhage. London, W.B. Saunders, 1992.

18. Neurologische Onkologie

Everton A. Edmondson

Neurologische Komplikationen von Tumorerkrankungen

1. Wie häufig sind neurologische Probleme bei Patienten mit Krebserkrankungen? Nennen Sie Beispiele

Bei etwa 30% aller Krebspatienten treten neurologische Komplikationen auf. Das häufigste Problem ist die **metabolische Enzephalopathie**, gefolgt von **Metastasen in das Zentralnervensystem**. In Einzelfällen kommt es bei Neoplasien, die nicht das Nervensystem betreffen, zu **paraneoplastischen neurologischen Syndromen**.

Andere neurologische Komplikationen sind durch die onkologische Therapie bedingt (z. B. Strahlenenzephalopathie, Radionekrose, Chemotherapie-induzierte Neuropathien, Psychosen, zerebelläre Dysfunktionen, Leukenzephalopathie). Häufiger finden sich bei einem Patienten mehrere neurologische Komplikationen, die strukturell, metabolisch oder infektiös das Nervensystem betreffen.

2. Nennen Sie die häufigsten paraneoplastischen neurologischen Syndrome

Tabelle 18.1 gibt eine Übersicht der häufigsten paraneoplastischen Syndrome, die das Nervensystem betreffen.

3. Wie häufig sind paraneoplastische Syndrome?

Schließt man Probleme wie nutritionelle Mangelerscheinungen oder Komplikationen aufgrund einer Tumortherapie aus, so liegt die Häufigkeit von echten paraneoplastischen Syndromen des Nervensystems bei unter 1%.

> Posner JB: Paraneoplastic syndromes. Neurol Clin 9:, 1991.

4. Nennen Sie die wichtigsten Befunde des Lambert-Eaton-Syndroms

Beim Lambert-Eaton-Syndrom (LES; Lambert-Eaton-myasthenes-Syndrom = LEMS; Pseudomyasthenie) haben die Patienten eine **Schwäche und Ermüdbarkeit der proximalen Muskulatur** (insbesondere der Oberschenkel und des Beckengürtels) bei gleichzeitig fehlenden oder **abgeschwächten Muskeleigenreflexen**. Neben der abnormen Ermüdbarkeit können eventuell Myalgien bestehen. Die Muskelkraft verbessert sich bei einigen Patienten (im

---

Tabelle 18.1: Paraneoplastische Syndrome (PNS)

1. Akute nekrotisierende Myopathie
2. Autonome Neuropathie
3. Dermatomyositis (DM)
4. Hirnstammenzephalitis (bulbäre Enzephalitis)
5. Lambert-Eaton-Syndrom (LES)
6. Limbische Enzephalitis (paraneoplastische Enzephalomyelitis, PEM)
7. Myelitis
8. Nekrotisierende Myelopathie
9. Opsoklonus-Myoklonus-Syndrom
10. Paraneoplastische Kleinhirndegeneration (PCD)
11. Paraneoplastische Retinopathie (CAR-Syndrom, «cancer associated retinopathy»)
12. Polyradikulopathie
13. Sensomotorische Neuropathie (SMN)
14. Stiff-person-Syndrom
15. Subakute motorische Neuropathie
16. Subakute sensorische Neuropathie (SSN), in 40% kombiniert mit Enzephalomyelitis (PEM)

Gegensatz zur Myasthenia gravis) bei repetitiver Tätigkeit (»warming up»). Obwohl Hirnnervenausfälle mit Ptose und Doppelbildern vorkommen können, sind die extraokulären und bulbären Muskeln in der Regel ausgespart. Milde autonome Symptome (cholinerge Dysautonomie mit Blasenstörungen, Impotenz, mangelnder Schweiß- und Speichelsekretion, Ptosis, orthostatischer Hypotonie) können auftreten, ein vornehmlich beklagtes Symptom ist die **Mundtrockenheit** (bei ca. 50% der Patienten). Elektrophysiologisch sieht man nach repetitiver Reizung ein **Inkrement**, d.h. eine Zunahme der Amplitude nach höherfrequenter Stimulation (20–50 Hz). Eine Zunahme um 25% ist verdächtig, eine Zunahme um mehr als 100% beweist die Störung.

5. Wie häufig ist eine Dermatomyositis beim Erwachsenen tatsächlich paraneoplastisch?

Man schätzt, dass etwa 10% der Fälle mit einer zugrunde liegenden Neoplasie assoziiert sind. Die häufigsten Tumoren sind Lungenkarzinome, Neoplasien der Mamma, des Ovars und des Gastrointestinal-Trakts. Bei Patienten über 40 Jahren ist die Wahrscheinlichkeit einer neoplastischen Assoziation höher.

6. Was ist eine limbische Enzephalitis? Was ist eine Hirnstammenzephalitis?

Die paraneoplastische **limbische Enzephalitis** kommt beim kleinzelligen Bronchialkarzinom (seltener beim nicht-kleinzelligen Lungenkarzinom, Prostatakarzinom, Seminom, Neuroblastom) vor und ist durch einen subakuten Beginn mit Störung und Funktionsverlust des Kurzzeitgedächtnisses, Angst und Schlafstörungen, Agitiertheit und Verwirrtheit und psychotischen Symptomen (Halluzinationen, paranoide Psychose, Depression) charakterisiert. Im weiteren Verlauf treten gelegentlich Gangataxie, Hemiparesen, komplex-fokale Anfälle oder Störungen der Temperaturregulation auf. Häufig ist auch die Assoziation mit der subakuten sensiblen Neuronopathie oder mit anderen Hu-assoziierten neurologischen Syndromen.

Man findet in Serum und/oder Liquor **anti-Hu-Antikörper** (ANNA-1). Die Hippokampi sind oft schon makroskopisch atrophiert, mikroskopisch sieht man einen regionalen Neuronenverlust mit reaktiver Gliose und mikroglialen Knötchen sowie perivaskulären Lymphozyten- und Makrophageninfiltraten. Die pathologischen Hauptbefunde sind im mesialen Temporallappen, Hippokampus und in den Corpora amygdaloidea.

Differentialdiagnostisch kommen erregerbedingte Enzephalitiden (z.B. Herpes-simplex-Enzephalitis), zerebrale Vaskulitiden, bilaterale ischämische Infarkte, degenerative Demenzen oder metabolisch bzw. medikamentös-toxische Enzephalopathien (z.B. durch Methotrexat, Asparaginase, Hyperkalzämie, hepatische Enzephalopathie) und eine Gliomatosis cerebri in Frage.

Die Primärtumoren und die Auto-Antikörper sind bei der **Hirnstammenzephalitis** (oder bulbären Enzephalitis) die gleichen wie bei der limbischen Enzephalitis. Die pathologischen Hauptbefunde imponieren hier vor allem in der Medulla oblongata am Boden des IV. Ventrikels und in der unteren Olive, die Substantia nigra bleibt meist ausgespart. Klinisch vorrangig sind Schwindel, Übelkeit, Ataxie, Nystagmus, Bulbärparalyse, Augenbewegungsstörungen und Zwerchfellmyoklonien. Wie bei der limbischen Enzephalitis zeigt sich im Liquor eine leichte Pleozytose mit Schrankenstörung und intrathekaler IgG-Synthese. Differentialdiagnostisch auszuschließen sind vor allem erregerbedingte Hirnstammenzephalitiden, vor allem durch Listerien und Varizella-zoster-Viren.

7. Welche Neoplasmen sind mit einer paraneoplastischen Kleinhirndegeneration assoziiert? Wie sind die klinischen Symptome?

Die paraneoplastische **Kleinhirndegeneration** (PCD, subakute zerebelläre Degeneration) ist die häufigste paraneoplastische Erkrankung des Gehirns. Sie ist assoziiert mit **Lungen-** (besonders dem kleinzelligen Bronchialkarzinom, «small cell lung cancer»), **Ovarial-, Mammakarzinomen** und dem **M. Hodgkin**. Es kommt zu einer akuten bis subakuten Entwicklung der klinischen Symptomatik (1 Tag bis 16 Wochen), die sich mit ausgeprägter Stand-, Gang- und geringer auch Gliedmaßenataxie manifestiert. In einem Drittel der Fälle kommt es zu Dysarthrie, Down-beat-Nystagmus, Oszillopsien und Doppelbildern. Die Symptome können sich rasch progredient entwickeln und bis hin zu einer schweren beidseitigen Gliedmaßen- und Rumpfataxie mit Abasie und Astasie gehen. **Beim Auftreten eines plötzlichen und rasch progredienten beidseitigen panzerebellären Syndroms ist immer an eine paraneoplastische Kleinhirndegeneration zu denken.**

Neuroradiologisch ist der Befund anfangs noch normal, in späteren Stadien zeigt sich jedoch die **progressive Kleinhirnatrophie**. Die zerebellären Symptome können sich bei kausaler Therapie des Primärtumors bessern, reagieren jedoch nicht auf Plasmapherese (zur Eliminierung der Autoantikörper).

8. Welche Antikörper findet man bei der PCD?
Die Ursache der PCD ist möglicherweise ein Autoimmunprozess aufgrund einer Kreuzreaktion von Antikörpern gegen Tumorantigene mit neuronalen Strukturen. Man findet im Liquor und im Serum der Patienten Antikörper gegen Purkinje-Zellen und Neurone. Definierte Antikörper können als Marker benutzt werden.
(1) **Anti-Yo-Antikörper** (oder anti-Purkinje-Zell-Zytoplasma-Antikörper) findet man bei den gynäkologischen Tumorpatienten mit PCD.
(2) **Anti-Hu-Antikörper** (oder anti-neuronale-Antikörper) findet man bei einigen Patienten mit kleinzelligem Bronchialkarzinom.
(3) **Anti-Tr-Antikörper** (gegen Purkinje-Zellen gerichtet) sind assoziiert mit dem M. Hodgkin.
(4) **Anti-Ri-Antikörper** (gegen neuronale Proteine gerichtet) findet man sowohl bei gynäkologischen Tumoren wie beim Bronchialkarzinom und beim M. Hodgkin.

Der Nachweis solcher Antikörper hat einen hohen prädiktiven Wert für das Vorliegen einer Tumorerkrankung. Ihre pathogenetische Relevanz ist im Falle der paraneoplastischen Kleinhirndegeneration jedoch nicht geklärt.

9. Mit welchen Malignomen sind anti-Hu-Antikörper assoziiert? Gegen was sind sie gerichtet?
Anti-Hu-Antikörper (ANNA-1) sind **antineuronale polyklonale Komplement-bindende IgG-Autoantikörper**, die mit einem neuronen-spezifischen RNA/DNA-Bindungsprotein kreuzreagieren. Häufig findet man sie beim kleinzelligen Bronchialkarzinom. Andere assoziierte Malignome sind nicht-kleinzellige Karzinome der Lunge und der Prostata, Seminome und Neuroblastome.

Die häufigsten paraneoplastischen neurologischen Syndrome mit Nachweis von anti-Hu-Antikörpern sind die **limbische Enzephalitis**, die **Hirnstammenzephalitis**, die **subakute sensorische Neuropathie** und **autonome Neuropathie**.

10. Mit welchem Tumor und welchem Antikörper ist das CAR-Syndrom assoziiert?
Die paraneoplastische Visusstörung («cancer associated retinopathy», CAR; paraneoplastische Retinadegeneration) ist am häufigsten mit kleinzelligen Bronchialkarzinomen assoziiert (> nicht-kleinzellige Bronchialkarzinome > Mamma- und Endometrium-Karzinome). Die nachweisbaren Antikörper sind **anti-Recoverin-AK** (anti-CAR-AK), die histochemisch mit retinalen Neuronen, Stäbchen und Zapfen kreuzreagieren. Die Antikörper erkennen möglicherweise ein Visinin-ähnliches Protein, Calmodulin oder ein Kalzium-bindendes Protein.

11. Mit welchem Neoplasma ist das Opsoklonus-Myoklonus-Syndrom assoziiert? Welche Antikörper lassen sich nachweisen?
Das **Opsoklonus-Myoklonus-Syndrom** ist durch schnelle, multidirektionale sakkadische Augenbewegungen und generalisierte multifokale Myoklonien gekennzeichnet («dancing eyes-dancing feet»-Syndrom). Pathophysiologisch wird eine Hirnstamm-Dysfunktion mit begleitender zerebellärer Beteiligung als Ursache angenommen. Als **paraneoplastisches Syndrom** mit gegen das ZNS gerichteten Antikörpern (anti-Ri, anti-Hu) tritt es bis zu einem Jahr vor Entdeckung des Tumors auf, sodass eine intensive Neoplasmasuche beim Auftreten der klinischen Symptomatik angebracht ist (**bei Kindern meist Neuroblastome; bei Erwachsenen Bronchial-, Ovarial- und Mamma-CA sowie M. Hodgkin**).

12. Ein Tumorpatient entwickelt akut Muskelparesen. An welche Differentialdiagnosen denken sie?
Eine akut aufgetretene Muskelschwäche bei einem Tumorpatienten kann die verschiedensten Ursachen haben. Neben einer direkten Rückenmarkskompression kommen beispielsweise Schlaganfälle, Hirn-

venenthrombosen, schwere metabolische Entgleisungen wie Hypokaliämie, Guillain-Barré-Syndrom, Einblutung bzw. Nekrose einer ZNS-Raumforderung oder ZNS-Metastasen in Frage. Ist der Primärtumor ein Thymom, kommt am ehesten eine Myasthenia gravis in Frage (etwa die Hälfte aller Patienten mit Thymomen entwickelt eine MG!).

13. An welche wichtigen Ursachen denken Sie bei einem Tumorpatienten mit Veränderungen des Bewusstseinszustandes?

Bewusstseinsstörungen können als **Komplikation einer Chemotherapie** mit Medikamenten wie Ifosphamid, Procarbazin, 5-Fluoruracil, Methotrexat, Cytosin-Arabinosid und Methylmelamin auftreten. Eine weitere wichtige Ursache ist die **Meningeosis carcinomatosa** mit flächenhafter Infiltration der Leptomeningen und Wachstum der Tumorzellen im Liquorraum. Die Leptomeningeose führt zu akuten, subakuten oder chronischen Bewusstseinsstörungen mit Meningismus sowie zusätzlichen fokal neurologischen Ausfällen (Diplopie, Visusminderung, Fazialisparese, Dysphagie) oder epileptischen Anfällen.

14. Zentralnervöse Komplikationen sind bei Tumorpatienten häufig. Zu welchen zerebrovaskulären Komplikationen kann es bei Tumorpatienten kommen?

Tumorpatienten können eine Reihe von ZNS-Komplikationen wie Metastasen, Meningitis oder opportunistische Infektion entwickeln. Atherosklerotische und hypertensive zerebrovaskuläre Insulte kommen ebenfalls vor, sind aber bei Tumorpatienten seltener als in der übrigen Bevölkerung.

Zerebrovaskuläre Insulte sind jedoch die dritthäufigste zentralnervöse Komplikation bei Patienten mit Malignomen. Sie können folgende Ursachen haben:

1. Venenthrombosen:
Zur venösen Okklusion kommt es infolge Dehydratation, direkter Tumorinvasion oder als Komplikation einer Therapie mit L-Asparaginase.

2. Embolische Hirninfarkte:
(1) Embolische Komplikationen können die Folge einer **nicht-bakteriellen thrombotischen Endokarditis** (NBTE) sein. Diese Erkrankung ist charakterisiert durch sterile Plättchen-Fibrin-Ablagerungen auf Endokard und Herzklappen.
(2) **Septische Embolien** kommen infolge von Infektionen mit Pilzen, Staphylokokken und Gramnegativen Bakterien vor und treten am häufigsten bei Patienten mit Neuropenie, Zustand nach Knochenmarkstransplantation und länger liegenden intravenösen Zugängen auf.
(3) **Tumorembolien** kommen häufiger bei Vorhofmyxomen vor, treten aber auch bei Lungentumoren auf.
(4) Eine massive Leukozytose bei **leukämischer Krise** kann über eine **Leukostase** («sludge»-Phänomen in den Hirngefäßen) zu Hirnischämie, Bewusstseinsstörungen und auf- und abklingenden fokalen oder multifokalen neurologischen Symptomen führen.
(5) **Disseminierte intravaskuläre Koagulation** (DIC) mit oder ohne begleitende Sepsis.

3. Hirnblutungen:
(1) **Multifokale intrazerebrale Blutungen**: z. B. bei Promyelozyten-Leukämie,
(2) **Direkte mykotische Invasion** einer **Zerebralarterie**: z. B. bei Mucor-Mykose.

15. Was ist die progressive multifokale Leukenzephalopathie (PMLE)?

Die PMLE oder PML ist eine multifokale demyelinisierende Erkrankung des ZNS, verursacht durch JC-Viren aus der Gruppe der Papova- oder Polyomaviren (Durchseuchung > 70%) oder SV40-Viren (Durchseuchung 3%). **Leitsymptome** sind eine rasch fortschreitende Demenz in Verbindung mit neurologischen Herdzeichen (Mono-, Hemi- bis Tetraparesen, Ataxie, Sehstörungen, neuropsychologische Ausfälle, Sprach- und Sprechstörungen, gelegentlich Kopfschmerzen, Schwindel und Sensibilitätsstörungen).

Die Erkrankung tritt bei Patienten mit Malignomen (lympho/myeloproliferative Erkrankungen wie die chronisch myeloische Leukämie = CML, M. Hodgkin, Non-Hodgkin-Lymphome), Immunsuppression (insbesondere nach Transplantation) und bei AIDS auf.

Aus dem MRT-Befund, dem Virusnachweis im Liquor und der Zugehörigkeit zu einer Risikogruppe lässt sich die Diagnose stellen.

Differentialdiagnostisch ist an den AIDS-Demenz-Komplex (deutlichere Ausprägung der Demenz, langsamerer Verlauf, seltener neurologische Ausfälle) und die CMV-Enzephalitis (Lokalisation der Läsionen vornehmlich periventrikulär) zu denken.

Die Krankheit endet meist innerhalb von 4 Monaten letal, eine effektive Therapie ist derzeit nicht bekannt.

16. Bei Patienten mit Tumorerkrankungen oder Komprimierung des Immunsystems kommt es gehäuft zu Infektionen mit CMV. Welche betreffen das Nervensystem?
Der Zytomegalie-Virus (CMV) aus der Gruppe der Herpesviren kann Enzephalitis, Retinitis und Guillain-Barré-Syndrom auslösen.

17. Kommt eine Kryptokokkenmeningitis nur bei zugrunde liegender Tumorerkrankung, AIDS oder Immunkomprimierung vor?
Nein, eine Kryptokokken-Meningitis kann auch immunkompetente Menschen betreffen. Allerdings ist dies äußerst selten der Fall.

Der Erreger kommt in Taubenmist, aber auch in Fruchtsäften und Milch von Kühen mit Kryptokokkenmastitis vor und wird per Inhalation aufgenommen. Die Diagnose stellt man beim Vorliegen von chronischen Kopfschmerzen bei subfebrilen Temperaturen, im weiteren Verlauf bei basaler Meningitis mit Hirnnervenausfällen und Papillenödem nach Antigennachweis im Liquor.

Die Mortalität ist bei Immunkomprimierung hoch, sie liegt bei 40% nach 3 Monaten.

18. Wie häufig kommt es bei Lymphom-Patienten zu einer Varizella-Zoster-Infektion (Herpes zoster)?
Man schätzt die Häufigkeit auf etwa 15%. Bei Tumorpatienten ist die Zosterinfektion häufig disseminiert. Selten kann es bei der Varizellen-Reaktivierung sogar zu vaskulären oder nekrotisierenden ZNS-Schädigungen kommen.

Primäre ZNS-Tumoren: Diagnose und Therapie

19. Welche tumorösen Veränderungen betreffen das Zentralnervensystem? Wie lassen sie sich einteilen?
Tumoröse Veränderungen des Nervensystems primärer oder sekundärer Art lassen sich nach verschiedenen Kriterien einteilen.

Man kann die Hirntumoren grob unter dem Gesichtspunkt **hirneigener Tumoren, nicht-hirneigener Tumoren** und **Tumoren der Hirnhäute und des Schädels** einteilen. Zur Gruppe der nicht-hirneigenen Tumoren werden manchmal auch nicht neoplastische Veränderungen gezählt (z. B. entzündliche «Tumoren» wie Tuberkulome etc.; **Tab. 18.2**).

Einer der gebräuchlichsten Klassifikationen von Hirntumoren liegen **histologische Kriterien** zugrunde. Nach der WHO-Klassifikation (**Tab. 18.3**) teilt man die Hirntumoren nach neuroepithelialen, meningealen, nicht-meningealen mesodermalen Tu-

Tabelle 18.2: Einteilung der Hirntumoren nach Hauptgruppen

I Hirneigene Tumoren

1. Gliome
    Astrozytome
    Oligodendrogliome
    Ependymtumoren
    Plexuspapillome
    Neurozytome

2. Pinealistumoren
3. Hypophysentumoren
II Tumoren der Hirnhäute und der Schädelbasis
1. Meningeome
2. Chordome
3. Granulome (eosinophil)
III Nicht hirneigene Tumoren, hirnfremde Tumoren
1. Metastasen
2. Lymphome
3. Hamartome

4. Entzündliche «Tumoren»
    Tuberkulome
    Gummata
    Parasiten

Tabelle 18.3: WHO-Klassifikation der Hirntumoren

1. **Neuroepitheliale Tumoren**
1.1 **Astrozytäre Tumoren**
1.1.1 Astrozytom (mit histologischen Varianten)
1.1.2 Anaplastisches Astozytom
1.1.3 Glioblastom
1.1.4 Pilozytisches Astozytom
1.1.5 Pleomorphes Xanthoastrozytom
1.1.6 Subependymales Riesenzellastrozytom (bei Tuberöser Hirnsklerose)
1.2 **Oligodendrogliale Tumoren**
1.2.1 Oligodendrogliom
1.2.2 Anaplastisches (malignes) Oligodendrogliom
1.3 **Ependymale Tumoren**
1.3.1 Ependymom (mit histologischen Varianten)
1.3.2 Anaplastisches (malignes) Ependymom
1.3.3 Myxopapilläres Ependymom
1.3.4 Subependymom
1.4 **Mischgliome**
1.4.1 Gemischtes Oligoastrozytom (Mischgliom)
1.4.2 Anaplastisches (malignes) Oligoastrozytom
1.4.3 Andere
1.6 **Neuroepitheliale Tumoren unklaren Ursprungs**
1.6.1 Astroblastom
1.6.2 Polares Spongioblastom
1.6.3 Gliomatosis cerebri
1.7 **Neuronale und gemischte neurogliale Tumoren**
1.7.1 Gangliozytom
1.7.2 Dysplastisches Gangliozytom des Kleinhirns (Lhermitte-Duclos)
1.7.3 Neuroblastom des Olfaktorius (Ästhesionsneuroblastom)
1.7.4 Gangliogliome
1.7.5 Andere
1.8 **Pinealistumoren**
1.8.1 Pineozytom
1.8.2 Pineoblastom
1.8.3 Gemischtes Pineozytom-Pineoblastom
1.9 **Embryonale Tumoren**
1.9.1 Medulloepitheliom
1.9.2 Neuroblastom (mit histologischen Varianten)
1.9.3 Ependymoblastom
1.9.4 Primitive neuroektodermale Tumoren (PNET; mit multiplen Differenzierungsmöglichkeiten: **Medulloblastom** und histologische Varianten)
2. **Tumoren der Hirnnerven und der peripheren Nerven**
2.1 **Schwannom** (Neurinom, Neurilemmom)
2.2 **Neurofibrom** (mit histologischen Varianten)
2.3 **Maligne Nervenscheidentumoren des peripheren Nervensystems** (neurogenes Sarkom, anaplastisches Neurofibrom, malignes Schwannom)
3. **Meningeale Tumoren**
3.1 **Tumoren der Meningothelzellen**
3.1.1 Meningeom (mit histologischen Varianten)
3.1.2 Atypisches Meningeom
3.1.3 Papilläres Meningeom
3.1.4 Anaplastisches (malignes) Meningeom

Tabelle 18.3: Fortsetzung

3.2 **Mesenchymale, nicht meningotheliale Tumoren**
3.2.1 Benigne Neoplasien: Lipom, Fibröses Histiozytom, Osteochondrärer Tumor
3.2.2 Maligne Neoplasien: Chondrosarkom, Hämangioperizytom, malignes fibröses Histiozytom, Rhabdomyosarkom, meningeale Sarkomatose und andere (Fibrosarkom, Osteosarkom, Leiomyosarkom)
3.3 **Primär melanozytische Veränderungen**
3.3.1 Malignes Melanom
3.3.2 Diffuse Melanose
3.3.3 Melanozytom
3.4 **Hämangioblastom** (kapilläres Hämangioblastom)

4. **Lymphome**
4.1 **Non-Hodgkin-Lymphom des ZNS** (primäres ZNS-Lymphom)
4.2 **Plasmozytom**

5. **Keimzelltumoren**
5.1 **Germinome** (Dysgerminom)
5.2 **Embryonales Karzinom**
5.3 **Dottersacktumor** (Endodermalsinus-Tumor)
5.4 **Choriokarzinom**
5.5 **Teratom** (mit histologischen Varianten)
5.6 **Gemischtes Germinom**

6. **Zysten und tumorähnliche Läsionen**
6.1 Zyste der Rathke-Tasche
6.2 Epidermoidzyste
6.3 Dermoidzyste
6.4 Kolloidzyste des III. Ventrikels
6.5 Enterogene Zyste
6.6 Neurogliale Zyste
6.7 Granularzelltumor (Choristom, Pituizytom)
6.8 Hypothalamisches neuronales Hamartom
6.9 Nasale gliale Heterotopie
6.10 Plasmazellgranulom

7. **Tumoren der Sellaregion**
7.1 **Hypophysenadenom**
7.2 **Hypophysenkarzinom** (maligne, sehr selten)
7.3 **Kraniopharyngeom** (benigne; mit histologischen Varianten)

8. **Lokale Ausdehnung regionaler Tumoren**
8.1 Paragangliom
8.2 Chordom
8.3 Chondrom; Chondrosarkom
8.4 Karzinom

9. **Metastasen**

10. **Meningeosis carcinomatosa, leucaemica**

Modifiziert nach: Kleihues P, Burger PC, Scheithauer B: Histological Typing of Tumors of the Central Nervous System. World Health Organisation, International Histological Classification of Tumors, Springer-Verlag, Berlin Heidelberg, 1993.

moren, Tumoren der Hirnnerven und der peripheren Nerven, Lymphomen, Keimzelltumoren, Zysten oder tumorähnlichen Läsionen, Tumoren der Sellaregion und sekundären Tumoren (Metastasen) ein.

Andere Einteilungen berücksichtigen die **Lage der Hirntumoren** (supratentoriell, infratentoriell, Kleinhirnbrückenwinkel, Schädelbasistumoren).

Das Gradierungssystem nach dem **Aspekt der Malignität** (Grad I benigne, Grad II semibenigne, Grad III semimaligne, Grad IV maligne) hat innerhalb der jeweiligen Tumorentität eine direkte Korrelation mit der Prognose und hat sich besonders bei den glialen Tumoren mit ihrem breiten zytogenetischen und prognostischen Spektrum bewährt. **Tabelle 18.4** gibt eine Zusammenstellung der wichtigsten Tumoren nach dem jeweiligen Malignitätsgrad mit postoperativen Überlebenszeiten.

20. Wie häufig sind Hirntumoren? Gibt es Unterschiede der Inzidenz zwischen Kindern und Erwachsenen?

Die Inzidenz der primären Hirntumoren liegt bei 15/100 000, die Prävalenz bei 60/100 000 (maligne Rückenmarkstumoren sind mit einer Inzidenz von 0,1/100 000 deutlich seltener; siehe dazu **Tab. 18.5**). Der Anteil der Hirntumoren an der Gesamtzahl der Neoplasien beträgt 10%. Bei Kindern ist der Anteil höher als beim Erwachsenen. Zwei Drittel der Hirntumoren sind gutartig, ein Drittel ist maligne. Bestimmte Tumorarten bevorzugen ein bestimmtes Lebensalter. **Tabelle 18.6** gibt eine Übersicht der Altersverteilung von Hirntumoren.

21. Sind supratentorielle Tumoren bei Kindern oder Erwachsenen häufiger?

Beim Erwachsenen liegen ²/₃ der Hirntumoren supratentoriell, bei Kindern dagegen infratentoriell. **Tabelle 18.7** gibt eine Übersicht der Hirntumoren nach der jeweiligen Lage, getrennt nach Kindes- und Erwachsenenalter.

22. Welche Gruppe von Tumoren ist die häufigste im Erwachsenenalter?

50–60% der primären Hirntumoren des Erwachsenenalters sind Gliome. Während die niedrig-mali-

Tabelle 18.4: Gradeinteilung der Hirntumoren (entsprechend der WHO-Einteilung) mit postoperativen Überlebenszeiten

Grad	postoperative Überlebenszeit	Tumoren (Beispiele)
I (benigne)	≥ 5 Jahre	Pilozytisches Astrozytom (Astrozytom I), Ependymom, Plexuspapillom, Neurinom, Meningeom, Teratom, Kraniopharyngeom, Hypophysenadenom, Hämangioblastom
II (semibenigne)	3–5 Jahre	Astrozytom II, Oligodendrogliom
III (semimaligne)	2–3 Jahre	Anaplastisches Astrozytom (Astrozytom III), Germinom, Neurofibrosarkom
IV (maligne)	6–15 Monate	Glioblastom (Astrozytom IV), Medulloblastom, primäres malignes ZNS-Lymphom, Meningosarkom

Tabelle 18.5: Häufigkeit der Tumoren und Metastasen von Gehirn und Rückenmark (Inzidenz in Anzahl/100 000 Einwohner)

Tumor	Inzidenz (pro 100 000)
Hirnmetastasen	15
Benigne Hirntumoren	10
Maligne Hirntumoren	5
Benigne Rückenmarkstumoren	1
Maligne Rückenmarkstumoren	0,1

Tabelle 18.6: Altersverteilung von Hirntumoren

Erkrankungsalter (Jahre)	Tumoren
< 20	Medulloblastome, pilozytische Astrozytome, Ependymome, Plexuspapillome, Gliome des Hirnstamms und Zwischenhirns, Pinealome, Kraniopharyngeome, Teratome, Germinome
20–50	Gliome der Großhirnhemisphären (Astrozytome, Oligodendrogliome), Hämangioblastome
> 50	Glioblastome, Meningeome, Neurinome, Hypophysenadenome

Tabelle 18.7: Lage der Hirntumoren mit Beziehung von Art und Lokalisation im Kindes- und Erwachsenenalter

Lage	Tumor	
	Erwachsene	Kinder und Jugendliche
Supratentoriell	Glioblastome Astrozytome Oligodendrogliome Meningeome	Ependymome (Plexuspapillome)
Mittellinie	Hypophysenadenome	Pinealome Kraniopharyngeome Keimzelltumoren Ponsgliome
Infratentoriell	Hämangioblastome Meningeome	Medulloblastome Pilozytische Astrozytome Ependymome
Kleinhirnbrückenwinkel	Akustikusneurinome	

gnen **pilozytischen** (piloiden) **Astrozytome** noch die häufigsten Gliome des Kindes- und Jugendalters sind, nimmt deren Anteil mit zunehmendem Lebensalter ab.

Astrozytome (Grad I – II) haben ihren Häufigkeitsgipfel in der 3. Dekade. Die **malignen anaplastischen Astrozytome** (Grad III) haben einen biphasischen Häufigkeitsgipfel in der 1. und in der 3. Lebensdekade. Das **Glioblastom** (malignes Glioblastom Grad IV) wird mit zunehmendem Alter häufiger. Während es in den ersten 10 Lebensjahren nur 1% aller Gliome ausmacht, erhöht sich im Alter über 60 sein Anteil auf über 50%. Es hat die schlechteste Prognose aller Hirntumoren.

Recht LD, Bernstein M: Low-grade gliomas. Neurol Clin 13: 847, 1995.

23. Beschreiben Sie die Charakteristika maligner Gliome.
Was ist ein «Schmetterlingsgliom»?

Maligne Glioblastome werden einerseits manchmal als embryonale mesodermale Tumoren, andererseits häufiger als **entdifferenzierte Gliome** (Astrozytom Grad IV) bezeichnet, da die eindeutige Zuordnung der neuroepithelialen Herkunft nicht immer gelingt. Von einem **Gliosarkom** spricht man, wenn die Gliazellproliferation hinter der mesenchymalen Begleitproliferation zurückbleibt. **Glioblastome** wachsen meist **in der weißen Substanz der Großhirnhemisphären**. Wenn sie vom Corpus callosum ausgehen, können sie sich als «**Schmetterlingsgliom**» in beide Hemisphären ausbreiten (**Abb. 18.1**). Auch bei Kindern kommen sie selten vor, sind dann aber auch in Thalamus, Pons oder Zerebellum lokalisiert.

Histologisch sind die entdifferenzierten Gliome durch wilde Gefäßproliferationen mit arteriovenösen Fisteln, Gefäßthrombosen, Blutungen und zentralen Nekrosen (**Glioblastoma multiforme**) charakterisiert. Die Einblutungen und Nekrosen können klinisch oft abrupt zu Verschlechterungen im Sinne einer Schlaganfall-artigen Symptomatik führen (**apoplektisches Gliom**). Oft kommt es zur Infiltration in den Subarachnoidalraum mit **Metastasierung** über den Liquor («**Abtropfmetastasen**»). Spinale Metastasen finden sich in 10–12% der Fälle, gelegentlich werden auch extraneurale Metastasen beobachtet.

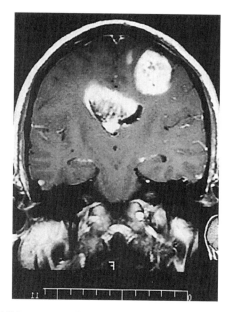

Abbildung 18.1: Glioblastom. In der T1-Wichtung sieht man nach Gadolinium-Enhancement kernspintomographisch die charakteristische Ausbreitung eines entdifferenzierten Glioms (Astrozytom Grad IV) über den Balken («Schmetterlingsgliom»)

24. In welchem Lebensalter kommen Oligodendrogliome am häufigsten vor? Wo sind sie lokalisiert?

Die meist relativ differenzierten Oligodendrogliome haben ihren Häufigkeitsgipfel zwischen dem 30. bis 40. Lebensjahr. Vor dem 10. und nach dem 50. Lebensjahr ist ihr Anteil verschwindend gering.

Sie sind überwiegend in den Großhirnhemisphären meist frontal lokalisiert und wachsen typischerweise in der Form eines Pilzes, der sich zum Kortex hin verbreitet und diesen, gelegentlich auch die Meningen, infiltriert. Sie neigen zu **Kalkeinlagerungen**, sind auch häufiger als andere Tumoren im Thalamus und im Hirnstamm lokalisiert.

Der Verlauf ist langsam progredient, ihre diffuse Ausbreitung prädisponiert zum Auftreten **epileptischer Anfälle** (Spätepilepsie!). Wegen geringer raumfordernder Wirkung kommt es erst spät zu Zeichen der intrakraniellen Drucksteigerung.

25. Beschreiben Sie die Therapiegrundsätze bei Hirntumoren

Die therapeutischen Prinzipien der Hirntumortherapie orientieren sich nach **symptomatischen, operativen, strahlen- und chemotherapeutischen** Gesichtspunkten. Immuntherapien und experimentelle Gentherapien befinden sich derzeit noch nicht im Stadium einer klinischen Relevanz.

1. Symptomatische Therapie:
(1) **Therapie des Hirnödems:** Kortikosteroide zur Reduktion des vasogenen Ödems; externe Liquordrainage bei Verlegung der Liquorwege.
(2) **Therapie epileptischer Anfälle:** Beim ersten Anfall bei langsam wachsenden Tumoren oder als Anfallsprophylaxe bei rasch wachsenden Tumoren (bei epileptischen Anfällen steigt die Gefahr des Hirnödems!). Gabe von Phenytoin (oral oder intravenös) oder Valproinsäure, im Einzelfall auch Carbamazepin.
(3) **Schmerztherapie:** Bei Hirndruck ist die symptomatische Hirndrucktherapie vorrangig, bei nozizeptiven oder neuropathischen Schmerzen richtet sich die Therapie nach den hier gültigen Richtlinien.

2. Operation:
Ziele der Operation sind die akute Druckentlastung durch Beseitigung von Liquorabflussstörungen und Tumorvolumenreduktion, die Gewebsgewinnung zur histologischen Sicherung der Diagnose sowie die Tumorresektion (möglich bei WHO-Grad I-Tumoren). Die Reduktion des Tumorvolumens wird bei vielen neuroepithelialen Tumoren zur Vorbereitung der adjuvanten Therapie praktiziert, wobei das Konzept der «Zytoreduktion» nicht unumstritten ist.

3. Strahlentherapie:
Die Strahlentherapie kann als **primäre Radiotherapie** oder als **postoperative Radiotherapie** indiziert sein. Sie orientiert sich an Histologie, Ausbreitungscharakteristik des jeweiligen Tumors hinsichtlich lokaler Infiltration und Tendenz zu spinaler Absiedlung sowie an der Tumorlokalisation mit Berücksichtigung der Wirkungen und Nebenwirkungen auf tumoröses und gesundes Gewebe. Von diesen Faktoren hängen die vier Parameter (1) **Zielvolumina**, (2) **Dosierung**, (3) **Fraktionierung** und (4) **Bestrahlungstechnik** ab.

Es gibt **drei wesentliche Zielvolumina**, (1) die erweiterte Tumorregion («involved field»), (2) das «Gesamthirn» und (3) der gesamte Liquorraum.

Als **Bestrahlungstechniken** kommen folgende Möglichkeiten in Betracht:
(1) Konventionelle fraktionierte Photonen-Megavolt-Therapie (am häufigsten),
(2) Stereotaktische Strahlentherapie (sog. «Gammaknife»): bei malignen oder benignen Tumoren < 3 cm Durchmesser als Alternative zur Operation (bisher nur Erfahrungen beim Akustikusneurinom),
(3) Interstitielle Radiotherapie (oder Brachytherapie): vor allem bei inoperablen niedrig-malignen Gliomen eingesetzt.

Eine Strahlentherapie ist grundsätzlich indiziert bei folgenden Konstellationen:
I Präoperativ:
(1) Maligne Hirntumoren, die neurologische Symptome verursachen oder radiologisch eine Progression aufweisen, und bei denen keine Indikation zur Dekompression besteht.
(2) Differenzierte Tumoren, die neurologische Symptome verursachen und nicht oder nur inkomplett resezierbar sind und radiologisch eine Progression aufweisen.

(3) Generell bei Germinomen, malignen Gliomen, Medulloblastomen und primären ZNS-Lymphomen (Non-Hodgkin-Lymphom).
II Postoperativ: Bei malignen Hirntumoren.

4. Chemotherapie:
Die Chemotherapie wird in der Regel adjuvant oder beim Tumorrezidiv durchgeführt. Die Wirksamkeit der in mehreren Zyklen applizierten systemischen Chemotherapie hängt von Dosis, Pharmakokinetik und Blut-Hirn-Schrankengängigkeit der verwendeten Zytostatika sowie von der Durchblutung und Chemosensitivität des Tumors ab. Die Blut-Hirn-Schrankengängigkeit spielt eine kritische Rolle vor allem dort, wo der Tumor das gesunde Hirngewebe infiltriert und noch keine pathologische Vaskularisation besteht. Man unterscheidet die Verwendung von **zellzyklusunabhängigen Zytostatika** (Procarbazin, Nitrosoharnstoffe, Cisplatin, Cyclophosphamid, Temozolomid) und **zellzyklusabhängigen Zytostatika** (Vincristin, Cytosin-Arabinosid, Methotrexat und Topoisomerase I-Hemmer wie Teniposid, Etoposid).

Die Behandlung kann als **Monotherapie** (üblicherweise mit einem zyklusunabhängigen Chemotherapeutikum) oder als **Polychemotherapie** (Kombination von zyklusabhängigen und -unabhängigen Zytostatika) durchgeführt werden.

26. Mit welcher Dosis bestrahlt man radiotherapeutisch üblicherweise Gliome? Was ist die Höchstdosis für eine Gesamtbestrahlung des Gehirns und des Rückenmarks?

Die Strahlentherapie von Hirntumoren orientiert sich an der Histologie und an der Ausbreitungscharakteristik des jeweiligen Tumors. Beim malignen Gliom ist grundsätzlich eine Strahlentherapie indiziert, die in der Regel als **konventionelle fraktionierte Photonen-Megavolt-Therapie** durchgeführt wird. Im Gehirn wird die erweiterte Tumorregion mit maximal 60 Gy, im Rückenmark dagegen mit maximal 50 Gy bestrahlt. Die Einzeldosen betragen zwischen 1,5 und 2 Gy an 5 Tagen der Woche und werden üblicherweise über 6 Wochen appliziert. Die Bestrahlung erfolgt unter Schutz von Kortikosteroiden.

Die Höchstdosis für das Gesamtgehirn beträgt 54 Gy, für die spinale Achse 40 Gy. Hyperfraktionierte Therapien mit höheren Gesamtdosen haben sich ebenso wenig bewährt wie die Verwendung von Strahlensensitizern wie Hydroxyharnstoff, 6-Mercaptopurin, Metronidazol oder Misonidazol.

27. Die Nitrosoharnstoffe gehören zu den häufig verwendeten Chemotherapeutika für die Behandlung von Astrozytomen, Oligodendrogliomen und malignen Glioblastomen. Wie sieht ein typisches Behandlungsprotokoll aus?

Beim **BCNU-Protokoll** werden entweder 225 mg/m^2 als Einzeldosis oder 80 mg/m^2 über 3 Tage intravenös appliziert. Während der Chemotherapie wird das Blutbild wöchentlich kontrolliert. Der **Nadir** ist der Zeitpunkt der maximalen Leuko- und/oder Thrombopenie, von dem abhängt, ob beim nächsten Therapiezyklus die Dosis reduziert werden muss (bei Leukozyten < 1500/μl, Thrombozyten < 50 000/μl). Wichtig ist auch die gleichzeitige **Antiemese** mit Alizaprid, Metroclopramid oder 5-HT$_3$-Antagonisten wie Ondansetron, Tropisetron oder Granisetron.

Ein anderes Protokoll ist **CCNU**, welches als Einmaldosis mit 110 mg/m^2 alle 6 Wochen angewendet wird. Die Kombination mit anderen Agentien wie **Procarbazin, Vincristin** oder **Hydroxyurea** ist möglich.

Neben der Knochenmarksdepression sind hepatische, pulmonale (Lungenfibrose) und renale Nebenwirkungen dosislimitierende Komplikationen der Chemotherapie.

28. Welche durchschnittlichen Überlebenszeiten haben die Patienten mit den unterschiedlichen Gliomen?

Tabelle 18.8 fasst die Tumortypen, die angewendete Therapie (poly- oder monomodal) mit der jeweiligen Überlebenszeit für die Gliome zusammen.

29. Was sind die häufigsten primitiven neuroektodermalen Tumoren (PNET) bei Kindern?

Primitive neuroektodermale Tumoren (PNETs; **Abb. 18.3**) haben multiple Differenzierungsmöglichkeiten (neuronal, astrozytär, ependymal, myoblastisch, melanozytisch etc.). Die häufigsten Formen des Kindesalters sind das **Medulloblastom** und **Ependymoblastome**. Daneben gibt es noch die selteneren **Pineoblastome, Neuroblastome, Medulloepitheliome** und **Spongioblastome**.

Tabelle 18.8: Durchschnittliche Überlebenszeiten bei Gliomen

Tumortyp	Therapie	Mediane Überlebenszeit
Niedrig-malignes Gliom*	OP (Totalresektion)	5–7 Jahre
	OP (Biopsie/subtotale Resektion)	35% nach 5 Jahren
	OP (Subtotale Resektion) + RAD	46% nach 5 Jahren
Zerebelläres mikrozystisches Astrozytom	OP	Hohe Heilungsrate
Optikusgliom	OP	> 10 Jahre
	OP + RAD	> 10 Jahre
Anaplastisches Astrozytom	OP	1 Jahr
	OP + RAD	2–3 Jahre
	OP + RAD + CHT	3–5 Jahre
Glioblastom (WHO IV)	OP	4 Monate
	OP + RAD	9 Monate
	OP + RAD + CHT	9–10 Monate
Oligodendrogliom	OP	30% nach 5 Jahren
	OP + RAD	85% nach 5 Jahren
	OP + RAD + CHT	55% nach 10 Jahren
Ependymom (anaplastisch bzw. differenziert)	OP + RAD	2–5 Jahre†

OP = Operation; RAD = Strahlentherapie; CHT = Chemotherapie
* Überlebenszeit wird stark von Lokalisation und operativer Resezierbarkeit bestimmt
† Maligne Ependymome nach subtotaler Resektion und Liquoraussaat haben eine schlechte Prognose, Totalresektion von supratentoriellen Ependymomen mit negativem Liquorbefund führt zu längeren Überlebenszeiten

Modifiziert nach:
Levin VA, Sheline GE, Gutin PH: Neoplasms of the central nervous system. In De Vita VT, Hellman S, Rosenberg SA (Hrsg.): Cancer: Principles and Practice of Oncology. Philadelphia, J. B. Lippincott, 1989.
Kornblith PL, Wlaker MD, Cassady JR: Neurologie Onkology. Philadelphia, J. B. Lippincott, 1987.

30. Welche prognostischen Hinweise sprechen für eine schlechte Überlebensprognose bei Diagnose eines Medulloblastoms?

Faktoren für eine schlechte Überlebensprognose sind:
(1) Subtotale Resektion,
(2) Liquoraussaat (maligne Zellen im Liquor nachzuweisen),
(3) Neuroradiologischer Nachweis von Rückenmarksmetastasen («Abtropfmetastasen») und
(4) Alter unter 4 Jahren.

31. Wie ist die 5-Jahres-Überlebensrate des Medulloblastoms bei Vorliegen guter prognostischer Faktoren?

Günstige prognostische Faktoren sind z.B. negativer Liquorbefund, Resektion > 75%, keine Metastasen oder Erkrankungsalter über 4 Jahre. Trotzdem liegt die Überlebensrate nach 5 Jahren nur bei 25%.

32. Welche ZNS-Tumoren metastasieren?

Ein Charakteristikum der allermeisten primären ZNS-Tumoren ist die fehlende Fernmetastasierung. Ausnahmen sind die **primitiven neuroektodermalen Tumoren (PNETs)** mit einer hohen Wahrscheinlichkeit zur Tumoraussaat über die Liquorräume («Abtropfmetastasen») oder hämatogenen Aussaat außerhalb des Zentralnervensystems (z.B. Knochenmarksinvasion). Auch beim **Glioblastom** sind Abtropf- und Fernmetastasen zu beobachten.

33. Wie hoch liegt das Risiko einer Liquoraussaat bei Astrozytomen, Epidermoidtumoren und Oligodendrogliomen?

In etwa 10% der Fälle mit Oligodendrogliom findet man eine Liquoraussaat der Tumorzellen, deutlich seltener bei Astrozytomen, während Epidermoidtumoren nur in Einzelfällen in den Liquor absiedeln.

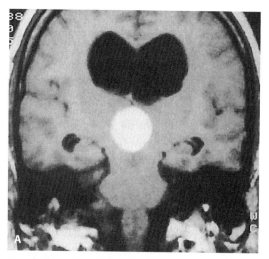
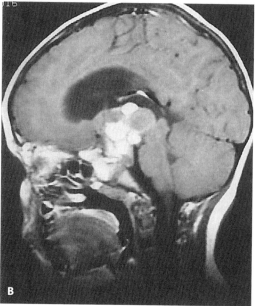

Abbildung 18.2: Zystisches Kraniopharyngeom.
A: In der Kernspintomographie (T1-Wichtung) sieht man in der koronaren Schnittführung den Tumor der Sellaregion mit verdrängendem Wachstum und resultierendem Hydrozephalus (Ventrikelerweiterung)
B: Die Kernspintomographie (T1-Wichtung) nach Kontrastmittelgabe zeigt im Sagittalschnitt bei einem 3-jährigen Mädchen (anderer Patient als in Abb. 18.2 A) die große, multilobuläre Raumforderung, die sich von der parasellären Region bis ins Mittelhirn erstreckt. Stark signalintense Areale liegen neben flüssigkeitsgefüllten Zysten, der Tumor ist assoziiert mit einem obstruktiven Hydrozephalus

34. Nimmt die Inzidenz von Meningeomen mit dem Alter zu?

Die Inzidenz von Meningeomen steigt mit dem Lebensalter. Während der ersten 2 Lebensjahrzehnte sind sie selten, ihre Häufigkeit nimmt danach progredient zu. Im Erwachsenenalter haben sie einen Anteil von 20% an den primären Hirntumoren, mit einem Maximum zwischen dem 70. und 80. Lebensjahr bei Frauen und zwischen dem 60. und 70. Lebensjahr bei Männern. Gutartige Meningeome sind bei Frauen doppelt so häufig wie bei Männern.

35. An welchen Prädilektionsstellen treten Meningeome auf?

Meningeome treten parasagittal oder im Bereich der Falx cerebri (25%), über der Konvexität (19%), am Keilbein (17%), im Bereich des Tuberculum sellae (9%), frontobasal (Olfaktoriusrinne; 8%), in der hinteren Schädelgrube (8%), am Boden der mittleren Schädelgrube (4%), im Bereich des Tentoriums und des Confluens sinuum (3%) auf. Die übrigen 4% verteilen sich auf Seitenventrikel, Foramen magnum, Optikusscheide oder Orbita.

36. Was ist für Meningeome die Therapie der Wahl?

Bei Resezierbarkeit ist die Operation die Therapiemöglichkeit der 1. Wahl. Bestrahlung und Chemotherapie haben nur begrenzten Nutzen. Nicht-resezierbare, große Meningeome können bestrahlt werden und eventuell schrumpfen. Das Risiko, dadurch eine Transformation in ein Sarkom oder ein höher malignes Meningeom zu provozieren, ist jedoch beträchtlich. Eine Chemotherapie kommt für die malignen meningealen Sarkome in Frage.

37. Welche Tumoren zeigen bei der neuroradiologischen Diagnostik Verkalkungen?

Tumorverkalkungen sind bei etwa 50% der Oligodendrogliome und häufiger bei Kraniopharyngeomen und Meningeomen zu sehen. Metastasierende Melanome und Nierenzell-Karzinome sind hämorrhagische Tumoren, bei denen ebenfalls kalzifizierende Veränderungen sichtbar sein können.

38. Welche Personengruppe hat das höchste Risiko für ein Ependymom? Welche Symptome machen diese Tumoren?

Die dem ventrikelauskleidenden Neuroepithel (Ependym) entstammenden **Ependymome** sind Tumoren des Kindes- und Jugendalters mit ihrem Häufigkeitsgipfel in den ersten 10 Lebensjahren. Nach dem 30. Lebensjahr nimmt ihre Häufigkeit signifikant ab. Das Ependymom ist der häufigste intraventrikuläre Tumor im Kindesalter, während es im Erwachsenenalter nahezu ausschließlich im Rückenmark auftritt.

Die Symptomatik der ventrikulären Ependymome ist durch den **Verschluss-Hydrozephalus** mit intrakranieller Drucksteigerung bestimmt. Extraventrikuläre Ependymome können trotz erheblichen Wachstums lange Zeit klinisch stumm bleiben.

39. Mit welchen Tumoren des Zentralnervensystems ist die Neurofibromatose assoziiert?

Man unterscheidet bei der autosomal-dominant vererbten Neurofibromatose (M. Recklinghausen) zwei Typen, die klassische Form (NF-1) und in 5–10% der Fälle den Typ 2 (NF-2). Beim Typ 1 findet man in 15% ein **Optikusgliom**. Der Typ 2 ist mit **bilateralen Akustikusneurinomen**, seltener **Gliomen** oder Meningeomen im Zentralnervensystem assoziiert.

Periphere Tumoren des Nervensystems kommen als kutane Neurofibrome bei beiden Formen vor. Gangliofibrome und Glomustumoren kommen bei der klassischen Form zusätzlich vor, in 5% kommt es zur malignen Transformation der Neurofibrome.

40. Welche Tumoren treten im Bereich der Epiphyse auf?

Tumoren in der Region der Glandula pinealis sind **Astrozytome, Teratome, Chorionkarzinome,** embryonale Karzinome oder **Pinealome** (Pineaolblastome, Pineozytome).

41. In welcher Hirnregion liegen die Tumoren, bei denen die Tumormarker alpha-Fetoprotein und Choriongonadotropin nachgewiesen werden können?

Tumoren der Pinealisregion können bei trophoblastischem Ursprung Choriongonadotropin (β-HCG) produzieren. Dottersacktumoren, die in der gleichen Region liegen, produzieren alpha-Fetoprotein (AFP).

42. Welche Tumoren liegen in der Klivusregion und fallen durch Knochenerosionen auf?

Chordome treten in der Klivusregion oder im Bereich des Os sacrum auf. Die häufig nachweisbare Knochenerosion resultiert aus der direkten Tumorinvasion und der enzymatischen Zersetzung der Knochensubstanz.

43. Was sind primäre ZNS-Lymphome?

Primäre ZNS-Lymphome oder Non-Hodgkin-Lymphome des ZNS sind histiozytische Lymphome, die primär im Zentralnervensystem ohne den Nachweis eines systemischen Lymphoms auftreten. In über der Hälfte der Fälle liegen sie in den Hemisphären, mit Prädilektion in der periventrikulären Region. In 50–70% sind sie solitär, sie können aber auch bei ca. 30% multipel sein. Eine meningeale oder periventrikuläre Aussaat liegt in mehr als der Hälfte der Fälle vor (autoptisch Leptomeningeosis carcinomatosa 100%!).

Männer sind häufiger als Frauen betroffen. Die Prävalenz dieser Tumoren ist bei AIDS deutlich höher, und das Auftreten wird zunehmend öfter beobachtet. Neben den prädisponierenden Zuständen der angeborenen oder erworbenen Immunsuppression hat sich die Inzidenz der primären ZNS-Lymphome auch bei immunkompetenten Personen in den letzten Jahren verdreifacht. Das Prädilektionsalter liegt hier zwischen 50 und 70 Jahren.

Histologisch findet man überwiegend B-Zell-Lymphome, seltener T-Zell-Lymphome. Die Einordnung und der Ursprung dieser Tumoren ist umstritten (Kiel-Klassifikation, REAL-Klassifikation, IWF-Schema), die morphologische Subtypisierung hat wahrscheinlich keine prognostische Bedeutung.

Die Tumoren präsentieren sich in über 50% der Fälle mit fokal neurologischen Ausfällen bei Vorliegen eines hirnorganischen Psychosyndroms. Zeichen des intrakraniellen Druckanstiegs, Hirnnervenausfälle und Visusminderung (durch Befall von Uvea oder Glaskörper) sind ebenfalls nachweisbar (deshalb ophthalmologische Untersuchung obligat!).

44. Welche Staging-Untersuchungen werden bei systemischen Lymphomen durchgeführt? Wie häufig sind ZNS-Manifestationen?

Bei 5–10% aller Patienten mit Non-Hodgkin-Lymphomen kommt es zu ZNS-Manifestationen. Der Altersgipfel liegt hier zwischen dem 40. und 50. Lebensjahr. In 75% sieht man ein leptomeningeales Wachstum des Tumors wie bei der Meningeosis carcinomatosa, in 25% ein parenchymatöses oder epidurales Wachstum, das als intrakranielles Lymphom wie bei den primären ZNS-Lymphomen imponiert.

Zum Ausschluss einer ZNS-Manifestation von systemischen Non-Hodgkin-Lymphomen gehören das **Röntgen-Thorax**, ein **abdominelles CT** sowie die **Knochenszintigraphie**. Eine Liquorpunktion hilft bei der Dokumentation eines meningealen Befalls, die neuroradiologische Diagnostik mittels CT und/oder MRT dient der Abgrenzung von anderen intraparenchymalen ZNS-Tumoren oder Metastasen.

Der Wert eines umfangreichen Staging zur Suche okkulter Lymphome bei primärem ZNS-Lymphom ist umstritten, die Erfolgswahrscheinlichkeit wird mit etwa 4% angegeben. Auch ist deren Einfluss auf Verlauf und Therapie nicht geklärt.

45. Welche Prognose haben primäre ZNS-Lymphome?

Ohne spezifische Therapie liegt die mediane Überlebenszeit bei immunkompetenten Patienten bei 2 bis 3 Monaten. Die besten Überlebenszeiten mit 17 bis 44 Monaten ergeben sich für kombinierte Chemo- und Radiotherapie, während eine singuläre Strahlentherapie mit < 50 Gy nur eine mediane Überlebenszeit von 10–18 Monaten erbringt. Möglicherweise liegt die Überlebenswahrscheinlichkeit bei Monochemotherapie im Bereich der kombinierten Chemo- und Strahlentherapie (derzeit noch keine ausreichenden Daten).

AIDS-Patienten ohne spezische Therapie überleben in der Regel 1 Monat. Mit Radiotherapie lässt sich die Überlebenszeit auf 4 bis 5 Monate erhöhen, $^2/_3$ versterben an opportunistischen Infektionen.

46. Zu welchen Symptomen führen Hypophysenadenome mit Hormonproduktion? Wie machen sich die nicht hormonproduzierenden Adenome bemerkbar?

Hypophysenadenome können Prolaktin (PRL), somatotropes Hormon (STH), adrenokortikotropes Hormon (ACTH), thyreotropes Hormon (TSH) oder gonadotropes Hormon (LH/FSH) oder auch keine Hormone produzieren. Sie können sich **endokrin** mit isoliertem bzw. kombiniertem **Hormonüberschuss** oder mit einer kompressionsbedingten **Minderfunktion** der Hypophyse manifestieren (siehe **Tab. 18.9**).

Andererseits können sie insbesondere bei fehlender Hormonproduktion **neurologisch** durch Kopfschmerzen, Gesichtsfeldausfälle (bei Ausdehnung nach suprasellär und Druck auf das Chiasma opticum mit bitemporaler Hemianopsie bzw. Optikusatrophie), Okulomotoriusparese oder Sinus-cavernosus-Syndrom auffällig werden. Insbesondere Mikroadenome (< 10 mm) werden manchmal zu-

Tabelle 18.9: Endokrine Aktivität und klinische Symptome bei Hypophysenadenomen

Immunhistochemische Einteilung (Häufigkeit %)	Syndrom
1. Prolaktinom (PRH-produzierendes Adenom) (27%)	Amenorrhö, Galaktorrhö
2. STH-produzierendes Adenom (13%)	Akromegalie, Riesenwuchs
3. STH- und Prolaktin-produzierendes Adenom (8%)	Kombination 1. und 2.
4. Kortikotropes (ACTH-) Adenom (10%)	Cushing-Syndrom
5. Gonadotropes Adenom (FSH, LH, TSH-produzierendes A.) (9%)	Pubertas praecox Thyreotoxikose
6. Plurihormonelles Adenom (1%)	Kombination
7. Nullzelladenom (26%)	keine endokrine Aktivität

STH = somatotropes Hormon; ACTH = adrenokortikotropes Hormon; FSH = Follikel-stimulierendes Hormon; LH = luteinisierendes Hormon; TSH = thyreotropes Hormon

fällig entdeckt, ihre Inzidenz liegt in der «Normalpopulation» bei 10%.

47. Welche Hypophysentumoren sind mit einer höheren Wahrscheinlichkeit hormonproduzierend: intra- oder extraselläre?

Intrasellär gelegene Tumoren des Hypophysenvorderlappens (Hypophysenadenome) sind mit einer höheren Wahrscheinlichkeit hormonproduzierend. Die häufigsten Hypophysentumoren insgesamt sind allerdings die Nullzelladenome (chromophobe Adenome). Sie sind meist groß (Makroadenome > 10 mm), breiten sich nach extrasellär aus, sind nicht hormonproduzierend.

48. Was ist eine Hypophysenapoplexie?

Bei 10% der Hypophysenadenome (überwiegend endokrin aktiv) kommt es zur hämorrhagischen Infarzierung mit **Blutung** in den Subarachnoidalraum oder den Sinus cavernosus («**Hypophysenapoplexie**»). Auslösende Faktoren sind Traumen, Radio- oder Antikoagulantientherapie. Die Patienten haben heftige Kopfschmerzen, Vomitus, Meningismus und Vigilanzstörung oder ein Sinus-cavernosus-Syndrom.

Differentialdiagnostisch ist die Abklärung gegenüber einer Aneurysmablutung gelegentlich schon durch den röntgenologischen Nachweis einer aufballonierten Sella oder durch die kernspintomographische Darstellung des hämorrhagisch infarzierten Tumors möglich.

49. Welche orale Medikation wird zur Behandlung eines Prolaktinoms verwendet? Warum wirkt sie?

Ein behandlungsbedürftiges Prolaktinom liegt bei einem Prolaktinspiegel > 150 µg/l vor. Man therapiert mit dem **Dopaminagonisten Bromocriptin**. Dopamin hat eine inhibitorische Wirkung auf die Prolaktinsekretion und führt meist zur Schrumpfung von intrasellären Mikro- oder auch Makroprolaktinomen.

Beim **Pseudoprolaktinom** wirkt Bromocriptin dagegen nicht. Ein Pseudoprolaktinom (Prolaktin < 100 µg/l) kann durch einen perihypophysären Tumor entstehen, der durch Kompression des Hypophysenstiels zu einem verminderten Fluss des auf die Prolaktinsekretion inhibitorisch wirkenden Dopamins vom Hypothalamus in die Hypophyse führt.

50. Was ist ein Kraniopharyngeom? Wie manifestiert es sich klinisch?

Kraniopharyngeome sind epitheliale Tumoren, die aus Zellnestern der ehemaligen Rathke-Tasche mit ektopischer Differenzierung von Plattenepithel zwischen Vorder- und Hinterlappen der Hypophyse hervorgehen. Diese Missbildungstumoren wachsen **supra-** oder **intrasellär** verdrängend und können zystisch (mit cholesterinreicher Flüssigkeit) oder verkalkt sein (**Abb. 18.2**). Sie stellen die größte Gruppe der dysontogenetischen Tumoren dar und sind die häufigsten raumfordernden Prozesse des Kindes- und Jungendalters (Gipfel zwischen dem 5. und 15. Lebensjahr) in dieser Region, werden dann aber im späteren Erwachsenenalter wieder häufiger beobachtet.

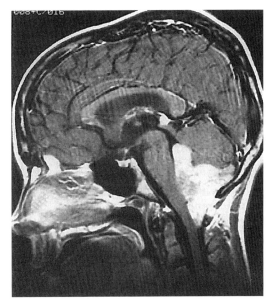

Abbildung 18.3: Primitiver neuroektodermaler Tumor (PNET). Im Sagittalschnitt nach Kontrastmittelgabe sieht man in der T1-Wichtung der Kernspintomographie ein Medulloblastom bei einem 5-jährigen Jungen. Die stark signalintense Tumormasse breitet sich sowohl nach oben durch den IV. Ventrikel in den Aquädukt als auch nach unten durch das Foramen magnum hin aus. Die Medulla wird komprimiert und das Kleinhirn deutlich verlagert, ein Verschlusshydrozephalus bildet sich früh aus

Kraniopharyngeome manifestieren sich klinisch mit **endokrinen Störungen** und **Chiasma-Syndromen**. Die wegen des STH-Mangels wachstumsretardierten Kinder (bei Kindern wichtig: Wachstumsstillstand!) klagen über Kopfschmerzen und Erbrechen, gelegentlich kommt es infolge des ADH-Mangels zum Diabetes insipidus oder **Panhypopituitarismus** durch weitgehende Kompression aller Hypophysenanteile. Ein Verschlusshydrozephalus und das Einwachsen in den Hypothalamus und III. Ventrikel können auftreten. Die Kompression dienzephaler Anteile ist die Ursache des **Babinski-Fröhlich-Syndroms** (Dystrophia adiposo-genitalis) mit Adipositas, Hypogenitalismus, Minderwuchs und Sehstörungen oder einer hypothalamisch bedingten Kachexie.

Eine möglichst vollständige Resektion des Kraniopharyngeoms sollte angestrebt werden, da Rezidive häufig sind. Palliativ kommen stereotaktische Entleerung der Zysten mit Instillation eines Radionuklids in Frage. Bei optimaler Therapie liegt die 10-Jahres-Überlebensrate bei über 90%. Die meisten Patienten haben eine substitutionsbedürftige Hypophyseninsuffizienz.

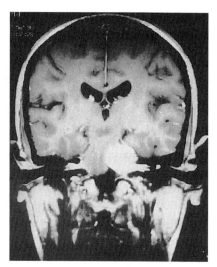

Abbildung 18.4: Glomustumor. In der Kernspintomographie (T1-Wichtung) nach Gadolinium-Enhancement sieht man in der koronaren Schnittführung den Tumor im Bereich des linken Glomus jugulare, der von der Schädelbasis heraus den Hirnstamm komprimiert

51. Was sind die häufigsten Tumoren des Foramen magnum und der Schädelbasis?

Die häufigsten Tumoren in diesen Regionen sind **Meningeome**, **Glomus-jugulare-Tumoren** (Glomustumoren; siehe **Abb. 18.4**) und das **nasopharyngeale Karzinom**.

52. Was sind Paragangliome?

Paragangliome sind Tumoren extraadrenaler, nichtchromaffiner Paraganglien, die manchmal Katecholamine sezernieren. Da sie meist im Glomus caroticum, tympanicum oder intervagale entstehen, werden sie oft vereinfachend auch als **Glomustumoren** oder **Chemodektome** bezeichnet (Abb. 18.4). Sie sind in der Regel gutartige, aber verdrängend und teils lokal infiltrierende Tumoren, die die Schädelbasis und das Felsenbein destruieren können. Sie treten im mittleren Erwachsenenalter auf, häufiger bei Frauen als bei Männern.

Frühsymptome der Glomus-caroticum-Tumoren sind eine schmerzlose Schwellung im Kieferwinkel und ein Horner-Syndrom, während sich Glomus-tympanicum- und Glomus-jugulare-Tumoren meist mit Hörstörungen manifestieren. Bei allen Glomustumoren kommt es im weiteren Verlauf zu multiplen Ausfällen der kaudalen Hirnnerven (z. B. Foramen-jugulare-Syndrom).

53. Was sind die häufigsten Tumoren des Kleinhirnbrückenwinkels?

Die häufigsten Tumoren in der Region zwischen Kleinhirn und dem Pons sind **Akustikusneurinome** und **Meningeome**. Seltener findet man Cholesteatome, Metastasen, Epidermoide oder Glomustumoren (zum Akustikusneurinom Kap. 10, Frage 17; zum Syndrom des Kleinhirnbrückenwinkels, Kap. 10, Frage 16).

54. Was ist die von-Hippel-Lindau-Krankheit? Welche Tumoren treten dabei auf?

Die zerebello-retinale Hämangioblastomatose ist eine autosomal-dominant vererbte Störung, die zu den neurokutanen Syndromen (oder Phakomatosen) gerechnet wird. Die Konstellation einer **Angiomatosis retinae** mit **Hämangioblastom des Kleinhirns (Lindau-Tumor)** und viszeralen zystischen Veränderungen ist charakteristisch. Häufig ist eine

Polyzythämie assoziiert, die durch die Erythropoietin-Produktion der Angiome erklärt wird.

Bei reinem Vorliegen der so genannten Hauptläsion 1, der Angiomatosis retinae, spricht man von der von-Hippel-Krankheit. Sie manifestiert sich bei 47% der Betroffenen und tritt als akuter, schmerzloser Visusverlust auf.

Bei Vorliegen eines Hämangioblastoms (in 80% im Kleinhirn, in 15% spinal gelegen), der Hauptläsion 2 der Krankheit, spricht man vom Lindau-Syndrom oder – bei positiver Familienanamnese – von der Lindau-Krankheit. Meist findet man hier zusätzlich Pankreas- und Nierenzysten.

Das Komplettbild der von-Hippel-Lindau-Krankheit besteht bei positiver Familienanamnese, Vorliegen von Hauptläsion 1 und/oder 2 mit entsprechendem Nachweis der sogenannten Nebenläsionen. Zu den Nebenläsionen gehören neben den Pankreas- und Nierenzysten das Nierenzell-Karzinom (30%), das Phäochromozytom (23%) und Zystadenome des Nebenhodens (3%).

Die von-Hippel-Lindau-Krankheit ist übrigens die einzige Phakomatose ohne kutane Manifestationen (siehe auch Kap. 25, Frage 33).

55. Welche Tumoren liegen im Rückenmarkskanal intradural und extramedullär?

In dieser topographischen Lage findet man Schwannome (Neurinome) und Meningeome (siehe dazu auch Kap. 8, Tab. 8.3).

56. Welche Tumoren liegen im Rückenmark intradural und intramedullär? Wie häufig sind Rückenmarkstumoren allgemein?

Die häufigsten intramedullären spinalen Tumoren sind Astrozytome (siehe Kap. 8, Abb. 8.6) oder Ependymome.

Nimmt man alle spinalen Tumoren zusammen (intramedulläre, extramedulläre), liegt die Inzidenz bei 1/100 000. Rückenmarkstumoren sind deutlich seltener als Hirntumoren (etwa 1:6). Benigne Rückenmarkstumoren sind zehnmal häufiger als maligne.

Hirn- und Rückenmarksmetastasen

57. Wie manifestiert sich eine metastatische epidurale Rückenmarkskompression klinisch? Wie stellt man die Diagnose, welche Therapie ist einzuleiten?

In über 90% der Fälle ist das **Leitsymptom der akute oder subakute Rückenschmerz**. Die Ausstrahlung kann manchmal radikulär sein, mit einschießenden dermatomalen Schmerzen oder bandförmiger Einstrahlung im Rumpfbereich. Ein sensibler Querschnitt ist ein klares Indiz auf die Beeinträchtigung des Rückenmarks. Treten Paraparese sowie Blasen- bzw. Mastdarmfunktionsstörung auf, so weist das Querschnittssyndrom auf eine massive Kompression des Rückenmarks mit entsprechend schlechterer Prognose hin.

Bei Verdacht auf Rückenmarkskompression sollten sofort Röntgenaufnahmen der Wirbelsäule veranlasst werden. Liegen bei einem Tumorpatienten die oben beschriebenen Symptome (eventuell auch nur Rückenschmerzen!) zusammen mit einem entsprechenden Röntgenbefund oder Knochenszintigramm vor, dann sollte ein MRT der Wirbelsäule oder ein Myelogramm bzw. Myelo-CT veranlasst werden.

Die **Prognose** einer epiduralen Rückenmarkskompression ist nach Beginn der Therapie am besten bei den Patienten, die zum Zeitpunkt der Diagnose noch gehfähig bzw. bei denen die neurologischen Ausfälle minimal waren. Dagegen verbessern sich durch eine operative oder strahlentherapeutische Behandlung nur 13% der Fälle mit zum Diagnosezeitpunkt bestehender initialer Paraplegie.

In den meisten vorliegenden Studien zeigt das operative Eingreifen gegenüber der Strahlentherapie keine besseren Ergebnisse. Deshalb gilt unter den Onkologen die **Radiotherapie als Mittel der 1. Wahl bei neoplastischer Rückenmarkskompression**. Ausnahmen dieser Regel sind radioresistente Tumoren oder Patienten, die an betroffener Stelle bereits zuvor bestrahlt wurden. Sie werden operativ versorgt.

Besteht die begründete Verdachtsdiagnose einer akuten epiduralen Rückenmarkskompression, beginnt man mit der sofortigen intravenösen Gabe von Kortikosteroiden (Dexamethason 100 mg innerhalb 0,5 bis 1 Stunde), die bei neuroradiologischer Bestätigung dann mit 4 mg alle 6 Stunden weitergeführt wird.

58. Die meisten Raumforderungen, die zu einer epiduralen Rückenmarkskompression führen, sind direkte Ausbreitungen von Knochenmetastasen. Wie gelangt ein Lymphom in den Epiduralraum?

Im Gegensatz zu Metastasen von Lungen-, Brust-, Kolon- oder anderen soliden Tumoren breiten sich Lymphome direkt durch die Foramina des Wirbelkanals in den Epiduralraum aus. Deshalb können konventionelle Röntgenaufnahmen bei epiduralen Lymphomen normal aussehen!

59. Wie lässt sich klinisch eine Bestrahlungsinduzierte Plexusschädigung von einer karzinomatösen Invasion des Plexus unterscheiden?

Die Strahlenplexopathie führt deutlich seltener zu Schmerzen als eine karzinomatöse Infiltration, dagegen treten Muskelparesen früher auf. Zusätzlich zeigen mehr als die Hälfte der Fälle bei Strahlenplexopathie im EMG myokyme Veränderungen, die sich bei karzinomatöser Ursache nicht feststellen lassen.

60. Welchen Prozentsatz an den ZNS-Tumoren machen Metastasen aus?

Schätzungsweise 20–40% der ZNS-Tumoren sind sekundäre Metastasen systemischer solider Tumoren. **Tabelle 18.10** gibt einen Überblick über die Häufigkeitsverteilung der Primärtumoren bei Hirnmetastasen und die zerebrale Metastasierungsrate einzelner Neoplasmen.

61. Welcher Prozentsatz der Hirnmetastasen sind solitäre Metastasen?

Etwa 50% der Patienten haben eine solitäre Metastase (**Abb. 18.5**).

Differentialdiagnostisch kommen bei ihnen in erster Linie hirneigene Tumoren in Frage. Bei den meisten Patienten mit solitären Hirnmetastasen lässt sich der Primärtumor bei der Tumorsuche nachweisen, d.h., nur selten treten solitäre Hirnmetastasen ohne (oder vor) den Nachweis des ursächlichen Tumors auf (unbekannter Primärtumor, «cancer of unknown origin»)

62. Welche Differentialdiagnosen kommen bei multiplen Hirnmetastasen in Frage?

Multiple Metastasen lassen an ein multifokales Glioblastom, primär maligne ZNS-Lymphome oder Hirnabszesse denken, seltener an Granulome bei M. Boeck (Sarkoidose) und Parasiten (Neurozystizerkose, Echinokokkose).

63. Kann die operative Resektion einer solitären Hirnmetastase die Überlebenszeit verbessern?

Bei einer selektierten Population kann die chirurgische Resektion von solitären Hirnmetastasen kombiniert mit einer postoperativen Bestrahlung die Überlebenszeit verlängern.

Tabelle 18.10: Häufigkeitsverteilung der Primärtumoren bei Hirnmetastasen und die zerebrale Metastasierungsrate einzelner Neoplasmen

Häufigkeitsverteilung der Primärtumoren bei Hirnmetastasen	Prozent	Zerebrale Metastasierungsrate einzelner Neoplasmen	Prozent
Bronchialkarzinom	> 50	Malignes Melanom	> 50
Mammakarzinom		Keimzelltumoren	
Hypernephrom		Bronchialkarzinom	
Gastrointestinale Tumoren		Mammakarzinom	
Malignes Melanom		Karzinome des Kopfes/Nackens	
Sarkom		Hypernephrom	
Schilddrüsenkarzinom		Gastrointestinale Tumoren	
Uterus-/Ovarialkarzinom		Sarkom	
Prostatakarzinom		Schilddrüsenkarzinom	
Karzinome des Kopfes/Nackens		Uterus-/Ovarialkarzinom	
Keimzelltumoren	< 1	Prostatakarzinom	< 1

Abbildung 18.5: Solitäre Hirnmetastase bei kleinzelligem Bronchialkarzinom. Im CT nach Kontrastmittelgabe (A) sowie im MRT bei Protonen-Wichtung (B) zeigt sich in der horizontalen Schnittführung eine solitäre Metastase im Kleinhirn bei bekanntem primären kleinzelligen Bronchialkarzinom

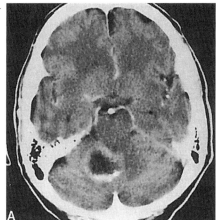
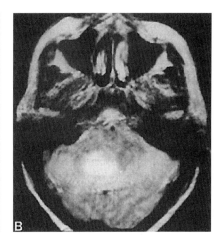

Selektionskriterien für eine Operation sind:
1. Guter Allgemeinzustand und guter neurologischer Zustand (z. B. Karnofsky-Index > 70%),
2. Keine oder stationäre extrakranielle Tumormanifestation(en), d.h. keine systemische Progression in den vorangegangenen 3 Monaten,
3. Relativ strahlensensitiver Tumor, d.h. kein kleinzelliges Bronchialkarzinom oder Lymphom,
4. Unbekannter Primärtumor oder diagnostische Unsicherheit,
5. Leicht erreichbare Läsion(en), d.h. kein größeres Operationsrisiko bezüglich neurologischer Defizite.

64. Wie lange ist ohne Strahlentherapie die Lebenserwartung bei Hirnmetastasen?

Die durchschnittliche Lebenserwartung unter symptomatischer Hirnödemtherapie mit Kortikosteroiden allein beträgt etwa 1 Monat. Durch Bestrahlung läßt sich die mittlere Überlebensdauer auf 4 bis 5 Monate verlängern. Trotzdem bleibt abhängig von der Einschätzung der Überlebenszeit aufgrund des Primärtumors die Kortikosteroid-Gabe oft die einzige Palliativmaßnahme. Sie führt häufig zu einer initial deutlichen, jedoch nur vorübergehenden Rückbildung der Symptomatik.

65. Metastasiert das Prostatakarzinom häufig ins Hirnparenchym?

Das Prostatakarzinom metastasiert nur sehr selten (< 1%) in das Hirnparenchym (siehe Tab. 18.10).

66. Welche soliden Tumoren metastasieren am häufigsten in das Gehirn?

Die zerebrale Metastasierungsrate bei Primärtumoren ist am stärksten beim malignen Melanom, Keimzelltumoren und dem Bronchialkarzinom. Geht man umgekehrt von der Häufigkeit der Primärtumoren bei Hirnmetastasen aus, so liegt das Bronchialkarzinom vor dem Mammakarzinom, dem Hypernephrom und dem Kolonkarzinom (Tab. 18.10).

67. Welche Mechanismen führen zu einer intraspinalen Metastasierung? Nennen Sie die Mechanismen und die wichtigsten Beispiele für extradurale, intradural extramedulläre und intramedulläre Metastasen

Zur **intraspinalen Metastasierung** kann es auch ohne Passage des Lungen- bzw. Leberkreislaufes kommen. Tumoren aus dem Thorax-, Bauch- oder Beckenraum, am häufigsten das Bronchialkarzinom und das Prostatakarzinom, breiten sich **per continuitatem** durch destruierende, von den Wirbelkörpern ausgehende Prozesse aus. Daneben gelangen sie über intraossäre venöse Anastomosen in den Rückenmarkskanal bzw. retrograd über paravertebrale **Venenplexus** oder wachsen an den Nervenwurzeln entlang (z. B. **Pancoast-Tumor**). Diese Prozesse sind überwiegend **extradural** gelegen.

Gelangen Tumorzellen aber in die Lymphkanäle der Nervenwurzeln oder durchwachsen sie direkt die Dura, so siedeln sie sich **intradural** ab.

Die **hämatogene Fernmetastasierung** extraneuraler Tumoren erfolgt über die arterielle Versorgung des Rückenmarks. Abgesehen von der lokalen Rückenmarkskompression infiltrieren die metastatischen Tumorabsiedlungen auch die Gefäße, sodass es nicht selten zur akuten irreversiblen ischämischen Rückenmarksnekrose kommt.

1. **Extradurale Metastasen:** Anders als beim Schädel, wo die Dura direkt mit dem Periost verwachsen ist, existiert im Rückenmark ein Epiduralraum, der metastatischen Infiltraten die Ausbreitung erlaubt. **Wirbelsäulenmetastasen** (bevorzugt im Bereich der Lendenwirbelsäule) brechen in den Epiduralraum ein oder komprimieren durch Dislokation von Knochenfragmenten die Nervenwurzeln und das Spinalmark. Andere, zur Wirbelsäuleninstabilität führende Ursachen sind das **Plasmozytom** sowie **leukämische Infiltrate**.
2. **Intradural extramedulläre Metastasen:** Die direkte peri- oder endoneurale Ausbreitung und das Eindringen der Tumorzellen in den Subarachnoidalraum bzw. die Lymphkanäle der Nervenwurzeln verursachen diese Form der Metastasierung. Sie ist häufig bei **Mamma-** und **Bronchialkarzinomen,** manchmal kommt es dann auch zu einer diffusen spinalen Meningealkarzinose (**Meningeosis neoplastica**; eine **Meningeosis leucaemica** dagegen entsteht hämatogen!). Zu dieser Metastasierungsform gehören auch die «**Abtropfmetastasen**» intrazerebraler Tumoren, am häufigsten Medulloblastome und Glioblastome. Sie siedeln häufig an den Nervenwurzeln ab.
3. **Intramedulläre Metastasen:** In fast $2/3$ der Fälle treten intramedulläre Metastasen zusammen mit intrazerebralen Metastasen auf. Meist liegt hier bereits eine ausgedehnte systematische Metastasierung vor. Hierbei sind alle Rückenmarksabschnitte gleichermaßen betroffen, oftmals erstrecken sie sich über ein oder mehrere Segmente und verursachen ein Ödem, medulläre Blutungen oder zentrale röhrenförmige Nekrosen.

Meningeosis carcinomatosa

68. Wie manifestiert sich eine Meningeosis carcinomatosa klinisch?

Die Meningeosis carcinomatosa (oder neoplastica) kann sich in verschiedenster Weise manifestieren. Veränderungen der Bewusstseinslage sind häufig, genauso epileptische Anfälle, Hirnnervenausfälle mit Diplopie, Dysarthrie, Dysphagie oder Lähmungen der peripheren Nerven. Heftige Kopfschmerzen, Nausea, psychische Veränderungen sowie Herdsymptome bei gleichzeitigem intrazerebralem Befall können auftreten. Der Beginn kann schlagartig sein wie bei der Meningeosis leucaemica (z. B. bei lymphoblastischer Leukämie) oder subakut mit stotterndem Verlauf der multifokalen neurologischen Ausfälle und Verschlechterung der kognitiven Funktionen, wie z. B. bei vorliegendem Mammakarzinom.

Die leptomeningeale Metastasierung ist meist eine Spätkomplikation bei soliden Tumoren im fortgeschrittenen Stadium der Tumorerkrankung. Sie stellt die **flächenhafte Infiltrierung der Leptomeningen** mit Wachstum der Tumorzellen im Liquorraum dar. Die karzinomatöse Infiltration betrifft überwiegend die **Hirnbasis**. In der Regel sind die gesamten Meningen betroffen, seltener liegt eine reine Meningealkarzinomatose im Kopfbereich vor. Dann ist meist ein **Mamma-** oder **Bronchialkarzinom** bzw. ein **malignes Lymphom** die Ursache. Eine konsekutive Liquorzirkulationsstörung kann zur Ausbildung eines kommunizierenden **Hydrozephalus** führen.

Die **Prognose** dieser Erkrankung ist schlecht: ohne spezifische Therapie beträgt die mittlere Überlebenszeit 1–2 Monate, bei spezifischer Therapie 4–7 Monate. 30–60 % der Patienten versterben an der systemischen Metastasierung.

69. Welcher Tumor ist die häufigste Ursache einer Meningeosis carcinomatosa im Kindesalter?

Im Kindesalter ist die **Leukämie** die häufigste Ursache. Man nennt den leptomeningealen Befall dann Meningeosis leucaemica. Bei 80 % der **akuten lymphatischen Leukämien** muss mit einem Befall der Meningen gerechnet werden.

Ein Problem ist, dass die Zytostatika zwar fast alle Organe, auch das Gehirn und die Dura mater in hoher Konzentration erreichen, sie jedoch kaum in den Liquor übertreten.

Entsprechend können sich die leukämischen Infiltrate in den Leptomeningen festsetzen und trotz systemischer Therapie den Liquor mit Leukämiezellen überschwemmen.

70. Welcher solide Tumor macht am häufigsten eine Meningeosis neoplastica?

Das **Mammakarzinom** ist die häufigste Ursache einer Leptomeningealkarzinose beim Erwachsenen, gefolgt vom Bronchialkarzinom und dem malignen Melanom.

71. Wie hoch ist die diagnostische Trefferquote der Liquoruntersuchung zur Bestätigung einer Meningeosis carcinomatosa?

Bei der ersten Punktion lässt sich die Diagnose nur in 50% der Fälle sichern. Die Treffsicherheit steigt bis zur 3. Punktion auf 85%.

In der Liquoruntersuchung lassen sich die **malignen Zellen im Sediment** nachweisen und evtl. immunhistochemisch typisieren. Protein, Zellzahl, Laktat und der Liquordruck sind meist erhöht, Glukose dagegen vermindert.

72. Auf welche Tumormarker kann der Liquor als möglicher Hinweis auf den Primärtumor untersucht werden?

Der Nachweis von Tumor-«Markern» im Liquor ist möglich, jedoch nur bei begründetem Verdacht sinnvoll:
- Carcinoembryonales Antigen, CEA: bei Tumoren des Gastrointestinaltrakts, Mamma, Lunge, Ovarien, Urogenitaltrakt
- Choriongonadotropin, β-HCG: Chorionkarzinom, embryonale Karzinome, Keimzelltumoren
- Alpha-Fetoprotein, AFP: Teratokarzinome, embryonale Karzinome, andere
- β-Glukoronidase: Karzinome (unspezifisch)
- LDH-Isoenzym: Karzinome (unspezifisch)
- β2-Mikroglobulin: hämatologische und lymphatische Neoplasien

73. Welche Zusatzuntersuchungen stützen die Diagnose einer Meningeosis carcinomatosa?

1. **MRT/CT:** Methode der Wahl ist das MRT, bei dem eine Kontrastmittelanreicherung der Meningen, der basalen Zisternen, im Ependym sowie im Tentorium genau wie ein eventuell vorliegender Hydrozephalus nachgewiesen werden kann. Die CT-Myelographie ist zumeist entbehrlich.
2. **EEG:** Das EEG zeigt eine diffuse Allgemeinveränderung.

74. Welche Zytostatika werden für die Therapie der Meningeosis carcinomatosa verwendet?

Die verwendeten Zytostatika sind in erster Linie **Methotrexat (MTX)**, daneben **Cytosin-Arabinosid (Ara-C)** und **Thiotepa**. Man appliziert Methotrexat **intrathekal**, möglichst bald nach Diagnosestellung. Gegebenenfalls kann zu Beginn eine lumbale Gabe erwogen werden, bis ein intraventrikuläres Ommaya/Rickham-Reservoir verfügbar ist.

Neurologische Komplikationen der Tumortherapie

75. Welche möglichen neurologischen Nebenwirkungen haben Chemotherapeutika und Immuntherapeutika?

Siehe **Tabelle 18.11**.

76. Welche Chemo- oder Immuntherapeutika können zu einem Parkinsonismus führen?

Die Interleukine (Interleukin-2 und alpha-Interferon) sowie Hexamethylamin können einen medikamentösen Parkinsonismus auslösen.

77. Welches hormonelle Therapeutikum in der Tumortherapie kann eine Retinopathie verursachen?

Nach langfristiger Anwendung kann **Tamoxifen** zu einer Retinopathie führen.

78. Welche Chemotherapeutika können eine thrombotisch thrombozytopenische Purpura (Purpura Moschcowitz) auslösen? Welche neurologischen Symptome kommen dabei vor?

Bleomycin, **Cisplatin** und **Mitomycin-C** können eine thrombotisch thrombozytopenische Purpura (TTP; Purpura Moschcowitz) auslösen.

Die TTP ist charakterisiert durch die **Symptomentrias** hämolytische Anämie, Thrombopenie und neurologische Symptome. Neurologische Symptome infolge der pathophysiologisch zugrunde liegenden Endothelveränderungen beruhen auf Ischämien, Blutungen, epileptischen Anfällen und Enzephalopathie. Im Blut lassen sich regelmäßig so

Tabelle 18.11: Neurologische Komplikationen der Chemotherapie und der Immuntherapie

Nebenwirkungen	Kommentar
Enzephalopathie	
Alpha-Interferon	
Cytosin-Arabinosid	
Cisplatin	Häufig infolge Elektrolytstörungen
5-Fluoruracil	
Hexamethylamin	
Ifosfamid	
Interleukin-2	
L-Asparaginase	Kann zu Blutungen und thrombotischen Infarkten sowie zur reversiblen Enzephalopathie an Parenchymschädigung führen
Methotrexat	
Procarbazin	
VP-16 (hohe Dosen)	
Neuropathie	
Adriamycin	Selten
Cytosin-Arabinosid	Selten
Cisplatin	Ototoxizität und sensible Neuropathie
Procarbazin	
Taxol	
Vincristin	
Myelopathie	
Cytosin-Arabinosid	Bei intrathekaler Gabe
Methotrexat	Bei intrathekaler Gabe
Thiotepa	Bei intrathekaler Gabe
Zerebelläre Dysfunktion	
Cytosin-Arabinosid	
5-Fluoruracil	
Ifosfamid	
Procarbazin	

Paleologos NA: Complications of chemotherapy. In Biller J (Hrsg.): Iatrogenic Neurology. Boston, Butterworth-Heinemann, 1998.

genannte **Fragmentozyten** (Schistozyten) nachweisen. Komplikationen sind Nierenversagen, Fieber und massive Hämolyse.

79. In welchem Zeitraum nach der Therapie tritt eine Strahlenmyelopathie auf?

Zu einer Strahlenmyelopathie kann es nach Bestrahlung der spinalen Achse kommen. Die Myelopathie tritt verzögert mit progredienter Symptomatik auf und hat ihren Gipfel etwa 9 bis 18 Monate nach der Radiatio. Transiente myelopathische Symptome können innerhalb eines Zeitraumes von 2 Monaten bis 2 Jahren nach der Therapie auftreten. Bei einer Bestrahlung des zervikalen Rückenmarks mit 45 bis 55 Gy in Einzeldosen unter 2 Gy wird die Wahrscheinlichkeit einer Strahlenmyelopathie mit Querschnittsymptomatik unter 1% angegeben. Bei höheren Gesamt- oder Einzeldosen steigt allerdings die Wahrscheinlichkeit beträchtlich an. Man findet morphologische Entmarkungsherde vorwiegend in der weißen Substanz (Leukenzephalopathie).

80. Welche frühe Akutreaktion kann bei Schädelbestrahlung auftreten?

Unter der Strahlentherapie von Hirntumoren oder Metastasen kommt es häufig innerhalb der ersten Tage zu einer frühen akuten Reaktion in Form eines fokalen oder globalen Hirnödems mit Verschlechterung der neurologischen Symptomatik oder Hirndruckzeichen mit Kopfschmerzen, Übelkeit, Erbrechen und psychopathologischer Beeinträchtigung. Sie werden auf Gefäßwandschädigungen zurückgeführt und sprechen gut auf eine begleitende Kortikosteroidtherapie an, die aus prophylaktischen Gründen schon vor der Bestrahlung begonnen wird.

Zusätzlich haben die meisten Patienten temporären Haarausfall, leichte bis mäßige Hautreaktionen treten in 5% der Fälle auf. Viele Patienten beklagen während der Bestrahlung eine leichte Müdigkeit.

81. Wann treten die verzögerten Symptome (frühe Spätreaktion) einer Strahlentherapie des Schädels auf?

Innerhalb von 3 Monaten (1 bis 4 Monaten) nach Abschluss der Bestrahlung tritt die so genannte frühe Spätreaktion der Schädelbestrahlung auf. Sie ähnelt den Symptomen der akuten Frühreaktion (leichte Somnolenz, Kopfschmerzen und Übelkeit) und ist in unterschiedlichem Ausmaß bei 20–25% der Patienten zu erwarten. Man nimmt ursächlich eine Funktionsstörung der Oligodendrozyten mit passagerer Demyelinisierung an. Diese Störungen sprechen im Gegensatz zur akuten Frühreaktion auf Dexamethason nur geringfügig an, bilden sich aber in der Regel über Monate wieder vollständig zurück.

82. Wann liegt der Häufigkeitsgipfel einer fokalen zerebralen Radionekrose?

Radionekrosen gehören zu den **Langzeitfolgen** einer Schädelbestrahlung und treten meist etwa 18 Monate nach der Radiatio auf, können aber noch Jahre später vorkommen. Bei einer Bestrahlung des Gesamthirns mit 45 bis 55 Gy in Einzelfraktionen unter 2 Gy sollen diese Komplikationen nur bei unter 5% der Patienten vorkommen. Diese Zahl beinhaltet allerdings nur die leicht fassbaren und damit schwerwiegenden neurologischen Störungen. Subtilere Beeinträchtigungen mit kognitiven, psychomotorischen und emotionalen Störungen dürften weitaus häufiger sein.

Ursache sind die strahlenbedingten Schädigungen der Arteriolen mit sekundären Gefäßobliterationen und teils zystischen Parenchymnekrosen (**Leukenzephalopathie**), die bereits wenige Monate, aber auch erst Jahre nach Therapieende symptomatisch werden können. Bei Kindern und Jugendlichen kann bei Betroffensein großer Hirnanteile die intellektuelle Entwicklung gestört sein, beim Erwachsenen kommt es in schweren Fällen zu Demenz, bei weiter fortschreitender Leukenzephalopathie zu sensomotorischen Ausfällen, Koma und Tod.

83. Nennen Sie zwei Tumoren, die durch eine Bestrahlungstherapie induziert werden

Mit langjähriger Latenz können sich im Bestrahlungsgebiet peripherer Nerven oder der Nervenplexus schmerzhafte **Tumoren der Nervenscheide** entwickeln. Kinder, die bei lymphoblastischer Leukämie eine Gesamtschädelbestrahlung erhalten haben, entwickeln mit höherem Risiko **Gliome**. Seltener wurden auch Meningeome beobachtet.

Literatur

1. Levin VA (Hrsg.): Cancer in the Nervous System. New York, Churchill-Livingstone, 1996.
2. Posner JB: Neurologic Complications of Cancer. Philadelphia, F. A. Davis, 1995.
3. Schabet M, Weller M: Primäre intrakranielle und spinale Tumoren. In: Brandt T, Dichgans J, Diener HZ (Hrsg.): Therapie und Verlauf Neurologischer Erkrankungen, 3. Aufl., Stuttgart, Kohlhammer, 1998.
4. Schlegel U, Westphal M: Neuroonkologie. Stuttgart, Thieme, 1998.
5. Schold SC (Hrsg.): Primary Tumors of the Brain and Spinal Cord. Butterworth-Heinemann, 1997.
6. Wen PY, Black PM: Brain tumors in adults. Neurol Clin 13:701, 1995.

19. Schmerz und Schmerzsyndrome

Steven B. Inbody

Klassifikation und Charakteristika von Schmerzen

1. Was ist der Unterschied zwischen Schmerz und Nozizeption?

Schmerz ist nach der Definition der Internationalen Gesellschaft zum Studium des Schmerzes (ASP) ein unangenehmes Sinnes- und Gefühlserlebnis, das mit aktueller oder potentieller Gewebsschädigung verknüpft ist oder mit Begriffen einer solchen Schädigung beschrieben wird. Schmerzempfindung ist eine vitale Funktion des Nervensystems, welche das Individuum als Warnsignale vor potentiellen Gewebsschädigungen schützt.

Nozizeption ist eine Reaktion auf spezifische Gewebsschädigungen oder -stimulationen. Die Schmerzempfindung ist das bewusste Erleben einer Nozizeption, die wie andere Empfindungen durch psychische und emotionale Faktoren beeinflusst werden kann. Die Unterscheidung zwischen Nozizeption und dem mehr globalen Aspekt des Schmerzleidens (Beeinträchtigung der Lebensqualität) dient dazu, die Hauptziele und Ausrichtung einer Schmerztherapie zu klären. Man richtet sich dabei sowohl nach funktionellen Aspekten sowie nach der Befindlichkeit des Patienten.

> Merskey H, Bogduk N (Hrsg.): Task Force on Taxonomy: Classification of Chronic Pain. International Association for the Study of Pain, 1994.

2. Was ist der Unterschied zwischen akutem und chronischem Schmerz?

Akuter Schmerz tritt im Rahmen eines akuten Ereignisses, beispielsweise eines Traumas, einer Operation, einer entzündlichen Nervenläsion oder bei der Migräne auf. Die Dauer liegt im Bereich von Tagen bis Wochen (< 4 Wochen).

Von einem **chronischen Schmerz** spricht man bei Schmerzpersistenz oder frequentem Wiederauftreten über einen Zeitraum ≥ 1 Monat. Die ursprüngliche Definition des chronischen Schmerzes war durch die ununterbrochene Schmerzdauer von 3 bis 6 Monaten bestimmt, neuere Definitionen berücksichtigen die biologische Funktion des Schmerzes.

Demnach spricht man von chronischem Schmerz, wenn folgende **Kriterien** erfüllt sind:
1. Persistenz über die Dauer einer akuten Erkrankung oder nach abgeheilter Verletzung von mehr als 1 Monat,
2. Selbstständige Erkrankung mit assoziiertem pathologischem Prozess,
3. Wiederauftreten nach einem Intervall von Monaten oder Jahren.

Im Gegensatz zum akuten Schmerz scheint der chronische Schmerz keine biologische Funktion zu erfüllen und wird durch Störungen von Befindlichkeit, Stimmung und Denken, auf der Verhaltensebene durch schmerzbezogenes Verhalten, auf der sozialen Ebene durch Störung der sozialen Interaktion und Behinderung der Arbeit sowie auf der funktioneller Ebene durch Mobilitätsverlust und Funktionseinschränkung zum eigenständigen Krankheitsprozess.

3. Wie werden chronische Schmerzen klassifiziert?

Man unterscheidet drei vorherrschende pathophysiologische Mechanismen. Es gibt demnach folgende Kategorien:

(1) nozizeptive,
(2) neuropathische und
(3) psychogene chronische Schmerzen.

4. Was ist der Unterschied zwischen nozizeptivem, neurogenem und psychogenem Schmerz?

Diese drei Hauptkategorien des Schmerzes sind definiert durch ihre unterschiedlichen pathophysiologischen Mechanismen und können aufgrund ihrer klinischen Symptomatik unterschieden werden.

1. Nozizeptiver Schmerz:
Der Schmerz wird ausgelöst durch die normale Aktivierung peripherer «Nozizeptoren» (= freie Endigung des nozizeptiven Neurons), die im Gewebe liegen. Die Empfindungen werden über normal funktionierende afferente Nervenfasern (oder «Schmerzfasern») in das Zentralnervensystem geleitet. Der nozizeptive Schmerz steht demnach vermutlich in einem quantitativen Verhältnis zum Ausmaß der Gewebeschädigung. Man unterscheidet noch **somatische Schmerzen** mit Ursprung in Haut, Knochen, Muskeln und Sehnen von **viszeralen Schmerzen** mit Ursprung in inneren Organen, Pleura oder Peritoneum.

2. Neuropathischer (oder neurogener) Schmerz:
Hier werden die Nozizeptoren und die nozizeptiven Schmerzbahnen umgangen. Dem Schmerz geht entweder eine periphere Läsion (Poly-/Mononeuropathie, Nervenkompression, Neurome, Plexusläsion, Amputation, sympathische Reflexdystrophie), eine zentrale Läsion (Wurzelausriss, Läsion des Tractus spinothalamicus oder Thalamus) oder eine Kombination aus beidem (akute herpetische, postherpetische Neuralgie, sympathisch unterhaltenes Schmerzsyndrom, Meningoradikulopathie) voran. Der neuropathische Schmerz wird durch eine aberrante somatosensorische Verarbeitung im peripheren oder zentralen Nervensystem aufrechterhalten.

3. Psychogener (idiopathischer) Schmerz:
Der Schmerz persistiert in Abwesenheit identifizierbarer organischer Schmerzursachen oder stellt eine nicht mit dem organischen Ausmaß der Schädigung korrelierende Schmerzempfindung dar. Er wird häufig als somatoforme Schmerzstörung oder dissoziative Störung (Konversion) bezeichnet und tritt häufig im Rahmen endogener Psychosen auf.

5. Man kennt die zentrale Auslösung von Schmerzen ohne korrespondierende definierte Läsion. Welche klinischen Beobachtungen können aufgrund dieser physiologischen Phänome erklärt werden?

1. Beim chronischen Schmerz nach peripherer Nervenschädigung kann es im Laufe der Zeit zu einer Ausbreitung des schmerzhaften Areals kommen (z. B. initial radikulärer Schmerz, später Schmerz der gesamten Extremität).
2. Wegfall physiologischer Afferenzen (somatosensible Afferenzen, Muskelafferenzen) fördert das Entstehen von Spontanaktivität in peripheren Schmerzfasern und im Hinterhorn (Deafferentierungsschmerz, z. B. Amputationsschmerzen).
3. Wiederholte traumatisierende Ereignisse, die zur Gewebsschädigung oder Entzündung führen, bahnen Schwellenerniedrigung, Summation und Vergrößerung rezeptiver Felder von Hinterhornneuronen (Zunahme der Schmerzen nach wiederholten operativen Eingriffen und Gewebeschädigung durch Infektionen).
4. Persistenz des chronischen Schmerzes auch nach kompletter Ausschaltung des afferenten Neurons durch plastische Veränderungen im Hinterhorn und Thalamus (deshalb Unwirksamkeit von destruierenden chirurgischen Verfahren).
5. Therapeutische Wirksamkeit von Krankengymnastik und physikalischer Therapie (vermehrter physiologischer afferenter Einstrom).

6. Welche Qualitäten hat der neuropathische Schmerz?

Der neuropathische Schmerz hat meist bizarre oder ungewöhnliche Qualität:
1. **Spontaner Schmerz:** paroxysmale, lanzinierende, brennende, einschießende Schmerzen ohne Berührung,
2. **Parästhesien:** abnorme, nicht-schmerzhafte spontane oder provozierbare Empfindungen wie «Prickeln», «Kribbeln», «Ameisenlaufen» oder «elektrisierendes Gefühl»,
3. **Dysästhesien:** unangenehme oder abnorme schmerzhafte Empfindungen, entweder spontan

oder provozierbar, im Sinne von «Jucken», «Kratzen», «Eiskalt-Empfindung» oder «Brennen»,
4. **Hyperalgesie:** verstärkte Schmerzempfindung auf einen physiologisch schmerzhaften Reiz, Reizschwelle herabgesetzt,
5. **Hyperpathie:** verstärkte Empfindung eines Reizes und insbesondere repetitiver Reize bei erhöhter Empfindungsschwelle; häufig als explosiver Schmerz mit schlechter Reizlokalisation, mit Latenz zum Reiz, mit Irradiations- und Nachklingphänomenen,
6. **Hyperästhesie:** verstärkte Empfindung auf schmerzhafte und nicht-schmerzhafte Reize (Schwellenerniedrigung),
7. **Allodynie:** Schmerzauslösung durch Reize, die normalerweise keinen Schmerz verursachen (z. B. ein intensives Brennen nach leichter Berührung).

7. Was ist Kausalgie?

Kausalgie ist eine komplexes Syndrom, das durch einen brennenden Dauerschmerz, Allodynie und Hyperpathie nach einer Nervenläsion gekennzeichnet ist und mit vegetativen und trophischen Veränderungen einhergeht (siehe sympathische Reflexdystrophie).

8. Was ist Analgesie, was ist eine Anaesthesia dolorosa?

Analgesie ist das Fehlen von Schmerzempfindungen bei physiologisch schmerzhaften Reizen.

Anaesthesia dolorosa ist die spontane Schmerzempfindung in einer gefühllosen Region.

9. Was ist übertragener Schmerz?

Bei Erkrankungen innerer Organe kommt es in segmental zugeordneten Dermatomen (**Head-Zonen**) und Myotomen (**MacKenzie-Zonen**) zu Schmerzempfindungen, häufig zusammen mit Hyperalgesie und Allodynie im entsprechenden Hautareal und erhöhtem Muskeltonus im zugeordneten Myotom.

10. Nennen Sie die fundamentalen Aspekte der Schmerzanamnese und Untersuchung

Siehe **Tabelle 19.1**

Tabelle 19.1: Fundamentale Aspekte der Schmerzanamnese und Untersuchung

1. **Zeitlicher Aspekt**: akut, rezidivierend/rekurrierend, chronisch; Auftreten, Dauer, Tagesvariabilität, Verlauf; konstant, paroxysmal, «Kolik»-artig
2. **Qualität der Schmerzempfindung**: lanzinierend, brennend, pochend, stechend etc.
3. **Intensität**: durchschnittliche Einschätzung (Schmerzskala von 1–10, 10 nicht auszuhaltender Schmerz), schlimmste Ausprägung, Intensität zum Untersuchungszeitpunkt
4. **Topographie**: fokal oder multifokal; lokal oder übertragen oder ausstrahlend (z. B. radikulär, pseudoradikulär); oberflächlich oder tief
5. **Schmerzverschlimmernde oder -erleichternde Faktoren:** willkürlich provozierbare Schmerzen, keine Schmerzprovokation
6. **Physische Faktoren:** spezifische Beeinträchtigung (z. B. Parese); Fähigkeit zur Durchführung von Alltagsaktivitäten, Limitation des Gehens, Hebens, Stehens oder anderer Funktionen; Schlafqualität, Appetit, Gewicht
7. **Psychische Faktoren:** affektive Symptome; psychiatrische Erkrankungen in der Anamnese; Persönlichkeitsmerkmale («coping» etc.), sekundärer Krankheitsgewinn
8. **Soziale Faktoren:** Familienaspekte; soziale Isolation; Rentenbegehren, Gerichtsprozesse nach Unfällen
9. **Berufliche Rolle**: Fähigkeit zur Ausübung des Berufs oder nicht-beruflicher Tätigkeiten z. B. im Haushalt; elterliche Pflichten
10. **Ätiologie**: Trauma, Ischämie, Entzündung, Infektion etc.
11. **Anderes**: Medikamentenanamnese, Drogenabusus, chronische Schmerzanamnese, familienanamnestisch chronische Schmerzsyndrome oder andere Krankheiten (z. B. psychiatrische Erkrankungen oder Polytoxikomanie)

Myofasziales Schmerzsyndrom und Fibromyalgie-Syndrom

11. Was sind die zwei häufigsten chronischen muskulären Schmerzsyndrome?

Es gibt zwei Primärtypen von muskuloskelettalen Schmerzen, den **myofaszialen Schmerz** und die **Fibromyalgie**.

Das **myofasziale Schmerzsyndrom** («myofascial pain syndrome», MPS) ist ein lokalisiertes Syndrom, das durch abnorme Schmerzempfindungen in einem oder mehreren Muskeln mit reproduzierbarem Ausstrahlungsmuster charakterisiert ist. Disponierende oder auslösende Faktoren sind beispielsweise Traumen wie das Schleudertrauma («whiplash injury»). Obwohl es nach der pathophysiologischen Hypothese eine akute, nicht-chronische und lokalisierte Erkrankung ohne systemische Manifestationen ist, präsentiert es sich in der Praxis oft nicht als eigenständiges Krankheitsbild, sondern meist als eine Nebendiagnose bei komplexeren chronischen Erkrankungen des Bewegungsapparates, ist jedoch von großer praktischer Bedeutung. Im Gegensatz zur Fibromyalgie gibt es gegenwärtig keine allgemeingültige Definition dieses Krankheitsbildes.

Auf der anderen Seite steht das **Fibromyalgie-Syndrom** (FMS oder auch generalisierte Tendomyopathie, GTM). Es ist eine chronische, systemische Erkrankung, welche die generelle Schmerzempfindung und die Muskelfunktion betrifft. Die WHO hat die generalisierte Tendomyopathie 1993 offiziell als eigenständiges Syndrom anerkannt.

Demnach ist es definiert als schmerzhafte Erkrankung der Muskulatur (und Sehnen) mit nachweisbaren Triggerpunkten, der keine Gelenkserkrankung zugrunde liegt. Das Fibromyalgiesyndrom ist mit einer Prävalenz von 0,6–3,2% der Gesamtbevölkerung das häufigste chronische muskuloskelettale Schmerzsyndrom.

Inbody SB: Myofascial pain syndromes. In Evans R (Hrsg.): Neurology and Trauma. Philadelphia, W. B. Saunders, 1996.

12. Welche Rolle spielen Triggerpunkte beim myofaszialen Schmerzsyndrom? Wie sind die diagnostischen Kriterien? Wie stellt man sich die Pathophysiologie vor?

Zu den Hauptkriterien des myofaszialen Schmerzsyndroms gehören neben den regionalen Schmerzen auch Schmerzangaben in einem Areal, wo durch einen Triggerpunkt die Auslösung eines **übertragenen Schmerzes** zu erwarten ist. Ein Triggerpunkt ist ein definiertes weiches Areal innerhalb eines palpablen, verhärteten Strangs in einem zugänglichen Muskel. Diese Punkte treten am häufigsten im Kopf-, Nacken-, Schulter- oder unteren Rückenbereich auf und zeichnen sich durch eine sehr umschriebene Empfindlichkeit aus. Die Patienten leiden zudem unter merklich eingeschränkter Muskelbeweglichkeit, neurologische Funktionsausfälle beobachtet man beim MPS jedoch nie. Diagnostische Kriterien sind in **Tabelle 19.2** genannt.

Die Mechanismen, die zu dem Syndrom führen, sind bis heute spekulativ.

Pathophysiologisch soll beim myofaszialen Schmerzsyndrom (MPS) eine lokale Überbeanspruchung des Muskels mit Schädigung des sarkoplasmatischen Retikulums zum Ausfall der Kal-

Tabelle 19.2: Diagnostische Kriterien des myofaszialen Schmerzsyndroms

Hauptkriterien:
- Regionale Schmerzen
- Schmerzangaben in einem Areal, wo durch einen Triggerpunkt ausgelöster übertragener Schmerz zu erwarten ist
- Palpabler, verhärteter Strang in einem zugänglichen Muskel
- Sehr umschriebene Empfindlichkeit an einem Punkt dieses Muskelstrangs (Triggerpunkt)
- Merklich eingeschränkte Muskelbeweglichkeit

Nebenkriterien:
- Reproduzierbarkeit der beklagten Schmerzen durch Druck auf den empfindlichen Muskelpunkt
- Auslösbarkeit einer lokalen Muskelzuckung durch Stimulation des Triggerpunktes
- Schmerzreduktion durch Muskeldehnung oder durch Injektion von Lokalanästhetika in den Triggerpunkt

Nach Simons DG: Muscle pain syndromes. J Man Med 6:3, 1991.

zium-Ionenpumpe und der Freisetzung von Kalziumionen führen. Es kommt zur Kontraktur des Sarkomers ohne nervale Erregung und damit zu einer leichten Verkürzung, was wiederum zu einer Beeinträchtigung der lokalen Zirkulation mit Erniedrigung von Sauerstoffpartialdruck und ATP führt. Die konsekutive Hypoxie zusammen mit der Freisetzung vasoaktiver Substanzen mit Nozeptorsensibilisierung setzt die Schmerzschwelle herab, es kommt zu Spontanschmerzen oder über Konvergenzmechanismen in Hinterhornneuronen zu übertragenen Schmerzen.

13. Nennen Sie die diagnostischen Kriterien des Fibromyalgie-Syndroms

Nach den 1990 von der amerikanischen Gesellschaft für Rheumatologie abgefassten Kriterien ist die Diagnose eines Fibromyalgie-Syndroms bei Vorliegen von **generalisierten Schmerzen** (d. h. linke und rechte Körperhälfte, Ober- und Unterkörper, Achsenskelett) über mindestens 3 Monate bei gleichzeitigem Nachweis von mindestens **11 von 18 definierten** «tender points» (Triggerpunkten) bei der Untersuchung. Die «tender points» verursachen Schmerz bei Fingerdruck (siehe Tab. 19.3).

14. Nennen Sie die klinischen Charakteristika der generalisierten Tendomyopathie (Fibromyalgie-Syndrom)

Das Fibromyalgie-Syndrom (FMS) ist das häufigste muskuloskelettale Schmerzsyndrom. Die Patienten leiden unter einem bestimmten Spektrum von Hauptsymptomen, die für die Diagnosestellung benötigt werden, das durch eine variable Zahl von Nebensymptomen überlagert oder begleitet sein kann. Zu den **Hauptsymptomen** gehören generalisierte Schmerzen, Verminderung der Schmerzschwelle und die meist beidseitig ausgedehnte Schmerzempfindung an den Sehnenansätzen und im Sehnenverlauf mit Ausstrahlung in die Muskulatur. Typisch ist der Druckschmerz an definierten Sehnenansätzen und den «tender points» (Triggerpunkte; siehe Tab. 19.3).

Die **Nebensymptome** können basierend auf der Häufigkeit ihres Auftretens in **zwei Gruppen** unterteilt werden. Zur ersten Gruppe gehören Müdigkeit («fatigue»), Schlafstörungen (vor allem des REM-Schlafes) und Morgensteifheit. Da sie bei mehr als 75% der Patienten auftreten, können sie als charakteristisch bezeichnet werden. Bei etwa 25% der Patienten tritt eine zweite Gruppe von Nebensymptomen auf, zu der Colon irritabile, Raynaud-Syndrom, Kopfschmerzen, nicht-dermatomale Parästhesien, subjektives Schwellungsgefühl, psychologisches Erschöpfungs- und Überlastungsgefühl und bedeutsame funktionelle Beeinträchtigungen gehören.

Wichtig ist die differentialdiagnostische Abgrenzung des Syndroms vom **myofaszialen Schmerzsyndrom**, **chronischen Erschöpfungssyndrom** («chronic fatigue syndrom», CFS), **rheumatologischen Erkrankungen** (v. a. Kollagenosen), **endokrinen Erkrankungen** (v. a. Hypothyreose, Hyperparathyreoidismus) und dem **Post-Polio-Syndrom**.

15. Wo liegen die «tender points» (Triggerpunkte) beim Fibromyalgie-Syndrom?

Siehe **Tabelle 19.3**.

16. Wie unterscheidet man das myofasziale Schmerzsyndrom vom Fibromyalgie-Syndrom?

In Hinblick auf die diagnostischen Kriterien, die Ätiologie, Behandlung und Prognose ist die Differenzierung zwischen myofaszialem Schmerzsyndrom und Fibromyalgie-Syndrom wichtig. **Tabelle 19.4** stellt die beiden Entitäten mit ihren jeweiligen Charakteristika gegenüber.

Tabelle 19.3: Triggerpunkte für die Diagnose eines Fibromyalgie-Syndroms

Es gibt **9 Triggerpunkte** auf jeder Körperhälfte; bei Schmerzen an mindestens 11 aus 18 «tender points» kann bei Vorliegen einer entsprechenden Anamnese die Diagnose gestellt werden.
Kontrollpunkte (z. B. Stirnmitte, Volarseite Unterarm, Daumennagel etc.) sollten nicht schmerzhaft sein.

1. Ansätze der subokzipitalen Muskeln
2. Querfortsätze der Halswirbelkörper 5 bis 7
3. Mitte Oberrand des M. trapezius
4. M. supraspinatus
5. Knorpel-Knochengrenze der 2. Rippe
6. Epicondylus radialis (2 cm distal)
7. Regio glutaea lateralis (oberer äußerer Quadrant)
8. Trochanter major
9. Mediales Fettpolster des Kniegelenks proximal der Gelenklinie

Tabelle 19.4: Gegenüberstellung von myofaszialem Schmerzsyndrom und Fibromyalgie

	Myofasziales Schmerzsyndrom	Fibromyalgie-Syndrom
Geschlecht	F : M = 1 : 1	F : M = 5–10 : 1
Alter	Jede Altersstufe	40–60 Jahre
Schmerz	Fokal	Diffus
Hauptmediator des Schmerzes	Endorphin	Substanz P
Dauer	Akut oder chronisch	Chronisch
Schmerzareal	Übertragener Schmerz	Nicht ausstrahlend
Ätiologie	Im Allgemeinen mechanisch	Umweltbedingt, ungeklärt
Prognose	Gut, bei Ausschaltung der auslösenden oder unterstützenden Faktoren	Unklar, Betreuung erforderlich

Nach Goldman LB, Rosenberg NL: Myofascial pain syndrome and fibromyalgia. Semin Neurol 2:274, 1991. Mit freundl. Erlaubnis.

17. Welche Behandlungen werden für das myofasziale Schmerzsyndrom empfohlen?

Zunächst muss man die Triggerpunkte identifizieren, die zum Teil Ursache der Schmerzen bei den Patienten sind, danach sind ursächliche und den Krankheitsprozess unterhaltende Faktoren herauszufinden. Differentialdiagnostisch müssen radikuläre und pseudoradikuläre Schmerzsyndrome, Erkrankungen innerer Organe mit Ausstrahlung in die Head-Zonen, Fibromyalgie und Insertionstendopathien (z.B. «Tennis-Ellenbogen») ausgeschlossen werden.

Nicht-invasive allgemeine Maßnahmen umfassen Kälteapplikationen (Eis/Kältespray) auf den Triggerpunkt mit nachfolgend gezielter Dehnungsbehandlung oder ischämische Kompression durch direkten kontinuierlich zunehmenden Druck auf den Triggerpunkt über 1 bis 2 Minuten bis zum Sistieren des Schmerzes.

Invasiv sind Infiltrationen des Triggerpunktes mit 1 bis 2 ml eines Lokalanästhetikums (Lidocain 0,5–1%, Bupivacain 0,125%) mit anschließender Muskeldehnung.

Hinzu kommen **physiotherapeutische Übungen, balneo-physikalische Anwendungen,** teilweise Medikamente (Antiphlogistika wie Diclofenac 50 bis 150 mg/Tag) oder **psychologische Entspannungstechniken**.

18. Wie wird das Fibromyalgie-Syndrom therapiert?

Verschiedenste Therapien und Techniken sind bei der Fibromyalgie versucht worden. Dazu gehören physikalische Maßnahmen, Akupunktur oder transkutane elektrische Nervenstimulationen (TENS-Therapie) genauso wie unterschiedliche Verhaltenstherapien (Biofeedback, Psychotherapie).

Medikamentöse Maßnahmen mit **trizyklischen Antidepressiva** oder anderen Thymoleptika sowie **Antiphlogistika** (nicht-steroidal) wurden bislang am besten untersucht. Dabei scheinen bestimmte **Thymoleptika die effektivste Therapiemaßnahme** darzustellen. Allerdings führen die meisten angewendeten medikamentösen und nicht-medikamentösen Verfahren meist nur initial zu einer symptomatischen Besserung, der langfristige Erfolg ist oft enttäuschend.

Als **ineffektiv** haben sich inzwischen Imipramin, Doxepin, Predison, transkutane elektrische Nervenstimulation (TENS), Lokalanästhesie, Hypnose und Akupunktur erwiesen. Häufig werden bei den Patienten im Verlauf ihrer chronischen Erkrankung unnötige Operationen durchgeführt (v.a. Bandscheiben-OPs, Hysterektomie oder andere gynäkologische Operationen), die zu keiner Verbesserung führen.

Sympathische Reflexdystrophie (SRD)

19. Was ist die sympathische Reflexdystrophie (SRD)?

Die **sympathische Reflexdystrophie** (SRD; häufig synonymisch als Morbus Sudeck, Kausalgie, Allodystrophie bezeichnet) ist ein komplexes Schmerzsyndrom, das durch eine sympathische Hyperaktivität gekennzeichnet ist und mit meist brennenden, in der Tiefe lokalisierten, permanenten Schmerzen mit Hyper/Hypothermie, Schwellung und trophischen Haut- und Knochenstörungen der betroffenen Extremität einhergeht. Die **Symptomen-Trias** der Beteiligung des **sympathischen, sensiblen** und **motorischen Nervensystems,** die über das Verteilungsmuster eines peripheren Nerven oder Wurzelsegmentes hinausgeht, ist charakteristisch.

Die Diagnose wird primär klinisch gestellt, die Blockade des sympathischen Nervensystems kann die Diagnosestellung bestätigen.

20. Was ist das komplexe regionale Schmerzsyndrom Typ I und Typ II?

Nach einem Vorschlag der Internationalen Gesellschaft zum Studium des Schmerzes sollte sich die Nomenklatur des bisher als sympathische Reflexdystrophie (SRD) bezeichneten Syndroms folgendermaßen ändern:

Die bisher als sympathische Reflexdystrophie (SRD) bezeichnete Erkrankung wird als **komplexes regionales Schmerzsyndrom Typ I** bezeichnet. Das Syndrom, das nach einem schmerzhaften oder traumatischen Initialereignis beginnt, kann nicht dem Versorgungsgebiet eines einzelnen Hirnnervs oder peripheren Nervs zugeordnet werden und ist – gemessen an der Schwere des initialen Traumas – überproportional stark ausgeprägt. Im Laufe der Erkrankung kommt es zu Ödemen, Veränderungen der Hautdurchblutung, abnormer Schweißsekretion, Allodynie und Hyperalgesie. Das Krankheitsbild ist in der Regel an den betroffenen Extremitäten distal lokalisiert und nimmt nach proximal ab.

Abgetrennt davon wird das bisher als Kausalgie bezeichnete **komplexe regionale Schmerzsyndrom Typ II.** Hier handelt es sich um einen brennenden Schmerz, Allodynie und Hyperpathie in der Regel in einer Hand oder einem Fuß nach einer partiellen Schädigung eines peripheren Nervs. Initial besteht eine klare Beziehung zwischen Nervenläsion und Lokalisation des Schmerzes.

21. Beschreiben Sie den klinischen Verlauf der sympathischen Reflexdystrophie

Die **Symptome** entwickeln sich graduell innerhalb von Tagen oder Wochen nach dem initialen Ereignis, selten innerhalb von Stunden. Die Diagnose wird klinisch gestellt. Zunächst besteht vermehrte Schweißneigung, später reduzierte Schweißneigung

Tabelle 19.5: Häufigkeit der Begleitsymptome bei sympathischer Reflexdystrophie (SRD)

Symptom	Häufigkeit
Schmerz	97%
Veränderungen der Hautfarbe	90%
Veränderungen der Hauttemperatur	90%
Ödeme	61%
Osteoporose	50%
Motorische Schwäche	15–50%
Vermehrte Schweißneigung	40%
Atrophie der Finger- oder Zehennägel	30%

mit trophischen Störungen. Das Ausmaß eines sich entwickelnden Ödems mit Schwellung kann stark schwanken. Die Patienten haben tief liegende brennende Schmerzen, vasomotorische Veränderungen mit variabel ausgeprägter Allodynie und Hyperalgesie. Kompliziert wird das Krankheitsbild meistens durch die vom Patienten forcierte Immobilisation der betroffenen Extremität, sekundäre Muskelatrophien und Immobilisationsarthropathie. In späteren Stadien kommt eine im Röntgenbild nachweisbar Osteoporose hinzu. **Tabelle 19.5** informiert über die Häufigkeiten der nachweisbaren Begleitsymptome. Die Erkrankung verläuft in Stadien variabler Länge, die über Wochen bis Jahre andauern können.

22. Welche klinischen Stadien unterscheidet man bei der SRD?

1. **Stadium I (Akutstadium):** Schmerzen, die disproportional zur initialen Schädigung sind; Qualität des Schmerzes häufig brennend oder ziehend, verschlimmert durch den Gebrauch oder die Bewegung der betroffenen Extremität, physikalischen Kontakt oder emotionale Faktoren. Ein Ödem, Temperaturveränderungen, gesteigerter Haar- oder Nagelwuchs kann ebenfalls auftreten.
2. **Stadium II (dystrophisches Stadium):** Charakterisiert durch ödematöse Gewebsveränderungen; die Haut erscheint induriert, ist kalt oder hyperhidrotisch mit Livedo reticulatis oder Zyanose, Haarverluste oder Nageldystrophien (brüchige oder rissige Nägel) können auftreten. Der Schmerz ist konstant und wird durch verschiedenste Stimuli der betroffenen Region provoziert. Röntgenologisch kann eine diffuse Osteoporose nachweisbar sein.

3. **Stadium III (atrophisches Stadium):** Charakterisiert durch paroxysmale Schmerzausstrahlung und irreversible Hautschädigungen; die Haut ist dünn und durchscheinend, die Faszien sind verdickt. Flexionskontrakturen oder Dupuytren-Kontrakturen treten auf. Röntgenologisch zeigt sich eine diffuse Demineralisation des Knochens mit Ankylosen.

Häufiger noch als der stadienhafte Verlauf, der typischerweise bei der Variante M. Sudeck auftritt (siehe Frage 23), imponiert die SRD durch die massive Schmerzsymptomatik. Sie ist begleitet von einer geringfügigen sympathischen Hyperaktivität, wie beispielsweise Phasen vermehrter oder intermittierender Schwellung in Assoziation mit dem brennenden Schmerzgefühl. Die verminderte Hauttemperatur tritt früh auf.

Wird die SRD durch periphere Nerventraumen (komplexes regionales Schmerzsyndrom Typ II) ausgelöst, so entwickeln sich die Symptome auch schnell außerhalb des nervalen Versorgungsgebietes. Die SRD beginnt distal und breitet sich nach proximal aus. In manchen Fällen kann die Symptomatik sogar auf die gegenüberliegende Extremität übergreifen, ohne dass ein zusätzliches Trauma oder eine Nervenschädigung eruiert werden kann.

23. Welche klinischen Varianten und Synonyme gibt es für die SRD?

Über die neuere Nomenklatur der SRD als komplexes regionales Schmerzsyndrom siehe Frage 20.

Einige ähnliche klinische Syndrome werden aufgrund des dominierenden klinischen Symptoms oder der auslösenden Ursache mit unterschiedlichen Termini bezeichnet. Allen Entitäten ist die sympathische Hyperaktivität in Assoziation mit dem chronischen Schmerz und ihrem Ansprechen auf die sympathische Denervation gemeinsam. Der Begriff des komplexen regionalen Schmerzsyndroms gilt als Überbegriff dieser Erkrankungen.

1. **Kausalgie:** komplexes regionales Schmerzsyndrom II, Vorliegen einer nachweisbaren peripheren Nervenläsion.
2. **Morbus Sudeck:** SRD nach Weichteiltrauma oder nach Knochenfraktur mit Volkmann-Kontraktur. Eine Knochenatrophie ist der vorherrschende Befund.
3. **Schulter-Hand-Syndrom:** SRD mit dem Bild der «frozen shoulder», die nach Myokardinfarkt, zerebrovaskulären Insulten oder zervikaler Radikulopathie auftritt.

24. Welche Risikofaktoren prädisponieren zur Entstehung einer sympathischen Reflexdystrophie?

Die Risikofaktoren für die Entwicklung einer SRD sind heterogen. Dazu gehören **vaskuläre** (arterielle Thrombosen, Schlaganfall, Myokardinfarkt), **ossäre** (Frakturen, Immobilisationen im Gips), **nervale** (periphere Nervenschädigungen, Neuropathie, Engpasssyndrome), **infektiös-entzündliche** (lokale Infektionen, Herpes zoster, Lupus erythematodes) sowie **iatrogene** (operative Eingriffe, Amputationen) Ursachen. Das Risiko nach Myokardinfarkt wird auf unter 1% angegeben, das Risiko nach peripheren Nervenschädigungen liegt zwischen 1–15%.

In 30–50% der Fälle scheint die SRD idiopathisch aufzutreten.

25. Welcher Zusammenhang besteht zwischen emotionalen Störungen und der SRD?

Patienten mit SRD scheinen gehäuft emotional instabil, ängstlich und sozial zurückgezogen oder isoliert. Die Kombination emotionaler Einflüsse auf die Erkrankung zusammen mit der Diskrepanz der Schmerzempfindung mit den Befunden bei der körperlichen Untersuchung verleitet manchmal die konsultierten Ärzte zur Fehldiagnose eines psychogenen Schmerzes. Häufig berichten die Patienten, dass Angst oder Anspannung zur Exazerbation der Schmerzen führt. Auch ist bekannt, dass sich die emotionalen Störungen nach erfolgreicher Behandlung einer SRD drastisch bessern können.

Beim Vergleich der Persönlichkeitsstrukturen von Patienten mit oder ohne resultierende SRD nach Nervenschädigungen fanden sich jedoch keine signifikanten Unterschiede der beiden Gruppen.

26. Welche diagnostischen Tests gibt es für die SRD?

Die Diagnose einer SRD ist primär klinisch zu stellen.

Röntgenologisch lassen sich im Seitenvergleich die diffusen oder gelenknahen Kalksalzminderungen nachweisen, sie treten allerdings meist erst im späteren Krankheitsverlauf auf.

Die **3-Phasen-Skelettszintigraphie** mit Technetium-99 kann im Seitenvergleich eine vermehrte, gelenknahe Anreicherung in der späten Phase nachweisen. Die Sensitivität der Methode liegt bei 70–80%, die Spezifität dagegen bei 95%. Auch dieser Befund ist eher später im Krankheitsverlauf evident.

Der beste Test zur Diagnosebestätigung ist die **diagnostische Sympathikolyse** mit Hilfe der Guanethidin- oder Grenzstrangblockade. Bei der **Guanethidin-Blockade** (Methode der 1. Wahl wegen geringerer Invasivität) wird in Blutleere Guanethidin (oder ein Placebo) in einer Dosierung von 1,25–2,5 mg in 10 ml Kochsalzlösung intravenös als Bolus injiziert. Man führt eine Serie von 3 bis 7 Blockaden in 2 bis 3 Tagen, je nach klinischem Ansprechen, durch. Die **Stellatum- bzw. lumbale Grenzstrangblockade** (Methode der 2. Wahl, da risikoreicher) kommt bei ungünstigen lokalen Verhältnissen (z.B. wegen ausgeprägter Schwellung oder Allodynie) oder bei fehlendem Ansprechen auf Guanethidinblockaden in Frage. Man injiziert Lokalanästhetika oder Placebo in das ipsilaterale Ganglion stellatum (eventuell unter Röntgenkontrolle) und überwacht Hauttemperatur und Auftreten eines Horner-Syndroms.

Einige Kliniker ziehen die **epidurale Nervenblockade** den beiden oben genannten Methoden vor. Durch Titration der applizierten Anästhetika in verlängerten Zeitabständen lässt sich so ein primär sympathisch vermittelter Schmerz (verschwindet bei niedrigerer Konzentration) und ein primär peripherer Nervenschmerz (erfordert höhere Anästhetikadosen) unterscheiden.

> Roberts WJ: A hypothesis on the physiological basis for causalgia and related pains. Pain 24:297, 1986.

27. Welche Bedeutung hat die Sympathikusblockade in der Therapie der SRD?

Obwohl größere prospektive Studien fehlen, profitiert ein nicht unbeträchtlicher Teil der Patienten von einer Sympathikusblockade. Diese erfolgt für den Arm als Blockade des zervikalen Grenzstrangs (Stellatumblockade), die entweder mit großen Volumina eines Lokalanästhetikums oder als ganglionäre lokale Opioidanalgesie mit Buprenorphin (ganglionäre lokale Opioid-Analgesie, GLOA) durchgeführt wird. Für die untere Extremität kann unter bildgebender Kontrolle oder CT-gesteuert der lumbale Grenzstrang blockiert werden. Die seriell durchgeführten Blockaden führen zu einer transienten, manchmal permanenten Besserung der Symptomatik bei den meisten Patienten.

28. Welche anderen Therapieverfahren kommen für die SRD in Frage?

Alle bekannten effektiven Therapieformen zielen auf die Blockierung der sympathischen Hyperaktivität. Im Vordergrund steht zunächst die Behandlung der Grunderkrankung, wobei die Therapie so atraumatisch wie möglich erfolgen sollte. Bei manchen Patienten genügt als Behandlung die physikalische Therapie und Krankengymnastik mit Lymphdrainage, Hochlagerung der Extremitäten und vorübergehender Immobilisation, unterbrochen von Phasen mit aktiver oder passiver Bewegung.

Symptomatisch kann mit Steroiden, nicht-steroidalen Antiphlogistika oder Calcitonin (50–100 I.U.) therapiert werden. Lokale Kühlungen, falls vom Patienten toleriert, kommen ebenfalls in Frage.

Neuropathische Schmerzsyndrome

29. Nennen Sie die klinischen Symptome einer schmerzhaften Polyneuropathie

Obwohl die Variabilität der zugrunde liegenden pathophysiologischen Mechanismen schmerzhafter Polyneuropathien groß ist, sind die beklagten Schmerzsymptome bemerkenswert einheitlich. Dies gilt insbesondere für neuropathische Erkrankungen, deren Ursache eine generalisierte Axonopathie ist. Die Patienten beklagen eine Reihe von Symptomen wie **Parästhesien** und **Dysästhesien** im Fuß- und Unterschenkelbereich, manchmal auch der Hände. Hinzu kommen oftmals paroxysmale **lanzinierende Schmerzen** (provoziert oder spontan), tief liegende diffuse Schmerzen der distalen unteren Extremitäten und **Muskelkrämpfe**. Einige Patienten leiden unter einer schweren **Allodynie** oder **Hyperpathie,** welche die Gehfähigkeit beeinträchtigen können. Häufig wird ein unspezifisches **Schwellungs-** oder **Druckgefühl** (Gefühl «zu enger Schuhe»), paradoxe Kälteempfindungen bei objektiv warmen und gut durchbluteten Füßen und das Gefühl, auf Sandpapier, Watte oder Glas zu laufen, berichtet.

Bei der **neurologischen Untersuchung** sind selbst bei Patienten mit schon signifikanten Dysästhesien die Reflexe noch erhalten, gleichzeitig ist jedoch der distale Verlust der Temperatur- und Schmerzempfindung bei relativer Aussparung der propriozeptiven Qualitäten (erhaltene Vibrationsempfindung) festzustellen. Häufig ist eine autonome Neuropathie mit Zeichen trophischer Dysfunktionen assoziiert. Dieses Muster spricht für eine vorwiegende Beteiligung der dünnen Nervenfasern («**small fiber neuropathy**»). Bei Neuropathien mit Beteiligung der dickeren Fasern, wie den schmerzlosen sensorischen Neuropathien («**painless sensory neuropathy**»), findet man früh eine Areflexie mit distalem Verlust des Lage- und Vibrationssinns.

Nahezu alle chronisch schmerzhaften Neuropathien sind distale Axonopathien.

Asbury AK, Fields HL: Pain due to peripheral nerve damage: An hypothesis. Neurology 34:1587, 1984.

30. Beschreiben Sie Häufigkeit und Charakteristika des Herpes zoster und der postherpetischen Neuralgie. Wie ist der Zusammenhang der beiden Krankheitsbilder?

Herpes zoster:
Die Inzidenz des **Herpes zoster** steigt mit zunehmendem Alter, sie beträgt 400–1000 Fälle pro 100 000 Personen. Der Herpes zoster («Gürtelrose», «Kopfrose») ist durch eine endogene Reaktivierung des neurotropen Varizella-Zoster-Virus bedingt, der normalerweise im Kindesalter (Varizellen = Windpocken) akquiriert wird. Kinder können sich beim Zoster Erwachsener infizieren, andererseits begünstigt die Varizellen-Exposition die Entwicklung eines Zoster, denn die Erreger beider Erkrankungen sind identisch. Varizellen-Infektionen kommen in über 90% der Fälle vor dem 20. Lebensjahr vor und verleihen eine lebenslange Immunität gegen Windpocken. Das Virus persistiert jedoch in Ganglien des Nervensystems – vor allem im Trigeminalganglion, Ganglion geniculatum und den Spinalganglien – und wird bei Zuständen der Abwehrschwäche (Malignome, AIDS, Immunsuppression, «stressfull life events») oder im Alter reaktiviert.

Die **akuten Zoster-Symptome** sind segmentale Schmerzen und Parästhesien, denen etwa 4 Tage nach den Prodromalerscheinungen stecknadelkopf- bis erbsgroße **vesikuläre Effloreszenzen,** die **halbseitig auf ein bis drei benachbarte Dermatome** begrenzt sind, folgen. Selten sind diese Hautveränderungen nekrotisch zerfallen («Zoster gangraenosus»), breiten sich aus («Zoster generalisatus») oder fehlen völlig («Zoster sine herpete»). In der Regel bleibt es zunächst bei segmentalen Sensibilitätsstörungen, in 5% der Fälle können auch periphere Lähmungen auftreten. Am häufigsten liegt der Zoster thorakal (55%), gefolgt von dem Befall des 1. Trigeminusastes (20%; als Zoster ophthalmicus oder als Zoster oticus) und den lumbosakralen (< 20%) oder zervikalen (10%) Dermatomen. Die Prognose der Akuterkrankung ist im allgemeinen günstig, Rezidive sind selten.

Postherpetische Neuralgie:
Etwa **15% der Patienten mit Herpes zoster** entwickeln eine postherpetische Neuralgie, das Risiko nimmt mit dem Alter zu. Bei den über 60-Jährigen tritt sie sogar in jedem zweiten Fall auf. 35–55% aller Zoster-Patienten haben noch bis zu 3 Monate, 30% sogar bis zu einem Jahr nach der Erkrankung Schmerzen. Das Auftreten der **postherpetischen Neuralgie** hat im wesentlichen **drei verschiedene** Charakteristika:
(1) Konstanter tiefer brennender Schmerz,
(2) Neuralgiform einschießender spontaner oder getriggerter spitzer Schmerz,
(3) Hyperästhesien und Allodynie bei Berührung oder leichtem Druck auf die Haut.

Die Patienten haben oft narbige Hautveränderungen mit Pigmentanomalien im befallenen Dermatom. Die postherpetische Neuralgie (PHN, Post-Zoster-Neuralgie) ist insbesondere bei älteren Menschen eine häufige Ursache schwerer neuropathischer Schmerzen. Meist ist der Schmerz mit konventioneller analgetischer Therapie nicht beherrschbar, selten gelingt eine völlige Schmerzfreiheit.

Ragozzino MW, Melton LJ, Kirkland LT, et al: Population-based study of herpes zoster and sequelae. Medicine 21:310, 1982.

31. Wie stellt man sich pathophysiologisch die Entstehung der postherpetischen Neuralgie vor?

Zu den diskutierten Mechanismen gehören die persistierende, abnorme Sensibilisierung von C-Faser-Nozizeptoren infolge Defektheilung nervaler Strukturen (peripher und zentral) mit Neurombildung. Durch die Schädigung spinaler Neurone kommt es infolge Deafferentierung zu Spontanentladungen und zur spinalen Disinhibition afferenter Impulse (Verlust der physiologischen spinalen Inhibition von C-Faser-Impulsen durch Aβ- und Aδ-Fasern, insbesondere nach Schädigung myelinisierter Nerven). Ebenfalls denkbare Mechanismen sind eine persistierende virale und/oder immunologische Aktivität.

32. Wie therapiert man die akute Zoster-Erkrankung, wie die postherpetische Neuralgie?

Bei der **akuten Zoster-Erkrankung** gibt man frühzeitig Infusionen mit dem **Virostatikum Aciclovir** (5 mg/kg KG 3 mal täglich) über eine Woche, manchmal helfen lokal anästhesierende Puder und Lösungen zusätzlich.

Die **Behandlung der postherpetischen Neuralgie** kann **lokal** oder **systemisch** erfolgen. Dabei sind die **trizyklischen Antidepressiva** wie Amitryptilin oder Desipramin die bisher einzige in kontrollierten Studien bewährte Substanzgruppe. Sie werden häufig in Kombination mit Antikonvulsiva wie Carbamazepin oder Gabapentin eingesetzt.

In geringem Umfang kann die lokale Applikation mit Capsaicinsalbe oder Salben, die Lokalanästhetika oder Aspirin bzw. nicht-steroidale Antiphlogistika enthalten, wirksam sein. Um den Patienten einen unnötigen «Schmerz-Tourismus» zu ersparen, sollten sie frühzeitig aufgeklärt werden, dass eine Schmerzfreiheit häufig nicht zu erzielen ist.

33. Welche Charakteristika hat ein Phantomschmerz? Was sind Deafferenzierungsschmerzen?

Der Phantomschmerz ist ein neuropathischer Deafferenzierungschmerz, der mit zeitlicher Latenz bei fast allen Extremitätenamputationen auftritt. Die in das amputierte Körperglied projizierten permanent oder paroxysmal unangenehmen Empfindungen werden oftmals als schmerzhafte Verkrampfung beschrieben, die entsprechende Extremität kann dabei als statisch oder bewegt in unterschiedlicher Größe wahrgenommen werden. Die Schmerzen haben meist einen brennend-stechenden Charakter, werden als einschießend empfunden und können sich attackenförmig verstärken.

Diese Schmerzform wird häufig auch nach peripheren Nervenläsionen, Plexusausrissen sowie Schädigungen des Tractus spinothalamicus beobachtet. Sie treten auch hier mit zeitlicher Latenz auf und werden aufgrund des Wegfalls physiologischer Afferenzen als **Deafferentierungsschmerzen** bezeichnet.

Der Phantomschmerz kann durch Berührung einer Hautregion außerhalb der deafferentierten Zone oder durch viszerale Aktivitäten wie Miktion oder Defäkation provoziert werden. Zusätzlich kann der Phantomschmerz durch nozizeptive Schmerzen im verbliebenen Stumpf verschlimmert werden. Man schätzt, dass etwa 80% der Patienten nach Gliedmaßenamputation einen Phantomschmerz entwickeln.

34. Wie lassen sich Phantomschmerzen verhindern, wie therapiert man sie?

Die Häufigkeit und die Schwere von Phantomschmerzen kann durch ausgiebige regionale und systemische Anästhesie vor, während und nach dem operativen Eingriff reduziert werden. Dies bedeutet, dass auch bei Allgemeinnarkosen zusätzlich lokalanästhetische Blockaden epidural oder im Bereich des Plexus appliziert werden. Präventiv wirkt offenbar auch eine Fortsetzung der Schmerztherapie in den ersten postoperativen Tagen. Eine neuere Therapie des Phantomschmerzes ist die Infusion mit Calcitonin in der postoperativen Frühphase. Sie führt in bis zu 75% der Fälle zu Schmerzfreiheit, die Rezidivrate liegt bei 38% nach einem Jahr. Langzeitergebnisse stehen allerdings noch aus.

Bestehende Phantomschmerzen werden folgendermaßen behandelt:

Bei neuralgiform einschießenden Schmerzen gibt man Antikonvulsiva wie **Carbamazepin**, Phenytoin, Valproat oder Gabapentin, bei brennenden konstanten Schmerzen behandelt man mit **trizyklischen Antidepressiva** oder Opioiden. Zu den nicht-medikamentösen Verfahren gehören die **Sympathikusblockade,** die Thermokoagulation der Hinterwurzeleintrittszone (DREZ; siehe Frage 59) oder die epidurale Elektrostimulation.

Außer bei lokalen Infektionen sind Eingriffe am Stumpf selbst kontraindiziert.

35. Was ist ein zentral dysästhetisches Schmerzsyndrom nach Rückenmarksverletzungen?

Rückenmarksverletzungen oder -erkrankungen, gleich welcher Ätiologie (Trauma, demyelinisierende Erkrankungen, nekrotisierende Myelitis, Syringomyelie, Rückenmarksinfarkt, arteriovenöse Malformation, Rückenmarkstumor), führen oftmals zur Unterbrechung der zentralen Verbindungen nozizeptiver Neurone im Rückenmark. Bei diesen zentralen Schmerzen treten Phantomempfindungen unterhalb der Querschnittsläsion auf. Die Patienten empfinden intermittierende, lanzinierende Schmerzen bei im Hintergrund kontinuierlich bestehenden brennenden Schmerzempfindungen.

Elektrophysiologisch zeigen sich veränderte Leitungseigenschaften des Tractus spinothalamicus bei gleichzeitig relativer Aussparung der Hinterstrangbahnen.

36. Auf welchen zentralen Ebenen können Schädigungen zu Schmerzen führen?

Zentrale Schmerzen entstehen durch Läsionen oder Anlagestörungen der an der Schmerzverarbeitung und Leitung beteiligten zentralen Strukturen im **Rückenmark, Hirnstamm** und **Thalamus.** Zentrale Schmerzen auf Ebene des Kortex sind nicht bekannt. Möglicherweise liegt dies an der multiplen Schmerzrepräsentation auf kortikaler Ebene.

37. Welche Symptome findet man beim klassischen Thalamussyndrom nach Déjèrine-Roussy?

Déjèrine und Roussy beschrieben ein zentrales Schmerzsyndrom, das als Folge eines **Verschlusses der A. thalamogeniculata** mit Schädigung des ventralen posterolateralen und ventralen posteromedialen Kerns im Thalamus (VPL- und VPM-Kern; **posterolaterales thalamisches Syndrom**) auftritt. Die Patienten empfinden brennende, quälende Schmerzen in einem Körperquadranten oder einer Körperhälfte kontralateral (**Thalamusschmerz**). Zusätzlich lassen sich fast immer schmerzhafte Sensibilitätsstörungen (Hyperpathie, Allodynie) nachweisen. Daneben findet man eine zumeist passagere kontralaterale Hemiparese, eine persistierende kontralaterale Hemianästhesie für Berührung und insbesondere Tiefensensibilität (weniger ausgeprägt für Schmerz und Temperatur), eine leichte Hemiataxie und Astereognose sowie eine kontralaterale choreatisch-athetotische Bewegungsunruhe (**klassisches Thalamussyndrom Déjèrine-Roussy**).

Ursachen des Thalamusschmerzes können neben vaskulären Schädigungen (Ischämie, Blutung) auch Tumoren, arteriovenöse Malformationen oder chirurgische Läsionen z. B. nach Thalamotomien sein.

Das **anterolaterale thalamische Syndrom** infolge Thrombose von Ästen der A. thalamoperforata manifestiert sich mit Ruhe- oder Intentionstremor, choreatisch-athetotischer Bewegungsunruhe sowie eventuell einer Thalamushand (eigenartige Kontrakturstellung). Sensibilitätsstörungen und thalamische Schmerzen finden sich hier nicht.

Gesichtsschmerzen

Siehe auch Kapitel 20 Kopfschmerzen, insbesondere Tabelle 20.3 (Klassifikation von Kopf- und Gesichtsschmerzen).

38. Was ist die Trigeminusneuralgie?

Die Trigeminusneuralgie (TN, Tic douloureux, Quintusneuralgie) bezeichnet einen heftigen, attackenförmigen, meist einseitigen Gesichtsschmerz. Der Charakter der Sekunden bis eine halbe Minute dauernden Schmerzattacken ist scharf, brennend, blitzartig-einschießend und von einer unerträglichen Intensität. Am Beginn ist der Verlauf oft schubweise über Wochen bis Monate, möglicherweise mit Remissionen. Sie betreffen das Versorgungsgebiet des **2. und 3. Trigeminusastes.** Die Attacken können durch Kauen, Sprechen, Zähneputzen, Rasieren, kaltes Wasser oder Berührung von

Triggerzonen ausgelöst werden, häufig sieht man reflektorische Zuckungen der Gesichtsmuskulatur («Tic douloureux»), die Attackenhäufigkeit kann bei bis zu 100 pro Tag liegen. Begleitend findet man auch autonome Reaktionen mit gelegentlich ipsilateraler Gesichtsrötung und Augentränen.

Die Trigeminusneuralgie betrifft häufiger Frauen als Männer (3:2) und tritt meist im Alter zwischen 40 und 60 Jahren auf. Die Inzidenz liegt bei 4 Neuerkrankungen/100 000 Einwohner.

Man unterscheidet **idiopathische Formen** (idiopathische TN) von **symptomatischen Formen**. Ursachen der paroxysmalen Entladungen trigeminaler Neurone können sein: Tumoren (5–8% aller Trigeminusneuralgien), Multiple Sklerose (2–4% aller Trigeminusneuralgien), Aneurysmen oder arteriovenöse Malformationen, die zur Kompression des Hirnnerven führen.

Die neurologische Untersuchung ist im schmerzfreien Intervall normalerweise unauffällig, Sensibilitätsstörungen (z. B. Ausfall der Kornealreflexes) weisen auf symptomatische Formen der Trigeminusneuralgie hin.

39. Welcher Trigeminusast ist bei der Trigeminusneuralgie am häufigsten betroffen, gibt es eine Bevorzugung einer Gesichtsseite? Wie viele Patienten mit Multipler Sklerose haben eine Trigeminusneuralgie?

Die Attacken sind vor allem infraorbital oder im Unterlippen-Unterkiefer-Bereich (2. Ast > 3. Ast). Der 1. Ast ist selten betroffen. Die rechte Seite ist häufiger als die linke befallen (bei der Glossopharyngeusneuralgie ist es häufiger die linke Seite!). Die Ursache hierfür ist nicht geklärt, möglicherweise ist sie Folge anatomischer Asymmetrien (Pyramidenhochstand rechts, Schlinge der A. cerebelli superior von oben).

1–2% aller MS-Patienten haben eine Trigeminusneuralgie, in 14% der Fälle ist sie hierbei beidseitig.

40. Wie kommt es pathophysiologisch zur Trigeminusneuralgie?

Die pathophysiologischen Hypothesen sind – mit Ausnahme der symptomatischen Formen – meist über die empirisch entwickelten Therapieansätze entwickelt worden.

Eine der bevorzugten Erklärungen postuliert die **mikrovaskuläre Kompression** mit mechanischer Irritation des V. Hirnnerven. Durch Schädigung der Myelinscheiden im Bereich pathologischer Gefäß-Nerven-Kontakte soll es zu einem Impulsübergang von markscheidenhaltigen sensiblen Fasern (Aβ-Fasern) auf die marklosen Schmerzfasern (C-Fasern) kommen (**Ephapsen-Hypothese**). Diese Vorstellung passt auch gut zur Erklärung der Triggerreizung: Eine Berührung der Gesichtshaut löst über einen «Kurzschluss» zwischen sensiblen und nozizeptiven Axonen den Schmerz aus.

Eine andere Möglichkeit ist die Sensibilisierung zentraler Interneurone nach axonaler Degeneration (**Deafferentierungshypothese**).

Eine weitere Hypothese macht eine zentralnervöse Störung («**epileptiforme Störung**») im Sinne eines Versagens zentral-inhibitorischer Mechanismen verantwortlich. Dafür spräche die Stabilisierung der Symptomatik mit Hilfe antikonvulsiver Therapie.

41. Welche Therapiemöglichkeiten gibt es für die Trigeminusneuralgie?

Es gibt für die Trigeminusneuralgie **medikamentöse** und **operativ-invasive Therapieverfahren**.

Therapie der 1. Wahl ist die medikamentöse Behandlung, chirurgische Interventionen sind therapierefraktären Patienten oder Patienten mit Intoleranzen gegen die Medikamente vorbehalten.

Nahezu alle Patienten sprechen zumindest initial auf eine Therapie mit **Carbamazepin** an (beginnend mit 200 mg retardiert abends, Steigerung um 100 bis 200 mg alle 5 Tage bis 800 mg; bei Bedarf bis 1600 mg oder der Verträglichkeitsgrenze, eventuell mit Serumspiegelkontrollen – Compliance!). Nur 25% der Patienten sprechen auf **Phenytoin**, das Medikament der 2. Wahl, an. Es kann adjuvant zu Carbamazepin gegeben werden. Diese Antikonvulsiva sollen zusätzlich zu ihrer direkten Wirkung auf die Entladungsbereitschaft des Nerven über eine Verminderung der GABA-Konzentration im periaquäduktalen Grau zentrale schmerzhemmende Systeme aktivieren. Auch **Baclofen** erleichtert – wie die erstgenannten Medikamente – die segmentale Inhibition und unterdrückt die exzitatorische Übertragung auf den spinalen Trigeminuskern (Medikament der 3. Wahl). Manche Therapeuten beginnen wegen der guten Verträglichkeit sogar mit Baclofen, um dann im Falle einer Resistenz auf Carbamazepin oder auch Gabapentin zurückzugreifen.

Für therapierefraktäre Patienten oder bei Medikamentenunverträglichkeiten kommt die neurochirurgische **Operation** in Frage. Hauptsächlich werden die **mikrovaskuläre Dekompression** (Janetta-Operation) oder die **perkutane Thermokoagulation** des Ganglion Gasseri angewendet. Erstere Operation hat den Vorteil der Schonung des N. trigeminus und der längeren Rezidivfreiheit bei putativ kausaler Wirksamkeit. Die Letalität des Eingriffs beträgt etwa 1 %, die Morbidität bis zu 10 % (am häufigsten Hörverlust und periphere Fazialisparese), weshalb man eher jüngere Patienten mit dieser Technik behandelt. Bei der Thermokoagulation dagegen ist die Rezidivrate 15–25 % innerhalb von 7 Jahren. Wegen des geringeren Narkoserisikos empfiehlt sich dieses Vorgehen bei älteren Menschen. Es gibt eine Reihe von verschiedenen anderen Operationstechniken, die im Einzelfall angezeigt sein können (**Tab. 19.6**).

Häufig werden den Patienten allerdings noch heute Zähne gezogen oder in der Hals-Nasen-Ohren-Klinik vermeintliche Sinusitiden operativ saniert.

42. Welche klinischen Symptome macht die Glossopharyngeus-Neuralgie?

Die Glossopharyngeus-Neuralgie ist seltener als die Trigeminusneuralgie (Inzidenz < 1/100 000), die postulierten pathophysiologischen Mechanismen gelten genauso. Bei den Patienten kommt es zu paroxysmalen ein- oder beidseitigen (25 %!) Schmerzen im Zungengrund, der Tonsillennische und am Gaumen mit Ausstrahlung ins Ohr, zum Kiefer und zu den Zähnen. Die Attacken werden durch Sprechen, Gähnen, Husten, Schlucken, Trinken oder Essen kalter Speisen ausgelöst. Autonome Begleitsymptome sind Gesichtsrötung, Bradykardie oder kardiale Synkopen (wegen der Verbindung zum Karotissinus: Glossopharyngeus-Reflex!).

Neben der **idiopathischen Glossopharyngeus-Neuralgie** gibt es auch **symptomatische** Formen bei Karzinomen im Hals- und Nackenbereich, leptomeningealen Metastasen (Meningeosis carcinomatosa) oder dem Foramen-jugulare-Syndrom.

Die **Therapie** mit Carbamazepin oder Phenytoin bringt die besten Erfolge, für die operative Therapie kommt ebenfalls die mikrovaskuläre Dekompression nach Janetta in Frage (Früherfolge 90 %, Rezidivquote 10–30 % nach 2 Jahren).

43. Was ist atypischer Gesichtsschmerz?

Der atypische Gesichtsschmerz ist ein heterogenes Syndrom oro-fazialer, meist unilateraler Schmerzen ohne die Charakteristika der Hirnnervenneuralgien und ohne ersichtliche organische Ursache. Der atypische Gesichtsschmerz ist demnach eine **Ausschlussdiagnose**.

Der Dauerschmerz ist mittelgradig, mit tageszeitlichen Schwankungen und zwischenzeitlichen Verschlimmerungen. Die Patienten sind oft noch voll im Haushalt oder Beruf tätig, schildern den Schmerz jedoch als unerträglich. Eine Zuordnung zu einem nervalen Versorgungsgebiet gelingt nicht, ebenso findet man keine Triggerpunkte oder Provokationsmechanismen.

Ätiologie und Pathogenese sind nicht geklärt. Am wahrscheinlichsten besteht ein Mechanismus wie beim Spannungskopfschmerz, d.h. eine Veränderung der zentralen Schmerzschwelle aus unterschiedlichen Gründen (z.B. bei depressiver Verstimmung). Erstauslöser können Operationen oder

Tabelle 19.6: Operative Therapieverfahren bei der Trigeminusneuralgie mit Rezidivquoten und Operationsrisiko

Verfahren	Initiale Schmerzlinderung	Rezidivquote	Perioperative Morbidität	Perioperative Mortalität
Thermokoagulation	98 %	20–23 %	1 %	0 %
Glyzerin-Rhizotomie	91 %	54 %	1 %	0 %
Ballonkompression	93 %	21 %	1,7 %	0 %
Mikrovaskuläre Dekompression	98 %	15 %	10 %	1 %
Partielle Rhizotomie	92 %	18 %	10 %	0,6 %

Aus: Taha JM, Tew JM: Comparison of surgical treatments for trigeminal neuralgia: reevaluation of radiofrequency rhizotomy. Neurosurgery 38:865, 1996.

Verletzungen im Gesicht und im Kieferbereich sein (Zahnextraktion, Injektionsbehandlung). Bei 2/3 der Betroffenen handelt es sich um Frauen zwischen dem 30. und 50. Lebensjahr, psychische Erkrankungen sind häufig assoziiert (bei ca 70% der Patienten Depression, Persönlichkeitsstörung, Psychose). Dabei ist die häufig begleitende Depression mit größerer Wahrscheinlichkeit Folge der chronischen Schmerzen und nicht deren Ursache.

Zur **Therapie** der Schmerzepisoden (episodischer atypischer Gesichtsschmerz) werden peripher wirksame Analgetika bevorzugt, zur Prophylaxe des chronischen atypischen Gesichtsschmerzes verwendet man Antidepressiva oder Antikonvulsiva (Carbamazepin).

44. Nennen Sie die häufigsten Ursachen von Gesichtsschmerzen

1. **Odontalgie** (Zahnschmerzen): Der Schmerz ist dumpf, pochend oder brennend; mehr oder weniger kontinuierlich und getriggert durch mechanische Stimulation eines Zahnes; Schmerzerleichterung durch sympathische Blockade.
2. **Postherpetische Neuralgie**: Versorgungsgebiet des 1. Trigeminusastes, vorangegangene vesikuläre Eruptionen; Schmerz ist chronisch brennend.
3. **Arteriitis temporalis**: Meist Kopfschmerzen im Versorgungsgebiet der Temporalarterie, oft begleitet von Sehstörungen; schmerzhaft tastbare A. temporalis.
4. **Cluster-Kopfschmerz** (Bing-Horton-Syndrom): Fronto-temporo-orbitale Kopfschmerzen, oft aus dem Schlaf heraus; brennend, bohrend, stechend mit vermehrtem Tränenfluss, gerötetem Auge, Rhinorrhoe und eventuell Horner-Syndrom.
5. **Temporomandibulargelenks-Dysfunktion** (Myoarthropathie des Kiefergelenks): Dumpfer Schmerz mit Provokation und Exazerbation durch Kiefergelenksbewegungen; Dauer über Tage, Wochen oder Monate, eventuell Knirschen feststellbar.
6. **Myofaszialer Schmerz**: Dumpfer Schmerz über Tage bis Monate, provozierbar durch Palpation von Triggerpunkten im betroffenen Muskel.

Zu anderen Formen der Gesichts- oder Kopfschmerzen siehe Tabelle 20.3.

Prinzipien der Schmerztherapie

45. Welche Substanzklassen von Analgetika unterscheidet man?

Der Fortschritt der Pharmakologie hat in den letzten Jahren zu einer großen Gruppe von klinisch verwendbaren Analgetika geführt. Man unterteilt diese Substanzklassen in **drei Kategorien**:
(1) Nicht-Opioid-Analgetika,
(2) Opoid-Analgetika und
(3) Adjuvante Analgetika.

Die nicht-Opioid-Analgetika und die Opoid-Analgetika sind primär für die Schmerztherapie zugelassen, während die adjuvanten Analgetika in erster Linie bei anderen Krankheiten angewendet werden, unter bestimmten Umständen allerdings analgetisch wirken können.

Tabelle 19.7 gibt einen Überblick der drei Hauptkategorien von Analgetika.

46. Welche Rolle spielen Opioide bei chronischen Schmerzen nicht-maligner Ursache?

Die längerfristige Anwendung von Opoid-Analgetika in der Therapie chronischer Schmerzen außerhalb von Tumorschmerzen ist kontrovers. Aus der

Tabelle 19.7: Hauptkategorien von Analgetika

Opioid-Analgetika
- Agonisten
- Partielle Agonisten
- Gemischte Agonisten-Antagonisten

Nicht-Opioid-Analgetika
- Nicht-steroidale antiinflammatorische Medikamente (NSAIDs)
- Acetaminophen

Adjuvante Analgetika
- Antidepressiva
- Antikonvulsiva
- GABA-(gamma-Aminobuttersäure)-Agonisten
- Alpha$_2$-adrenerge Agonisten
- Sympatholytika
- Lokalanästhetika
- Benzodiazepine
- Muskelrelaxantien
- Kortikosteroide
- Neuroleptika

klinischen Erfahrung lässt sich sagen, dass einige Patienten mit schmerzhafter Polyneuropathie oder anderen neuropathischen Schmerzsyndromen tatsächlich unter Opiaten eine langdauernde und zumindest partielle Analgesie erfahren. Dabei führt die Therapie weder zur signifikanten Opiat-Toxizität oder zu Verhaltensauffälligkeiten im Sinne einer psychischen Abhängigkeit oder Sucht. Ein Versuch in normalen Dosisbereichen eines Opioids unter strenger Überwachung kann daher bei Patienten erwogen werden, bei denen andere Therapieformen unzureichende Erfolge erbringen. Der Patient muss natürlich ausführlichst zu den möglichen Risiken aufgeklärt werden.

47. Was versteht man in der Schmerztherapie unter «Toleranz»?

Der Begriff **Toleranz** in der Schmerztherapie beschreibt das Phänomen der nachlassenden analgetischen Wirkung und die Notwendigkeit höherer Dosen eines Medikaments, um einen gleichbleibenden Therapieeffekt zu erhalten. Obwohl eine akute analgetische Toleranz unter Opiattherapie nach 1 bis 2 Wochen auftritt, lassen sich die Opiatdosen bis in extrem hohe Dosisbereiche erhöhen, ohne dass dabei schwerwiegende toxische Nebenwirkungen wie z. B. Atemdepression etc. zu erwarten sind. Das heißt also, dass die Toleranzentwicklung auch die nicht-analgetischen (Neben)Wirkungen der Opiate betrifft. Zahlreiche longitudinale Studien bestätigen zum einen das Phänomen der Toleranz gegen die initialen analgetischen Dosierungen, zum anderen dokumentieren sie, dass die wirksame Dosis sich später typischerweise auf einem Plateau stabilisiert und dort für eine längere Zeit anhält.

48. Welche Rolle spielen die nichtsteroidalen Antiphlogistika (NSAIDs) bei der analgetischen Therapie?

Nicht-steroidale Antiphlogistika hemmen die Prostaglandin-Produktion, die zu den Hauptmediatoren der nach einer Gewebsschädigung auftretenden Entzündung gehören. Der analgetische Nutzen der NSAIDs beruht auf der Inhibition der Prostaglandin-vermittelten Nozizeptor-Sensibilisierung, die die Aktivierungsschwelle senkt. Neuere tierexperimentelle Untersuchungen sprechen auch für zentral analgetische Mechanismen dieser Substanzklasse. Dies steht im Einklang mit der klinischen Beobachtung eines größeren analgetischen als antiinflammatorischen Nutzens der NSAIDs. Der zentrale Mechanismus dient auch der Erklärung der analgetischen Effekte bei Schmerzen ohne Hinweise auf peripher entzündliche Komponenten.

49. Nennen Sie die Arten und Substanzklassen der Medikamente, die als so genannte adjuvante Analgetika verwendet werden

Nahezu alle derzeit beim neuropathischen Schmerz verwendeten Medikamente sind per definitionem keine eigentlichen primären Analgetika, sondern adjuvante Schmerzmedikamente. Antidepressiva, Antikonvulsiva, Sympatholytika, GABA-(gamma-Aminobuttersäure)-Agonisten, Alpha$_2$-adrenerge Agonisten und lokalanästhetische Antiarrhythmika sind die Medikamente der ersten Wahl für die Behandlung des neurogenen Schmerzes. Die genannten Substanzklassen wurden in kontrollierten Studien getestet und gelten bei geringem Nebenwirkungsprofil als geeignet und effektiv für die Therapie des neuropathischen Schmerzes, obwohl dieses Anwendungsgebiet nicht zu den zugelassenen Indikationsgebieten gehört. **Tabelle 19.8** stellt die wichtigsten Beispiele zusammen.

50. Wie wirken trizyklische Antidepressiva beim chronischen Schmerz?

Trizyklische Antidepressiva werden seit vielen Jahren in der Therapie chronischer Schmerzen verwendet. Ihre Wirkung lässt sich nicht nur durch die Behand-

Tabelle 19.8: Adjuvante Analgetika für die Therapie neuroapthischer Schmerzen

Antidepressiva	Trizyklische Antidepressiva: Nortriptylin, Desipramin, Amitryptilin, Imipramin
	Serotonin-Wiederaufnahmehemmer: Fluoxetin, Paroxetin
	Andere: Trazodon
Antikonvulsiva	Phenytoin, Carbamazepin, Gabapentin
GABA-Agonisten	Baclofen
Sympatholytika	Phenoxybenzamin
Alpha$_2$-adrenerge Agonisten	Clonidin
Orale Lokalanästhetika	Mexiletin

lung der durch das chronische Schmerzsyndrom verursachten Depression erklären. Die Trizyklika hemmen die Wiederaufnahme von Serotonin (Amitryptilin, Imipramin) oder Noradrenalin (Desipramin). Wahrscheinlich erklärt sich ihre Wirkung durch die Effektivitätssteigerung der absteigenden adrenergen und serotoninergen Faserstränge, die auf spinaler Ebene die Nozizeption modulieren. Wenn sie gemeinsam mit Morphinen gegeben werden, steigern sie durch Kompetition um Bindungsstellen an Serumprotein die Plasmakonzentration an freiem Morphin. Die sedierenden und cholinergen Nebenwirkungen der Antidepressiva können allerdings die Compliance beeinträchtigen.

> McQuay HJ: Pharmacologic treatment of neurologic and neuropathic pain. Cancer Surv 7:141, 1988.

51. Welche Rolle spielen Antikonvulsiva bei der Therapie chronischer neuropathischer Schmerzen?

Antikonvulsiva werden derzeit als Therapie der 2. Wahl bei fehlgeschlagener Trizyklika-Therapie oder nicht tolerierbaren Nebenwirkungen derselben angewendet. Der Wirkmechanismus scheint zum einen die Unterdrückung der exzessiven Entladungen pathologisch veränderter Neurone zu sein, zum anderen beschützen sie wahrscheinlich normale Neurone davor, sekundär in den Krankheitsprozess involviert zu werden.

Carbamazepin ist (partiell) effektiv bei der Behandlung von einschießenden kurzen Schmerzen oder bei Patienten mit konstanten brennenden Schmerzen sowie auch bei muskulären Schmerzzuständen. Bei der Trigeminusneuralgie ist Carbamazepin das Therapeutikum der 1. Wahl. Die kontrollierten Untersuchungen zur Effektivität von Phenytoin sind bezüglich ihrer Ergebnisse eher gemischt, in einigen Studien konnten keine positiven Effekte nachgewiesen werden. Clonazepam und Valproinsäure können zur Linderung lanzinierender neuropathischer Schmerzen eingesetzt werden.

52. Welche Rolle spielt Gabapentin als adjuvantes Analgetikum im Vergleich zu den klassischen Antikonvulsiva?

Gabapentin entwickelt sich – obwohl kontrollierte Studien (noch) selten sind – mehr und mehr zum Medikament der 1. Wahl beim neuropathischen Schmerz. Seine Wirksamkeit ist gut, vielleicht sogar besser als bei den anderen derzeit verfügbaren adjuvanten Analgetika, bei beachtlich niedriger Inzidenz von Nebenwirkungen. Im Vergleich zu den klassischen Antikonvulsiva Phenytoin und Carbamazepin hat Gabapentin den Vorteil der einfacheren Anwendung. Zusätzlich müssen die Blutwerte, Leberwerte oder Medikamentenspiegel nicht überwacht werden, Medikamenteninteraktionen sind bislang kaum berichtet worden (zu Gabapentin siehe auch Kap. 21, Fragen 48, 49)

53. Welche anderen Medikamente kommen als adjuvante Analgetika beim chronischen Schmerz in Frage? Nennen Sie die wesentlichen Anwendungsbereiche

1. **Baclofen**: Der Agonist am metabotropen GABA (gamma-Aminobuttersäure)-Rezeptor wirkt effektiv bei der Behandlung der Trigeminusneuralgie und ist eventuell auch bei lanzinierenden neuropathischen Schmerzen wirksam.
2. **Clonidin**: Der alpha$_2$-adrenerge Agonist lindert die Schmerzen bei manchen Patienten mit schmerzhafter diabetischer Polyneuropathie. Der hypothetische Wirkmechanismus liegt in der direkten Inhibition spinothalamischer Neurone oder der generalisierten Inhibition der sympathischen ZNS-Aktivität.
3. **Neuroleptika**: Neuroleptika haben nur sehr begrenzte Wirksamkeit bei neuropathischen Schmerzsyndromen. Obwohl manchmal die Kombinationstherapie mit Antidepressiva bei schmerzhaften Polyneuropathien wirksam sein kann, werden in Anbetracht des Nebenwirkungsprofils und der wahrscheinlich geringen Wirksamkeit die Neuroleptika inzwischen kaum mehr verwendet.

54. Wie wirken Lokalanästhetika beim neuropathischen Schmerz?

Verschiedene Lokalanästhetika können evozierte Entladungen von Rückenmarksneuronen, die durch Schmerzfasern aktiviert wurden, unterdrücken. Sie führen durch diesen zentralen Mechanismus und durch Effekte auf geschädigte periphere Neuronen zur Linderung brennender Schmerzen. Das oral verfügbare Analog zu Lidocain, Mexiletin, hilft bei schmerzhafter diabetischer Polyneuropathie. Wie das intravenös gegebene Lidocain kann auch Mexiletin kontinuierlich auftretende Dysästhesien bei neuropathischen Schmerzsyndromen lindern.

55. Welche Indikationsgebiete gibt es für topische Analgetika?

Die Verwendung topischer Analgetika, also von Substanzen, die lokal auf der Haut und dem peripheren Nerven wirken, wird in letzter Zeit zunehmend interessanter für die Therapie chronisch neuropathischer Schmerzen. Da diese Agentien eigentlich nur lokal wirken, haben sie den Vorteil geringerer systemischer Nebenwirkungen.

Capsaicin-Salben werden bei peripher verursachten Schmerzen wie z.B. der diabetischen Polyneuropathie, postherpetischen Neuralgie oder beim Neuromschmerz verwendet.

56. Welche verhaltenstherapeutischen Maßnahmen kommen für die Therapie chronischer Schmerzen in Frage?

Ist der Patient für solche Therapieformen zugänglich, können Relaxation, Hypnose, Imagination oder Meditation als primäre oder adjuvante Maßnahme versucht werden. Gerade die kognitiven Techniken bedürfen von therapeutischer Seite einiger Erfahrung und erfordern vom Patienten für mindestens einen Monat eine tägliche Auseinandersetzung mit der Therapieform.

57. Welche Nervenstimulationstechniken werden bei der Schmerztherapie verwendet?

Die neurostimulatorischen Ansätze reichen von nicht-invasiven Gegenirritationstechniken bis zur transkutanen elektrischen Nervenstimulation (TENS) oder zur Akupunktur. Bei Patienten mit Kontraindikationen gegen andere Therapien oder Therapieresistenz wurden auch invasive Methoden wie die Hinterhornstimulation oder die tiefe intrazerebrale Stimulation versucht. Letztere Techniken sollten nur bei Patienten erwogen werden, die bereits eingängig untersucht worden sind, von Schmerztherapie-Experten behandelt wurden und bei denen behindernde und therapierefraktäre Dysästhesien vorliegen.

58. Welche Rolle spielen implantierbare Medikamentenpumpen bei der Therapie chronischer Schmerzen?

Intraventrikuläre Morphinapplikationen in bestimmten Hirnregionen sind in Form implantierbarer Pumpen für die klinische Anwendung inzwischen nutzbar. Unterstützt wurde diese Therapiemodalität durch die Identifizierung der unterschiedlichen Opiatrezeptoren und ihrer Gewebsverteilung, die nicht nur in den Gehirnregionen, sondern auch im Rückenmark vorkommen. Opiatrezeptoren finden sich demnach in großer Zahl in der Substantia gelatinosa, in der afferente C-Faserimpulse aus den Spinalganglien enden. Lokal appliziertes Morphin kann in dieser Region zur deutlichen Hemmung der Entladungen spinaler Neurone führen.

Die **intrathekale Administration** von Morphin führt zu einer drastischen Anhebung der Schmerzschwelle, die auf die angesteuerte Region begrenzt ist. Die **epidurale Gabe von Morphin** wird inzwischen in der postoperativen Schmerztherapie häufiger eingesetzt. Die wichtigste Erkenntnis aus den Studien zur lokalen Opiatapplikation ist, dass eine effektive Schmerzlinderung durch regionale Gaben ohne gleichzeitige zentrale Effekte, wie Lethargie, Veränderungen des Bewusstseinszustandes und Atemdepression, möglich ist.

Für die Auswahl der Patienten, die für eine Pumpentherapie in Frage kommen, gibt es strikte Vorgaben. Eine Primärindikation besteht für Patienten, bei denen mit supratherapeutischen Dosen keine Schmerzlinderung zu erreichen ist. Eine zweite Indikation besteht für Patienten, die Opiate wegen systemischer zentraler Nebenwirkungen wie Verwirrtheit, Übelkeit oder Bewusstseinstrübung nicht verwenden können. Eine dritte Indikation existiert für Patienten, bei denen durch intrathekale Opiat-Einzeldosen oder chronische epidurale Morphinzufuhr eine gute Schmerzkontrolle möglich ist.

Aus den genannten Gründen haben implantierbare Morphinpumpen eine bedeutende Rolle bei Patienten, bei denen orale Medikationen fehlgeschlagen sind.

Zur Therapie der Tumorschmerzen siehe Fragen 61 bis 67.

Pawl RP: Surgery for pain. Semin Neurol 9:257, 1989.

59. Welche neurochirurgischen Ablationstechniken kommen für die Therapie chronischer Schmerzen in Frage?

Die **DREZ-Operation** («dorsal root entry zone coagulation») kommt beim Deafferentierungsschmerz nach Wurzelausriss, Phantomschmerzen oder Schmerzen bei spinalen Läsionen in Frage. Mit 10–20 Koagulationen in ca. 2–3 mm Tiefe und 2–3 cm Abstand entlang der Fissura posterolateralis werden mit einer Thermokoagulationselektrode («radiofrequency coagulation») oder mit CO_2-Laser die afferenten Eingangsregionen der Hinterwurzeln zerstört.

Die **Chordotomie** (spinale Traktotomie) ist eine Operation, bei der einseitig der Tractus spinothalamicus mehrere Segmente oberhalb der Schmerzregion durchtrennt wird.

Obwohl die Technik noch vor 10 Jahren sehr populär war, geht ihr Gebrauch heutzutage stetig zurück. Indikation sind schwerste, einseitige, nicht mit Opioiden beherrschbare Tumorschmerzen. Die Operation wird stereotaktisch durchgeführt, indem man nach Zugang für die obere Körperhälfte bei HWK $^1/_2$, für die untere Körperhälfte bei BWK 3–5 mit einer Nadel oder Elektroden mittels Hochfrequenz-Thermokoagulation die Nervenfasern zerstört. Technisch ist die Operation am einfachsten zwischen Zervikalsegment 1 und 2 durchzuführen. Hier nämlich ziehen die Fasern des ventral gelegenen Tractus spinothalamicus nach dorsal in den unteren Hirnstamm. Die vorhandenen Begleitfasern führen allerdings bei Mitzerstörung zu häufig auftretenden Paresen oder Blasenproblemen.

Die **Rhizotomie** (Hinterwurzeldurchtrennung) oder die **periphere Neurektomie** sind in ihren Anwendungsgebieten sehr limitiert und werden heute nur mehr selten angewendet.

Stereotaktische Ablations- und Stimulationstechniken mit dem Ziel der thalamischen Modulation oder der Beeinflussung der thalamofrontalen Projektionen werden derzeit klinisch untersucht.

60. Welches Spektrum multimodaler Therapiestrategien steht für die Behandlung chronischer Schmerzen zur Verfügung?

Siehe **Tabelle 19.9**.

Tabelle 19.9: Therapiestrategien für die Behandlung chronischer Schmerzen

Strategie	Beispiele
Analgesie	Opioid-Analgetika Lokalanästhetische Nervenblockierung
Sympathikusblockade	Alpha-adrenerge Blockierung Ganglionäre lokale Opioid-Analgesie (GLOA) Lokalanästhetische Blockierung
Schmerzmodulation	Trizyklische Antidepressiva Antikonvulsiva Systemische Lokalanästhetika
Rehabilitation und physikalische Medizin	Rehabilitationsprogramme Physikalische Therapie
Linderung der Begleitsymptome	Trizyklische Antidepressiva Anxiolytika
Psychologische Therapie und soziale Unterstützung	Psychologische Unterstützung, Berufsberatung, Rechtsberatung

Modifiziert nach: Backorija M: Reflex sympathetic dystrophy/sympathetically maintained pain/causalgia: The syndrome of neuropathic pain with dysautonomia. Semin Neurol 14:263, 1994.

Tumorschmerzen

61. Was sind Tumorschmerzen? Wie ist die generelle Empfehlung zur Therapie?

Schmerzen beim Tumor sind hauptsächlich **Nozizeptorschmerzen**. Zusätzliche Schmerztypen können bei Infiltration in periphere Nerven oder Plexus, Verlegung von Hohlorganen oder durch Myelonkompression auftreten.

Die Auswahl der Therapie richtet sich nach dem **WHO-Dreierstufenschema**, das in **Tabelle 19.10** wiedergegeben ist. Zuerst sollten nicht-Opioid-Analgetika (Metamizol oder NSAIDs) in ausreichender Dosis gegeben werden. Bei nicht ausreichender Wirkung ist ein Opioid in regelmäßiger Dosierung angezeigt. Oftmals ist es besser, hier gleich ein «starkes» Opioid zu wählen. Alle Medikamente müssen nach festem Zeitplan und festgelegter Dosis gegeben werden. Insbesondere beim Tu-

Tabelle 19.10: Stufenschema der Therapie chronischer Schmerzen (WHO-Dreierstufenschema)

1. Stufe		
Nicht-Opioid-Analgetika	plus	Kausale Therapie Additive (adjuvante) Therapie Invasive Therapie (je nach individueller Gegebenheit)
2. Stufe		
Nicht-Opioid-Analgetika	plus	schwache Opioide
3. Stufe		
Nicht-Opioid-Analgetika	plus	starke Opioide

morschmerz gilt, dass die Gesamtdosis als absoluter Wert keine Rolle spielt, solange das Wirkungs-Nebenwirkungsverhältnis günstig ist. Die Schmerzfreiheit hat beim Tumorpatienten einen höheren Stellenwert als tolerable Nebenwirkungen. Häufig muss zur Kupierung von Schmerzspitzen eine rasch wirkende Zusatzmedikation (z.B. nicht-retardiertes Morphin) verordnet werden.

Die additive Therapie richtet sich nach der Art der Schmerzen. Bei neuropathischen Schmerzen kommen Antikonvulsiva zum Einsatz, bei entzündlicher Komponente (Weichteil- oder Knochenmetastasen) Kortikosteroide, bei brennenden Schmerzen nimmt man Antidepressiva.

62. Welcher Prozentsatz von Tumorpatienten stirbt ohne adäquate vorherige Schmerztherapie?

Man schätzt, dass etwa 25% der Tumorpatienten ohne eine angemessene analgetische Therapie sterben. In den letzten Jahren hat sich das Konzept der palliativmedizinischen Betreuung von Tumorpatienten jedoch verbessert. Damit einhergehend wird die Notwendigkeit frühzeitiger und intensiver schmerztherapeutischer Maßnahmen deutlicher wahrgenommen.

63. Welche Faktoren verhindern eine adäquate Therapie von Tumorschmerzen?

Ironischerweise sind es nicht die mangelnden Therapieoptionen oder die fehlenden technischen Voraussetzungen, sondern Faktoren wie «Opiatphobie» (die Angst, Opiate zu benutzen), inadäquate Einschätzung der Schmerzen (nozizeptiv oder neuropathisch?) und unzureichende Bewertung des Leidens und der Schmerzen als Akutsymptom mit entsprechender Handlungsnotwendigkeit.

64. Welche Opioidrezeptoren gibt es? Nennen Sie die Wirkungen, die durch sie vermittelt werden. Was sind partielle Opioidagonisten?

Es gibt **drei Opiatrezeptoren** (**Tab. 19.11**), die mit griechischen Buchstaben µ, δ und κ bezeichnet werden.

Durch die Aktivierung der **µ-Rezeptoren** entstehen Analgesie (überwiegend auf supraspinaler Ebene), Euphorie, Abhängigkeit, Miosis, Atemdepression, Hustendämpfung und Obstipation. Für die Vermittlung der Analgesie ($µ_1$) könnte ein anderer Rezeptor-Subtyp verantwortlich sein als für die restlichen Effekte ($µ_2$).

δ- und κ-Rezeptoren vermitteln eine Analgesie vorwiegend auf Rückenmarksebene. Durch die Aktivierung von κ-Rezeptoren entsteht zudem Sedierung und Dysphorie.

Liganden an Opioidrezeptoren wirken entweder als **Agonisten** (hohe intrinsische Aktivität), als **partielle Agonisten** (geringe intrinsische Aktivität) oder als **Antagonisten** (ohne intrinsische Aktivität). Sie unterscheiden sich zusätzlich durch ihre Wirksamkeit an den drei Rezeptortypen (Tab. 19.11).

Tabelle 19.11: Opioidrezeptoren und ihre Liganden

Rezeptortyp	Agonisten	Antagonisten	Wirkungen
µ	β-Endorphin Morphin Pethidin Methadon Fentanyl Buprenorphin	Naloxon Naltrexon Pentazocin Nalbuphin	Analgesie Euphorie Miosis Atemdepression Antitussive Wirkung Erbrechen Bradykardie Obstipation
δ	Leu-Enkephalin ß-Endorphin	Naloxon Naltrexon	Analgesie Verhaltensänderung
κ	Dynorphin Pentazocin Nalbuphin	Naloxon Naltrexon	Analgesie Sedation Dysphorie

Morphin, Pethidin, Methadon und Fentanyl sind reine, selektive Agonisten an µ-Rezeptoren (**reine Agonisten**). Buprenorphin ist ein partieller, selektiver Agonist am µ-Rezeptor, hat also eine geringere Maximalwirkung als Morphin (**partieller Agonist**).

Naloxon und Naltrexon sind reine, selektive Antagonisten an µ-Rezeptoren, blockieren aber in höheren Konzentrationen auch δ- und κ-Rezeptoren (**reine Antagonisten**).

Pentazocin und Nalbuphin schließlich sind sowohl partielle Agonisten an κ-Rezeptoren als auch Antagonisten oder schwache partielle Agonisten an µ-Rezeptoren (**gemischte Agonisten-Antagonisten**).

65. Wie viel mg Fentanyl muss man geben, um den gleichen analgetischen Effekt wie mit Morphin zu erreichen?

Die Äquivalenzdosis zu 10 mg Morphin intravenös ist 0,1 mg Fentanyl. D.h., Fentanyl wirkt 100-mal stärker als Morphin.

Tabelle 19.12 fasst die Applikationsformen und die therapeutischen Dosierungen verschiedener Opioid-Analgetika zusammen.

66. Welche Schmerzsyndrome sind relativ Opiat-resistent?

Neben den neuropathischen Schmerzen sind insbesondere Schmerzen aufgrund von Knochenmetastasen nur schwer durch Opiate zu kontrollieren.

67. Welche Alternativen gibt es bei Opiat-resistenten Tumorschmerzen?

Metastatische Knochenschmerzen sprechen möglicherweise auf eine **Kombinationstherapie** aus nicht-steroidalen Antiphlogistika oder Kortikosteroiden zusammen mit Opiaten an. Eine **Bestrahlungstherapie** lindert häufig die metastatischen Knochenschmerzen und kommt demnach alternativ oder additiv in Frage.

Tabelle 19.12: Therapeutische Dosierung und Wirkdauer gebräuchlicher Opioid-Analgetika

Substanz	Applikation	Einzeldosis beim Erwachsenen (mg)	Umrechnungsfaktor iv nach po	Wirkdauer* (Stunden)
Morphin	iv/im	10	3	2–4
	sc	10–20		2–4
	po	30		3–4 (retard 8–12, continus long 24)
Methadon	iv/im	10	2	4–8
	po	20		4–8
Fentanyl	iv	0,1 (100 µg)	–	2–4
Hydromorphon	iv/im	1,5	5	2–3
	po	7,5		2–3
Buprenorphin	iv/im	0,3–0,6	2,5	6–10
	po (sublingual)	0,4–1		
Dihydrocodein	po	200	–	4 (retard 8–12)
Pentazocin	iv	60	2,5	2–3
	po	150		2–3
Pethidin	im	150	2	2–4
	po	300		2–4
Piritramid	im	15–30	–	2–4
Tramadol	iv/im	50–100	1	2–4
	po	50–100		2–4

im, intramuskulär; iv, intravenös; po, oral; sc, subkutan
* Wirkdauer nach Verabreichung der ersten Einzeldosis; nach chronischer Applikation kann die Wirkdauer bei einigen Opioiden wesentlich länger sein als bei akuter Gabe

68. Ist die intravenöse Gabe von Opioiden der oralen Gabe überlegen?

Im Allgemeinen ist die orale Gabe von Opiaten genauso effektiv wie die parenterale Injektion, vorausgesetzt, die Dosis ist adäquat umgerechnet (siehe Tab. 19.12). Intravenöse Gaben wirken allerdings schneller, dafür ist ihre Wirkdauer kürzer. Die intravenöse Applikation hat Vorteile bei Patienten mit schwerem Erbrechen oder Übelkeit, Obstruktionen oder hyperakuten Schmerzzuständen, bei denen eine exakte und schnelle Dosiseinstellung benötigt wird.

69. Welche Substanzen werden intrathekal zur Schmerzkontrolle angewendet?

Die intrathekale Opioidgabe ist für die Behandlung von Tumorschmerzen oder anderen nichtbeherrschbaren chronischen Schmerzen zugelassen. Die am häufigsten verwendeten Substanzen sind **Morphin** und **Fentanyl**.

Literatur

1. Egle UT, Hoffmann SO (Hrsg.): Der Schmerzkranke: Grundlagen, Pathogenese, Klinik und Therapie chronischer Schmerzsyndrome aus bio-psycho-sozialer Sicht. Stuttgart–New York, Schattauer, 1993.
2. Inbody SB: Myofascial pain syndromes. In Evans R (Hrsg.): Neurology and Trauma. Philadelphia, W.B. Saunders, 1996.
3. Johnson RT, Griffin JW (Hrsg.): Current Therapy in Neurologic Disease, 5. Aufl. St. Louis, Mosby, 1997.
4. Merskey H, Bogduk N: Classification of Chronic Pain. Task Force on Taxonomy, International Association for the Study of Pain. Seattle, IASP Press, 1994.
5. Portenoy R, Kanner R (Hrsg.): Pain Management: Theory and Practice. Philadelphia, F.A. Davis, 1996.
6. Thoden, U: Neurogene Schmerzsyndrome, Stuttgart, Hippokrates, 1987.
7. Wesselmann U, Reich SG: The dynias. Semin Neurol 16:63, 1996.
8. Zenz M, Jurna I (Hrsg.): Lehrbuch der Schmerztherapie. Stuttgart, Wissenschaftliche Verlagsgesellschaft, 1993.

20. Kopfschmerzen

Howard S. Derman

Allgemeines

1. Wie häufig sind Kopfschmerzen allgemein?
Bei etwa 45% aller Erwachsenen treten mindestens einmal im Leben schwere, zur Arbeitsunfähigkeit führende Kopfschmerzen auf (**Abb. 20.1**). Die Lebenszeitprävalenz für alle Arten von Kopfschmerz wird auf 70% geschätzt, bei Schulkindern liegt die Prävalenz bei 10–15%.

2. Sind Kopfschmerzen bei Frauen oder bei Männern häufiger?
Die Migräne kommt zu 70% bei Frauen, zu 30% bei Männern vor. Beim Spannungskopfschmerz ist das Verhältnis von Männern zu Frauen 1,5:1. Der Cluster-Kopfschmerz kommt nahezu ausschließlich bei Männern vor (90%).

3. Hilft die Lokalisation des Kopfschmerzes bei der diagnostischen Einordnung?
Die Lokalisation der angegebenen Kopfschmerzen hilft ganz eindeutig bei der diagnostischen Zuordnung.

Die **Migräne** betrifft typischerweise die Hälfte des Kopfes, mit Beteiligung des Frontalbereichs bis hinein in die Augen und Wangen (Hemikranie).

Cluster-Kopfschmerzen sind mehr periorbital lokalisiert, die Patienten berichten über einen bohrenden, heftigen Schmerz hinter dem Auge.

Spannungskopfschmerzen werden typischerweise als bandförmig, drückend bis ziehend («Schraubstock»-, «Band»-, «Helm»-Gefühl) beschrieben und sind beidseitig. Sie liegen in der Temporalregion und breiten sich gelegentlich nach okzipital und frontal aus.

4. Welche Strukturen des Kopfes sind schmerzempfindlich?
Das Gehirn selbst ist schmerzunempfindlich (vgl. schmerzfreie Manipulationen am wachen Patienten z. B. während der Implantation von Tiefenelektroden). Die schmerzempfindlichen Strukturen des Kopfbereiches können dagegen verschiedene Formen von Kopfschmerz hervorrufen. **Tabelle 20.1** nennt diese Strukturen.

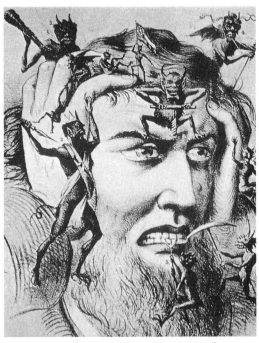

Abbildung 20.1: Der Kopfschmerz – eine Karikatur

5. Wann ist Kopfschmerz ein Symptom des akuten neurologischen Notfalls?

Folgende Hinweise müssen den Kopfschmerz als Symptom einer zugrunde liegenden schwerwiegenden Erkrankung werten:

1. Plötzliches Auftreten von schweren Kopfschmerzen (z. B. «der schlimmste Kopfschmerz meines Lebens»),
2. Kopfschmerzen mit begleitenden Bewusstseinsveränderungen, Fieber, Krampfanfällen oder fokalen neurologischen Ausfällen,

Tabelle 20.1: Schmerzempfindliche Strukturen des Kopfes

1. Kopfhaut
2. Blutversorgende Strukturen der Kopfhaut
3. Kopf- und Nackenmuskeln
4. Große Hirnsinus
5. Meningealarterien
6. Größere Hirnarterien
7. Schmerzfasern der Hirnnerven V, IX und X
8. Teile der Dura mater an der Schädelbasis

Tabelle 20.2: Ernste Erkrankungen, die sich mit Kopfschmerzen präsentieren können

1. Primärer Hirntumor
2. Hirnmetastasen
3. Hirnabszesse
4. Subdurale Hämatome
5. Intrazerebrale Blutungen
6. Subarachnoidalblutungen
7. Meningitis
8. Arteriitis temporalis
9. Hypertension und hypertensive Enzephalopathie
10. Hydrozephalus
11. Glaukom
12. Hirnvenenthrombosen

Tabelle 20.3: Kopf- und Gesichtsschmerzklassifikation der International Headache Society der WHO mit Anmerkungen zu einzelnen Krankheitsbildern

1. Migräne
- Migräne ohne Aura
- Migräne mit Aura
    - Migräne mit typischer Aura
    - Migräne mit prolongierter Aura
    - Familiäre hemiplegische Migräne
    - Basilarismigräne
    - Migräneaura ohne Kopfschmerz
    - Migräne mit akutem Aurabeginn

Tabelle 20.3: Fortsetzung

- Ophthalmoplegische Migräne
- Retinale Migräne
- Periodische Syndrome in der Kindheit als möglicher Vorläufer oder Begleiterscheinungen einer Migräne
    gutartiger paroxysmaler Schwindel
    alternierende Hemiplegie
- Migränekomplikationen
    Status migraenosus
    Migranöser Infarkt

2. Kopfschmerz vom Spannungstyp
- Episodischer Typ
- Chronischer Typ

3. Clusterkopfschmerz und chron. paroxysmale Hemikranie
- Clusterkopfschmerz vom episodischen Typ
- Clusterkopfschmerz vom primär chronischen Typ (etwa 10%)
- Chronisch paroxysmale Hemikranie

4. Kopfschmerzformen ohne begleitende strukturelle Läsion
- Idiopathischer stechender Kopfschmerz («Eispickel-Kopfschmerz»)
- Kopfschmerz durch äußeren Druck (Brille, Hut, Kopfband)
- Kältekopfschmerz (bei niedrigen Temperaturen bzw. als «icecream-headache» nach Kontakt mit Pharynx; lokalisiert in Stirnmitte)
- Hustenkopfschmerz (Dauer < 1 Minute, seltener einseitig als beidseitig, Hirndruckerhöhung)
- Anstrengungskopfschmerz («Gewichtsheberkopfschmerz»)
- Kopfschmerzen bei sexueller Aktivität

5. Kopfschmerz nach Schädelverletzungen
- Akuter posttraumatischer Kopfschmerz
- Chronisch posttraumatischer Kopfschmerz (< 8 Wochen nach Unfall oder nach Wiedererlangen des Bewußtseins, nach Schädel-Hirn-Trauma in ca. 50%, leichtere SHTs öfters Ursache als schwere!)

6. Kopfschmerz bei Gefäßstörungen
- Akute ischämische zerebrovaskuläre Störungen (TIA, Infarkt)
- Intrazerebrale Blutungen (intrazerebrales Hämatom, Subarachnoidalblutung, epi- und subdurales Hämatom etc.)
- Hirnvenenthrombosen
- Gefäßfehlbildungen (Angiom, Aneurysma)
- Arteriitis (Riesenzellarteriitis bzw. Arteriitis temporalis, systemische Arteriitiden etc.)

Tabelle 20.3: Fortsetzung

- A.carotis- oder A.vertebralis-Schmerz
  Gefäßdissektion
  Idiopathische Karotidodynie (drückender, pochender Schmerz an Karotisgabel mit Ausstrahlung)
  Kopfschmerz nach Endarteriektomie
- Arterielle Hypertonie (exogen, Phäochromocytom, Karzinoid, maligner Hochdruck, Eklampsie)

7. Kopfschmerz bei nichtvaskulären intrakraniellen Störungen
- Liquordrucksteigerung (Pseudotumor cerebri, Hochdruckhydrozephalus)
- Liquorunterdruck (Postpunktionskopfschmerz, Liquorfistel)
- Intrakranielle Infektionen (Meningitis, Enzephalitis, Abszesse etc.)
- Nicht-infektiöse Entzündungsprozesse (z. B. Sarkoidose)
- Intrakranielles Neoplasma

8. Kopfschmerz durch Substanzen oder deren Entzug
- Akute Substanzeinwirkung
  Nitrat- oder Nitritkopfschmerz («hot-dog-Kopfschmerz»)
  Antihypertensiva
  Glutamat («Chinarestaurant-Syndrom»)
  Alkohol
  Kohlenmonoxid
  Nikotin
  Vergiftungen
- Chronische Substanzeinwirkung
  Ergotaminkopfschmerz
  Analgetikakopfschmerz (90% Frauen, > 20 Tage/Monat, > 10 Stunden/Tag Schmerzen, Medikamenteneinnahme > 20 Tage/Monat, initiale Schmerzzunahme bei Weglassen der Medikamente)
- Akuter Substanzentzug («Alkohol-hang-over» etc.)
- Substanzentzug nach chronischem Gebrauch (Ergotamin, Koffein, Narkotika, Nikotin)

9. Kopfschmerz bei primär nicht das Gehirn betreffenden Krankheiten
- Virale oder bakterielle Infektionen, Fieber

10. Kopfschmerzen bei Stoffwechselstörungen
- Höhenkopfschmerz
- Sauerstoffmangel
- Schlaf-Apnoe-Syndrom (SAPS)
- Hyperkapnie
- Hypoglykämie

Tabelle 20.3: Fortsetzung

- Dialyse
- Anämie, Polyzythämie
- Herzinsuffizienz
- Hepatopathien
- Hypothyreose

11. Kopfschmerzen bei Erkrankungen von Hals, Augen, Ohren, Nase, NNH, Zähnen, Mund, Kieferstrukturen
- Schädelknochen (z. B. M. Paget)
- Halswirbelsäule (übertragener Schmerz, Schleudertrauma)
- Augen (Glaukom, Strabismus, Brechungsfehler, okuläre Myositis, Optikusneuritis, Aneurysma)
- Nasennebenhöhlen (Sinusitis)
- Zähne und Kauapparat (Bruxismus, Odontalgie, Mandibulargelenksarthrose/itis etc.)
- Ohren (Mittelohrentzündung etc.)

12. Kopf- und Gesichtsneuralgien, Affektionen von Nervenstämmen, Deafferenzierungsschmerzen
- Symptomatischer Gesichts- oder Kopfschmerz (z. B. Kompression 2./3. Zervikalwurzel, demyelinisierende Krankheiten, Hirnnervenschädigungen, Optikusneuritis, diabetische Neuropathie, Hirnneninfarkt)
- Herpes zoster und postherpetische Neuralgie
- Tolosa-Hunt-Syndrom («painful ophthalmoplegia»: Dauerkopfschmerz, Augenmuskelparesen; granulomatöse Entzündung der Orbitaspitze, Ausschlussdiagnose!)
- Idiopathische und symptomatische Trigeminusneuralgie (Kompression Nervenwurzel, Ganglion Gasseri oder zentral bedingt)
- Glossopharyngeusneuralgie (idiopathisch oder symptomatisch bei z. B. Karzinomen; einseitige Schmerzen Tonsille, Zungengrund, Rachenring bis zum Ohr; getriggert durch Sprechen, Gähnen, Essen; spontane Heilung möglich)
- Nervus-intermedius-Neuralgie (Schmerzattacken im Ohrbereich, wegen Beteiligung von Geschmacksfasern auch teilweise abnorme Geschmacksempfindungen, oft nach Zoster oticus)
- Nervus-laryngeus-superior-Neuralgie (Schmerzen im Kehlkopfbereich, unterhalb des Ohres, nach Karotisoperationen)
- N. okzipitalis-Neuralgie (stechende, druckschmerzhafte Hinterkopfschmerzen, Diagnosestellung: Infiltrationsanästhesie)
- Nasociliaris-Neuralgie (Charlin-Syndrom; okuloorbitale Schmerzen; eventuell Variante des Cluster-Kopfschmerzes),
- Pterygopalatinum-Neuralgie (Sluder-Syndrom) und N.-petrosus-major-Neuralgie (Vidianus-Syndrom): Varianten des Cluster-Kopfschmerzes

Tabelle 20.3: Fortsetzung

- Mandibulargelenkssyndrom (Costen-Syndrom, «myofaziales Syndrom», oft nach Luxation des Kiefergelenkes, fehlerhafte Zahnokklusion, präaurikuläre Schmerzen, Tinnitus, Hypakusis, Zungenbrennen, Irritation N.auriculotemporalis und der Chorda tympani)
- Aurikulotemporalis-Syndrom (Frey-Syndrom, präaurikuläre, temporale Dysästhesie, Hautrötung, «Geschmacksschwitzen»; nach Schädigung des N. facialis bei Parotisoperationen)
- Anästhesia dolorosa («schmerzhafte Gefühllosigkeit», am häufigsten nach Thermokoagulation Ganglion Gasseri, Umbau- und Sprossungsvorgänge des geschädigten Nervenstumpfes, Form des Deafferentierungs- oder Phantomschmerzes)
- Thalamusschmerz (Déjèrine-Roussy-Syndrom; häufig nach vaskulären Schädigungen; brennender Dauerschmerz kontralateraler Körperhälfte)
- Atypischer Gesichtsschmerz (Ausschlussdiagnose; keine neuralgiforme Ausstrahlung und keine nachweisbaren organischen Störungen; häufig mit psychischen Begleiterkrankungen wie Depression)

3. Neu aufgetretene Kopfschmerzen im Alter über 50 Jahre.

6. Welche häufigen schweren Erkrankungen können sich mit Kopfschmerzen manifestieren?
Siehe **Tabelle 20.2**

7. Welche Rolle spielen Opiate bei der Behandlung von Kopfschmerzen?
Opiate werden in der Behandlung von Kopfschmerzen üblicherweise nicht eingesetzt. Manche Patienten drängen allerdings den Arzt in diese Richtung. Ein Gespräch über den Einsatz von Opiaten schon zu Beginn einer Therapie kann hier hilfreich sein, um Missverständnisse zu vermeiden.

Ausnahme kann eine schwere Migräneattacke in der Schwangerschaft sein.

8. Wie klassifiziert man Kopfschmerzen?
Die üblicherweise verwendete Klassifikation von Kopf- und Gesichtsschmerzen entspricht den Vorgaben der Internationalen Gesellschaft für Kopfschmerzen der WHO. **Tabelle 20.3** gibt einen Überblick der Klassifikation, teilweise mit Anmerkungen zu einzelnen Krankheitsbildern.

Migräne

9. In welchem Alter treten Migräne-Kopfschmerzen erstmals auf?
Die Migräne beginnt typischerweise im Jugendalter. In 10% der Fälle kommt es bereits im Kindesalter zum ersten Anfall. Selten ist ein Beginn nach dem 40. Lebensjahr.

10. Wie häufig sind die Kopfschmerzattacken bei der Migräne?
Die Häufigkeit der Attacken variiert sehr. Durchschnittlich liegt sie bei 1 bis 2 pro Monat. Einige Migränekranke haben nur sehr sporadische Attacken (3 bis 4 mal pro Jahr). Bei manchen Frauen besteht eine starke Beziehung zum Menstruationszyklus.

11. Nennen Sie die häufigsten Symptome der Migräne
1. Halbseitiger Kopfschmerz (60% der Fälle): Der Schmerz beginnt als dumpfes Gefühl, wird dann pochend und möglicherweise unerträglich.
2. Appetitlosigkeit, Übelkeit, Erbrechen.
3. Photophobie und Phonophobie.
4. Veränderungen der Befindlichkeit und der Stimmung.
5. Gesichtsfeldausfälle oder sensible Ausfälle.

12. Aus welchen fünf Phasen besteht eine komplette Migräneattacke?
1. **Prodromalphase:** Stunden bis Tage vor den Kopfschmerzen treten Prodromi wie Änderung der Stimmung, des Appetits, des Verhalten oder der Wahrnehmung auf.
2. **Aura:** Die normale Aura dauert bis zu einer Stunde, eine prolongierte Aura mehr als 60 Minuten. Am häufigsten handelt es sich um visuelle Empfindungen, daneben gibt es sensible, seltener aphasische oder motorische Symptome.
3. **Kopfschmerz:** Der Kopfschmerz ist normalerweise einseitig und pulsierend. Er hält in der Regel 4 bis 12 Stunden, nicht selten aber auch 1 bis 3 Tage an und geht mit einer erheblichen Behinderung der Tagesaktivität einher.
4. **Beendigung des Kopfschmerzes**
5. **Postromalphase:** Nach Beendigung des Kopfschmerzes einer kompletten Migräneattacke folgt eine Phase mit körperlichem und psychischem Erschöpfungsempfinden («hangover»).

13. Wie häufig ist die Migräne mit einer Aura verbunden?

Etwa 20–35% der Migränekopfschmerzen sind mit Auren verbunden. Man bezeichnet diese Form als die **klassische Migräne** («migraine accompagnée»). Nach Symptomatik und Ausprägung der Auren bezeichnet man bestimmte Verlaufsformen der klassischen Migräne als ophthalmische Migräne, hemiplegische Migräne oder aphasische Migräne.

Die Migräne ohne Aura wird hingegen auch als **einfache Migräne** bezeichnet.

14. Was sind häufige Charakteristika der Aura?

Am häufigsten ist die visuelle Aura mit Photopsien, Lichtblitzen, einem hellen, leicht oszillierenden Zackenkranz («Fortifikationsspektren») oder Skotomen. Danach kommen sensible Auren mit Taubheitsempfindungen oder Gliedmaßenparästhesien. Aphasische Symptome oder Paresen sind seltener.

15. Nennen Sie die Charakteristika der Migräne mit Aura

Für die Diagnose einer Migräne mit Aura müssen drei der folgenden vier Kriterien erfüllt sein:
1. Eine oder mehrere vollkommen reversible, zentral bedingte Aurasymptome, die auf fokale zerebrale, kortikale oder Hirnstamm-Dysfunktionen hinweisen.
2. Parallele oder konsekutive Entwicklung der Aurasymptome (graduelle Entwicklung über 4 Minuten bei einem Aurasymptom, konsekutive Entwicklung von zwei oder mehreren Aurasymptomen).
3. Symptomdauer der Aura maximal 60 Minuten (bei der seltenen Migräne mit prolongierter Aura dauern die Symptome mindestens einer Aura länger als 60 Minuten und weniger als eine Woche).
4. Der Migränekopfschmerz muss innerhalb einer Stunde nachfolgen.

16. Welche Charakteristika hat eine Migräne ohne Aura?

Der Kopfschmerz muss folgende Kriterien erfüllen.
1. Dauer des Kopfschmerzes zwischen 4 und 72 Stunden.
2. Während des Kopfschmerzes sind folgende Begleitphänomene festzustellen (mindestens eines): Übelkeit, Erbrechen, Licht-, Geräuschempfindlichkeit.
3. Der Kopfschmerz hat folgende Charakteristika (mindestens zwei): einseitig (60%), pulsierend, Verstärkung bei körperlicher Aktivität, erhebliche Behinderung der Tagesaktivität.

17. Welche anderen Faktoren stützen die Diagnose einer Migräne?

1. Blande neurologische Anamnese,
2. Familienanamnese für Migräne positiv,
3. Auslösefaktoren oder Prodromi sind eruierbar.

18. Welche Auslösefaktoren sind im Einzelfall bei den Patienten festzustellen?

Oftmals bemerken oder berichten die Patienten über reproduzierbare Auslöser der Migräneattacken. **Tabelle 20.4** gibt eine Übersicht.

19. Was ist ein Status migraenosus, was sind Komplikationen der Migräne?

Ein **Status migraenosus** liegt bei Dauer der Migränekopfschmerzen von über 72 Stunden vor, die schmerzfreien Intervalle (einschließlich Schlaf) sind kürzer als 4 Stunden. Der migranöse Status kommt häufiger in Verbindung mit Medikamentenabusus vor.

Eine Komplikation der Migräne (früher **komplizierte Migräne**) ist der **migranöse Infarkt**. Er ist eine fehlende Rückbildung eines oder mehrerer Aurasymptome innerhalb von 7 Tagen und/oder der Nachweis einer Ischämie in der Bildgebung. Bisher wurde der migranöse Infarkt nur bei der Migräne mit Aura beobachtet, die Einschätzung der Migräne als Risikofaktor für juvenile Insulte ist noch unklar.

Andere Sonderformen der Migräne sind die seltene **ophthalmoplegische Migräne** mit Paresen der okulomotorischen Hirnnerven, wobei die Paresen

Tabelle 20.4: Mögliche Auslösefaktoren- oder Mechanismen für Migräneattacken

- Hormone: Regelblutung, Ovulation, Kontrazeptiva
- Umwelt: Lärm, Kälte, Flackerlicht, Höhe
- Nahrung: Rotwein, Käse, Südfrüchte
- Medikamente: Nitroglycerin
- Psyche: Hunger, Entlastung nach Stress, Erwartungsangst
- Innere Zyklen: Zeitverschiebung, Schlafentzug, Jahreszeiten wie Frühjahr und Herbst
- Unbewiesen: Wetter, Föhn

den Kopfschmerz um Tage überdauern können (Ausschluss anderer Ursachen), oder die **retinale Migräne** mit monokulärem Skotom oder Erblindung eines Auges für maximal eine Stunde im Zusammenhang mit Kopfschmerz (Ausschluss vaskulärer Ursachen mit Amaurosis fugax notwendig!).

20. Kommen die einseitigen Kopfschmerzen bei der Migräne immer auf derselben Seite vor?

Der Kopfschmerz bei der Migräne ist bei $^2/_3$ der Patienten während der Attacke tatsächlich halbseitig (Hemikranie). Er kann allerdings zwischen und innerhalb einer Attacke die Seite wechseln. Ein von den Patienten berichteter immer streng halbseitiger, nie seitenwechselnder Kopfschmerz ist untypisch für die Migräne und erfordert weitergehende Diagnostik.

21. Welche zusätzliche Diagnostik ist bei der Migräne notwendig?

Die Diagnose einer Migräne stützt sich ausschließlich auf die Erhebung der Anamnese.

Apparative Zusatzuntersuchungen wie CT, MRT, EEG oder evozierte Potentiale dienen lediglich zum Ausschluss anderer Erkrankungen. In der Kernspintomographie finden sich häufig in T2-gewichteten Aufnahmen kleine hyperdense Herde im Marklager, insbesondere bei Patienten, die unter einer Migräne mit Aura leiden. Diese Veränderungen sind unspezifisch und nicht als Hinweise auf eine Mikroangiopathie oder Entmarkungsherde zu werten. Die Indikation zur bildgebenden Diagnostik mittels CT besteht bei Erstmanifestationen der Migräne nach dem 40. Lebensjahr, bei länger persistierenden neurologischen Herdsymptomen und bei Fieber als Begleitsymptom.

22. Beschreiben Sie eine aktuelle pathophysiologische Vorstellung zur Migräneentstehung

Die exakte Pathophysiologie der Migräne ist nicht geklärt.

Bei der pathophysiologischen Erklärung der **Aura** werden zwei Hypothesen diskutiert.

Während der Auraphase von Migräneattacken zeigt sich eine Abnahme der Hirndurchblutung, zunächst im Okzipitalpol, mit langsamer Wanderung dieser Oligämie von okzipital nach parietal und temporal. Das Ausbreitungsmuster hält sich dabei nicht an kortikale Versorgungsgebiete zerebraler Arterien und entspricht am ehesten einer so genannten «**spreading depression**». Bei der «spreading depression» kommt es nach einem kurzen Exzitationsimpuls zu einer Hemmung der kortikalen Aktivität, die sich dann mit einer Geschwindigkeit von 2 bis 3 mm/Minute über den Kortex hinweg ausbreitet.

Bislang ist nicht geklärt, ob es bei der Migräne des Menschen primär zu einer Hemmung der Hirnaktivität und konsekutiv zu einer Minderung der Hirndurchblutung kommt oder umgekehrt.

Für die **Kopfschmerzphase** gibt es konkretere pathophysiologische Vorstellungen, man erklärt sie im Rahmen eines **trigeminovaskulären Mechanismus**. Sensorische Nervenfasern in den Gefäßwänden zerebraler Arterien sind in der Lage, Schmerzinformationen zu vermitteln. Diese afferenten Informationen enden im zentralen Trigeminuskerngebiet, das seinerseits unter der Kontrolle des periaquäduktalen Graus steht (eine Struktur mit schmerzmodulierenden Eigenschaften). Im Tierexperiment führt die elektrische Stimulation von Ganglienzellen des N. trigeminus zu einer Extravasation gefäßaktiver Substanzen, die zu einer **aseptischen perivaskulären Entzündung** in der Dura führen. Durch Freisetzung von Serotonin, vasoaktivem intestinalem Polypeptid (VIP), Substanz P (SP) und Calcitonin-Gene-related-Peptid (CGRP) kommt es mit Aktivierung von Prostaglandinen zur Stimulation afferenter C-Fasern, die dann den Kopfschmerz vermitteln.

23. Was ist die vaskuläre Theorie der Migräne?

Bei der vaskulären Theorie der Migräne nimmt man an, dass die Symptome der Migräneaura Folge einer zerebralen Vasokonstriktion, der Kopfschmerz selbst Folge einer Vasodilatation sei. Neuere Untersuchungen mit Messung des zerebralen Blutflusses stellen diese Theorie allerdings in Frage. Zwar ist der zerebrale Blutfluss bei der Migräne mit Aura vermindert, bei der Migräne ohne Aura zeigen sich allerdings keine veränderten zerebralen Flusswerte. Die Rolle vaskulärer Veränderungen bei der Pathophysiologie der Migräne bleibt daher kontrovers.

24. Welche Rolle spielt Serotonin bei der Migräne?

Serotonin kommt im gesamten Organismus vor, wobei über 90% im Gastrointestinaltrakt, der Rest vorwiegend im Gehirn und in den Thrombozyten verteilt sind. Während einer Migräneattacke soll es zu einer primär neurogenen Störung des Serotonin-Transmittergleichgewichtes kommen, die zu einer sekundär serotoninvermittelten Gefäßreaktion mit wahrscheinlich begleitender veränderter Schmerzwahrnehmung im Gehirn führt. Serotonin spielt damit eine entscheidende (im Detail bis heute noch nicht verstandene) Rolle bei der Pathogenese der Migräne.

Bestimmte Medikamente mit Einfluss auf den Serotoninspiegel wie die Triptane oder Amitriptylin oder Nortriptylin werden erfolgreich in der Migränetherapie eingesetzt.

Konzentration im Urin erhöht sich dagegen.

25. Welche Nahrungsmittel können eine Migräne provozieren?

Bestimmte Nahrungsmittel können Migräneattacken provozieren. Man kann dies mit Hilfe einer «Ernährungsanamnese» eruieren, **Tabelle 20.5** gibt eine Zusammenstellung.

26. Nennen Sie die Medikamente, die zur Therapie der akuten Migräneattacken verwendet werden

1. **Ankündigungssymptome:** Domperidon oder Acetylsalicylsäure
2. **Leichte Migräneattacken:** Metoclopramid, Domperidon, Paracetamol, Acetylsalicylsäure
3. **Schwere Migräneattacken:** Sumatriptan bzw. Zolmitriptan oder Metoclopramid plus Ergotamintartrat

27. Helfen Ergotamin-Präparate bei der Migräne?

Ergotaminpräparate können bei Patienten mit definierten Prodromalsymptomen in der **Akuttherapie der Migräne** hilfreich sein. Die Behandlung mit **Ergotamintartrat** sollte allerdings schweren und mit Analgetika wie ASS, Ibuprofen oder Paracetamol nicht zugänglichen Migräneattacken vorbehalten bleiben. Eine häufige Nebenwirkung der Ergotaminmedikation (oral, rektal oder als Dosieraerosol) ist Erbrechen, was unter der falschen Annahme einer fortgesetzten Migräneattacke zur erneuten Einnahme von Ergotamin führen kann. Es muss unmittelbar zu Beginn der Attacke genommen werden und kann bei gehäufter Einnahme zu Dauerkopfschmerzen führen, die in ihrer Charakteristik kaum von den Migränekopfschmerzen zu unterscheiden sind.

Tabelle 20.5: Nahrungsmittel, die Migräneattacken auslösen können

- Tyramin-reiche Nahrung (Käse, Rotwein)
- Glutamat-reiche Nahrung (chinesisches oder mexikanisches Essen)
- Nitrat-reiche Nahrung (Geräuchertes wie Salami, Rauchfleisch)
- Gepökelte, eingelegte oder marinierte Nahrung (z.B. Heringssalat)
- Alkoholische Getränke (insbesondere Rotwein)
- Koffeinhaltige Getränke (Tee, Kaffee, Coca-Cola)

28. Was ist Sumatriptan?

Sumatriptan gehört, wie auch neuere Triptane, zu einer neuen Substanzklasse in der Migränetherapie, den **5-Hydoxytryptamin-Rezeptoragonisten** (Serotonin- oder $5-HT_{1B/1D}$-Rezeptoragonisten). Es ist sowohl bei oraler wie bei subkutaner Gabe gut wirksam und wirkt im Gegensatz zu Ergotamintartrat zu jedem Zeitpunkt innerhalb der Attacke, d.h., es muss nicht notwendigerweise unmittelbar zu Beginn der Attacke genommen werden. Es wirkt wie die anderen verfügbaren Triptane auf die typischen Begleiterscheinungen der Migräne, nämlich Übelkeit, Erbrechen, Lichtscheu und Lärmempfindlichkeit, und reduziert signifikant die Einnahme von Schmerzmitteln. Allerdings tritt, wie bei anderen Migränemitteln auch, das Problem auf, dass bei lange dauernden Migräneattacken gegen Ende der pharmakologischen Wirkung die Migränekopfschmerzen wieder auftreten können («**headache recurrence**» oder «**secondary treatment failure**»). Da die Halbwertszeit bei Sumatriptan kürzer als bei Acetylsalicylsäure oder Ergotamintartrat ist, kommt es bei 50% der Patienten nach subkutaner Gabe, bei 40% nach oraler Gabe zu einem Wiederauftreten der Kopfschmerzen. Eine zweite Gabe der Substanz ist erneut wirksam, allerdings nur, wenn die erste bereits effektiv war. Es sollten maximal 2 Dosen innerhalb von 24 Stunden appliziert werden.

5-HT$_{1D}$-Agonisten, auch neuere Präparate (Naratriptan, Zolmitriptan, Rizatriptan und Eletriptan), sind generell nur bei 60–80% aller Migräneattacken und nur bei 80% aller Migränepatienten wirksam. Die neueren Triptane unterscheiden sich in ihren pharmakologischen Profilen (z.B. Naratriptan hat eine längere Halbwertszeit und eine bessere Bioverfügbarkeit als Sumatriptan), die therapeutische Effektivität ist in etwa gleich.

29. Wann ist eine pharmakologische Migräneprophylaxe indiziert? Was sind die Medikamente der Wahl?

Die Indikation zur prophylaktischen Therapie bei der Migräne ist bei Vorliegen mehr als zweimaliger Attacken pro Monat oder bei deutlicher Beeinträchtigung des Alltagslebens (häufigere Arbeitsunfähigkeit oder Schulabwesenheit) gegeben (**Tab. 20.6**).

Medikamente der 1. Wahl sind β-**Rezeptorenblocker** (Metoprolol, Propanolol) vor den Kalziumantagonisten (Cyclandelat, Flunarizin). Substanzen der 2. Wahl mit nachgewiesener prophylaktischer Wirkung sind Valproinsäure, Serotoninantagonisten (Pizotifen, Methysergid, Lisurid), Dihydroergotamin oder Magnesium. Die in den USA gebräuchlichen trizyklischen Antidepressiva werden in Deutschland nicht zur Migräneprophylaxe verwendet.

30. Welche Bedeutung haben ß-Blocker als Prophylaxemedikation bei Migräne?

β-Rezeptorenblocker sind die Medikamente der 1. Wahl zur Migräneprophylaxe. Sicher wirksam sind der nichtselektive β-Rezeptorenblocker Propa-nolol (30–240 mg/Tag) und der β$_1$-selektive β-Rezeptorenblocker Metoprolol (50–200 mg/Tag). Im Mittel kommt es unter Propanolol zu einer 44%-igen Reduktion der Migräneattacken.

Der Wirkungsmechanismus der β-Rezeptorenblocker ist nicht bekannt. Auffällig ist, dass alle wirksamen β-Rezeptorenblocker keine intrinsische sympathische Aktivität haben.

31. Werden ß-Rezeptorenblocker gut von den Migränepatienten vertragen?

Die β-Blocker wirken gut und haben relativ wenig Nebenwirkungen. Es gibt allerdings trotzdem unerwünschte Begleitwirkungen, die als Probleme auftreten können. Häufig und eine generelle Nebenwirkung dieser Substanzklasse sind Müdigkeit und Hypotonie. Bei Patienten mit Asthma ist der mögliche Bronchospasmus zu bedenken (Asthma bronchiale ist Kontraindikation). Erstaunlich viel Migränepatienten sind in Sport- oder Aerobic-Vereinen. Bei diesen Patienten kann es zu starken Verunsicherungen kommen, wenn während einer Trainingseinheit der Puls bei 60 Schlägen bleibt, während andere um die 160 erreichen. Sportliche Aktivitäten unter β-Blockern werden deshalb oftmals als unangenehm empfunden, was vor der Therapieentscheidung bedacht werden sollte.

32. Welche Kalziumantagonisten kommen für die Migräneprophylaxe in Frage?

Aus der Gruppe der Kalziumantagonisten ist – soweit derzeit beurteilbar – nur **Flunarizin** (5 mg bei Frauen, 10 mg bei Männern) sicher wirksam. **Cyclandelat** (1200 bis 1600 mg) hat zwar weniger Nebenwirkungen als Flunarizin, ist aber etwas weniger wirksam. Die typischen Nebenwirkungen sind Müdigkeit, Gewichtszunahme, Depression und Schwindel sowie bei älteren Menschen in seltenen Fällen extrapyramidal-motorische Störungen mit Entwicklung eines Parkinsonoids oder Dyskinesien. Die Wirksamkeit der Anfallsreduktion bei Flunarizin ist der von Propanolol vergleichbar (etwa 44% Reduktion).

33. Kann ein Antikonvulsivum zur Migräneprophylaxe eingesetzt werden?

In letzter Zeit hat sich das Antikonvulsivum **Valproinsäure** in der Migräneprophylaxe zunehmend be-

Tabelle 20.6: Indikationen zur prophylaktischen Therapie bei Migräne (mindestens ein Kriterium)

1. Mindestens 24 Attacken/Jahr, d.h. mindestens 2/Monat
2. Mindestens zweimaliger Status migraenosus
3. Mindestens zweimalige Migräneattacke mit prolongierter Aura
4. Mindestens zwei Attacken mit sehr nachhaltiger, unerträglicher Beeinträchtigung trotz adäquater Akuttherapie
5. Erhebliche Nebenwirkungen der Akuttherapie

währt. Der Mechanismus ist unklar, scheint aber nicht von den antikonvulsiven Eigenschaften abhängig zu sein.

34. Bestehen bei der Valproinsäure Unterschiede zwischen der Migränetherapie und der Therapie bei Epilepsien?

Eine prophylaktische Wirkung bei der Migräne wird normalerweise bei niedrigeren Medikamentendosen (500 bis 600 mg) erreicht, als für die Behandlung von Epilepsien eingesetzt werden (beim Erwachsenen hier 1200 bis 1800 mg/Tag). Manchmal reichen sogar 2 mal 125 mg täglich schon aus, eine durchschnittliche Dosis von 600 mg ist bei etwa 70 % der Patienten wirksam. Die Überwachung der Serumspiegel ist bei der Migräne nicht notwendig.

35. Kommt Methysergid für die Migräneprophylaxe in Frage?

Methysergid ist ein Serotoninagonist und wirkt selektiv vasokonstriktorisch. Das Medikament ist zwar nachgewiesen wirksam zur Migräneprophylaxe, gehört aber inzwischen nicht mehr zu den Therapeutika der engeren Wahl und sollte der Behandlung des Cluster-Kopfschmerzes vorbehalten sein. Das Nebenwirkungsspektrum ist beträchtlich, wegen der Gefahr von Lungen- und Retroperitonealfibrosen sollte es auch nicht länger als 3 bis 5 Monate gegeben werden.

36. Wie therapiert man eine Migräne in der Schwangerschaft?

Muss in der Schwangerschaft eine Migräne therapiert werden, so kommt Acetylsalicylsäure in Frage. Alternativ können leichte und mittlere Attacken mit Paracetamol therapiert werden, welches im Gegensatz zur Acetylsalicylsäure auch im letzten Trimenon gegeben werden kann. Wenn diese Therapie fehlschlägt und die Schmerzen nicht zu ertragen sind, dann – und nur dann – kommen eventuell Opioide zum Einsatz. Codein ist hierbei wahrscheinlich das sicherste Medikament.

37. Welche Migränemedikamente sind in der Schwangerschaft klar kontraindiziert?

Ergotaminpräparate und alle Substanzen mit vasospastischen Begleitwirkungen sind in der Schwangerschaft kontraindiziert. Letztendlich sind nach einem eingehenden Aufklärungsgespräch alle Migränepatientinnen im Sinne des kindlichen Schutzes zum Verzicht auf diese Substanzen während der Schwangerschaft bereit.

38. Was hat CADASIL mit Migräne zu tun?

Das CADASIL-Syndrom («cerebral autosomal dominant arteriopathy with subcortical infarcts and leucoencephalopathy») ist eine familiäre, nicht-arteriosklerotische und nicht-amyloidotische Angiopathie, ohne Zusammenhang mit Hypertonus. Genetisch liegt eine Punktmutation im Notch3-Gen auf Chromosom 19 zugrunde. Die Patienten haben **migräneartige Kopfschmerzen** (mit und ohne Aura) bei wiederholten subkortikalen Ischämien (TIA, PRIND, Schlaganfall), kognitive Defizite, Gangstörungen, Blasenentleerungsstörungen, psychiatrische Störungen (depressive Zustandsbilder, Anpassungsstörungen) und epileptische Anfälle. Die Prävalenz der Erbträger beträgt geschätzt 1 : 160 000. Das Syndrom kommt bei prädominanter Migränesymptomatik als Differentialdiagnose zur Migräne in Frage.

Die Diagnose wird auf Grundlage des MRT-Befundes, der Hautbiopsie (Nachweis von GEM = «granular electron-dense osmiophilic material») und des genetischen Nachweises der Punktmutation gestellt.

Eine kausale Therapie ist nicht bekannt. Zur Behandlung der Migräneanfälle eignen sich eher β-Blocker, Sumatriptan dagegen nicht. Man versucht eine Prophylaxe der vaskulären Ereignisse mit Acetylsalicylsäure. Die mittlere Lebenserwartung der Patienten liegt bei 60 Jahren.

Clusterkopfschmerz und chronisch paroxysmale Hemikranie

39. Unter welchen Namen ist der Clusterkopfschmerz ebenfalls bekannt? In welchem Alter treten diese Kopfschmerzen auf?

Der Clusterkopfschmerz (CK) wird synonym mit den Begriffen **Erythrosopalgie**, **Bing-Horton-Syndrom** oder **Histaminkopfschmerz** verwendet. Ursprünglich abgetrennte Krankheitsbilder wie die

Nasoziliaris-Neuralgie (Charlin-Syndrom), die Pterygopalatinum-Neuralgie (Sluder-Neuralgie; Neuralgie des Ganglion spheno-pterygo-palatinum), die Vidianus-Neuralgie und die Neuralgie des N. petrosus superficialis major werden heute als Clusterkopfschmerz aufgefasst. Möglicherweise gilt dies auch für paratrigeminale Neuralgie (Raeder-Syndrom).

Die Clusterkopfschmerzen beginnen typischerweise in der 3. **Lebensdekade** (Maximum 25. Lebensjahr), kommen selten jedoch auch nach dem 45. Lebensjahr und im Kindesalter vor. Die Prävalenz der Erkrankung liegt bei ca. 3:1000, Männer sind deutlich häufiger betroffen als Frauen (5–8:1).

40. Welche Formen des Clusterkopfschmerzes unterscheidet man, wie sind die Symptome?

Man unterscheidet einen **episodischen Typ** (mindestens 2 Kopfschmerzperioden = «Cluster»-Schübe, die unbehandelt 7 Tage bis 1 Jahr dauern und durch freie Intervalle von mindestens 14 Tagen getrennt sind) von einem **chronischen Typ** (keine freien Intervalle seit mehr als einem Jahr oder kürzer als 14 Tage).

Die Kopfschmerzen treten als heftige, akute, einseitige retro-, peri- oder supraorbitale und/oder temporale Schmerzen auf, die unbehandelt 20 bis 60 Minuten dauern. Die Schmerzen sind bohrend, brennend oder werden als «glühendes Messer» im Auge empfunden. Sie treten oftmals aus dem Schlaf heraus auf und wiederholen sich auch tagsüber 2 bis 8mal, eine Aura findet sich nicht. Die Kopfschmerzen sind von Nasenkongestion (Rhinorrhoe), periorbitalem Ödem, Schwitzen an Stirn und im Gesicht, Miosis, Ptosis (partielles Horner-Syndrom) oder konjunktivaler Injektion begleitet.

Man spricht von einem **Clusterkopfschmerz**, wenn mindestens 5 Attacken dieser Art auftreten (Attackenfrequenz von 1 mal in 2 Tagen bis 8-mal pro Tag). Im Gegensatz zu den Migränepatienten, die eher ein abgedunkeltes Zimmer und das Bett aufsuchen, sind die Patienten während der Clusterkopfschmerzattacke motorisch unruhig, gehen umher und drücken mit Daumen oder Zeigefinger auf das betroffene Auge.

41. Warum werden Clusterkopfschmerzen so genannt?

Die Kopfschmerzattacken treten in «clustern» (Gruppen) auf. Sie wiederholen sich innerhalb kurzer Zeit und die «cluster» treten periodisch auf. Ein typischer «cluster» dauert etwa 4 bis 8 Wochen, wobei 1 bis 2 (bis manchmal 8) Kopfschmerzattacken pro Tag auftreten. Je nach dem Typ der Erkrankung (episodischer versus chronischer) können danach Monate, manchmal ein ganzes Jahr bis zum nächsten «cluster» vergehen.

42. Was ist die Ursache der Clusterkopfschmerzen. Gibt es Faktoren, welche die «cluster» provozieren können?

Die Ursache der Erkrankung ist unbekannt, eine familiäre Prädisposition besteht nicht. Pathophysiologisch werden ähnliche Mechanismen wie bei der Migräne diskutiert (siehe dort). Die Kopfschmerzanfälle unterliegen meist einem zirkadian gesteuerten Rhythmus.

Auslöser oder Triggerfaktoren der Anfälle sind Relaxation, körperliche Anstrengung, Höhenaufenthalte, Flimmer- oder Flackerlicht, Alkohol, Histamin oder Nitroglycerin. Die Provokation der Kopfschmerzen nach sublingualer Nitroglyceringabe wird diagnostisch im Anfangsstadium der Erkrankung benutzt. Unter Therapie ist der Nitroglycerintest dann negativ. In $2/3$ der Fälle lässt sich auch durch subkutane Histamininjektionen der Kopfschmerz provozieren, es besteht allerdings kein Zusammenhang mit dem experimentellen generalisierten Histamin-Kopfschmerz beim Gesunden.

43. Wie unterscheidet sich die chronische paroxysmale Hemikranie vom Clusterkopfschmerz?

Die chronische paroxysmale Hemikranie (**Indomethacin-abhängiger Gesichtsschmerz**) ist weit seltener als der Clusterkopfschmerz (weltweit erst ca. 190 Fälle beschrieben). Er betrifft **Frauen häufiger als Männer** (4:1), die **Anfallsfrequenz** der ebenfalls seitenkonstanten hemikranischen Schmerzen ist jedoch häufiger (täglich bis zu 30 Attacken), Remissionen treten nur im Vorstadium der Erkrankung auf. Die Attackendauer ist kürzer (5 bis 30 Minuten) und unterliegt keinen zirkadianen Schwankungen, Anfallsauslöser sind mit der Ausnahme von Kopfbewegungen nicht zu eruieren, die Attacken selbst haben die gleichen Begleitsymptome wie der Clusterkopfschmerz. Entscheidend ist das **therapeutische Ansprechen auf Indomethacin**, dessen Dosis individuell auszutitrieren ist. Sauerstoffinhalationen sind im Gegensatz zum Clusterkopfschmerz unwirksam.

44. Nennen Sie die Differentialdiagnose des Clusterkopfschmerzes.
Siehe **Tabelle 20.7**.

45. Wie therapiert man die akuten Attacken beim Clusterkopfschmerz?
Attackenkupierung durch Patienten:
1. Sauerstoffinhalation (7 l/Minute 100% O_2 über 15 Minuten),
2. Ergotamintartrat-Aerosol (3 Stöße zu je 0,45 mg im Abstand von 3 Minuten; maximal 6 Hübe/Tag),
3. Sumatriptan (6 mg subkutan),
4. Lidocain-Lösung (4%; nasale Instillation durch Patienten bei maximal rekliniertem Kopf).

Attackenkupierung durch den Arzt:
1. Ergotamintartrat (0,5 mg subkutan),
2. Dihydroergotamin (1 mg intramuskulär oder 0,5 mg intravenös).

46. Wie benutzt man Sauerstoff in der Therapie des Clusterkopfschmerzes? Wie erfolgreich ist das?
Der Patient inhaliert 100%igen Sauerstoff mit 7 l/Minute über 15 Minuten. Dies führt bei etwa 80% der Patienten zu einer Schmerzlinderung, mit Besserung innerhalb von 7 bis 10 Minuten. Die Sauerstofftherapie muss früh zu Beginn der Kopfschmerzen begonnen werden, manchmal tritt der Kopfschmerz nach Beendigung der Inhalation wieder auf («headache recurrence»).

Tabelle 20.7: Differentialdiagnose des Clusterkopfschmerzes

Ursache	Bemerkungen
Symptomatische Ursachen	Paraselläre Hypophysentumoren, Meningeome, Aneurysmen, Dissektion der A. carotis interna
Migräne	Seltenere, längere Attacken, Ruhebedürfnis der Patienten, pochend-pulsierende Schmerzen, Sonderform: Clustermigräne!
Tolosa-Hunt-Syndrom	«painful ophthalmoplegia»; Dauerkopfschmerz, Augenmuskelparesen, granulomatöse Entzündung der Orbita, Ausschlussdiagnose!
Glaukomanfall	Augen- und Kopfschmerzen, Sehverschlechterung, Übelkeit und Erbrechen; objektiv Gefäßinjektion, Pupillenstarre
Trigeminusneuralgie	Nur Sekunden andauernde, blitzartig einschießende Attacken; meist 2./3. Trigeminusast betroffen, mechanische Triggerpunkte, selten nachts
Arteriitis temporalis	Höheres Lebensalter, dumpf-brennende Schmerzen temporal; verdickte A. temporalis, allgemeines Krankheitsgefühl, erhöhte BSG, Assoziation mit Polymyalgia rheumatica
Herpes zoster/ postherpetische Neuralgie	Konstanter Brennschmerz mit überlagerten Paroxysmen, meist im Stirnbereich, Berührungsempfindlichkeit des betroffenen Hautareals, im Akutstadium vesikuläre Eruptionen
Atypischer Gesichtsschmerz	Überwiegend Frauen, Dauerschmerz, Punctum maximum Wange/Oberkiefer, vage Beschreibungen, keine anatomische Zuordnung, psychische Begleiterkrankungen
Chronische paroxysmale Hemikranie	Häufigere, kürzere Attacken; promptes Ansprechen auf Indomethacin; überwiegend Frauen
Sinusitis	Durch schmerzhafte Nervenaustrittspunkte, Klopfschmerz, Röntgen Nasennebenhöhlen, Verschlimmerung durch Kopfvorbeugung

47. Welche Prophylaxetherapie kommt während eines «clusters» in Frage?

Therapie der 1. Wahl beim episodischen Clusterkopfschmerz ist der Kalziumkanal-Blocker **Verapamil** (3 bis 4 mal 80 mg/Tag). Man beginnt einschleichend, um alle zwei Tage um 80 mg zu steigern. Ebenfalls geeignet ist **Prednison** in einer initialen Dosis von 60 bis 80 mg und ausschleichender Dosierung in den nächsten Tagen. Bei Unterschreiten einer Schwellendosis von 10 bis 20 mg kann es zu erneuten Clusterattacken kommen. Medikament der 2. Wahl ist Methysergid (maximale Therapiedauer 3–5 Monate) oder Lithiumcarbonat.

Beim chronischen Clusterkopfschmerz ist ebenfalls Verapamil das Therapeutikum der 1. Wahl und kann je nach Erfolg mit Lithiumcarbonat kombiniert werden. Eine Lithiumcarbonatmonotherapie mit Prednisonstoßtherapie kommt ebenfalls in Frage.

48. Welche Therapien kommen als Ultima ratio beim Clusterkopfschmerz in Frage?

In verzweifelten Fällen, bei denen alle medikamentösen Therapieversuche gescheitert sind und bei denen Suizidalität besteht, kann eine **Kryokoagulation** oder die **Hochfrequenzrhizotomie des Ganglion Gasseri** versucht werden. Anschließend sind allerdings Ergotamin und Sumatriptan wegen der funktionellen Denervierung zur Attackenkupierung nicht mehr wirksam.

Spannungskopfschmerzen

49. Was sind Spannungskopfschmerzen?

Spannungskopfschmerzen («tension headache», «Muskelkontraktionskopfschmerz») sind drückende bis ziehende, nicht-pulsierende («Schraubstock»-, «Band»-, «Helmgefühl»), bilaterale, hauptsächlich temporal lokalisierte Kopfschmerzen. Sie können teilweise frontal oder okzipital, aber auch holozephal empfunden werden. Die Schmerzen sind von mittlerer Intensität und behindern die Tagesaktivität nicht nachhaltig, eine Verstärkung durch körperliche Aktivität ist nicht festzustellen. Auch vegetative Begleiterscheinungen fehlen oder sind gering ausgeprägt. Obwohl die Schmerzen im englischen Schrifttum auch als Muskelkontraktionsschmerzen bezeichnet werden, fehlt meist eine im EMG nachweisbare Tonuserhöhung der extrakraniellen Muskulatur.

50. Was verursacht Spannungskopfschmerzen?

Die Ursache der Spannungskopfschmerzen ist nicht geklärt. Es gibt eine Reihe prädisponierender Faktoren oder Erkrankungen, zu denen Depression, Angststörungen, psychosozialer Stress, muskuläre Überlastungen, Funktionsstörungen des Kauapparates, Schlafdefizit oder Medikamentenmissbrauch gehören. Trotzdem ist es nicht möglich, diese Kopfschmerzform mit bestimmten psychologischen Persönlichkeitsprofilen der Erkrankten zu korrelieren.

Pathophysiologisch wird eine **Funktionsstörung der zentralen Schmerzschwelle** angenommen. Ein Zusammenhang mit erhöhter Muskelspannung der perikraniellen Muskulatur oder Fehlhaltungen der Halswirbelsäule besteht nicht.

51. Welche Typen von Spannungskopfschmerz unterscheidet man? Welche Charakteristika haben sie?

1. Episodischer Kopfschmerz vom Spannungstyp (früher «vasomotorischer» Kopfschmerz):
1. Schmerzcharakteristika (mindestens 2 Kriterien): Druck- oder Engegefühl, leicht bis mittelintensiv, bilaterale Lokalisation, keine Verstärkung durch körperliche Aktivität
2. Dauer unbehandelt 30 Minuten bis 7 Tage
3. Frequenz weniger als 15 Tage/Monat
4. Mindestens 10 vorausgegangene Attacken
5. Begleitsymptome (mindestens 1): Lichtüberempfindlichkeit, Lärmüberempfindlichkeit, keine Übelkeit, kein Erbrechen

2. Chronischer Kopfschmerz vom Spannungstyp:
1. Schmerzcharakteristika wie beim episodischen Typ
2. Auftreten an mehr als 15 Tagen im Monat über 6 Monate (> 180 Tage im Jahr)
3. Häufig intermittierend überlagerte Migräne-artige Muster

52. Wie behandelt man den Spannungskopfschmerz?

Die Therapie des Spannungskopfschmerzes unterscheidet sich klar von der der Migräne. **Medikamente stellen nur einen Teil der Behandlung dar. Verhaltensmedizinische Maßnahmen (Relaxation nach Jacobson, Stressbewältigungsprogramme, EMG-Biofeedback, kognitive Techniken) und systematische Beratungen zur Beeinflussung ungünstiger Aspekte der Lebensführung (Tagesstrukturierung, Termindruck, Leistungsanforderungen, Bewegungsmangel, Schlafdefizit etc.) gehören ebenfalls zum Therapieprogramm des chronischen Spannungskopfschmerzes. Gelegentlich sind auch Akupunktur oder Akupressur für einen begrenzten Zeitraum wirksam.

Medikamentös benutzt man bei der **episodischen Form** insbesondere Paracetamol und Acetylsalicylsäure. Eine regelmäßige Medikamenteneinnahme ist jedoch zu vermeiden.

Reichen Verhaltensmodifikationen oder Entspannungsübungen nicht aus, kommen bei der **chronischen Form** insbesondere trizyklische Antidepressiva (v. a. Amitryptilin) zum Einsatz.

Unwirksam – obwohl häufig versucht – sind lokale Injektionen in den Nacken oder die Kopfhaut, chiropraktische oder manualtherapeutische Maßnahmen an der Halswirbelsäule. Auch der Einsatz der modernen MAO-Hemmer und der selektiven Serotonin-Wiederaufnahmehemmer ist nach gegenwärtiger Studienlage nicht gerechtfertigt.

Medikamenten-induzierter Dauerkopfschmerz

53. Welche Substanzen können einen Medikamenten-induzierten Dauerkopfschmerz verursachen? Wie häufig ist diese Kopfschmerzform?

Man schätzt, dass 5–8% aller Kopfschmerzpatienten einen Medikamenten-induzierten Dauerkopfschmerz haben. Die durchschnittliche Zeitdauer bis zur Diagnosestellung liegt bei etwa 5 Jahren (6 Monate bis 40 Jahre)!

Folgende Substanzen können bei lang dauerndem Gebrauch zu chronischen Kopfschmerzen führen:
- Serotonin-Agonisten (5-HT$_{D1}$-Agonisten, z.B. Sumatriptan),
- Ergotalkaloide (Ergotaminkopfschmerz),
- Analgetika (insbesondere Mischpräparate),
- Nicht-steroidale Antirheumatika und
- Opioide.

Kriterien für die Ursächlichkeit der Medikamenteneinnahme sind:
1. Das Auftreten nach täglicher oder zumindest annähernd täglicher Einnahme für wenigstens 3 Monate, aber auch erst nach Jahren.
2. Eine Häufigkeit der Kopfschmerzen von mindestens 15 Tagen pro Monat.
3. Eine bestimmte Minimaldosis.
4. Das Verschwinden oder die deutliche Besserung der Kopfschmerzen innerhalb von 4 Wochen nach Absetzen der Medikamente.

54. Was ist ein Analgetika-Kopfschmerz?

Der Analgetika-Kopfschmerz gehört zum Formenkreis der Medikamenten-induzierten Dauerkopfschmerzen. Er tritt bei länger dauerndem Analgetikaabusus, insbesondere von Acetylsalicylsäure, Paracetamol, vergleichbaren Präparaten oder Mischpräparaten, auf und stellt sich als dumpf-drückender, gelegentlich pochend-pulsierender Dauerkopfschmerz mit uni- oder bilateraler wechselnder Lokalisation dar. Die Patienten nehmen durchschnittlich 50 g/Monat der Analgetika zu sich, wobei die kritische Schwelle individuell sehr variabel ist. Der Schmerz ist bereits beim Aufwachen vorhanden und nimmt bei körperlicher Aktivität zu. Migränepatienten unterscheiden sich noch durch zusätzliche Migräneattacken.

Unter Voraussetzung der Motivation des Patienten ist die Therapie der Wahl das abrupte Absetzen der Analgetika. Dies ist allerdings nur möglich, wenn nicht gleichzeitig Tranquilizer missbraucht werden. Der Entzug kann ambulant oder stationär erfolgen.

Postpunktionskopfschmerz

55. Sind Kopfschmerzen nach einer Lumbalpunktion häufig?

Etwa 20–25% der Patienten klagen nach einer Lumbalpunktion über Kopfschmerzen. Das Auftreten von postpunktionellen Kopfschmerzen ist bei Verwendung von «traumatischen» Nadeln häufiger als bei «atraumatischen» Nadeln. Die Wahrscheinlichkeit, Kopfschmerzen nach einer Punktion zu bekommen, ist nicht mit der Menge des entnommenen Liquors korreliert.

56. Haben die Patienten neben dem Postpunktionskopfschmerz noch andere Begleitsymptome?
Häufig klagen die Patienten neben dem Kopfschmerz, der etwa 24 bis 48 Stunden nach der Punktion einsetzt, über Übelkeit und Erbrechen. Charakteristischerweise – und für die diagnostische Einordnung wichtig – ist die Provozierbarkeit der Kopfschmerzen beim Aufrichten des Oberkörpers und die Besserung bei flacher Lagerung. Seltenere Symptome sind Hörstörungen, Tinnitus, Schwindel und gelegentlich Abduzensparesen.

57. Wie behandelt man den Postpunktionskopfschmerz?
Zunächst ist die Beruhigung und die Aufklärung des Patienten darüber, dass der Kopfschmerz wieder verschwinden wird, wichtig. Die üblicherweise durchgeführten Therapiemaßnahmen der Lagerung auf dem Bauch, das vermehrte Trinken, die intravenöse Flüssigkeitszufuhr oder die zusätzliche Analgetikatherapie sind weniger wirksam als ein lokaler «Eigenblutpatch» an der Punktionsstelle. Hierzu werden dem Patienten 5 bis 15 ml Blut entnommen, das dann an der Punktionsstelle außerhalb der Dura injiziiert wird und so über den entstehenden künstlichen Bluterguss das Liquorleck abdichtet.

Postkoitaler Kopfschmerz

58. Was ist eine postkoitale Zephalgie?
Der Terminus postkoitale Zephalgie bezeichnet Kopfschmerzen, die vor und nach dem Orgasmus auftreten (Orgasmus-, Koitus-Kopfschmerz). Man schätzt die Lebenszeitprävalenz auf etwa 1%, Männer sind 5 mal so häufig betroffen wie Frauen. Bei der Hälfte der Patienten findet man eine Migräne in der Vorgeschichte.

Der Beginn ist meist ein dumpfer, bilateraler Schmerz bei zunehmender sexueller Erregung, der mit schlagartiger Intensivierung während des Orgasmus mit der Dauer von Minuten bis Stunden einsetzt. Man unterscheidet einen dumpfen Typ 1- (25%), einen explosiven Typ 2- (70%) und einen haltungsabhängigen Typ 3-Koituskopfschmerz (< 5%). Der Schmerz betrifft meist den gesamten Kopfbereich.

59. Sind Kopfschmerzen beim Geschlechtsverkehr ein Hinweis auf eine Subarachnoidalblutung?
Weniger als 2% der Subarachnoidalblutung infolge rupturierter Hirnarterienaneurysmen treten während des Geschlechtsverkehrs auf. Kopfschmerzen, die beim Sexualakt einsetzen, sind häufiger Migräne oder Spannungskopfschmerzen, seltener echte Koitus-Kopfschmerzen.

60. Wie behandelt man den Kopfschmerz bei sexueller Aktivität?
Dem Typ 1 der Kopfschmerzen bei sexueller Aktivität liegt pathophysiologisch eine muskuläre Verspannung zugrunde, dem Typ 2 hämodynamische Faktoren, wie der Blutdruckanstieg mit Triggerung durch soziale und emotionale Faktoren. Je nach Typ kommen nicht-steroidale Antiphlogistika (Typ 1) oder β-Blocker (Typ 2) in Frage. Die Nebenwirkungen der ß-Rezeptorenblocker im Sinne einer möglichen Potenzstörung sind zu bedenken.

Kopfschmerzen bei Hirntumoren oder intrakraniellen Raumforderungen

61. Wie häufig sind Kopfschmerzen bei Hirntumoren?
Ganz im Gegensatz zu den Erwartungsängsten der Patienten kommt es nur bei 1% aller Hirntumoren ohne zusätzliche neurologische oder psychopathologische Auffälligkeiten zu isolierten Kopfschmerzen. Umgekehrt fürchten allerdings 40% aller Menschen mit idiopathischen Kopfschmerzen, an einem Hirntumor zu leiden!

Tritt bei Hirntumoren ein isolierter Kopfschmerz auf, so kann er sich wie ein Spannungskopfschmerz präsentieren. Meist tritt er täglich auf und ist nur leicht ausgeprägt.

62. Auf welche Hinweise in der Anamnese und bei der körperlichen Untersuchung sollte bei Vermutung eines Hirntumors geachtet werden?

Patienten mit Kopfschmerzen bei Hirntumoren erwachen häufig frühmorgens mit Kopfschmerzen. Öfters manifestiert sich die intrakranielle Raumforderung mit einem plötzlich aufgetretenen Krampfanfall («Spätepilepsie», immer Ausschluss intrakranieller Raumforderung!). Bei der neurologischen Untersuchung ist auf Zeichen fokaler neurologischer Ausfälle sowie auf mögliche Zeichen der intrakraniellen Druckerhöhung zu achten (v. a. Papillenödem).

Pseudotumor cerebri

63. Was ist ein Pseudotumor cerebri?

Pseudotumor cerebri (**PTC; benigner** oder **idiopathischer intrakranieller Hypertonus**) bezeichnet einen erhöhten intrakraniellen Druck ohne Zeichen einer intrakraniellen Raumforderung. Das Krankheitsbild ist keine nosologische Einheit, sondern die Sammelbezeichnung für eine gemeinsame pathogenetische Endstrecke verschiedener Erkrankungen z. T. unbekannter Ätiologie (siehe unten). **Leitsymptome** sind der Kopfschmerz bei bilateraler Stauungspapille und fluktuierende Sehstörungen.

64. Wie stellt man die Diagnose eines Pseudotumor cerebri?

Die Diagnose ist weitestgehend klinisch. Die meisten Patienten mit **idiopathischem PTC-Syndrom** sind übergewichtig, Frauen deutlich häufiger als Männer betroffen (8:1). Die neurologische Untersuchung ist normal, man findet eine **beidseitige Stauungspapille** (100%). Die Patienten beklagen als führendes **Leitsymptom** den **Kopfschmerz** (75–100%). Er wird meist geschildert als pulsierend, frontal oder okzipital-nuchal betont, mit Übelkeit und Erbrechen einhergehend, und ist manchmal von retrobulbären Schmerzen oder Augenbewegungsschmerzen begleitet. Visuelle Symptome werden ebenfalls geschildert, eventuell sind Gesichtsfeldausfälle oder nur eine Vergrößerung des blinden Flecks in der perimetrischen Untersuchung nachzuweisen.

Im MRT oder CT sieht man das normale oder sogar enge Ventrikelsystem, eine Auftreibung der Nn. optici und eventuell das Bild der leeren Sella (»empty sella«). Sie ist möglicherweise Folge eines Hypophysen-«Apoplex» bei erhöhtem intrakraniellem Druck. Entsprechend sind auch endokrinologische Ausfälle möglich. Der **lumbale Liquordruck ist erhöht,** man misst einen Eröffnungsdruck von > 25 cm H20 (20–25 cm H20 sind grenzwertig erhöht).

Wichtig ist die Abklärung in Richtung zugrunde liegender **symptomatischer Ursachen** wie beispielsweise einer Sinusvenenthrombose.

65. Welche ätiologischen Faktoren sind mit einem Pseudotumor cerebri assoziiert?

Als Ursache des Syndroms werden Störungen im adrenalen und hypophysär-gonadalen Regelkreis diskutiert, die pathophysiologischen Mechanismen sind nicht geklärt. Einziger konstanter Befund des **idiopathischen (primären) PTC** ist die **Adipositas** oder die Gewichtszunahme. Eine Reihe von **endokrinologischen, metabolischen** oder **hämatologischen Erkrankungen** oder die Einnahme von **Medikamenten** sind mit dem idiopathischen PTC assoziiert.

Ein **sekundäres PTC-Syndrom** kann aus Störungen der Liquorresorption (z. B. Sinusvenenthrombose), der Liquorproduktion (z. B. Plexuspapillom), der Liquorzirkulation (z. B. spinaler Tumor), venöser Druckerhöhung (z. B. Rechtsherzinsuffizienz) oder pathologischer Liquorzusammensetzung (z. B. Guillain-Barré-Syndrom) resultieren. **Tabelle 20.8** stellt die wichtigsten ätiologischen Faktoren des PTC zusammen.

66. Welche Sehstörungen werden von den Patienten mit PTC berichtet?

Bei der Hälfte der Patienten kommt es zur Visusverschlechterung mit chronisch progredienter Vergrößerung des blinden Flecks und eventuell inferonasalen Gesichtsfeldausfällen. Gelegentliches Verschwommensehen, das mon- oder biokulär ist und etwa 1 Minute dauert («transiente Obskuration») oder auch kurze Photopsien oder/und Doppelbilder (30%, durch ein- oder beidseitige Abduzensparese) werden beklagt.

Tabelle 20.8: Ätiologische Faktoren des primären und sekundären Pseudotumor cerebri (PTC)

I Primäres PTC-Syndrom
• **Gesicherte Faktoren** Adipositas Gewichtszunahme

• **Ungesicherte Faktoren**
1. **Endokrinologische Störungen**
   M. Addison
   Cushing-Syndrom
   Hypoparathyreoidismus
   Schwangerschaft
2. **Hämatologische Störungen**
   Anämie (Eisenmangel, perniziöse Anämie, Polyzythämia vera)
3. **Metabolische Störungen**
   Vitamin-A-Hypervitaminose
4. **Medikamente**
   Tetracycline
   Orale Kontrazeptiva
   Kortikosteroide etc.

II Sekundäres PTC-Syndrom

1. **Liquorresorptionsstörung bei Sinusobstruktion**
   Sinusvenenthrombosen
   Durale AV-Fistel
   Neoplasien
   Mastoiditis
2. **Liquorzirkulationsstörungen**
   Spinale Tumoren
   Kraniozervikale Übergangsanomalie
3. **Liquorüberproduktion**
   Plexuspapillom
4. **Pathologische Liquorzusammensetzung**
   Guillain-Barré-Syndrom
   Morbus Behçet
   Lupus erythematodes

67. Wie therapiert man den Pseudotumor cerebri?

Neben wiederholten Liquorpunktionen zur Druckentlastung therapiert man mit Diuretika wie **Azetazolamid** (Carboanhydrasehemmer) oder **Furosemid**. Meist müssen die Patienten über bis zu 6 Monate therapiert werden, bei häufigen Visus- und Funduskontrollen. Ist medikamentös keine Drucksenkung zu erreichen, kommt die Optikusscheidenfensterung oder ein lumboperitonealer Shunt in Frage.

Arteriitis temporalis

68. Was ist die Riesenzellarteriitis?

Die **Arteriitis cranialis** (Arteriitis temporalis, Riesenzellarteriitis) ist eine granulomatöse Panarteriitis der mittelgroßen und großen Arterien mit typischen Riesenzellformationen und lymphozytärer Infiltration der Media und Adventitia. Ursache ist ein Autoimmunprozess, der zur Intima-Proliferation und Brüchigkeit der Lamina elastica mit späterer Stenosierung des Lumens führt. Besonders auffällig und klinisch bedeutsam ist der Befall der extrakraniellen Schädelarterien, insbesondere der A. temporalis.

69. Beschreiben Sie die klinische Konstellation, die an eine Arteriitis temporalis denken lässt

Die Patienten sind bei Erkrankung älter, typischerweise über 60 Jahre. Sie leiden unter anhaltenden ein- oder beidseitigen, temporal, frontal oder auch okzipital lokalisierten **Kopfschmerzen** mit Abgeschlagenheit, **Fieber**, Inappetenz und Gewichtsverlust. Charakteristisch ist die **Kiefergelenksclaudicatio** (Claudicatio masseterica) und die Claudicatio intermittens der Zungenmuskulatur. Häufig findet man Sehstörungen, die aufgrund des Befalls der A. ophthalmica oder der A. ciliaris posterior oft abrupt und schmerzlos einsetzen (eventuell auch Amaurosis fugax!). Die Patienten haben oft zusätzlich Schmerzen und Steifheit der **Schulter-, Nacken-** oder **Rückenmuskulatur** eventuell mit Beteiligung des **Beckengürtels** (begleitende Polymyalgia rheumatica in 50% der Fälle).

Die **Blutsenkungsgeschwindigkeit** ist massiv **erhöht** (höher als bei anderen Vaskulitiden, oft bis 100 mm/Stunde), die Temporalarterien können sichtbar verdickt oder/und bei Palpation druckdolent sein.

70. Beschreiben Sie den Kopfschmerz bei der Temporalarteriitis

Der schwere Kopfschmerz kann an einer oder beiden Schläfen empfunden werden, betrifft jedoch häufiger auch die Okzipitalregion, das Gesicht, den Kieferbereich oder die seitliche Halsregion. Der Schmerz hat dumpfen, bohrenden Charakter und kann durch Kauen provoziert oder exazerbiert werden. Eine Hypästhesie der Kopfhaut ist manchmal feststellbar. Die Kompression der A. carotis kann zum Nachlassen der Kopfschmerzen führen.

71. Welche ernsten Komplikationen können bei der Arteriitis cranialis auftreten?

Die schwerwiegendste Komplikation ist der **Visusverlust** durch den Befall der Optikusnerv-versorgenden Gefäße. Seltener kommt es zu **intrazerebralen Ischämien,** dem Befall des peripheren Nervensystems, von Haut, Niere oder Lunge und Herz. Bei Befall von Aortenbogen und Aortenbogenästen (in 10–15%) kommt es analog der **Takayasu-Vaskulitis** zur Blutdruckseitendifferenz, abgeschwächten Pulsen oder Claudicatio der Arme. Die Inzidenz für **Aortenaneurysmen** mit Gefahr der sekundären Aorteninsuffizienz und der Dissektion ist deutlich erhöht.

72. Wie sichert man die Diagnose einer Arteriitis cranialis?

Neben der klinischen Diagnosestellung helfen folgende Zusatzuntersuchungen:
1. **Labor:** massive Erhöhung der BSG (oft bis 100 mm/Stunde), CRP
2. **Farbduplex** der Temporalarterien: Wandverdickung (echoarmer «Halo»), bei typischer klinischer Symptomatik wahrscheinlich ohne zusätzliche Biopsie für Diagnosestellung ausreichend,
3. Biopsie der Temporalarterie,
4. **Angiographie:** z. B. bei Verdacht auf Befall des Aortenbogens oder der Koronararterien.

73. Wie behandelt man bei Verdacht auf eine Arteriitis temporalis?

Therapie der Wahl ist die **sofortige, hoch dosierte intravenöse Kortikosteroidgabe** (Prednisolon 1 mg/kg KG/Tag). Man belässt die Initialdosis für eine Woche und reduziert dann über die nächsten 4 bis 6 Wochen bis zu einer Erhaltungsdosis von 5–10 mg/Tag. Die Blutsenkungsgeschwindigkeit wird bis zur Normalisierung verfolgt, üblicherweise schließt sich daran noch eine Erhaltungstherapie über mehrere Monate bis oftmals 2 Jahre an.

Das Ansprechen auf Kortison ist meist gut, eine komplette Remission wird erreicht, die auch oft nach dem Ausschleichen noch anhält.

Literatur

1. Brandt T, Dichgans J, Diener HZ: Therapie und Verlauf neurologischer Erkrankungen, 3. Aufl. Stuttgart, Kohlhammer, 1998.
2. Diener HZ: Migräne und Kopfschmerzen, Stuttgart, Thieme, 1998.
3. Diener HZ: Maier C: Das Schmerztherapiebuch. München, Urban und Schwarzenberg, 1997.
4. Goadsby PJ, Silberstein SD (Hrsg.): Headache. Boston, Butterworth-Heinemann, 1997.
5. Tollison CD, Kunkel RS (Hrsg.): Headache Diagnosis and Treatment. Baltimore, Williams & Wilkins, 1993.

21. Epilepsien und Anfallssyndrome

Paul A. Rutecki

Definition und Klassifikation

1. Was ist ein epileptischer Anfall?
Eine Reihe von vorübergehenden Verhaltensänderungen werden als «Anfälle» bezeichnet. Die Definition von **epileptischen Anfällen** (oft Krampfanfälle genannt) ist enger. Sie fordert zeitlich begrenzte, rhythmische und synchrone Entladungen eines neuronalen Zellverbandes (maximal des gesamten Gehirns), die zu Veränderungen der Perzeption oder des Verhaltens führen. Abzugrenzen sind differentialdiagnostisch **nicht-epileptische Anfälle,** zu denen Synkopen, «drop attacks», Hyperventilationstetanie, Narkolepsie und psychogene Anfälle gehören. Die Wahrscheinlichkeit, im Verlauf des Lebens einen epileptischen Anfall zu erleiden, liegt bei 7 bis 10%.

Obwohl für epileptische Anfälle oft synonymisch der Begriff Krampfanfälle gebraucht wird, sollte man sich vergegenwärtigen, dass sich bei weitem nicht alle epileptischen Anfälle mit «Krämpfen» präsentieren!

2. Was ist ein Gelegenheitsanfall?
Gelegenheitsanfälle (akute symptomatische Anfälle) sind epileptische Anfälle, die ausschließlich nach Provokation wie z. B. Einnahme von Alkohol, Drogen oder Medikamenten oder bei akuten Erkrankungen des Gehirns oder Beteiligung des Gehirns auftreten. Sie werden zwar in der internationalen Klassifikation der Epilepsien aufgeführt, werden aber nicht den eigentlichen Epilepsien zugerechnet, da sie nicht unprovoziert auftreten. Zwar gibt es auch Epilepsien, die stimulusgebunden sind – die so genannten Reflexepilepsien –, trotzdem ist diese Unterscheidung klinisch sinnvoll.

3. Was ist Epilepsie?
Wiederholen sich unprovozierte epileptische Anfälle, die durch eine Störung des ZNS bedingt sind, so spricht man definitionsgemäß von **Epilepsie**. Die zugrunde liegenden Ursachen sind pathophysiologisch und ätiologisch sehr heterogen. Dazu gehören **hereditäre** Faktoren, Entwicklungsstörungen, Perinatalschädigungen, ZNS-Infektionen, Infarkte, Neoplasien oder Traumata. Daraus ergibt sich eine Unterteilung in **idiopathische, symptomatische** und **kryptogene Epilepsien**. Die erste Gruppe ist meistens angeboren, die zweite Gruppe kann durch neurologische und bildgebende Verfahren identifiziert werden. Von kryptogenen Epilepsien spricht man, wenn weder Belege für eine idiopathische Ursache noch für eine symptomatische Genese vorliegen.

Klinisch und pathophysiologisch unterscheidet man nach **fokalen** und **generalisierten Epilepsien** oder **Epilepsiesyndromen**.

Die Prävalenz von Epilepsien beträgt weltweit etwa 1% der Bevölkerung ohne wesentliche ethnische und regionale Unterschiede. Mit einer jährlichen Inzidenz von bis zu 50/100 000 gehören die Epilepsien damit zu den häufigsten neurologischen Krankheiten, wobei die meisten Patienten vor dem 20. Lebensjahr erkranken.

4. Wie werden epileptische Anfälle klassifiziert?
Die Phänomenologie der Epilepsien ist heterogen, ein allumfassendes pathophysiologisches Konzept fehlt. Man klassifiziert die epileptischen Anfälle nach klinischen und elektroenzephalographischen Gesichtspunkten. **Tabelle 21.1** gibt die internationale Klassifikation der Liga gegen Epilepsie wieder.

Tabelle 21.1: Internationale Klassifikation epileptischer Anfälle der Liga gegen Epilepsie

I Partielle Anfälle (Anfälle fokalen Ursprungs)
  A. Einfache partielle Anfälle (Bewusstsein nicht gestört)
   1. Mit motorischen Symptomen (inkl. Jackson-Anfälle)
   2. Mit somatosensorischen oder spezifisch-sensorischen Symptomen (visuelle oder akustische Halluzinationen, Parästhesien)
   3. Mit autonomen Symptomen (Erbrechen, Übelkeit, Blässe, Schwitzen, Erröten)
   4. Mit psychischen Symptomen (kognitive und affektive Symptome)
  B. Komplexe partielle Anfälle (mit Störung des Bewusstseins, z. B. bei temporalem Ursprung)
   1. Beginn als einfach partieller Anfall, gefolgt von einer Störung des Bewusstseins
   2. Mit einer Bewusstseinsstörung zu Beginn
  C. Partielle Anfälle, die sich sekundär zu generalisierten Anfällen, z. B. tonisch-klonischen Anfällen (Grand-mal) entwickeln
   1. Einfache partielle Anfälle, die in generalisierte Anfälle übergehen
   2. Komplex partielle Anfälle, die in generalisierte Anfälle übergehen

II Generalisierte Anfälle
  A. Absencen
   1. Typische Absencen
   2. Atypische Absencen
  B. Myoklonische Anfälle
  C. Klonische Anfälle
  D. Tonische Anfälle
  E. Tonisch-klonische Anfälle (primärer Grand-mal)
  F. Atonische Anfälle (astatische Anfälle)

III Unklassifizierbare epileptische Anfälle

Commission on the Classification and Terminology of the International League against Epilepsy: Proposal for revised clinical and electroencephalographic classification of epileptic seizures. Epilepsia 22:489, 1981.

5. Was ist der Unterschied zwischen partiellen und generalisierten Anfällen?

Partielle (fokale) Anfälle starten fokal und zeigen klinische und elektroenzephalographische Veränderungen, die auf einen Beginn in einer bestimmten Hirnregion oder zumindest einer Hirnhemisphäre schließen lassen. Bei den einfachen fokalen Anfällen ist das Bewusstsein nicht gestört. Bei den komplex fokalen Anfällen (oder psychomotorischen Anfällen) besteht eine Vigilanzstörung, die sich durch inadäquates Verhalten während des Anfalls und einer retrograden Amnesie für das Ereignis äußert. Bei den generalisierten Anfällen lässt sich keine Hirnregion bestimmen, von der die Anfälle ihren Ursprung nehmen. Die neuronalen Entladungen erfassen gleichzeitig beide Hemisphären. Bei dieser außerordentlich heterogenen Gruppe von Anfällen ist die Vigilanz meist gestört.

Die Einordnung der Anfallsformen gemäß der Klassifikation sollte in jedem Fall versucht werden, da die adäquate Therapie von der korrekten Klassifikation abhängt.

6. Was verursacht primär generalisierte Anfälle? In welchem Alter treten sie normalerweise auf?

Primäre generalisierte Anfälle haben oftmals eine genetische Prädisposition, d. h. sie sind in den allermeisten Fällen «genuin» bzw. angeboren (idiopathische Epilepsien). Auch symptomatische Epilepsien, z. B. infolge hypoxischer Hirnschäden können primär generalisierte Anfälle verursachen. Diese Anfälle gehen nicht mit Auren einher (eine Aura ist das erste subjektive Symptom eines Krampfanfalls) und beginnen meist vor dem 20. Lebensjahr.

7. Was findet sich bei primär generalisierten Anfällen im EEG?

Die interiktalen Charakteristika des EEG sind ein frontotemporal dominierendes «Spike-and-wave»-Muster oder ein «Polyspike-and-wave»-Muster. Eventuell können die Amplituden seitendifferent sein, eine konsistente Lateralisation der Befunde ist jedoch nicht nachzuweisen.

8. Beschreiben Sie die Charakteristika der verschiedenen Typen von primär generalisierten Anfällen

1. **Myoklonische Anfälle:** Die kürzesten generalisierten Anfälle sind einzeln auftretende myoklonische Zuckungen ohne Bewusstseinsverlust. Mit einer myoklonischen Konvulsion ist im EEG ein generalisiertes «Spike-» oder «Polyspike-and-wave»-Muster assoziiert. Myoklonische Anfälle können auch in Se-

rien auftreten und sind zumeist bilateral symmetrische, selten unilaterale, häufig armbetonte, klonische Konvulsionen. Sie prädominieren bei der juvenilen myoklonischen Epilepsie (früheres Impulsiv-Petit-mal). Die Frequenz der Anfälle variiert von wenigen pro Monat bis > 100/Tag.

2. **Absencen:** Absencen sind zumeist reine Bewusstseinsstörungen für weniger als 30 Sekunden (selten länger). Sie sind fakultativ assoziiert mit Lidmyoklonien oder Mundwinkelmyoklonien, konjugierter Bulbusdeviation nach oben, gesteigertem oder abgeschwächtem Tonus, Automatismen oder autonomen Komponenten. Im EEG findet man reguläre, bilateral synchrone generalisierte «Spike-wave»-Komplexe mit 3 Hz. **Atypische** oder **komplexe Absence-Anfälle** dauern länger und sind mit mehr Automatismen und motorischen Entäußerungen assoziiert. Im EEG findet man während der Anfälle ein 1,5–2,5 Hz «Spike-wave»-Muster. Im Gegensatz zu dem plötzlichen Beginn ohne Aura und dem plötzlichen Ende der Absencen haben die atypischen Absencen einen allmählichen Beginn und ein Ende (Absencen werden manchmal nicht ganz korrekt auch als Petit mal bezeichnet, sind aber kein Synonym hierfür!).

3. **Klonische, tonische und klonisch-tonische Anfälle:** Der so genannte **Grand mal** (primär generalisierter tonisch-klonischer Anfall) führt zum abrupten, vollständigen Bewusstseinsverlust z. T. mit initialem Stöhnen. Generalisierte tonisch-klonische Anfälle beginnen mit einer initial tonischen Komponente (5–15 Sekunden), der eine klonische Komponente mit zumeist an allen Extremitäten auftretenden symmetrischen Konvulsion folgt. Häufig findet man Einnässen oder Einkoten und einen lateralen Zungenbiss (nicht Zungenspitze!). Die Dauer ist 2 bis 5 Minuten, es kommt zum respiratorischen Arrest mit Zyanose. Postiktal folgt eine Phase mit schlaffem Tonus und komatöser Bewusstseinslage, dann Verwirrtheit, Dämmerzustand und Müdigkeit. Für das Ereignis besteht eine Amnesie, die kognitiven Störungen dauern für Stunden, selten bis zu 5 Tage an. Im EEG findet man während der tonischen Phase eine generalisierte 10-Hz-Aktivität, der in der tonischen Phase «slow-wave» oder «sharp and slow-wave»-Komplexe folgen. Falls die generalisierten tonisch-klonischen Anfälle zu 90% in den ersten beiden Stunden nach dem Aufwachen (unabhängig von der Tageszeit) auftreten, spricht man von **Aufwach-Grand-mal**.

Tonische Anfälle können als Fragmente tonisch-klonischer Anfälle auftreten oder als tonisch-axiale Anfälle, die vor allem im Morgenschlaf häufig als Serien vorkommen und mit einem jähen Juchzen als Ausdruck eines tonischen Exspirationskrampfes des Larynx beginnen (häufig beim Lennox-Gastaut-Syndrom s. u.). Im EEG findet man eine generalisierte 10-Hz-Aktivität.

4. **Atonische Anfälle:** Bei diesen Anfällen kommt es zu einem plötzlichen Tonusverlust an Beinen und Armen. Die Patienten, meist Kinder, stürzen zu Boden (bei geringerer Ausprägung nur Nicken) und liegen meist reglos da. Die Dauer ist zumeist nur wenige Sekunden, die Gefahr von Verletzungen ist beträchtlich. Dann folgt eine rasche Reorientierung. Parallel sind im EEG eine generalisierte Abflachung, »Polyspike-wave«-Komplexe oder schnelle, niederamplitudige «Polyspikes» zu sehen.

9. Welche Charakteristika haben einfache fokale Anfälle?

Die Manifestation der einfachen fokalen oder partiellen Anfälle hängt von der betroffenen Hirnregion ab. Je enger die involvierte Hirnregion begrenzt ist, desto begrenzter sind die Symptome und desto eher ist das Bewusstsein unbeeinträchtigt. Sie lassen sich unterteilen in:
1. **Jackson-Anfälle**
2. **Adversivkrämpfe** (Versiv-Anfälle)
3. **Isolierte sensible** oder **motorische Anfälle** und
4. **Isolierte Auren** (Anfälle mit sensorischen Symptomen).

Breitet sich die Aktivität aus, so kann das Bewusstsein beeinträchtigt sein und sich ein komplex partieller Anfall entwickeln.

1. **Jackson-Anfälle** sind obligat einseitig, gehen bei erhaltenem Bewusstsein von einer Körperstelle aus und breiten sich in einem **«march of convulsion»** auf benachbarte Regionen derselben Körperseite aus. Es handelt sich dabei um Zuckungen, tonische Verziehungen oder auch sensible Störungen (motorische, sensible oder sensomo-

Tabelle 21.2: Internationale Klassifikation epileptischer Syndrome

I Lokalisationsbezogene Epilepsien und Syndrome (fokale, lokale, partielle Epilepsien)

A. Idiopathische Epilepsien mit altersgebundenem Beginn
1. Benigne Epilepsie des Kindesalters mit zentrotemporalen Spikes (Rolando-Epilepsie)
2. Epilepsie des Kindesalters mit okzipitalen Paroxysmen
3. Primäre Leseepilepsie

B. Symptomatische Epilepsien
Dazu gehören die meisten partiellen Anfälle: Syndrome großer Variabilität, die hauptsächlich auf der anatomischen Lokalisation, klinischen Eigenschaften, Anfallsarten, EEG-Befunden und der Ätiologie beruhen

C. Kryptogene Epilepsien
Vermutlich symptomatisch, jedoch ist die Ätiologie nicht nachweisbar (z. B. im MRT)

II Generalisierte Epilepsien und Syndrome

A. Idiopathische Epilepsien mit altersgebundenem Beginn
1. Benigne familiäre Neugeborenenkrämpfe
2. Benigne Neugeborenenkrämpfe
3. Benigne myoklonische Epilepsie des Kindesalters
4. Absence-Epilepsie des Kindesalters (Pyknolepsie)
5. Juvenile Absence-Epilepsie
6. Juvenile myoklonische Epilepsie (Impulsiv-Petit-mal)
7. Aufwach-Grand-mal-Epilepsie
8. Generalisierte Epilepsien mit spezifischer Anfallsauslösung (früher Reflexepilepsien)

B. Symptomatische Epilepsien
Die symptomatische Auslösung der epileptischen Anfälle ist das vorherrschende Charakteristikum (z. B. Malformationen, Neurodegenerationen, metabolische Ursachen als Bestandteil des klinischen Bildes)
1. Spezifische Ätiologie: Epileptische Anfälle als Komplikation zahlreicher Erkrankungen
2. Unspezifische Ätiologie: Frühe myoklonische Enzephalopathie, frühe infantile epileptische Enzephalopathie mit «burst suppression» und andere

C. Kryptogene oder symptomatische Epilepsien mit altersgebundenem Beginn
1. West-Syndrom (Blitz-Nick-Salaam-Krämpfe)
2. Lennox-Gastaut-Syndrom
3. Epilepsie mit myoklonisch-astatischen Anfällen
4. Epilepsien mit myoklonischen Absencen

III Epilepsien und Syndrome, die nicht als fokal oder generalisiert bestimmt werden können

A. Mit generalisierten und fokalen Anfällen
1. Neugeborenenkrämpfe
2. Schwere myoklonische Epilepsie des Säuglingsalters
3. Epilepsie mit kontinuierlichen «spike and waves» im Schlaf
4. Erworbene epileptische Aphasie (Landau-Kleffner-Syndrom)

B. Nicht klar zuzuordnende generalisierte oder fokale Anfälle
Ein fokaler oder generalisierter Beginn der generalisierten Anfälle kann klinisch oder elektroenzephalographisch nicht zugeordnet werden

IV Spezielle Syndrome

A. Situationsbezogene Anfälle (Gelegenheitsanfälle)
1. Fieberkrämpfe
2. Anfälle bei akuten metabolischen oder toxischen Auslösern (Medikamente, Alkohol, Schlafentzug, hormonale Veränderungen, nicht-ketonische Hyperglykämie, Eklampsie)

B. Isolierte Anfälle oder isolierter Status epilepticus

C. Chronische progressive Epilepsia partialis continua Kozevnikov der Kindheit

Commission on the Classification and Terminology of the International League against Epilepsy: Proposal for the classification of epilepsies and epileptic syndromes. Epilepsia 26:268, 1985.

16. Welche Konsequenzen ergeben sich aus einem Fieberkrampf?

Wichtig ist die Abgrenzung des Fieberkrampfes von einer Epilepsie. Grundsätzlich gilt, dass das Kind nicht behandelt werden muss, wenn keine Gründe für ein wiederholtes Auftreten der Anfälle vorliegen. Das Auftreten eines einzelnen, isolierten Fieberkrampfes erhöht die Wahrscheinlichkeit im Laufe seines Lebens eine Epilepsie zu entwickeln, auf das doppelte der Normalbevölkerung (auf 1%).

17. Nennen Sie Risikofaktoren für die Entwicklung einer Epilepsie

Siehe **Tabelle 21.3**.

18. Bei welchen Epilepsie-Syndromen treten Absencen auf?

Absencen treten bei nicht weniger als sieben Epilepsie-Syndromen auf:
1. Absence-Epilepsie des Kindesalters (Pyknolepsie)
2. Juvenile Absence-Epilepsie
3. Lennox-Gastaut-Syndrom
4. Epilepsie mit myoklonisch-astatischen Anfällen
5. Juvenile myoklonische Epilepise (Impulsiv-Petit-mal)
6. Epilepsie mit myoklonischen Absencen
7. Blitz-Nick-Salaam-Krämpfe (West-Syndrom)

19. Was ist der Unterschied zwischen einem «Petit Mal» und einem «Grand Mal»?

Beides sind generalisierte Anfälle, der «Petit Mal» (französisch = kleines Übel) ist der kleine generalisierte epileptische Anfall, der «Grand Mal» der generalisierte tonisch-klonische Anfall. Häufig wird der «Petit Mal» mit den Absencen gleichgesetzt, er ist jedoch der Oberbegriff für alle kleinen generalisierten Anfälle und daher kein Synonym für Absencen. Die «Petit Mal» sind vor allem bei Kindern und Jugendlichen zu beobachten, beim Erwachsenen dagegen treten insbesondere Absencen sehr selten auf. Häufig handelt es sich dabei dann um fehldiagnostizierte komplexe fokale Anfälle (siehe Frage 11).

20. Welchen Prozentsatz machen die Temporallappen-Epilepsien an den Epilepsien fokalen Ursprungs aus? Beschreiben Sie die typische Anfallssymptomatik

Mehr als 40% aller Epilepsien überhaupt sind Temporallappenepilepsien. Sie machen gleichzeitig 60–70% aller fokalen Epilepsien aus. Man unterscheidet zwischen **medialen** und **lateralem** Anfallsursprung.

Die **medialen Temporallappen-Epilepsien** (Hippokampus-Amygdala-Epilepsien, Dämmerattacken, mesio-basal-limbische Epilepsie, primär rhinenzephale psychomotorische Epilepsie) sind das häufigste, in über 50% therapieresistente, lokalisationsbezogene epileptische Syndrom. Sie manifestieren sich zumeist mit komplex partiellen Anfällen (KPA, psychomotorische Anfälle), seltener mit einfach fokalen Anfällen. In bis zu 80% geht eine Aura voran. Diese ist oft ein vom Magen aufsteigendes Übelkeitsgefühl (epigastrische Aura), ein ungerichtetes Angstgefühl oder ein «déjà vu»-Phänomen. Eine Vielzahl anderer Phänomene (vegetative, kognitive oder emotionale Veränderungen) kommen vor. Im Anfall folgen ein initialer Arrest, starrer Blick, nach 10 Sekunden orale Automatismen, wie z. B. Lippenlecken, Schmatzen, Grimmassieren, und nach etwa 20 Sekunden nestelnde Automatismen mit einer oder beiden Händen, wobei häufig eine zum Anfallsursprungsareal kontralateral gelegene dystone Haltung des Armes für wenige Sekunden, vegetative Begleitzeichen und nach ca. 30 bis 90 Sekunden Übergang in komplexe Automatismen wie Hantieren mit Gegenständen, Such- und Wischbewegungen, Ordnungsbewegungen folgen. Bei Betroffenheit der sprachdominanten Seite beobachtet man Spracharrest oder unverständliche Vokalisation, bei Befall der nicht-dominanten Seite verständliche Sprache. Postiktal bestehen Umdämmerung und Müdigkeit für wenige Sekunden bis Stunden. Die Bewusstseinsstörung im Anfall und die Amnesie für das Ereignis sind zumeist vollständig. Die Anfallsfrequenz liegt zwi-

Tabelle 21.3: Risikofaktoren für die Entwicklung einer Epilepsie

1. Zugrunde liegende Pathologie des Zentralnervensystems oder der Entwicklung
2. Positive Familienanamnese für nicht-febrile Anfälle
3. Prolongierte Fieberkrämpfe
4. Multiple Fieberkrämpfe
5. Atypische oder fokale Charakteristika von Fieberkrämpfen (komplex febrile Anfälle)

schen 5 und 15 Anfällen pro Monat, interiktal bestehen häufig Gedächtnisstörungen in Form von Wortfindungsstörungen (links-temporal) oder visuell-räumlichen Gedächtnisdefiziten (rechts-temporal) sowie Depressionen.

Den **lateralen (neokortikalen) Temporallappen-Epilepsien** gehen meist Auren in Form komplexer visueller oder akustischer Halluzinationen, Schwindelsensationen sowie Spracharrest oder dysphasische Elemente (bei Betroffenheit der dominanten Hemisphäre) voran. In mehr als 90% gehen sie im Verlauf in Anfälle temporal-medialen Ursprungs über.

21. Welche Epilepsien fokalen Ursprungs gibt es außer den Temporallappen-Epilepsien? Beschreiben Sie die wesentlichen Merkmale

Frontallappen-Epilepsien: Diese sind durch kurzdauernde, einfache fokale Anfälle mit Vokalisation, Versivbewegungen und komplexe Symptome wie gestische Automatismen (oft bizarre Bewegungsbilder der Arme und Beine oder genitale Manipulationen), kurze Reorientierungsphase und rasche Generalisierung mit Tendenz zum Status epilepticus charakterisiert. Klinisch wie elektroenzephalographisch lassen sich hierbei Epilepsien zentralen, supplementär-motorischen, fronto-cingulären, fronto-lateralen, prämotorischen und fronto-polaren/fronto-orbitalen Ursprungs differenzieren.

Parietallappen-Epilepsien: Sie gehen oft mit einfachen fokalen (sensorischen, sensiblen) Anfällen und «march of convulsion», Sprachstörungen und Drehschwindel einher.

Okzipitallappen-Epilepsien: Sie sind durch Symptome einfacher fokaler Anfälle, besonders visuelle Phänomene und Halluzinationen (Funken, Skotome, Makropsie, Mikropsie, farbige Szenen, Doppelgängererlebnisse) gekennzeichnet.

22. Welche Differentialdiagnosen der progressiven Myoklonus-Epilepsie gibt es?

Es gibt fünf Hauptursachen der progressiven Myoklonusepilepsie, welche aufgrund klinischer, pathologischer und laborchemischer Muster differenziert werden.
1. **Unverricht-Lundborg-Erkrankung:** Das Syndrom wird auch baltischer Myoklonus genannt und stellt hauptsächlich eine klinische Diagnose dar. Die betroffenen Patienten haben myoklonische Anfälle mit Beginn zwischen dem 8. bis 13. Lebensjahr. Der Myoklonus tritt auch morgens nach dem Aufwachen auf, insbesondere bei sensorischen Reizen. Zusätzlich finden sich komplex-partielle Anfälle mit Sehstörungen, tonisch-klonische oder klonische Anfälle, Dysarthrie, extrapyramidale Symptome bei meist langsamer Progredienz. Die Demenz ist gering ausgeprägt. Die genetische Lokalisation des verantwortlichen Gens ist auf Chromosom 21 q22.3. Das Gen kodiert für **Cystatin B**, ein kleines Protein, das als Cystein-Protease-Inhibitor fungiert. Warum die Mutation zu den klinischen Syndromen führt, ist unklar.
2. **Lafora-Einschlusskörper-Erkrankung:** Sie tritt bei Jugendlichen im Alter zwischen 11 und 18 Jahren auf, wobei die dementielle Entwicklung im Vordergrund steht. In der Biopsie findet man die charakteristischen Lafora-Einschlusskörperchen in Schweißdrüsen, Haut, Leber und Gehirn.
3. **Neuronale Zeroidlipofuszinosen:** Sie können in jeder Altersstufe auftreten (siehe Tab. 25.8) und sind mit Demenz und Erblindung bei charakteristischer Fundoskopie vergesellschaftet. Auch hier findet man charakteristische Befunde bei der Biopsie von Haut und Gehirn oder Rektummukosa («finnische Schneebälle»).
4. **Sialidose Typ I:** Bei dieser Erkrankung liegt ein Mangel an alpha-N-Acetylneuraminidase vor, was zu Dysmorphien mit Sehstörungen, kirschrotem Fleck in der Fundoskopie, Ataxie und Neuropathie ohne Demenz führt.
5. **Myoklonus-Epilepsie mit «ragged red fibers»** (MERRF-Syndrom): Siehe Kapitel 4, Frage 39.

23. Was ist die Rasmussen-Enzephalitis?

Die Rasmussen-Enzephalitis (RE) ist eine chronische Enzephalitis mit Epilepsie, die sich üblicherweise im Kindesalter mit fokalen Anfällen, Hemiparese und dementiellem Abbau bei kortikal chronisch inflammatorischer Histopathologie manifestiert. Sie betrifft charakteristischerweise nur eine Hemisphäre, verläuft progressiv und ist schwer therapierbar. Ätiopathogenetisch ist die RE möglicherweise Folge einer Autoimmunreaktion (bei einem Teil der Patienten können **Glutamatrezeptor-Antikörper**, anti-GluR3-Ak, nachgewiesen werden) oder einer Virusinfektion (z. B. Herpesviren). Die antikonvulsive Therapie ist meist ineffizient, immunorientierte (intravenöse Immunglobuline oder Plasmapherese) oder immunsupprimierende (Kortikosteroide) Regimes führen manchmal kurz- bis mittelfristig zum Erfolg. Als letzte Therapiemöglichkeit bleibt oftmals nur ein chirurgischer Eingriff (funktionelle Hemisphärektomie).

Ätiopathogenese und Pathophysiologie

24. Welche zellulären Primärmechanismen führen zum epileptischen Anfall?

Epilepsien sind ätiologisch, pathophysiologisch und phänomenologisch sehr uneinheitliche Syndrome mit dem gemeinsamen Merkmal des epileptischen Anfalls. Es kommt zur plötzlichen und zeitlich begrenzten rhythmischen und synchronen Entladung eines neuronalen Zellverbandes oder maximal des gesamten Gehirns.

Nach gegenwärtigem Verständnis wird ein epileptischer Anfall durch den zerebralen Kortex generiert. Subkortikale Strukturen, vor allem der Nucleus amygdalae oder der Thalamus können sich jedoch initiierend oder bahnend, eventuell aber auch hemmend, auf das epileptische Anfallsereignis auswirken. Pathophysiologisch sind zwei Faktoren zu berücksichtigen, nämlich zum einen die **pathologische Erregung in Gruppen von Nervenzellen** und zum zweiten die **fehlende Erregungsbegrenzung**, die eine Ausbreitung der pathologischen Entladung ermöglicht («recruitment» umliegender Zellverbände). Die zellulären Primärmechanismen, welche zur synchronen, schnell repetitiven Depolarisation neuronaler Zellverbände führen sind dabei vielfältig.

Folgende Faktoren tragen zur Labilität des Membranpotenzials mit Tendenz zu paroxysmalen Entladungen bei:
1. **Störungen spezifischer Membranfunktionen**
2. **Störung des extra- und intrazellulären Ionenhaushalts**
3. **Imbalance von exzitatorischen und inhibitorischen Neurotransmittern**

Für einen Großteil der Epilepsien trifft wahrscheinlich die unter 3. genannte Vorstellung eines Überwiegens der Aktivität exzitatorischer Neurotransmitter wie z. B. Glutamat oder Aspartat oder eine reduzierte Funktion inhibitorischer Aminosäuretransmitter wie z. B. GABA (gamma-Aminobuttersäure) zu. Gewisse Anfallsformen, wie z. B. Absencen, können wohl auch durch eine exzessive Inhibition aufgelöst werden. Dies würde erklären, warum das pharmakologische Prinzip der Stärkung inhibitorischer Mechanismen (z. B. durch Hemmung der GABA-Transferase durch Vigatrabin) zwar gegen Anfälle fokalen Ursprungs wirksam ist, jedoch andererseits zur Induktion von Absencen führen kann.

25. Nennen Sie Hypothesen zur Entstehung generalisierter Anfälle

Es gibt ein Vielzahl von Hypothesen zur Entstehung des Phänomens generalisierter neuronaler Entladungen. Im Folgenden sind 3 wichtige genannt:
1. Exzitatorische Impulse aus der Formatio reticularis führen zur generalisierten Krampfaktivität (kortikoretikuläre Hypothese)
2. Hypersynchrone Exzitabilität kortikaler Neurone aufgrund eines metabolischen Faktors
3. Fokale Entstehung mit hypersynchroner bihemisphärischer Erregungsausbreitung durch schnelle fortgeleitete Rekrutierung.

26. Welche systemischen Veränderungen treten während eines Anfalls auf?

Die systemischen und zentralnervösen physiologischen Veränderungen hängen vom Anfallstyp ab. Sowohl bei den komplex partiellen Anfällen als auch bei Absencen können beim Patienten eine Reihe von autonomen Veränderungen wie Erhöhung oder Erniedrigung der Pulsfrequenz, Schwitzen, Speichelfluss, Pupillenerweiterung oder Inkontinenz auftreten. Generalisierte tonisch-klonische Anfälle oder prolongierte tonische Anfälle führen zu den massivsten systemischen Veränderungen. Der Blutdruck und die Herzfrequenz steigt an, der Sympathikus ist aktiviert, es kommt während der apnoischen tonischen Phase zur gemisch respiratorisch-metabolischen Azidose mit Abfall von PO_2 sowie Anstieg von PCO_2. Selten beobachtet man eine Hyperkaliämie oder eine Rhabdomyolyse. Nach einem isolierten generalisierten tonisch-klonischen Anfall normalisieren sich die Veränderungen innerhalb einer Stunde. Bei prolongierten Anfällen oder beim Status epilepticus intensiviert sich die systemische Beteiligung, woraus lebensbedrohliche Konsequenzen entstehen können.

27. Zu welchen Veränderungen im ZNS kommt es während eines epileptischen Anfalls?

Im Gehirn sind während des Anfalls Blutfluss und Glukoseverbrauch gesteigert. Die begleitende neuronale Aktivierung führt zum Anstieg von Laktat und einem pH-Abfall, Veränderungen der Neurotransmitter-Konzentrationen, Erhöhung von extrazellulärem Kalium und Abfall von extrazellulärem Kalzium. Generalisierte tonisch-klonische Anfälle und die meisten komplex partiellen Anfälle aktivieren den Hypothalamus und führen zur **Erhöhung von Prolaktin**. Die Bestimmung der Prolaktinkonzentration kann daher bei der manchmal problematischen Differenzierung epileptischer versus nicht-epileptischer (v.a. psychogener) Anfälle verwendet werden. Prolaktin ist allerdings manchmal auch nach Synkopen erhöht und hilft daher hier nicht zur Abgrenzung gegenüber Anfällen.

> Oribe E, Amini R, Nissenbaum E, Boal B: Serum prolactin concentrations are elevated after syncope. Neurology 47:60, 1996.

28. Nennen Sie identifizierbare Ursachen von Epilepsien in Abhängigkeit vom Alter

Eine spezifische Ätiologie ist mithilfe klinischer, elektroenzephalographischer und bildgebender Verfahren in weniger als der Hälfte der Fälle auszumachen (symptomatische Epilepsien). **Tabelle 21.4** listet die Ursachen in Abhängigkeit vom Alter auf.

Die restlichen Fälle werden als idiopathisch (bei genetischer Prädisposition) oder kryptogen eingestuft.

29. Welche metabolischen Veränderungen können zu Krampfanfällen führen?

Siehe **Tabelle 21.5**

30. Nennen Sie Substanzen, die epileptische Anfälle auslösen können

Es gibt eine lange Reihe von anfallsauslösenden Substanzen (**Tab. 21.6**). Zu den wichtigen Stoffen, die im Rahmen eines Abusus häufiger zu Anfällen führen, gehören die **Amphetamine** und **Kokain**. Einige Medikamente führen nur in toxischer Konzentration zu Anfällen. Dazu gehören **Penicillin, Lidocain, Theophyllin** und **Isoniazid**. Einige Medikamente erniedrigen die Krampfschwelle und führen bei individueller Prädisposition zu Anfällen (v.a. **Neuroleptika** und **trizyklische Antidepressiva**). Zur Abklärung eines erstmaligen epileptischen Anfalls gehört demnach immer auch die toxikologische Untersuchung.

Tabelle 21.5: Wichtige metabolische Ursachen von Krampfanfällen

1. Hypoglykämie
2. Hyponatriämie
3. Hypokalzämie
4. Leberinsuffizienz
5. Niereninsuffizienz
6. Hypoxie/Anoxie
7. Nicht-ketotische Hyperglykämie
8. Angeborene Stoffwechselerkrankungen: z.B. Aminoazidurie (Hartnup-Krankheit), Störungen des Harnstoffzyklus

Tabelle 21.4: Epilepsie-Ursachen in Abhängigkeit vom Alter

< 3 Jahre	3–20 Jahre	20–60 Jahre	> 60 Jahre
Pränatale Schädigung Perinatale Schädigung	Genetische Prädisposition Infektionen	Hirntumoren Trauma	Vaskuläre Erkrankungen Hirntumoren, insbesondere Metastasen
Metabolische Defekte Kongenitale Malformationen	Trauma Kongenitale Malformationen	Vaskuläre Erkrankungen Infektionen	Trauma Systemische metabolische Veränderungen
ZNS-Infektionen Postnatales Trauma	Metabolische Defekte		Infektionen

Tabelle 21.6: Potenziell anfallsauslösende Medikamente

Antidepressiva
Imipramin, Amitryptilin, Doxepin, Nortriptylin, Maprotilin, Mianserin, Nomifensin, Bupropion

Neuroleptika
Chlorpromazin, Thioridazin, Perphenazin, Trifluoperazin, Prochlorperazin, Haloperidol

Analgetika
Fentanyl, Meperidin, Pentazocin, Propoxyphen, Kokain, Mefenaminsäure, Tramadol, Lidocain, Mepivacain, Procain, Bupivacain, Etidocain, Ketamin, Halothan, Althesin

Antibiotika
Penicillin, Oxacillin, Carbemicillin, Ticracillin, Ampicillin, Cephalosporin, Metronidazol, Nalidinsäure, Isoniazid, Cycloserin, Pyrimethamin, Imipenem

Antineoplastika
Chlorambucil, Vincristin, Methotrexat, Cytosinarabinosid, Misonidazol

Bronchodilatatoren
Aminophyllin, Theophyllin

Sympathomimetika
Ephedrin, Terbutalin, Phenylpropanolol

Andere
Antihistaminika, Anticholinergika, Baclofen, Cyclosporin A, Lithium, Atenolol, Disopyramid, Phencyclidin, Amphetamin, Domperidon, Doxypram, Folsäure, Methylxathin, Oxytocin, Methylphenidat

Nach Boogs JG: Seizures in medically complex patients. Epilepsia 38(Suppl 4):55, 1997.

Eine andere Konstellation ist die Auslösung von Anfällen durch **Medikamenten- oder Substanzentzug** insbesondere Alkohol, Barbiturate oder Benzodiazepine. Sie sind anamnestisch und laborchemisch auszuschließen.

31. Nennen Sie Ursachen von Gelegenheitsanfällen
Siehe **Tabelle 21.7**

32. Beschreiben Sie die Charakteristika der Anfälle bei Alkoholentzug
Chronischer Alkoholabusus kann zu Gelegenheitsanfällen führen. Diese so genannten Alkohol-Entzugsanfälle treten innerhalb von 7 bis 48 Stunden nach der letzten Alkoholaufnahme auf und sind – wie auch die meisten anderen Gelegenheitsanfälle –

Tabelle 21.7: Ursachen für provozierte, epileptische Anfälle (Gelegenheitsanfälle)

1. Alkohol, inklusive Entzug
2. Drogen, inklusive Entzug
3. Fieber (auch nicht-infektiöser Genese)
4. Medikamente, inklusive Entzug
5. Schlafentzug, psychosozialer Stress, Erschöpfung
6. Photostimulation (Sonnenexposition)
7. Systemische Erkrankungen: Sepsis, Tuberkulose, Urämie, hepatische Enzphalopathie, Eklampsie, Intoxikationen, hypoglykämische und hyponatriämische Zustände
8. Erkrankungen des Zentralnervensystems: Infektionen, zerebrovaskuläre Erkrankungen, Vaskulitiden, Neoplasien

generalisierte tonisch-klonische Anfälle. Es kann zu multiplen Anfällen oder sogar zum Status epilepticus kommen.

Porter RJ, Mattson RH, Cramer JA, Diamond I (Hrsg.): Alcohol and Seizures: Basic Mechanisms and Clinical Concepts. Philadelphia, F. A. Davis, 1990.

33. Welche erblichen Erkrankungen sind mit Epilepsien assoziiert?
Eine große Zahl genetischer Erkrankungen, zu denen auch viele der neurodegenerativen Erkrankungen gehören, sind mit Epilepsien assoziiert. Bei mindestens 25 autosomal dominant vererbten Krankheiten treten Epilepsien auf. Dazu gehören die **Tuberöse Sklerose** und die **Neurofibromatose**. Die Zahl der autosomal rezessiven Erkrankungen mit assoziierten Epilepsien liegt bei über 100. Meist sind es angeborene Stoffwechselerkrankungen wie die **Aminoazidurien** oder **Lipidspeichererkrankungen**. Etwa 20 Erkrankungen mit X-chromosomalem Erbgang können mit Epilepsien vergesellschaftet sein. Beispiele sind die **Adrenoleukodystrophie** oder die **Pelizaeus-Merzbacher-Erkrankung**.

34. Welche Faktoren beeinflussen die Entwicklung einer Epilepsie nach Schädel-Hirntrauma?
Die Entwicklung einer posttraumatischen Epilepsie hängt stark von der Art des Schädel-Hirn-Traumas ab. Bei offenen Schädel-Hirn-Verletzungen, z. B. durch Schussverletzungen, entwickelt sich in 50%

oder mehr eine Epilepsie. Bei geschlossenen Schädel-Hirn-Traumen, wie z. B. nach Autounfällen oder stumpfen Verletzungen, ist das Risiko weit geringer (weniger als 5%).

Zu den Faktoren, die zur Entwicklung einer Epilepsie nach Schädeltrauma prädisponieren, gehören Krampfanfälle innerhalb der ersten 2 Wochen nach Unfall («early fits»), Impressionsfrakturen, Bewusstseinsverlust von mehr als 24 Stunden, zerebrale Kontusion, subdurale Hämatome, Subarachnoidalblutungen und ein Alter über 65 Jahre.

> Annegers JF, Hauser WA, Coan SP, Rocca WA: A population based study of seizures after traumatic brain injuries. N Engl J Med 338:20, 1998.

Diagnostik und Differentialdiagnostik

(zur Elektroenzephalographie siehe Kap. 26)

35. Welcher Prozentsatz von Epilepsie-Patienten hat interiktal im EEG pathologische Veränderungen?

Die Antwort hängt von dem Epilepsie-Typ ab. In einer Studie wird der Prozentsatz von interiktalen epileptiformen Veränderungen bei einer einzelnen EEG-Untersuchung an Patienten mit der klinischen Diagnose Epilepsie mit 35–40% angegeben. Multiple EEG-Ableitungen erhöhen die Ausbeute positiver EEGs auf 60%. Die Patienten hatten partielle Anfälle mit oder ohne sekundäre Generalisation. Unbehandelte Patienten mit Absence-Epilepsien haben normalerweise ein pathologisches EEG im anfallsfreien Intervall. Die diagnostische Ausbeute des EEG lässt sich durch Verlängerung der Aufzeichnungsdauer oder bestimmte Provokationsmethoden wie z. B. Schlaf-EEG erhöhen. Wichtig ist der Tatbestand, dass die Epilepsie eine klinische Diagnose ist und ein normaler EEG-Befund die Diagnose nicht ausschließt.

36. Was ist das zelluläre Korrelat zu den interiktalen EEG-«spikes»?

EEG-«spikes» entsprechen Membranprozessen. In den Tiermodellen der Epilepsie beobachtet man zeitgleich zu den «spikes» im EEG eine Depolarisation von Neuronen und die Entstehung von Aktionspotenzialen. Den Aktionspotenzialen folgt eine Hyperpolarisationsphase. Man nennt diese Depolarisationen **paroxysmale Depolarisationsshifts (PDS)**. Sie bestehen aus einem großen exzitatorischen postsynaptischen Potenzial (EPSP). Diese Depolarisation aktiviert eine Reihe von spannungsabhängigen Ionenströmen (Kalziumströme, Natriumströme) sowie Kalzium-aktivierte Kaliumströme. Sie tragen zu den PDS und der nachfolgenden Hyperpolarisation bei.

37. Bei welchen Patienten mit epileptischen Anfällen sollte eine MRT-Untersuchung gemacht werden?

Theoretisch benötigen Patienten mit klaren primär generalisierten Epilepsien basierend auf EEG-Ableitungen und klinischen Merkmalen keine kernspintomographische Untersuchung.

Dagegen sollte beim Vorliegen folgender Kriterien immer eine MRT-Untersuchung durchgeführt werden:
1. Fokale Anfälle
2. Herdbefunde im EEG
3. Epilepsien im Erwachsenenalter

Die Kernspintomographie dient dem Ausschluss einer mit den Anfällen assoziierten Hirnläsion. Epilepsien im Erwachsenenalter sind immer verdächtig auf symptomatische Epilepsien!

38. Welche Rolle spielt die PET-Untersuchung bei Epilepsie-Patienten?

Die Positronen-Emissionstomographie (PET) hat sehr zum Verständnis der metabolischen Veränderungen während epileptischer Anfälle beigetragen. Bei den meisten PET-Untersuchungen wird zur Visualisierung des zerebralen Glukosemetabolismus 18 F-Fluoro-2-Deoxyglukose verwendet. Während des Anfalls sieht man einen Hypermetabolismus oder die gesteigerte Glukoseaufnahme. Die meisten Patienten allerdings werden interiktal untersucht. Hier findet man bei den Epilepsien mit fokalem Ursprung im Bereich des Anfallsursprungsgebietes ein Areal mit Hypometabolismus und verminderter Glukoseaufnahme.

PET-Studien werden oftmals zur Lokalisationsdiagnostik des Anfallsursprungsgebietes im Rahmen der präoperativen Abklärung bei Patienten mit therapieresistenten komplex partiellen Anfällen benutzt.

39. Welche Rolle spielt die SPECT-Untersuchung bei der Evaluation von Epilepsie-Patienten?

SPECT heißt «single-photon»-Computer-Emissionstomographie. Man benutzt radioaktive Isotope, welche den Blutfluss darstellen und die mit einer Gamma-Kamera gemessen werden. Diese Isotope (üblicherweise ^{99m}Tc oder ^{123}J) sind stabiler als die Isotope bei der PET-Untersuchung. Wenn man sie zu Beginn eines Anfalls oder kurz danach (interiktales SPECT) gibt, so korreliert der Blutfluss mit dem Areal des Anfallsursprungs. Damit hat das SPECT eine wichtige Rolle insbesondere bei der prächirurgischen Evaluation von Patienten mit therapieresistenten Epilepsien, wobei der Nutzen einer iktalen oder früh postiktalen Untersuchung am höchsten ist.

40. Welche nicht-epileptischen Anfallssyndrome kommen als Differentialdiagnose von epileptischen Anfällen infrage?

Die Differentialdiagnose epileptischer Anfälle kann initial schwierig sein, in etwa 10% werden epileptische mit nicht-epileptischen Anfällen verwechselt (**Tab. 21.8**).

Tabelle 21.8: Differentialdiagnose Epilepsie – nicht-epileptische Anfälle

1. Generalisierter tonisch-klonischer Anfall (Grand mal)	• Synkope • Psychogene Anfälle • Hyperventilationstetanie • Narkolepsie-Kataplexie • «drop attack» • Generalisierter Myoklonus • Hirnstammanfälle (bei Multipler Sklerose oder vaskulären Läsionen)
2. Einfache fokale Anfälle	• Migräne mit Aura (klassische Migräne) • Psychogene Anfälle • Hyperventilationstetanie • Narkolepsie • Transiente ischämische Attacke • Unilateraler Tic • Hemispasmus facialis • Paroxysmen bei der Multiplen Sklerose • Fokaler Myoklonus
3. Komplexe fokale Anfälle	• Psychogene Anfälle • Narkolepsie • Migräne • Panikattacken • Schlafwandeln
4. Absencen	• Narkolepsie • Psychogene Anfälle • Tics • Tagträumen (z.B. bei hyperkinetischer Störung mit Aufmerksamkeitsdefizit)
5. Astatische Epilepsien (epileptische Sturzanfälle)	• «drop attacks» (mit nachweisbarer vertebrobasilärer Insuffizienz oder bei unklarer Ätiologie) • Parkinson-Syndrom • Periphere Vestibularisschädigung • Psychogene Sturzanfälle • Narkolepsie/Kataplexie • Orthopädische Ursachen • Hydrozephalus

Modifiziert nach Schmidt D: Epilepsien und Anfallssyndrome in: Kunze K (Hrsg.): Praxis der Neurologie, 2. Aufl., Stuttgart, Thieme, 1999, mit freundl. Erlaubnis

Tabelle 21.9: Differentialdiagnostische Abgrenzung der Synkope vom generalisierten tonisch-klonischen Anfall (Grand mal)

	Synkope	Grand mal
Auslöser	Häufig typische Auslöser (Aufstehen nach Sitzen, nächtlicher Gang zur Toilette, Blutabnahme)	Selten
Aura	Oft initiales «Schwarzwerden vor Augen», Leere im Kopf, Übelkeit, Angst, Schwitzen, Schwäche	Häufiger veränderte Wahrnehmung, «dreamy state», epigastrische Aura
Sturz	Schlaff oder steif	Wie ein Baum
Motorische Entäußerung	Flüchtige Krampferscheinungen mit meist kurzer generalisierter tonischer Streckung, asynchronen Zuckungen und Haltungsmustern	Generalisierte tonische Versteifung, kraftvolle Zuckungen meist aller Extremitäten
Dauer	1 bis 2 Sekunden	2 bis 5 Minuten
Gesichtsfarbe	Meist blass	Rot bis blau (zyanotisch)
Inkontinenz (Stuhl/Urin)	Gelegentlich	häufig
Zungenbiss	Ausnahmsweise	ca. 30%
Bewusstlosigkeit und Reorientierung	Kurze Bewusstlosigkeit, keine postiktale Verwirrtheit oder Verlangsamung	Bewusstlosigkeit länger, meist langsame Reorientierung und postiktale Verwirrtheit
Andere Merkmale	Augen meist offen, Vokalisationen, visuelle und akustische Halluzinationen, oft vaskuläre Risikofaktoren	Postiktaler Kopfschmerz, Nachschlaf

Modifiziert nach Schmidt D: Epilepsien und Anfallssyndrome in: Kunze K (Hrsg.): Praxis der Neurologie, 2. Aufl., Stuttgart, Thieme, 1999, mit freundl. Erlaubnis

Einfach zu erhebende Kriterien erlauben die häufige Unterscheidung von Grand mal und Synkope, die in **Tabelle 21.9** gegenübergestellt sind. Ein wichtiges Kriterium ist auch die Dauer der Symptomatik. Einfache sensomotorische Anfälle dauern nur bis zu 5 Minuten, eine Migraine accompagnée 10 Minuten bis zu 3 Stunden, transitorisch ischämische Attacken (TIA) 2 bis 3 Stunden.

Zur Narkolepsie und zur Migräne siehe entsprechende Kapitel, zu den psychogenen Anfällen siehe Frage 41.

41. Was sind die charakteristischen Merkmale psychogener Anfälle? Was unternimmt man therapeutisch?

Psychogene Anfälle (hysterische Anfälle, funktionelle Anfallssyndrome, Pseudoepilepsie) sind manchmal klinisch nicht leicht von epileptischen Anfällen zu differenzieren. Das Bild des großen psychogenen Anfalls ist durch **Opisthotonus** mit Reklination des Kopfes und extremer ventral-konvexer Flexion des Körpers («arc de cercle» oder «arc en ciel») gekennzeichnet. Daneben gibt es alle möglichen Varianten uni- oder bilateraler psychogener Anfälle mit Zuckungen bzw. Zittern der Glieder, abrupter Abwendung des Kopfes, Tremor, Wälzbewegungen oder bizarren Körperhaltungen. Die Patienten liegen manchmal schlaff, reglos, mutistisch da («Totstellreflex»), haben die Augen geschlossen oder offen. Anders dagegen der «Bewegungssturm», bei dem die motorischen Entäußerungen dominieren. Psychogene Anfälle können stundenlang anhalten und sich statusartig wiederholen, während der Patient weder ansprechbar noch komatös ist (Dämmerzustand).

Der Ausdruckscharakter (schwieriges Kriterium!)

und das Vermeiden von Verletzungen im Anfall (unsicheres Kriterium!) sind neben der erhaltenen Pupillenreaktion sowie dem unauffälligen EEG die Charakteristika der psychogenen Anfallsformen.

Ein **Status pseudoepilepticus** ist umso leichter zu durchbrechen, je weniger der Therapeut mitagiert. Die Prognose hängt davon ab, ob der Anfall als psychogen erkannt wird. 50% der Patienten werden anfallsfrei, die Suizidrate ist besonders bei Frauen mit hysterischen Anfällen hoch.

42. Welche Untersuchungen bzw. Maßnahmen führt man zur differentialdiagnostischen Klärung eines Anfallsereignisses und zur Abgrenzung von psychogenen Anfällen, Synkopen, Tetanie und Kataplexie durch?

1. **EEG**, Langzeit-, Schlafentzugs-EEG: Anfallsmuster, Herdbefunde
2. **Labor**: Prolaktinanstieg und Erhöhung der Creatinkinase (bis hin zur Rhabdomyolyse).

Die **probatorische Behandlung** mit einem Antikonvulsivum (ex juvantibus) sollte **niemals zur differentialdiagnostischen Klärung** versucht werden!

43. Welche Untersuchung führt man zur ätiologischen Abklärung eines erstmaligen Krampfanfalls durch?

1. **EEG**: Unterscheidung zwischen primär generalisierter und fokaler Epilepsie, eventuell mit Lokalisation eines Fokus (meist nur als Herdbefund, seltener als Krampffokus erkennbar), Nachweis einer gesteigerten Anfallsbereitschaft
2. **Bildgebende Verfahren** (CT mit Kontrastmittel und/oder MRT): Nachweis von Raumforderungen, arteriovenösen Malformationen, posttraumatischen Veränderungen, Erweiterung des Temporalhorns, ischämische Defekte, Migrationsstörungen, Verkalkungen (z.B. tuberöse Sklerose). Indikationen siehe Frage 37.
3. **Liquoruntersuchungen**: Nur beim gezielten Verdacht auf entzündliche Erkrankungen oder meningeale Tumoraussaat indiziert.

Therapie

44. Wie erfolgreich ist die Therapie der Epilepsie? Was sind die Grundregeln einer erfolgreichen Epilepsietherapie?

Allgemein gesprochen ist bei Beachtung der Grundregeln der Epilepsietherapie in bis zu 70% mit Erfolg zu rechnen. Im Einzelfall hängt die Prognose vom Epilepsie-Syndrom oder der Lokalisation fokaler Epilepsien (mediale Temporallappenepilepsien häufig therapieresistent!) ab.

Die Grundregeln einer erfolgreichen Epilepsietherapie sind folgende:
1. Sichere Diagnose der Epilepsie
2. Kenntnis der Ätiologie
3. Sichere Indikation zur antikonvulsiven Therapie
4. Beginn einer differenzierten und individuell dosierten Pharmakotherapie mit einem optimalen Medikament der 1. Wahl (z.B. Carbamazepin oder Valproat)
5. Erkennung und Vermeidung von anfallsauslösenden Lebensweisen
6. Bei Versagen adäquater Pharmakotherapie und/oder intolerablen Nebenwirkungen Einschätzung und Indikationsstellung für epilepsiechirurgische Verfahren prüfen (vor allem bei Jugendlichen oder jungen Erwachsenen mit Temporallappenepilepsie, bei Patienten jeden Alters mit umschriebenen neokortikalen Läsionen und bei Säuglingen und Kleinkindern mit malignen symptomatischen generalisierten Epilepsien infolge ausgedehnter Hemisphärenschädigung (z.B. Rasmussen-Enzephalitis)
7. Einbeziehung speziell erfahrener Fachärzte z.B. an epileptologischen Zentren.

45. Wann sollte eine antiepileptische Therapie begonnen werden?

Eine antikonvulsive Therapie ist indiziert, wenn das Risiko besteht, dass sich ohne Therapie der Anfall wiederholt. Bei dieser Entscheidung hilft die Kenntnis des Anfallstyps oder des epileptischen Syndroms. Beispielsweise treten Absencen selten isoliert auf und sind daher therapiebedürftig, während Fieberkrämpfe meist isoliert auftreten und keine Therapie erfordern. Die Wahrscheinlichkeit, nach einem unprovozierten, isolierten generalisierten tonisch-klonischen Anfall niemals mehr einen epileptischen Anfall zu erleiden, liegt zwischen 20 und 70%. Idealerweise würde man solche Patienten zunächst nicht behandeln. Die Wiederholung der Anfälle ist wahrscheinlicher, wenn der Patient fokale neurologische Defizite hat, mental retardiert ist, strukturelle Hirnläsionen aufweist oder im EEG epileptiforme Abnormitäten zu sehen sind. Bei diesen Patienten ist der Beginn einer antiepileptischen Therapie sinnvoll. Besteht bei Patienten ein gut definierter Auslösemechanismus, so ist es wichtig, den zugrunde liegenden Prozess auszuschalten, als die Anfälle selbst zu behandeln. Dies gilt insbesondere für klare Fälle von Gelegenheitsanfällen aufgrund von Alkoholentzug oder durch Medikamente.

46. Wann sollte eine antiepileptische Therapie beendet werden? Welche Risikofaktoren gibt es für das Wiederauftreten von epileptischen Anfällen?

Eine Behandlung sollte beendet werden, wenn der Patient ohne Medikamente wahrscheinlich keine Anfälle mehr erleiden wird. Bestimmte Anfallstypen und benigne epileptische Syndrome remittieren. Patienten mit Absencen «wachsen aus ihren Anfällen heraus», sodass eine Therapie nicht länger notwendig ist. Die Rolando-Epilepsie (benigne Epilepsie des Kindesalters mit zentrotemporalen Spikes) remittiert ebenfalls häufig.

Nach neueren Studien treten bei etwa $1/3$ der Erwachsenen und $1/4$ der Kinder, die vorher 2 Jahre anfallsfrei waren, nach Beendigung einer antiepileptischen Medikation die Anfälle wieder auf. Die Risikofaktoren für das Wiederauftreten von Anfällen sind in **Tabelle 21.10** genannt.

47. Welche Antiepileptika sind für die unterschiedlichen Anfallstypen am geeignetsten?

Die Auswahl der Antikonvulsiva richtet sich nach dem Anfallstyp. Zunächst sollte mit einer Monotherapie begonnen werden. **Tabelle 21.11** gibt einen Überblick über die Medikamente der 1. und 2. Wahl sowie die Präparate für eine Kombinationstherapie («add-on»-Medikamente), gelistet nach Präferen-

Tabelle 21.10: Risikofaktoren für das Wiederauftreten von epileptischen Anfällen nach Beendigung einer antiepileptischen Therapie

1. Verlängerte Zeitspanne vor therapeutischer Anfallskontrolle
2. Frequentes Auftreten von Anfällen vor Anfallskontrolle
3. Neurologische Störungen
4. Mentale Retardation
5. Komplex partielle Anfälle
6. Bleibende EEG-Veränderungen

Tabelle 21.11: Pharmakotherapie der Epilepsien nach Anfallstypen*

Fokale Anfälle und lokalisationsbezogene Epilepsien		generalisierte Anfälle			
		tonisch-klonisch	Absence	myoklonisch	atonisch/tonisch
1. Wahl	Carbamazepin Phenytoin Valproat	Valproat Phenytoin Carbamazepin	Ethosuximid Valproat	Valproat	Valproat
2. Wahl	Primidon Phenobarbital Felbamat	Lamotrigin Primidon Phenobarbital Topiramat Felbamat	Lamotrigin Clonazepam	Lamotrigin Phenobarbital Clonazepam Ethosuximid Felbamat	Lamotrigin Phenytoin Carbamazepin Phenobarbital Primidon Topiramat Felbamat
«Add-on-»-Präparate†	Lamotrigin Gabapentin Topiramat Tiagabin				

* Auflistung nach Präferenz des Autors
† Eventuell als Monotherapie effektiv, jedoch z.T. nur als «add-on»-Medikamente zugelassen

zen des Autors. Die Auswahl basiert dabei sowohl auf Kriterien der Wirksamkeit und der Nebenwirkungen. Phenobarbital und Primidon sind zwar genauso wirksam wie Phenytoin und Carbamazepin, rufen aber mit höherer Wahrscheinlichkeit Nebenwirkungen hervor. Tonische und astatische Anfälle sind häufig therapieresistent, wobei Valproat noch am wirksamsten ist. Tonische und klonische Anfälle können sekundär generalisieren. Phenytoin, Carbamazepin, Lamotrigin, Topiramat und Felbamat sind hier hilfreich.

> Mattson RH, Cramer JA, Collins JF, et al: A comparison of valproat with carbamazepine for the treatment of complex partial seizures and secondarily generalized tonic-clonic seizures in adults. N Engl J Med 327:765, 1992.

48. Welche Antiepileptika sind in den 90er Jahren zugelassen worden? Welche Indikationsgebiete haben sie?

Den Antiepileptika der ersten Generation werden die seit 1993 auf den Markt gekommenen neueren Antiepileptika (Antiepileptika der 2. Generation) gegenübergestellt. Seither sind in Deutschland 7 **Medikamente** zugelassen worden:
(1) **Felbamat**
(2) **Gabapentin**
(3) **Lamotrigin**
(4) **Vigatrabin**
(5) **Tiagabin**
(6) **Topiramat** und
(7) **Oxacarbazepin**.

1. **Felbamat:** In Deutschland ist Felbamat nur zur Behandlung des anderweitig medikamentös-therapieresistenten Lennox-Gastaut-Syndroms bei Kindern ab 4 Jahren zugelassen. Ebenfalls wurde eine Wirkung bei der Behandlung von partiellen Anfällen beschrieben. Nach der Zulassung zur Behandlung von Epilepsien fokalen Ursprungs in den USA und Dauerbehandlung von etwa 100 000 Patienten wurde über eine erhöhte Inzidenz von aplastischen Anämien (etwa 1 auf 5000) und hepatotoxischen Nebenwirkungen (1 in 30 000) berichtet. Diese schweren idiosynkratischen Nebenwirkungen haben zur Einschränkung der Verwendung geführt.

2. **Gabapentin:** Das Präparat ist in Deutschland derzeit nur zur «add-on»-Therapie partieller oder sekundär generalisierter Anfälle bei Erwachsenen und Kindern ab 12 Jahren zugelassen, wobei die Zulassung als Monotherapie in Kürze erfolgen wird. Der Wirkmechanismus ist im Wesentlichen unbekannt.

3. **Lamotrigin:** Das Medikament inhibiert rasch repetitive Depolarisationen durch Blockade eines spannungsabhängigen Natriumkanals, ähnlich wie Carbamazepin und Phenytoin. In Deutschland ist es zur Mono- und «add-on»-Therapie von Epilepsien fokalen Ursprungs bei Patienten ab 12 Jahren zugelassen. Hier kann eine Halbierung der Anfallsfrequenz in 20–45% der Fälle erwartet werden. Als Monotherapie scheint es eine ähnlich gute Wirksamkeit wie Carbamazepin oder Phenytoin zu haben.

4. **Vigatrabin:** Es ist als «add-on»-Therapeutikum bei Erwachsenen und Kindern mit partiellen oder sekundär generalisierten Anfällen zugelassen und wirkt als irreversibler Hemmer der GABA-Transferase. Dies erhöht die GABA-Konzentration im synaptischen Spalt und verstärkt die GABAerge Inhibition. Seine Wirkung bei Epilepsien fokalen Ursprungs ist gut, Vigatrabin kann aber z. B. Absencen oder idiopathisch generalisierte Grand mal-Anfälle verstärken und ist hier nicht indiziert.

5. **Tiagabin:** Das Medikament ist bei der Behandlung partieller Epilepsien ab dem 12. Lebensjahr zur «add-on»-Therapie zugelassen. Die Wirkung ist eine Hemmung der Wiederaufnahme von GABA aus dem synaptischen Spalt. Erfahrungen über eine Wirkung als Monotherapie liegen bisher nicht ausreichend vor.

6. **Topiramat:** Über eine Wirksamkeit auf spannungsabhängige Natriumkänale sowie die GABAerge und Glutamaterge Transmission beeinflusst Topiramat als Zusatztherapeutikum Epilepsien fokalen Ursprungs. Auch hier sind die Erfahrungen als Monotherapeutikum ungenügend.

7. **Oxacarbazepin:** Das Strukturanalogon von Carbamazepin zeigt eine annähernd gleiche Wirksamkeit wie Carbamazepin. Deshalb entsprechen sich die Indikationsgebiete. Das Nebenwirkungsspektrum ist bei gleicher qualitativer Ausprägung jedoch zumeist milder als bei Carbamazepin.

> Brodie MJ, Richens A, Yurn AW: Double-blind comparison of lamotrigin and carbamazepine in newly diagnosed epilepsy. Lancet 345:476, 1995.
> Dichter MA, Brodie MJ: New antiepileptic drugs. N Engl J Med 334:1583, 1996.

49. Wie beginnt man eine Therapie mit den neueren Antiepileptika? Welche Medikamenteninteraktionen können auftreten?

1. **Felbamat:** Die Eingangsdosis ist 600 mg/Tag in 2 Dosen, welche 14-tägig um jeweils 600 mg bis zu einer Enddosierung von 3600 mg/Tag (1800 bis 5000 mg/Tag) gesteigert wird. Wegen des Nebenwirkungsprofils (Hepatotoxizität, idiosynkratische Reaktion) ist das Medikament für absolut therapieresistente Fälle vorbehalten.
2. **Gabapentin:** Die Ausdosierung ist relativ unkompliziert und kann genau wie die Beendigung der Therapie relativ rasch erfolgen. Es wird renal ausgeschieden und hat keine Interaktionen mit anderen Antiepileptika. Man sollte mit 300 mg/Tag starten und täglich um 300 mg erhöhen, bis man eine Dosis von 2000 mg/Tag erreicht. Dosen bis zu 3600–4800 g scheinen effektiver zu sein als die ursprünglich angewendeten Niedrigdosierungen. Wegen der Halbwertszeit von lediglich 6 Stunden, sind 3 bis 4 tägliche Einnahmen notwendig.
3. **Lamotrigin:** Eine sehr langsame Eindosierung wird zur Vermeidung allergischer Exantheme (in 10–15% bei rascher Aufsättigung) empfohlen. Valproat inhibiert den Lamotrigin-Metabolismus, während Phenytoin, Carbamazepin und Phenobarbital den Lamotrigin-Metabolismus steigern. Für Patienten mit Valproat wird Lamotrigin mit 12,5 mg täglich oder 25 mg alle 2 Tage gestartet und nach 2 Wochen auf 25 mg/Tag erhöht. Nach weiteren 2 Wochen wird wöchentlich um 25 mg gesteigert, bis zu einer Maximaldosis von 100 bis 200 mg/Tag. Für Patienten mit Enzym-induzierenden Antiepileptika ist die initiale Dosis 50 mg/Tag für 2 Wochen, der eine Dosis von 100 mg/Woche für 2 Wochen folgt. Danach wird die Dosis um 100 mg/Woche gesteigert, bis man eine Zieldosis von 400–500 mg/Tag erreicht.
4. **Vigatrabin:** Initial sollten 2 mal 500 mg/Tag appliziert werden, die man jeden 3. Tag steigert. Die beste Wirksamkeit entfaltet das Medikament im Dosisbereich zwischen 2000 bis 3000 mg/Tag beim Erwachsenen. Oberhalb 3 g ist eine Wirksamkeitssteigerung nicht belegt. Bei 10–15% der Patienten soll es allerdings nach mehreren Monaten zu einer Toleranzentwicklung kommen.
5. **Tiagabin:** Das «add-on»-Medikament wird bei der Behandlung von medikamentös therapieresistenten Anfällen fokalen Ursprungs eingesetzt. Zur Vermeidung von sedierenden Begleiteffekten muss auch Tiagabin langsam aufdosiert werden. Man gibt es über 3 Dosen am Tage verteilt. Bei Patienten mit Enzym-induzierenden Medikationen verringert sich die Halbwertszeit auf 2–3 Stunden. Tagesdosen von 30 bis höchstens 70 mg sollten durch eine wöchentliche Erhöhung der Tagesdosis um 5–10 mg erreicht werden. Tiagabin liegt in stark proteingebundener Form im Serum vor, was Nebenwirkungen und Dosisschwankungen in Kombination mit anderen Medikamenten bedingt. Hauptnebenwirkungen sind Schwindel, Müdigkeit, Anorexie, Tremor und Nervosität.
6. **Topiramat:** Topiramat wird langsam aufdosiert. Man beginnt mit 25 oder 50 mg/Tag, wobei wöchentlich um 25 oder 50 mg erhöht wird. Die langsamere Aufdosierung (25 mg/Woche) vermindert mögliche Nebenwirkungen wie kognitive Beeinträchtigungen. Die Zieldosis liegt nach Herstellerangabe bei 400 mg/Tag, wobei auch schon mit 200 mg Wirkungen zu beobachten sind. Phenytoin und Carbamazepin beeinflussen den Topiramat-Metabolismus und Topiramat selbst kann zu leichten Erhöhungen der Phenytoin-Spiegel führen.
7. **Oxacarbazepin:** Die Interaktion des Strukturanalogons zum Carbamazepin mit anderen Antikonvulsiva ist geringer ausgeprägt, wahrscheinlich weil der enzyminduzierende Effekt auf das P450–3a-Isoenzym des Cytochrom P450-Komplexes beschränkt ist. Auch eine Autoinduktion des Abbaus in der Leber, wie bei Carbamazepin bekannt, wurde bei Oxacarbazepin nicht beobachtet. Bei Einstellung wird jeden 3. Tag um 300 mg aufdosiert, bis zu einer Tagesdosis von 600 bis 2400 mg.

> Leach JP, Brodie MJ: Tiagabine. Lancet 351:203, 1998.

50. Welchen Wirkmechanimus haben Antiepileptika? Nach welchen Prinzipien werden neue Antiepileptika derzeit entwickelt?

Phenytoin, Carbamazepin, Lamotrigin, Gabapentin, Topiramat und Valproat blockieren Natriumkanäle und verhindern die Generierung von hochfrequenten Aktionspotenzialen. In höheren therapeutischen Konzentrationen kann auch Phenobarbital repetitive neuronale Entladungen vermindern. Einige Antiepileptika können auch hochschwellige Kalziumströme reduzieren, wobei dieser Effekt meist erst in supratherapeutischer Dosierung zu beobachten ist. Im therapeutischen Bereich verstärken Barbiturate und Diazepam die GABA-Antwort. Diazepam-Derivate verstärken die Bindung von GABA an den GABA-Rezeptor, Barbiturate öffnen die mit dem GABA-Rezeptor assoziierten Chlorid-Ionenkanäle. Topiramat verstärkt ebenfalls die GABAerge Inhibition. Bei Gabapentin ist der Wirkmechanismus nicht ganz klar, die Blockierung eines spannungsabhängigen Natriumkanals wie auch die Verstärkung der GABAergen Inhibition wurden beschrieben. Felbamat hat eine hemmende Wirkung auf die Funktion des NMDA-(N-Methyl-D-Aspartat)-Kanals. Tiagabin verstärkt die Wirkung von GABA durch Blockierung der GABA-Wiederaufnahme. Ethosuximid scheint über die Reduktion von niederschwelligen Kalziumströmen zu wirken, welche für die Entladungen thalamischer Neurone verantwortlich sind.

Während früher der Effekt von Antiepileptika empirisch festgestellt wurde, werden jetzt in zunehmendem Maße neue Antiepileptika aufgrund des verbesserten Wissens über Mechanismen der Neurotransmission entwickelt. Erwartet werden niedrige Neurotoxizitätsprofile und Vorteile wie stärkere Wirkung oder größerer therapeutischer Bereich, welche dann im Sinne einer rationellen Therapie für Mono- und Kombinationstherapien verwendet werden können. Insbesondere kommen als Antikonvulsiva Medikamente mit Einfluss auf das Gleichgewicht exzitatorischer versus inhibitorischer Neurotransmitter infrage. Ein Konzept besteht im Einsatz von **NMDA-Rezeptor-Antagonisten** (N-Methyl-D-Aspartat), welche über ihren Blockierungseffekt den Einstrom von Kalzium und indirekt das intrazelluläre Ödem und den sukzessiven Zellschaden verhindern könnten.

51. Wie häufig sollten Antiepileptika gegeben werden?

Ein Problem der Antikonvulsiva ist ihre kurze Halbwertszeit, was eine mindestens 2 mal tägliche Einnahme erforderlich macht, einige Medikamente müssen wegen Spitzendosis-Nebenwirkungen sogar häufiger eingenommen werden. Beispielsweise vertragen die Patienten eine 2–3 mal tägliche Dosis von Ethosuximid besser als eine Einmaldosis. Die verfügbaren Retardpräparate von Carbamazepin und Valproinsäure können die 3–4 mal notwendige Gabe der Originalpräparate auf 1–2 Gaben reduzieren. In der **Tabelle 21.12** sind die Halbwertszeiten für die wichtigsten Antiepileptika genannt, welche jedoch abhängig von dem Gesichtspunkt der Mono- oder Kombinationstherapie stark variieren können.

Tabelle 21.12: Halbwertszeiten der Antiepileptika*

Medikament	Halbwertszeit (Stunden)
Carbamazepin	12–18
Ethosuximid	48
Felbamat	20
Gabapentin	5–7
Lamotrigin[†]	15–60
Phenobarbital[††]	96
Phenytoin[††]	24
Primidon	8–12
Tiagabin[†]	7–9
Topiramat	19–23
Valproat	8–12

* Werte repräsentieren Halbwertszeiten beim Erwachsenen und können variieren, abhängig davon, ob der Patient unter Mono- oder Kombinationstherapie steht.

[†] Die Halbwertszeit von Lamotrigin und Tiagabin hängt von der zusätzlichen Antiepileptikatherapie ab. Bei Monotherapie hat Lamotrigin eine Halbwertszeit von 24 Stunden, wird es zusammen mit einem Enzyminduktor gegeben verringert sich die Halbwertszeit auf 15 Stunden. Gibt man es zusammen mit Valproat, welches die Metabolisierung verringert, erhöht sich die Halbwertszeit auf 60 Stunden. Die Halbwertszeit von Tiagabin verringert sich bei gleichzeitiger Gabe von Enzyminduktoren auf 2 bis 3 Stunden.

[††] Die Halbwertszeit von Phenytoin hängt von der Serumkonzentration ab. Wegen einer nicht-linearen Kinetik ist eine höhere Konzentration mit einer längeren Halbwertszeit assoziiert.

52. Nennen Sie die Vorteile einer Monotherapie

1. In den meisten Situationen kontrolliert ein Medikament die Anfälle genauso gut wie die Kombinationstherapie.
2. Durch Monotherapie lassen sich die Interaktionen der Antiepileptika untereinander verhindern.
3. Die Monotherapie verbessert die Compliance.
4. Eine Monotherapie ist kostengünstiger.
5. Ein Medikament hat weniger Nebenwirkungen als zwei.

53. Was versteht man in der Epileptologie unter einer «rationalen Polytherapie»?

Durch die Einführung der neuen Antiepileptika als «add-on»-Medikationen hat sich eine neue Sichtweise der Polytherapie entwickelt. Früher war die Polytherapie der Antikonvulsiva verbunden mit gesteigerten Nebenwirkungen, schlechterer Compliance und dem Problem der Medikamenteninteraktionen, die es schwierig machten, therapeutische Wirkspiegel zu erreichen. Eine **rationale Polytherapie** versteht sich als Kombination von Antiepileptika mit unterschiedlichem Wirkmechanismus oder unterschiedlichem Nebenwirkungsprofil. Antiepileptika, welche Natriumkanäle blockieren (Phenytoin, Carbamazepin, Lamotrigin), werden nicht miteinander kombiniert, können aber mit Antiepileptika gegeben werden, die andere Wirkmechanismen haben (z. B. Pharmaka mit Potenzierung von GABA wie Phenobarbital oder mit gemischten Wirkmechanismen wie Gabapentin oder Valproat).

Es ist derzeit allerdings nicht unumstritten, ob eine rationale Polytherapie wirksamer als eine Monotherapie ist. Eine Studie zeigt, dass die Kombination konventioneller Antiepileptika nur in 11% der vorher erfolglos monotherapierten Fälle zur Anfallsfreiheit führte. In 40% verringerte sich die Anfallsfrequenz bei Einnahme von mehr als einem Medikament. Rational ist also ein Therapieregime, welche die Nebenwirkungen minimiert und gleichzeitig am besten die Anfälle kontrolliert. Tatsächlich sind bei einigen Fällen mehr als ein Medikament zur Anfallskontrolle notwendig.

54. Was sind die Hauptnebenwirkungen der am meisten benutzten Antikonvulsiva?

Man unterscheidet zwischen **dosisabhängigen** und **dosisunabhängigen Nebenwirkungen** der Antiepileptika. **Tabelle 21.13** gibt hierzu eine Übersicht. Generell besteht bei den meisten Antikonvulsiva in dosisabhängiger Weise das Problem sedierender Nebenwirkungen und der Störung motorischer Fähigkeiten.

55. Was sind die wichtigsten Medikamenteninteraktionen innerhalb der Antiepileptika?

Die meisten Antikonvulsiva beeinflussen den Metabolismus der anderen Antiepileptika. Am häufigsten beobachtet man diese Problematik bei Phenytoin, Primidon, Carbamazepin und Phenobarbital, welche die mikrosomalen Enzyme in der Leber sowie die Glukuronidierung induzieren. Andere Medikamenteninteraktionen betreffen die Verdrängung aus der Proteinbindung. Letzteres beobachtet man häufig mit Phenytoin und Valproat, die im Serum stark an Proteine gebunden vorliegen. In einigen Konstellationen inhibiert ein Antepileptikum den Metabolismus eines anderen (z. B. Valproat inhibiert den Lamotrigin-Metabolismus). **Tabelle 21.14** informiert über Effekte von «add-on»-Medikationen auf den ursprünglichen Medikamentenspiegel.

56. Was sind die wichtigsten Medikamenteninteraktionen der Antiepileptika mit anderen häufig eingenommenen Pharmaka?

An Medikamenteninteraktionen sollte immer gedacht werden, wenn sich ohne Dosisveränderung der Antiepileptika die Anfallskontrolle verändert oder toxische Nebeneffekte plötzlich auftreten. **Tabelle 21.15** gibt eine Auflistung der Effekte gebräuchlicher Pharmaka auf Wirkspiegel und Wirksamkeit der Antikonvulsiva.

57. Was sind idiosynkratische Reaktionen auf Antiepileptika?

Idiosynkrasien sind angeborene Überempfindlichkeiten bzw. Allergien gegenüber bestimmten Stoffen, welche bereits beim ersten Kontakt auftreten. Am häufigsten sind bei den Antiepileptika allergische Hautexantheme. Bei extremer Ausprägung können sie sich zu einer exfoliativen Dermatitis oder zur Maximalform des Stevens-Johnson-Syndrom ausweiten. Am häufigsten werden bei Phenytoin, La-

Tabelle 21.13: Nebenwirkungen der Antiepileptika

Dosisabhängig		Dosisunabhängig	

• Ataxie
   Phenytoin
   Carbamazepin
   Phenobarbital
   Primidon
   Gabapentin
   Lamotrigin
   Topiramat
• Doppelbilder, Sehstörungen
   Carbamazepin
   Phenytoin
   Lamotrigin
• Sedation
   Phenobarbital
   Phenytoin
   Carbamazepin
   Valproat
   Lamotrigin
   Gabapentin
   Topiramat
• Hyponatriämie
   Carbamazepin
	• Übelkeit, Erbrechen
	   Valproat
	   Carbamazepin
	   Ethosuximid
	   Phenytoin
	• Kopfschmerzen
	   Ethosuximid
	   Felbamat
	• Tremor
	   Valproat
	• Thrombozytopenie
	   Valproat
	• Anorexie
	   Felbamat
	• Gewichtszunahme
	   Valproat
	• kognitive Beeinträchtigungen
	   Phenobarbital
	   Primidon
	   Topiramat
		• Gewichtszunahme
		   Carbamazepin
		   Gabapentin
		• Haarausfall
		   Valproat
		• Verhaltensbeeinträchtigung
		   Phenobarbital
		   Primidon
		   Ethosuximid
		   Topiramat
		   Gabapentin
		• Hautexanthem
		   Carbamazepin
		   Phenytoin
		   Lamotrigin
		   Phenobarbital
		   Primidon
			• Hirsutismus
			   Phenytoin
			• Dupuytrenkontraktur
			   Phenobarbital
			• Gingivahyperplasie
			   Phenytoin
			• Ödeme
			   Gabapentin
			   Valproat
			• Pankreatitis
			   Valproat

Tabelle 21.14: Medikamenteninteraktionen der Antikonvulsiva: Effekt einer «add-on»-Therapie auf die ursprünglichen Medikamentenspiegel

Ausgangsmedikament	«add-on»-Medikament								
	CBZ	GBP	FBM	LTG	PB	PHT	PRIM	TOP	VPA
Carbamazepin (CBZ)	–	–	↓↑ epx	–	↓	↓↑ epx	↓↑ epx	–	↑ epx
Gabapentin (GBP)	–	–	–	–	–	–	–	–	–
Felbamat (FBM)	↓	–	–	↓	↓	↓	↓	nb	↑
Lamotrigin (LTG)	↓	–	–	–	↓	↓	↓	nb	↑
Phenobarbital (PB)	–	–	↑	–	–	↑↓	↑	–	↑
Phenytoin (PHT)	↓↑	–	↑	–	↑↓	–	↑↓	↑	↓*
Primidon (PRIM)	↑ PB	–	↑	–	↓	↓	–	–	↑
Topiramat (TOP)	↓	–	nb	nb	↓	↓	↓	–	–
Tiagabin (TgB)	↓	–	nb	nb	↓	↓	↓	nb	↑*
Valproat (VPA)	↓	–	↑	↑	↓	↓	↓	↓	–

↑↓ = Anstieg oder Abfall möglich;
epx = Carbamazepin 10,11 – epoxid
PB = Phenobarbital
nb = nicht bekannt
* Valproat erhöht die nicht gebundene Fraktion von Phenytoin oder Tiagabin und kann so zu Toxizität führen

Tabelle 21.15: Effekte gebräuchlicher Pharmaka auf Wirkspiegel und Wirksamkeit der Antikonvulsiva

Steigerung der Wirkungen				Abschwächung der Wirkungen
Phenytoin	**Carbamazepin**	**Phenobarbital**	**Valproat**	**Phenytoin**
Amiodaron	Cimetidin	Antihistaminika	Erythromycin	Antazida
Cimetidin	Clarithromycin	Kortikosteroide	Salicylate	Bleomycin
Chloramphenicol	Diltiazem	Isoniazid		Cisplatin
Clofibrat	Danazol	Propoxyphen		Diazoxid
Disulfiram	Erythromycin	Trizyklische Antidepressiva		Enterale Nahrungszufuhr
Fluconazol	Fluoxetin			Folat
Imipramin	Isoniazid			Pyridoxin
Isoniazid	Lithium			Rifampin
Metronidazol	Propoxyphen			Sucralfat
Omeprazol	Verapamil			Theophyllin
Propoxyphen				Vinblastin
Salicylate				
Sulfonamide				
Trazodon				
Tolbutamid				

motrigin, Carbamazepin und Barbituraten allergische Hautreaktionen beobachtet. Die meisten Antiepileptika können zur Knochenmarkssuppression mit aplastischen Anämien, Agranulozytosen oder Thrombozytopenien führen. Andere idiosynkratische Reaktionen sind die Medikamenten-induzierte Hepatitis und seltener eine Serumkrankheit. Die Hepatotoxizität von Valproat ist bei Kindern unter zwei Jahren am stärksten ausgeprägt, die mental retardiert sind oder zusätzlich andere Medikamente einnehmen. Eine Vaskulitis kann durch Phenytoin, Phenobarbital, Ethosuximid und Carbamazepin ausgelöst werden. Nach Einnahme von Valproat ist selten das Auftreten einer Pankreatitis zu beobachten.

58. Wann und wie oft sollten Serumspiegel der Antikonvulsiva bestimmt werden?

Indikationen zur Kontrolle der Serumspiegel ergeben sich bei initialer Aufdosierung mit einem Medikament sowie zur Kontrolle der «steady state»-Konzentration nach durchschnittlich fünf Halbwertszeiten. Die Überwachung der Serumspiegel ist ebenfalls angezeigt bei fraglicher Compliance oder bei der Abklärung von aufgetretenen toxischen Symptomen. In **Tabelle 21.16** sind weitere Indikationen zur Serumspiegelkontrolle genannt.

Tabelle 21.16: Indikationen zur Serumspiegelkontrolle antikonvulsiver Medikationen

1. Initiale Aufdosierung und Kontrolle der «steady state»-Konzentration (durchschnittlich 5 Halbwertszeiten): Bestimmung der Dosisreserve nach oben
2. Compliance-Kontrolle
3. Abklärung aufgetretener toxischer Symptome
4. Abschätzung von Interaktionen bei Polytherapie
5. Anpassung der Dosis nach stattgehabter Enzyminduktion (z. B. bei Carbamazepin)
6. Anpassung der Dosis bei Schwangerschaft bzw. nach Entbindung
7. Anfallsrezidiv nach langer Anfallsfreiheit

59. Welche Blut-Screening-Untersuchungen sollten bei Patienten unter antiepileptischer Therapie durchgeführt werden? Wie oft sind sie angezeigt?

Viele Antikonvulsiva können zur Knochenmarkssuppression oder zur Beeinträchtigung der hepatischen Funktionen führen. Es ist vernünftig, vor dem Beginn einer Therapie das Blutbild sowie die Leberfunktionswerte zu bestimmen, um prädisponierende Probleme zu identifizieren. Nach dieser Initialbestimmung ist es normalerweise nicht notwendig, routinemäßig Blutbildkontrollen durchzuführen, es sei denn der Patient ist symptomatisch. Ausnahmen sind hierbei kleine Kinder und mental retardierte Patienten, die toxische Nebeneffekte nicht mitteilen können. Eine andere Ausnahme ist der Gebrauch von Felbamat, das aufgrund der erhöhten Inzidenz von toxischen Nebenwirkungen eine Überwachung von Blut- und Leberfunktionswerten erfordert.

> Pellock JM, Willmore LJ: A rational guide to routine blood monitoring in patients receiving antiepileptic drugs. Neurology 41:961, 1991.

60. Sollte bei Patienten mit Schädel-Hirn-Trauma zur Verhinderung der posttraumatischen Epilepsie eine antikonvulsive Prophylaxe gegeben werden?

Die Frage lässt sich nicht eindeutig beantworten. Nach einer aktuellen Studie unter Verwendung von Phenytoin, soll die prophylaktische antiepileptische Therapie nur hilfreich sein, wenn sie in der ersten Woche nach dem Trauma bereits gestartet wird. Ältere Studien zeigten allerdings auch, dass der frühe Einsatz von Phenytoin bei Patienten mit schweren neurologischen Defiziten teilweise zu schweren Nebenwirkungen geführt hat und diesen Patienten eher schadete. Gegenwärtig gibt es kein Medikament, von dem eine effektive Prophylaxe gegen die Entwicklung einer posttraumatischen Epilepsie sicher belegt ist.

> Tempkin NR, Dikem SS, Wilensky AJ, et al: A randomized, double-blind study of phenytoin for the prevention of posttraumatic seizures. N Engl J Med 323:497, 1990.

61. Bei welchen Konstellationen ist eine prophylaktische antiepileptische Therapie zu diskutieren?

Die Entscheidung zu einer Langzeit-Medikation bei chronischer **Alkoholepilepsie** ist individuell zu prüfen und setzt natürlich die Compliance des Patienten sowie die Alkoholabstinenz voraus. **Postoperativ** auftretende Gelegenheitsanfälle werden nicht grundsätzlich als Indikation zu einer prophylaktischen Langzeitmedikation angesehen. Eine Rolle der prophylaktischen antikonvulsiven Therapie ist insbesondere bei Patienten mit Hirntumoren gegeben oder bei Patienten mit Frühanfällen nach Hirnblutungen. Patienten mit intrazerebralen Blutungen ohne Frühanfälle haben dagegen ein sehr geringes Risiko für spätere Anfälle. Bei Blutungsereignissen ohne kortikale Beteiligung ist eine prophylaktische Medikation nicht erforderlich.

62. Welche teratogenen Risiken haben Antiepileptika?

Alle Antiepileptika sind potenziell teratogen. Zusätzlich interferieren Carbamazepin, Phenytoin, Phenobarbital und Primidon mit der Effektivität von oralen Kontrazeptiva, was die Wahrscheinlichkeit einer Schwangerschaft erhöht. Generell gilt, dass sich das Risiko von Geburtsdefekten unter Monotherapie verdreifacht. Die teratogenen Effekte sind bei Kombinationstherapie höher. Daher ergibt sich bei vorliegender Schwangerschaft die Notwendigkeit, möglichst auf eine Monotherapie umzustellen. Die Patientin und ihre Familie müssen auf die potenziellen teratogenen Nebenwirkungen hingewiesen werden, eine antipileptische Therapie stellt allerdings nicht per se eine Kontraindikation zur Schwangerschaft dar. Die dauerhafte Gabe von Folsäure (1 mg/Tag) kann eventuell die teratogenen Nebenwirkungen verhindern und ist somit bei allen gebärfähigen Frauen mit antikonvulsiver Therapie indiziert.

63. Nennen Sie die wichtigsten teratogenen Effekte der Antiepileptika

Die meisten Missbildungen sind relativ gering ausgeprägt. Dazu gehören Lippen- bzw. Lippen-Kiefer-Gaumenspalten, Hypertelorismus, hypoplastische Fingernägel oder hypoplastische distale Phalangen. Zu den schwerwiegenderen Defekten gehören kardiale Fehlbildungen, urogenitale Malformationen und Neuralrohrdefekte. Das Risiko eines Neuralrohrdefektes liegt unter Valproattherapie bei etwa 1%. Auch Carbamazepin erhöht das Risiko für Neuralrohrdefekte.

> Rosa FW: Spina bifida in infants of women treated with carbamazepine during pregnancy. N Engl J Med 324:674, 1991.

64. Welche Anwendungsgebiete gibt es für Antikonvulsiva außer der Epilepsie?

Eine Reihe von Antiepileptika werden bei Schmerzsyndromen und psychiatrischen Erkrankungen eingesetzt. Carbamazepin und Valproat werden in der Therapie von bipolaren Störungen, insbesondere bei der Manie und der Hypomanie, eingesetzt. Carbamazepin und Phenytoin sind Medikamente der Wahl bei der konservativen Behandlung von Trigeminusneuralgien und schmerzhaften peripheren Neuropathien oder neuropathischen Schmerzsyndromen (z. B. postherpetische Neuralgie). Carbamazepin hilft oftmals auch bei paroxysmalen Symptomen im Verlauf einer Multiplen Sklerose. Bei Gabapentin entwickelt sich die Verwendung bei der Kausalgie und beim Restless-legs-Syndrom zum Indikationsbereich. Valproat hat eine Bedeutung als Prophylaktikum bei der Migräne, niedrig-dosiertes Primidon wird beim essentiellen Tremor eingesetzt.

Status epilepticus

65. Was ist ein Status epilepticus? Wie klassifiziert man ihn?

Die **Definition** des Status epilepticus beinhaltet zum einen eine hinreichende Länge des oder der Anfälle (15 Minuten) oder die häufige Wiederholung der Anfälle, ohne dass es zwischenzeitlich zur neurologischen Normalisierung kommt. Alle epileptischen Anfälle können sich statusartig häufen. Dementsprechend unterscheidet man den Status fokaler Anfälle (fokaler Status epilepticus) und den Status generalisierter Anfälle (generalisierter Status epilepticus oder Grand-mal-Status).

Eine gebräuchliche Klassifikation ist die Unterteilung nach dem Kriterium **konvulsiver** oder **nichtkonvulsiver** Status.

1. Konvulsiver Status

Der konvulsive Status (**Grand-mal-Status**) ist ein medizinischer Notfall und wird durch die Häufung primär oder sekundär generalisierter tonisch-klonischer Anfälle hervorgerufen. Die Anfälle wiederholen sich in einem Abstand von weniger als einer Stunde, wobei auch im Intervall ein getrübtes Bewusstsein vorliegt. Davon abzugrenzen ist die Serie generalisierter tonisch-klonischer Anfälle, bei der die Intervalle mehr als 1 Stunde dauern und das Bewusstsein zwischen den Anfällen wiedererlangt wird. Jeder achte Patient mit einem Grand-mal-Status verstirbt akut, meist an den zerebralen Komplikationen (hypoxisches Hirnödem, Erhöhung des intrazerebralen Drucks, Hirnblutung oder -infarkt) oder den medizinischen Komplikationen (z. B. disseminierte intravasale Gerinnungsstörungen).

2. Nicht-konvulsiver Status

Ein nicht-konvulsiver Status liegt als **Status komplex partieller Anfälle** (Status psychomotoricus) oder als **Petit-mal-Status** (Status kleiner generalisierter Anfälle) vor. Der Petit-mal-Status kann als Absence-Status («Spike-wave»-Stupor) vorliegen oder bei älteren Personen infolge Sedativa-, Alkoholabusus und anderen Medikamenten ausgelöst werden. Bei den nicht-konvulsiven Status haben die Patienten keine motorisch dominierten Anfälle sondern sind kognitiv beeinträchtigt oder in einem Dämmerzustand, was oftmals als Verwirrtheit verkannt wird. Bei den komplex partiellen Anfällen beobachtet man zumeist zusätzlich Automatismen. Während der Absence-Status mit Ausnahme von eventuell während des Anfalls auftretenden Verletzungen nicht mit erhöhter Morbidität einhergeht, kann ein Status komplex partieller Anfälle zu permanenten kognitiven Defiziten führen.

Selten ist die so genannte **Aura continua** als **Status fokaler sensorischer Anfälle** mit Stunden bis Tage anhaltender Depersonalisation, Derealisation, Hypochondrie oder Angst. Bei Vorliegen eines **Status einfacher fokaler Anfälle** unterscheidet man zwischen dem **Jackson-Status** und der **Epilepsia partialis continua Kozevnikow**. Letztere ist auf distale Gliedmaßen oder Gesicht beschränkt, an denen sich überwiegend rhythmische Myoklonien mit gleichbleibender Lokalisation und Begrenzung auf die Ursprungsregion sichtbar sind. Sie können stunden- oder jahrelang anhalten, wobei die Vigilanz zumeist nicht gestört ist.

66. Nennen Sie die häufigsten Ursachen eines Status epilepticus

Siehe **Tabelle 21.17**

Tabelle 21.17: Die häufigsten Ursachen eines Status epilepticus

1. Non-Compliance bei der antiepileptischen Therapie oder Absetzen von Antiepileptika (am häufigsten)
2. Alkoholentzug
3. Metabolische Störungen oder Entgleisungen
4. Hirntumoren
5. Hirninfarkte
6. Hirnblutungen
7. Meningitis
8. Ungeklärt (10–15% der Fälle)

Lowenstein DH, Alldredge BK: Status epilepticus at an urban public hospital in the 1980s. Neurology 43:483, 1993.

67. Wie behandelt man einen Absence-Status?

Ein Absence-Status wird mit intravenösem oder rektalem Diazepam (2 mg/Minute intravenös; Gesamtdosis 10–20 mg) behandelt. Phenytoin oder Barbiturate sind nicht geeignet!

68. Wie behandelt man einen Status komplex partieller Anfälle?

Der komplex partielle Status ist normalerweise nicht mit lebensbedrohlichen systemischen Komplikationen assoziiert, kann jedoch zu bleibenden Veränderungen der Gedächtnisfunktionen führen. Deshalb ist er aggressiv zu therapieren. Die Therapie entspricht dem Status generalisierter tonisch-klonischer Anfälle (Grand-mal-Status; siehe **Tab. 21.18**).

69. Wie wird ein Grand-Mal-Status behandelt?

Der Status generalisierter tonisch-klonischer Anfälle ist ein absoluter medizinischer Notfall. Jede Maßnahme sollte ergriffen werden, um die Anfälle innerhalb einer Stunde unter Kontrolle zu bringen.

Initial wird dem Patienten intravenös 30–40 mg **Diazepam** (oder 4–6 mg Clonazepam) verabreicht. Häufig enden die Anfälle danach und eine Evaluation der Ursachen kann erfolgen. Besteht der Status weiterhin, so ist als zweiter Schritt **Phenytoin** intravenös in Mengen bis zu 1500 mg zu geben (am besten Fosphenytoin). Schlägt auch dies fehl, so sollte mit **Phenobarbital** aufgesättigt werden (fraktionierte Gabe bis 2000 mg mit 50–100 mg/Minute). Hat man die Therapie mit Benzodiazepinen begonnen, dann verursacht die Gabe von Phenobarbital mit höherer Wahrscheinlichkeit eine Atemdepres-

Tabelle 21.18: Therapieprotokoll bei Grand-Mal-Status

0–5 min.	Erhaltung der Vitalfunktionen; Atemwege freihalten, Sauerstoffgabe, kurze Untersuchung des Patienten
6–10 min.	Blutentnahme zur Bestimmung von Blutglukose, Kalzium, Magnesium, Elektrolyte, Harnstoff, Leberwerte, Antiepileptikaspiegel, Blutbild und Toxikologie-Screen. Intravenöser Zugang mit Beginn Infusion 0,9% Kochsalzlösung, zusätzlich Gabe von 50 ml 50% Glukose und 100 mg Thiamin. Überwachung von EKG, Blutdruck und sofern möglich EEG
11–30 min.	Diazepam 30–40 mg i.v. oder Clonazepam 4–6 mg i.v. zur Beendigung der Anfälle
11–30 min.	Bei Fortbestehen der Anfälle intravenöse Gabe **Phenytoin** bis 1500 mg (Fosphenytoin 20 mg Phenytoin-Äquivalent (PE)/kg mit 150 mg PE/Minute). Bei Auftreten von kardialen Arrhythmien oder Hypotension Verringerung der Infusionsrate
31–60 min.	Bei Fortbestehen der Anfälle zusätzliche Gabe von 10 PE/kg. Bei Fortbestehen Intubation und Gabe von **Phenobarbital** mit 50–100 mg/Minute oder bis zu einer Gesamtdosis von 2000 mg.
Nach 60 min.	Laborwerte beurteilen und eventuelle Abnormitäten korrigieren Vorbereitung der Anästhesie und EEG-Überwachung. Narkoseeinleitung mit **Thiopental** (initial Bolus 500 mg, danach Erhaltungsdosis von 500 mg/Stunde über Perfusor); nach Erreichen der Anfallsfreiheit Anpassung der Erhaltungsdosis nach unten. Narkose zunächst für 24 Stunden, dann Auslassversuch; Bei Wiederauftreten nach Auslassversuch Erhöhung der Erhaltungsdosis und der Dosis der applizierten Antikonvulsiva unter EEG-Kontrolle

In Anlehnung an: Epilepsy Foundation of America: Treatment of convulsive status epilepticus: Recommodation of the Epilepsy Foundation of America's Working Group an Status Epilepticus. JAMA 270:854, 1993.

Hufnagel A, Noachtar S: Epilepsien und ihre medikamentöse Behandlung. In Brand T, Dichgans J, Diener HC: Therapie und Verlauf neurologischer Erkrankungen, 3. Aufl. Stuttgart, W. Kohlhammer, 1998.

sion, weshalb der Patient rasch intubiert werden sollte. Bestehen die Anfälle weiterhin, so wird eine **Thiopentalnarkose** eingeleitet (intravenöser Bolus von 500 mg, dann zunächst 500 mg/Stunde). Tabelle 21.18 fasst die therapeutischen Richtlinien beim Status epilepticus zusammen.

70. Was ist Fosphenytoin? Wie wird es verwendet?

Fosphenytoin ist eine wasserlösliche «pro drug» von Phenytoin, das als Dinatrium-Phosphatester durch Phosphatasen in die Wirkform Phenytoin übergeführt wird. Die Präparation kann intramuskulär oder intravenös verabreicht werden und führt seltener zu muskulären Weichteilaffektionen oder Venenirritationen. Fosphenytoin ist in Phenytoin-Äquivalenten (PE) verpackt. Zur intravenösen Dosierung werden initial 15 bis 20 PE pro Kilogramm bei einer Infusionsrate von **100 bis 150 mg PE/Minute** appliziert, wobei Blutdruck und das EKG überwacht werden müssen. Fällt der Blutdruck oder kommt es zu kardialen Rhythmusstörungen, so ist die Infusion bis zur Normalisierung zu stoppen und danach mit niedrigerer Infusionsrate fortzusetzen. Insbesondere bei Status epilepticus erlaubt Fosphenytoin eine raschere Intervention.

71. Wie wird eine Epilepsia partialis continua behandelt?

Dieser Status einfacher partieller Anfälle (Kozevnikov-Status) mit myoklonischen Zuckungen des Gesichts oder der distalen Extremitäten wird meist durch nicht-ketotische Hyperglykämien, Hirninfarkte, Enzephalitis (z. B. auch bei Rasmussen-Enzephalitis) oder zerebrale Neoplasmen ausgelöst. Die Behandlung richtet sich nach der Ursache dieses Status, der oft jahrelang bestehen kann. Antiepileptika werden verwendet, führen aber oft nicht zur Durchbrechung des Status.

72. Führt die kontinuierlich epileptische Aktivität zu Schädigungen des Nervensystems?

Bei bestimmten Anfallstypen, wie z. B. Absencen, treten keine signifikanten neurologisch oder neuropathologisch fassbaren Veränderungen auf. Andere Konstellationen dagegen führen nach entsprechender Dauer der epileptiformen Aktivität zu irreversiblen neuronalen Schädigungen. Eine Reihe von Mechanismen ist ursächlich am neuronalen Zelltod beteiligt, wozu die Exzitotoxizität durch exzessive Glutamatfreisetzung sowie die Erhöhung der intrazellulären Kalziumkonzentration gehören. Da eine kontinuierliche epileptiforme Aktivität zu neuronalen Schädigungen führen kann, ist es wichtig, während des Status möglichst das EEG zu kontrollieren. Dies gilt insbesondere, wenn der Patient unter Narkose steht und die neuromuskuläre Blockade keine klinische Beurteilung erlaubt. Aus den genannten Gründen ist eine Kontrolle des epileptischen Status innerhalb der ersten 60 Minuten anzustreben.

Epilepsiechirurgie

73. Wann kommen Patienten für eine operative Epilepsietherapie infrage?

Etwa 20% der Patienten mit Epilepsie haben trotz adäquater antiepileptischer Medikation und guter Compliance weiterhin Anfälle. Daher ist bei allen pharmakoresistenten Patienten (insbesondere bei jüngeren Menschen früh!) mit stark beeinträchtigenden Anfällen zu prüfen, **ob eines der operativ angehbaren Epilepsiesyndrome vorliegt**. Durch unterschiedliche prächirurgische Untersuchungen wird das für die Anfälle verantwortliche Areal (sog. epileptogene Zone) bestimmt und der Nachweis geführt, dass es mithilfe operativer Verfahren ohne zusätzliche, nicht akzeptable neurologische oder kognitive Komplikationen entfernt werden kann.

74. Welche Formen der operativen Epilepsietherapie gibt es? Welche Formen befinden sich in der Entwicklung?

Es gibt im Wesentlichen drei Typen von epilepsiechirurgischen Eingriffen:
1. **Fokale Resektion der epileptogenen Zone**
2. Verhinderung einer raschen Anfallsausbreitung, üblicherweise mittels **Kallosotomie** oder durch Deafferenzierung von Hirnarealen im Rahmen einer **Hemisphärektomie** oder **multiplen subpialen Transsektion (MST)**
3. **Implantation von Stimulationselektroden**.

Die Resektionsverfahren kommen bei fokalen Anfallsformen infrage, insbesondere bei denen **eine** definierte und umschriebende Hirnregion für die Anfallsgenerierung verantwortlich ist. Die Durchtrennung des Balkens (Kallosotomie) kann bei schweren generalisierten Anfällen indiziert sein, die mit atonischen oder tonischen Anfällen mit der Gefahr von Verletzungen durch wiederholte Stürze einhergehen.

Eine neuere zugelassene Form der Möglichkeit zur Reduktion von Anfällen ist die **Elektrostimulation des N. vagus** mithilfe eines implantierten Schrittmachers. Sie stellt eine Alternative zur Kallosotomie dar und ist indiziert bei medikamentös schwer therapierbaren (≥ 3 Antiepileptika) oder therapierefraktären Epilepsien, bei denen ein epilepsiechirurgischer Eingriff im Sinne einer Resektion oder einer multiplen subpialen Transsektion nicht infrage kommen. Die **Radiochirurgie** mit dem «Gamma-knife» ist trotz vielversprechender erster Ergebnisse ebenso wie die **stereotaktische fokale Radiotherapie,** noch in einem experimentellen Stadium.

75. Welche Patienten sind gute Kandidaten für einen epilepsiechirurgischen Eingriff?

Die Auswahl der geeigneten Patienten hängt von einer Reihe von Faktoren ab. Primäre Voraussetzung ist immer das Vorliegen eines medikamentös therapierefraktären Anfallsleidens bzw. die multifokale generalisierte Epilepsie mit Sturzanfällen und extremem Leidensdruck. Zweitens muss gesichert sein, dass der Patient einen signifikanten Nutzen aus der operativ erreichbaren Anfallsfreiheit oder -reduktion hat. Drittens muss die Ursprungsregion der Anfälle lokalisierbar sein. **Kontraindikation** sind schwere mentale Retardierung, Creutzfeldt-Jakob-Erkrankung, schwere kardiopulmonale Erkrankungen, Koagulopathien, AIDS oder mitochondriale Enzephalomyopathien.

Tatsächlich könnten 3–5% der Epilepsiepatienten (12 000 bis 20 000 Fälle) in Deutschland eventuell von einem epilepsiechirurgischen Eingriff profitieren.

> Engel J: Surgery for seizures. N Engl J Med 334:647, 1996.

Epilepsie und Fahrtauglichkeit

76. Welche Empfehlungen sollte der Arzt Epilepsiepatienten hinsichtlich der Fahrtauglichkeit geben?

Auf der Grundlage von Begutachtungs-Leitlinien für den Bundesminister für Verkehr und Gesundheit aus dem Jahre 1996 **besteht für Epilepsiepatienten Fahrverbot.** Nach einer **Anfallsfreiheit für ein Jahr** kann die Fahrerlaubnis für die Klassen 1, 3, 4 und 5 wiedererteilt werden. Für langjährig bestehende und therapieresistente Epilepsien ist die Frist zwei Jahre. Im Sonderfall eines epilepsiechirurgischen Eingriffs kann die Fahrerlaubnis bei Anfallsfreiheit schon nach einem Jahr wiedererteilt werden. Ausnahmen dieser Regelung können unter eingehender gutachterlicher Begründung erteilt werden. Dazu gehören beispielsweise langjährig ausschließlich an den Schlaf gebundene Anfälle. Nach einem Anfallsrezidiv, z. B. im Rahmen einer medikamentösen Umstellung, gilt eine 6-monatige Fahrkarenz.

Wichtig ist das Gespräch und der Kontakt mit dem Patienten sowie eine Gesprächsnotiz über die erfolgte Aufklärung. **Wer Anfälle hat, darf nicht fahren!**

Die Eignung zum Führen von Kraftfahrzeugen der Klasse 2 und von Fahrzeugen, die der Fahrgastbeförderung dienen, ist – im Gegensatz zu vorherigen Leitlinien – nach 5-jähriger Anfallsfreiheit ohne medikamentöse Behandlung wieder erwerbbar.

Nach einem ersten Anfall ohne fassbare Ursache oder Anhalt für eine beginnende Epilepsie besteht eine 3- bis 6-monatige Fahrpause.

Nach einem einmaligen provozierten Gelegenheitsanfall besteht kein Fahrverbot, sofern kein Wiederholungsrisiko erkennbar ist und nachgewiesen werden kann, dass die provozierenden Faktoren vermieden werden können oder aber der Anfall nur im Zusammenhang mit einer akuten Erkrankung des Gehirns, einer allgemeinen fieberhaften Erkrankung oder einer Intoxikation aufgetreten war.

Insgesamt muss man sagen, dass **Epilepsiekranke sehr selten infolge eines Anfalls Unfälle verursachen.** Die Häufigkeit liegt im Promillebereich und ist ähnlich niedrig wie beim Diabetes mellitus oder kardiovaskulären Erkrankungen.

Lewrenz H, Friedel B (Bearbeiter): Krankheit und Kraftverkehr. Begutachtungs-Leitlinien des Gemeinsamen Beirats für Verkehrsmedizin beim Bundesminister für Verkehrsmedizin. 5. Auflage. Heft 73, Bonn, 1996.

Krämer G: Epilepsie und Führerschein: Neue Begutachtungs-Leitlinien. Aktuelle Neurologie 27:90, 2000.

Literatur

1. Engel J, Pedley TA: Epilepsy: A Comprehensive Textbook. Hagerstown, Lippincott-Raven, 1997.
2. Levy RH, Dreifuss FE, Mattson RH, et al: Antiepileptic Drugs, 4. Aufl. New York, Raven-Press, 1995.
3. Schmidt D, Elger CE: Praktische Epilepsiebehandlung, Thieme, Stuttgart, 1999.
4. Stefan H: Epilepsien: Diagnose und Behandlung, 3. Aufl. Stuttgart, New York, Thieme Verlag, 1999.
5. Wyllie E (Hrsg.): The Treatment of Epilepsy, 2. Aufl. Baltimore, Williams & Wilkins, 1997.

22. Schlafstörungen

James D. Frost

1. Was ist Schlaf?

Schlaf ist ein komplexer physiologischer Zustand, der bei Vertebraten in periodischen Abständen auftritt und auch bei Nicht-Vertebraten in ähnlicher Weise beobachtet wird. Er ist charakterisiert durch relative Stille, Immobilität und eine deutlich reduzierte Reaktivität auf externe Stimuli. Bei Säugern unterscheidet man zwei verschiedene Arten von Schlaf: **REM-**(«**rapid eye movement**») und **non-REM-Schlaf**.

Der **REM-Schlaf** ist charakterisiert durch phasische Bewegungen der Extremitäten, schnelle Augenbewegungen und abgeschwächten Muskeltonus. Ähnlich einem Dämmerzustand sieht man im EEG eine Desynchronisation bei relativ niedriger Amplitude, obwohl man sich nach Verhaltenskriterien im Tiefschlaf befindet. Im REM-Schlaf tritt auch die häufigste Traumaktivität auf.

Der **non-REM-Schlaf** wird in vier Stadien von 1 bis 4 unterteilt, die durch eine progredient zunehmende Amplitude und eine Frequenzabnahme im EEG gekennzeichnet sind (zum Schlaf-EEG siehe auch Kap. 26). Der Muskeltonus ist höher als im REM-Schlaf, die Traumaktivität gering und phasische Muskelbewegungen selten. Normalerweise ist die Abfolge von REM und non-REM-Schlaf wäh-

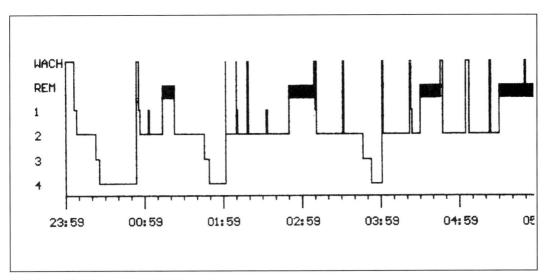

Abbildung 22.1: Der normale Schlaf
Der ungestörte Schlaf des Gesunden hat eine festgefügte physiologische Struktur. In einer Nacht durchläuft man 4–6 Schlafzyklen, die aus unterschiedlichen Schlafstadien bestehen. Die Schlafstadien 1 und 2 werden als Leichtschlaf bezeichnet. Der Tiefschlaf (Stadium 3 und 4) kommt überwiegend in den ersten beiden Schlafzyklen vor. Jeweils am Ende eines Schlafzyklus schließt sich der REM-Schlaf an, der überwiegend in der zweiten Nachthälfte auftritt.

rend des Schlafes zyklisch organisiert, wobei jeder Zyklus aus aufeinanderfolgenden non-REM-Phasen zunehmender Tiefe und einer nachfolgenden kürzeren REM-Phase besteht. Jeder Zyklus dauert zwischen 80 und 100 Minuten und wird in der Nacht 4 bis 6 mal durchlaufen. Mit zunehmendem Alter nehmen die tägliche Schlafzeit und der relative Anteil des REM-Schlafes kontinuierlich ab. Beim Erwachsenen ist der Gesamtschlaf folgendermaßen aufgeteilt (siehe **Abb. 22.1**):
1. Non-REM-Schlaf: Stadium 1 weniger als 5%, Stadium 2 40–60%, Stadium 3 und 4 10–20%,
2. REM-Schlaf: 18–25%.

2. Wie wird der normale Schlaf vom Gehirn reguliert?
Aus experimentellen Studien weiß man, dass faktisch jede Hirnregion in den Schlaf involviert ist. Obwohl es kein definiertes «Schlafzentrum» gibt, tragen dabei bestimmte Hirnteile essentiell zur Zeitgebung und Abfolge des Schlafes bei. Der **Nucleus suprachiasmaticus** des Hypothalamus ist direkt bei der Regulation des zirkadianen Rhythmus beteiligt, wobei festgelegt wird, wann innerhalb des 22- bis 26-Stunden-Zyklus Schlaf auftritt. Auf der anderen Seite sind eine Gruppe von Kerngebieten im pontomesenzephalen Hirnstamm (Locus coeruleus, dorsale Raphe-Kerne, cholinerge Kerngebiete) für die alternierende Abfolge von REM- und non-REM-Schlaf entscheidend. Für die Kontrolle des Schlafbeginns sind Neurone im basalen Vorderhirn und im vorderen Hypothalamus wichtig.

3. Was sind Schlafstörungen?
Mehr als 50 Krankheitsentitäten sind gegenwärtig als Schlafstörungen oder mit dem Schlaf assoziierte Störungen klassifiziert. Zusätzlich rufen eine Reihe von internistischen, psychiatrischen oder sonstigen Erkrankungen Schlafstörungen als sekundäre Manifestation hervor.

Schlafstörungen können sich in verschiedener Weise manifestieren:
1. **Insomnien** («difficulties of initiating and maintaining sleep», DIMS): Ein- und Durchschlafstörungen mit resultierender Beeinträchtigung körperlicher und psychischer Leistungsfähigkeit.
2. **Hypersomnien** («difficulties of excessive somnolence», DOES): ausgeprägte Tagesschläfrigkeit ohne nächtliche Ein- und Durchschlafstörung.
3. **Schlaf-Wach-Rhythmusstörungen**: Störung des Schlaf-Wach-Rhythmus infoge z. B. Zeitzonenwechsel, Schichtdienst.
4. **Parasomnien**: primär auf den Schlaf bezogene und begrenzte Phänomene ohne Tagessymptomatik.

4. Wie klassifiziert man Schlafstörungen?
1. **Dyssomnien**: Schwierigkeiten des Einschlafens bzw. Durchschlafens (Insomnien) oder exzessive Schläfrigkeit (Hypersomnien). Man unterscheidet in dieser Gruppe nach intrinsischen, extrinsischen und zirkadianen Störungen.
2. **Parasomnien**: Auftreten in besonderer Beziehung zum Schlafvorgang aber nicht notwendigerweise assoziiert mit Schlafunterbrechungen oder abnormer Schläfrigkeit. Beispiele sind Störungen des Schlaf-Wach-Übergangs, Aufwach-Störungen, REM-Schlaf-Parasomnien und verschiedene andere Erkrankungen.
3. **Schlafstörungen in Assoziation mit psychiatrischen oder anderen Erkrankungen**: Sekundäre Schlafstörungen, die bekannte Primärerkrankungen begleiten (assoziiert mit psychiatrischen, neurologischen und anderen medizinischen Erkrankungen).

5. Welche Erkrankungen gehören zu den Dyssomnien?
Siehe **Tabelle 22.1**

6. Welche Erkrankung gehören zu den Parasomnien?
Siehe **Tabelle 22.2**

7. Wie verlässlich sind Patientenschilderungen von Schlafstörungen?
Die subjektiven Berichte der Patienten über Schlafqualität und -quantität sind häufig unverlässlich und falsch. Beispielsweise ist Personen mit signifikanter Tagesschläfrigkeit (Hypersomnie) die Tatsache, dass sie tagsüber in verschiedensten Situationen einschlafen, oft nicht bewusst.

Arbeits- und Autounfälle werden beispielsweise auf «blackouts» oder epileptische Anfälle geschoben, Schwierigkeiten im Beruf werden häufig einzig auf das «schlechte Gedächtnis» bezogen. Patienten mit bestimmten Schlafstörungen (z. B. periodische

Tabelle 22.1: Dyssomnien

Intrinsische Störungen	Extrinsische Störungen	Zirkadiane Störungen
Obstruktives Schlaf-Apnoe-Syndrom	Alkohol- und Substanzmissbrauch	Zeitzonenwechsel
Zentrales Schlaf-Apnoe-Syndrom und Mischformen	Inadäquate Schlafhygiene	Schichtarbeiten
Periodische Atmung bei Herzinsuffizienz	Schlafstörungen bei Schlafmangel	Unregelmäßiges Schlaf-Wach-Muster
Narkolepsie	Umweltbedingte Schlafstörungen	Nicht-24 Stunden-Schlaf-Wach-Rhythmus
Psychophysiologische Insomnie	Höhenbedingte Insomnie	Syndrom der verzögerten Einschlafphase
Idiopathische Insomnie	Schlafstörungen infolge Anpassungproblemen	Syndrom der verfrühten Einschlafphase
Idiopathische Hypersomnie	Insomnie bei Nahrungsmittelallergie	
Periodische Bewegungen im Schlaf	Toxin-bedingte Schlafstörungen	
Restless-legs-Syndrom	Nächtliche Essattacken	
Zentrale alveoläre Hypoventilation	Schlafstörungen bei externer Zeitvorgabe («limit setting»)	
Posttraumatische Hypersomnie		
Periodische Hypersomnie (Kleine-Levin-Syndrom)		

Tabelle 22.2: Parasomnien

Störungen des Schlaf-Wach-Übergangs	Aufwach-Störungen	REM-Schlaf-Parasomnien	Andere Parasomnien
Rhythmische Bewegungsstörungen	Schlafwandeln	Schlafparalyse	Bruxismus
Einschlafmyoklonien	Pavor nocturnus	Alpträume	Enuresis (nächtliches Einnässen)
Sensorische Phänomene		REM-Schlaf-Verhaltensstörungen	Primäres Schnarchen
Nächtliche Beinkrämpfe		REM-Schlaf-assoziierte Sinusknoten-Störung	Sprechen im Schlaf
		Schlaf-assoziierte schmerzhafte Erektion	Kindliche Schlafapnoe
			Nokturnale paroxysmale Dystonie
			Kongenitales zentrales Hypoventilations-Syndrom
			Infantile Schlaf-Apnoe
			Plötzlicher Kindstod
			Benigne neonatale Einschlafmyoklonien
			Schlaf-assoziierte Schluckstörungen

Bewegungen im Schlaf oder Schlaf-Apnoe-Syndrom) wachen dutzende Male während der Nacht auf und haben deshalb sowohl eine verminderte absolute Schlafzeit als auch eine atypische Schlafstadienverteilung. Daraus resultiert ein Mangel an Tief- und REM-Schlaf-Phasen. Sie berichten aber dem Arzt, dass sie jeden Abend schnell einschlafen können und kaum während der Nacht aufwachen würden.

Auch das Gegenteil ist häufig, nämlich dass die Patienten von schweren Insomnien erzählen, die sich bei der Objektivierung (z.B. im Schlaflabor) dann als normales Schlafmuster mit adäquater Schlafquantität herausstellen.

Man muss sich der Problematik der unzureichenden subjektiven Beurteilbarkeit von Schlafstörungen bewusst sein und als Arzt nach Möglichkeiten der Objektivierung und Verifizierung suchen, um klinisch relevante Erkrankungen zu diagnostizieren.

8. Wieviel Schlaf braucht der Mensch, um normale Tagesaktivitäten ausführen zu können?

Die meisten Menschen schlafen im Durchschnitt 6 bis 8 Stunden pro Nacht, wobei hier eine große individuelle Variabilität besteht. Als Faustregel gilt, dass eine diagnostische Abklärung erfolgen sollte, wenn ein Patient signifikant durch Tagesmüdigkeit beeinträchtigt ist und dieser Zustand trotz einer regelmäßigen Schlafdauer von mindestens 8 Stunden pro Nacht anhält. Eine deutliche Veränderung des Schlafbedürfnisses ist ebenfalls ein Hinweis auf eine zugrunde liegende Schlafstörung.

9. Ist eine ausreichende Gesamtschlafzeit allein ausreichend, um einen normalen Grad an Wachheit während des Tages aufrechtzuerhalten?

Nein, ebenso wichtig ist die Struktur des Schlafmusters. Ist der Schlaf durch viele kurze Aufwachphasen oder andere Störfaktoren der normalen REM-non-REM-Phasenverteilung fragmentiert, kommt es auch bei normaler Gesamtschlafdauer zu abnormer Tagesschläfrigkeit.

10. Wie kann ein Arzt die nächtliche Schlafqualität- und quantität objektivieren?

Das wichtigste diagnostische Mittel für den Arzt im Schlaflabor ist die Schlafstudie oder **kardiorespiratorische Polysomnographie** (Schlafpolygraphie). Die Schlaf-Wach-Stadien werden während der Nacht überwacht und begleitend verschiedene physiologische Parameter gemessen (EEG, ENG, EMG des M. mentalis, Registrierung des Luftflusses, der thorakalen und abdominellen Atemexkursionen, EKG und Sauerstoffsättigung). Das nächtliche Verhalten wird mit Hilfe einer Videokamera aufgezeichnet. Der Test erlaubt also die quantitative Messung der totalen Schlafzeit, der Anzahl der Aufwachphasen, der Schlaf-Wach-Verteilung, der Atemfunktion, der Herzfunktion, der atypischen Bewegungsmuster, kardialer Arrhythmien, nächtlicher Epilepsien oder des Charakters von Parasomnien (siehe **Tab. 22.3** und **22.4**).

11. Kann man eine abnorme Tagesschläfrigkeit auch objektiv messen?

Ja, mit Hilfe des **multiplen Schlaflatenz-Tests** (MSLT, «multiple sleep latency test») wird das Vorhandensein und das Ausmaß der Tagesschläfrigkeit bestimmt. Während einer Serie von 4 oder 5 «Nickerchen» im Abstand von 2 Stunden werden ebenfalls polygraphisch EEG, EOG, EMG und EKG aufgezeichnet. Die Aussage ist eine quantitative Information sowohl über die durchschnittliche Schlaflatenz sowie über die Abnormitäten des Schlafübergangs. Der MSLT muss, damit eine korrekte Analyse der Ergebnisse gegeben ist, am Tag nach einem «normalen» nächtlichen Schlaf durchgeführt werden.

Tabelle 22.3: Messparameter der Schlafpolygraphie

1. Elektroenzephalogramm (EEG)
2. Elektrookulogramm (EOG; ENG)
3. Elektromyogramm (EMG des M. mentalis)
4. Elektrokardiogramm (EKG)
5. Nasaler/oraler Luftfluss
6. Resipatorische Parameter (thorakale und/oder abdominelle Atemexkursion)
7. Sauerstoffsättigung
8. Beinbewegungen (EMG oder Akzelerometer)

Tabelle 22.4: Morphologische Kriterien des Schlaf-EEG beim Gesunden

Schlafstadium	EEG	EOG	EMG	% Anteil der Schlafstadien an der Schlafperiodik
Wach	Alpha- (8–12 Hz) und Beta-Wellen (> 13 Hz)	Rasche Augenbewegungen	Wechselnder Tonus, hohe Amplitude	< 5%
Stadium I	unregelmäßige Aktivität (4–7 Hz)	Langsame Augenbewegungen	Wechselnder Tonus, geringer als im Wachen	5–10%
Stadium II	Spindel (13–15 Hz) und K-Komplexe	keine Augenbewegungen	Wechselnder Tonus, abnehmende Amplitude	50%
Stadium III	20–50% Delta-Wellen	keine Augenbewegungen	siehe Stadium II	10%
Stadium IV	> 50% Theta-Wellen	keine Augenbewegungen	Wechselnder Tonus, niedrigste Amplitude	10%
REM-Schlaf	Niederamplitudiges EEG, Theta-Wellen	Schnelle konjugierte Augenbewegungen	Atonie der quergestreiften Muskulatur	20–25%

12. Mit welcher Latenz tritt der Schlaf beim MSLT normalerweise auf?

Normalpersonen haben eine durchschnittliche Schlaflatenz von 10 Minuten oder länger. Schlaflatenz bedeutet die Zeit vom Beginn des Nickerchens bis zum Auftreten von Schlafstadien.

13. Beeinflussen Medikamente die Ergebnisse der Schlafpolygraphie oder des MSLT?

Viele Medikamente (z. B. Hypnotika, Sedativa, Tranquillizer, Stimulantien) verändern die Ergebnisse einer Schlafpolygraphie oder MSLT-Untersuchung drastisch. Insbesondere in den Phasen des Beginns oder der Beendigung von Medikamenteneinnahmen kommt es zu gravierenden Veränderungen der Schlafcharakteristika, die andere Schlafstörungen imitieren können (z. B. Narkolepsie). Sofern möglich sollten daher ZNS-wirksame Medikamente konsequent mehr als 2 Wochen vor einer Schlafdiagnostik abgesetzt werden. Ist dies nicht möglich, sollten die Medikamente innerhalb der 2 Wochen der Polygraphie oder dem MSLT in konstanter Dosierung eingenommen werden. Das Absetzen der Medikamente in der Nacht oder wenige Tage vor der Schlafdiagnostik kann die Ergebnisse unbrauchbar machen!

14. Welche Erkrankung führt am häufigsten zu abnormer Tagesschläfrigkeit?

Das **obstruktive Schlaf-Apnoe-Syndrom** (OSAS) führt beim Schlafbeginn typischerweise zu einer Widerstandserhöhung der oberen Atemwege. Manchmal tritt sogar eine partielle oder komplette Verlegung der Atemwege auf. Die Patienten wachen durch die resultierende Hypoxie oder Hyperkapnie und den erhöhten Atemwegswiderstand innerhalb kurzer Zeit auf. Die Patienten schnarchen mit Atempausen und wachen mit plötzlichem «explosivem» Wiedereinsetzen der Atmung kurz auf. Es kommt zu einem Schlafdefizit mit Fragmentierung der normalen Schlafphasen, die zur abnormen Tagesschläfrigkeit mit Konzentrationsschwächen und Leistungsminderung führt. In einigen Fällen kommt es zum massiven Abfall der Sauerstoffsättigung, die Ursache lebensbedrohlicher kardialer Arrhythmien sein kann. Die Diagnose wird durch die kardiorespiratorische Polysomnographie gesichert.

In 60% der Fälle mit OSAS haben die Patienten Übergewicht, Männer sind 10 mal häufiger betroffen als Frauen.

15. Wie behandelt man das obstruktive Schlaf-Apnoe-Syndrom?

Zur Therapie des obstruktiven Schlafapnoe-Syndroms (OSAS) stehen eine Anzahl verschiedener Möglichkeiten zur Verfügung: Die Auswahl der therapeutischen Maßnahme richtet sich jedoch nicht nur nach den in der kardiorespiratorischen Polygraphie gefundenen Apnoeindices, sondern hat sich im Speziellen am klinischen Gesamtbild und an der individuellen Gefährdung des Patienten zu orientieren (internistische Begleit- und Folgeerkrankungen des OSAS, Gefährdung des Patienten durch exzessive Tagesschläfrigkeit). Eine **dauerhafte Reduzierung der internistischen und sozialmedizinischen Risiken hat oberste Priorität.** Therapieformen, die nur vorübergehende oder unsichere Wirkung aufweisen (Schlafen in aufrechter Position oder mit Rucksack, «ball in the back», Esmarchsche Prothese, Uvulopalatinopharyngoplastik [UPPP]), sind bei den heute zur Verfügung stehenden Terapieformen nicht mehr indiziert. Ein therapeutisches Stufenkonzept zur Behandlung des obstruktiven Schlafapnoe-Syndroms ist im folgenden vorgestellt:

1. Verhaltenstherapeutische Maßnahmen:
Patienten mit OSAS müssen Faktoren, die ein Auftreten von schlafassoziierten Atmungsstörungen fördern soweit als möglich beseitigen. Wichtige Maßnahmen sind u.a. Gewichtsreduktion bei Adipositas, Einhalten eines geregelten Schlaf-Wach-Rhythmus, Vermeidung spätabendlicher Mahlzeiten, Vermeidung von Alkohol (Alkohol wirkt auf die nächtliche Atmungsregulation, die Atemantwort auf Hypoxie und Hyperkapnie wird reduziert; zudem erschlafft die pharyngeale Muskulatur leichter), Vermeidung von Sedativa, Hypnotika und zentral wirksamer Antihypertensiva.

2. Medikamentöse Therapie:
Bei Patienten mit OSAS ohne höhergradige Gefährdung kann ein Therapieversuch mit Theophyllin (250–700 mg) zur Nacht unternommen werden.

3. Nasale Beatmung:
Je nach Schwere und Art der zugrundeliegenden nächtlichen Atmungsstörung kommen fluss-, druck- oder volumenkontrollierte Systeme zum Einsatz. Auch die additive Gabe von Sauerstoff über das Beatmungssystem ist möglich. (**CPAP-Therapie**: zur Aufrechterhaltung eines kontinuierlichen positiven Atemwegsdruck von 5–15 cm H_2O verwenden die Patienten eine Atemmaske, die den Kollaps des Pharynx verhindert.) Ziel der Therapie ist die Wiederherstellung einer normalen Schlafarchitektur, Beseitigung der Tagessymptomatik und eine ausreichende Sauerstoffversorgung des Patienten während der Nacht. Die Einstellung der Patienten auf nichtinvasive Beatmungssysteme muss aufgrund der Wirkung der Beatmung auf das kardiorespiratorische System unter kontinuierlichem Monitoring in einem Schlaflabor erfolgen.

4. Operative Verfahren:
Bei Vorliegen von anatomischen Besonderheiten kann eine kieferchirurgische Sanierung erfolgversprechend sein. Eine Uvulopalatinopharyngoplastik, operative Korrekturen des Nasenseptums, bzw. eine Tonsillektomie haben sich nicht als zuverlässige Methoden zur Therapie von obstruktiven Schlafapnoen erwiesen.

Bei schwersten Fällen des OSAS ist auch heute noch die Tracheotomie als ultima ratio indiziert.

16. Was ist die klassische Tetrade der Narkolepsie?

Die Narkolepsie (Narkolepsie-Kataplexie-Syndrom) ist das bekannteste Syndrom einer Schlafstörung, die mit abnormer Tagesschläfrigkeit und Hypersomnien in nicht mit dem Schlaf zu vereinbarenden Schlafzuständen (z.B. beim Radfahren oder Schwimmen) auftritt. Viele Patienten mit dieser Diagnose leiden allerdings in Wahrheit unter einem Schlaf-Apnoe-Syndrom oder einer anderen nächtlichen Schlafstörung.
Die klassische narkoleptische Tetrade ist:
1. Hypersomnie
2. Kataplexie
3. Schlaflähmung (Wachanfall)
4. Hypnagoge Halluzinationen
Die komplette Tetrade wird nur bei 50% der Fälle mit Narkolepsie beobachtet, in 90% der Fälle fehlt mindestens eines der Primärsymptome.

17. Was ist Kataplexie?
Kataplexie bezeichnet den Zustand episodischer Muskelschwäche oder Paralyse, die ohne Bewusstseinsverlust einhergeht und typischerweise durch emotionale Einflüsse wie Lachen (affektiver Tonusverlust als Lachschlag), Aufregung oder Ärger hervorgerufen wird (kataplektischer Anfall). Die Episoden dauern nicht mehr als ein paar Sekunden und können durch den direkten Übergang in den REM-Schlaf terminiert werden. Selten wird ein Status cataplecticus beobachtet, der tagelang anhalten kann.

18. Was ist eine Schlaflähmung?
Die Schlaflähmung bezeichnet eine transiente Bewegungsunfähigkeit in der Einschlaf- oder Aufwachphase (Wachanfälle). Die Episoden dauern nicht mehr als ein paar Minuten und können mit Halluzinationen assoziiert sein.

19. Was sind hypnagoge Halluzinationen?
Die Halluzinationen mit verschiedenen sensorischen (am häufigsten visuellen) Sinnestäuschungen treten beim Schlaf-Wach-Übergang auf und können mit Schlaflähmung oder Wachanfällen assoziiert sein. Obwohl dieses Phänomen typischerweise bei der Narkolepsie auftritt, beobachtet man es auch bei normalen Personen.

20. Wie stellt man die Diagnose einer Narkolepsie?
Die Diagnose einer Narkolepsie stellt man bei vorliegenden klinischem Verdacht dieser autosomal dominant vererbten Erkrankung mit unvollständiger Penetranz nach folgenden Kriterien in der Schlafpolygraphie und im MSLT-Test:
1. Nächtliche Gesamtschlafzeit von mindestens 80% der gesamten Überwachungszeit (die Überwachungszeit in der Schlafpolygraphie sollte in etwa der Zeit entsprechen, die der Patient nachts im Bett verbringt).
2. Die REM-Schlaf-Zeit sollte mindestens 17% der gesamten nächtlichen Schlafzeit ausmachen.
3. Eine exzessive Tagesschläfrigkeit sollte im MSLT nachgewiesen sein (durchschnittliche Schlaflatenz unter 10 Minuten).
4. Die REM-Schlafphase sollte innerhalb 10–15 Minuten nach Schlafbeginn eintreten (mindestens 2 mal während der Schlafpolygraphie).

21. Wie behandelt man die Narkolepsie?
Die **Hypersomnie** therapiert man mit Stimulantien (z. B. Ephedrin, Methyphenidat, Pemolin). Allgemeine Maßnahmen, die eine Dosisreduktion der Stimulantien meist erlauben, sind die Verordnung von geplanten kurzen Tagesschlafphasen zur Reduzierung des imperativen Schlafzwangs.

Die **Kataplexie** und die **Schlafparalyse** sprechen meist auf trizyklische Antidepressiva wie Clomipramin oder Imipramin an.

22. Welche anderen Erkrankungen neben der Narkolepsie oder der obstruktiven Schlaf-Apnoe können mit einer Hypersomnie einhergehen?
Siehe **Tabelle 22.5**

23. Ist das Auftreten von Schlaflähmungen pathognomonisch für die Narkolepsie?
Nein. Obwohl die Schlaflähmung am häufigsten als Begleitsymptom der Narkolepsie zu finden ist, tritt sie auch als unabhängige Entität ohne andere Narkolepsiesymptome auf.

Es gibt sporadische oder familiäre Formen der Schlaflähmung. Die Schlaflähmung ist charakterisiert durch eine transiente (eine bis mehrere Minuten) Unfähigkeit zur willkürlichen Bewegung beim

Tabelle 22.5: Erkrankungen oder Zustände mit abnormer Tagesschläfrigkeit (Hypersomnie)

1. Narkolepsie
2. Schlaf-Apnoe-Syndrom
3. Restless-legs-Syndrom und periodische Bewegungen im Schlaf
4. Unzureichender Nachtschlaf
5. Störungen des Zirkadianrhythmus (z. B. Jet-lag)
6. Alkohol- oder Substanzmissbrauch
7. Zentrales Schlaf-Apnoe-Syndrom
8. Toxin-induzierte Schlafstörungen
9. Psychiatrische Erkrankungen (Depression, Schizophrenie, Neurosen)
10. Neurodegenerative Erkrankungen
11. Demenz
12. Trypanosomiasis
13. Idiopathische Hypersomnie
14. Periodische Hypersomnie (z. B. Kleine-Levin-Syndrom)
15. Posttraumatische Hypersomnie
16. Vaskuläre Erkrankungen (Apoplex)

Einschlafen oder Aufwachen. Das Bewusstsein ist voll erhalten, die Patienten haben Angst. Die Augen- und Respirationsbewegungen sind nicht betroffen. Normalerweise tritt der Zustand spontan auf, kann aber beendet werden, wenn die Person durch externe Stimuli beeinflusst wird. Bei manchen Patienten häuft sich die Frequenz der Schlafanfälle durch Schlafentzug oder andere Störungen des Schlafes.

Obwohl sich die Schlaflähmung durch die beschriebenen Symptome klinisch diagnostizieren lässt, kann eine Schlafuntersuchung notwendig sein. Zum einen muss eine Narkolepsie ausgeschlossen werden, zum anderen Schlaferkrankungen, die einer Schlafparalyse durch Schlafunterbrechungen triggern.

Eine Behandlung ist normalerweise nicht notwendig. Führt die Erkrankung bei häufiger Frequenz zu Angstzuständen ist die Therapie mit trizyklischen Antidepressiva hilfreich.

24. Ist die HLA-Typisierung bei der Narkolepsie-Diagnostik hilfreich? Gibt es nachweisbare Gendefekte bei der Erkrankung?

99,5 % aller Narkolepsiepatienten haben HLA-DR2, der Rest HLA DQw1. Die Typisierung ist allerdings von geringer Aussagekraft, da 10–35 % der Allgemeinbevölkerung DR2-positiv ist. DR2-Negativität, obwohl selten, schließt das Vorliegen einer Narkolepsie nicht aus.

Die Narkolepsie weist die höchste Assoziation eines Gens mit einer Erkrankung überhaupt auf (Chromosom 6). Vor kurzem wurde bei Hunden ein Gen entdeckt, das die Information für einen speziellen Rezeptor im Hypothalamus enthält, dessen Ligand wahrscheinlich das bei Mäusen entdeckte schlafregulierende Hormon **Hypokretin** ist. Die Hypothese wäre also, dass dieses Hormon bei unzureichender Menge oder Störungen des Rezeptors zu den Symptomen der Narkolepsie führen könnte.

25. Was ist das bedeutendste Risiko für alle Patienten mit Symptomen erhöhter Tagesschläfrigkeit?

Patienten mit Hypersomnie haben ein signifikant erhöhtes Risiko für tödliche oder schwere Unfälle infolge von Auto- oder Arbeitsunfällen.

Tabelle 22.6: Ursachen der Insomnie

1. Störungen des Zirkadianrhythmus (z. B. Zeitzonenveränderung, Schichtarbeit)
2. Psychophysiologische Insomnie
3. Internistische und neurologische Ursachen (Erkrankungen, die mit Schmerz, Juckreiz, Dyspnoe, Parästhesien, Krampi, unwillkürlichen Bewegungen oder nächtlichen Anfällen verbunden sind)
4. Psychiatrische Erkrankungen (Depression, Manie, Angststörungen, Schizophrenie, Persönlichkeitsstörungen, Neurosen)
5. Restless-legs-Syndrom und periodische Bewegungen im Schlaf (nokturnaler Myoklonus)
6. Alkohol- und Substanzmissbrauch
7. Schlechte Schlafhygiene
8. Schlaf-Apnoe-Syndrom

26. Wie ist Insomnie definiert?

Insomnie bezeichnet das subjektive Empfinden unzureichenden oder nicht erholsamen Schlafs. Dazu gehören Klage über Einschlafschwierigkeiten, häufiges Aufwachen in der Nacht oder frühzeitiges Erwachen am Morgen. Anhaltende Insomnie führt häufig zu Müdigkeit und Tagesschläfrigkeit mit verminderter Leistungsfähigkeit. Die vorübergehende oder chronische Insomnie ist ein häufiges Symptom und mit einem breiten Spektrum möglicher zugrunde liegender medizinischer Ursachen oder spezifischer Schlafstörungen.

27. Nennen Sie die häufigsten Ursachen der Insomnie

Siehe **Tabelle 22.6**

28. Wie behandelt man die psychophysiologische Insomnie?

Die Ratschläge oder Therapiemaßnahmen entsprechen im wesentlichen den Regeln der Schlafhygiene:

1. Einrichtung eines Schlafrituals (reguläre und feste Schlafperiode), mit konstanter Bettgehzeit und Weckzeit. Der Schlaf sollte lang genug sein, um eine adäquate Schlafdauer zu sichern (typischerweise 8 Stunden).
2. Vermeidung von Schlafen während des Tages.
3. Minimierung der Ängste über eine Unfähigkeit zum Schlaf.
4. Regelmäßiger Sport oder körperliche Betätigung (keine Aktivitäten unmittelbar vor dem Schlafen).

5. Vermeidung von Kaffe, Tee, Nikotin und Alkohol, insbesondere vor dem Schlafengehen.
6. Vermeidung von Schlafmitteln.
7. Falls notwendig Anwendung von verhaltenstherapeutischen Maßnahmen (z. B. Relaxation).

29. Was ist ein Jet-lag?
Das Syndrom tritt bei Wechsel der Zeitzonen auf. Die Insomnie beginnt unmittelbar nach schneller Überbrückung mehrerer Zeitzonen und resultiert aus dem Verlust der Synchronisation zwischen den endogenen zirkadianen Zeitgebern im Gehirn und den externen Umwelteinflüssen (vor allem Tag-Nacht-Zyklus).

30. Wie behandelt man die Insomnie beim Jet-lag?
Viele Menschen adaptieren sich nach dem Zeitzonenwechsel ohne Probleme, während andere (insbesondere bei Alter über 50 Jahre) über einen längeren Zeitraum Schlafstörungen haben.

Man kann die Symptome durch folgende Maßnahmen minimieren:
1. Unmittelbare Anpassung des Schlaf-Wach-Rhythmus an die neue Umgebung.
2. Vermeidung längerer Schlafzeiten unmittelbar nach Ankunft im neuen Land. Ein leichtgradiges Schlafdefizit in den ersten Tagen erleichtert die Adaptation.
3. In den ersten Tagen vermehrter Aufenthalt im Freien bei hellem Taglicht (erleichtert die Umstellung der «inneren Uhr»).
4. Vermeidung von übermäßigem Alkohol- und Koffeingenuss.
5. Vermeidung von Schlafmitteln.

31. Was ist ein Pavor nocturnus?
Pavor nocturnus oder Schlafterror sind nächtliche Episoden mit intensiver Angst, die häufig mit Weinen und/oder Schreien, abruptem Aufwachen, Verwirrtheit und vegetativer Überaktivität einhergehen. Sie treten während des Aufwachens aus dem non-REM-Schlaf (Stadium 3 und 4) auf. Die Patienten haben für die Episoden meist eine Amnesie, einige berichten auch von kurzen traumartigen Bildern. Der Schlafterror tritt am häufigsten bei Kindern zwischen 4 und 12 Jahren auf (1–3% aller Kinder), kann jedoch bis ins Erwachsenenalter persistieren. Eine medikamentöse Behandlung ist meist nicht notwendig. Bei häufigem Auftreten der Attacken ist eine kurzfristige Therapie mit Benzodiazepinen hilfreich.

32. Beschreiben Sie die Charakteristika der periodischen Bewegungen im Schlaf
Die Erkrankung mit periodischen Bewegungen im Schlaf (nokturnaler Myoklonus) ist charakterisiert durch häufige Cluster von Extremitätenbewegungen (typischerweise der Beinen, jedoch auch gelegentlich der Arme) charakterisiert, die innerhalb eines bestimmten Zeitraums in Intervallen von 10 bis 90 Sekunden wiederkehren. Diese Episoden können zu einer Weckreaktion mit Schlafunterbrechung führen. Die Erkrankung lässt sich problemlos bei der Schlaflaboruntersuchung diagnostizieren und in ihrem Ausmaß quantifizieren. Der nokturnale Myoklonus ist üblicherweise therapieresistent. Durch Medikamente (z. B. Clonazepam) lassen sich jedoch die Tagessymptome lindern, die infolge der mit den Gliedmaßenbewegungen assoziierten nächtlichen Weckreaktionen auftreten.

33. Welche Erkrankungen außer der Epilepsie gehen beim Erwachsenen mit paroxysmalen, oftmals komplexen motorischen Aktivitäten einher?
1. Schlafwandeln
2. Paroxysmale nokturnale Dystonie
3. REM-Schlaf-Parasomnien

34. Beschreiben Sie die klinischen und polygraphischen Hauptbefunde des Schlafwandelns
Das Schlafwandeln besteht aus komplexen und normalerweise inadäquatem Verhaltensweisen, die während des non-REM-Schlafes (typischerweise Stadium 3 und 4) beginnen. Meistens treten sie in den frühen Phasen des nächtlichen Schlafes auf, können aber zu jeder Nachtzeit vorkommen. Am häufigsten ist das Umhergehen während des Schlafes, daneben das Aufsitzen oder Sprechen. Der Patient ist schwierig erweckbar, verwirrt und normalerweise für die Episode amnestisch. Das Schlafwandeln kommt vor allem bei Kindern zwischen 3 und 10 Jahren vor (5–15% aller Kinder), jedoch auch bei älteren Personen. Bestimmte Medika-

mente oder internistische Erkrankungen können Schlafwandeln auslösen oder verstärken.

Die Hauptgefahr besteht in der Möglichkeit schwerer Verletzungen, deren Vermeidung gleichzeitig die Hauptaufgabe der Behandlung ist. Normalerweise ist eine medikamentöse Therapie nicht notwendig, Benzodiazepine (z. B. Diazepam) ist insbesondere bei kurzzeitiger Anwendung hilfreich.

35. Nennen Sie die Charakteristika der paroxysmalen nokturnalen Dystonie

Die paroxysmale nokturnale Dystonie ist eine Erkrankung unbekannter Ätiologie mit wiederholten dystonen oder dyskinetischen Episoden während oder unmittelbar nach der Weckreaktion aus dem non-REM-Schlaf oder seltener während der Wachheit. Die Episoden dauern normalerweise weniger als eine Minute, können in Einzelfällen aber auch prolongiert (bis zu einer Stunde) und häufiger mehrmals nachts auftreten. Die Bewegungen sind oft relativ brutal und führen eventuell zu Verletzungen des Patienten oder des Bettpartners. Nach dem Wecken erinnern die Betroffenen die Episoden meist nicht. Die Erkrankung kommt sowohl im Kindes- wie auch im Erwachsenenalter vor, entweder sporadisch oder familiär. Im EEG finden sich keine epileptiformen Aktivitäten oder andere Abnormitäten. Die Dystonie verläuft chronisch. In vielen Fällen hilft Carbamazepin, was für die Möglichkeit einer epileptischen Ätiologie spricht.

36. Wie unterscheidet man eine REM-Schlaf-Verhaltensstörung von anderen Erkrankungen mit atypischen nächtlichen Episoden?

Die REM-Schlaf-Verhaltensstörung ist charakterisiert durch wiederholte Episoden von komplexen, oft gewaltigen motorischen Aktivitäten während der REM-Schlaf-Perioden. Sie scheinen die Ausagierung von Traumaktivitäten infolge eines Verlustes der normalen inhibitorischen Hirnstammmechanismen zu sein (spezifisch in der Region um den Locus coeruleus im Bereich der Pons). Die Patienten kicken oder schlagen wiederholt, springen aus dem Bett, laufen aus dem Schlafzimmer und kollidieren dabei häufig mit Möbelstücken oder den Wänden.

In der Schlafpolygraphie findet man atypische Bewegungen und einen abnorm erhöhten Tonus im EMG während der gesamten REM-Schlaf-Perioden. Die Patienten können sich oftmals an den Trauminhalt erinnern. Die meisten Fälle sind idiopathisch, eine beträchtliche Anzahl ist mit spezifischen neurologischen Erkrankungen assoziiert (z. B. ischämische zerebrovaskuläre Erkrankungen, OPCA, Multiple Sklerose, Hirnstammneoplasien).

Clonazepam ist meist therapeutisch wirksam. Die Patienten müssen vor allem Verletzungen vermeiden.

37. Was ist das Restless-legs-Syndrom?

Missempfindungen der unteren Extremitäten mit Bewegungsdrang vor dem Schlafbeginn (oder zu anderen Zeiten) sind die charakteristischen Symptome des Restless-legs-Syndrom (RLS, Ekbom-Syndrom). Die Empfindungen sind vom Patienten schwer beschreibbar («Kriechen» oder «Krabbeln») und werden in der Regel auf das Innere der Beine und nicht in die Haut bezogen. Sie werden durch Bewegung kurzfristig gelindert und nehmen zu bei Ruhe, erzwungenem langem Sitzen (z. B. Autofahrt), Immobilisierung, Müdigkeit, gegen Abend und nachts oder treten dann erst auf. Die Beschwerden dauern von Minuten bis Stunden und können den Schlafeintritt deutlich verzögern, mit der Folge eines Schlafdefizits. Viele Patienten haben zusätzlich periodische Bewegungen im Schlaf (nokturnaler Myoklonus).

Man unterscheidet ein **idiopathisches RLS** (ca. $2/3$ der Fälle), das in ca. 90% der Fälle autosomal dominant vererbt ist und dem eine unbekannt Anomalie des ZNS zugrunde liegt vom «neuropathischen» RLS (ca. $1/3$ der Fälle). Letzterem liegen (evtl. subklinisch) Polyneuropathien zugrunde. Das RLS ist mit einer Prävalenz von etwa 5% in der Allgemeinbevölkerung am häufigsten im mittleren Lebensalter. Da es in seiner Häufigkeit und Bedeutung oft unterschätzt wird, kommt es meist erst nach langer Leidensgeschichte zur Diagnose. Die Erkrankung verläuft chronisch, mit einer Tendenz zur Progression und nur seltenen spontanen Remissionen.

Ziel der **Therapie** ist die Besserung der Schlafqualität durch Reduktion der Weckreaktionen. Das Ansprechen auf **Dopaminergika** (L-Dopa, Dopaminagonisten) ist in der Regel gut, beim Versagen greift man auf Benzodiazepine oder Opioide zurück.

Literatur

1. Culebras A: Clinical Handbook of Sleep Disorders. Boston, Butterworth-Heinemann, 1996.
2. Diagnostic Classification Steering Committee, Thorpy MJ, Chairman: International Classification of Sleep Disorders: Diagnostic and Coding Manual. Rochester, MN, American Sleep Disorders Association, 1990.
3. Kryger MH, Roth T, Dement WC: Principles and Practice of Sleep Medicine, 2. Aufl. Philadelphia, W. B. Saunders, 1994.
4. Schneider H, Hoch B, Penzel T, Peter JH: Kardiorespiratorische Polygraphie am Patientenbett, Würzburg, H. Stürtz AG, 1993.

23. Neurologische Komplikationen von systemischen Erkrankungen

R. Glenn Smith und Loren A. Rolak

Herzkrankheiten

1. Was ist die häufigste neurologische Komplikation kardialer Erkrankungen?

Der **Schlaganfall** ist bei weitem die häufigste neurologische Komplikation einer Herzkrankheit. Das Risiko eines embolischen bzw. thrombotischen Insultes oder einer Hirnblutung ist bei bestehenden kardialen Erkrankungen deutlich erhöht. Vorhofflimmern, koronare Herzkrankheit (eingeschränkte linksventrikuläre Funktion, Aneurysma nach Infarkt) und Klappenerkrankungen sind die häufigsten kardialen Ursachen für embolische Insulte. Eine bakterielle Endokarditis der linksventrikulären Klappen kann zu einer bakteriellen Herdenzephalitis und thrombbembolischen Insulten (z. T. hämorrhagisch) führen.

2. Welcher Zusammenhang besteht zwischen transienten ischämischen Attacken (TIA) und Myokardinfarkt?

Patienten, die eine TIA erleiden, haben ein höheres Risiko in den folgenden 5 Jahren einen Myokardinfarkt zu bekommen. Daher sollten alle Patienten, die eine TIA oder einen Insult erlitten haben, baldmöglichst einer sorgfältigen kardialen Abklärung unterzogen werden.

3. Welche Beziehung besteht zwischen Schlaf, Myokardinfarkt und Schlaganfall?

Während des REM-Schlafes treten ausgeprägte Veränderungen in der zentral gesteuerten Sympathikusaktivität auf, die sich durch geringe Schwankungen der Herzfrequenz und des arteriellen Blutdruckes, Veränderungen des Hautwiderstandes, zeitweiliges Erschlaffen des Muskeltonus, mesenteriale und renale Vasodilatation und Vasokonstriktion im Bereich der quergestreiften Muskulatur manifestieren. Hypothesen besagen, dass die großen Schwankungen der Sympathikusaktivität im Schlaf eine erhöhte Rate von Arrhythmien und koronarer Vasospasmen bedingen, was konsekutiv das Risiko thrombembolischer Herz- und Hirninfarkte erhöht.

Zudem besteht bei schlafbezogenen Atmungsstörungen (z. B. obstruktives Schlafapnoesyndrom, zentrales Schlafapnoesyndrom) ein erhöhtes Risiko für zerebrale und kardiale Ereignisse.

4. Was sind die nicht-Schlaganfall-assoziierten neurologischen Komplikationen von Herzerkrankungen?

Herzrhythmusstörungen (z. B. «Sick Sinus»-Syndrom) können ein vermindertes Herzzeitvolumen verursachen, das Synkopen und – in seltenen Fällen – eine Enzephalopathie hervorruft. Eine **Herzinsuffizienz** beeinträchtigt die Auswurfleistung und ruft möglicherweise eine **Enzephalopathie** hervor. Außer bei Fällen mit höhergradigen Einschränkungen der linksventrikulären Funktion bei Herzinsuffizienz oder Arrhythmien ist der zerebrale Blutfluss per se jedoch nicht verändert. Hingegen scheint eine abnorme Vagusaktivität **Veränderungen in der zerebralen Autoregulation** hervorzurufen. Eine dauerhaft reduzierte Zerebralperfusion kann zu Atrophie des Kortex oder des Hippokampus führen. Auch nach initial erfolgreicher Behandlung von Hypotensionen und Herzinsuffizienz kann eine verzögert auftretende Demyelinisierung auftreten, die zu Koma und Tod führt.

5. Ist Demenz mit Herzkrankheiten assoziiert?
Eine Demenz vom subkortikalen Typ mit Aufmerksamkeitsstörungen, Antriebsminderung und Verlangsamung, Affektlabilität, jedoch auch vergesellschaftet mit weiteren, teils unspezifischen neurologischen und vegetativen Symptomen, kann sich auf dem Boden einer hypertensiven vaskulären Enzephalopathie entwickeln. Zugrunde liegend hierfür sind punktuelle bis diffuse Marklagerischämien und Entmarkungen durch Hyalinose und Fibrose der langen Marklagerarterien (Mikroangiopathie Typ I). Betroffen sind vor allem ventrikelnahe Areale, ebenso können aber auch multiple Lakunen (v. a. Stammganglien und Pons, sowie Kortex) durch Vorliegen einer Mikroangiopathie Typ II (Lipohyalinose und fibrinoide fokale Nekrosen) auftreten.

Ebenfalls möglich sind dementielle Zustände nach mehreren umschriebenen Läsionen (z. B. embolische oder Grenzzoneninfarkte).

Gastroenterologische Krankheitsbilder

6. Was ist der häufigste Grund neurologischer Symptome bei Krankheiten des Verdauungstraktes?
Die bekanntesten neurologischen Komplikationen von Erkrankungen des Verdauungstraktes sind die Folge einer Mangelversorgung des Organismus mit einem essentiellen Nahrungsmittel. Grund hierfür kann eine **Maldigestion** bzw. eine **Malabsorption** sein. Obwohl in vielen Fällen der spezifische Resorptionsdefekt selbst unklar bleibt, sind die Folgen einiger Mangelversorgungszustände gut charakterisiert (Vitamin A-Mangel, Thiamin-Mangel, Pyridoxin-Mangel, Cobalamin-Mangel, Folat-Mangel, Niacin-Mangel, Vitamin D- und E-Mangel).

7. Was sind die neurologischen Manifestationen der Sprue?
Die Zöliakie (nichttropische Sprue) führt zu einer chronischen Resorptionsstörung aus dem Dünndarm, die sich oft durch Eisenmangelanämie, Osteoporose und Osteomalazie, Hypalbuminämie und chronische Diarrhöen manifestiert. Mindestens 10% der Patienten leiden auch unter neurologischen Symptomen, deren häufigste zerebelläre Dysfunktionen infolge der chronischen Fettsäure-Malabsorption sind. Andere neurologische Komplikationen sind Tremor, internukleäre Ophtalmoplegie (INO), Wernicke-Enzephalopathie, Krampfanfälle oder Myopathien. Die beobachtete Myopathie ist oft durch Substitution mit Vitamin D zu bessern.

8. Wie sieht die Trias neurologischer Symptome beim M. Whipple (intestinale Lipodystrophie) aus?
Beim M. Whipple, einer granulomatösen Entzündung auf dem Boden einer Corynebakterieninfektion (*Tropheryma whippelii*), entwickeln ca. 10% der Patienten charakteristische neurologische Symptome. Die Trias beinhaltet **Augenbewegungsstörungen** (oftmals Blickparese), **Gangataxie** und **Demenz**. Andere neurologische Komplikationen, die gelegentlich mit diesem Krankheitsbild vergesellschaftet sind, sind Krampfanfälle, Myelopathien, Meningoenzephalitis, autonome Störungen und eine Steroid-resistente Myopathie. Die Therapie besteht in einer mindestens einjährigen antibiotischen Behandlung mit Cotrimoxazol. Unbehandelt sterben die Patienten etwa 1 Jahr nach Auftreten der neurologischen Symptome.

9. Wie sieht die Trias neurologischer Symptome bei der Wernicke-Enzephalopathie aus? Beschreiben Sie die Charakteristika der Erkrankung
Ein Vitamin-B_1-(Thiamin-)Mangel, meist aufgrund von chronischem Alkoholabusus oder Malnutrition, führt zur Wernicke-Enzephalopathie. Das typische Bild dieser akuten Erkrankung ist die **Trias** aus **Augenbewegungsstörungen, Gangataxie** und **Vigilanzstörungen**.

Zu den Augenbewegungsstörungen gehören Augenmuskellähmungen, Blickparesen, Nystagmus und INO (internukleäre Ophtalmoplegie). Die Ataxie präsentiert sich als Stand- und Gangataxie (Rumpfataxie), selten mit Zeigeataxie oder Dysarthrie. Zu den psychischen Veränderungen gehören Verwirrtheit und Bewusstseinstrübung sowie die **Korsakow-Symptomatik**. Auch eine axonale sensomotorische Neuropathie kann bei diesen Patienten auftreten.

Die Mortalität liegt bei dieser Erkrankung immer

noch über 10%, häufig stehen hierbei jedoch internistische Komplikationen im Vordergrund. Die akute Symptomatik der Wernicke-Enzephalopathie ist nach parenteraler Thiamingabe rasch reversibel. Allerdings tritt bei der Mehrzahl der Patienten mit Alkoholätiologie der Übergang in ein von psychischen Symptomen dominiertes Defektsyndrom ein, das **Wernicke-Korsakow-Syndrom** (Korsakow-Psychose). Charakteristisch sind hier **mnestische Störungen, Konfabulationen und Desorientierung.** Nach Abklingen der akuten Wernicke-Enzephalopathie und unter Thiamingaben kommt es in ca. 50% der Fälle zur partiellen bis vollständigen Besserung binnen eines Jahres. Im **chronischen Stadium** sind die Defizite konstant und therapierefraktär, die Konfabulationsneigung klingt ab. Eine selbstständige Lebensführung ist meist nicht mehr möglich.

Der Ausfall von Thiamin als Koenzym im Kohlenhydratstoffwechsel verursacht neuronale und vaskuläre Schädigungen, die pathophysiologisch im einzelnen noch ungeklärt sind.

Pathologisch findet man bei der Wernicke-Enzephalopathie eine **Polioencephalitis haemorrhagica superior** mit ausgedehnten Nervenzellverlusten und z. T. hämorrhagischen Läsionen in den Corpora mamillaria, im Thalamus (v. a. in den Assoziationskernen und limbischen Relaiskernen), im Mittelhirn periaquäduktal, am Boden des IV. Ventrikels (Gegend des Vaguskerns und der Vestibulariskerne), im Kleinhirnwurm (rostraler Abschnitt) sowie den Fornix-Endabschnitten. Die Hirnrinde selbst ist nicht direkt betroffen.

Neben Alkoholismus und Malnutrition gibt es noch andere seltene Ursachen der Wernicke-Enzephalopathie: reine Glukose-Infusionen, Coma diabeticum und Medikamente (Nitroimidazol-Abkömmlinge wie Metronidazol und Mikonazol).

10. Was ist das Strachan-Syndrom?

Das Strachan-Syndrom ist charakterisiert durch die Trias aus Hinterstrang-Ataxie, Optikusatrophie und zentralem Hörverlust. Auch hier ist ein Vitamin B_1-Mangel die Ursache, hochdosierte Thiamingaben können in einem Teil der Fälle die Symptomatik langsam bessern.

11. Wie erklärt man sich die Beeinträchtigung des Nervensystems beim Vit B_{12}-Mangel?

Die eingeschränkte Methionin-Synthase-Aktivität als Folge des Fehlens des Kofaktors Vit B_{12} führt zu einer Akkumulation von Homocystein. Die daraus resultierende Beeinträchtigung der DNA-Synthese ist verantwortlich für die megaloblastäre Anämie, die mit dem Vit B_{12}-Mangel verbunden ist.

Die neurologischen Symptome jedoch resultieren aus der fehlenden Aufrechterhaltung der Methioninbiosynthese.

12. Was sind die neurologischen Manifestationen eines Vit B_{12}-Mangels? Treten die internistischen Manifestationen immer vor den neurologischen auf?

Die neurologische Folgeerkrankung eines **Vitamin-B_{12}-(Cobalamin)-Mangels**, die **funikuläre Myelose,** ist durch eine degenerative Schädigung (vakuolige Degeneration und Demyelinisierung) vorwiegend der Hinterstränge, sowie der Pyramidenstränge des Hals- und Brustmarks charakterisiert. Eine Polyneuropathie ist als Ausdruck der Beteiligung des peripheren Nervensystems häufig assoziiert.

Die **Trias** von neurologischen (teils auch psychiatrischen), hämatologischen und gastrointestinalen Symptomen ist wegweisend für die Diagnose eines Vitamin-B_{12}-Mangels.

Die zumeist älteren Patienten (50–60 Jahre) klagen regelmäßig über **Parästhesien** und Schmerzen besonders der unteren Extremitäten, rasche Ermüdbarkeit und Abgeschlagenheit sowie Gangunsicherheit. Zungenbrennen, Impotenz, Retentio urinae können hinzukommen, gelegentlich ist auch der N. opticus beteiligt (früher genannt Tabak-Alkohol-Amblyopathie). Bei der Untersuchung finden sich **Pyramidenbahnzeichen** neben der **Abschwächung der Eigenreflexe** und eine deutlich pathologische **Minderung der Vibrationsempfindung und des Lagesinns.**

Der Mangel des sogenannten Extrinsic-Faktors kann verschiedene Gründe haben (Resorptionsstörung, eingeschränktes Angebot, erhöhter Bedarf), in mehr als 50% der Fälle besteht gleichzeitig eine **hyperchrome megalozytäre Anämie,** der die neurologischen Symptome auch vorangehen können. Von einer **perniziösen Anämie** (M. Biermer) spricht man bei Magenschleimhautatrophie und Nachweis von Antikörpern gegen Magenschleimhaut und/oder Intrinsic-Faktor. Der diagnostisch wichtige **Schilling-Test** erlaubt die Differenzierung zwischen Intrinsic-Faktor-Mangel und verminderter intestinaler Resorption anderer Ursache.

Therapeutisch substituiert man Vitamin-B_{12} initial 1 mg/Tag i.m. für einen Monat, dann 2 mal 1 mg/Woche für ein Jahr, gefolgt von 1 mg/Monat auf Dauer. Entscheidend für den Verlauf ist die Dauer der Symptome vor Therapiebeginn. Eine restitutio ad integrum ist bei kurzen Verläufen möglich (< 3 Monate), ansonsten erreicht man eine Besserung oder nur einen Stop der Progression.

13. Welche Vitamin-Mangelzustände bedingen unterschiedliche Krankheitsbilder bei Kindern und Erwachsenen?

Ein **Vitamin D-Mangel** führt bei Kindern zur Rachitis und bei Erwachsenen zur Osteomalazie. Bei Kindern mit Rachitis umfasst das neurologische Beschwerdebild unwillkürliche Kopfbewegungen, Nystagmus und eine gesteigerte neuromuskuläre Erregbarkeit, die bei einem relevanten Abfall des Serum-Kalziums zur Tetanie führen kann.

Eine Malabsorption von **Folsäure** führt bei Kindern zur geistigen Retardierung, Krampfanfällen und athetotischen Bewegungsstörungen, während bei Erwachsenen eine Polyneuropathie und depressive Verstimmungen die führenden neurologisch-psychiatrischen Manifestationen darstellen.

Vitamin B6 (Pyridoxin)-Mangel führt bei Kindern zu Krampfanfällen, während Erwachsene eine sensible Polyneuropathie entwickeln.

14. Bei welchen Vitamin-Mangelzuständen ist das Risiko für intrakranielle Blutungen erhöht?

Eine Malabsorption von Vitamin C und K führt zu einer erhöhten Blutungsneigung, insbesondere nach Traumen. Ein Thiaminmangel kann ebenso wie ein Mangel an Vitamin B12 oder Vitamin E eine Ataxie mit konsekutiver Fallneigung hervorrufen und bedingen daher indirekt eine erhöhte Gefahr für Schädel-Hirn-Traumen.

15. Welcher Vitamin-Mangelzustand kann neben Thiamin ein der Korsakoff-Demenz ähnliches Bild hervorrufen?

Niacin (Nikotinsäure)-Mangel, hervorgerufen durch mangelnde Zufuhr, bzw. Malabsorption, führt zur **Pellagra**. Diese manifestiert sich oftmals nur mit ihren neurologischen Symptomen, die eine Korsakow-Psychose imitieren. Obwohl auch ein Vitamin-B12 Mangel Störungen der kognitiven Funktion hervorrufen kann, sollte das gleichzeitige Vorhandensein anderer neurologischer Symptome eine Differenzierung der Perniziosa von der Korsakow-Psychose erlauben.

Lebererkrankungen

16. Was sind die sechs häufigsten neurologischen Syndrome, die mit einer Leberinsuffizienz vergesellschaftet sind?

1. Enzephalopathie
2. Erworbene hepatozerebrale Degeneration
3. M. Wilson
4. Reye-Syndrom
5. Intrakranielle Blutungen
6. Hämochromatose

17. Welche Zustände führen zu einer hepatischen Enzephalopathie?

Akutes, bzw. chronisches funktionelles Leberversagen mit Verlust der hepatischen Entgiftungsfunktion bewirkt neben den mit der Syntheseleistung vergesellschafteten Störungen (Gerinnung, Eiweißsynthese etc.) auch das Auftreten einer hepatischen Enzephalopathie.

Gründe eines akuten Leberversagens sind z.B. eine akute Virushepatitis (C und B), eine toxische Schädigung der Leber (Knollenblätterpilz, Halothan, Paracetamol [!], Tetrachlorkohlenstoffe), sowie seltenere Ursachen wie die akute Schwangerschaftsfettleber, das HELLP-Syndrom oder eine Schockleber im Rahmen eines kardiogenen oder septischen Schockgeschehens aber auch die akute Dekompensation eines chronischen Leberleidens.

Eine bestehende Leberzirrhose führt zu einer mangelnden Entgiftung von ZNS-toxischen Stoffen durch die Leber (z.B. Ammoniak, Mercaptane, Fettsäuren, GABA) infolge der Leberinsuffizienz per se,

Tabelle 23.1: Enzephalopathie-Index, modifiziert nach Conn

Grad	Psychischer Befund	Zahlenverbindungstest	Asterixis	EEG-Grundrhythmus	Ammoniak-Spiegel (nüchtern, arteriell)
0	Normal	< 30 sec	0	Normal	< 150 µg/dl
1	Konzentration u. Aufmerksamkeit ↓, Euphorie, Angst	31–50 sec	Selten (1–2/30 sec)	7–8/sec	151–200 µg/dl
2	Lethargie, Desorientiertheit, inadäquates Verhalten, Persönlichkeitsstörung	51–80 sec	Gelegentlich irregulär (3–4/30 sec)	5–7/sec	201–250 µg/dl
3	Somnolenz, Stupor, völlige Desorientiertheit	81–120 sec	Häufig (5–30/30 sec)	3–5/sec	251–300 µg/dl
4	Koma	> 120 sec	immer	< 3/sec	> 300 µg/dl

jedoch auch durch Vorbeileiten dieser Stoffe am Entgiftungsorgan Leber via portocavaler Shunts.

Auslösende Faktoren für die Verschlechterung einer hepatischen Enzephalopathie sind u. a. eine vermehrte Bildung von Ammoniak im Darm (z. B. durch gastrointestinale Blutungen: 1 l Blut = 200 g Eiweiß, bzw. nach eiweißreichen Mahlzeiten), eine verstärkte Diffusion von Ammoniak ins Gehirn bei Alkalose, jedoch auch ärztliche Maßnahmen wie die Verabreichung von Sedativa, Analgetika und Diuretika.

Tabelle 23.1 stellt die Klassifikation der Stadien der hepatischen Enzephalopathie (Enzephalopathie-Index) vor.

18. Wie wird die hepatische Enzephalopathie behandelt?

Wenn möglich sollte eine **kausale Therapie** der Leberinsuffizienz erfolgen (bei akuten Verläufen Entgiftungsmaßnahmen, Antidotgabe bei Vergiftungen, ggf. Transplantation).

Ziel einer **symptomatischen Therapie** muss die Beseitigung auslösender Faktoren (siehe Frage 17), das Absetzen sedierender Medikamente und die Reduktion ZNS-toxischer Eiweißmetabolite des Darms sein. Dies kann durch eine Verminderung des Eiweißkatabolismus, durch ausreichende Energiezufuhr in Form von Kohlenhydraten, gleichzeitige Beschränkung der Proteinzufuhr und eine Verstärkung der Stickstoffausscheidung erreicht werden. Sinnvoll können der Einsatz salinischer Abführmittel bzw. hohe Darmeinläufe sein. Lactulose wirkt zum einen laxierend, zum anderen wird sie unter Bildung von Milchsäure im Kolon von Darmbakterien gespalten. Dadurch kommt es zu einer Hemmung der Bakterienurease im Darm und damit der Ammoniakbildung. Gleichzeitig wandelt sich resorbierbares NH_3 bei sinkendem pH im Darmlumen verstärkt in das schwer resorbierbare NH_4^+ um. Mit schwer resorbierbaren Antibiotika kann zusätzlich die Keimdichte im Kolon deutlich reduziert werden.

19. Was ist das Reye-Syndrom?

Das Reye-Syndrom ist charakterisiert durch die Kombination einer akuten schweren Enzephalopathie (oft mit Hirnödem) und einer Fettleberhepatitis. Betroffen sind vor allem Kinder und Jugendliche. Ein epidemiologischer Zusammenhang mit Virusinfekten (Varizella, Influenza) und der Behandlung mit Acetylsalicylsäure wurde beobachtet. Diskutiert wird ein Zusammenhang mit einer direkten Mitochondrienschädigung. Toxische Metaboliten (ähnlich wie bei der hepatischen Enzephalopathie) führen zur direkten Zerstörung neuronaler Strukturen, der Blockade von Neurotransmittern, zur Demyelinisierung und Hirnödem.

Die Therapie beschränkt sich auf symptomatische Maßnahmen. Die Letalität beträgt bis zu 50%, in 30% der Fälle kommt es zum Auftreten von neurologischen Spätschäden.

20. Welche anderen Erkrankungen neben der hepatischen Enzephalopathie verursachen Asterixis?

Ein Asterixis («flapping tremor») kann am besten an ausgestreckten geöffneten Händen untersucht werden. Diese Form eines negativen Myoklonus wird bildlich als Flügelschlagen bezeichnet. Ursächlich hierfür können viele metabolische Enzephalopathien, Urämie, Malnutrition, schwere pulmonale Erkrankungen oder auch eine Polyzythämia rubra vera sein.

21. Welche anderen Erkrankungen neben der hepatischen Enzephalopathie verursachen im EEG langsame triphasische Wellen?

Triphasische langsame Wellen können neben der hepatischen Enzephalopathie auch bei Schädel-Hirn-Trauma (speziell bei Vorliegen eines subduralen Hämatoms), akuter Hypoxie, Urämie, Elektrolytstörungen aber auch bei der Creutzfeldt-Jakob-Krankheit auftreten.

22. Wie sind die neurologischen Störungen beim M. Wilson charakterisiert?

Beim M. Wilson (hepatolentikuläre Degeneration) handelt es sich um eine autosomal-rezessiv vererbte Krankheit (Chromosom 13q14.3) mit verminderter biliärer Ausscheidung von Kupfer und pathologischer Kupferspeicherung in Leber und Basalganglien sowie anderen Organen.

Die Hepatopathie ist charakterisiert durch das Vorliegen einer Fettleber, später chronische Hepatitis, schließlich Zirrhose (bei jugendlichen Patienten mit Leberzirrhose immer M. Wilson ausschließen!).

Neurologische Symptome umfassen Dysarthrie, Dysphagie, Ruhe- und Intentionstremor, Dystonie und Pyramidenbahnzeichen; psychiatrische Störungen können Psychosen, Verhaltensstörungen und Neurosen umfassen. Liegen neurologische und psychiatrische Manifestationen vor, so ist der sogenannte Kayser-Fleischer-Kornealring nahezu immer vorhanden.

Laborchemisch kann ein verminderter Coeruloplasminspiegel, sowie eine erhöhte Kupferausscheidung im Urin nachgewiesen werden; auch die Leberbiopsie zeigt einen erhöhten Kupfergehalt.

Therapeutische Maßnahmen sind neben einer kupferarmen Diät die Gabe von Chelatbildnern (z. B. D-Penicillamin) zur Erhöhung der renalen Kupferausscheidung.

23. Wie unterscheidet sich die erworbene hepatozerebrale Degeneration vom M. Wilson?

Die Symptome beider Erkrankungen sind sehr ähnlich und machen eine Differenzierung auf klinischer Basis schwer. Auch die kernspintomographischen Befunde sind oft ähnlich. Der M. Wilson tritt in der Regel jedoch früher auf, oft gehen neurologische Symptome den hepatischen voraus. Auch die Erhebung einer guten Familienanamnese und die Spaltlampenuntersuchung (Kayser-Fleischer-Kornealring) sind hilfreich bei der Differenzierung. Die hepatozerebrale Degeneration tritt vorwiegend in späterem Lebensalter auf, insbesondere bei Patienten mit porto-systemischen oder spleno-renalen Shuntoperationen.

24. Was sind die neurologischen Komplikationen der Hämochromatose?

Die Hämochromatose ist eine Eisenspeicherkrankheit, die sich durch eine übermäßig gesteigerte intestinale Eisenresorption und Ablagerung dieses Eisens in parenchymatösen Organen mit nachfolgender Organinsuffizienz vor allem von Leber, Pankreas, Herz, Gonaden und Haut kennzeichnet. Unterschieden werden eine **hereditäre Form** (Chromosom 6) sowie **sekundäre Siderosen** (erythropoetische Form: ineffektive Erythropoese bei Thalassämie oder sideroachrestischen Anämien; exogen induzierte Form bei Massentransfusion, «Bantu-Siderose» bei vermehrter Zufuhr, vereinzelte Manifestationen auch bei Alkoholismus).

Neben den oben genannten Komplikationen können eine Enzephalopathie, Stammataxie, Neuritis und Rigor auftreten. Auch können sich alle anderen Leberzirrhose-assoziierten neurologischen Störungen manifestieren.

Die Behandlung der Wahl bei Hämatochromatose sind wiederholte Aderlässe.

25. Welche Porphyrien sind mit primären neurologischen Komplikationen vergesellschaftet?

Neurologische Komplikationen sind nur mit den sogenannten hepatischen Porphyrien vergesellschaftet, bei den sog. erythropoetischen Porphyrien, die hauptsächlich mit Hautmanifestationen einhergehen, sind neurologische Manifestationen nicht beschrieben.

Die akute intermittierende Porphyrie (AIP) ist eine autosomal dominant vererbte Krankheit des Hämstoffwechsel der Leber, die intermittierend – oftmals getriggert durch Einnahme von Medikamenten oder Infektionen – zu einer Kumulation von Stoffwechselprodukten der Hämsynthese und daraus resultierend zu typischen klinischen Manifestationen führt.

Auslösende Medikamente können u. a. sein: Narkotika, Muskelrelaxantien, Sedativa, Antikonvulsiva (Barbiturate, Carbamazepin, Phenytoin, Clonazepam, Valproat), Neuroleptika, Antidepressiva, Anticholinergika, Ergotaminpräparate, Antihypertensiva, Steroide, Sulfonylharnstoffe u. v. a.

Das klinische Bild zeigt plötzlich einsetzend kolikartige Bauchschmerzen z. T. mit peritonitischen Zeichen, Verwirrtheitszustände und eine schwere, rasch progrediente axonale Polyneuropathie, vorwiegend motorisch betont ohne typisches Verteilungsmuster. Fakultativ findet sich eine Hirnnervenbeteiligung mit Dysphagie, Augenmuskelbeteiligung oder Fazialisparese. Eine ZNS-Beteiligung ist ebenfalls möglich und manifestiert sich mit der Ausbildung eines hirnorganischen Psychosyndroms, fokaler Krampfanfälle und Gesichtsfeldausfällen. Diese unspezifischen Prodromalsyndrome in Kombination mit der abdominellen Symptomatik erschweren oft die Diagnosestellung. Sie wird durch den Nachweis von hohen Spiegeln der **delta-Aminolaevulinsäure** im Blut und erhöhter **Porphobilinogenkonzentrationen im Urin** gesichert.

Therapeutische Optionen bestehen im sofortigen Absetzen und zukünftigen Meiden potentiell auslösender Substanzen sowie einer Supression der Aminolaevulinsäure-Synthetase in der Leber durch Gabe von Glukose und forcierter Diurese, evtl. Zulage von Hämarginin.

Wichtig für eine effektive Prävention weiterer Schübe ist eine gute Aufklärung und Schulung der Patienten, die Ausstellung eines Porphyrie-Patientenausweises, evtl. auch eine Familienuntersuchung zur Erfassung latenter Anlageträger.

26. Welche Vergiftung kann ähnliche Symptomatik wie die akute intermittierende Porphyrie auslösen?

Differentialdiagnostisch zur AIP kommt eine chronische Bleivergiftung in Frage. Blei hemmt u. a. die Hämsynthese und auch hier kommt es zu einer Kumulation der delta-Aminolaevulinsäure im Blut und zu einer erhöhten Ausscheidung von Porphyrinen im Urin. Die Diagnose wird durch die Bestimmung der Bleikonzentration im Blut gestellt.

Nierenkrankheiten

27. Was sind die häufigsten neurologischen Komplikationen von Nierenerkrankungen?

Typische neurologische Komplikationen von Nierenerkrankungen sind periphere Neuropathien und die metabolische Enzephalopathie.

28. Was sind die Charakteristiken der urämischen Neuropathie?

Die urämische Neuropathie ist charakterisiert durch das Vorliegen einer distal symmetrischen sensomotorischen axonalen Polyneuropathie, die regelmäßig mit dem Erreichen der Dialysepflicht auftritt. Zusätzlich kann es schon aufgrund der prädisponierenden Erkrankungen, die zu einer terminalen Niereninsuffizienz führen (z. B. Diabetes, Vaskulitiden), zum Auftreten von Polyneuropathien kommen. Während eine Mononeuritis multiplex oder autonome Dysfunktionen für eine nicht-urämische Genese sprechen, deuten strumpf- und handschuhförmige Taubheitsgefühle ohne schwere Parästhesien eher auf eine urämische Genese hin. Nach Nierentransplantation oder intensivierter Hämodialyse kann es zu einer Verbesserung der polyneuropathischen Symptomatik kommen.

29. Was sind die Charakteristiken der urämischen Enzephalopathie?

Patienten mit Urämie entwickeln häufig eine metabolische Enzephalopathie. Die zugrundeliegenden Pathomechanismen sind im Detail ungeklärt, verantwortlich gemacht werden jedoch die Retention von anorganischen und organischen Säuren, Flüssigkeitsverschiebungen zwischen extra- und intrazellulärem zerebralen Kompartiment und Veränderungen bedingt durch arterielle Hypertonie, Hypokalziämie, Hyperkaliämie, Hypernatriämie, Hyperphosphatämie und Hypochlorämie.

Die urämische Enzephalopathie ist charakterisiert durch die Kombination von klinischen Zeichen reduzierter neuronaler Erregbarkeit (Lethargie, Aufmerksamkeits- und Konzentrationsstörungen, Koma) und Zeichen der gesteigerten neuromuskulären Erregbarkeit (Agitiertheit, Krämpfe, Hyperreflexie, Muskeltonuserhöhung, Asterixis).

30. Nennen Sie neurologische Komplikationen, die mit einer Hämodialyse assoziiert sind

1. Dysäquilibrium-Syndrom
2. Dialyse-Demenz
3. Intrakranielle Blutungen
4. Generalisierte Krampfanfälle (Luftembolie!)

31. Was ist das Dysäquilibrium-Syndrom?

Das Syndrom tritt meist bei Patienten mit sehr hohen Harnstoffwerten zu Beginn der Dialyse auf (langes Intervall!). Wird während der Dialyse viel Harnstoff abdialysiert, baut sich ein osmotischer Gradient zwischen Blut und Liquor auf, es kommt zum Flüssigkeitseinstrom in den Liquorraum mit resultierendem Hirndruck oder sogar Hirnödem. Klinische Manifestationen des Dysäquilibrium-Syndroms sind ein Blutdruckanstieg zusammen mit Übelkeit, Erbrechen, Kopfschmerz, Verwirrtheit, Sehstörungen bis hin zum generalisierten Krampfanfall.

32. Was ist Dialyse-Demenz?

Dialyse-Demenz (Aluminiumenzephalopathie) ist eine seltene, aber schwerwiegende Komplikation einer Dialysebehandlung. Die oft irreversible Demenz mit Apraxie und Dysarthrie ist kombiniert mit Hyperreflexie und multifokalen Krämpfen. Charakteristisch ist die Verschlechterung der einzelnen Symptome während oder nach der Dialyse. Therapeutische Optionen bestehen in der Vermeidung der als ursächlich angeschuldigten Aluminium-haltigen Medikamente während der Dialyse, sowie die Vermeidung sonstiger Aluminiumexposition.

33. Welche Ursachen gibt es für intrakranielle Blutungen bei Dialysepatienten?

Bei Dialysepatienten kann es aus mehrerlei Gründen zu Hirnblutungen kommen. Zum einen weisen viele der Grunderkrankungen, die zu einer terminalen Niereninsuffizienz führen per se ein erhöhtes Risiko für intrakranielle Blutungen auf (Diabetes mellitus, arterieller Hypertonus, Vaskulitiden). Zum anderen führt auch die bei der Dialyse notwendige Antikoagulation zu einer Steigerung des Blutungsrisikos, das sich durch Vorliegen aller oben genannten Kofaktoren potenziert.

34. Welche neurologischen Komplikationen sind nach einer Nierentransplantation zu erwarten?

Die neurologischen Folgeerkrankungen einer Nierentransplantation resultieren in erster Linie aus der durchgeführten Immunsuppression. *L. monocytogenes*, *Cryptococcus spp.* und *Aspergillus spp.* verursachen über 90% der nicht-viralen ZNS-Infektionen dieser Patienten. Cytomegalievirus, Varizella-zoster-Virus und Herpes-simplex-Viren sind die wichtigsten viralen Erreger. Die Transplantationspatienten haben zudem ein höheres Malignomrisiko (6% der transplantierten Patienten), speziell für Lymphome.

Lungenkrankheiten

35. Nennen Sie die neurologischen Symptome einer respiratorischen Insuffizienz

Die neurologischen Symptome dieser Krankheitsbilder resultieren aus der zugrundeliegenden Hypoxie und der akuten (!) Hyperkapnie. Initialsymptome leichterer Krankheitsbilder können nächtlicher oder frühmorgendlicher Kopfschmerz sein, oft verknüpft mit Antriebslosigkeit oder vermehrter Unruhe. Motorische Zeichen in diesem Stadium imponieren als Tremor oder/und Zuckungen, die Ausdruck einer gesteigerten Hyperkapnie-induzierten sympathischen Erregung sind. Schwerere Formen der Hypoxie sind gekennzeichnet durch Somnolenz, Verwirrtheit und Asterixis. Prolongierte Hypoxie führt zu Krampfanfällen und Koma. Bei 10% der Patienten findet sich ein Papillenödem, möglicherweise hervorgerufen durch die Hyperkapnie-induzierte intrakranielle Drucksteigerung.

Tabelle 23.2: Neurologische Erkrankungen, die zu einer respiratorischen Insuffizienz führen

1. Guillain-Barré-Syndrom
2. Amyotrophe Lateralsklerose
3. Myasthenia gravis
4. Polymyositis
5. Einschlusskörperchen-Myositis
6. Postpolio-Syndrom
7. Muskeldystrophie Duchenne
8. Myotone Dystrophie
9. Spinale Muskelatrophie
10. Gliedergürtel – Muskeldystrophie («limb girdle muscular dystrophy»)
11. Nemalin-Myopathie
12. Zentronukleäre Myopathie
13. Saure Maltase-Mangel
14. Hexosaminidase A-Mangel
15. Kongenitale myasthene Syndrome

Allerdings gibt es auch Patienten mit chronischen pulmonalen Erkrankungen bei pCO_2-Werten von bis zu 110 mmHg und chronischer Hypoxie ohne jegliche neurologische Symptomatik.

36. Welche neurologischen Krankheiten führen zur respiratorischen Insuffizienz?
Siehe **Tabelle 23.2**

37. Beschreiben sie das klinische Erscheinungsbild einer prolongierten Hyperventilation
Ängstliche Patienten mit einer akuten Hyperventilation klagen üblicherweise über Verwirrtheit, Dyspnoe, periorale und akrale Paraesthesien. Verschwommensehen, Tremor, Muskelkrämpfe, Karpopedalspasmen und Brustschmerz werden bei längerer Hyperventilation beobachtet (Hyperventilationstetanie). Neben psychischen Auslösern kann eine prolongierte Hyperventilation auch durch Einnahme von Drogen, metabolische Azidose, ZNS-Verletzungen, Hirnödem oder als Reaktion auf körperliche Überbeanspruchung oder Hitzschlag hervorgerufen werden.

38. Was bedingt die Höhenkrankheit und wie wird sie behandelt?
Aufgrund niedriger Sauerstoffpartialdrucke in großen Höhen kommt es zur zerebralen Hypoxie. Auch kann als Folge einer Dysfunktion von Glykolyse-abhängigen zellulären Enzymen und Transportsystemen wie der Natrium-Kalium-Pumpe eine Verschiebung von Wasser und Natriumionen in Nervenzellen auftreten. Körperliche Anstrengung bei niedrigen Temperaturen in großer Höhe verschlimmert ein Hirnödem durch eine weitere Steigerung des zerebralen Blutflusses. Vorbeugend kann mit Dexamethason behandelt werden, Symptome der Höhenkrankheit werden durch Sauerstoffüberdruckbehandlung, die Gabe von Acetazolamid und die Rückführung der Patienten auf niedrigere Höhe therapiert.

Hämatologische Erkrankungen

39. Nennen Sie die häufigsten neurologischen Symptome bei Anämie
Unabhängig von der Ursache sind Kopfschmerzen, Verwirrtheit und Müdigkeit die häufigsten neurologischen Manifestationen einer Anämie.

40. Was ist die schwerwiegendste neurologische Komplikation der Sichelzellanämie
Die Sichelzellanämie ist eine autosomal-dominant vererbte Hämoglobinopathie, bei der eine Punktmutation im beta-Globulin-Lokus auf Chromosom 11 zur Bildung eines abnormen Hämoglobins (HbS) führt. Heterozygote Anlagenträger bleiben meist asymptomatisch während homozygote Anlagenträger meist schon im Kinder- und Jugendalter symptomatisch werden. HbS präzipitiert im deoxygenierten Zustand, die Erythrozyten nehmen Sichelform an und verlieren ihre Verformbarkeit, wodurch es bei gestörter Mikrozirkulation zu Organinfarkten kommt (Gehirn, Milz, Nieren). Exsikkose und Hypoxie, aber auch Hyperventilation mit nachfolgender Vasokonstriktion sind typische Auslöser dieser vasookklusiven Krisen. Es besteht ein Rezidivrisiko für ischämische Hirninfarkte von bis zu 70%.

41. Welche Form der Anämie beeinflußt den Muskel?
Eine **Eisenmangelanämie** kann muskuläre Funktionsstörungen hervorrufen. Diese ist unabhängig von der Ausprägung der Anämie, da Eisen einen wichtigen Kofaktor für Myoglobin und Cytochrom C darstellt. Bei der Sichelzellanämie kann es

durch vasookklusive Krisen auch zu Muskelischämien und -nekrosen kommen.

42. Was sind die hauptsächlichen neurologischen Manifestationen von Hyperviskositätszuständen?

Beim Hyperviskositätssyndrom kommt es durch eine Erhöhung von roten oder weißen Blutkörperchen, bzw. der Menge, Art und Zusammensetzung der Serumproteine zu Störungen der Fließfähigkeit des Blutes und/oder des Sauerstofftransportes. Zu den dadurch hervorgerufenen neurologischen Symptomen gehören Symptome der chronischen bzw. akuten vertebrobasilären Insuffizienz (Tinnitus, Verwirrtheit, Kopfschmerzen), Parästhesien, Merkfähigkeitsstörungen, Seh- und Hörstörungen, Krämpfe, Schlaganfälle, Stupor oder Koma.

43. Welche Erkrankungen der Erythrozyten können ein Hyperviskositätssyndrom hervorrufen?

Die **Polycythämia vera rubra** oder **sekundäre Polyzythämieformen** z. B. bei autonomer (Nierenerkrankung) oder kompensatorischer (Hypoxie) Erythropoetinvermehrung können ein Hyperviskositätssyndrom hervorrufen. Regelmäßige isovolämische Aderlässe reduzieren das Risiko schwerwiegender neurologischer Folgeerkrankungen.

44. Bei welchen Krankheiten kann es durch eine Erhöhung der Serumproteine zu einem Hyperviskositätssyndrom kommen?

Paraproteinämien können sich initial durch das Auftreten einer neurologischen Symptomatik bemerkbar machen. Das multiple Myelom (Plasmozytom) und die Makroglobulinämie (M. Waldenström) sind die häufigsten Ursachen für Hyperviskositätssyndrome. Therapeutische Option bei Hyperviskositätssyndromen aufgrund von Paraproteinämien sind die Plasmaseperation und die Therapie der Grundkrankheit.

45. Was sind die neurologischen Komplikationen der Hämophilie?

Intrakranielle Blutungen sind die schwerwiegendsten Folgen des Faktor VIII-Mangels. Nach einem Trauma können **subdurale Hämatome** (SDH) auftreten, oft mit einer gewissen Latenz der Symptome.

Die Symptome subarachnoidaler und intraparenchymatöser Blutungen manifestieren sich dagegen rasch. Intraspinale Blutungen – wenngleich selten – können rasch auftretende Kompressionssyndrome und Lähmungen hervorrufen. Auch Weichteilhämatome können durch Kompression von peripheren Nerven fokale Ausfälle bewirken.

46. Welche Erkrankungen der Blutplättchen können neurologische Störungen hervorrufen?

Alle, denn neurologische Störungen können sich aus einem Mangel oder einem Überschuss bzw. aus einer Funktionsstörung der Thrombozyten ableiten.

Thrombozytopenie-bedingte Störungen können sich bei einer akuten oder chronischen (M. Werlhof) idiopathischen thrombozytopenischen Purpura (ITP), bei dieseminierter intravasaler Gerinnung (DIC), thrombotisch thrombozytopenischer Purpura Moschkowitz (TTP), heparininduzierter Thrombozytopenie (HIT), sowie sekundären Immunthrombozytopenien (SLE, Lymphome, HIV) entwickeln.

Die TTP ruft eine mikroangiopathische hämolytische Anämie mit Symptomen wie Kopfschmerz, Enzephalopathie und Krampfanfällen hervor, während es bei der DIC und (weniger häufig) bei der ITP zu größeren intrazerebralen Blutungen kommen kann.

Eine **Thrombozytose** resultiert gewöhnlich aus einer essentiellen Thrombozythämie, die ab einer Thrombozytenkonzentration von 600 000–1 000 000 Thrombozyten/µl Hyperviskositätssyndrome hervorrufen kann. Zerebrovaskuläre Komplikationen (TIA, ischämischer Insult) sind die schwerwiegendsten Folgen.

47. Welche Zusammenhänge gibt es zwischen Antiphospholipid-Antikörpern und neurologischen Erkrankungen?

Beim Antiphospholipid-Antikörper-Syndrom (APA-Syndrom) muß zwischen einer primären (ohne SLE) und einer sekundären Form bei gleichzeitigem Vorliegen eines systemischen Lupus erythematodes (SLE) unterschieden werden.

Das klinische Bild ist bestimmt von einer verstärkten Thromboseneigung (tiefe Beinvenen, pulmonale Embolien, retinale Venenokklusionen) und/oder arteriellen Embolien (zerebrovaskulär, mesenterial, retinal). Zudem zeigt sich als Hautmanifestation eine Livedo reticularis. **Neurologische Symptome** sind neben den oben beschriebenen zerebrovaskulären Ereignissen auch migräneartige Kopfschmerzen, Chorea, Myelopathien und orthostatische Hypotension. Schwangerschaften bei Frauen mit APA-Syndrom enden ohne Therapie regelhaft mit intrauterinem Fruchttod oder Abort. Ein großer Teil der Patienten entwickelt eine pulmonale Hypertonie.

Therapeutische Optionen sind zum einen immunsuppressive Maßnahmen (Kortikosteroide, Azathioprin, Cyclophosphamid), wie auch – wenn möglich – eine effektive Antikoagulation (Cumarinderivate, ASS, Clopidogrel).

Endokrine Erkrankungen

48. Welche endokrinen Erkrankungen sind häufig mit neurologischen Komplikationen assoziiert?
Siehe **Tabelle 23.3**

49. Bei welchen endokrinen Erkrankungen kommt es mitunter zu epileptischen Anfällen?
Epileptische Anfälle treten meist nach einer kurzfristigen Veränderung der endokrinen Funktion auf und resultieren meist aus einem Elektrolytungleichgewicht. Bei Patienten mit **Hypoparathyreoidismus** treten sie in über 50% der Fälle wegen der Hypokalziämie auf (meist generalisierte Anfälle, in Einzelfällen Absencen oder fokale Anfälle). Beim **Hyperparathyreoidismus** treten dagegen zumeist keine Anfälle auf.

Bei Patienten mit **Hypothyreose** können in etwa 20% der Fälle Krampfanfälle auftreten (meist generalisiert), wohingegen die Inzidenz bei **Thyreotoxikose** nur 5–10% beträgt.

Beim **M. Addison** resultieren die Krampfanfälle aus der rasch eintretenden Serumhyponatriämie (< 115 mval/l); die Sterblichkeit beträgt 50%.

Krampfanfälle werden auch beim **Diabetes insipidus** beobachtet, jedoch erst nach einer Steigerung des Serumnatriums auf > 160 mval/l. Die Anfälle sind häufig fokal und resultieren möglicherweise aus einer Parenchymschrumpfung bzw. treten während der Rehydratation auf.

Tabelle 23.3: Endokrine Erkrankungen, die mit neurologischen Komplikationen assoziiert sind

1. Diabetes mellitus
2. Hyperthyreose
3. Hypothyreose
4. Hyperparathyreoidismus
5. Hypoparathyreoidismus
6. Akromegalie
7. Nebenniereninsuffizienz
8. M. Cushing
9. Diabetes insipidus

Krampfanfälle werden auch bei anderen endokrinen Erkrankungen beobachtet, die mit einer Schrumpfung des Hirnparenchyms einhergehen, wie zum Beispiel bei hyperosmolaren Zuständen (nicht ketoazidotisch!) beim **Diabetes mellitus**. Hierbei entwickeln bis zu 25% der Patienten fokale oder generalisierte Krampfanfälle, die in einem fokalen oder generalisierten Status enden können. Auch bei Hypoglykämien infolge therapeutischer Intervention (Insulin, Sulfonylharnstoffe) werden epileptische Anfälle beobachtet. Beim ketoazidotischen diabetischen Koma ist dagegen ihr Auftreten sehr ungewöhnlich.

Untypisch sind Krampfanfälle bei der Akromegalie oder beim M. Cushing.

50. Welche endokrinen Erkrankungen können ein Koma verursachen?
Ein Koma ist eine seltene, jedoch lebensbedrohliche Komplikation der Hypo- und der Hyperthyreose. Im letzteren Fall ist das Koma fast immer mit einer thyreotoxischen Krise vergesellschaftet. Beim Hyperparathyreoidismus kann es bei exzessiven Steigerungen des Serumkalziums zum Koma kommen, daneben bei der Nebenniereninsuffizienz mit schwerer Hyponatriämie und beim Diabetes mellitus (siehe Frage 55).

51. Nennen Sie mögliche Ursachen für ein Koma bei Vorliegen eines Diabetes mellitus
Siehe **Tabelle 23.4**

52. Was sind die häufigsten neurologischen Komplikationen der Hypothyreose? Was sind seltene Komplikationen?
Mehr als 90% der Patienten mit Hypothyreose leiden unter Kopfschmerzen, Müdigkeit, allgemeiner

Tabelle 23.4: Mögliche Ursachen für ein Koma beim Vorliegen eines Diabetes mellitus

1. Hyperglykämie (nicht ketoazidotisch)
2. Laktatazidose
3. SIADH (Syndrom der inadäquaten ADH-Sekretion)
4. Hypophosphatämie
5. Zerebrale Insulte
6. Hypotension
7. Disseminierte intravasale Gerinnung (DIC)
8. Urämie mit hypertensiver Enzephalopathie
9. Hirnödem
10. Hypoglykämie oder Azidose als Therapiefolge

Verlangsamung von Sprache und Denken, Apathie und Unaufmerksamkeit. Oftmals werden diese Symptome als Beginn einer psychischen Erkrankung missgedeutet. 75% der Patienten entwickeln einen reversiblen Hörverlust mit oder ohne Tinnitus, während bei 60% als Folge eines reduzierten Sympathikotonus eine Ptose auftritt. Bei nahezu der Hälfte der Patienten kommt es aufgrund von Übergewicht und Myxödem zur Ausbildung eines obstruktiven Schlafapnoesyndromes. Krampfanfälle treten in ca. 20% der Fälle auf.

Bei vielen hypothyreoten Patienten findet sich eine verlängerte Erholungszeit der Sehnenreflexe, da man ähnliche Veränderungen auch bei anderen Erkrankungen findet, ist dies jedoch kein prädiktives Zeichen.

Seltenere Befunde bei Hypothyreose sind nachweisbare Muskelschwäche, Ataxie, Nystagmus, Karpaltunnelsyndrom, demyelinisiernde Polyneuropathie, Optikusneuropathie, Papillenödem (resultierend aus einem Pseudotumor cerebri), Trigeminusneuralgie, Fazialisparese, reversible Demenz oder Psychosen.

53. Was sind die gefährlichsten neurologischen Komplikationen der Hypothyreose und wie werden sie behandelt?

Obwohl sich ein Myxödem-Koma nur bei ca. 1% der hypothyreoten Patienten entwickelt, ist es aufgrund seiner akuten Entwicklung mit bradykarden Herzrhythmusstörungen, ventrikulären Tachyarrhythmien, Hypotension, Hypopnoe, Hypothermie, Hypoglykämie, Elektrolytentgleisungen und Krampfanfällen lebensbedrohlich.

Die Therapie ist symptomatisch und beinhaltet die Korrektur der Stoffwechselentgleisungen, Wiedererwärmung, Unterstützung von Atmung und Kreislauf, sowie die Substitution von Schilddrüsenhormonen und Kortikosteroiden.

In utero und im Säuglingsalter führt eine unbehandelte Hypothyreose zum Kretinismus, weswegen ein frühzeitiges Screening-Programm zur Prävention von Spätschäden indiziert ist.

54. Welche neurologischen Manifestationen zeigen sich bei der Hyperthyreose?

Eine Thyreotoxikose geht mit reversiblen Störungen der Kognition und der Affektivität einher (emotionale Labilität, Euphorie, Manie, Psychose). Auch ein Delir kann bei thyreotoxischer Krise beobachtet werden. Schwindel, Müdigkeit, dementielle oder depressive Symptome können ebenfalls auftreten.

Andere Erscheinungformen der Hyperthyreose sind Tremor der Hände, Augenlider oder der Zunge, Chorea, Spastik (manchmal mit Klonus und positivem Babinski-Zeichen), periodische thyreotoxische Paralyse sowie Myopathien.

Die neurologischen Komplikationen bessern sich gewöhnlich nach Behandlung der zugrundeliegenden Hyperthyreose. Lediglich die endokrine Orbitopathie erfordert gelegentlich eine chirurgische Dekompression.

55. Welche psychiatrischen Krankheitsbilder werden fälschlicherweise bei Vorliegen eines Hypoparathyreoidismus diagnostiziert?

Bis zu 25% der Patienten mit **Hyperparathyreoidismus** haben vornehmlich psychiatrische Symptome wie Manien, Schizophrenie oder akute Verwirrtheitszustände. Weitere 50% dieser Patienten haben Symptome, die wie eine Depression imponieren.

Interessanterweise entwickeln auch 80% aller Patienten mit **Hypoparathyreoidismus** psychiatrische Manifestationen ihrer Erkrankung (Depression, Pseudodemenz, Manie, Schizophrenie, Delirium).

56. Welche neurologischen Folgen von Nebenschilddrüsenerkrankungen erzeugen bei den betroffenen Patienten schwere gesundheitliche Schäden?

Die wichtigsten neurologischen Komplikationen eines **Hyperparathyreoidismus** sind ein Hyperkalzämie-induziertes Koma und eine Kompression des

Rückenmarkes oder der Nervenwurzeln, verursacht durch Sinterungsfrakturen entkalkter Wirbelkörper. Ebenso findet sich eine oftmals ausgeprägte Myopathie.

Im Gegensatz dazu ist eine Hypokalzämie beim **Hypoparathyreoidismus** oft mit Krampfanfällen und Tetanie assoziiert. Die epileptischen Anfälle sind trotz Ausgleich der Elektrolytverschiebungen oftmals schwer zu beherrschen. Eine klinisch inapperente Tetanie, die sich oft als Laryngospasmus manifestiert, lässt sich durch mechanische Stimulation des N. facialis (Chvostek-Zeichen), durch Hyperventilation oder durch Okklusion des venösen Rückstromes vom Arm mit nachfolgendem Karpalspasmus (Trousseau-Zeichen) provozieren.

57. Warum führt eine Nebenniereninsuffizienz zu muskulärer Schwäche?

Bis zu 50% der Patienten mit M. Addison haben eine Glukokortikoid-sensitive Myopathie mit begleitenden Krämpfen. Die Nebenniereninsuffizienz führt zu einem abgeschwächten Blutfluss zum Muskel, reduziertem Kohlenhydratstoffwechsel und einer veränderten Natrium-Kalium-Pumpenfunktion sowie einer veränderten Kalium-Homöostase mit erniedrigten intrazellulären Kaliumspiegeln und veränderter Muskelkontraktilität.

Die herabgesetzte adrenerge Stimulierbarkeit dieser Patienten führt zudem zu einer erniedrigten körperlichen Belastbarkeit und Anstrengungs-induzierter Hypotension. Veränderungen im Kaliumhaushalt können zudem zum episodischem Auftreten hyperkaliämisch bedingten extremen Schwächezuständen bis hin zur Paralyse führen.

58. Warum führt ein M. Cushing zu körperlicher Schwäche?

Die meisten Patienten mit M. Cushing haben eine auffällige Muskelschwäche, myopathische Veränderungen im EMG sowie eine selektive Typ-IIb-Atrophie in der Muskelbiopsie.

Glukokortikoide rufen in Myotubuli einen Insulin-resistenten Zustand hervor, bei dem sowohl der glykolytische (nichtoxidative) Kohlenhydratstoffwechsel wie auch die Proteinbiosynthese negativ beeinflusst werden. Typ-IIb-Fasern, die am empfindlichsten auf die Reduktion der Glykoseprozesse reagieren, sind davon am meisten betroffen.

59. Bewirkt eine exzessiv gesteigerte Produktion des Wachstumshormones direkt neurologische Schädigungen?

Durch die Überproduktion an Wachstumshormon kommt es zu myopathischen sowie neurogenen Schädigungen.

Die exzessive Steigerung des Wachstumshormones (STH) bei Akromegalie über längere Zeit scheint direkt Myopathien hervorzurufen. Zu den GH-induzierten Veränderungen in den Myotubuli gehören ein erhöhter Kohlenhydratumsatz (glykolytisch), gesteigerte Fettsäurenoxidation und eine gesteigerte Proteinbiosynthese mit eingeschränktem Proteinabbau. Die Typ I und IIa-Muskelfasern sind durch das Wachstumshormon am meisten beeinflusst. Die Hypertrophie der Myotuben infolge der gestörten Proteinbiosynthese führt angesichts eines vergrößerten Muskelvolumens zur Muskelschwäche.

Obwohl ein zentrales Schlaf-Apnoe-Syndrom auch durch exzessive GH-Freisetzung verursacht werden kann, führen eher indirekte Effekte zu neurologischen Beeinträchtigungen. Aufgrund der Hyperplasien knöcherner, ligamentärer Bestandteile und der Weichteile kommt es zur sekundären Kompression von Nervengewebe mit Ausbildung von obstruktivem Schlaf-Apnoe-Syndrom, Myelopathien und Druckläsionen peripherer Nerven (z. B. CTS).

60. Wie beeinflusst der Diabetes mellitus das Nervensystem?

Die neurologische Hauptmanifestation beim Diabetes mellitus ist die diabetische Polyneuropathie infolge Schädigung des peripheren Nervensystems. Initial zeigt sich eine symmetrische, distale strumpf- und handschuhförmige sensible Neuropathie, die kleine nicht-myelinisierte oder nur sehr dünn myelinisierte Nervenfasern betrifft und oft mit schmerzhaften brennenden Paraesthesien einhergeht («small fiber»-Neuropathie). In schwereren Fällen sind auch die dick-myelinisierten propriozeptiven Fasern betroffen, was im Extremfall zur Ausbildung von Charcot-Gelenken führen kann.

Störungen des autonomen Nervensystems verursachen atrophische Hautveränderungen, Impotenz, orthostatische Hypotension, Arrhythmien, Gastroparese und Inkontinenz.

Motorische Fasern können ebenso beeinträchtigt werden, was zu distal betonter symmetrischer Schwäche führt, insbesondere an den unteren Extremitäten.

Eine fokale Zerstörung von Nerven kann auch Hirnnervenlähmungen, eine diabetische Amyotrophie, Mononeuritis multiplex und eine thorakoabdominale Neuropathie hervorrufen.

61. Welche neurologischen Komplikationen des Diabetes mellitus resultieren aus vaskulären Schädigungen?

Die meisten fokalen neurologischen Komplikationen des Diabetes mellitus resultieren direkt oder indirekt aus ischämischen Ereignissen. Bei Diabetikern steigt das Risiko einen Schlaganfall zu erleiden auf das 2–4fache der Normalbevölkerung. Dies ist neben der gesteigerten Atherogenese auch durch eine autonome Funktionsstörung begründet, die über eine konsekutive Hypotension zu ischämischen Ereignissen führen kann.

Die meisten ZNS-Störungen, die beim Diabetes beobachtet werden (Hemiparese, Aphasie, Demenz etc.) resultieren aus dieser vaskulären Pathologie.

Auch Mononeuropathien (z. B. Schädigungen des N. medianus, N. ulnaris, N. peroneaus, N. femoralis oder der Hirnnerven) können vaskulärer Genese sein. Hierzu werden auch die lumbosakrale Schädigung bei diabetischer Amyotrophie gerechnet sowie die thorakoabdominale Neuropathie. Letztere präsentiert sich mit Schädigung der thorakalen Nervenwurzeln und schweren viszeralen Schmerzen. Der zugrundeliegende Mechanismus für diese Veränderungen ist möglicherweise eine lokale Infarzierung und die Obstruktion der Vasa nervorum.

Wasser- und Elektrolythaushalt

62. Wie wirken sich Veränderungen des Serumkaliums auf das Nervensystem aus?

In vitro Versuche konnten durch Veränderungen des intrazellulären Kaliumspiegels von Nervenzellen eine Veränderung sowohl des Ruhepotentials wie auch der Erregbarkeit zeigen. Über eine große Spannweite des Serumkaliums jedoch verhindern Mechanismen des aktiven Kaliumtransportes in Nervenzellen zusammen mit der Kontrolle des perinervalen extrazellulären Kaliumspiegels durch die Glia größere Schwankungen des intrazellulären Kaliumspiegels. Aus diesem Grund sind neurologische Manifestationen einer Hypo- oder Hyperkaliämie selten und typischerweise nicht neuronal verursacht.

63. Nennen sie die häufigsten neurologischen Komplikationen der Hypokaliämie

Myalgien und Schwäche treten bei einer Serumkaliumkonzentration von 2,5–3,0 mval/l auf. Eine lang andauernde Hypokaliämie von weniger als 2,5 mval/l kann zu Rhabdomyolyse, Myoglobinurie und Arrhythmien führen.

64. Was sind die häufigsten neurologischen Komplikationen einer Hyperkaliämie?

Eine Hyperkaliämie (> 6,0 mval/l) führt gewöhnlich zu funktionellen und strukturellen Muskelveränderungen (Schwäche und Herzrhythmusstörungen). Kammerflimmern und Asystolie sind lebensbedrohlich und treten gewöhnlich lange vor dem Auftreten neurologischer Komplikationen auf. Die selten berichteten Symptome Schläfrigkeit, Lethargie und Koma sind am ehesten Ausdruck einer Störung im Säure-Basen-Haushalt.

65. Wie wirkt sich eine Störung des Serumnatriumspiegels auf das Nervensystem aus?

Da sich das extrazelluläre Flüssigkeitsvolumen üblicherweise in direkter Abhängigkeit zum Serumnatriumspiegel verändert, sind Patienten mit einer Hyponatriämie gewöhnlich hypoosmolar, während eine Hypernatriämie hyperosmolare Zustände hervorruft. Neurologische Manifestationen einer Störung im Natriumhaushalt sind hauptsächlich auf eine osmotisch bedingte Schwellung bzw. Schrumpfung des Gehirns zurückzuführen, wobei sowohl das Ausmaß, wie auch die Geschwindigkeit der Elektrolytveränderungen die Schwere der Manifestation beeinflussen.

66. Was sind die häufigsten neurologischen Komplikationen der Hyponatriämie?

Eine Hyponatriämie führt üblicherweise zu einer Bewusstseinstrübung bei den Patienten. Diese kann nach einer schnellen Senkung des Serum-Natriums unter Konzentrationen von 130 mval/l oder bei chronischen Hyponatriämien unter 115 mval/l auftreten. Generalisierte Krampfanfälle können nach einem akuten Absinken des Serumnatriums unter 125 mval/l auftreten und haben eine Mortalität von über 50%.

67. Was sind die neurologischen Komplikationen der Therapie einer Hyponatriämie?

Die bedeutsamste Komplikation einer schnellen Substitution von Natrium bei Hyponatriämie ist die **zentrale pontine Myelinolyse**. Resultierend aus einer schnellen osmotischen Verschiebung von Flüssigkeit zwischen den onkotisch unterschiedlichen Kompartimenten mit nachfolgendem Endothelschaden kann es darüber hinaus im gesamten Gehirn zu einer Myelinolyse (zentrale extrapontine Myelinolyse) kommen. Häufig betroffen sind Patienten mit Elektrolytstörungen infolge Alkoholismus, Diuretikagebrauch, SIADH und M. Addison. Die Leitsymptome der pontinen Myelinolyse sind subakute progressive spastische Tetraparese mit Beteiligung der unteren Hirnnerven und Bewusstseinstrübung bis zum Koma. Die schwere Erkrankung endet häufig letal, einige Fälle gehen in ein Locked-in-Syndrom über.

Daneben kann eine schnelle Dehydratation von Patienten mit einer Serumhyponatriämie ungeachtet der parallel möglichen Ödeme zu einem Hyperviskositätssyndrom durch Plasmavolumenmangel führen. Ischämische Insulte sind die häufigste Komplikation dieser Therapie, vor allem wenn die Flüssigkeitsrestriktion als therapeutisches Regime bei Elektrolytstörungen als Komplikation einer Subarachnoidalblutung (SIADH, cerebrales Salzverlustsyndrom) eingesetzt wurde.

68. Beschreiben Sie die häufigsten neurologischen Komplikationen einer Hypernatriämie

Hypernatriämie (> 160 mval/l) führt zu einer Bewusstseinstrübung, in fortgeschrittenem Zustand zu Koma und Krampfanfällen. Fokale zerebrale Einblutungen, denen die Ruptur kleiner parenchymversorgender Gefäßen oder Brückenvenen zugrunde liegt, verursachen vielgestaltige neurologische Symptome wie Hemiparese, Rigor, Tremor, Myoklonus, zerebelläre Ataxie und Chorea, aber subdurale und subarachnoidale Blutungen.

69. Was sind die neurologischen Komplikationen der Hyperkalziämie?

Eine Hyperkalziämie (> 12 mg/dl) führt üblicherweise zu Symptomen einer progressiven Enzephalopathie und eines Komas, seltener zu Krampfanfällen oder Störungen der kortikobulbären, kortikospinalen oder zerebellospinalen Bahnen.

Erhöhte Kalziumspiegel können überdies durch verminderte neuromuskuläre Erregbarkeit zur Schwäche führen oder auch eine reversible Myopathie induzieren.

70. Nennen Sie häufige neurologische Komplikationen der Hypokalziämie

Eine Hypokalziämie kann sich durch Krampfanfälle, Wesensänderung oder Demenz äußern. Einige Patienten entwickeln nach längerer Hypokalziämie ein Parkinson-Syndrom. Erhöhte neuromuskuläre Erregbarkeit kann darüber hinaus zur Tetanie bei Hypokalziämie führen.

71. Was sind die häufigsten neurologischen Komplikationen der Hypomagnesiämie?

Da Magnesium – ebenso wie Kalium – ein vorwiegend intrazellulär vorkommendes Ion mit genauer intrazellulärer Konzentrationskontrolle ist, korrelieren neurologische Manifestationen von Magnesiummangelzuständen oftmals nicht direkt mit den extrazellulären Magnesiumkonzentrationen. Eine Hypomagnesiämie führt im wesentlichen zu den gleichen neurologischen Symptomen wie eine Hypokalziämie (siehe dort). Da jedoch die Konzentration von ionisiertem (gemessenen) Kalzium bei Patienten mit Hypomagnesiämie reduziert ist, könnten einige der beobachteten Symptome tatsächlich Folge der Hypokalziämie sein.

72. Was sind die häufigen neurologischen Komplikationen der Hypermagnesiämie?

Hypermagnesiämie führt zu Minderung der zentralnervösen neuronalen Erregbarkeit und Muskellähmungen. Während der zentralnervöse Mechanismus bislang ungeklärt ist, ist die Muskellähmung als Folge einer direkten neuromuskulären Blockade anzusehen.

Glomerulonephritis und eine nekrotisierende Vaskulitis kleiner bis mittelgroßer Gefäße. Die Krankheit verläuft meist in 2 Stadien, einem lokal begrenzten Initialstadium mit fakultativer Manifestation an Kopf, Lunge oder Nieren folgt eine Generalisation mit Ausbildung eines pulmo-renalen Syndroms.

25–50 % der Patienten mit Wegener-Granulomatose entwickeln neurologische Symptome, bei Patienten mit einer peripheren Vaskulitis kommt es am häufigsten zum Auftreten einer Mononeuritis multiplex. ZNS-Manifestationen sind meist die Folge übergreifender granulomatöser Enzündungsherde aus den Nasenhaupt- und nebenhöhlen und verursachen durch lokale Verdrängung typische Symptome. Bei fortgeschrittener Vaskulitis, aber auch durch intrakraniell gelegene Granulome, kann es zu fokalen Einblutungen in das ZNS kommen.

89. Beschreiben Sie die typische Trias der klinischen Untersuchungsbefunde bei der Arteriitis temporalis

Kopfschmerzen, Kiefergelenks-Claudicatio und Allgemeinsymptome bilden das typische klinische Bild einer Arteriitis temporalis.

90. Was sind die neurologischen Komplikationen der Arteriitis temporalis?

Die Arteriitis temporalis ist eine granulomatöse Panarteriitis mittelgroßer und großer Arterien mit Prädilektion für die extrakraniellen Äste der A. carotis. Es finden sich histologisch Riesenzellinfiltrate in den betroffenen Gefäßen, später kann es zu Lumenstenosierungen kommen. Es besteht eine enge Verbindung zur Polymyalgia rheumatica, die wahrscheinlich eine Minor-Variante der Arteriitis temporalis darstellt.

Klinisch imponieren die in der Regel über 50 Jahre alten Patienten durch Allgemeinsymptome (Fieber, Adynamie, Gewichtsabnahme), Kopfschmerzen, Visusverlust, sowie Kiefergelenks-Claudicatio. Die Arteria temporalis ist meist verdickt und schmerzhaft, evtl. pulslos tastbar.

Unbehandelt entwickelt ca. ein Drittel der Patienten eine monokuläre bzw. binokuläre Blindheit, Doppelbilder oder eine Ophthalmoplegie. Spätkomplikation können TIAs oder ischämische Insulte sein, hierbei ist häufig das Vertebralisstromgebiet betroffen.

Ein Befall des peripheren Nervensystems ist selten und äußert sich in einer Mononeuritis multiplex.

91. Wie wird die Arteriitis temporalis diagnostiziert und behandelt?

Klinische Befunde (siehe Frage 90), das Vorliegen einer hohen Blutsenkungsgeschwindigkeit (> 50 mm nach Westergren in der ersten Stunde), sowie eine spezifische Histologie führen zur Diagnose der Arteriitis temporalis.

Jedoch sollte mit der Therapie nicht bis zur histologischen Aufarbeitung gewartet werden. Das prompte Ansprechen der Symptomatik auf Kortikosteroide sichert die Verdachtsdiagnose, auch kann ein rascher Therapiebeginn die Prognose hinsichtlich beeinträchtigender Spätschäden verbessern. Eine Steroidtherapie (1 mg Prednisolon/kg KG/Tag oral) kann nach klinischer Besserung stufenweise auf eine Erhaltungsdosis von 5–10 mg/Tag reduziert werden, sollte aber über mindestens 2 Jahre durchgeführt werden (hohe Rezidivgefahr). Eine Dosisanpassung kann in Abhängigkeit von der Blutkörperchensenkungsgeschwindigkeit durchgeführt werden.

92. Nennen Sie die 3 Vaskulitiden, die sich primär im ZNS manifestieren

Das **Cogan-Syndrom** führt zu Beeinträchtigungen des Gleichgewichts und des Hörvermögens, zusätzlich treten intermittierend Keratitiden, Skleritiden oder Episkleritiden auf.

Der **Morbus Eales** ist eine isolierte periphere retinale Vaskulitis.

Diese beiden seltenen Syndrome betreffen meist junge Erwachsene.

Das schwerste isoliert zerebrale Vaskulitis-Syndrom ist die **primäre Angiitis des ZNS (PACNS)** oder auch granulomatöse Vaskulitis des ZNS genannt.

93. Wie äußert sich das Krankheitsbild der primären Angiitis des ZNS (PACNS)?

PANCS wird auch isolierte Angiitis des ZNS (IAC) genannt, weil diese Erkrankung nahezu immer auf das ZNS beschränkt bleibt.

Klinisch manifestiert sich die PACNS mit Kopfschmerzen, Verwirrtheit, Krampfanfällen und multifokalen neurologischen Defiziten. Liquorbefunde, sowie MRT sind regelhaft pathologisch, jedoch nicht immer richtungsweisend. In der Angiographie der Hirngefäße zeigen sich segmentale Stenosierungen, Wandunregelmäßigkeiten, Dilatationen von kleinen bis mittleren intrazerebralen Gefäßen, gelegentlich jedoch auch Normalbefunde, so daß bei einigen Patienten die Biopsie von Leptomeningen und Hirnparenchym als einzig diagnoseweisende Maßnahme verbleiben.

Differentialdiagnostisch muß die benigne Angiopathie des ZNS ausgeschlossen werden, hierbei findet sich bei ähnlichem klinischen und radiologischem Bild meist ein normaler Liquorbefund. Ebenso sollte vor Diagnosestellung eine Abgrenzung zu sekundären Vaskulitiden des ZNS bei Systemerkrankungen, Neoplasien, Neuroborreliose, medikamenteninduzierten Krankheitsbildern, Multipler Sklerose und anderen Vaskulopathien (Moya-Moya, fibromuskuläre Dysplasie, Antiphospholipid-Antikörper-Syndrom, TTP etc.) erfolgen.

Therapeutische Optionen sind eine hochdosierte Steroide sowie Cyclophosphamid.

Schwangerschaft und Sexualstörungen

94. Was ist das häufigste neurologische Symptom während einer Schwangerschaft?

Kopfschmerzen sind das häufigste neurologische Symptom während einer Schwangerschaft. Obwohl sich eine Schwangerschaft bei chronischen Kopfschmerzen in der Regel positiv auf die vorbestehende Symptomatik auswirkt, sind Kopfschmerzen trotzdem die häufigste neurologischen Beschwerdesymptomatik der Gravidität.

Kopfschmerzen, die hier neu auftreten, sollten an ernste Erkrankungen denken lassen, die bei Schwangeren gehäuft auftreten können. Hierzu gehören Subarachnoidalblutungen, Sinusvenenthrombosen, schnelles Wachstum eines vorbestehenden Tumors, Pseudotumor cerebri, Meningitiden (v.a. Listeria monocytogenes) oder Präklampsie bzw. Eklampsie.

Durch Anamneseerhebung und körperliche Untersuchung können in der Regel schwerwiegende Erkrankungen ausgeschlossen werden.

Obwohl die Attackenfrequenz bei den meisten Migränepatienten durch eine Schwangerschaft gebessert wird, kann sich auch eine Migräne während der Schwangerschaft manifestieren. Der Beginn von bifrontalen nicht-migräneartigen Kopfschmerzen wird speziell während des ersten Trimenons beobachtet. Postpartale Kopfschmerzen sind meist mit dem Wochenbett assoziiert und selbstlimitierend.

95. Was ist Eklampsie?

Die Eklampsie ist charakterisiert durch neurologische Komplikationen wie Anfälle, und/oder Koma, die bei einer Schwangeren mit Präklampsie bzw. Gestose auftreten. Als Gestose wird das schwangerschaftsabhängige Auftreten von Ödemen, Proteinurie und arteriellem Hypertonus bezeichnet (EPH-Gestose: «edema, proteinuria, hypertension»). Zudem kann auch das HELLP-Syndrom («hemolysis, elevated liver enzymes, low platelet count») zu eklamptischen Symptomen führen.

Eine Eklampsie tritt bei 0,05–0,2% aller Schwangerschaften nach der 20. Schwangerschaftswoche auf. Krampfanfälle oder ein Koma treten bei 50% der betroffenen Patienten vor Einsetzen der Wehen auf, bei 25% während der Wehentätigkeit. Die verbleibenden 25% der eklamptischen Patientinnen entwickeln diese Symptome nach der Geburt, zumeist während der ersten 24 Stunden postpartal.

Die Differentialdiagnose der Eklampsie umfasst Fruchtwasserembolien, zerebrovaskuläre Ereignisse, die hypertensive Enzephalopathie, Epilepsien, Hirntumore, Hirnabszesse, Meningoenzephalitiden sowie metabolische Entgleisungen (z.B. Hypoglykämie, Hyperkalzämie).

96. Welche Gründe gibt es für die eklampsiebedingte Mortalität von Mutter und Kind?

Eklampsie führt zu einer mütterlichen Sterblichkeit von bis zu 14%, die kindliche Sterblichkeit beträgt jedoch bis zu 28%. Die mütterliche Sterblichkeit der Eklampsie ist bedingt durch die Komplikationen der anhaltenden sytemischen und intrakraniellen Hypertension (intrazerebrale Blutung, Vasospasmus, Lungenödem, vorzeitige Plazentalösung, Leber- und Nierenversagen durch verminderte Organperfusion). Zudem kann bei gleichzeitigem Vorliegen eines HELLP-Syndroms ein Multiorganversagen, basierend auf Leber- und Nierenversagen und eine disseminierte intravasale Koagulopathie (DIC) auftreten.

Die kindliche Sterblichkeit resultiert aus der fetalen Hypoxie bei deutlich eingeschränkter Plazentaperfusion während der Krampfanfälle oder aus einer chronischen Plazentainsuffizienz im Rahmen der zugrundeliegenden Systemerkrankung.

97. Wie wird die Eklampsie behandelt?

Die effektivste Behandlung der Eklampsie ist präventiver Natur und beinhaltet die Überwachung prädisponierender Faktoren der Präklampsie (Überwachung von Blutdruck, Nierenfunktion, Ödemneigung während der gesamten Schwangerschaft).

Bei Auftreten einer Präklampsie ist eine moderate Blutdrucksenkung (Plazentaperfusion muss aufrechterhalten werden!) anzustreben. Auf möglicherweise auftretende Symptome eines HELLP-Syndroms ist erhöhte Aufmerksamkeit zu richten.

Die mütterliche Mortalität einer Eklampsie, aber auch resultierende Langzeitfolgen resultieren aus Komplikationen der aufgehobenen zerebralen Autoregulation infolge langanhaltender arterieller Hypertonie. Das primäre Behandlungsziel ist daher eine ausreichende Blutdruckeinstellung ohne Gefährdung der Plazentaperfusion und somit das Vermeiden von hypertoniebedingten zerebralen Schädigungen (intrazerebrale Blutungen, ischämische und hämorrhagische Insulte, Enzephalopathie).

Krampfanfälle im Rahmen der Eklampsie führen zu einer hohen kindlichen Mortalität, zudem auch zu einer weiteren Steigerung des intrakraniellen Druckes.

Zur Prophylaxe und Therapie von Krampfanfällen im Rahmen einer Eklampsie ist Magnesiumsulfat das Mittel der ersten Wahl; daneben kann eine Gabe von Benzodiazepinen und unter Umständen auch Phenytoin erfolgen.

Die effektivste Möglichkeit der Eklampsiebehandlung ist die Beendigung der zugrundeliegenden Schwangerschaft. Eine Risikostratifizierung hinsichtlich möglicher Schäden für das Kind (im Rahmen der nahezu obligat vorliegenden Plazentainsuffizienz sowie der drohenden Krampfanfälle) und möglichen Schädigungen durch Frühgeburtlichkeit muss erfolgen. In der Regel kommt es im Verlauf der ersten 24 Stunden post partum zu einer deutlichen Symptomreduktion.

98. Gibt es ein erhöhtes Schlaganfallrisiko während der Schwangerschaft?

Schwangere haben ein auf das 13fache erhöhtes relatives Risiko für zerebrovaskulär-ischämische Ereignisse. Die Inzidenz des Schlaganfalls beträgt 1:3000 Schwangerschaften und bedingt etwa 10% der schwangerschaftsassoziierten mütterlichen Sterblichkeit, sowie 35% aller Schlaganfälle von Frauen im Alter von 15–45 Jahren.

99. Wie unterscheidet man klinisch eine venöse von einer arteriellen zerebralen Thrombose im Wochenbett?

Zentrale Venenthrombosen treten üblicherweise in den ersten drei Wochen nach der Entbindung auf. Die häufigsten Symptome sind Kopfschmerzen, fokale oder generalisierte Anfälle, Vigilanzminderung, flüchtige fokal neurologische Defizite und/oder Zeichen des erhöhten intrakraniellen Druckes. Selten kommt es infolge Beteiligung des Sinus sagittalis superior zur Paraplegie mit sensiblen Störungen der Beine und Blasenstörungen. Thrombosen der Rolando-Venen sind ebenfalls selten und verursachen sensible und motorische Defizite des Beins, der Hüfte und der Schulter ohne Mitbeteiligung von Armen und Gesicht. Die Mortalität von nicht erkannten Sinus-sagittalis-Thrombosen beträgt bis zu 40%, kann aber unter intensivmedizinischer Therapie und Antikoagulation auf unter 20% reduziert werden. Im Überlebensfalle kommt es üblicherweise zu einer restitutio ad integrum.

Arterielle Thrombosen sind seltener als venöse Thrombosen und embolische Ereignisse und treten häufiger im 2. und 3. Trimenon als im Wochenbett auf. Es kann zum Auftreten von persistierenden fokal neurologischen Defiziten wie Hemiparese (seltener mit Minderung der Vigilanz), Krampfanfällen und Zeichen des erhöhten intrakraniellen Druckes kommen.

Als pathophysiologische Deutungsmöglichkeit für das gehäufte Auftreten von schwangerschaftsassoziierten arteriellen und venösen Thrombosen wird ein immunologischer Mechanismus mit Auftreten von Antiphospholipid-Antikörpern, insbesondere bei gehäufter Fehlgeburtlichkeit und in Verbindung mit der Präklampsie diskutiert.

100. Welche Differentialdiagnosen für Krampfanfälle während der Geburt gibt es?

Gründe für Anfälle während des dritten Trimenons sind die Eklampsie, das HELLP-Syndrom und die thrombotisch thrombozytopenische Purpurra (TTP). Fruchtwasserembolie, Wasserintoxikation sowie Komplikationen geburtsbegleitender ärztlicher Maßnahmen (Toxizität von Lokalanästhetika, Komplikationen einer Periduralanalgesie) sind weitere Gründe für intrapartale Krampfanfälle. Ebenso manifestieren sich zerebrale Venenthrombosen (Auftreten v. a. postpartal) häufig mit Krampfanfällen.

Subarachnoidalblutungen können zu jeder Zeit der Schwangerschaft auftreten und Krampfanfälle verursachen, gehäuft treten Aneurysmablutungen im dritten Timenon auf, die Gefahr der Nachblutung ist im Wochenbett am höchsten. Arteriovenöse Malformationen führen gehäuft im zweiten Trimenon zu Blutungen (erhöhte Rezidivblutungsgefahr während der Geburt und bei nachfolgenden Schwangerschaften).

Eine Epilepsie manifestiert sich möglicherweise schwangerschaftsgetriggert und kann eine lebenslange Therapie erfordern; eine Abgrenzung zu schwangerschaftsassoziierten Epilepsieformen ist notwendig.

101. Wie sollte eine antikonvulsive Therapie während der Schwangerschaft erfolgen?

Durch jeden Anfall kann es zu einer Schädigung des Kindes kommen. Jedoch haben Antikonvulsiva eine potentiell teratogene Wirkung, vor allem die Kombination mehrerer Substanzen führt zu einer deutlichen Steigerung der Teratogenität. Derzeit ist Valproinsäure Mittel der Wahl, neuere Antikonvulsiva versprechen deutliche Fortschritte hinsichtlich Teratogenität, große Studien fehlen jedoch noch.

Ziel einer antikonvulsiven Therapie in der Schwangerschaft sollte daher die effektive Kontrolle des Krampfleidens mittels einer Monotherapie sein. Zum anderen führt eine Schwangerschaft zu pharmakodynamischen Veränderungen, eine antikonvulsive Therapie soll die gleichen Pharmakonspiegel erreichen wie vor der Schwangerschaft. Veränderte Medikamentenresorption, -metabolismus und Proteinbindung erfordern engmaschige Spiegelkontrollen (insbesondere bei Phenytoin, hier sind bis zu 100% Dosissteigerung erforderlich).

102. Welche peripheren Neuropathien sind mit Schwangerschaft und Geburt assoziiert?

Die häufigste in der Schwangerschaft auftretende Neuropathie ist das Karpaltunnelsyndrom. Es erfordert üblicherweise eine konservative Therapie (nächtliche Unterarmschiene) und bessert sich meist innerhalb von 3 Monaten post partum.

Die Meralgia paraesthetica (Pelzigkeit/Taubheit des anterolateralen Oberschenkels durch Kompression des N. cutaneus femoralis lateralis) tritt bei Wachstum des Kindes auf und ist ebenfalls in den ersten drei Monaten nach der Geburt selbstlimitierend.

Eine periphere Fazialisparese tritt ebenfalls gehäuft bei Schwangeren auf, eine Behandlung mit Kortikosteroiden wird kontrovers diskutiert.

Traumatische Mononeuropathien treten oftmals während der Geburt auf. Eine Schädigung des N. obturatorius kann infolge Kompression durch den kindlichen Kopf, eine fehlplazierte Zange sowie durch eine Hyperflexion in Steinschnittlage hervorgerufen werden. Auch Kompressionssyndrome des N. saphenus, femoralis, peronaeus communis und ischiadicus sind beschrieben.

103. Kann männliche Impotenz durch neurologische Erkrankungen hervorgerufen werden?

Bei ca. 50% der diagnostizierten Fälle von Impotenz besteht eine organische Ursache. Davon gibt es bei wiederum der Hälfte der Fälle neurologische Ursachen. Neben Neuropathien (speziell bei Diabetes mellitus) können auch eine spinale Stenose, Myelopathien, zerebrovaskuläre Ereignisse, Multiple Sklerose und Tumoren von Gehirn, Hypophyse und Rückenmark zur Impotenz führen.

Literatur

1. Aminoff MJ: Neurology and General Medicine, 2. Aufl. New York, Churchill-Livingstone, 1995.
2. Kelley WN, Harris ED, Ruddy S, et al (Hrsg.): Textbook of Rheumatology, 4. Aufl. Philadelphia, W. B. Saunders, 1993.
3. Melms, A: Vaskulitiden des ZNS. In Brandt T, Dichgans J, Diener HZ (Hrsg.): Therapie und Verlauf neurologischer Erkrankungen. 3. Aufl., Stuttgart, Kohlhammer, 1998.

4. Rosenbaum RB, Campbell SM, Rosenbaum JT: Clinical Neurology and Rheumatic Diseases. Boston, Butterwoth-Heinemann, 1996.
5. Samuels MA, Feske S (Hrsg.): Office Practice of Neurology. New York, Churchill-Livingstone, 1996.

24. Infektiöse Erkrankungen des Nervensystems

Maria E. Carlini und Richard L. Harris

Bakterielle Infektionen

1. Wie unterscheidet sich klinisch eine Enzephalitis von einer Meningitis?

Patienten mit **Meningitis** leiden unter Nackensteife, Kopfschmerzen, Fieber und Photophobie. Patienten mit **Enzephalitis** haben eine Beeinträchtigung der kognitiven Funktionen mit möglicherweise Bewusstseinstrübung, Desorientierung, Verhaltens- oder Sprachschwierigkeiten sowie fokal neurologischen Symptomen wie Krampfanfällen oder Hemiparese.

Die meisten Infektionen verursachen in der Realität eine Meningoenzephalitis. Bakterielle Meningitiden verursachen dabei vorwiegend meningeale Symptome (**Meningo**enzephalitis), massive Viruserkrankungen wie die Herpesenzephalitis rufen vorrangig zerebrale Symptome hervor (Meningoenzephalitis oder **Enzephalo**meningitis).

> Whitley RJ: Viral enzephalitis. N Engl J Med 323:242, 1990.

2. Wann kann eine bakterielle Infektion im Liquor wie eine aseptische Meningitis aussehen?

Eine **aseptische Meningitis** liegt häufig bei viralen Infektionen vor. Man findet im Liquor eine lymphozytäre Pleozytose, normale Glukose, leicht erhöhtes Protein, keinen Bakteriennachweis in der Gram-Färbung und sterile Bakterienkulturen. Ähnliche Liquorbefunde können bei folgenden Situationen auftreten:
1. Teilweise behandelte bakterielle Meningitis
2. Parameningeale Foki wie epidurale, subdurale oder intrazerebrale Hirnabszesse

3. Normalerweise zeigt der Liquorbefund der bakteriellen Meningitis eine Pleozytose über 3000/3 Zellen, die bei der Zelldifferenzierung überwiegend granulozytär ist. Bei welchen bakteriellen Meningitiden findet man niedrige Liquorzellzahlen?

Siehe **Tabelle 24.1**

4. Eine bakterielle Meningitis ist die häufigste Ursache eines im Liquor erniedrigten Glukosespiegels. Welche anderen Möglichkeiten kennen Sie?

Siehe **Tabelle 24.2**

5. Ein Patient wird mit Verdacht auf eine akute bakterielle Meningitis in die Klinik eingeliefert. Er wird zur CT-Untersuchung abgerufen,

Tabelle 24.1: Niedrige Liquorzellzahlen (< 3000/3 Zellen/mm³) bei bakterieller Meningitis

1. Sehr früh im Krankheitsverlauf
2. Bei anbehandelter bakterieller Meningitis
3. Bei fulminanten Krankheitsverläufen («apurulente bakterielle Meningitis»)
4. Bei abwehrgeschwächten und leukopenischen Patienten

Tabelle 24.2: Die häufigsten Ursachen eines erniedrigten Glukosespiegels im Liquor

1. Bakterielle Meningitis
2. Tuberkulöse Meningitis
3. Kryptokokken-Meningitis
4. Meningitis luica (Syphilis)
5. Neurosarkoidose
5. Meningeosis carcinomatosa

Tabelle 24.4: Initiale empirische Antibiotikatherapie der bakteriellen Meningitis in Abhängigkeit vom Erkrankungsalter und möglichen prädisponierenden Faktoren (ohne Erregernachweis)

Alter	Typische Erreger	Empfohlenes Antibiotikaregime
Neugeborene	Gram-negative Enterobakterien (*E. coli, Klebsiella, Pseudomonas*) Streptokokken der Gruppe B (*Strept. agalactiae*), *Listeria monocytogenes*	Cefotaxim plus Ampicillin
Kleinkinder und Jugendliche	Meningokokken, Pneumokokken, Haemophilus influenzae*	Ceftriaxon oder Cefotaxim
Erwachsene		
• Gesund, keine Abwehrschwäche, ambulant erworben	Pneumokokken, Meningokokken	Cephalosporin der 3. Generation° plus Ampicillin
• Nosokomial (z. B. nach neurochirurgischer OP oder Schädel-Hirn-Trauma)	Gram-negative Enterobakterien, Pneumokokken, Staphylokokken	Cephalosporin der 3. Generation° plus Flucloxacillin plus Aminoglykosid
• Abwehrschwäche, ältere Patienten	*Listeria monocytogenes*, Gram-negative Enterobakterien, Pneumokokken	Cephalosporin der 3. Generation° plus Ampicillin plus Aminoglykosid
• Ventrikulitis, Shunt-Infektion	Koagulase-negative Staphylokokken, *Staphylokokkus aureus*, Gram-negative Enterobakterien	Cephalosporin der 3. Generation° plus Vancomycin

* Seit Einführung der *H. influenzae*-Impfung hat die Inzidenz deutlich abgenommen
° Certriaxon oder Cefotaxim

In Anlehnung an: Pfister HW: Bakterielle Infektionen. In Brandt T, Dichgangs J, Diener HC: Therapie und Verlauf neurologischer Erkrankungen. 3. Aufl. Stuttgart, Kohlhammer, 1998, mit freundl. Erlaubnis.

Tabelle 24.5: Komplikationen der bakteriellen Meningitis

I Intrakranielle Komplikationen
1. Hirnödem
2. Zerebrale arterielle Gefäßkomplikationen (Arteriitis, Vasospasmus, fokale kortikale Hypertension, zerebrale Autoregulationsstörung)
3. Septische Sinusthrombosen und kortikale Venenthrombosen
4. Zerebritis
5. Hydozephalus
6. Sterile subdurale Effusion (vorwiegend bei Kindern)
7. Hirnabszess
8. Subdurales Empyem

II Extrakranielle Komplikationen
1. Septischer Schock
2. Verbrauchkoagulopathie
3. ARDS («adult respiratory distress syndrome»)
4. Elektrolytstörungen (z. B. SIADH, Syndrom der inadäquaten ADH-Ausschüttung)
5. Rhabdomyolyse
6. Pankreatitis
7. Septische Panophthalmitis
8. Waterhouse-Friderichsen-Syndrom (bei 5–10% der Meningokokkeninfektionen)

Mathisen GE, Johnson JP: Brain abscess. Clin Infect Dis 25:763, 1997.

17. Wie präsentiert sich ein Hirnabszess klinisch?

Die Symptomatik von Hirnabszessen gleicht im Prinzip denen bei Hirntumoren, mit dem Unterschied, dass Hirnabszesse sich schneller progredient entwickeln. Die gesamte typische klinische **Trias** aus **Kopfschmerzen** (70–90%), **Fieber** (50%) und **fokal neurologischen Ausfällen** (20–50%) in Abhängigkeit vom Sitz des Abszesses findet sich bei etwa der Hälfte der Patienten. Daneben können auch Zeichen des erhöhten intrakraniellen Drucks (Übelkeit, Erbrechen, Stauungspapille), Bewusstseinsstörungen und epileptische Anfälle vorliegen.

18. Wie sieht ein Hirnabszess im CT aus?

Im kranialen CT, der diagnostischen Methode der Wahl beim Hirnabszess, zeigt sich eine **hypodense Läsion**, die von einem Kontrastmittel-anreichernden Ring umgeben wird («**ring-enhancing lesion**»).

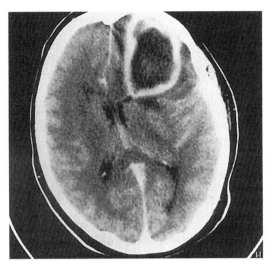

Abbildung 24.1: Rhinogener Hirnabszess. 40jähriger Patient mit spastischer Hemiparese links; im kranialen CT mit Kontrastmittelgabe zeigt sich kontralateral eine hyperdense Ringstruktur (Kapsel), die den hypodensen Hirnabszess umgibt. Der Hirnabszess führt zu einer Mittellinienverlagerung der Hirnstrukturen.

Die Ringstruktur hat eine eher dünne Kontrastmittel-Wandung (**Abb. 24.1**), während Hirntumoren eine breitere Kontrastmittel-Umgrenzung zeigen.

19. Ist das MRT dem CT bei der Diagnostik von Hirnabszessen überlegen?

Die Kernspintomographie ist im Frühstadium der Abszessbildung hinsichtlich ihrer Sensitivität den übrigen bildgebenden Verfahren in der Tat überlegen. Sie erlaubt eine präzisere Einschätzung der Ausdehnung von Nekrosebezirk, Kapsel und Ödem und kann besonders in der Unterscheidung von z. B. Malignomen hilfreich sein.

20. Ihr Oberarzt legt Ihnen das CT der Abbildung 24.1 ohne zusätzliche Informationen zu dem Patienten vor. Welche Differentialdiagnosen kommen infrage?

Im Wesentlichen sind es die Differentialdiagnosen einer Kontrastmittel-anreichernden Ringstruktur («ring enhancing lesion»).
Infrage kommen also:
1. Hirnabszess
2. Tumoren (v. a. Gliome)
3. Metastasen
4. Hirninfarkt im Stadium der Schrankenstörung
5. Hirnblutung im Stadium der Resorption

21. Welche Erreger kommen beim Nachweis multipler Hirnabszesse infrage? Wie ist die Letalität?

Multiple Abszesse werden unter anderem im Rahmen einer **Aktinomykose, Nokardiose, Toxoplasmose** oder eventuell **Tuberkulose** verursacht, wobei ein wichtiger Faktor die Immunsuppression (z. B. auch bei AIDS) ist. Die Letalität multipler Hirnabszesse ist hoch, sie liegt bei 80 bis 90%.

22. Was sind die häufigsten Erreger solitärer rhinogener oder otogener Abszesse? Wie hoch ist die Letalität und wie ist die Wahrscheinlichkeit einer kompletten neurologischen Restitution?

Solitäre oto- und rhinogene Abszesse beruhen häufig auf **Strepto- und Staphylokokken-Infektionen**, nicht selten sind auch **Anaerobier** beteiligt.

Die **Letalität** konnte durch den Einsatz der Antibiotika, die Weiterentwicklung mikrobiologischer Methoden und bildgebender Verfahren inzwischen insgesamt auf 3 bis 10% gesenkt werden. Die häufigsten Todesursachen sind der erhöhte Hirndruck mit Einklemmung und Durchbruch des Abszesses mit Entwicklung eines Pyozephalus oder einer eitrigen Meningitis.

Bei Überleben zeigen 70% eine Restitutio ad integrum, 30% haben Residuen wie Psycho-Syndrom, Epilepsie, Hemiparese, Aphasie oder Hemianopsie.

23. Welche Bakterien sind die häufigsten Erreger von spinalen Epiduralabszessen? Wie entstehen Sie?

In 62% der Fälle ist *Staphylokokkus aureus*, in 18% sind Gram-negative aerobe Stäbchen, in 8% Streptokokken und in 2% *Staphylokokkus epidermidis* oder Anaerobier die Ursache. Andere Organismen (1%) oder unbekannte Erreger machen den Rest aus.

Spinale Epiduralabszesse machen den größten Teil der insgesamt seltenen spinalen Abszesse aus. Sehr selten werden spinale subdurale Empyeme (subduraler Abszess) oder intramedulläre Abszesse beobachtet.

Sie entstehen durch folgende Mechanismen:
1. Fortgeleitete Entzündungen bei Wirbelkörperosteomyelitis, Diszitis, retropharyngealem, perinephritischem Abszess, Psoasabszess oder ausgeprägten Dekubitalulzera
2. Hämatogen (z. B. Furunkel, Zahninfektion, Pneumonie)
3. Penetrierende Verletzungen (z. B. Operation, Lumbalpunktion, spinale epidurale Anästhesie)
4. Ohne erkennbare Ursache (10–20%)

24. Wie verläuft ein nichtbehandelter spinaler Epiduralabszess klinisch?

Die typischen klinischen Symptome des spinalen epiduralen Abszess sind **Rückenschmerzen**, gefolgt von radikulären Schmerzen mit motorischen, sensiblen Ausfällen oder Blasen- oder Mastdarmfunktionsstörungen bei begleitendem Fieber. Schreitet die Erkrankung fort, kommt es zur Paraplegie oder Tetraplegie mit nachweisbarem Sensibilitätsniveau.

25. Wie behandelt man den epiduralen Spinalabszess?

Spinale Abszesse oder Empyeme sind als **neurologisch-neurochirurgische Notfälle** anzusehen. Unverzüglich nach Diagnosestellung muss operiert werden (operative Dekompression mit Drainage) mit begleitender intravenöser Gabe von **Antibiotika** gegen die wahrscheinlichsten Erreger (Dreifachkombination aus Penicillin, Cephalosporin und Aminoglykosid). Eine ausschließlich konservative Therapie kommt nur in seltenen Einzelfällen in Betracht (multisegmentaler, ausgedehnter Befall, leichtes neurologisches Defizit, Paraplegie über Zeitraum von mehr als 3 Tagen).

Etwa 80% der Patienten erreichen unter der Voraussetzung einer schnellen Diagnose und Therapie eine komplette neurologische Restitution (innerhalb 24 Stunden), die Letalität liegt unter 10%.

> Wheeler D, Keiser P, Rigamonti D, Keay SL: Medical management of spinal epidural abscesses. Clin Infect Dis 15:22, 1992.

26. Welche Faktoren prädisponieren zu rezidivierenden bakteriellen Meningitiden?

1. Anatomische Verbindungen mit Nasennebenhöhlen, Nasopharynx, Mittelohr, Haut (z. B. kongenitaler mittelliniennaher Dermalsinus) oder operative Ableitungen wie ventrikuloperitoneale Shunts
2. **Parameningeale Herde,** die entweder in die Meningen drainieren oder zu wiederholten entzündlichen und meningealen Reaktionen führen
3. **Immunologische Abwehrschwächen** wie Hypogammaglobulinämie, Zustand nach Splenektomie, Leukämien und Lymphome, Sichelzellanämie oder andere Hämoglobinopathien oder Komplementfunktionsstörungen.

Siehe dazu auch Tabelle 24.3

27. Welche Faktoren prädisponieren zu einer polymikrobiellen Meningitis?

Bei etwa 1% der Fälle werden mehr als ein Erreger im Liquor nachgewiesen. Prädisponierende Faktoren sind:
1. Infektionen an einem fortgeleiteten Fokus
2. Tumoren in Nachbarschaft des Zentralnervensystems
3. Fistulöse Verbindungen
4. Bekannte Abwehrschwäche
5. Vorangegangene neurochirurgische Operationen

28. Ein 72jähriger Patient ist seit einer Woche wegen eines Hirninfarkts im Krankenhaus. Er hat eine Hemiplegie rechts mit Blasen- und Stuhlinkontinenz. Plötzlich entwickelt er Fieber mit Schüttelfrost um 39,5°C. Welche Ursachen kommen infrage?

Das Fieber ist wahrscheinlich die Folge einer **nosokomialen Infektion**. Am ehesten kommt ein **Harnwegsinfekt** infrage, egal ob der Patient einen Harnröhrenkatheter, einen suprapubischen Katheter oder eine neurogene Blase mit inkompletter Blasenentleerung hat. Andere Möglichkeiten sind eine **Pneumonie** (insbesondere Aspirationspneumonie) oder eine **Katheterinfektion** bei liegender Kanüle.

29. Ein älterer Patient unter chronischer Kortikosteroidmedikation wegen einer Lungenerkrankung wird wegen meningitischen Symptomen und neu aufgetretenen Krampfanfällen in die Klinik eingeliefert. Das mikrobiologische Labor teilt Ihnen mit, dass die vorläufige Liquor-

untersuchung in der Gram-Färbung «kokkoide» Stäbchen gezeigt hat? An welchen Erreger denken Sie?

Listeria monocytogenes sind «kokkoide» Gram-positive Bakterien, die leicht mit Streptokokken verwechselt werden können. Eine Listerieninfektion kommt häufig bei immunkomprimierten Patienten vor. Risikofaktoren sind Kortikosteroidtherapie, Neoplasmen, Leberzirrhose, chronische Niereninsuffizienz, Schwangerschaft, Cyclosporin A-Therapie, Organtransplantationen oder extreme Altersstufen (ältere und sehr junge Menschen). Infektionsausbrüche wurden auch nach Genuss von Weichkäse aus unpasteurisierter Milch beobachtet. Da Listerien ihr Temperaturoptimum bei + 4–8 °C haben, vermehren sie sich im Kühlschrank! Die meldepflichtige En- und Epizootie (bei Rindern, Ziegen, Schweinen, Geflügel, Nagetieren) wird klassischerweise auch beim Kontakt mit Tieren übertragen. Die Zellzahl, der Protein- und Glukosegehalt im **Liquor** sind variabel und helfen nicht, eine Listeriose von anderen Meningitisformen zu unterscheiden. Obwohl der Name dies impliziert (*Listeria monocytogenes*) ist eine Monozytose nicht häufig zu sehen.

Die Behandlung erfolgt primär mit Ampicillin plus ein Aminoglykosid. Cephalosporine sind nicht effektiv!

30. Ein 14jähriger Junge mit Akne wird wegen Doppelbildern, Lichtscheue und rechtsseitigem periorbitalem Ödem in die Klinik gebracht. Bei der neurologischen Untersuchung findet man eine mittelgroße, lichtstarre Pupille rechts, Hypästhesie der oberen rechten Gesichtshälfte, eine rechtsseitige Ophthalmoplegie mit Papillenödem. Was ist ihre Verdachtsdiagnose?

Die Symptome passen zu einer **infektiösen Thrombose im Sinus cavernosus** rechts, aufgetreten wahrscheinlich nach Manipulation an einem Pickel oder einem Furunkel. Das Sinus-cavernosus-Syndrom kann unbehandelt zu einem progredienten Exophthalmus, Verlust des Kornealreflex, retinalen Einblutungen und Erblindung führen. Breitet sich die Infektion auf die kontralaterale Seite aus, so entwickeln sich ähnliche Symptome auch auf dem linken Auge. Die Hirnnerven III, IV, V_1 und VI verlaufen durch den Sinus cavernosus und werden deshalb in Mitleidenschaft gezogen.

31. Ein 57jähriger Diabetiker entwickelt eine Fazialisparese mit Ohrenschmerzen mit Otorrhoe. Welcher Erreger kommt dafür infrage?

Das Krankheitsbild wird häufig durch *Pseudomonas aeruginosa* hervorgerufen. Man bezeichnet das Syndrom als nekrotisierende oder «**maligne**» **Otitis externa**.

32. Unter welchen Bedingungen ist bei einer ZNS-Infektion der systemische Gebrauch von Kortikosteroiden hilfreich?

1. Mikroskopischer Nachweis Gram-positiver Diplokokken (also Verdacht auf Pneumokokkenmeningitis), am Anfang der Therapie
2. Schwer verlaufende tuberkulöse Meningitis im Erwachsenenalter
3. Kindliche Haemophilus-influenzae-Meningitis (positiver Effekt der Steroide allerdings nicht sicher nachgewiesen)
4. Patient mit Neurozystizerkose und erhöhtem intrakraniellem Druck

33. Welche Nebenwirkungen können unter exzessiven Dosen von Betalactam-Antibiotika auftreten?

In hohen Konzentrationen können die Antibiotika vom Betalactam-Typ (Penicilline etc.) zu neurotoxischen Symptomem mit Verwirrtheitszuständen, Zittrigkeit, myoklonischen Zuckungen, meningealer Reizung und epileptischen Anfällen führen.

34. Welche Medikamente außer den Aminoglykosiden sind noch ototoxisch?

1. Furosemid
2. Ethacrynsäure (wahrscheinlich das höchste Risiko)
3. Erythromycin (üblicherweise reversibler Hörverlust und nur bei Hochdosis-Therapie)
4. Vancomycin (äußerst selten)

35. Welche Faktoren prädisponieren bei Patienten unter Isoniazid-Therapie zur Entwicklung einer peripheren Neuropathie?

Bei unter- oder mangelernährten Patienten, sogenannten langsamen Acetylierern («slow acetylators») oder bei präexistierender diabetischer, urämischer oder alkoholischer Neuropathie besteht unter Isoniazid-Therapie ein höheres Risiko für die Entwicklung einer Polyneuropathie. Man kann durch zusätzliche Gabe von Pyridoxin (Vitamin B_6) die Entwicklung verhindern.

Bakterielle Toxine

36. Nennen Sie drei bakterielle Exotoxine, die direkt oder indirekt periphere Nerven schädigen können. Beschreiben Sie die Mechanismen

1. **Botulinumtoxin:** Das Botulinumtoxin (Exotoxin von *Clostridium botulinum*) hemmt irreversibel die Freisetzung von Acetylcholin an der motorischen Endplatte und an autonomen Nervenendigungen mit der Folge schlaffer Paresen (zum Botulismus siehe Kapitel 5)
2. **Diphterietoxin:** Die B-Untereinheit des Diphterietoxins bindet an Zellmembranen und erlaubt der A-Untereinheit den Eintritt in Nerven (Infektion mit *Corynebacterium diphteriae*). Hier hemmt die A-Untereinheit die Proteinsynthese und bewirkt eine nicht-entzündliche Demyelinisierung der Nerven. Die Hirnnerven werden hierbei häufiger betroffen als die peripheren Nerven.
3. **Tetanustoxin:** Das Tetanustoxin wird vom Erreger *Clostridium tetani* gebildet. Das so genannte **Tetanospasmin** wird retrograd in den Axonen aus der Peripherie ins Rückenmark transportiert und führt dort über eine irreversible Blockade der Freisetzung inhibitorischer Neurotransmitter (Glycin, GABA) zur Ausschaltung der Hemmsysteme des Rückenmarks (und Hirnstamms). Am motorischen System kommt es zu Spasmen (Tetanie), im autonomen Nervensystem zur überwiegend sympathischen Enthemmung.

37. Wie häufig ist Tetanus? Wie kann es zu einer Infektion kommen?
In Deutschland sterben pro Jahr etwa 50 Menschen am Wundstarrkrampf (Tetanus). Weltweit wird die Zahl mit etwa 50 000 angegeben, die Erkrankung ist nach dem Bundesseuchengesetz meldepflichtig.
Bei unzureichendem oder fehlendem Impfschutz kann sich nach Bagatelltraumen, z. B. Holzsplitter- oder Nadelstichverletzungen, Verbrennungen, Bissen und nach Nabelschnurinfektionen (Tetanus neonatorum) oder im Wochenbett (Tetanus puerperalis) das anaerobe Bakterium *Clostridium tetani* vermehren und transneural oder hämatogen ausbreiten. Die Enthemmung der alpha-Motoneurone führt dann je nach Schwere der Infektion zu den typischen motorischen und autonomen Symptomen der Tetanus-Infektion.

38. Beschreiben Sie die Symptome einer Tetanus-Infektion
Nach einer Inkubationszeit von wenigen Stunden bis mehreren Wochen beginnt die Erkrankung mit Erbrechen, Schwitzen, Kopfschmerzen und Hirnnervenlähmungen. Je kürzer die Inkubationszeit und die Prodromi, desto ungünstiger ist der Verlauf. Typisch für den Tetanus ist der **Trismus**, d. h. ein Kaumuskelkrampf, der **Risus sardonicus** (krampfartiges Zähneblecken), eine mimische Starre mit vermehrtem Speichelfluss, Dysphagie und der **Opisthotonus**. Die generalisierte Tonuserhöhung ist durch akustische oder taktile Reize provozierbar. Die autonome Beteiligung kann zu einer Hyperthermie mit Körpertemperaturen von bis zu 42 °C führen.

39. Was ist das Rose-Syndrom?
Beschränkt sich eine Tetanus-Infektion auf das Gesicht, spricht man vom Kopftetanus oder Rose-Syndrom. Es kommt neben dem Trismus zur Fazialislähmung und zu Augenmuskelparesen.

40. Wie unterscheiden sich oromandibuläre dystone Spasmen nach Neuroleptikamedikation (Tardivdyskinesien) von den tetanischen Gesichtsverzerrungen?
Die Hyperkinesen nach Psychopharmaka können tatsächlich einem Tetanus sehr ähnlich sehen. Sie klingen aber nach Injektion einer Ampulle Biperiden ab. Beim Tetanus findet sich zudem im EMG eine anhaltende, nicht unterdrückbare Willküraktivität mit Verkürzung oder Aufhebung der «silent period» des Masseterreflexes.

41. Wie behandelt man den Wundstarrkrampf? Wie hoch liegt die Letalität?
Bei **frischer Infektion** gibt man Tetanus-Immunglobulin und Antibiotika (Penicillin G 1 Mega in-

travenös alle 6 Stunden für 10 Tage), die Eintrittspforte wird gegebenenfalls chirurgisch saniert. Intensivmedizinisch werden eine Reizabschirmung (Abdunkelung des Raums etc.), Sedierung und eventuell Beatmung erforderlich.

Zur **Prophylaxe** des Tetanus ist die **aktive Immunisierung** mit dem Tetanus-Adsorbat-Impfstoff dringlich empfohlen. Die ersten beiden Injektionen erfolgen im Abstand von 4–8 Wochen, eine 3. Injektion folgt nach 6–12 Monaten, Auffrisch-Impfungen sind alle 10 Jahre erforderlich.

Bei **Infektionsgefahr** (z.B. nach offener Verletzung bei unsicherem Impfschutz) erfolgt die **Simultan-Impfung** mit Tetanus-Immunglobulin (3000 bis 10 000 I.E. intramuskulär) zusätzlich zum Adsorbat-Impfstoff.

Die **Letalität** bei milden Verläufen liegt bei 10%, bei schweren Verläufen mit autonomer Dysregulation oder zerebraler Hypoxie bei bis zu 50%. Die Patienten sind meist bei vollem Bewusstsein. Wird die Erkrankung überlebt, bleiben keine neurologischen Residualsymptome.

Spirochäteninfektionen

42. Welche Formen der Neurosyphilis gibt es?

Die Syphilis ist eine stadienhaft verlaufende Erkrankung, hervorgerufen durch die Spirochäte *Treponema pallidum*. Der intrazelluläre Erreger persistiert bei ausbleibender oder ineffizienter Therapie im Organismus und ruft, abhängig von der immunologischen Reaktionslage, in den verschiedenen Krankheitsstadien neben dermatologischen oder kardiovaskulären Symptomen auch **neurologische** oder **psychiatrische** Symptome hervor.

1. Primärstadium:
Verläuft neurologisch asymptomatisch und ist durch den **Primäraffekt** (Schanker) an der Inokulationsstelle gekennzeichnet. Es tritt nach einer Inkubationszeit von 3 Wochen auf und heilt innerhalb von 4 bis 6 Wochen spontan ab.

2. Sekundärstadium:
Es ist das Stadium der klinischen Generalisation, das nach etwa 6 bis 8 Wochen bis maximal 2 Jahren eintritt. Bei 30% der Infizierten kommt es zur **frühsyphilitischen Meningoenzephalitis** (**Lues cerebrospinalis**), die häufig nur als entzündliches Liquorsyndrom auffällt. Diffuse Kopfschmerzen, Übelkeit, Schlafstörungen, Reizbarkeit können auftreten, der Befall von Hirnnerven oder epileptische Anfälle sind selten.

3. Tertiärstadium:
In bis zu 40% der Fälle entwickelt sich in diesem Stadium eine **chronische Meningoenzephalitis** (oder -**myelitis**). Sie tritt durchschnittlich 6 bis 12 Jahre nach der Primärinfektion auf und ist durch eine immunologisch **allergische Reaktionslage** gekennzeichnet. Bei einer begleitenden entzündlichen Affektion der Arterien («Heubner-Arteriitis» oder meningovaskuläre Syphilis) kommt es zu Hirnnervensymptomen, Augenmuskelparesen, Optikusneuritis, Hirndruck, Hörstörungen, epileptischen Anfällen oder Querschnittssyndromen (auch als syphilitische Optikusatrophie, syphilitische Meningomyelitis, spinale meningovaskuläre Syphilis oder Pachymeningitis cervicalis bezeichnet).

4. Quartärstadium:
Mit einer Latenz von 15 bis 20 Jahren kommt es zu den Spätmanifestationen der chronischen Syphilis, die zusammengefasst als **Taboparalyse** bezeichnet werden. Die immunologische Reaktionslage ist hier **anergisch**.

1. Bei primär zerebraler Ausprägung der Symptome (**Lues cerebri**) spricht man von **progressiver Paralyse**. Sie entwickelt sich in 10% der Fälle und geht mit Leistungsabfällen, Wesensänderungen, Demenz oder Psychosen (Megalomanie) einher. Bei den Patienten kommt es zu Artikulationsstörungen (Silbenstolpern, im Schriftbild fehlende Silben), «mimischem Beben» des Gesichts, epileptischen Anfällen, Normaldruckhydrozephalus oder Pupillenstörungen (Argyll-Robertson-Pupille).
2. Bei primär spinaler Manifestation (**Lues spinalis**) spricht man vom **Tabes dorsalis**. Dieser entwickelt sich bei 3% der Patienten und ist charakterisiert durch eine Ataxie (Verlust der Tiefensensibilität), einschießende lanzinierende Schmerzen, Blasenstörungen, Visusverlust (Optikusatrophie), «tabische» Arthropathie oder tabische Krisen mit viszeralen Schmerzen.

43. Welche serologischen Tests helfen bei der Diagnose einer Syphilis? Wie muss man sie interpretieren?

Man unterscheidet grundsätzlich zwei Arten von Laboruntersuchungen: **Treponemen-spezifische Antigentests** und **nicht-Treponemen-spezifische Tests**.

1. Treponemen-spezifische Tests:
Bei diesen Tests werden lebende oder abgetötete *Treponemata pallida* als Antigene verwendet. Damit werden also Treponemen-spezifische Antikörper direkt nachgewiesen. Üblicherweise werden hier der **TPHA** (Treponema pallidum-Hämagglutinations)-**Test** und der **FTA-ABS** (Fluoreszenz-Treponemen-Antikörper-Absorptions)-**Test** verwendet (auch eventuell als 19S-IgM-FTA-ABS-Test zur Bestimmung von IgM-Antikörpern bei aktiver Immunreaktion). Der TPHA-Test wird dabei meist als **Suchtest** verwendet, der FTA-ABS-Test als **Bestätigungstest** bei positivem oder nicht-sicher negativem TPHA-Test. Diese Tests bleiben auch nach erfolgreicher Behandlung einer Syphilis positiv.

2. Nicht-Treponemen-spezifische Tests:
Bei diesen Tests werden normale Gewebe (z. B. Rinder-Cardiolipin) als Antigene benutzt und damit Antikörper im Blut nachgewiesen. Zu den nicht-Treponemen-spezifischen Test gehören der **RPR** («rapid plasma reagin»)- und der **VDRL** («Veneral disease research laboratory)-Test. Beide Tests werden in den frühen Stadien der syphilitischen Primärläsion positiv und bleiben im Sekundärstadium nahezu immer positiv. In den späteren Stadien (Tertiär- oder Quartärstadium) der Syphilis nimmt die Antikörperreaktion ab (anergische Reaktionslage). **Falsch-positive** Ergebnisse kommen bei Autoimmunerkrankungen, Malaria, Mononukleose, in der Schwangerschaft oder bei anderen Erkrankungen vor.

Die nicht-Treponemen-spezifischen Tests werden als **Aktivitätstests** bei positiven Treponemen-Tests verwendet und dienen im Behandlungsverlauf der Kontrolle der Antikörpertiter-Verläufe, da die Antikörper-Aktivitäten bei erfolgreicher Therapie abnehmen.

Das pragmatische Prozedere bei Verdacht auf eine Syphilis ist in **Abbildung 24.2** skizziert.

Symptome einer Syphilis
↓

Suchtest: TPHA-Test (nach 4 Wochen positiv) → – keine Syphilis

+↓

Bestätigungstest: FTA-ABS-Test (eventuell 19S-IgM-FTA-ABS-Test)

+↓

Aktivitätstest:
? **Aktive Syphilis** — + VRDL/Cardiolipin-Test
Inaktive Syphilis — – VRDL/Cardiolipin-Test

? **Aktive Neurolues**
LIQUOR: ↑ VRDL/Cardiolipin-Titer
+ TPHA-Test
+ Pleozytose, Schrankenstörung

Inaktive Neurolues
Liquornormalbefund

Anmerkungen: TPHA-Test: auch unter Therapie eventuell lebenslang positiv
FTA-ABS-Test: früher negativ als TPHA
VRDL/Cardiolipin-Test: innerhalb von 6 bis 12 Monaten nach Therapie areaktiv
CAVE: falsch-positive Titer bei Autoimmunerkrankungen, Mononukleose, Borreliose, rheumatoider Arthritis etc. möglich!

Abbildung 24.2: Pragmatisches Vorgehen bei Verdacht auf Neurosyphilis

Man sollte sich bewusst sein, dass auch der TPHA-Test und der FTA-ABS-Test eventuell falsch positiv sein können (z. B. bei Autoimmunerkrankungen, Borreliose, Mononukleose, rheumatoider Arthritis). Die genaue Interpretation der Testergebnisse muss immer auch den klinischen Aspekt einbeziehen und danach die Indikation zur Therapie stellen.

44. Wie häufig findet man Liquorauffälligkeiten bei Patienten mit primärer oder sekundärer Syphilis?

Bei nur 15–40% der Patienten im Primär- oder Sekundärstadium zeigen sich Auffälligkeiten im Liquor. Oftmals sind die Patienten hier auch komplett neurologisch unauffällig.

45. Ab welchem Stadium kann eine Neurosyphilis auftreten?

Eine Neurosyphilis kann in jedem Stadium auftreten (siehe Frage 42). Eine ZNS-Symptomatik findet man bei etwa einem Drittel der Patienten im Stadium II.

> Simon RP: Neurosyphilis. Neurology 44:2228, 1994.

46. Unter welchen Umständen tritt die ZNS-Beteiligung bei der Syphilis früher auf?

Insbesondere eine HIV-Infektion oder die inadäquate Therapie der frühen Syphilis prädisponieren zum früheren Auftreten einer Neurosyphilis.

> Musher DM, Hamill RJ, Baughan RE: Effects of human immunodeficiency virus (HIV) infection on the course of syphilis and on the response to treatment. Ann Intern Med 113:872, 1990.

47. Welche Hirnnerven sind am häufigsten bei der syphilitischen Meningitis betroffen?

Am häufigsten werden der VII. und der VIII. Hirnnerv befallen (40%), weniger oft der II., der III. und der IV. Hirnnerv (25%).

48. Wie behandelt man eine Neurolues?

Bis heute ist die Therapie der 1. Wahl das Penicillin G (3 mal 10 Mega/Tag intravenös über 14 Tage). Alternativen sind Ceftriaxon und Doxycyclin.

49. Nennen Sie die neurologischen Komplikationen der Borreliose

Die Borreliose ist eine systemische Erkrankung. Der Auslöser ist eine Spirochätenart, das Bakterium *Borrelia burgdorferi*, welches durch Zeckenbisse (Ixodes ricinus) übertragen wird. Eine akute oder chronische Borreliose verursacht eine Reihe verschiedener Schädigungsformen des peripheren und des zentralen Nervensystems:

1. **Akute Neuroborreliose** (Garin-Bujadoux-Bannwarth-Syndrom, **lymphozytäre Meningoradikuloneuritis** als eine dem Guillain-Barré-Syndrom ähnliche Erkrankung)
2. **Hirnnervenbefall** (kraniale Neuropathie, insbesondere des N. facialis)
3. **Radikulitis**
4. **Plexopathie**
5. **Mononeuritis multiplex** (Multiple Mononeuropathie)
6. **Symmetrische sensible-motorische Polyneuropathie**
7. **Chronische ZNS-Borreliose** mit enzephalitischen Symptomen, spastischer Paraparese, Gangataxie, subtilen Wesensveränderungen oder Demenz

Die Bezeichnung **Lyme-Erkrankung** ist mit der lymphozytären Meningoradikuloneuritis identisch, hier stehen aber die Arthralgien noch deutlicher im Vordergrund.

Von einer **chronischen Neuroborreliose** allgemein spricht man bei einer Symptomdauer kranieller, peripherer oder zentraler Nervensymptome von mehr als 6 Monaten.

In Endemiegebieten ist die Borreliose für etwa $2/3$ der peripheren Fazialisparesen bei Kindern und etwa $1/4$ bei Erwachsenen verantwortlich. Sind andere oder mehrere Hirnnerven befallen, dann steht dies meistens im Zusammenhang mit einer lymphozytären Meningitis. Die Radikulitis kann schwer von einer kompressionsbedingten Wurzelschädigung zu unterscheiden sein. Sie tritt häufiger an der unteren Extremität auf, der Liquor weist meistens eine lymphozytäre Pleozytose auf. Das Auftreten einer uni- oder gar bilateralen Plexopathie im Armbereich ist äußerst selten. Die symmetrische sensomotorische Polyneuropathie ist üblicherweise leicht und tritt bei Patienten im Zusammenhang mit einer chronischen Neuroborreliose auf. Selten sieht man eine vorwiegend sensibel betonte axonale Polyneuropathie in Assoziation mit der **Acrodermatitis chronica atrophicans** (Spätform einer Hautmanifestation mit rotbläulicher Verfärbung der befallenen Areale).

> Pfister HW, Wilske B, Weber K: Lyme borreliosis: Basic science and clinical aspects. Lancet 393:1013, 1994.

50. Wie manifestiert sich eine Borreliose am häufigsten?

Die initiale Manifestation einer Borreliose ist das Erythema chronicum migrans, das sich um die Einstichstelle ausbreitet und zentral abblasst. Liegt dieses dermatologische Zeichen vor, ist das meist ein verlässlicherer Hinweis auf eine Infektion mit *Borrelia burgdorferi* als die serologischen Titerverläufe.

51. Wie behandelt man eine Neuroborreliose?

Die akute Neuroborreliose wird über 14 Tage mit einem Cephalosporin der 3. Generation (Ceftriaxon oder Cefotaxim) behandelt, die chronische Neuroborreliose (bei Vorliegen der Symptome über 6 Monate) über 21 Tage. Bei der chronischen Neuroborreliose gilt, dass die Chance auf eine Ausheilung umso größer ist, je kürzer die klinische Symptomatik bestanden hat. In ca. 20–30% der Fälle kommt es zu Defektheilungen.

52. Wie präsentiert sich eine Leptospirose klinisch?

Eine Leptospirose ist eine Spirochäten-Infektion, die eine Meningitis, Enzephalitis oder einer Poliomyelitis ähnliche Bilder verursachen kann. Der **Morbus Weil,** verursacht durch *Leptospirosis icterohaemorrhagicae,* ist die häufigste Form. Sie tritt meist nach einem Camping-Ausflug oder beim Baden, vorwiegend im Herbst auf. Die Infektion erfolgt über Haut und Schleimhäute. Nach 1 bis 2 Wochen Inkubationszeit kommt es zu hohem Fieber, Kopfschmerzen, Nackensteife, **konjunktivaler Injektion,** häufig mit einem Exanthem und **Ikterus,** gelegentlich auch epileptischen Anfällen oder dem Bild der Enzephalomyelitis. Diagnostisch hilfreich können die **Myalgien und Wadenschmerzen** sein. Oft kommt es nach einem fieberfreien Intervall zum erneuten Fieberanstieg mit Zunahme des Ikterus, **hämorrhagischer Diathese** und Myokarditis.

Im Liquor findet sich das Bild einer aseptischen Meningitis, im zweiten Fieberschub können Serumantikörper nachgewiesen werden.

Pilz-, Parasiten- und andere Infektionen

53. Wie präsentieren sich Infektionen mit *Acanthamoeba* oder *Naegleria* klinisch?

Naegleria fowleri ist der Erreger einer primären Amöben-Meningoenzephalitis, *Acanthamoeba*-Spezies sind die Erreger einer granulomatösen Amöben-Enzephalitis. Beide Infektionen präsentieren sich mit schweren frontalen Kopfschmerzen, die nach Schwimmen in einem Süßwassersee auftreten. Die Erreger treten durch die Lamina cribrosa direkt ins Frontalhirn über.

54. Welche neurologischen Symptome treten bei der zerebralen Malaria auf? Was zeigt die Liquoruntersuchung?

Zu den neurologischen Symptomen gehören die Veränderungen des Bewusstseinszustandes, ein akutes hirnorganisches Psychosyndrom, epileptische Anfälle, Meningismus und selten fokal neurologische Ausfälle. Bei der Lumbalpunktion fällt der erhöhte Eröffnungsdruck bei oft normalem Liquorbefund auf. Manchmal sind die Proteine leicht erhöht, eine geringgradige Pleozytose liegt vor, Glukose ist dabei normal.

Die Therapie besteht aus Chinin, Chloroquin und Dexamethason.

55. Wie kommt es zur Neurozystizerkose?

Die Infektion mit den Eiern des Schweinebandwurms *Taenia solium* kann zur Neurozystizerkose führen. Im Stadium der Infektiosität wird er *Cysticercus cellulosae* genannt, deshalb der Name «Zystizerkose». *Taenia solium* und *Cysticercus cellulosae* sind jedoch der gleiche Parasit.

Der Infektionszyklus läuft folgendermaßen ab: Ingestion von infiziertem Schweinefleisch → Bandwurm im Intestinum (oftmals asymptomatisch) → fäkale Exkretion → humane fäkal-orale Kontamination → Ingestion der Eier und Penetration durch die Darmwand → Onkospären → Larven, die sich zystisch einhüllen → Neurozystizerkose.

Die Neurozystizerkose ist übrigens die häufigste Wurmerkrankung des ZNS. In der 3. Welt, z. B. in Mexiko, ist jeder vierte raumfordernde Gehirnprozess auf eine Zystizerkose zurückzuführen!

Die Therapie ist Praziquantel, 50 mg/kg KG über 15 bis 30 Tage.

56. Welche Antimykotika werden bei Pilzinfektionen des ZNS verwendet? Wie ist ihre Liquorgängigkeit?

Amphotericin B ist trotz der häufigen und schweren Nebenwirkungen das Mittel der ersten Wahl bei Mykosen des ZNS. Die geringe Liquorgängigkeit (2 bis 4%) kann allerdings, wenn die intravenöse Therapie versagt oder ein Rezidiv auftritt, eine intrathekale Gabe notwendig machen.

Flucytosin und Fluconazol haben eine gute Liquorgängigkeit (ca. 70%). Der Nachteil bei Flucytosin ist die primär oder sekundär während der Behandlung erworbene Resistenz einiger Pilze. Fluconazol hat weniger und meist nur passagere Nebenwirkungen. Bei der Kryptokokkenmeningitis ist es gleich wirksam wie Amphotericin B. Miconazol und Ketoconazol sind wegen der schlechten Liquorgängigkeit nur Reservemedikamente bei ZNS-Pilzinfektionen.

57. Welche Nebenwirkungen hat Amphotericin B?

Amphotericin kann zu Fieber, Schüttelfrost, Hypotension, Übelkeit, Kopfschmerzen und Tachypnoe während oder kurz nach der Administration führen. Um die Nebenwirkungen zu mildern, sind eine Prämedikation mit Antipyretika (z. B. Paracetamol) und eine begleitende intravenöse Hydrierung hilfreich. Alizaprid wird ebenfalls in Begleitung gegeben, um die Schüttelfrostnebenwirkungen zu lindern. Durch Amphotericin kann es zur Einschränkung der Nierenfunktion mit Erniedrigung der glomerulären Filtrationsrate und Anstieg von Harnstoff und Kreatinin (Azotämie in 80% der Fälle) kommen. Hypokaliämie und Hypomagnesiämie können durch renale Verluste sowie infolge einer renal tubulären Azidose resultieren. Eine begleitende intravenöse Flüssigkeitsgabe kann die renalen Nebenwirkungen teilweise reduzieren.

58. Wie präsentiert sich eine tuberkulöse Meningitis?

Der Beginn der Symptome bei tuberkulöser Meningitis ist subakut und graduell. Prodromi sind Kopfschmerzen, subfebrile Temperaturen oder bei Kindern psychomotorische Unruhe. Bei der **akuten tuberkulösen Meningitis** kommt es innerhalb einer Woche zu Fieberanstieg, heftigen frontalen Kopfschmerzen und Erbrechen, im meningitischen Stadium in der zweiten Woche zu Somnolenz und Nackensteifigkeit. In der dritten Woche treten Hirndruckzeichen (Stauungspapille) oder psychotische Symptome hinzu. Wegen des meist basalen Befalls der Meningitis tuberculosa («Basalmeningitis») kommt es häufiger zum Befall der Hirnnerven mit Okulomotoriusparese, peripherer Fazialisparese oder kaudalen Hirnnervenausfällen. Epileptische Anfälle kommen in 5–10% der Fälle vor.

Die tuberkulöse Meningitis ist meist Folge einer hämatogenen Streuung eines Jahre zurückliegenden Primärkomplexes (Frühgeneralisation) oder einer Organtuberkulose (Lunge, Lymphknoten). Die klinisch asymptomatische Manifestation im Bereich der Meningen kann dabei Jahre oder Jahrzehnte zurückliegen (Spätmanifestation). Sehr selten ist die tuberkulöse Meningitis als Folge einer Entzündung per continuitatem bei tuberkulöser Spondylitis, Otitis oder Mastoiditis.

Die tuberkulöse meningeale Inflammation ist typischerweise im Bereich der **basalen Meningen** nachweisbar. Man sieht im Bereich der Zisternen ein von Tuberkelknötchen durchsetztes Exsudat, das die Hirnnerven ummauert und zu einer schweren Arteriolitis mit eventuell folgender Thrombosierung der Gefäße führt. Dabei ist das Gefäßterritorium der A. cerebri anterior und media betroffen.

59. Wie ist der Liquorbefund bei tuberkulöser Meningitis?

Im **Liquor** findet man eine Proteinerhöhung (100–500 mg/dl), erniedrigte Glukose (< 45%), einen erhöhten Eröffnungsdruck und eine mäßiggradige **lymphomonozytäre Pleozytose** (bis maximal 1500/3 Zellen; bei akuter bakterieller Meningitis bis zu 40 000/3 Zellen!). In frühen Stadien überwiegen die Granulozyten, später dann die Lymphozyten («buntes Zellbild»). Der kulturelle Erregernachweis aus dem Liquor gelingt nur in jedem dritten Fall.

Im so genannten «Spinnwebengerinnsel», das allerdings nicht für die Tbc-Meningitis pathognomonisch ist, sind säurefeste Stäbchen in der Ziehl-Neelsen-Färbung nachzuweisen. Eine schnelle und sehr spezifische Diagnosehilfe ist die Polymerase-Kettenreaktion (PCR), die zum Nachweis von Mykobakterien-DNA im Liquor benutzt wird.

Klinisch kann der Verdacht auf eine tuberkulöse Meningitis geäußert werden, wenn bei einem Patienten mit einer subakuten/chronischen Meningitis in Verlaufsuntersuchungen des Liquors ein Eiweißanstieg und eine Abnahme der Liquor-Glukose nachweisbar sind und in der Zelldifferenzierung eine primär granulozytäre Pleozytose innerhalb weniger Tage in eine lymphozytäre Pleozytose umschlägt.

Der Liquorbefund bleibt über Wochen und Monate pathologisch, er kann als Indikator für den Erfolg der langfristigen Antibiotikatherapie herangezogen werden.

60. Welche Differentialdiagnosen zur tuberkulösen Meningitis kommen infrage?

Wichtige Differentialdiagnosen zur tuberkulösen Meningitis sind die Kryptokokkenmeningitis, die septische Herdenzephalitis, Spirochäteninfektionen (Neuroborreliose, Neurosyphilis, Leptospirose), nicht-infektiöse Ursachen (Meningeosis carcinomatosa, leucaemica, lymphomatosa, Neurosarkoidose, Vaskulitiden), die Listerienmeningoenzephalitis, die Neurobrucellose, die Aktinomykose oder die Nokardiose.

61. Welche Therapie wird bei der tuberkulösen Meningitis durchgeführt?

Vor Therapiebeginn sollte die Diagnose z.B. mit PCR gesichert sein. Die optimale Standardtherapie ist ein 6-Monats-Regime mit einer **Viererkombination in der Initialphase** (Isoniazid plus Rifampicin plus Pyrazinamid plus Streptomycin) für zwei bis drei Monate und einer Stabilisierungsphase mit Zweierkombination (Isoniazid plus Rifampicin). Bei ausgeprägtem Hirnödem bzw. zur Prophylaxe arachnitischer Verklebungen kann initial Dexamethason gegeben werden.

Kommt es zu Rezidiven, so muss die Therapiedauer auf 9 bis 12 Monate verlängert werden.

62. Ein Patient, bei dem Sie eine Kortikoidtherapie beginnen wollen, hat einen positiven Tine-Test mit 17 mm Durchmesser. Noch vor einem Jahr war der Test negativ. Was sollten Sie vor Therapiebeginn tun?

Man sollte eine Röntgenaufnahme des Thorax machen, um eine aktive Tuberkulose auszuschließen. Ist das Röntgen positiv, so sollte eine Behandlung der Lungentuberkulose erfolgen. Findet man keine Hinweise für eine aktive pulmonale Infektion, so sollte der Patient eine prophylaktische Isoniazidmedikation einnehmen, die aufgrund der raschen und stark positiven Konversion sowie der anstehenden Immunsuppression mit Steroiden indiziert ist.

63. Ein 82 Jahre alter Patient kommt in die Poliklinik mit Fieber, Schüttelfrost, generalisierten Körperschmerzen, Muskelschwäche, massiven Kopfschmerzen und Gewichtsverlust. Im Blutbild findet man eine Anämie, erhöhte alkalische Phosphatase und eine drastisch erhöhte Blutsenkung mit 92 mm/Stunde. Was ist ihre Verdachtsdiagnose?

Die primäre Verdachtsdiagnose ist eine **Arteriitis temporalis**. Diese granulomatöse Vaskulitis der mittleren und großen Gefäße täuscht häufig eine infektiöse Erkrankung vor. Therapeutisch gibt man Kortikosteroide (zum Krankheitsbild siehe Kapitel 20: Kopfschmerzen, Arteriitis temporalis).

64. Was ist das Vogt-Koyanagi-Harada-Syndrom?

Das Vogt-Koyanagi-Harada-Syndrom ist eine subakute Meningoenzephalitis mit schwerer, protrahierter granulomatöser Uveitis und Depigmentierung der Haut (Vitiligo). Die Ursache ist unbekannt. Das Syndrom gehört zu der Gruppe der **nicht-infektiösen aseptischen Meningitiden**. Andere nicht-infektiöse lymphozytäre Meningitiden sind der M. Behçet und die ZNS-Vaskulitiden.

Prionerkrankungen

65. Was ist ein Prion? Warum ist es für neurologische Erkrankungen wichtig?

Prione sind proteinartige infektiöse Partikel (PRION, «proteinaceous infectious organism»), die gegen alle Prozeduren der Nukleinsäure-Inaktivierung resistent sind. Nach der «Prion-Hypothese» wird postuliert, dass das infektiöse Prinzip allein ein verändertes Protein (das Prionprotein) ist und keine DNS oder RNS zur Vermehrung benötigt wird. Eine Konformationsänderung eines normalen Wirtsproteins (PrP oder Prion-Protein, z. B. von der α-helikalen Struktur in eine β-Faltblattstruktur) wird durch die Interaktion der «abnormen» pathologischen Form mit der normalen konstitutiv vorkommenden Form katalysiert, was zur Produktion des veränderten Proteins in infizierten Zellen führt. Aus der Akkumulation des pathologischen Prion-Proteins resultieren die charakteristischen histopathologischen Veränderungen sowie die klinischen Symptome. Die Information zur Replikation des infektiösen Proteins liegt also in der Konformation eben dieses Proteins selbst.

Humane Prionerkrankungen sind **Kuru**, das **Gerstmann-Sträussler-Scheinker-Syndrom**, die **fatale familiäre Insomnie** («fatal familiar insomnia», FFI), die **Creutzfeldt-Jakob-Krankheit** (CJD) in der klassischen Form sowie die erst kürzlich beschriebene «**new variant**» Creutzfeldt-Jakob-Krankheit (vCJD).

66. Ein 65 Jahre alter Mann präsentiert sich mit Myoklonien und einer über die letzten sechs Monate rasch progredienten Demenz. Die Liquoruntersuchung ist unauffällig. Was ist die wahrscheinlichste Diagnose? Was ist im EEG zu sehen?

Die Befunde sind charakteristisch für die klassische Creutzfeldt-Jakob-Krankheit (CJD; subakute spongiforme Enzephalopathie). Die obligate Demenz entwickelt sich rasch progressiv über wenige Monate, die Patienten versterben durchschnittlich innerhalb eines Jahres. Etwa ein Drittel der Patienten zeigt initial psychische Auffälligkeiten, ein Drittel weist neurologische Störungen auf, die vorwiegend zerebellär, okulomotorisch oder visuell sind und ein Drittel hat die Kombination aus psychischen und neurologischen Störungen. Typisches Symptom sind die Myoklonien.

Das **EEG** zeigt in der Regel, aber zumeist im Spätstadium, periodische Entladungen von bi- oder triphasischen 1/Sekunde «sharp wave»-Komplexen.

67. Wie kommt es pathogenetisch zur Creutzfeldt-Jakob-Erkrankung? Wie sind die diagnostischen Parameter, wie sichert man die Diagnose?

Die Creutzfeldt-Jakob-Erkrankung (CJD) ist eine seltene Erkrankung, deren definitive **Diagnose nur histologisch** zu sichern ist. Man unterscheidet drei Formen der klassischen CJD, eine **familiäre** (10%), eine **sporadische** (90%) und eine **iatrogene** (seltene) Form (siehe **Tab. 24.6**). Die Zahl der jährlichen Neuerkrankungen wird auf 1 pro 1 Million Einwohner angegeben.

Pathologisch findet man einen kortikalen und subkortikalen Neuronenverlust, Gliose und spongiöse Degeneration mit Amyloidbildung ohne entzündliche Veränderungen. Im Hirngewebe lässt sich das pathologische Prionprotein (PrPCJD) histochemisch oder im Immunoblot nachweisen. Man geht pathogenetisch derzeit davon aus, dass eine somatische Mutation oder eine Spontankonversion des normalen PrP-Proteins (PrP^C), das konstitutiv im gesunden Gewebe exprimiert wird, in das pathologische Prionprotein (PrP^{Sc}, PrP-Scrapie), zur Ausbildung von Aggregaten führt, welche die Veränderungen im Gehirn bewirken. Eine zweite Möglichkeit wäre eine exogene PrP^{Sc}-Exposition, deren Wege noch aufzuklären sind. Die Funktion des normalen PrP-Proteins ist derzeit nicht bekannt.

Bei der autosomal dominanten **familiären Form** ist eine Mutation im PrP-Gen auf Chromosom 20 nachzuweisen. Die Erkrankung beginnt im Median früher, der Verlauf ist weniger rasch, aber syndromal der sporadischen Form gleich; sie erstreckt sich über wenige Jahre.

Bei den Patienten ist der **Liquor** bezüglich der Routineparameter **unauffällig**. Eine leichte Proteinerhöhung kann vorliegen. Die **Neuronen-spezifische Enolase** (NSE) im Liquor ist beim typischen Verlauf vermutlich immer erhöht (> 25 μg/ml), jedoch kein spezifischer Parameter der Prion-Erkrankung, sondern lediglich ein Hinweis auf raschen Neuronenuntergang. Andere Liquorparameter, die in Speziallabors bestimmt werden, sind das **S100-Protein,** das **Tau-Protein** und das **Protein 14-3-3**. Letzteres Protein hat mit einer Sensitivität von 94% bei einer Spezifität von 93% einen prädiktiven Wert für das Vorliegen einer CJD von immerhin 95%.

Tabelle 24.6: Formen der Creutzfeldt-Jakob-Erkrankung mit diagnostischen Kriterien

Creutzfeldt-Jakob-Erkrankung	Ursachen
Spontan (90%)	? somatische Mutation oder Spontankonversion von PrP^c zu PrP^{Sc}, ? exogene PrP^{Sc}-Exposition Prädisposition bei Codon 129-Homozygotie
Familiär (ca. 10%)	PrP-Mutation auf Chromosom 20 (häufig Codon 200)
Iatrogen (selten)	Übertragung durch Wachstumshormonpräparate, Hornhauttransplantate, Dura-Implantate, Nadel-EEG-Elektroden, häufig Codon 129-Homozygotie
Atypisch («new variant»)	? Übertragung durch BSE-Prion-kontaminierte Nahrungsmittel

Diagnose	Kriterien
• Sicher	Histologie (Nachweis PrPCJD im Hirngewebe)
• Klinisch wahrscheinlich	• Periodische EEG-Komplexe (obligat) **plus** • Progressive Demenz < 2 Jahre (obligat) **plus** • 2 von 4 Symptomen: I Myoklonien II Visuelle und/oder zerebelläre Störungen (z.B. Gangunsicherheit) III Pyramidale und/oder extrapyramidale Störungen (z.B. Rigor) IV Akinetischer Mutismus
• Klinisch möglich*	• Progressive Demenz < 2 Jahre (obligat) **ohne** • EEG-Veränderungen **plus** • 2 von 4 Symptomen (siehe oben)

* mögliche Patienten mit positivem 14-3-3-Protein-Liquorbefund werden seit kurzem als wahrscheinliche CJD-Fälle eingestuft.
In Anlehnung an: Schulz JB, Weller M: Prion-Erkrankungen. In: Brandt T, Dichgans J, Diener HZ: Therapie und Verlauf neurologischer Erkrankungen, 3. Aufl., Kohlhammer, Stuttgart, 1998, mit freundl. Erlaubnis.

Das CT ist normal, im finalen Stadium lässt sich eine Rindenatrophie verifizieren. **Kernspintomographisch** lassen sich in T2-gewichteten Sequenzen Veränderungen des Kortex und der Basalganglien verifizieren.

68. Gibt es eine Möglichkeit, das Risiko eine sporadische CJD zu bekommen, abzuschätzen?

Im eigentlichen Sinne nein. Man weiß allerdings, dass die Homozygotie für Valin oder Methionin im polymorphen Codon 129 des PrP-Gens auf Chromosom 20 das Risiko für die CJD-Erkrankung erhöht. Bei den seltenen iatrogenen Fällen zeigen die Betroffenen ebenfalls häufig diese Homozygotie für das Codon 129.

Bei der im Zusammenhang mit der **BSE-Epidemie** in England beobachteten «new variant» CJD zeigen bisher alle diagnostizierten Patienten eine Homozygotie für Methionin in Codon 129.

69. Welche Schutzmaßnahmen sind für Körpersekrete von CJD-Patienten und OP-Instrumente zu ergreifen?

Blut, Gehirn, Kornea, abdominelle Organe und Liquor müssen als infektiös angesehen werden. Durch Autoklavierungsmaßnahmen wie Hitze, Ultraviolett-Bestrahlung, 70%igen Alkohol, Formaldehyd, Röntgenbestrahlung, Glutaraldehyd oder 10% Formalin werden die Prion-Partikel nicht zerstört. Als sicher gilt die **Autoklavierung in 0,1 N Natriumhydroxidlösung für eine Stunde** bei Raumtemperatur oder die **Exposition mit 0,5% Natriumhydrochlorid**.

Die Patienten müssen nicht isoliert werden, allerdings müssen die beschriebenen Vorsichtsmaßnahmen für Blut und Körperflüssigkeiten beachtet werden.

70. Was ist die «new variant» Creutzfeldt-Jakob-Erkrankung?

Die neue Variante der Creutzfeldt-Jakob-Erkrankung wurde im Zusammenhang mit der **BSE-Epidemie** in England beschrieben. Sie wurde seither bei einer Reihe von Patienten in England und einem Einzelfall in Frankreich beobachtet. Sie betrifft jüngere Patienten (19–39 Jahre), geht früh mit psychopathologischen Auffälligkeiten einher, beginnt meist mit Ataxien und weist einen schleichenderen

Verlauf als die klassische Variante auf. Diese Variante soll durch ein spezifisches Bandenmuster bei partiellem proteolytischen Verdau der Prionen gekennzeichnet sein, das sich von der klassischen CJD unterscheidet und eventuell auch als diagnostischer Test genutzt werden könnte (aus Hirnbiopsie oder vielleicht zukünftig auch Lymphknotenbiopsie). Die histologische Veränderung ist eine relativ blande spongiforme Degeneration mit Anordnung der PrP^{Sc}-Ablagerungen im Gegensatz zur klassischen Variante in Form florider Plaques (starke Ähnlichkeit mit Kuru-Plaques).

Man geht davon aus, dass es sich um eine übertragbare Form der spongiformen Enzephalopathien handeln könnte, die die Speziesbarriere vom Rind zum Mensch übersprungen hätte. Aufgrund der vermutlich langen Inkubationszeiten werden sich definiertere Aussagen dazu in wenigen Jahren machen lassen.

71. Wie wird Kuru übertragen?

Kuru ist eine andere Prionerkrankung, die durch Kannibalismus übertragen wird. Die in Neu-Guinea früher praktizierte rituelle Verspeisung eines Verstorbenen (inklusive des Gehirns) als Ausdruck der Trauer stand im Zusammenhang mit der Entwicklung einer tödlichen Demenz mit Ataxie bei charakteristischer spongiformer Veränderung im Gehirn mit Nachweis der so genannten Kuru-Plaques.

Interessant ist hier die Parallele zur BSE, weil der BSE-Epidemie aufgrund der Rückfütterung kontaminierter Rinderhirne im Tiermehl ebenfalls eine Form des forcierten großangelegten Kannibalismus vorausging.

72. Was ist die fatale familiäre Insomnie (FFI)?

Die sehr seltene autosomal dominant vererbte Erkrankung ist ebenfalls eine Prionerkrankung, die mit charakteristischen Mutationen im PrP-Gen assoziiert ist. Klinisch stehen hier Thalamusdegeneration, ausgeprägte vegetative Entgleisungen und Störungen der zirkadianen Rhythmik im Vordergrund.

Interessant ist, dass die gleiche Mutation im Codon 178 des PrP-Gens entweder zu familiärer Creutzfeldt-Jakob-Erkrankung oder zur FFI führen kann. Dies impliziert, dass auch andere genetische oder exogene Faktoren eine Rolle bei der Ausprägung des Krankheitsbildes spielen.

Virusinfektionen

73. Welche Virusinfektionen des ZNS unterscheidet man?

Virale Infektionen des Zentralnervensystems sind meist die Folge einer systemischen Virusinfektion. Die Viren gelangen über Blutstrom (hämatogen) oder entlang peripherer Nerven (neural) ins ZNS.

Man unterscheidet anhand des klinischen Bildes und der Pathogenese folgende virale ZNS-Infektionen:

1. **Akute Virusinfektionen** (Virusmeningitis und -enzephalitis)
2. **Chronische Virusinfektionen**: HIV («human immunodeficiency virus»), HTLV («human T cell lymphocytotrophic virus»), CMV (Cytomegalievirus), Rötelnvirus, LCMV (lymphozytäres Choriomeningitis-Virus)
3. **Latente ZNS-Infektionen**: v. a. Herpes-Viren
4. **Übertragbare neurodegenerative Erkrankungen durch Viren**: SSPE (subakute sklerosierende Panenzephalitis), PML (progressive multifokale Leukenzephalopathie)

74. Was ist eine seröse bakterielle Meningitis? Welche Erreger führen normalerweise zu serösen Meningitiden?

Unter einer serösen bakteriellen Meningitis versteht man den Liquorbefund eines klaren, nicht-eitrigen Liquors mit mäßiger Erhöhung der Zellzahl (im Bereich bis zu 1500/3 Zellen) bei Vorliegen einer bakteriellen Meningitis. Die häufigsten Erreger, die unter dem vorgetäuschten Bild eines solchen **viralen Liquorsyndroms** (aseptische Meningitis) auftreten, sind *Mycobacterium tuberculosis,* die Gruppe der Spirochäten (Borreliose, Syphilis, Leptospirose), die Listeriose sowie die Brucellose und die Tularämie. Auch Protozoen, Helminthen und Pilze machen so einen Liquorbefund!

Das Bild einer serösen Meningitis findet sich ansonsten bei viralen Erregern.

75. Wann kann eine vorliegende virale Meningitis mit einer bakteriellen Meningitis verwechselt werden? Wie kann dieses Problem vermieden werden?

Ganz früh bei einer akuten viralen Meningitis können im Liquor Granulozyten dominieren. Die

gezeigt bei **hautpenetrierenden Bissverletzungen** und **Kontamination von Schleimhäuten mit Speichel**. Bei Knabbern an der Haut, nicht blutenden Kratzern oder Belecken der nicht-intakten Haut reicht die aktive Immunisierung allein. Das reine Berühren von Tieren oder das Belecken der intakten Haut erfordert keine Impfung.

Die **präexpositionelle Prophylaxe** mit aktiver Immunisierung ist für Personen mit hohem Expositionsrisiko (z. B. Förster, Jäger) anzuraten.

89. Welche Hirnregion ist besonders vulnerabel für die Infektion mit dem Rabies-Virus? Wie hoch ist die Letalität der Tollwut bei klinischer Erkrankung?

Besonders vulnerabel sind die Neurone des **limbischen Systems**. Typisches Merkmal sind die Negri-körperchen, basophile, intrazytoplasmatische Einschlüsse in großen Neuronen als Replikationsort der Viren.

Die Letalität bei klinischer Erkrankung liegt bei nahezu 100%. Etwa 20% der Menschen, die von einem Tollwut-infizierten Tier gebissen wurden, erkranken daran.

90. Wie hoch ist das Infektionsrisiko einer FSME (Frühsommer-Meningoenzephalitis) in Endemiegebieten? Zu welchen neurologischen Manifestationen kann es kommen?

Das Risiko einer Frühsommer-Meningoenzephalitis (FSME, «Central European Enzephalitis», «tick borne enzephalitis») wird in Endemiegebieten auf 1 : 100 bis 1 : 1000 pro Zeckenbiss angegeben.

Der Verlauf der Erkrankung ist in über 70% der Fälle zweigipflig, sie manifestiert sich nach einer Inkubationszeit von 7 bis 21 Tagen. Nach einem **katarrhalischen Stadium** mit Kopf- und Gliederschmerzen folgt nach weiteren 20 Tagen das Stadium der Organmanifestationen:
1. Meningitis
2. Meningoenzephalitis
3. **Meningoenzephalomyelitis** (proximal betonte Para- und Tetraparesen)
4. **Meningomyeloradikulitis** (Bild wie Plexusneuritis).

Tabelle 24.7: Durchseuchung der Bevölkerung bei den häufigsten Erregern mit Befall des ZNS

Erreger	Durchseuchung der Bevölkerung
Viren	
Cytomegalie-Virus	50–100%
Varizella-zoster-Virus	90%
Masern-Virus	90%
Mumps-Virus	90%
Herpes-simplex-Virus	80–90%
Röteln-Virus	75–90%
FSME-Virus	1–2% (Mitteleuropa)
Andere	
Toxoplasmen	60–80%
Borrelien	10%

91. Wie hoch ist die Durchseuchung mit dem Cytomegalie-Virus in Europa? Macht eine CMV-Infektion beim Gesunden neurologische Komplikationen?

Die Durchseuchung mit dem Cytomegalie-Virus (CMV) liegt im europäischen Festland bei **50–60%**, in den Ländern der 3. Welt bei bis zu 100% (zur Durchseuchung der Bevölkerung mit den häufigsten Erregern mit Befall des ZNS siehe **Tab. 24.7**).

Während CMV bei immunkompetenten Erwachsenen nur sehr selten zu neurologischen Komplikationen führt, ist dieses Herpes-Virus ein wichtiger Erreger von ZNS-Infektionen bei **immunkomprimierten Patienten**, etwa nach Knochenmarks- oder Organtransplantaten und bei fortgeschrittener HIV-Infektion. Bei diesen Patienten kann CMV schwere Enzephalitiden, Myelitiden und Radikulomyelitiden hervorrufen. Der ZNS-Befall kann mit oder ohne Zeichen eines systemischen Befalls (z. B. CMV-Retinitis, -Kolitis oder -Pneumonie) einhergehen.

92. Welche Infektionen können zu einer postinfektiösen Enzephalomyelitis führen?

Eine immunvermittelte Entzündung nach einer Infektion (post- oder parainfektiös) geht mit multifokalen Schädigungen im Gehirn und im Rückenmark einher, die der Multiplen Sklerose ähneln. Das Krankheitsbild, das auch postvakzinal auftreten kann, wird meist **akute disseminierte Enzephalomyelitis (ADEM)** genannt. Es tritt am häufigsten wenige Tage nach einer Infektion mit Masern-, Varizellen-, Mumps-, Röteln- und Influenzaviren auf.

Im ZNS sieht man eine diffuse Demyelinisierung mit perivaskulären Infiltraten, der Verlauf ist in Abgrenzung zur Multiplen Sklerose monophasisch, die Mortalität liegt bei 30%. Die Prognose ist bei Überleben der ersten Woche gut.

93. Welche klinischen Befunde charakterisieren das Post-Polio-Syndrom?

Die Leitsymptome des Post-Polio-Syndroms (PPS) sind das Auftreten von langsam progredienten Paresen, Muskelatrophien und Müdigkeit, die Jahre oder Jahrzehnte nach einer meist in der Kindheit oder Jugend durchgemachten akuten Poliomyelitis auftreten. Dabei sind die ursprünglich betroffenen Muskelgruppen befallen, manchmal geht der Befund auch darüber hinaus. Das Syndrom betrifft etwa 25% der Poliomyelitis-Überlebenden, auch ursprünglich asymptomatische Patienten können im späteren Leben ein Post-Polio-Syndrom entwickeln.

Im **EMG** und in der **Muskelbiopsie** zeigen sich die Hinweise auf die sowohl chronische wie auch akute Denervierung, die Befunde sind allerdings unspezifisch. Der Nachweis akuter Denervierungsvorgänge ist für die Diagnose eines PPS essentiell!

Die **Pathophysiologie** ist ungeklärt, man diskutiert neben immunologischen Prozessen das Vorliegen einer Viruspersistenz, den Untergang von vorgeschädigten Zellen oder eine Begleitmyopathie.

94. Wie häufig entwickelt sich eine akute Masernenzephalitis bei einer Maserninfektion?

Die Masernenzephalitis entwickelt sich mit einer Häufigkeit von 1:1000 innerhalb der ersten Woche nach Beginn des Masernexanthems. Die Enzephalitis ist massiv, es kommt zu Blutungen, venösen Stauungen, perivaskulären Infiltrationen, Demyelinisierungen und Einschlusskörperchen.

Die **Letalität liegt bei 5 bis 15%**, Defektsyndrome sind häufig (Epilepsie, Verhaltensauffälligkeiten, Innenohrtaubheit, Hemi- oder Paraplegien).

95. Was ist die van Bogaert-Leukenzephalitis?

Die subakute sklerosierende Panenzephalitis (**SSPE**, van Bogaert-Leukenzephalitis) betrifft vor allem Kinder und Jugendliche unter 18 Jahren bei durchgemachter Maserninfektion; das Risiko liegt bei 1:1 000 000. Die persistierende Infektion mit einem replikationsdefekten Masernvirus, veränderte zelluläre und humorale Immunmechanismen oder die veränderte Expression von Virusproteinen führen zu progredienten Wesensveränderungen, Demenz, Myoklonien und extrapyramidalen Symptomen.

Im **EEG** findet man periodische paroxysmale δ-Aktivität (**Rademecker-Komplexe**), **pathologisch** sieht man im ZNS diffuse und perivaskuläre Infiltrate, vorwiegend subkortikalen Markscheidenzerfall und Gliawucherungen mit Einschlusskörperchen (Cowdry-Einschlusskörperchen), die dem defekten Masernvirus in den Oligodendrozyten entsprechen. Im **Liquor** sind immer ein deutlich erhöhter Masern-Antikörper-Index sowie Masern-spezifische oligoklonale Banden nachzuweisen.

Die Erkrankung endet innerhalb von 1 bis 3 Jahren letal.

HIV-Infektion und AIDS

96. In welche Stadien wird eine HIV-Infektion eingeteilt? Welche neurologischen Komplikationen macht eine HIV-Infektion?

Die Infektion mit dem humanen Immundefizienzvirus (HIV, «human immundeficiency virus») kann in verschiedenen Stadien der Erkrankung direkt (primär) oder indirekt (sekundär) das Nervensystem betreffen (**Tab. 24.8**). Zu den sekundär das Nervensystem betreffenden Komplikationen gehören auch die relativ häufigen Medikamentennebenwirkungen.

Die HIV-Infektion und AIDS («aquired immunodeficiency syndrome») wird folgendermaßen eingeteilt:

Stadium I: Akute Infektion (klinisch wie Mononukleose)
Stadium II: Latenzphase (5 Monate bis einige Jahre; Serokonversion, Patient asymptomatisch)
Stadium III: Lymphadenopathie-Syndrom (LAS)
Stadium IV: AIDS
- IVa: Fieber, Gewichtsverlust, Durchfälle
- IVb: Neurologische Manifestationen
- IVc: Opportunistische Infektionen
- IVd: Sekundäre Neoplasien
- IVe: Nicht einzuordnende Verläufe

Tabelle 24.8: Primäre und sekundäre neurologische Manifestationen der HIV-Infektion

I Primäre neurologische HIV-Manifestationen
(Stadium IVb)
Aseptische Meningitis
Akute Meningoenzephalitis
Chronische HIV-Meningitis
Subakute HIV-Enzephalopathie/Demenz
(AIDS-Demenz-Komplex)
Periphere Neuropathie
HIV-Myopathie

II Sekundäre neurologische HIV-Manifestationen
1. Opportunistische Infektionen (Stadium IVc)
ZNS-Toxoplasmose
Pilz-Meningitiden:
  Kryptokokkose
  Kokzioidomykose
  Aspergillose
  Histoplasmose
  Candidose
Bakterielle Meningitiden und Hirnabszesse:
  Tuberkulose (Mykobakterium tuberculosis, atypische Mykobakterien wie Mycobacterium avium intracellulare)
  Neurolues (Treponema pallidum)
  Listeriose
  Nokardiose
Virale Syndrome:
  Progressive multifokale Leukenzephalopathie (PML)
  Herpesvirus-Enzephalitiden (HSV, VZV, CMV, EBV)
2. Neoplasien (Stadium IVd)
  Primäres ZNS-Lymphom
  Metastasierendes Kaposi-Sarkom
3. Zerebrovaskuläre Komplikationen (Stadium IVe)
  HIV-Vaskulopathie mit ischämischen Infarkten und Hämorrhagien
  Parainfektiöse Vaskulitiden (z. B. Neurosyphilis, CMV, Toxoplasmose, Tuberkulose, Pseudomonas)
4. Medikamentöse Effekte

Zu neurologischen Manifestationen kommt es in den Stadien IVb bis IVe, selten tritt auch im Stadium I eine akute «aseptische», seröse Meningoenzephalitis mit benignem Verlauf auf.

97. Welche antiretroviralen Medikamente können eine Myopathie oder Myositis verursachen?

AZT (Zidovudin) kann sowohl eine Myopathie als auch eine Myositis verursachen, insbesondere bei längerer Therapie. Oftmals ist es schwer, diese Form von der eigentlichen HIV-Myopathie abzugrenzen, dann hilft das Absetzen von AZT bei der Entscheidung. Zusätzlich findet man bei der Muskelbiopsie im Falle der AZT-induzierten Myopathie abnorme Mitochondrien (siehe auch Kapitel 4, Frage 50).

98. Welche antiretroviralen Medikamente können eine periphere Neuropathie verursachen?

D4T (Stavudin), ddI (Didanosin), ddC (Zalcitabin) und 3TC (Lamivudin) können eine periphere Neuropathie hervorrufen. Die ersten 3 genannten Medikamente haben in Kombination eine additive Toxizität.

99. Welche Form der Polyneuropathie ist bei Patienten mit HIV-Infektion am häufigsten?

Die chronische, **distal symmetrische** Form der **Polyneuropathie** mit axonaler Schädigung ist am häufigsten. Die Ausfälle sind vorwiegend sensibel mit schmerzhaften Dyästhesien, Taubheit und Parästhesien. Seltener sind Muskelparesen oder autonome Störungen. Gelegentlich sieht man auch eine chronische oder akute entzündliche demyelinisierende Polyneuropathie.

100. Wie unterscheidet man die akute demyelinisierende inflammatorische Neuropathie bei HIV vom Guillain-Barré-Syndrom (GBS)?

Bei der HIV-verursachten Erkrankung findet man im Liquor eine Pleozytose mit Proteinerhöhung. Beim GBS liegt charakteristischerweise das Liquorsyndrom der zytoalbuminären Dissoziation ohne Erhöhung der Zellzahl vor.

101. Welchen Liquorbefund erwarten Sie bei einem Patienten mit HIV-assoziierter aseptischer Meningitis?

Wie andere virale Meningitiden verursacht auch die HIV-Infektion eine mononukleäre Pleozytose mit 100–1000/3 Zellen und eine Eiweißerhöhung zwischen 50–100 mg/dl. Meningeale Reizzeichen, Kopfschmerzen, Fieber und Hirnnervenausfälle, insbesondere des V., VII. und VIII. Hirnnerven treten auf.

> Hollander H, McGuire D, Burack JH: Diagnostic lumbar puncture in HIV-infected patients: Analysis of 138 cases. Am J Med 96:223, 1994.

102. Nennen Sie die häufigsten Ursachen für neu aufgetretene epileptische Anfälle bei HIV-Patienten

Die häufigsten Ursachen sind Toxoplasmose, subakute HIV-Enzephalopathie, Kryptokokkose und das primäre ZNS-Lymphom.

103. Ein Epilepsiepatient war unter Therapie mit Phenytoin seit vielen Jahren anfallsfrei. Seit Beginn der HIV-Therapie treten erneut Anfälle auf. Welche Medikation nimmt er?

AZT (Zidovudin) führt zu einer Erniedrigung der Serumspiegel von Phenytoin. Die Phenytoin-Dosis muss wieder bis zum therapeutischen Spiegel erhöht werden.

104. Wie unterscheidet sich der AIDS-Demenz-Komplex von der Creutzfeldt-Jakob-Erkrankung (CJD)?

Beim AIDS-Demenz-Komplex (HIV-Enzephalopathie) kommt es zu einem schleichenden hirnorganischen Psychosyndrom, bei dem das Bewusstseinsniveau bis in die späten Stadien erhalten bleibt, es sei denn, andere systemische Ursachen kommen hinzu. Bei der CJD kommt es dagegen schon früh zu Beeinträchtigungen des Bewusstseinszustandes, ansonsten ist sie klinisch dem AIDS-Demenz-Komplex sehr ähnlich.

> Simpson DM, Tagliati M: Neurologic manifestation of HIV infection. Ann Intern Med 121:769, 1994.

105. Ein Patient im Stadium AIDS beklagt Sehstörungen. Welche infektiösen Ursachen kommen am ehesten infrage?

Am häufigsten ist die Cytomegalie-Virus-Retinitis (**CMV-Retinitis**), die bei 30% der Patienten im Stadium IV der HIV-Erkrankung auftritt. Die **Toxoplasmose** ist wahrscheinlich die zweithäufigste Ursache, die etwa 4% der Retinitis-Fälle ausmacht. Eine **okuläre Syphilis** manifestiert sich mit Iridozyklitis, Neuroretinitis, Perineuritis optica und Retrobulbärneuritis. Die **HIV-Infektion** selbst verursacht «cotton wool»-Herde, die normalerweise nicht das Gesichtsfeld beeinträchtigen. Eine seltene Ursache der Retinitis ist die Tuberkulose.

> De Smet MD, Nussenblatt RB: Ocular manifestations of AIDS. JAMA 266:3019, 1991.

106. Was ist eine PML? Wie ist das klinische Bild?

Siehe Kapitel 18, Frage 15.

107. Welche Symptome macht eine Kryptokokken-Meningitis bei einem HIV-positiven Patienten? Wie ist die Behandlung?

Zu den Symptomen gehören Fieber, Bewusstseinsstörungen, Kopfschmerzen und Meningismus. Ein Papillenödem kann infolge des erhöhten intrakraniellen Drucks feststellbar sein. Die Liquorbefunde und die Laborbefunde sind hierbei oft nur geringgradig pathologisch. Der Antigennachweis im Latextest (im Liquor, Serum oder Urin) ist der sensitivste Marker einer Infektion und ist dem Direktnachweis im Tuschepräparat (hohe Rate falsch-negativer Befunde) oder der Pilzkultur überlegen.

Die Initialbehandlung besteht aus Amphotericin B mit oder ohne Flucytosin. Therapie der zweiten Wahl sind die relativ gut verträglichen, oral applizierbaren Triazole Fluconazol und Itroconazol. Rezidive sind häufig, weshalb die Patienten meist nach der 6-wöchigen Akuttherapie eine Erhaltungstherapie (mit oralem Fluconazol) benötigen.

108. Viele Patienten mit AIDS haben eine «Sulfa»-Allergie. Wie ist für sie die Behandlung der Wahl bei Toxoplasmose-Enzephalitis?

Bei Patienten mit einer bekannten Allergie gegen Sulfa-Präparate wird mit **Clindamycin** (4 mal 600 mg/Tag intravenös) plus **Pyrimethamin** (100 bis 200 mg/Tag über 3 Tage, dann 75 mg täglich oral) plus **Folsäure** (15–30 mg/Tag oral) behandelt. Die Dauer der Behandlung ist abhängig vom klinischen und radiologischen Ansprechen und dauert im Mittel sechs Wochen. Therapie der **1. Wahl** wäre die Kombination von Sulfadiazin (3 mal 2 g/Tag oral) in Kombination mit Pyrimethamin und Folsäure.

Dannemann B, McCutchan A, Israelski D, et al: Treatment of toxoplasmic encephalitix in patients with AIDS. Ann Intern Med 116:33, 1992.

109. Nennen Sie die häufigsten Manifestationen einer Neurosyphilis bei der HIV-Infektion

1. Akute Meningitis
2. Kraniale Neuropathie (Optikusneuritis, N. vestibulocochlearis-Parese)
3. Meningovaskuläre Manifestation im Rahmen der Begleitvaskulitis (führt zu Ischämien)

110. Wie beeinflusst eine HIV-Infektion die Syphilisdiagnostik?

Bei Patienten mit HIV-Infektion, insbesondere bei sehr niedrigen CD4-Helferzell-Zahlen, kann es zum Verschwinden der Antigenreaktivität bei den Treponementests der Syphilis kommen. Sowohl der TPHA-Test als auch der FTA-ABS-Test können bei bekannter vorangegangener Syphilisinfektion im Rahmen der HIV-Infektion negativ werden.

Haas JS, et al: Sensitivity of treponemal tests for detecting prior treated syphilis during human immunodeficiency virus infection. J Infect Dis 162:862, 1990.

111. Wie verändert eine HIV-Infektion den Verlauf einer Syphilis?

Eine HIV-Infektion kann bei Infektion mit *Treponema pallidum* zu folgenden Veränderungen führen:
- Therapieversagen bei normaler Therapiedauer,
- höhere Rate von falsch-negativen serologischen Test,
- Infektionsrezidive nach Therapie,
- häufigeres Auftreten einer frühen Neurosyphilis.

Die übliche Dosierung von Penicillin G ist möglicherweise nicht ausreichend. Als Alternativtherapie wird die dreimalige Gabe von **Benzathin-Penicillin** (2,4 Millionen Einheiten in wöchentlichen Abständen) bei der primären oder sekundären Syphilis empfohlen. Bei Penicillinallergie oder unzureichendem Effekt kann Ceftriaxon (2 g/Tag über 14 bis 21 Tage) verwendet werden.

Musher DM, Hamill RJ, Baughn RE: Effect of human immunodeficiency virus (HIV) infection on the course of syphilis and on the response to treatment. Ann Intern Med 113:872, 1990.

Literatur

1. Felgenhauer K, Beuche W: Labordiagnostik neurologischer Erkrankungen. Stuttgart, Thieme, 1999.
2. Mandell GI, Douglas RG, Burnett JE: Principles and Practice of Infectious Disease, 9. Aufl. New York, Churchill-Livingstone, 1995.
3. Pfister HW: Bakterielle Infektionen. In Brandt T, Dichgans J, Diener HC: Therapie und Verlauf neurologischer Erkrankungen, 3. Aufl., Stuttgart, Kohlhammer, 1998.
4. Samuels MA, Feske S (Hrsg.): Office Practice of Neurology. New York, Churchill-Livingstone, 1996.
5. Schmutzhard, E: Entzündliche Erkrankungen des Nervensystems, Stuttgart, Thieme, 2000.
6. Schulz JB, Weller M: Prion-Erkrankungen. In: Brandt T, Dichgans J, Diener HC: Therapie und Verlauf neurologischer Erkrankungen. 3. Aufl., Stuttgart, Kohlhammer, 1998.

25. Neuropädiatrie

Angus A. Wilfong

Pränatale Erkrankungen, Entwicklungsstörungen und Fehlbildungen des Gehirns und Rückenmarks

1. Nennen Sie die Reflexe in der Kindesentwicklung. Wann treten sie auf, wann sind sie nicht mehr feststellbar?
Siehe **Tabelle 25.1**

2. Wie werden klinisch und pathologisch perinatale hypoxisch-ischämische Hirnschädigungen klassifiziert?

1. **Neuronale Nekrose:** Kann auf bestimmte Hirnregionen beschränkt, ausgedehnt oder multifokal sein. Diese Form ist typischerweise die schwerste Form der kindlichen Hirnschädigung. Die überlebenden Kinder haben Di- oder Tetraplegien, mentale Retardation und Epilepsie.
2. **Status marmoratus:** Tritt bei reifen Neugeborenen auf und ist durch Gliose und Hypermyelinisierung der Basalganglien charakterisiert. Klinisch ist diese Form mit der choreoathetoiden Zerebralparese assoziiert.
3. **Grenzzoneninfarkte:** Bei reifen Neugeborenen treten Infarkte in den Grenzzonen zwischen vorderer, mittlerer und hinterer Zerebralarterie auf. Oftmals ist der motorische Kortex betroffen mit der Folge von Hemiparesen.
4. **Periventrikuläre Leukomalazie:** Die Form der Grenzzoneninfarkte tritt bei unreifen Neugeborenen auf und betrifft die weiße Substanz in Nachbarschaft der Seitenventrikel. Klinisch ist diese Form mit spastischen Paresen der unteren Extremitäten assoziiert, die spastische Diplegie genannt wird (siehe infantile Zerebralparese).

3. Nennen Sie die wichtigsten vorgeburtlichen Risikofaktoren für die Entwicklung einer statischen Enzephalopathie
Siehe **Tabelle 25.2**

Tabelle 25.1: Reflexe in der Kindesentwicklung

Reflexe	Auftreten	Verschwinden
Reflektorisches Schreiten	Geburt	1–2 Monate
Rooting-Reflex	Geburt	3 Monate
Moro-Reflex	Geburt	5–6 Monate
Asymmetrischer tonischer Nackenstellreflex	Geburt	5–6 Monate
Palmarer Greifreflex	Geburt	6 Monate
Gekreuzte Adduktion beim Kniereflex	Geburt	7–8 Monate
Plantarer Greifreflex	Geburt	9–10 Monate
Babinski-Phänomen	Geburt	6–12 Monate
Parachute-Reflex (Abfangbewegungen mit den Armen)	8–9 Monate	Persistiert
Landau-Reflex	10 Monate	24 Monate

Tabelle 25.2: Antenatale Risikofaktoren für die Entwicklung einer statischen Enzephalopathie

1. Hypoxisch-ischämische Enzephalopathie
2. Intrauterine Infektionen
3. Teratogenexposition (z. B. Medikamente, Alkohol, Nikotin)
4. Kongenitale Malformationen
5. Genetische Abnormitäten
6. Multiple Schwangerschaften
7. Maternale Faktoren: Diabetes, Malnutrition, Toxämie

Tabelle 25.3: Peri- und neonatale Risikofaktoren für die Entwicklung einer statischen Enzephalopathie

1. Frühgeburtlichkeit
2. Hypoxisch-ischämische Enzephalopathie
3. Kernikterus
4. Trauma
5. Sepsis oder Meningitis

4. Nennen Sie die wichtigsten perinatalen/neonatalen Risikofaktoren für die Entwicklung einer kindlichen Hirnschädigung?
Siehe **Tabelle 25.3**

5. Nennen Sie die 4 wichtigsten Erreger intrauteriner Infektionen
Man merkt sich die vier wichtigsten intrauterinen Infektionserreger mit dem Akronym **TORCH**:
TO = Toxoplasmose
R = Röteln
C = Cytomegalie-Virus
H = Herpes-simplex-Virus

6. Die Schädigung welcher neuroanatomischer Strukturen führt zum klinischen Bild der infantilen Hypotonie («floppy baby»)?
Siehe **Tabelle 25.4**

7. Was sind die häufigsten Ursachen eines «floppy baby»? Was sind die seltensten?
Mit weitem Abstand sind die zentralen Ursachen bei Schädigung von Kleinhirn, Basalganglien, Hirnstamm und Großhirnhemisphären am häufigsten. Am seltensten wird die infantile Hypotonie durch Schädigungen der peripheren Nerven verursacht.

Tabelle 25.4: Differentialdiagnose des «floppy baby» (infantile Hypotonie)

Neuroanatomische Struktur	Beispiel
Muskel	Kongenitale Myopathien, kongenitale Muskeldystrophie, Glykogenose Typ II (M. Pompe)
Neuromuskuläre Synapse	Kongenitale myasthene Syndrome, transiente neonatale Myasthenia gravis (bei maternaler Erkrankung), Botulismus, Hypermagnesiämie
Peripherer Nerv	Neuroaxonale Dystrophie, familiäre Dysautonomie (Riley-Day-Syndrom), hypomyelinisierende Neuropathie
Vorderhornzelle	Spinale Muskelatrophie Typ I (Werdnig-Hoffmann)
Rückenmark	Myelodysplasie (Meningomyelozele, Diplomyelie, Diastematomyelie), traumatische Transektion
Kleinhirn, Hirnstamm, Basalganglien, Großhirnhermisphären	Malformationen, Infektionen, toxische Enzephalopathien, metabolische Enzephalopathien, hypoxisch-ischämische Enzephalopathien, genetische und chromosomale Abnormitäten, neurodegenerative Erkrankungen

8. Welche Syndrome sind mit einer Agenesie des Corpus callosum assoziiert?
Die Ausbildung des Balkens vollzieht sich zwischen dem 60. und 120. Tag der Gestation, die Myelinisierung jedoch erst nach der Geburt.

Eine Balkenagenesie kann komplett oder partiell sein. Viele Fälle mit dieser Malformation treten sporadisch auf, daneben gibt es noch autosomal dominante und X-chromosomal rezessiv vererbte Syndrome. Die Balkenagenesie tritt beim **Shapiro-Syndrom** auf (siehe Kapitel 12), sowie im Rahmen des **Aicardi-Syndroms**. Zu letzterem gehören infantile Spasmen mit Hypsarrhythmie im EEG, schwere psychomotorische Retardierung und charakteristische chorioretinale Lakunen. Es betrifft nur das weibliche Geschlecht (X-chromosomal dominante Vererbung).

9. Was ist der Unterschied zwischen Makrozephalie und Megalenzephalie? Was ist die Differentialdiagnose?

Makrozephalie beschreibt einen großen Kopf, während die Megalenzephalie eine übermäßige Größe und Übergewicht des Gehirns meint. Zur Differentialdiagnose siehe **Tabelle 25.5**

10. Was sind dysraphische Störungen?

Dysraphische Störungen (Raphe = Naht) sind Fehlbildungen durch mangelhafte Gehirn- bzw. Rückenmarksanlage oder Hemmung der Schließungsprozesse der Neuralplatte. Der Ausprägungsgrad reicht vom **Anenzphalus,** der nicht mit dem Leben vereinbar ist, bis zur **Septum-pellucidum-Zyste** als Normvariante ohne klinische Relevanz. Häufiger treten dysraphische Syndrome kombiniert auf.

Folgende dysraphische Syndrome können klinisch relevant sein:

1. **Meningoenzephalozele:** lokale, median gelegene Vorwölbung mit Meningen und Gehirnanteilen, mit intakter Hautbedeckung.
2. **Spina bifida:**
   (1) **Myelozele** (**Rachischisis**): fehlender Neuralrohrschluss mit unbedeckter Neuralplatte.
   (2) **Meningozele:** Prolaps der Arachnoidea mit zystischer Schwellung bei normaler Rückenmarkslage im knöchernen Defekt, von Haut bedeckt.
   (3) **Myelomeningozele:** Protrusion des Rückenmarks einschließlich Arachnoidea, entweder von Haut bedeckt (**Spina bifida cystica**) oder offen (**Spina bifida aperta**) im duralen und knöchernen Defekt.
   (4) **Spina bifida occulta:** Knöcherner Schließungsdefekt bei normaler Lage von Rückenmark und Meningen (häufig, Prävalenz ca. 1%); oft mit lumbaler Hypertrichose assoziiert.
   (5) **Diastematomyelie:** Protrusion eines Knochenkamms oder eines fibrösen Bandes in den Spinalkanal, Gefahr der Traktionsmyelopathie.
   (6) «**tethered cord**»: Adhäsion von Myelon oder Nervenwurzel am Spinalkanal mit Traktionsläsion.
3. **Dandy-Walker-Syndrom:** zystische Erweiterung des IV. Ventrikels, Kleinhirnwurmagenesie und Atresie der Foraminae Luschkae und Magendii.
4. **Arnold-Chiari-Malformation** (ACM): Missbildung des kraniozervikalen Übergangs mit rhomb-, mes-, di- und telenzephalen Missbildungen.
5. **Kraniostosen:** vorzeitige Verknöcherung von Schädelnähten.
6. **Primäre Syringomyelie:** Zentrale Höhlenbildung im Rückenmark.

11. Wie diagnostiziert und therapiert man eine Spina bifida beim Neugeborenen?

Eine sorgfältige neurologische Untersuchung lässt die Höhe des betroffenen Rückenmarks und die be-

Tabelle 25.5: Differentialdiagnose der kindlichen Makrozephalie und Megalenzephalie

I Makrozephalie
1. Hydrozephalus
• kommunizierender
• obstruktiver
2. Extraaxiale Flüssigkeitsansammlungen
• Subdurale Effusionen
• Subdurale Hämatome
3. Verdickung der Schädelknochen
• Anämie mit Erweiterung des Knochenmarks
• Osteopetrose
• Rachitis (Vitamin D-Mangel)
• Osteogenesis imperfecta
4. Megalenzephalie

II Megalenzephalie
1. Toxische und metabolische Ursachen
1.1 Hirnödem
• Pseudotumor cerebri
• Bleiintoxikation
1.2 Canavan-Syndrom
1.3 Morbus Alexander
1.4 Tay-Sachs-Erkrankung (Gangliosidose)
1.5 Metachromatische Leukodystrophie (Sulfatidose)
1.6 Mukopolysacharidosen
2. Strukturelle Ursachen
2.1 Zerebraler Gigantismus (Sotos-Syndrom)
2.2 Familiäre Megalenzephalie
2.3 Neurofibromatose (M. Recklinghausen)
2.4 Tuberöse Sklerose
2.5 Fragiles X-Syndrom

teiligten Spinalnerven einschätzen. Dazu gehört die Objektivierung von Blasen- oder Mastdarmbeteiligung. In der bildgebenden Diagnostik (Ultraschall, CT, MRT) werden häufig zusätzlich vorhandene ZNS-Störungen beurteilt, Röntgenaufnahmen benötigt man zur Einschätzung des knöchernen Ausmaßes der Schädigung.

Sofort nach der Geburt müssen bei der offenen Spina bifida sterile Abdeckungen auf die Membran der Myelomeningozele gelegt werden, welche unbedingt bei der Verlegung in ein spezialisiertes Zentrum intakt bleiben müssen. Die Blasenkatheterisierung ist zur Verhinderung eines Flüssigkeitsrückstaus notwendig. Der **neurochirurgische Verschluss** des dysraphischen Defekts sollte innerhalb des 1. oder 2. Lebenstages erfolgen.

12. Welche Komplikationen können bei einem Kind mit Myelomeningozele auftreten?

Nahezu alle Kinder mit lumbosakraler Myelomeningozele haben eine assoziierte Typ II Arnold-Chiari-Malformation, die zum **Hydrozephalus** führt (**Abb. 25.1**). Der Hydrozephalus kann bereits kongenital vorhanden sein oder sich erst nach dem Verschluss der Dysraphie entwickeln. Viele Kinder benötigen deshalb einen Shunt. **Infektionen** des ZNS sind häufig und verheerend. Das höchste Risiko besteht bei Kindern mit großen Defekten, bei denen die bedeckende Zelenmembran rupturiert ist. Nach der Kindheit gehört das **Nierenversagen** zu den häufigsten Ursachen der Mortalität. Es ist die Folge der wiederholten Harnwegsinfektionen und der obstruktiven Uropathie. Viele Kinder mit Myelomeningozele entwickeln zu irgendeinem Zeitpunkt **epileptische Anfälle**, einige davon treten mit der Anlegung eines ventrikulo-peritonealen Shunts auf. Bei manchen tritt nach Jahren mit statischem neurologischen Defizit eine Progression der Spastizität und der Muskelschwäche in den Beinen auf. In der CT-Myelographie und mit MRT findet man einen tiefliegenden Conus medullaris. Man nennt das Phänomen «**tethered cord**» («angebundenes») Rückenmark). Durch eine chirurgische Intervention mit Befreiung des Filum terminale und des Rückenmarks kann die neurologische Funktion wieder verbessert werden.

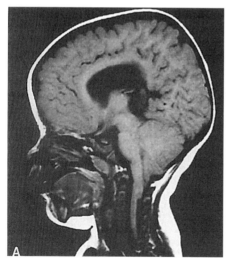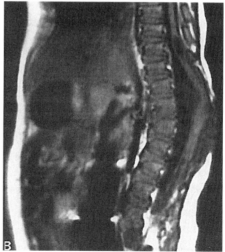

Abbildung 25.1: Arnold-Chiari-Malformation (ACM) Typ II mit Myelomeningozele. Im Sagitalschnitt der Kernspintomographie (A) sieht man die «Herniation» oder Kaudalverlagerung der Kleinhirntonsillen durch das Foramen magnum bis auf Höhe C2 zusammen mit einem obstruktiven Hydrozephalus. Im sagittalen T1-gewichteten MRT der lumbosakralen Wirbelsäule (B) imponiert die ausgedehnte begleitende thorakolumbale Myelomeningozele. Man beachte die dorsale Kyphose, das Fehlen der Processi spinosi der Wirbelkörper und das fehlgebildete sowie verlagerte Rückenmark auf Höhe der Dysraphie. Oberhalb des Defekts ist eine kleine Syrinx sichtbar.

13. Wie wird die Arnold-Chiari-Malformation (ACM) klassifiziert?

Die Häufigkeit dieser Missbildung wird mit 1 auf 25 000 Geburten angegeben; man unterscheidet **4 Typen** dieser dysraphischen Malformation.

1. ACM Typ I (Chiari-Syndrom):
- Kaudalverlagerung der Kleinhirntonsillen durch das Foramen magnum in den oberen Zervikalkanal; keine Kaudalverlagerung der Medulla oblongata, keine zusätzlichen Missbildungen
- bei $1/3$ zusätzlich zervikale Syringomyelie (andere kraniozervikale Übergangsanomalien ebenfalls möglich)
- **klinisch** oft erst im Erwachsenenalter symptomatisch (40.–50. Lebensjahr) oder lebenslang asymptomatisch
- **Symptome** sind Kopfschmerzen, Schwindel, kaudale Hirnnervenausfälle, Downbeat-Nystagmus, seltener Spastizität oder Beeinträchtigung der Propriozeption (bei Betroffenheit der Pyramiden- und/oder Hinterstrangbahnen)
- **Therapie:** okzipitale Dekompression und/oder Shuntanlage.

2. ACM Typ II (Arnold-Chiari-Syndrom):
- wie Typ I, jedoch zusätzliche Herniation des Hirnstamms durch das Foramen magnum; assoziiert mit lumbosakraler Myelomeninozele und verschiedenen anderen Malformation des Nervensystems (Syringomyelie, Hydromyelie, Verschluss der Foraminae Luschkae et Magendii)
- **klinisch** meist schon kurz nach Geburt symptomatisch, Hydrozephalus
- **Therapie:** Operation der lumbosakralen Zele, frühzeitiger Shunt, okzipitale Dekompression.

3. ACM Typ III:
- wie Typ II, zusätzlich okzipitale/zervikale Enzephalozele und zervikale Spina bifida
- schwerste Form der ACM mit geringer Lebenserwartung
- **Therapie:** wie bei Typ II.

4. ACM Typ IV:
- isolierte Kleinhirnhypoplasie ohne andere Malformationen im Nervensytem.

14. Was ist eine infantile Zerebralparese? Wie häufig ist sie?

Die infantilen Zerebralparesen (iCP, CP; Little-Krankheit) stellen kein einheitliches Krankheitsbild dar, sondern bezeichnen einen Symptomenkomplex von verschiedenen prä-, peri- oder postnatal erworbenen statischen Enzephalopathien (zur Klassifikation siehe **Tab. 25.6**). Sie sind gekennzeichnet durch:

1. Eine neurologisch klar definierte Störung (Spastik (80%) > Dyskinesie > Ataxie)
2. Eine Entstehung in der Neonatalperiode (prä-, peri- oder postnatal)
3. Das Fehlen der Progredienz des zugrundeliegenden Prozesses
4. Häufig assoziierte zusätzliche Störungen wie Lernbehinderung, geistige Behinderung (30 bis 40%), Sehstörungen, Epilepsie (ca. 40%). Je schwerer die motorische Störung, desto häufiger die zusätzlichen Behinderungen.

Die Prävalenz liegt bei 1–2/1000 Geburten, das Risiko ist besonders für Frühgeborene hoch.

15. Sind pränatale Ursachen bei der Zerebralparese häufiger als peri- oder postnatale?

Bei den häufigsten Formen der iCP, den spastischen (Di-, Tetra, und Hemiplegie), die 85–90% ausmachen, herrschen Läsionen des Gehirns vor, die im

Tabelle 25.6: Klassifikation der infantilen Zerebralparesen (CP) nach Hagberg

Spastische CP (85–90%)	• Spastische Hemiplegie
	• Bilaterale spastische CP
	  Beinbetont (Diplegie, Beine > Arme)
	  Komplett (Tetraplegie, Arme > Beine)
	  Tri-betont (Beine und ein Arm > anderer Arm)
	  Dyskinetisch-spastische Form

Dyskinetische CP (5–10%)	• Vorwiegend dyston • Vorwiegend athetoid
Ataktische CP (1–5%)	• nicht-progressive kongenitale zerebelläre Ataxie

Nach Hagberg B, Hagberg G: The origins of cerebral palsy. In: David TJ (Hrsg.): Recent advances in Pediatrics, Nr. 11, Edinburgh, Churchill-Livingstone, 1993.

3. Trimenon entstehen (z. B. Infektionen, Anoxie, intrauteriner Insult). Genetische Ursachen oder Fehlbildungen des Gehirns, die im 1. oder 2. Trimenon entstehen, sind seltener (10–30%). Maximal 15% entstehen aufgrund perinataler Ursachen (z. B. Asphyxie unter der Geburt, Infektion innerhalb der Neonatalperiode).

Ähnliches gilt für die zweite Gruppe der iCP, die dyskinetische Form.

Nur bei der dritten Gruppe, der ataktischen iCP, finden sich keine läsionellen Ursachen der Symptomatik. Die Ursachen sind heterogen, genetisch bedingt oder die Folge von zerebellären Fehlbildungen.

16. Wann stellt man die Diagnose einer infantilen Zerebralparese?

In der Regel ist eine Diagnosestellung nicht ohne Berücksichtigung des klinischen Verlaufs möglich, wobei eine «prädiktive» Sicherheit mitunter nicht vor dem 5. Lebensjahr besteht. Die Diagnose kann – mit Ausnahme schwerer Bilder – somit **frühestens mit 3 Jahren,** idealerweise **erst mit 5 Jahren** gestellt werden.

17. Welche parainfektiösen Erkrankungen können zu einer Zerebralparese führen?

1. Akute disseminierte Enzephalomyelitis (ADEM)
2. Akute hämorrhagische Leukenzephalitis (AHLE)
3. Akute zerebelläre Ataxie
4. Reye-Syndrom

Metabolische und neurodegenerative Erkrankungen

18. Wie manifestieren sich die weiße Substanz betreffende metabolische oder neurodegenerative Erkrankungen klinisch? Wie solche, die die graue Substanz betreffen?

1. Befall der weißen Substanz:
Verlust motorischer Fähigkeiten, Spastik, Ataxie.

2. Befall der grauen Substanz:
Verlust intellektueller Fähigkeiten (dementielle Entwicklung), Epilepsie, Blindheit.

19. Welche sieben klinischen Varianten der metachromatischen Leukodystrophie kennt man?

Die metachromatische Leukodystrophie (MLD) ist eine autosomal rezessiv vererbte lysosomal bedingte **Erkrankung des Myelins** (Sulfatidose) mit **Mangel der Arylsulfatase A** (Chromosom 22; Störung des Abbaus von Sulfatiden zu Zerebrosiden). Die sieben klinischen Varianten sind:

1. **Kongenitale MLD:** Beginn bei der Geburt mit Apnoe, Anfällen und Muskelschwäche (sehr selten).
2. **Infantile MLD:** Klassische Form (am häufigsten). Erkrankungsbeginn zwischen 1–4 Jahren mit progressiver Gangstörung, Spastik, psychomotorischer Regression bei Zeichen der Dysfunktion des 1. und 2. motorischen Neurons.
3. **Juvenile MLD:** Erkrankungsbeginn zwischen dem 4. und 16. Lebensjahr. Manifestiert sich häufig in der Schule mit Verhaltensauffälligkeiten.
4. **Adulte MLD:** Circa 15% aller Fälle; Beginn in der 4. Dekade mit progressiver Demenz und symmetrischer, distal betonter sensomotorischer Polyneuropathie.
5. **Multipler Sulfatase-Defekt:** Klinische Kombination aus der infantilen Form und der Mukopolysaccharidose Typ I Pfaundler-Hurler (ebenfalls ein lysosomaler Enzymdefekt).
6. **Pseudo-Arylsulfatase-Mangel:** Klinisch asymptomatisch mit biochemisch verminderter Arylsulfatase A. Die Patienten haben eine mutierte, aber funktionell intakte Variante der Arylsulfatase A.
7. **Defekt des Aktivator-Proteins:** Die Patienten haben klinisch eine infantile MLD bei normalen Enzymbestimmungen. Die Arylsulfatase A ist normal, es fehlt jedoch ein für die Ausübung der Funktion notwendiges Aktivatorprotein.

> Polten A, Fluharty AL, Fluharty CB, et al: Molecular basis of different forms of metachromatic leukodystrophy. N Engl J Med 324, 18, 1991.

20. Welche Leukodystrophie ist nahezu immer mit einem endokrinen Defekt kombiniert?

Die **Adrenoleukodystrophie** (Adrenomyeloneuronopathie), eine X-chromosomal rezessiv vererbte Stoffwechselerkrankung beruht auf einer Dysfunktion der Peroxisomen (Prävalenz 1:20 000 Männer). Infolge einer Mutation eines peroxisomalen Transportproteins kommt es zur **gestörten β-Oxidation** von langkettigen Fettsäuren («very long chain fatty acids», VLCFA), die infolge der Einlagerung zur oft asymmetrischen Demyelinisierung von Großhirn, Hirnstamm, N. opticus und Rückenmark führen. Zusätzlich zu der Neurodegeneration besteht eine **Nebenniereninsuffizienz** (M. Addison) mit Bronzefärbung der Haut, beginnend an der oralen Mukosa und perimammillär.

Das charakteristische Erkrankungsalter liegt zwischen 4 und 6 Jahren (bis 12); die Jungen zeigen Verhaltensauffälligkeiten, Seh- und Gangstörungen, eventuell eine kortikale Erblindung zusammen mit Zeichen der Nebenniereninsuffizienz (**Adrenoleukodystrophie,** zerebrale Form). Eine **adulte Form** manifestiert sich bei jungen Männern mit progressiven spinalen Symptomen (spastische Paraparese) und einer peripheren Neuropathie (**Adrenomyeloneuronopathie**). Selten ist die chronische, nichtprogressive spinale Form bei heterozygoten Frauen oder die zerebrale und spinale Form bei Jugendlichen.

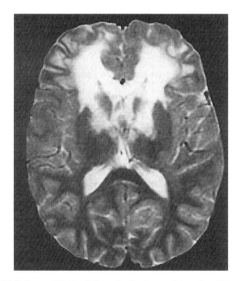

Abbildung 25.2: Adrenoleukodystrophie. Im T2-gewichteten MRT eines 9jährigen Jungen sieht man die ausgedehnte Demyelinisierung des ZNS mit Beteiligung des vorderen Centrum semiovale, der subkortikalen weißen Substanz, dem Balkenknie und der inneren Kapsel. Der Cortex cerebri, die Basalganglien und der Thalamus sind nicht betroffen.

Im **MRT** sieht man bei der klassischen Form Demyelinisierungsherde im Hirn (**Abb. 25.2**) und im Rückenmark. Im **Labor** findet man die Veränderungen entsprechend einem M. Addison (Kalium erhöht, Natrium und Chlorid erniedrigt, fehlende Stimulierbarkeit der Nebennierenrinde durch ACTH). **Biochemisch** sind die langkettigen Fettsäuren (VLCFA, C22–C26) im Blut erhöht.

Es gibt derzeit keine Therapie mit erwiesener Wirkung. **Glyzeroltrioleat/Glyzeroltrierucat** («Lorenzo's Öl») ist wegen schlechter Hirngängigkeit ohne wesentlichen Effekt, möglicherweise jedoch sinnvoll vor der Entwicklung neurologischer Symptome zur Verzögerung der symptomatischen Phase. Knochenmarkstransplantation und Gentherapie sind in einem experimentellen Stadium.

21. Pathologisch sind die meisten Leukodystrophien durch den Prozess der «Dysmyelinisierung» charakterisiert, d. h. aufgrund metabolischer Defekte ist die Myelogenese gestört und das entstehende Myelin ist in seiner Struktur und Funktion defekt. Bei welcher Leukodystrophie besteht im Gegensatz zu diesen Demyelinisierungen eine primäre Amyelinisierung (Abwesenheit von Myelin)?

Die Pelizaeus-Merzbacher-Erkrankung ist eine X-chromosomal rezessive Stoffwechselerkrankung, die durch das Fehlen des **Proteolipid-Proteins** (PLP) im Myelin entsteht. PLP ist neben dem Myelin-basischen Protein (MBP) die zweite Hauptstrukturkomponente des Myelins. Zusätzlich zur psychomotorischen Retardierung, Spastizität und Ataxie leiden die Kinder unter schweren Choreoathetosen und einem Pendelnystagmus.

22. Wie oft tritt die Multiple Sklerose (MS) bei Kindern auf?

Bei etwa 2% aller MS-Patienten liegt der Beginn der Symptome in der Kindheit. Die Mehrzahl der betroffenen Kinder (über 80%) ist dabei älter als 10 Jahre, jedoch sind auch schon Patienten unter 3 Jahre beschrieben worden. Das klinische Spektrum entspricht im Wesentlichen dem des Erwachsenenalters (siehe Kapitel 13).

Demyelinisierende Erkrankungen, die als Sonderformen der MS aufgefasst werden treten mit einer Gewichtung im Kindesalter auf. Dazu gehören die entzündliche diffuse Sklerose Schilder (Enzephalitis periaxialis diffusa), die konzentrische Sklerose Balo (Enzephalitis periaxialis concentrica) oder die Neuromyelitis optica (Devic-Syndrom).

23. Was ist ein kirschroter Makulafleck? Wie entsteht er?

Ein kirschroter Makulafleck («cherry-red spot») beschreibt das hellrote Aussehen der Fovea centralis (Stelle des schärfsten Sehens) in der Funkoskopie. Man findet dieses Phänomen bei bestimmten Speichererkrankungen, welche die graue Substanz betreffen, klassischerweise bei der Gangliosidose Tay-Sachs. Das gespeicherte Material akkumuliert in der Nervenfaserschicht, weshalb die Retina ein gräulich-weißes Aussehen bekommt. Da nur sehr wenige Fasern die Fovea centralis durchqueren bleibt die Farbe hier normal und reflektiert das hellscheinende rötliche Licht der darunterliegenden Choroidea.

24. Der Morbus Tay-Sachs gilt als prototypische neurodegenerativ-metabolische Erkrankung der grauen Substanz. Beschreiben Sie die typischen klinischen Merkmale

Der Morbus Tay-Sachs ist eine autosomal rezessive Erkrankung, der ein Defekt der Hexosaminidase A zugrundeliegt (GM2-Gangliosidose). Ab dem dritten Lebensmonat kommt es zu einer extremen Irritabilität, Hyperakusis, globalen Entwicklungsverzögerung und Hypotonie mit Muskelatrophie. Die Patienten haben des weiteren zerebelläre und extrapyramidale Symptome, der Visus verschlechtert sich im Alter von einem Jahr, und in der Fundoskopie findet man oft den «cherry-red» spot.

Im EEG entwickelt sich ein Hypsarrhythmie-Muster; epileptische, meist myoklonische Krampfanfälle finden sich bereits in den ersten 6 Lebensmonaten. Spastische Paresen sind erst später festzustellen und die Patienten versterben im Alter von 2 bis 4 Jahren. Neben der infantilen Form gibt es auch juvenile und adulte Formen der Erkrankung. Die adulte Form präsentiert sich wie die amyotrophe Lateralsklerose (ALS).

25. Welche neurodegenerativen Stoffwechselerkrankungen sind mit einer Hepatosplenomegalie assoziiert?

Siehe **Tabelle 25.7**

26. Was sind neuronale Zeroidlipofuszinosen (NCL)?

Neuronale Zeroidlipofuszinosen sind eine Gruppe von autosomal rezessiv vererbten Erkrankungen, die durch die exzessive Speicherung von Lipidpigmenten, Zeroid und Lipofuszin charakterisiert sind. Diese Bestandteile kommen normalerweise im Rahmen der Zellalterung vor. Im Falle der massiven und prämaturen Akkumulation bei diesen Erkran-

Tabelle 25.7: Metabolische neurodegenerative Erkrankungen mit Hepatosplenomegalie

Erkrankung	Vererbung	Defekt
M. Niemann-Pick (Sphingomyelinose)	Autosomal rezessiv	Heterogene Gruppe mit Defekt der Sphingomyelinase oder der LDL-stimulierten Cholesterolveresterung
M. Gaucher (Zerebrosidose)	Autosomal rezessiv	Defekt der Glukozerebrosidase
Mukopolysaccharidosen (schwere Expression)	Autosomal rezessiv	Defekt der alpha-L-Iduronidase (lysosomaler Enzymdefekt)
Mukopolysaccharidosen (leichte Expression)	X-chromosomal rezessiv	Defekt der Iduronat-2-Sulfatase
Zellweger-Syndrom (zerebro-hepato-renales-Syndrom)	Autosomal rezessiv	Störung der Peroxisomen
Wilson-Erkrankung	Autosomal rezessiv	Defekt der Kupfer-transportierenden ATP-ase mit Coeruloplasmin-Mangel: Akkumulation von Kupfer in Gehirn (v.a. Basalganglien), Leber (Zirrhose), Kornea
Galaktosämie	Autosomal rezessiv	Defekt der Galaktose-1-Phosphat-Uridyltransferase

Tabelle 25.8: Klinische Typen der neuronalen Zeroidlipofuszinosen (NCL)

1. **Infantile NCL (Santavuroi-Haltia)**
   - Beginn mit 8–18 Monaten, Tod mit 5–10 Jahren
   - Demenz, Epilepsie, Myoklonus, Erblindung

2. **Spät-infantile NCL (Jansky-Bielschowsky)**
   - Beginn mit 3–4 Jahren, Tod mit 9–12 Jahren
   - Demenz, Epilepsie, Myoklonus, Erblindung, Ataxie

3. **Juvenile NCL (Spielmeyer-Vogt-Sjögren)**
   - Beginn mit 5–10 Jahren, Tod mit 15–25 Jahren
   - Demenz, Epilepsie, Erblindung

4. **Adulte NCS (Kufs-Syndrom)**
   - Variabler Beginn, langsamer Krankheitsverlauf, variabler Todeszeitpunkt
   - Extrapyramidale Symptome, Ataxie, Myoklonus, Dysarthrie, keine Demenz

kungen kommt es zur Zelldysfunktion und zum neuronalen Zelltod. **Tabelle 25.8** gibt eine Übersicht zu den klinischen Varianten der Zeroidlipofuszinosen.

27. Welche endokrine Erkrankung kann sich als Neurodegeneration der grauen Substanz manifestieren, wenn sie beim Neugeborenen-Screening übersehen wird?

Der **kongenitale Hypothyreoidismus** (Kretinismus) ist rein klinisch bei der Geburt sehr schwierig zu diagnostizieren. Wird die Diagnose dann später in Betracht gezogen, ist meist der Zeitpunkt für eine wirksame Substitutionstherapie schon verpasst. Die Kinder entwickeln einen prolongierten Ikterus, abdominelle Schwellungen mit Nabelhernien, große Fontanellen, Hypotonie, Beeinträchtigung des Knochenwachstums, Makroglossie, Psychomotorische Retardierung, Epilepsie, Spastik, Ataxie und Taubheit.

Da Schilddrüsenhormone für Neurone entscheidend sind, betrifft die Schädigung vor allem die graue Substanz.

28. Welche neurodegenerative Erkrankung führt zu einer massiven Akkumulation von Eisen in den Basalganglien?

Die **Hallervorden-Spatz-Erkrankung** ist eine wahrscheinlich autosomal rezessiv vererbte Störung, der vermutlich ein Defekt der **Cystein-Dioxygenase** zugrundeliegt. Dieser Defekt führt zu einem Anstieg der Cystein-Konzentration, dessen Thiolgruppe Eisen bindet. Die Reaktion führt zur Bildung freier Radikale, was zur Zellschädigung und zum neuronalen Zelltod führt.

Pathologisch-anatomisch sieht man die Eisenablagerungen vor allem im Globus pallidus, der Substantia nigra und dem Nucleus ruber bei axonaler Dystrophie und vorherrschend motorischer und extrapyramidaler Symptomatik der Erkrankten.

Bei **Kinder oder Jugendlichen** beginnen die Symptome meist zwischen dem 7.–12. Lebensjahr mit einer psychomotorischen Retardierung und extrapyramidalen Zeichen (Gangstörung, Beindystonie), denen später pyramidale Zeichen, eine Optikusatrophie und eine Retinitis pigmentosa folgen. Beim **Erwachsenen** findet man ein Parkinson-Plus-Syndrom, eventuell mit Demenz, Hyperreflexie und prominenter Dystonie. Im **MRT** sieht man in T2-gewichteten Bildern das «Tigerauge-Zeichen» als Folge der Eiseneinlagerung in die Basalganglien. Eine sichere Diagnose ist nur neuropathologisch zu stellen. Eisenchelatoren haben keinen therapeutischen Effekt, die Behandlung richtet sich nach symptomatischen Gesichtspunkten.

Neurokutane Syndrome (Phakomatosen)

29. Was ist das häufigste neurokutane Syndrom? Beschreiben Sie die klinischen Charakteristika

Die **Neurofibromatose** Typ 1 (NF-1; Morbus Recklinghausen klassische Form) hat eine Prävalenz von 1/3000 Einwohner. Die Vererbung ist autosomal dominant mit 100%iger Penetranz, jedoch variabler Expressivität. Die Rate spontaner Neumutationen ist mit 30–50% sehr hoch. Das verantwortliche Gen liegt bei der NF-1 auf Chromosom 17 (17q11.2). Die Patienten haben Café-au-lait-Flecken, Neurofibrome («Klingelknopffibrome»), axilläre/inguinale Sommersprossen, Optikusgliome, Lisch-Knötchen (pigmentierte Iris-Hamartome), Megalenzephalie, mentale Retardation, Epilepsie und Knochendefekte (z. B. Knochenzysten mit pathologischen Frakturen). Gangliofibrome und Glomustumoren kommen bei der klassischen Form zusätzlich vor, in 5% kommt es zur malignen Tranformation der Neurofibrome.

Die Neurofibromatose Typ 2 (NF-2) macht 5–10% der Fälle mit M. Recklinghausen aus. Die Prävalenz liegt bei 1/50000, der Genedefekt der ebenfalls autosomal dominanten Erkrankung liegt auf Chromosom 22 (22q11 – q13). Der Typ 2 ist mit **bilateralen Akustikusneurinomen**, seltener Gliomen oder Meningeomen im Zentralnervensystem assoziiert, Café-au-lait-Flecken und kutane Neurofibrome sind seltener.

30. Ein Kind mit Hypsarrhythmie und infantilen Spasmen wird zur Abklärung vorgestellt. An welches neurokutane Syndrom muss gedacht werden?

Die **Tuberöse Sklerose** (TSC; M. Bourneville-Pringle) ist hochgradig mit dem Auftreten infantiler Spasmen korreliert (mehr als 25% aller Kinder mit infantilen Spasmen entwickln später andere Zeichen der Tuberösen Sklerose!). Die TSC ist eine genetisch heterogene autosomal dominante Erkrankung mit variabler Penetranz (Gene auf Chromosom 9, 11, 12, 16). Die Inzidenz liegt bei 3–4/100 000 Geburten, wobei die Rate von Spontanmutationen sehr hoch ist (50–80%).

Die klinischen Manifestationen betreffen **Haut, ZNS, Augen, Zähne** und **innere Organe** und sind im einzelnen in **Tabelle 25.9** genannt.

Die Patienten haben mentale Retardierung, epileptische Anfälle, Adenoma sebaceum und eine variable Zahl anderer Zeichen. Beweisend ist der bildgebende Befund von Tubera der Hirnrinde, subependymalen Knoten, Hamartomen der Retina, Koenen-Tumoren (Nagelfalzfibrome) oder multiplen Angiomyolipomen der Niere.

31. Welches der bekannten neurokutanen Syndrome hat keinen klaren Erbgang?

Im Gegensatz zu den übrigen Phakomatosen tritt die **Sturge-Weber-Erkrankung** (Enzephalofaziale Angiomatose) nur selten familiär auf. Die Häufigkeit wird auf 1:10 000 bis 1:23 000 geschätzt, die mittlere Lebenserwartung der Erkrankten liegt bei etwa 50 Jahren.

Die Patienten haben einen charakteristischen Portwein-Naevus im Gesicht oder einen Naevus flammaeus (kutanes Hämangiom), der typischerweise unilateral ist und im Bereich des 1. Trigeminusastes liegt (Ausdehnung jedoch auch im gesamten Gesichts- oder Körperbereich möglich). Der Naevus kann die nasopharyngeale Mukosa und die Choroidea mitbetreffen, was zum Glaukom führt. Der Befall des Augenlides zeigt eine zerebrale Mitbeteiligung an (meningeale Angiome). Andere Befunde sind Irisheterotopien, Optikusatrophie, progressive Demenz, komplex partielle Anfälle, die sich stetig verschlechtern und mit verlängerter Dauer der postiktalen Paralyse einhergehen sowie letztlich zu dauerhafter Hemiplegie und Hemianopsie führen. **Arteriographisch** zeigen sich ausgedehnte arteriovenöse Malformationen der ipsilateralen hemisphärischen Dura (Hirnkonvexitätsangiome). Ein vaskuläres «steal»-Phänomen führt zur chronischen Ischämie der Hemisphäre mit Hemisphärenatro-

Tabelle 25.9: Klinisches Bild der tuberösen Sklerose (M. Bourneville-Pringle)

1. Haut:
Adenoma sebaceum (= Angiofibrome im Gesicht), Chagrinleder-Flecken (subepidermale Fibrome), Koenen-Tumoren (subunguale Angiofibrome), Café-au-lait-Flecken, weiche gestielte Fibrome (v. a. Hals, Nacken), Portwein-Hämangiome.
2. ZNS:
Epileptische Anfälle (80%), mentale Retardierung, Autismus (> 20%), Tubera (noduläre, gliomatöse Hamartome), Heterotypien, Makro- oder Mikrogyrie, subependymale Hamartome (kalzifizierend und eventuell maligne Transformation in subependymale Riesenzell-Astrozytome).
3. Augen:
Hamartome der Retina (kaum Progredienz), Lid-Angiofibrome, Megalokornea, Glaukom, Katarakt, Glaskörperblutungen.
4. Zähne:
Gingivahyperplasie, punktförmige Zahnschmelz-Defekte.
5. Innere Organe:
Kardiale Rhabdomyosarkome (50%), renale Angiomyolipome, Nierenkarzinome (selten), Zysten.

phie. Im **Röntgen-Schädel** sieht man geschlängelte Verkalkungen, Hemiatrophie des Schädels, girlandenförmige, kalottennahe Verschattungen und Verkalkungen.

32. Welches neurokutane Syndrom geht zusätzlich zu der Hirn- und Hautbeteiligung mit immunologischen Abnormitäten, gestörten DNA-Reparaturmechanismen und einer hohen Neoplasieanfälligkeit einher?

Die **Ataxia teleangiectatica** (**Louis-Bar-Syndrom**) ist eine autosomal rezessiv hereditäre zerebelläre Ataxie mit Teleangiektasien, Immunsystemschwäche, deren Inzidenz auf 1/100 000 angegeben wird. Das verantwortliche Gen dieser Erkrankung, genannt **ATM-Gen**, liegt auf Chromosom 11q. Die Erkrankten entwickeln im Alter von 2 bis 4 Jahren Teleangiektasien auf lichtexponierten Arealen wie Haut oder Konjunktiven. Die Haut altert vorschnell, es kommt zu rezidivierenden Infekten mit schlechter Wundheilung, Vitiligo, Café-au-lait-Flecken und manchmal Sklerodermie-artigen Läsionen. Innerhalb der ersten Lebensjahre beginnt auch die schwere zerebelläre Ataxie. Das Gehenlernen ist verzögert, choreoathetotische Störungen findet man zusätzlich, sensible Störungen sind dagegen selten.

Immunologisch haben die Patienten verminderte oder fehlende IgA- und IgE-Antikörper sowie verminderte IgG_2- und IgG_4-Immunglobuline. Die primären Lymphorgane wie Tonsillen, lymphoides Gewebe und Thymusdrüse sind pathologisch verändert oder fehlen ganz. Der defekte zelluläre DNA-Reparaturmechanismus führt zu gehäuften spontanen und UV-induzierten Chromosomenaberationen, welche zu verschiedensten Neoplasien führen. Der alpha-Fetoprotein-Spiegel (AFP) ist erhöht, was als Screening-Technik für die Antenataldiagnostik verwendet werden kann. Die Betroffenen sterben meist vor dem 20. Lebensjahr.

33. Welche Phakomatose hat keine Hautbeteiligung?

Die **von-Hippel-Lindau-Erkrankung** ist eine autosomal dominante Störung, die zu den neurokutanen Syndromen gerechnet wird, aber keine Hautmanifestationen zeigt. Die Inzidenz liegt bei 1/36 000 Geburten, der Gendefekt liegt auf Chromosom 3q. Zu den klinischen Manifestation gehören retinale und zerebelläre Hämangioblastome (Lindau-Tumor), Polyzythämie, erhöhte Liquorproteine, Phäochromozytome und zystische Veränderungen von Niere, Leber und Nebenhoden (siehe auch Kapitel 18, Frage 54).

Krampfanfälle und andere paroxysmale Erkrankungen

34. Was sind einfache Fieberkrämpfe?

Ein einfacher febriler Anfall (Fieberkrampf) ist eine Konvulsion bei einem Kind im Alter zwischen 5 Monaten und 6 Jahren, die im Zusammenhang mit einem Fieber von über 38°C, jedoch nicht in Gegenwart einer ZNS-Infektion auftritt. Der Anfall muss weniger als 15 Minuten dauern, darf keine fokalen Zeichen haben und nicht in Serien mit einer Dauer von mehr als 30 Minuten auftreten.

35. Was sind komplizierte Fieberkrämpfe?

Zu den Kriterien eines komplizierten Fieberkrampfes gehören:
1. Der Anfall hat fokale Merkmale
2. Er dauert länger als 15 Minuten oder in einer Serie länger als 30 Minuten
3. Er tritt bei Kindern unter 5 Monaten oder über 6 Jahren auf

36. Erhöht ein einfacher Fieberkrampf die Wahrscheinlichkeit, später eine Epilepsie zu entwickeln?

Das Risiko der Entwicklung einer Epilepsie erhöht sich auf etwa 1%, d.h. es ist doppelt so groß wie bei der Normalbevölkerung.

> Verity CM, Golding J: Risk of epilepsy after febrile convulsions: A national cohort study. Br Med J 303:1373, 1991.
> Odievre M, Huguet P, Congard B: Febrile convulsions in children: Management. Ann Pediatr 37:570, 1990.

37. Wie hoch ist die Inzidenz von neonatalen Anfällen?
Wie präsentieren sie sich klinisch?

Die Häufigkeit neonataler Anfälle liegt bei 0,5–1%. Beim Neugeborenen treten wegen der noch nicht

Tabelle 25.10: Differentialdiagnose kindlicher Anfälle

1. Klassische und komplizierte Migräne
2. Pavor nocturnus (Schlafterror)
3. Paroxysmale Dyskinesien/Dystonien
4. Benigner paroxysmaler Vertigo des Kindesalters
5. Narkolepsie
6. Benigner nokturnaler Myoklonus
7. Motorische Tics/Gilles-de-la-Tourette-Syndrom
8. Gastroösophagealer Reflux bei Kindern
9. Aufmerksamkeitsdefizit/Tagträumen
10. Pseudoanfälle
11. Münchhausen-Syndrom des Erziehungsberechtigten

abgeschlossenen Myelinisierung der Kommissuralfasern keine bilateral synchronen generalisierten tonisch-klonischen Anfälle auf, welche man später bei Kindern oder Erwachsenen kennt.

Klinisch klassifiziert man die neonatalen Krampfanfälle in 5 Haupttypen:
1. Leichte Anfälle mit Blickdeviation, Augenflattern, Saugbewegungen, tonischer Körperhaltung oder Apnoe.
2. Multifokale klonische Anfälle, die zur klonischen Aktivität einer oder mehrerer Extremitäten führen und oftmals zufällig und unregelmäßig auf andere Körperteile übergreifen.
3. Fokale klonische Anfälle.
4. Tonische Anfälle mit Dezerebrationshaltung.
5. Myoklonische Anfälle mit schnellen synchronen einzelnen oder multiplen Flexionszuckungen der Extremitäten.

36. Welche plötzlichen Attacken außer Synkopen können noch mit epileptischen Krampfanfällen verwechselt werden?
Siehe **Tabelle 25.10**

Andere Störungen kognitiver Leistungen

37. Was bedeutet der Terminus «Teilleistungsschwäche»?
Von Teilleistungsschwächen (manchmal auch als «minimale zerebrale Dysfunktion», MCD, bezeichnet) spricht man, wenn ein Kind mit normaler Intelligenz bestimmte Defizite beim Erlernen der Fähigkeiten zur Ausübung bestimmter kognitiver Tätigkeiten hat. Die häufigste Lernschwierigkeit ist zum Beispiel die Dyslexie, d.h. die Schwierigkeit, das Lesen trotz adäquater Instruktion, ausreichender Intelligenz oder soziokultureller Gegebenheiten zu erlernen.

38. Ein Schulkind wird wegen ständigem «Tagträumen» und Verschlechterung der Noten zum Ausschluss einer möglichen Absence-Epilepsie geschickt. Mutter und Lehrer berichten über die kurze Aufmerksamkeitsspanne für Hausarbeiten im Gegensatz zum Fernsehen oder Videospielen, über leichte Ablenkbarkeit, Impulsivität, die Notwendigkeit einer konstanten Überwachung bei den Hausaufgaben, gefährliches und wagemutiges Verhalten und die konstante motorische physische Aktivität. An welche Diagnose denken Sie primär?
Die beschriebene Problematik und Symptomatik sind charakteristisch für das **hyperkinetische Syndrom** (Aufmerksamkeitsdefizit mit Hyperaktivitätsstörung). Bei einigen Kindern besteht das Aufmerksamkeitsdefizit ohne motorische Hyperaktivität. Die Erkrankung führt neben Schulschwierigkeiten nicht selten zu teils massiven Problemen bei der Erziehung. Die betroffenen Kinder haben eine ungewöhnlich kurze Aufmerksamkeitsspanne und sind schlicht unfähig, sich für mehr als ein paar Minuten zu konzentrieren, es sei denn die Aktivitäten sind stimulierend oder erfreulich (z.B. Fernsehen). Die Abwesenheit und das ständige Tagträumen wird häufig mit den Absencen im Rahmen einer Epilepsie verwechselt.

Ist dies logistisch möglich, erbringen spezielle Erziehungsanweisungen und Sonderbetreuungen gute Erfolge. Trotzdem müssen schwer betroffene Kinder oft medikamentös behandelt werden. ZNS-Stimulantien wie Methylphenidat, Dextroamphetamin und Pemolin erhöhen die Konzentrations- und Aufmerksamkeitfähigkeit und werden erfolgreich eingesetzt.

39. Wie äußert sich ein infantiler Autismus?
Der Beginn des Autismus liegt am Ende des ersten Lebensjahres und manifestiert sich mit einer Regression der sozialen und sprachlichen Entwicklung

sowie dem relativen Fehlen der Kommunikation. Die motorische Entwicklung ist dabei nicht betroffen. Die Kinder ignorieren oder weisen jegliche interpersonelle Interaktionen ab. Sie fühlen sich durch die leichtesten Veränderungen ihrer Umwelt gestört (z.B. das Verrücken von Möbeln oder von Büchern in einem Regal). Repetitive Verhaltensweisen zur Selbststimulation wie beispielsweise das Kopfschlagen oder das Schlagen der Hände vor dem Gesicht sind häufig.

Die Ätiopathogenese der Störung ist unbekannt, die Prognose für eine Wiederherstellung schlecht.

Literatur

1. Behrman RE, Kliegman RM, Arvin AM (Hrsg.): Nelson Textbook of Pediatrics, 15. Aufl. Philadelphia, W.B. Saunders, 1996.
2. Berg PO (Hrsg.): Principles of Child Neurology. Columbus, McGraw-Hill, W.B. Saunders, 1995.
3. Michaelis R, Niemann G: Entwicklungsneurologie und Neuropädiatrie, Stuttgart, Hippokrates, 1997.
4. Miller G, Ramer JC (Hrsg.): Static Encephalopathies of Infancy and Childhood. New York, Raven Press, 1992.
5. Millner M: Neuropädiatrie, 2. Aufl., Stuttgart, Schattauer, 1998.
6. Swaimann KF (Hrsg.): Pediatric Neurology: Principles and Practice. St. Louis, Mosby, 1989.
7. Volpe JJ: Neurology of the Newborn, 3. Aufl. Philadelphia, W.B. Saunders, 1995.

26. Elektroenzephalographie (EEG)

Richard A. Hrachovy

1. Was hält man für den Ursprung der durch Kopfelektroden ableitbaren elektrischen Aktivität im EEG?

Die elektrische Aktivität des Gehirns kann durch Oberflächenelektroden und tiefe Kopfelektroden (Tiefenableitungen) abgeleitet werden. Die registrierte Aktivität wird als Ausdruck extrazellulärer Ionenströme angesehen, die zur Summierung exzitatorischer und inhibitorischer Summenaktionspotentiale führt.

2. Welche Frequenzbereiche können bei der Elektroenzephalographie registriert werden?

Vier unterschiedliche Frequenzbereiche sind definiert, die mit griechischen Buchstaben bezeichnet werden:
1. alpha-(α)-Wellen = 7,5–13 Hz
2. beta-(β)-Wellen = > 14 Hz
3. theta-(τ)-Wellen oder Zwischenwellen = 4–7 Hz
4. delta-(δ)-Wellen = 0,5–3 Hz

3. Was sind die Charakteristika des EEG eines gesunden, wachen Erwachsenen?

Im EEG dominieren über allen Hirnregionen alpha-Wellen. Ihr Ausprägungsmaximum liegt parietookzipital beidseits. Bei den meisten Erwachsenen dominiert der Frequenzbereich zwischen 9 und 11 Hz. Dieses Muster wird vorwiegend als **alpha-EEG** (EEG mit okzipitalem alpha-Ausprägungsmaximum) bezeichnet (**Abb. 26.1**). Man sieht es am ausgeprägtesten beim entspannten, wachen Patienten, der die Augen geschlossen hat. Beim Öffnen der Augen wird der alpha-Rhythmus blockiert (**regulärer Blockierungseffekt**). Man findet den alpha-Rhythmus auch in den vorderen Hirnabschnitten, jedoch mit niedriger Amplitude und schlechterer

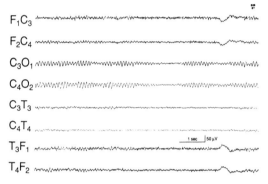

Abbildung 26.1: EEG vom alpha-Typ mit okzipitalem Ausprägungsmaximum (Normalbefund)

Ausprägung als in den hinteren Hirnabschnitten. In den vorderen Hirnabschnitten werden auch niedrigamplitudige beta-Wellen registriert.

4. Was sind die EEG-Charakteristika der verschiedenen Schlafstadien des Erwachsenen?

1. **Schlafstadium 1:** Als erste Veränderung beim EEG während des Eindösens kommt es zu einer Abflachung des Kurvenbildes und Auftreten kleiner theta-Wellen über allen Hirnregionen. Daneben werden im Schlafstadium 1 höhergespannte, biphasische Wellen mit Maximum über dem Vertex, die als **Vertexwellen** bezeichnet werden, registriert (**Abb. 26.2**).
2. **Schlafstadium 2:** Das Schlafstadium 2 ist charakterisiert durch das Auftreten von **Schlafspindeln** (**Abb. 26.3**). Schlafspindeln sind zeitlich kurze Wellenfolgen von relativ stabiler Frequenz (12–14 Hz) mit an- und absteigender Amplitude und maximaler Ausprägung über der Zentralregion, die beim Erwachsenen weniger als 2 Sekun-

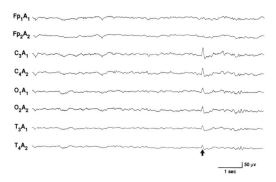

Abbildung 26.2: Schlafstadium 1 (Pfeile markieren charakteristische Vertexwellen)

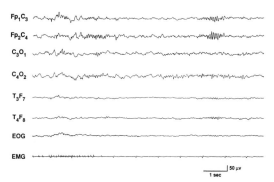

Abbildung 26.3: Schlafstadium 2 (charakteristische Schlafspindeln)

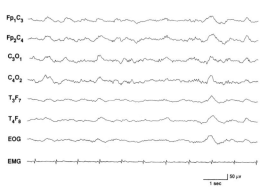

Abbildung 26.4: Schlafstadium 3 (Zunahme von Amplitude und die Häufigkeit der delta-Aktivität)

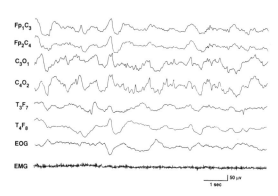

Abbildung 26.5: Schlafstadium 4 (delta-Aktivität mehr als 50%)

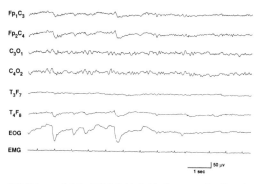

Abbildung 26.6: REM-Schlaf (Auftreten schneller Augenbewegungen und Verlust an tonischer Muskelaktivität)

den dauern. **Schlafspindeln sind ein sicheres Zeichen für den eingetretenen Schlaf.** Die Hintergrundaktivität während des Schlafstadium 2 besteht aus einem niedrigamplitudigen, unregelmäßigen Frequenzspektrum mit einem delta-Anteil von weniger als 20%.

3. **Schlafstadium 3:** Bei tieferem Schlaf nimmt die Amplitude und die Häufigkeit der delta-Aktivität zu (20–50% delta-Anteil). Auch Schlafspindeln treten im Schlafstadium 3 noch auf (**Abb. 26.4**).
4. **Schlafstadium 4:** Im Schlafstadium 4 nimmt die delta-Aktivität mehr als 50% ein, auch Schlafspindeln treten noch auf (**Abb. 26.5**).
5. **REM-Schlaf:** Das Stadium REM ist gekennzeichnet durch das EEG-Bild eines flachen Schlafes bei gleichzeitigem abruptem Auftreten schneller Augenbewegungen (**REM = «rapid eye movements»**) und (weitestgehendem) Verlust an tonischer Muskelaktivität (**Abb. 26.6**). Bei einigen Personen findet sich sogar eine klassische okzipitale alpha-Grundaktivität, analog einem Zustand «wach/entspannt».

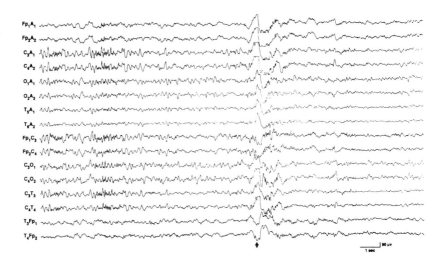

Abbildung 26.7:
K-Komplex (Pfeil), hier auftretend während Schlafstadium 2

Zu den morphologischen Kriterien des Schlaf-EEGs beim gesunden Erwachsenen siehe auch Kapitel 22, Tabelle 22.4.

5. Was ist ein K-Komplex?

Ein K-Komplex ist ein im Schlaf-EEG auftretender Komplex uneinheitlicher Erscheinungsform, meist aus einer hohen diphasischen Welle mit steilem Anstieg, im absteigenden Schenkel von raschen Wellen überlagert (**Abb. 26.7**). Er kann in enger Nachbarschaft von Spindelaktivität auftreten. Das Amplitudenmaximum liegt meist in der Gegend des Vertex und wird durch psychosensorielle Reize ausgelöst.

6. Ab welchem Alter findet man das typische alpha-EEG? Ab welchem Alter erreicht der Frequenzbereich 8 Hz?

Ab etwa drei Monaten tritt ein Rhythmus mit okzipitalem Ausprägungsmaximum auf, der beim Öffnen der Augen blockiert wird und bei Müdigkeit verschwindet. Zunächst liegt die Frequenz bei 3–4 Hz. Im Alter von einem Jahr dominiert eine theta-Aktivität um 6 Hz. Erst im Alter von 3 bis 5 Jahren wird die Frequenz um 8 Hz erreicht.

7. Was sind die Unterschiede des EEG eines Kindes oder Jugendlichen gegenüber dem eines Erwachsenen?

1. Hintergrundaktivität des kindlichen EEG ist höheramplitudig.

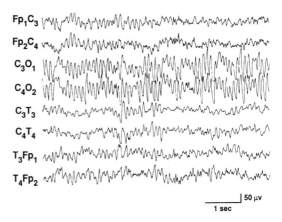

Abbildung 26.8: Normales EEG eines wachen 9-jährigen Kindes

2. Beim Kind ist der Grundrhythmus unregelmäßiger. Steile okzipitale delta-Wellen («slow fused transients») und fronto-praezentrale 6–7 Hz-Rhythmen bis 100 μV sind physiologisch.
3. Daneben findet man eine über den vorderen Hirnabschnitten niedrigamplitudige undifferenzierte theta-Aktivität (siehe **Abb. 26.8**).

8. Was ist der My-Rhythmus?

Der μ-Rhythmus (Mu- oder My-Aktivität) ist – nach der okzipitalen alpha-Grundaktivität – die deutlichste und häufigste Form besonderer hirnlokaler Aktivität. Der griechische Buchstabe μ steht für «motorisch» (statt «m» wurde «μ» gewählt, gemäß der Tradition, EEG-Wellentypen mit griechischen Buchstaben zu bezeichnen). Damit wird die Beziehung dieser Aktivität zu den Hirnrindenbereichen mit motorischer Funktion zum Ausdruck gebracht. Der My-Rhythmus kann durch Faustschluss oder den gedanklichen Faustschluss blockiert werden (**Abb. 26.9**).

9. Was ist der «breach rhythm»?

«Breach rhythm» ist die Ausbildung einer enorm spannungsbetonten alpha-beta-Mischaktivität über einem Knochendefekt des Schädels (**Abb. 26.10**). Wichtig zur Ausbildung dieses besonderen EEG-Musters ist hierbei die begleitende Schädigung der Dura. Der «breach rhythm» wird als abnorme Aktivierung des Hirngewebes im Sinne einer akzentuierten Normalaktivität über der Knochenlücke angesehen, im Unterschied zu einer fokalen Verlangsamung im Rahmen eines echten Herdbefundes.

10. Was ist häufigster EEG-Befund beim Pseudotumor cerebri?

Obwohl es eine Vielfalt unspezifischer EEG-Veränderungen bei Patienten mit Pseudotumor cerebri (PTC) geben kann, ist üblicherweise ein Normalbefund zu erwarten.

11. Während der EEG-Ableitung erleidet der Patient einen Infarkt der A. cerebri media. Welche EEG-Veränderungen erwarten Sie?

Als unmittelbare Folge nach Ischämie findet man zumeist eine **Kurvendepression** (Abflachung von Amplitude) der betroffenen Hemisphäre, gefolgt

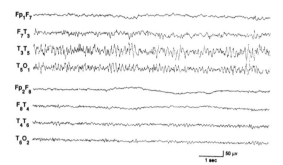

Abbildung 26.10: «breach rhythm» temporal hinten links (T5)

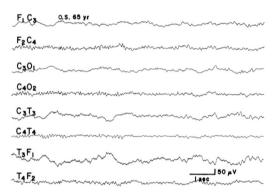

Abbildung 26.11: EEG eines Patienten mit Media-Infarkt links (Kurvendepression über der linken Hemisphäre mit delta-Wellen Herd mit Maximum temporal links)

vom Auftreten kontinuierlicher polymorpher langsamer Aktivität mit Maximum über der Temporalregion im Sinne eines Herdbefundes (**Abb. 26.11**).

12. Ein EEG wird 3 Jahre nach einem surpatentoriellen Hirninfarkt abgeleitet. Welche EEG-Befunde können Sie erwarten?

Wie im akuten Stadium kann ein EEG, das Jahre nach einem Großhirninfarkt abgeleitet wird, eine Kurvendepression der betroffenen Hemisphäre zeigen. Ebenfalls können Herdbefunde persistieren. Die fokale Verlangsamung ist allerdings nach längerer Zeit nicht immer nachzuweisen. Die Patienten zeigen möglicherweise eine Amplitudenreduktion des Grundrhythmus auf der Infarktseite. Bei anderen Patienten kommt es zu einer Normalisierung der Amplitude oder sogar zu einer Amplitudensteigerung der betroffenen Seite (paradox gesteigerte

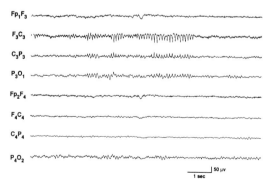

Abbildung 26.9: My-Rhythmus

alpha-Amplitude). Eine kleine Gruppe von Patienten hat einen ipsilateralen «spike»-Fokus. Bei einem großen Prozentsatz lässt sich jedoch ein EEG-Normalbefund ableiten.

13. Was sind die typischen EEG-Befunde bei einem kleinen lakunären Infarkt?

Kleine lakunäre Infarkte führen normalerweise zu keiner Veränderung des EEG-Grundrhythmus. Fast immer findet man einen Normalbefund.

14. Was sind die typischen EEG-Befunde bei einem subduralen Hämatom (SDH)?

Man findet eine **Kurvendepression** und/oder eine fokale «slow-wave»-Aktivität über der betroffenen Hemisphäre. Daneben kann eine langsame episodische bifrontale Aktivität auftreten. Wichtig ist, dass das EEG bei diesem Krankheitsbild auch normal aussehen kann.

15. Ein 6-jähriges Kind fällt durch Kopfschmerzen und Ataxie auf. Es besteht der Verdacht eines Tumors der hinteren Schädelgrube. Welche EEG-Befunde sprechen für diese Verdachtsdiagnose?

Die häufigsten EEG-Veränderungen bei Raumforderungen der hinteren Schädelgrube bei Kindern sind okzipital betonte, intermittierende rhythmisierte delta-Aktivitäten (**Abb. 26.12**).

16. Welche Bedeutung haben triphasische Wellen im EEG?

Triphasische Wellen treten normalerweise bei EEG mit diffuser Verlangsamung des Grundrhythmus (EEG-Allgemeinveränderung) auf. Obwohl sie bei einer Vielzahl von Enzephalopathien (infektiös, toxisch, hypoxisch etc.) vorkommen, sieht man sie am häufigsten bei **metabolischen Enzephalopathien**, insbesondere bei hepatischen oder renalen (**Abb. 26.13**). Diese EEG-Veränderungen sind auch für die Creutzfeldt-Jakob-Erkrankung hinweisend.

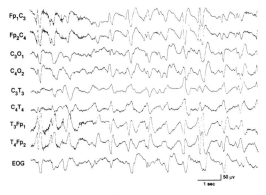

Abbildung 26.13: EEG bei metabolischer Enzephalopathie mit charakteristischen triphasischen Wellen über den vorderen Hirnabschnitten

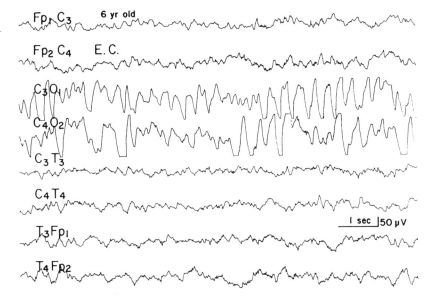

Abbildung 26.12: Okzipital betonte rhythmisierte projizierte delta-Wellen bei einem Tumor der hinteren Schädelgrube

17. Wie hängt bei Kindern mit Enzephalopathie die klinische Besserung zeitlich mit der Normalisierung des EEG zusammen?

Bei Erwachsenen korreliert normalerweise zeitlich die klinische Besserung mit der Normalisierung des EEG-Befundes. Bei Kindern dagegen verbessert sich das klinische Bild deutlich schneller als das EEG.

18. Wie ist der Verlauf der EEG-Veränderungen bei der Alzheimer-Erkrankung (AD)?

Während der frühen Stadien der Erkrankung ist das EEG meist noch unauffällig. Bei Krankheitsprogression kommt es zunächst zu einer **Verlangsamung des Grundrhythmus**, gefolgt von einer **Zunahme der theta-Frequenzen** sowie dem Auftreten bifrontaler (bei manchen Patienten auch biokzipitaler) delta-Aktivität. Gelegentlich treten bei schwer dementen Patienten «sharp waves» in den vorderen und hinteren Hirnabschnitten auf. Allerdings nehmen diese niemals den periodischen Charakter der bei Creutzfeldt-Jakob-Erkrankung zu beobachtenden steilen Abläufe an. Ausgeprägte Herdbefunde gehören nicht zum Bild des M. Alzheimer.

19. Was sind die Hauptunterschiede der periodischen Muster bei Creutzfeldt-Jakob-Erkrankung und subakuter sklerosierender Panenzephalitis (SSPE)?

Siehe **Tabelle 26.1** sowie die Abbildungen **26.14** und **26.15**.

20. Welche anderen Krankheiten können der Creutzfeldt-Jakob-Erkrankung ähnliche periodische EEG-Muster hervorrufen?

Das periodische Muster der generalisierten, hochamplitudigen di- und triphasischen scharfen Wellen ist hochgradig verdächtig auf eine Creutzfeldt-Jakob-Erkrankung. In Zuständen nach **hypoxischer Hirnschädigung** oder bei **Lithium-Intoxikation** können allerdings sehr ähnliche EEG-Muster auftreten, die von der Creutzfeldt-Jakob-Erkrankung nicht zu unterscheiden sind.

21. Was ist die Bedeutung periodischer lateralisierter epileptiformer Entladungen (PLEDs)? Was ist ihre häufigste Ursache?

PLEDs («periodic lateralized epileptiform discharges») deuten auf ausgeprägte akute umschriebene

Tabelle 26.1: EEG-Veränderungen bei Creutzfeldt-Jakob-Erkrankung (CJD) und subakuter sklerosierender Panenzephalitis (SSPE)

	CJD	SSPE
Morphologie	di- oder triphasische «sharp waves»	Langsame Wellen oder Gruppen langsamer Wellen (evtl. mit scharfer Komponente)
Periodizität	1/Sekunde	4–14/Sekunde
Verteilung	Generalisiert mit evtl. fokalem oder lateralisiertem Beginn	Generalisiert mit Maximum in den frontozentralen Ableitungen
Grundrhythmus	Allgemein verändert bei Beginn	Möglicherweise bei Beginn normal

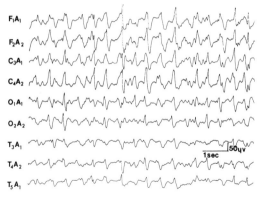

Abbildung 26.14: Periodische EEG-Muster bei Creutzfeldt-Jakob-Erkrankung

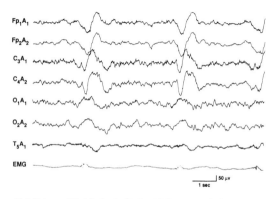

Abbildung 26.15: Periodische EEG-Muster bei SSPE

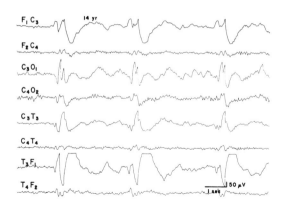

Abbildung 26.16: Periodische lateralisierte epileptiforme Entladungen (PLEDs) bei Hemisphärenläsion links

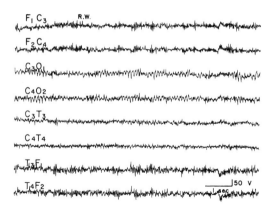

Abbildung 26.17: Typisches Medikamenten-EEG bei Benzodiazepinmedikation (diffuse beta-Aktivität)

Prozesse einer Hemisphäre hin. Man findet sie bei einer Reihe von Hemisphärenschädigungen, wie Tumore, Abszesse, Hämatome oder Herpes-Enzephalitis. Die häufigste Ursache der PLEDs ist der akute Hirninfarkt (**Abb. 26.16**).

22. Welche Medikamentengruppen führen in therapeutischer Dosierung zu einer Frequenzzunahme der beta-Aktivität (diffuse beta-Vermehrung)?

Die häufigsten Stoffgruppen die zu einer diffusen Vermehrung der beta-Aktivität (Frequenz- und Amplitudenzunahme; **Medikamenten-EEG**) im EEG führen, sind **Hypnotika und Sedativa**, insbesondere **Barbiturate und Benzodiazepine** (**Abb. 26.17**). Antidepressiva führen in therapeutischen Dosen ebenfalls zu einer Zunahme der beta-Aktivität, können aber auch eine Abnahme der Grundaktivität, im Sinne einer vermehrten theta-Aktivität, verursachen.

23. Was ist Hypsarrhythmie?

Hypsarrhythmie wird das interiktale EEG-Muster genannt, das bei Kindern mit **West-Syndrom** auftritt. Das West-Syndrom ist charakterisiert durch die Trias aus **Blitz-Nick-Salaam-(BNS)-Anfällen**, mentale Retardierung und Hypsarrhytmie. Letztere ist durch ein irreguläres Gemisch spannungsaktiver, langsamer und steiler Wellen bestimmt, in die multifokal «sharp waves», «sharp slow waves» und «spikes» eingelagert sind. Das EEG lässt jede Struktur und Organisation vermissen (**Abb. 26.18**).

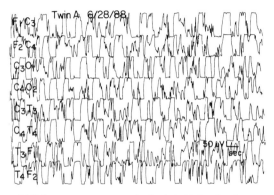

Abbildung 26.18: Hypsarrhythmie bei West-Syndrom

24. Nennen Sie die Charakteristika der 3/s-Spike-and-slow-Wave-Aktivität?

Dieses Muster ist generalisiert, symmetrisch mit normalerweise dem Maximum über der frontozentralen Region und entspricht dem **EEG bei typischen Absencen**. Bei manchen Patienten können sogenannte «bursts» der 3/s-Spike-and-slow-Wave-Aktivität nur in den okzipitalen Ableitungen sichtbar sein, oder dort ihr Maximum aufweisen. Die Entladungen treten plötzlich auf und verschwinden ebenso plötzlich wieder. Die Frequenz der Komplexe kann während der Entladung leicht variieren. Die ersten Komplexe imponieren meist mit einer Frequenz von 3,5–4 Hz, während die letzten bis auf 2,5 Hz verlangsamt sein können. Sobald die 3/s-Aktivität stoppt, findet man sofort ein interiktales EEG

548   Fragen und Antworten zur Neurologie

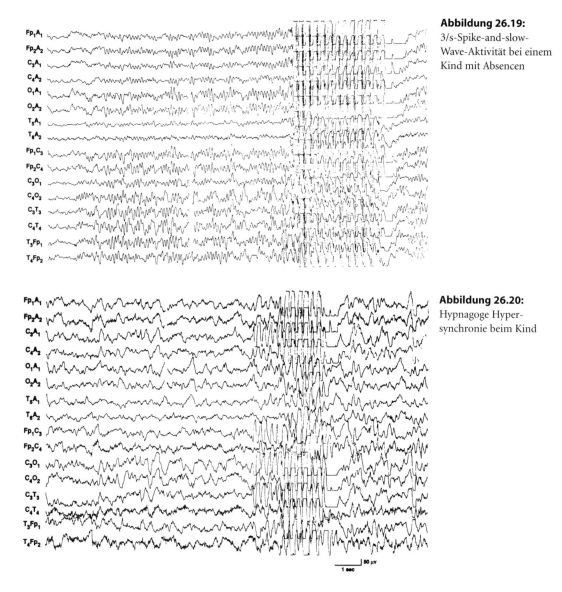

Abbildung 26.19:
3/s-Spike-and-slow-Wave-Aktivität bei einem Kind mit Absencen

Abbildung 26.20:
Hypnagoge Hypersynchronie beim Kind

ohne Anzeichen postiktaler Depression oder Verlangsamung (**Abb. 26.19**).

25. Ein 10-jähriges Mädchen mit Schulschwierigkeiten wird zur EEG-Untersuchung geschickt. Welche Provokationsmaßnahmen sollten auf jeden Fall durchgeführt werden?
Die üblichen Provokationsmaßnahmen bei Verdacht auf Anfallsleiden umfassen **Hyperventilation**, **Photostimulation** sowie **Schlafentzug**. Generalisierte «spike-wave»-Aktivität kann durch jede einzelne der drei genannten Provokationsmethoden hervorgerufen werden, wobei man das Auftreten fokaler «spikes» am ehesten durch den Schlafentzug provozieren kann.

26. Welche zwei normalen EEG-Muster bei Kindern können mit generalisierten «spike-and-wave»-Entladungen verwechselt werden?
1. Hypnagoge Hypersynchronie: Dieses Muster tritt ab dem 3. bis 4. Lebensmonat auf und kann bis zum 10. bis 12. Lebensjahr nachgewiesen werden. Es be-

Abbildung 26.21: Normales Hyperventilationsverhalten beim Kind

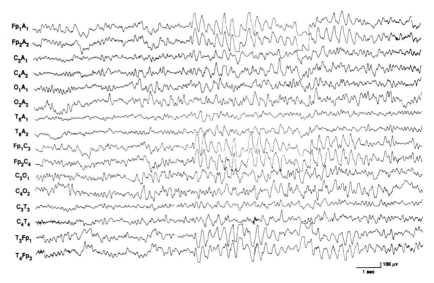

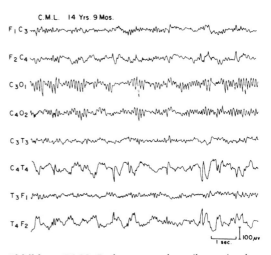

Abbildung 26.22: Rechts temporale «spikes» mit «slow waves» bei einem Kind mit komplex partiellen Anfällen

steht aus einer parosyxmalen rhythmischen 3–5/s Aktivität mit Maximum über der Zentral- oder Frontozentralregion. Man findet sie über längere Zeiträume oder nur paroxysmal. Schnellere Komponenten können mit langsameren vermischt sein (**Abb. 26.20**).

2. **Normales Hyperventilationsverhalten:** Kinder, insbesondere zwischen dem 5. und dem 15. Lebensjahr zeigen unter Hyperventilation häufig die Ausbildung hochamplitudiger, frontal betonter, generalisierter 3–4 Hz Aktivität. Diese hochgespannte, rhythmische, langsame Aktivität kann entweder kontinuierlich registriert werden oder auch nur paroxysmal während tiefer Hyperventilation auftreten. Dieses Muster kann beim unerfahrenen EEGisten zur Verwechslung mit dem «3/s-spike-slow-wave»-Muster führen, das man regelmäßig bei der Absence-Epilepsie provozieren kann (**Abb. 26.21**).

27. Was sind die Charakteristika von fokalen epileptiformen Spitzenpotentialen («spikes»)?

Spitzenpotentiale («spikes») sind kurze, biphasische oder triphasische, vorherrschend oberflächennegative Potentialschwankungen mit einer Dauer bis zu 70 Millisekunden (**Abb. 26.22**). Bei Anfallspatienten sieht man nur selten auch oberflächenpositive Spitzenpotentiale. Das Potential kann allein auftreten, ist aber häufig von einer langsamen Welle («slow wave») gefolgt, was zur Ausbildung eines «spike and slow wave»-Komplexes führt. Die langsamen Wellen können 150–350 Millisekunden andauern.

28. Welches sind die drei normalen EEG-Muster, die mit fokalen epileptiformen «spikes» verwechselt werden können?

1. **Vertexwellen:** Höhergespannte, biphasische Wellen über dem Vertex (**Abb. 26.23**).

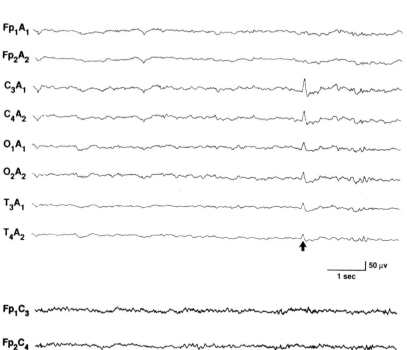

Abbildung 26.23:
Schlafstadium 1 (Pfeil markiert charakteristische Vertexwellen)

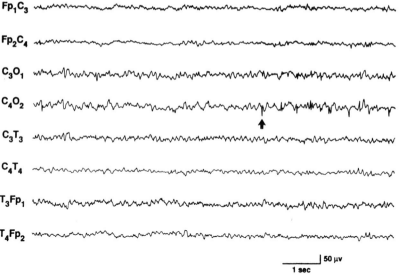

Abbildung 26.24:
Lambda-Wellen (Pfeil) in den okzipitalen Ableitungen bei Blick auf geometrisches Muster

2. **Lambda-Wellen:** Polyphasische, steil akzentuierte «spikes» in der Okzipitalregion, die bei offenen Augen auftreten und mit sakkadischen Augenbewegungen bei Blick auf geometrische Muster assoziiert sind (**Abb. 26.24**). Sie treten vorwiegend mit einer negativen Potentialauslenkung auf.
3. **Positive okzipitale scharfe Transienten im Schlaf (POSTS):** Positive, vorübergehende «sharp waves», die in der Okzipitalregion während des NREM-Schlafs (Schlafstadien 1–4) auftreten. Sie haben eine positive Potentialauslenkung (**Abb. 26.25**).

29. Das EEG eines Patienten zeigt generalisierte 2/s-Spike-and-slow-wave-Aktivität. Was sind seine klinischen Symptome?

Die Konstellation aus genanntem EEG-Befund und folgender klinischer Symptomatik wird **Lennox-Gastaut-Syndrom** (**Abb. 26.26**). Bei den Patienten tre-

Abbildung 26.25:
Positive okzipitale scharfe Transienten im Schlaf (POSTS)

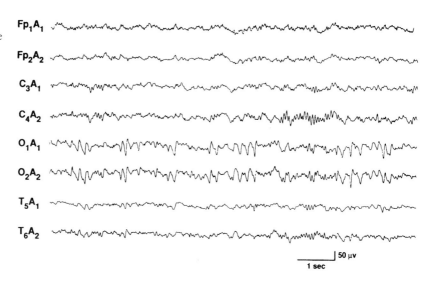

Abbildung 26.26:
2/s-Spike-and-slow-wave-Aktivität bei einem Patienten mit Lennox-Gastaut-Syndrom

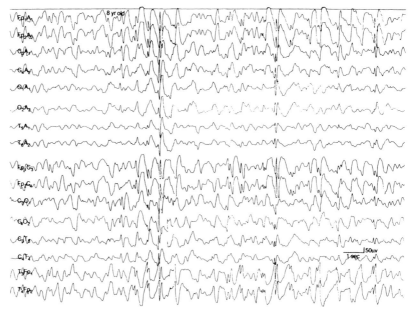

ten unterschiedliche Grade geistiger Retardierung und körperlicher Entwicklungsverzögerung auf, sie leiden unter verschiedenen Anfallsformen, am häufigsten an atonischen, tonischen, atypischen Absencen und generalisiert tonisch-klonischen Anfällen. Auch fokale Anfallsformen kommen vor. Die epileptischen Anfälle sind äußerst therapieresistent, die Patienten müssen häufig mit einer antikonvulsiven Kombinationstherapie behandelt werden.

30. Was sind die Auswirkungen von REM- und NREM-Schlaf auf interiktale generalisierte oder fokale epileptiforme Entladungen?

Im Allgemeinen verstärkt der NREM-Schlaf die Häufigkeit interiktaler generalisierter «spike and wave» oder fokaler «spike»-Aktivität, insbesondere im Schlafstadium 1 (Einschlafstadium). Im Gegensatz dazu ist der REM-Schlaf üblicherweise mit einer deutlichen Abnahme oder der komplet-

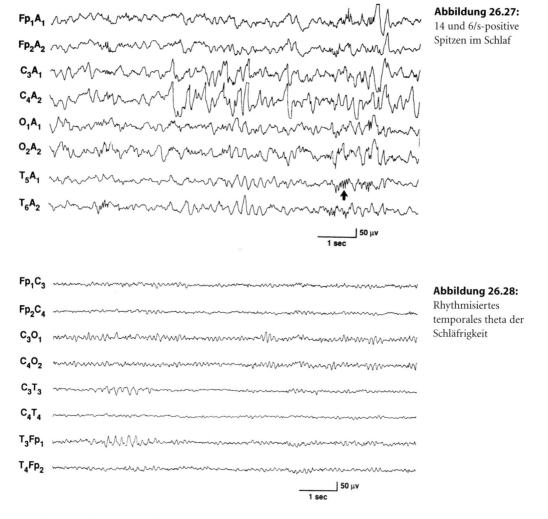

Abbildung 26.27:
14 und 6/s-positive Spitzen im Schlaf

Abbildung 26.28:
Rhythmisiertes temporales theta der Schläfrigkeit

ten Unterdrückung epileptiformer Aktivität assoziiert.

31. Welche EEG-Veränderungen treten postiktal auf?

Unmittelbar nach einem Grand-mal-Anfall kommt es zu einer Depression der Grundaktivität über allen Hirnregion, der eine langsame Normalisierung von Amplitude und Frequenz folgt. Herdbefunde können auch bei einem Patienten nach generalisiert tonisch-klonischen Anfällen auftreten. Nach einem fokalen Anfall zeigt das EEG häufig eine umschriebene oder eine die gesamte Hemisphäre betreffende Kurvedepression ipsilateral und/oder eine fokale «slow wave» Aktivität.

Die Dauer der postiktalen EEG-Veränderungen ist sehr variabel. Im Allgemeinen hängt sie von der Dauer des Anfalls ab. Insbesondere bei Kindern nach prolongierten Anfällen oder einem Status epilepticus können im EEG noch Tage nach dem Ereignis postiktale Veränderungen nachgewiesen werden.

32. Welche vier EEG-Muster mit epileptiformer Morphologie gelten als Muster unklarer klinischer Bedeutung?

1. 14 und 6/s-positive Spitzen: Im Schlaf vornehmlich jugendlicher Personen sind sehr selten ein- oder doppelseitig auftretende Gruppen arkadenförmiger (oberflächenpositiver) Wellen um

Abbildung 26.29:
6-Hz-«spike and wave»-Variante

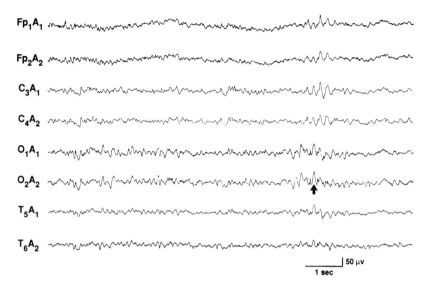

Abbildung 26.30:
Benigne epileptiforme Transienten des Schlafs

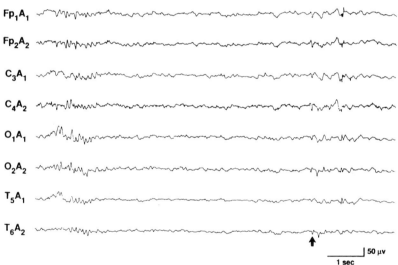

13–16 und 5–7/s zu registrieren (**Abb. 26.27**). Sie treten im flachen Schlaf über der hinteren Temporalregion auf, deren Bedeutung ist bis heute nicht geklärt.

2. **Rhythmisiertes temporales theta der Schläfrigkeit:** 2–3/s bitemporale, paroxysmale theta-Wellen-Aktivität, die wahrscheinlich im Rahmen einer abnormen Vigilanzminderung auftritt (**Abb. 26.28**).

3. **6-Hz-«spike and wave»-Variante:** Diese Variante wird auch Phantom-«spike and wave»-Muster genannt (**Abb. 26.29**).

4. **Benigne epileptiforme Transienten des Schlafs** (**Abb. 26.30**): Im Schlafentzugs-EEG auftretende Muster vermehrt steiler Graphoelemente, die auch beim Gesunden im Rahmen einer normalen Vigilanzschwankung vorkommen können und deren diagnostische Bedeutung unklar ist.

33. Was ist die Bedeutung des «burst suppression»-Musters? Unter welchen Bedingungen tritt es auf?

Das «burst suppression»-Muster ist gekennzeichnet durch kurzzeitige Aktivitäten unterschiedlicher Frequenzspektren des Kortex, die von Phasen weitgehender bis totaler Suppression der Hirnrindentätigkeit unterbrochen werden. Hinter der Bezeichnung «burst» verbergen sich allerdings sehr **unterschiedliche Aktivitätsformen** (**Abb. 26.31**) und hinter dem Muster insgesamt Zustände **verschiedenster Ätiologie**. Gemeinsam ist ihnen die schwere diffuse Störung der Hirnfunktion (z.B. hypoxische Hirnschädigung, schwere Barbituratintoxikation, schweres Schädel-Hirn-Trauma).

34. Nennen Sie die EEG-Veränderungen nach hypoxischer Hirnschädigung

Abhängig vom Ausmaß der hypoxischen Hirnschädigung und dem Zeitpunkt der EEG-Ableitung treten unterschiedliche EEG-Muster auf. Bei leichten Schädigungen kann das EEG normal sein oder leichte Allgemeinveränderungen zeigen. Mit zunehmendem Schweregrad wird die Verlangsamung des Grundrhythmus deutlicher. Auf dem Boden der Allgemeinveränderung kann es zur **Einlagerung von periodischen bi- und triphasischen Wellen**, zum Auftreten eines **alpha-Koma-Musters** und des «**burst suppression**»-**Musters** kommen.

35. Nennen Sie die zwei wichtigsten Muster des Hirnstammkomas. Welches Muster hat die bessere Prognose?

Die wichtigsten Musters des Hirnstammkomas (z.B. im Zustand nach Kontusion) sind das **alpha-Koma** (Koma vom alpha-Typ) und **Spindelkoma** (**Abb. 26.32** und **Abb. 26.33**). Das Spindelkoma hat unter den verschiedenen EEG-Veränderungen beim Hirnstamm-Koma die beste Prognose.

36. Nennen Sie die Hauptkriterien für die EEG-Ableitung zur Bestimmung des Hirntodes

1. Die Anzahl der EEG-Kanäle darf acht nicht unterschreiten.
2. Es wird mit Ag/AgCl-Elektroden oder mit Platin- bzw. Stahlnadelelektroden abgeleitet.
3. Die Elektrodenübergangswiderstände sollen zwischen 1 und 10 kΩ liegen und möglichst gleich sein.

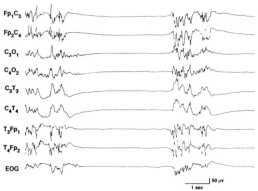

Abbildung 26.31: «Burst suppression»-Muster bei einem komatösen Patienten

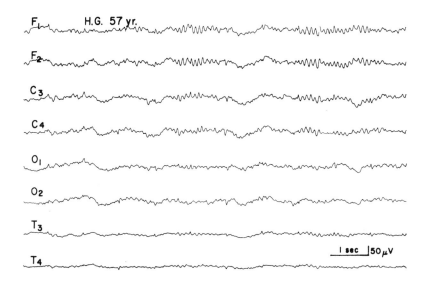

Abbildung 26.32: alpha-Koma-Muster bei einem komatösen Patienten nach Hirnstamminfarkt (Vermehrung von alpha-Wellen in den frontalen Ableitungen

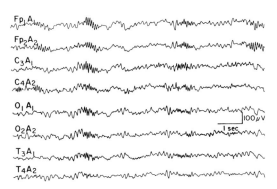

Abbildung 26.33: Spindelkoma bei einem komatösen Patienten nach Mittelhirnkontusion

4. Die Elektroden sind nach dem 10:20-System zu setzen.
5. Die Registrierung soll mit Standard-Verstärkereinstellungen begonnen werden (5 bzw. 7 µV/mm). Die der Beurteilung zugrunde liegenden EEG-Abschnitte (≥ 30 Minuten) müssen mit einer Empfindlichkeit von mindestens 2 µV/mm aufgezeichnet werden.
   Die Geräteeichung soll mit einem Signal erfolgen, dessen Höhe der Amplitude des zu erwartenden Signals entspricht, z. B. 20 µV bei einer Empfindlichkeit von 2 µV/mm. Eichsignale müssen am Beginn, bei jeder Änderung und am Ende der Registrierung aufgezeichnet werden.
6. Die Registrierung soll mit Standard-Filtereinstellungen erfolgen (untere Grenzfrequenz 0,53 Hz entspricht einer Zeitkonstante von 0,3 Sekunden; obere Grenzfrequenz 70 Hz).
7. Unverzichtbar zur Erkennung von Artefakten ist die kontinuierliche Mitregistrierung des EKG's.
8. Zu Beginn der Ableitung soll durch willentlich ausgelöste Artefakte (z. B. Berühren der Elektroden) die Funktionstüchtigkeit der einzelnen Verstärker überprüft werden.
9. Das EEG ist für mindestens 30 Minuten aufzuzeichnen.
10. Die EEG-Registrierung muss von einem darin erfahrenen Arzt kontrolliert und beurteilt werden.
11. Als Reaktivitätsprüfung sind Schmerzreize und akustische Reize durchzuführen.
12. Bei dem geringsten Zweifel an der hirnelektrischen Stille muss eine Wiederholung des EEGs erfolgen.

37. Welche zwei Zustände können eine vorübergehende, reversible hirnelektrische Stille verursachen?

Hypothermie und **Überdosierungen mit zentralwirksamen Stoffen** (z. B. Barbiturate) können reversibel zu einer hirnelektrischen Stille führen.

Literatur

1. Blume WT, Kaibara M: Atlas of Adult Electroencephalopathy. Philadelphia, Lippincott-Raven, 1995.
2. Daly DO, Pedley TA (Hrsg): Current Practice of Clinical Electroencephalography, 2. Aufl. New York, Raven Press, 1990.
3. Fisch B (Hrsg): Spehlmanns EEG Primer, 2. Aufl. Amsterdam, New York, Elsevier, 1991.
4. Neundörfer B: EEG-Fibel, 4. Aufl., Stuttgart, Gustav-Fischer-Verlag, 1995.
5. Niedermeyer E, Lopes da Silva F (Hrsg): Electroencephalography, 2. Aufl. Baltimore–Munich, Urban & Schwarzenberg, 1987.
6. Zschocke S: Klinische Elektroenzephalographie, Berlin–Heidelberg, Springer-Verlag, 1995.

27. Elektromyographie (EMG) und Elektroneurographie (ENG)

James M. Killian

1. Was ist ein Elektromyogramm? Wie wird es aufgenommen?

Ein Elektromyogramm ist eine Aufnahme der elektrischen Aktivität des ruhenden und des willentlich innervierten Muskels. Es wird mit einer Nadelelektrode abgeleitet und mit Hilfe eines Vorverstärkers und eines Verstärkers auf einen Lautsprecher und auf einen Bildschirm, ggf. auch auf eine Dokumentationseinheit übertragen.

2. Welche Ziele werden mit der Durchführung eines EMG verfolgt?

Mit Hilfe der EMG-Untersuchung sollen Lokalisation und Ausmaß neurogener Prozesse ermittelt und eine Unterscheidung von myopathischen Prozessen getroffen werden.

3. Was sind die Charakteristika eines Aktionspotentials motorischer Einheiten?

Die Willkürpotentiale bei Muskelkontraktion werden als **Aktionspotentiale motorischer Einheiten** bezeichnet und mit dem Begriff MUAP («motor unit action potential») abgekürzt.

Ein MUAP stellt sich als wellenförmiges Potential mit einer Dauer von 5–15 ms, 2–4 Phasen und einer Amplitude von 0,5–3 mV dar (abhängig von Nadellage und Nadeltyp).

4. Was versteht man unter polyphasischen MUAPs? Wo kommen sie vor?

MUAPs mit mehr als vier Phasen werden als polyphasische bezeichnet. Sie können sowohl bei neuropathischen wie auch bei myopathischen Prozessen vorkommen.

5. Was sind die Kennzeichen pathologischer MUAPs?

Man unterscheidet zwischen neuropathisch und myopathisch veränderten MUAPs.

Neuropathisch umgebaute Potentiale erscheinen vergrößert, verbreitert und vermehrt polyphasisch.

Myopathisch umgebaute Potentiale sind hingegen kleiner und schmäler als normale MUAPs. Daneben sind auch sie vermehrt polyphasisch.

6. Was sind die Kennzeichen von Faszikulationspotentialen?

Faszikulationen sind spontane, unwillkürliche, arrhythmische Entladungen motorischer Einheiten, bzw. von Teilen motorischer Einheiten. Bei der elektromyographischen Untersuchung erscheinen Faszikulationspotentiale als schmale motorische Potentiale und können von Patienten als kurzes Muskelzucken wahrgenommen werden.

7. Woran erkennt man Fibrillationen?

Fibrillationen sind unwillkürliche Entladungen einzelner motorischer Einheiten. Im Gegensatz zu Faszikulationen können sie klinisch nicht wahrgenommen werden. Im EMG erscheinen Fibrillationen als schmale, bi- oder triphasische Potentiale mit einer extrem regelmäßigen Entladungsfrequenz (1–50 Hz), die gegen Ende einer Serie abnimmt.

Fibrillationen sind immer pathologisch und weisen auf eine Innervationsstörung einer einzelnen Muskelfaser hin. Die Ursachen hierzu sind vielfältig.

8. Was ist die Bedeutung der Einstichaktivität?

Einstichaktivität ist durch das Auftreten einer Serie spitzer Einzelpotentiale unmittelbar nach dem Einstich oder dem Verschieben der Nadel gekennzeichnet. Sie hat keine pathologische Bedeutung. Eine verlängerte Einstichaktivität kann für die Frühphase einer axonalen Schädigung sprechen.

9. Was sind positive scharfe Wellen?
Sie kommen wie Fibrillationen in denervierten Muskeln vor und werden durch Einstich oder Verschieben der Nadel ausgelöst. Im EMG stellen sie sich als nach unten gerichtete Wellenformation mit streng rhythmischer Entladung dar und werden als sogenannte pathologische Spontanaktivität gewertet.

10. Welche Kennzeichen hat die elektrische Aktivität in Endplattennähe?
Bei einer EMG-Ableitung in Nähe der Endplattenregion treten hochfrequente, kurze, niedrigamplitudige Potentiale mit unregelmäßiger Entladungsfrequenz auf. Sie werden als Endplattenpotentiale bezeichnet. Sie sind nicht pathologisch, können aber leicht mit Fibrillationen verwechselt werden.

Als zweite Form von Endplattenaktivität kennt man Endplattenrauschen. Als Endplattenrauschen bezeichnet man monophasische, niedrigamplitudige Potentiale, die akustisch mit einem typischen Rauschen einhergehen.

11. Was bedeuten myotone Entladungen im EMG?
Myotone Entladungen sind Ausdruck einer verzögerten Entspannung des Muskels. Man unterscheidet zwischen **myotonen** und **pseudomyotonen** Entladungen.

Die myotonen Entladungen erscheinen als repetitive, hochfrequente Entladungen biphasischer, kurzer MUAPs, die spontan, nach Nadelverschiebung oder nach Beklopfen des Muskels auftreten. Akustisch imponieren sie als typisches «Sturzkampfbombergeräusch» und treten bei myotoner Dystrophie, Myotonia congenita und Paramyotonie auf.

Bei pseudomyotonen Entladungen (auch komplex repetitive Entladungen) handelt es sich um wiederholt auftretende Potentiale einer Gruppe von Muskelfasern mit abruptem Beginn und Ende, die innerhalb einer Entladungsserie konstant sind. Sie treten bei myopathischen und neuropathischen Prozessen auf, kommen aber auch bei Polymyositis, Glykogenspeicherkrankheiten, hyperkaliämischen periodischen Lähmungen, Wurzelerkrankungen und Vorderhornerkrankungen vor.

12. Was sind die typischen myopathischen Veränderungen im EMG?
Die MUAPs sind infolge der Abnahme der Muskelfasern kleiner und schmaler. Bei willkürlicher Kraftentfaltung kommt es zu einer frühzeitigen Rekrutierung motorischer Einheiten.

13. Nennen Sie die typischen Eigenschaften eines denervierten Muskels?
Etwa 10–14 Tage nach dem Auftreten einer axonalen Schädigung kann man im EMG Zeichen pathologischer Spontanaktivität in Form von positiven scharfen Wellen und Fibrillationen nachweisen. Bei Willküraktivität partiell denervierter Muskeln kommt es zu einer Lichtung des Interferenzmusters bei maximaler Innervation und zu einer Zunahme der Entladungsfrequenz.

14. Wie lange ist die Zeitspanne bis zum Auftreten elektromyographischer Veränderungen nach Durchtrennung eines Nerven (Neurotmesis)?
Die Durchtrennung eines Nerven führt zum sofortigen Verlust der Willkürinnervation. Daher sind beim Versuch der Willkürinnervation keine MUAPs mehr darzustellen. Pathologische Spontanaktivität tritt frühestens nach etwa sieben Tagen auf und erreicht ihr Maximum nach circa 14 Tagen.

15. Wie unterscheidet sich das Rekrutierungsverhalten bei gesunden Muskeln von myopathisch bzw. neuropathisch veränderten?
Bei myopathischen Prozessen kommt es bei Willkürinnervation zu einer frühzeitigen Rekrutierung umliegender motorischer Einheiten, bei neuropathischen Läsionen kommt es zu einer deutlichen Zunahme der Entladungsfrequenz, bevor weitere Einheiten nachrekrutiert werden.

16. Was sind die Indikationen zur Untersuchung der Nervenleitgeschwindigkeit (NLG)?
Die NLG wird zur Untersuchung von Ausprägung und Schweregrad demyelinisierender bzw. axonaler Neuropathien sowie zum Nachweis von anatomi-

schen Varianten des motorischen und sensiblen peripheren Nervensystems eingesetzt.

17. Wie schnell ist die normale Nervenleitgeschwindigkeit?

Die normale NLG variiert zwischen 50–55 m/s am Arm und 42–47 m/s am Bein.

18. Wie hoch ist die Amplitude eines normalen motorischen Summenaktionspotentiales?

Die Amplitude variiert zwischen 6 mV an der Hand, 1–2 mV am Fuß und 6–7 mV am Bein.

19. Wie hoch ist die Amplitude eines sensiblen Nervenaktionspotentials (SNAP)?

Die Amplitude variiert je nach Größe und Zugänglichkeit des distalen Nervenabschnittes zwischen 10–100 µV. Sie beträgt meistens ungefähr $1/12$ der Amplitude des korrespondierenden motorischen Anteils.

20. Was ist der H-Reflex? Was ist seine klinische Bedeutung?

Der H-Reflex ist das elektrische Korrelat des Muskeldehnungsreflexes. Diese motorische Spätantwort tritt nach elektrischer Stimulation der Spindelafferenzen eines gemischten Nerven auf.

Die Untersuchung des H-Reflex kann zur Abklärung proximal gelegener Prozesse, z. B. im Plexus- und Wurzelbereich sowie bei Polyneuropathien nützlich sein.

21. Was ist die F-Welle? Was ist ihre klinische Bedeutung?

Die **F-Welle** ist eine physiologisch vorkommende motorische Spätantwort und ist Ausdruck der antidromen Fortleitung nach einer supramaximalen Reizung eines motorischen Nerven.

Die **F-Wellen-Latenz** gibt Auskunft über die Funktion proximaler Nervenabschnitte, da der Impuls vom Bereich des Axonhügels ohne Umschaltung wieder zum Muskel zurückgeleitet wird. Ihre Bedeutung liegt in der Abklärung einer generalisierten Beeinträchtigung der Nervenleitung z. B. bei Polyneuropathien oder proximal gelegener längerstreckiger Prozesse z. B. im Anfangsstadium eines Guillain-Barré-Syndroms oder bei Wurzel- oder Plexusläsionen.

22. Welche Veränderungen der motorischen Nervenleitgeschwindigkeit treten nach Durchtrennung eines Nerven auf (Neurotmesis)?

Die NLG distal der Durchtrennung bleibt innerhalb der ersten drei Tage zunächst unverändert. Aufgrund der einsetzenden Waller-Degeneration kommt es in den ersten Tagen zu einer kontinuierlichen Abnahme der MSAP-Amplituden. 3–5 Tage nach einer kompletten axonalen Schädigung ist auch im distalen Abschnitt kein MSAP mehr ableitbar.

23. Welche Methode ist zur Untersuchung einer kompletten axonalen Schädigung besser geeignet: EMG oder NLG?

Da eine pathologische Spontanaktivität elektromyographisch erst 7–10 Tage nach der Schädigung auftritt ist die Messung der Nervenleitgeschwindigkeit die bessere Untersuchungsmethode im frühen Stadium einer axonalen Schädigung.

24. Was zeigt eine Serienreizung bei einem Patienten mit Myasthenia gravis? Welche Nerven werden gereizt?

Etwa 65–85% der Myasthenie-Patienten zeigen bei einer Serienreizung (3 Hz) ein **Amplitudendekrement** von 10% oder mehr. Am häufigsten wird der N. accessorius mit Ableitung vom M. trapezius untersucht, geeignet ist beispielsweise aber auch die vom N. facialis versorgte Gesichtsmuskulatur.

25. Was zeigt eine Serienreizung beim Lambert-Eaton-Syndrom?

Beim Lambert-Eaton-Syndrom findet man ein niedrigamplitudiges MSAP, das bei **hochfrequenter Serienstimulation** mit 20–50 Hz um mehr als 100% an Amplitude zunimmt (Inkrement). Nach Anstrengung findet man ebenfalls eine Zunahme der Amplitude im Sinne einer posttetanischen Fazilitierung aufgrund vermehrter Acetylcholin-Ausschüttung.

26. Was versteht man unter einer Einzelfaser-Elektromyographie?

Bei der Einzelfaser-Elektromyographie versucht man mit Hilfe einer speziellen EMG-Nadel das Entladungsverhalten zweier benachbarter Muskelfasern einer motorischen Einheit zu erfassen. Alle Fasern einer motorischen Einheit entladen in einem festen zeitlichen Intervall, das als «Jitter» bezeichnet wird. Bei Störung der neuromuskulären Überleitung ist die zeitliche Koppelung gestört, d.h. der «Jitter» ist pathologisch verlängert.

27. Wie kann man mit Hilfe von NLG und EMG demyelinisierende von axonalen Polyneuropathien unterscheiden?

Demyelinisierende PNPs zeigen eine mäßige bis schwere Reduktion der Nervenleitgeschwindigkeit, aufgesplitterte MSAPs, meist normale Amplituden und verzögerte distale Latenzen.

Bei axonalen PNPs findet man leicht bis mäßig herabgesetzte NLGs und herabgesetzte Amplituden des MSAP sowohl bei distaler, wie auch bei proximaler Stimulation.

Das EMG ist bei rein demyelinisierenden PNPs unauffällig, bei axonalen PNPs findet man frühzeitig pathologische Spontanaktivität und neuropathisch umgebaute Potentiale motorischer Einheiten. Im Spätstadium treten Mischbilder auf, die manchmal schwer zu differenzieren sind.

28. Was zeigt das EMG bei einer Polymyositis?

Das typische myographische Bild einer Polymyositis sind myopathisch veränderte MUAPS, Fibrillationen und pseudomyotone Entladungen.

29. Was zeigt das EMG bei ALS?

Das EMG soll zum Nachweis einer ALS (amyotrophe Lateralsklerose) ausgedehnte proximale und distale Denervierungsaktivität mit Faszikulationen und Riesenpotentialen in mindestens zwei Extremitäten, sowie entweder Denervierungsaktivität in der Zunge oder in der paravertebralen Muskulatur aufweisen.

30. Was zeigen EMG und NLG beim Guillain-Barré-Syndrom? Haben die Befunde Bedeutung für die Prognose der Erkrankung?

Im Frühstadium des GBS findet man dem Ausmaß der Paresen entsprechend ein gelichtetes Muster bei Maximalinnervation. Nach 14–21 Tagen kann der Nachweis pathologischer Spontanaktivität auf eine axonale Mitbeteiligung hinweisen. Diese ist wegen der schlechten Rückbildungstendenz prognostisch ungünstig.

Die Nervenleitgeschwindigkeit kann als Ausdruck der Demyelinisierung bereits 5–7 Tage nach Beginn der Symptomatik mäßig bis deutlich herabgesetzt sein.

Bereits im absoluten Frühstadium kann man häufig eine verlängerte F-Wellen-Latenz mit verminderter Persistenz, sowie einen proximalen Leitungsblock nachweisen.

31. Inwiefern ist die elektromyographische Untersuchung bei Plexusläsionen wertvoll?

Der Wert eines EMG bei Armplexusläsionen liegt im Nachweis des Vorhandenseins und der Ausprägung von Denervierungsaktivität in entsprechenden Muskeln. Sie erlauben eine Zuordnung der Läsion in die jeweiligen Anteile des Plexus bzw. seiner abgehenden Nerven (Wurzel, Primärstränge, Faszikel, abgehende Nerven). Betrifft eine Schädigung diffus den Plexus, so sind auch motorische und sensible Nervenleitgeschwindigkeiten der Extremität hochgradig pathologisch verändert.

32. Welche Bedeutung hat das EMG bei der Diagnostik von Wurzelreiz- und Wurzelkompressionssyndromen?

Mit Hilfe der EMG-Untersuchung läßt sich die radikuläre Beteiligung, die die klinische Untersuchung ergeben hat, bestätigen. Darüber hinaus lassen sich auch Muskeln objektiv mitbeurteilen, die der klinischen Untersuchung aufgrund von Schmerzen oder mangelnder Mitarbeit nicht zugänglich sind. Während bei Wurzelreizsyndromen elektromyographisch keine Denervierungszeichen nachweisbar sind, findet man solche bei Kompressionen der Nervenwurzeln.

33. Was ist ein Karpaltunnelsyndrom (CTS)?

Die Hauptsymptome des CTS sind vor allem nächtliche Schmerzen und Parästhesien im medianusversorgten Gebiet der Hand (Brachialgia paraesthetica nocturna). Ein CTS resultiert aus einer Einengung des Retinaculum flexorum (z.B. aufgrund genetischer Disposition) oder aus einer Verdickung des N. medianus aufgrund vielfältiger Ursachen (z.B. Schwangerschaft, Diabetes mellitus, Akromegalie, Hypothyreose, mechanische Belastungen, rheumatoide Arthritis).

34. Was ist die beste neurophysiologische Untersuchung zum Nachweis eines CTS?

Der wichtigste diagnostische Parameter ist die verlängerte distal motorische Latenz des N. medianus. Die an der Hand gemessenen sensiblen NLG's sind doppelt so oft pathologisch herabgesetzt wie die motorischen. In fortgeschrittenen Fällen weist eine elektromyographische Untersuchung Denervierungen der medianusversorgten kleinen Handmuskeln nach.

35. Was ist die Therapie des CTS?

Bei leichten Fällen kann die Verordnung einer Unterarmschiene für die Nacht ausreichend sein; bei ausgeprägteren Fällen ist die chirurgische Spaltung des Ligamentum transversum carpi notwendig.

36. Was sind die häufigsten Gründe für ein Kompressionssyndrom des N. ulnaris im Ellenbogenbereich?

1. Akute Lagerungsschäden (z. B. postoperativ)
2. Chronische Druckschädigung durch habituelle Ulnarisluxation oder bei Zustand nach Fraktur als Ulnarisspätparese.
3. Kubitaltunnelsyndrom in Folge verdickter fibromuskulärer Bänder unterhalb des Sulcus ulnaris.

37. Welche Rolle spielen EMG und NLG in der Diagnostik proximaler Ulnarisläsionen in Ellenbogenhöhe?

Sensible und motorische NLG-Untersuchungen können eine proximale Ulnarisläsion in 60–80% der Fälle bestätigen. Mit dem EMG gelingt unter Umständen der Nachweis von Denervierungsaktivität in der ulnarisversorgten Hand- und Unterarmmuskulatur. Bei Läsionen im Sulcus ulnaris kommt es zu einem signifikanten Amplitudensprung und einer umschriebenen Herabsetzung der Nervenleitgeschwindigkeit im Sulcus ulnaris, die durch «Inching» der NLG nachgewiesen werden können.

38. Was sind die verschiedenen Therapiestrategien für proximale Ulnarisläsionen?

Die Therapie hängt vom Mechanismus der Schädigung ab. Bei leichten bis mäßigen Druckläsionen sind Ellenbogenschienen sinnvoll. Bei Therapieresistenz ist eine operative Revision nötig. Die chirurgische Intervention kann entweder die Spaltung der Aponeurose der Fingerflexoren beim Kubitaltunnelsyndrom oder eine mediale Epikondylektomie bei Ulnarisluxationen und Ulnarisspätparesen bedeuten. In seltenen Fällen ist eine Ventralverlegung des Nerven nötig.

39. Wie unterscheidet man eine Wurzelläsion C8 von einer unteren Plexus brachialis-Läsion oder einer Ulnarisläsion?

- Bei einer **Läsion der Wurzel C8** zeigt das EMG in folgenden Muskeln Denervierungsaktivität:
  M. extensor carpi ulnaris (N. radialis)
  M. abductor pollicis brevis (N. medianus)
  M. interosseus dorsalis I, M abductor digiti minimi, M. flexor carpi ulnaris (N. ulnaris)
  Paravertebrale zervikale Muskulatur
  Die motorische und sensible NLG des N. medianus und ulnaris sind unauffällig

- Bei einer **unteren Plexus-Läsion** (Truncus inferior oder Fasciculus medialis) zeigt sich eine Denervierungsaktivität in allen oben genannten Muskeln mit **Ausnahme der Paravertebralmuskulatur**. Die sensiblen NLG des N. ulnaris sind herabgesetzt, während seine motorischen NLG meist nur leichtgradig verzögert sind.

- **Ulnarisläsionen** haben unauffällige elektromyographische Befunde der N. medianus- und N. radialis-versorgten Muskulatur. Dafür findet man Denervierungsaktivität der ulnarisversorgten Muskulatur des Unterarms und der Hand. Die motorischen und sensiblen NLG des N. ulnaris sind deutlich herabgesetzt.

40. Was ist der Kennmuskel zur Unterscheidung einer Radialisläsion von einer Wurzelschädigung C7?

Der **M. flexor carpi radialis**. Er ist ein C7/C8-versorgter Muskel und wird nicht vom N. radialis sondern vom N. medianus innerviert.

41. Wie kann man eine Radialisläsion von einer Schädigung des Fasciculus posterior unterscheiden?

Der N. radialis kommt wie der N. subscapularis (C5–C6), der N. thoracodorsalis (C6–C8) und der N. axillaris (C5–C6) aus dem Fasciculus posterior des Plexus brachialis (C5 bis Th1). Muss man also bei Ausfall der radialisinnervierten Muskulatur entscheiden, ob die Schädigung den N. radialis selbst oder den gesamten Fasciculus posterior betrifft, so hilft die Untersuchung des **M. deltoideus**. Pathologische Befunde sprechen für eine Läsion des hinteren Faszikel.

42. Wie kann man eine Läsion des N. suprascapularis von einer Wurzelläsion C5 und C6 unterscheiden?

Der **N. suprascapularis** (C5) ist der einzige Nerv, der aus einem der Hauptstämme vor der Bildung der Faszikel abgeht (**Truncus superior**; C5–C6). Er versorgt den **M. supraspinatus** (Abduktion und Außenrotation der Schulter) und den **M. infraspinatus** (Außenrotation der Schulter). Unauffällige Befunde in den Mm. deltoideus, biceps und rhomboidei in Verbindung mit pathologischen Befunden in den Mm. supra- und infraspinatus sprechen für eine Läsion des N. suprascapularis.

43. Wie kann man eine Läsion des N. thoracicus longus von einer C5/C6-Schädigung unterscheiden?

Eine Schädigung des N. thoracicus longus führt aufgrund einer Schwäche des M. serratus anterior zu einer Scapula alata. Hierbei sind die Befunde in der C5/C6-versorgten Schulter- und Armmuskulatur (siehe Frage 42) unauffällig.

44. Wie kann man eine Peronaeusparese von einer Wurzelschädigung L5 unterscheiden?

Der **M. tibialis posterior** (Inversion des Fußes) ist im Gegensatz zur Wurzelschädigung L5 bei einer Läsion des N. peronaeus nicht betroffen. Dieser Muskel wird vom N. tibialis versorgt.

45. Wie kann man eine Femoralisschädigung von einer Wurzelschädigung L3 unterscheiden?

Der **N. femoralis** (L2, 3, 4) versorgt motorisch die **Hüftflexoren** sowie die **Knieextensoren**. Distalwärts setzt sich der N. femoralis als **N. saphenus** fort. Dieser sensible Nerv innerviert die mediale Knievorderseite und den medialen Unterschenkel einschließlich Malleolus medialis. Bei einer **Wurzelschädigung L3** sind die Hüftadduktoren und der M. quadriceps femoris betroffen, die Hüftflexoren (M. iliopsoas) dagegen nicht.

46. Welche Bedeutung hat die NLG-Untersuchung in der Diagnostik der Fazialisparese?

NLG-Untersuchungen 3–5 Tage nach dem Auftreten einer idiopathischen Fazialisparese können Aufschluss über die Prognose geben. Ein kompletter Ausfall der NLG spricht für eine Waller-Degeneration mit ungünstiger Prognose. Unauffällige Nervenleitgeschwindigkeiten mit normalen Amplituden sprechen für eine gute Prognose bezüglich einer Restitutio ad integrum.

Literatur

1. Conrad B, Bischoff Ch: Das EMG-Buch, Stuttgart, Thieme, 1998.
2. Dumitru D: Electrodiagnostic Medicine. Philadelphia, Hanley & Belfus, 1995.
3. Johnson EW, Pease WS: Practical Electromyography, 3. Aufl. Baltimore, Williams & Wilkins, 1997.
4. Stöhr M: Atlas der klinischen Elektromyographie und Neurographie, 4. Aufl., Stuttgart, W. Kohlhammer, 1998.

28. Neuroradiologie

Loren A. Rolak

Es wurde darauf geachtet, repräsentative Beispiele der häufigsten und wichtigsten bildgebenden Befunde neurologischer Erkrankungen darzustellen. Sie sind an entsprechender Stelle im Kontext der Krankheitsbilder eingefügt, hier jedoch nochmals eigens aufgelistet, um ein Auffinden unter neuroradiologischen Gesichtspunkten zu erleichtern.

Zerebrovaskuläre Erkrankungen

1. Sinusvenenthrombose	Kapitel 30, Abbildung 30.2
2. Kortikale Venenthrombose	Kapitel 17, Abbildung 17.6
3. Hirnstammischämie: Wallenberg-Syndrom	Kapitel 9, Abbildung 9.6
4. Dissektion der Arteria vertebralis	Kapitel 9, Abbildung 9.6
5. Infarkt der A. cerebelli inferior anterior (AICA)	Kapitel 10, Abbildung 10.2
6. Hämorrhagische Infarzierung der A. cerebelli superior	Kapitel 10, Abbildung 10.2
7. Intrazerebrale Blutung	Kapitel 12, Abbildung 12.5
8. Infarkt der A. cerebri anterior (ACA)	Kapitel 17, Abbildung 17.1
9. Infarkt der A. cerebri media (MCA)	Kapitel 17, Abbildung 17.2
10. Gadolinium-enhancement nach ischämischem Insult	Kapitel 17, Abbildung 17.2
11. Stenose der A. carotis interna (ACI)	Kapitel 17, Abbildung 17.3
12. Arteriovenöse Malformation	Kapitel 17, Abbildung 17.4
13. Subarachnoidalblutung	Kapitel 17, Abbildung 17.5

Wirbelsäulen- und Rückenmarkserkrankungen

1. Transverse Myelitis	Kapitel 8, Abbildung 8.4
2. Syringomyelie	Kapitel 8, Abbildung 8.5
3. Spinales Astrozytom	Kapitel 8, Abbildung 8.6
4. Spinales Neurofibrom	Kapitel 8, Abbildung 8.7
5. Metastatische Rückenmarkskompression	Kapitel 8, Abbildung 8.8
6. Zervikale Spondylose	Kapitel 7, Abbildung 7.3
7. Diskushernie	Kapitel 7, Abbildung 7.2
8. Meningomyelozele	Kapitel 25, Abbildung 25.1

Demyelinisierende Erkrankungen

1. Multiple Sklerose	Kapitel 13, Abbildung 13.1
2. Adrenoleukodystrophie	Kapitel 25, Abbildung 25.2
3. Transverse Myelitis	Kapitel 8, Abbildung 8.4

Neoplastische Erkrankungen

1. Akustikusneurinom	Kapitel 10, Abbildung 10.3
2. Primitiver neuroektodermaler Tumor (PNET)	Kapitel 18, Abbildung 18.3
3. Kraniopharyngeom	Kapitel 18, Abbildung 18.2
4. Glioblastoma multiforme	Kapitel 18, Abbildung 18.1
5. Glomustumor	Kapitel 18, Abbildung 18.4
6. Hirnmetastase eines kleinzelligen Bronchialkarzinoms	Kapitel 18, Abbildung 18.5
7. Spinales Astrozytom	Kapitel 8, Abbildung 8.6
8. Spinales Neurofibrom	Kapitel 8, Abbildung 8.7
9. Metastatische Rückenmarkskompression	Kapitel 8, Abbildung 8.8

Malformationen

1. Arnold-Chiari I Malformation	Kapitel 8, Abbildung 8.5
2. Arnold-Chiari II Malformation	Kapitel 25, Abbildung 25.1
3. Syringomyelie	Kapitel 8, Abbildung 8.5
8. Meningomyelozele	Kapitel 25, Abbildung 25.1

Andere

1. Hirnabszess, rhinogen	Kapitel 24, Abbildung 24.1

29. Neurologische Notfälle

Loren A. Rolak

Einige das Nervensystem betreffende Erkrankungen imponieren als akute neurologische Notfälle. Sie beginnen oft plötzlich und die meist lebensbedrohliche Symptomatik erfordert die sofortige therapeutische Intervention. Diese Erkrankungen sind im Text an entsprechender Stelle besprochen, hier jedoch getrennt aufgelistet, um das rasche Nachschlagen zu erleichtern.

1. Koma — Kapitel 9, Fragen 61 bis 63
2. Hepatische Enzephalopathie — Kapitel 23, Frage 18
3. Myxödem — Kapitel 23, Fragen 52 und 53
4. Reye-Syndrom — Kapitel 23, Frage 19
5. Ateminsuffizienz — Kapitel 23, Fragen 35 und 36
6. Botulismus — Kapitel 5, Fragen 48 und 49
7. Myasthene Krise — Kapitel 5, Frage 37
8. Cholinerge Krise — Kapitel 5, Frage 38
9. Guillain-Barré-Syndrom — Kapitel 6, Frage 47
10. «Critical illness»-Neuropathie — Kapitel 6, Frage 26
11. Status epilepticus — Kapitel 21, Fragen 67 bis 71
12. Eklampsie — Kapitel 23, Fragen 95 bis 97
13. Kleinhirnblutung und Herniation — Kapitel 10, Fragen 15, 18 und 19
14. Subarachnoidalblutung (SAB) — Kapitel 17, Fragen 53 und 43
15. Bakterielle Meningitis — Kapitel 24, Tabelle 24.2
16. Herpes-simplex-Enzephalitis — Kapitel 24, Frage 83
17. Rückenmarkskompression, neoplastische — Kapitel 18, Frage 57
18. Malignes neuroleptisches Syndrom — Kapitel 4, Frage 53
19. Akinetische Krise — Kapitel 11, Fragen 20 und 27

30. Neurologische Geschichten und Geschichte

Loren A. Rolak

Das folgende Kapitel enthält Fragen, die manchmal in Prüfungen oder auch bei Chef- und Oberarztvisiten auftauchen. Sie haben weder besonders viel mit der praktischen ärztlichen Tätigkeit zu tun noch mit einem tiefen pathophysiologischen Verständnis des Faches. Deshalb muss man sie eigentlich auch nicht beantworten können...

1. Wer führte die erste Lumbalpunktion durch?

Glaubt man den Medizingeschichtsbüchern, so ist die Lumbalpunktion Heinrich Quincke (1842 bis 1922, Internist in Kiel) zu verdanken, der im Jahre 1891 die notwendigen Instrumente und die Technik beschrieb, die bis heute verwendet wird. Die Amerikaner übrigens schreiben die allererste Punktion einem Dr. E. Wynter zu, der erstmals bei einem Kind mit tuberkulöser Meningitis Liquor entnommen haben soll.

> Quincke, H: Die Lumbalpunction des Hydrocephalus, Berlin Klin Wschr 28:929, 1891.
> Gorelick PB, Zych D: Jame Leonard Corning an the early history of spinal puncture. Neurology 37:672, 1987.
> Frederiks JAM, Koehler PJ: The first lumbar puncture. J Hist Neurosci 6:147, 1997.

2. Wer erlitt den ersten postpunktionellen Kopfschmerz?

Der erste Bericht über den postpunktionellen Kopfschmerz stammt von Dr. August Bier (1861–1949, Chirurg, Berlin) aus dem Jahre 1899. Dieser beschrieb ihn als Folge einer Lumbalpunktion, die durch einen Laborassistenten während seiner Studien zur Spinalanästhesie an ihm selbst durchgeführt wurde. Über das Schicksal des Assistenten ist leider nichts bekannt.

3. Was ist die kleinste Lichtmenge, die das menschliche Auge entdecken kann?

Das menschliche Auge besitzt 125 Millionen Stäbchen. Jedes hat 1000 Falten in der Photorezeptormembran, von denen wiederum jede 1 Million Photorezeptormoleküle enthält. Diese außerordentlich lichtsensitiven Strukturen können ein einzelnes Photon detektieren, was 10^{-11} Watt entspricht.

4. Was bedeutet das Wort «Myelin»?

Myelin ist das griechische Wort für Mark. Es entstand aus dem Glauben, dass die weiße Substanz sozusagen das Mark des Gehirns sei, entsprechend der zentralen Anteile des Knochens, also dem Knochenmark.

5. Was ist «baltischer» Myoklonus?

Es ist ein anderer Name für das Unverricht-Lundborg-Syndrom, was eventuell jetzt auch nicht weiterhilft? Dies ist eine seltene rezessiv vererbte Form aus der Erkrankungsgruppe der progressiven Myoklonus-Epilepsie (mehr dazu in Kapitel 21, Frage 22).

6. Warum werden die zickzackförmigen, szintillierenden, schimmernden Lichter, die während einer Aura bei der klassischen Migräne gesehen werden, als Fortifikationsspektren bezeichnet?

Der Name kommt von der Ähnlichkeit zu den sternenförmigen, im Zickzack-Muster gebauten Befestigungsanlagen (Fortifikationen) des Mittelalters, die zum Schutz der Städte oder als Militäranlagen konzipiert waren (**Abb. 30.1**).

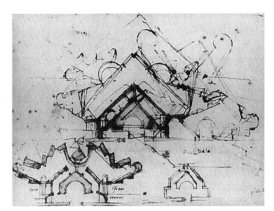

Abbildung 30.1: Zeichnung einer Fortifikation von Michelangelo

Inzwischen weiß man übrigens, dass viele «Erscheinungsphänome» namhafter Weissager, Gelehrter oder Propheten mitunter wahrscheinlich die Korrelate von Migräneauren waren. Ein berühmtes Beispiel ist Hildegard von Bingen, die ziemlich sicher unter einer klassischen Migräne litt.

7. Eine Läsion mit halbseitiger lateraler Durchtrennung des Rückenmarks führt zum Brown-Séquard-Syndrom mit ipsilateraler Muskelschwäche und Verlust der Propriozeption sowie kontralateralem Verlust der Schmerz- und Temperaturempfindung. Wer war Brown und wer war Séquard?

Eine irreführende Frage, denn Brown-Séquard ist nur eine Person, nämlich Charles Edward Brown-Séquard (1817–1894). Sein Vater war amerikanischer Schiffskapitän, seine Mutter Französin von der Insel Mauritius. Für seine Zeit ungewöhnlich, behielt er den Namen beider Eltern und führte einen Doppelnamen. Er war einer der bedeutendsten Neurologen des 19. Jahrhunderts und hatte Professuren in Amerika, England und Frankreich. Die Entdeckung des nach ihm benannten Syndroms stellte übrigens einen Wendepunkt in der Geschichte der Neurophysiologie dar. Bis zu seinen klassischen Experimenten in den 50iger Jahren galt nämlich die Doktrin von Sir Charles Bell, dass alle sensiblen Impulse des Rückenmarks ipsilateral in den Hinterhörnern verlaufen und die Kreuzung der Fasern erst in der Medulla beginnen würde. Er wies die Komplexität der teils gekreuzten und nicht-gekreuzten sensiblen Fasern in Tierexperimenten nach, deren Richtigkeit sich später in humanen Autopsien herausstellte. Er erbrachte auch noch bedeutende Beiträge zur Endokrinologie. Seine Haupttheorie bestand in der Vermutung, dass Zellen über eine innere Sekretion miteinander verbunden sein müssten, die vom Mechanismus her dem Nervensystem gänzlich verschieden wäre.

> Ohnsted, JMD: Charles Edouard Brown-Séquard, A Nineteenth Century Neurologist and Endocrinologist, Baltimore, Johns-Hopkins Press, 1946.

8. Was passierte mit Charles Edward Brown-Séquard, wenn er Schokolade aß?

Er litt an Geschmacksschwitzen und brach in Schweiß aus.

> Gooddy W: Charles Edward Brown-Séquard. In Rose FC, Bynom WF (Hrsg.): Historical Aspects of the Neurosciences. New York, Raven Press, 1985.

9. Wenige Ärzte wurden mehr durch Eponyme geehrt wie Jules Déjèrine, der brillante Zeitgenosse des großen französischen Neurologen Charcot, dem er auch auf den Lehrstuhl in der Salpetrière folgte. Er beschrieb das Déjèrine-Syndrom (medialer medullärer Infarkt) und zusammen mit anderen die fazioskapulohumerale Muskelatrophie (Landouzy-Déjèrine), den Thalamusschmerz (Déjèrine-Roussy), die olivopontozerebelläre Atrophie (Déjèrine-Thomas) und die hypertrophische interstitielle Neuritis mit Tremor (Déjèrine-Sottas). Wer war Klumpke bei dem Syndrom der unteren Brachialplexusparese (Déjèrine-Klumpke)?

Bei diesem Eponym ist der oder besser die falsche Déjèrine gemeint. Jules Déjèrine (**Abb. 30.2**) war mit einer Amerikanerin verheiratet, die selbst eine hochtalentierte Neurologin war. Augusta Klumpke hängte den Namen ihres Mannes im Stile moderner Frauen an den eigenen an. Die Ärztin beschrieb das Syndrom der unteren Parese des Plexus brachialis ohne ihren Mann. Déjèrine-Klumpke ist also wie Brown-Séquard eine Person.

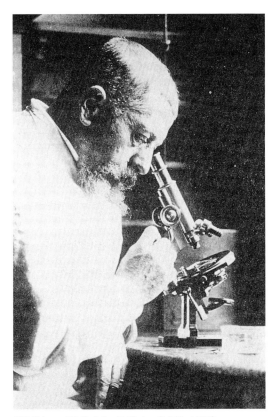

Abbildung 30.2: Jules Déjèrine (1849–1917)

10. Ein Meningeom, das in der Keilbeinregion entsteht, kann den N. opticus komprimieren und sich mit Optikusatrophie, kontralateraler Stauungspapille und Anosmie klinisch manifestieren. Die Symptomenkonstellation wird Foster-Kennedy-Syndrom genannt. Wer war Foster, wer war Kennedy?

Tja, wieder eine Fangfrage. Dr. Foster (Vorname) Kennedy (Nachname) war ein bekannter amerikanischer Neurologe zu Beginn des 20. Jahrhunderts (1884–1952, New York), der das nach ihm benannte Syndrom 1911 beschrieb. Eigentlich war sein erster Vorname sogar Robert, den benutzte er allerdings nie.

Der Gebrauch von Vornamen bei den Eponymen ist selten. Die Sache wird noch verwirrender, wenn der 2. Vorname in eine Krankheitsbezeichnung eingeht, wie bei dem schottischen Augenarzt Robert Marcus Gunn (1850–1909) und der nach ihm benannten Marcus-Gunn-Pupille (siehe Kapitel 2, Frage 213). Wie Eigennamen zu Krankheiten kommen, gehört übrigens zu den größten Mysterien der Medizin überhaupt.

11. Was war die erste Beschreibung einer neurologischen Erkrankung?

Die erste Beschreibung einer neurologischen Erkrankung taucht im sogenannten Smith-Papyrus auf, dem ältesten bekannten medizinischen Text überhaupt. Dieser uralte Papyrus wurde von Edward Smith übersetzt und enthält eine Reihe von «Fallberichten» verschiedener Erkrankungen, die von einem unbekannten ägyptischen Autor etwa 3330 v. Chr. verfasst wurden. Ein Fall handelt dabei von einer Person mit einer traumatischen Kopfverletzung und ist damit die früheste bekannte neurologische Krankheitsbeschreibung.

12. Mehr als andere Disziplinen ist die Neurologie voll von Eponymen und wohlklingenden bzw. teils schwer auszusprechenden Latinismen. Was ist zum Beispiel das Torcular Herophili?

Ein harter Brocken, zumal diese Bezeichnung für den Zusammenfluss des Sinus rectus, sagittalis und lateralis zugunsten des doch anatomisch irgendwie nachvollziehbareren **Confluens sinuum** fast verlassen worden ist (**Abb. 30.3**). Eine Torcula ist ein Wasserbehälter oder eine Schale, die manchmal zum Aufsammeln des Saftes aus einer Weinpresse ver-

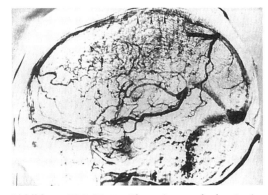

Abbildung 30.3: Venöse Phase einer zerebralen Angiographie mit Darstellung der venösen Drainage in den Confluens sinuum oder Torcular Herophili (Pfeil bei 4 Uhr). Der Patient hat eine Sinusvenenthrombose im Sinus sagittalis superior (Pfeilköpfe bei 12 Uhr)

wendet wird. Herophilus (335–280 v. Chr.) war ein alter griechischer Anatom, der diese Hirnregion beschrieb.

13. Der Morbus Refsum ist eine hereditäre motorische und sensible Neuropathie mit zerebellärer Ataxie und Retinitis pigmentosa, charakterisiert durch die Akkumulation von Phytansäure. Was ist Phytansäure?

Phytansäure ist eine gesättigte und verzweigte Fettsäure (3,7,11,15-Tetramethyl-Hexadekansäure), die normalerweise durch α-Oxidation zu 2,6,10,14-Tetramethyl-Pentadekansäure abgebaut wird, beim M. Refsum jedoch in Serum und Organen angereichert wird. Ich weiß, das Biochemiepraktikum ist lange her…

14. Sie stellen einen menschlichen Schädelknochen auf eine feste Unterlage. Wieviel Gewicht können Sie auf die Spitze legen, bevor er bricht?

Legt man das Gewicht langsam auf, hält der humane Schädelknochen 3 Tonnen aus! Vielleicht kommt daher das geflügelte Wort des «Sturschädels»?

15. Was dachte Aristoteles sei die Funktion des Gehirns?

Die Kühlung des Herzens.

16. Im Jahre 1909 unterteilte der Berliner Neurologe Korbinian Brodmann (1868–1918) den humanen Cortex cerebri nach zytoarchitektonischen Gesichtspunkten und gab den einzelnen Feldern «Brodmann»-Nummern. Was liegt in den Areae 13–16 nach Brodmann?

Nichts. Aus irgendwelchen Gründen tauchen die Ziffern 13–16 auf seiner Hirnkarte nicht auf (siehe Abb. 2.20). Der Grund für diese Auslassung konnte bis heute nicht eruiert werden.

17. Wer beschrieb erstmals transiente ischämische Attacken (TIAs) und bemerkte, dass sie Vorzeichen eines sich ankündigenden Schlaganfalls seien

Es war der berühmte griechische Arzt Hippokrates (460 v. Chr.–ca. 370 v. Chr.), der als erster die Medizin zu einer eigenen Wissenschaft erhob. Er schrieb von «ungewohnten Attacken von Taubheit und Gefühllosigkeit als Zeichen einer bevorstehenden Apoplexie», also von TIAs.

18. Welche fünf Diagnosen fürchten Neurologen (nach einer Umfrage bei praktizierenden klinischen Neurologen) am meisten den Patienten mitzuteilen?

Die für den aufklärenden Arzt schlimmsten und belastendsten Diagnosen sind in ihrer Rangfolge aufgelistet:
1. Amyotrophe Lateralsklerose
2. Maligner Hirntumor
3. Traumatische Paraplegie
4. Multiple Sklerose
5. Epilepsie

19. Warum suchte sich René Descartes die Zirbeldrüse als Sitz der Seele aus?

René Descartes (1596–1650) glaubte, dass die Epiphyse die einzige unpaare Struktur des Gehirns sei und mitten im Zentrum läge.

20. Wer war nach Gilles de la Tourette's Ansicht der größte Neurologe des Jahrhunderts?

Er selbst. Der Pariser Neurologe (**Abb. 30.4**) starb 1904 im Alter von 47 Jahren in einem Zustand von Megalomanie an progressiver Paralyse.

> Guilly P: Gilles de la Tourette. In Rose FC, Bynum WF (Hrsg.): Historical Aspects of the Neurosciences. New York, Raven Press, 1985.

21. Wer beschrieb den ersten Reflex und welcher Reflex war es?

1662 beschrieb René Descartes den Blinkreflex (Lidschlussreflex), bei dem das Anblasen des Auges eine Person zum Blinzeln brachte. Das Wort «Reflex» leitete sich aus der Sichtweise ab, dass ein sich annäherndes Objekt eine direkte «Reflexion» im Gehirn hervorrufen würde, was z. B. für den Lichtreflex ja in gewisser Weise auch stimmt.

22. Das Babinski-Phänomen ruft als Zeichen einer Pyramidenbahnschädigung nach einer Stimulation der lateralen Fußsohle eine Dorsiflexion der Großzehe hervor.

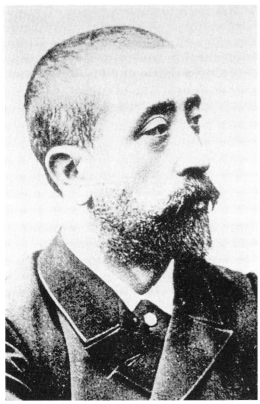

Abbildung 30.4: Gilles Georges de la Tourette (1857 bis 1904)

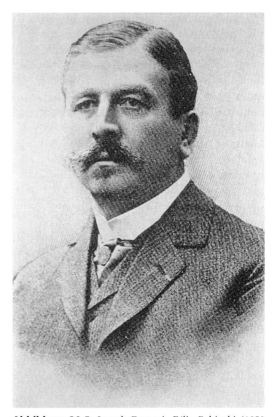

Abbildung 30.5: Joseph François Félix Babinski (1858 bis 1932)

Was bezeichnete Babinski selbst als Babinski-Zeichen?

Es gibt kaum ein vergleichbares Szenario in der Medizin: in der angespannten Atmosphäre der Chef- oder Oberarztvisite wird mit bedeutungsvoller Stimme und ernster Mine von oberster Stelle der Befund eines «negativen Babinski-Zeichens» ventiliert, ein Oxymoron allerdings, welches schlicht das Ausbleiben der Großzehendorsalflexion zusammen mit der Abspreizung der Zehen nach Stimulation der lateralen Fußsohle ausdrücken soll.

Tatsächlich beschrieb der Pariser Neurologe polnischer Abstammung, Joseph François Félix Babinski (**Abb. 30.5**), in seinen ersten Publikationen dieses Phänomens von 1896 an zunächst nur die Dorsalflexion der Großzehe. 1903 erst fügte er das «signe de l'éventail» oder die Abspreizung der anderen Zehen hinzu, was er mit einer Photographie dokumentierte. Babinski selbst insistierte bei seinen Visiten darauf, das Phänomen als «Großzehenzeichen» («Phénomène du gros orteil») zu titulieren. Er selbst bezeichnete die fehlende Kontraktion des Platysmas auf der hemiparetischen Seite als «Babinski-Zeichen».

> Babinski J: sur le reflexe cutane plantiare dans certaines affections organiquees du system nerveux central. C R Soc Biol (Paris) 48:207, 1896.
> Babinski J: De l'abduction des orteils (signe de l'éventail). Rev Neurol 11:1205, 1903.

23. Es gibt eine Reihe von Variationen des Babinski-Phänomens, die meist im klinischen Alltagsgebrauch weniger wichtig und mit den Eponymen berühmter oder manchmal auch geltungssüchtiger Neurologen verbunden sind (z. B. Chaddock, Oppenheim, Gordon, Strümpell etc.). Manchmal führt die Läsion der

Pyramidenbahnen auch zu einem gesteigerten Plantarmuskelreflex, einer Bewegung in Gegenrichtung zum Babinski-Zeichen. Wie viele Variationen dieses Reflexes kennen Sie?

Die **Abbildung 30.6** zeigt «einige» Varianten des gesteigerten Plantarmuskelreflexes bei Pyramidenbahnläsionen. Diese Pyramidenbahnzeichen sind allerdings nur bedingt verwertbar und im klinischen Gebrauch hat sich deshalb, wenn überhaupt, vor allem der **Rossolimo-Reflex** halten können. Mit den Fingerspitzen führt man einen schnellenden Schlag gegen die Zehen des liegenden Patienten durch, wobei beim Gesunden nichts oder eine leichte Dorsalflexion (= Rossolimo negativ) erfolgt, beim Pyramidenbahngeschädigten eine Plantarflexion (und eventuell Spreizung) der Zehen. Dies entspricht dann einem pathologisch abgewandelten **Shukowski-Eigenreflex** oder einem **positivem Rossolimo** (der Shukowski-Reflex ist der normale Eigenreflex der Zehen bei Beklopfen der Mitte des Fußballens). Als **Fußrückenreflex** bezeichnet man den **Mendel-Bechterew-Reflex**, der nach Beklopfen des Fußrückens (Kuboid oder 4. und 5. Metatarsalknochen) im pathologischen Fall ebenfalls zu einer Plantarflexion führt.

24. Was sind Krokodilstränen?

Nach Schädigung des N. facialis, wie z. B. infolge idiopathischer Fazialisparese (Bell-Lähmung), können durch fehlerhafte Reinnervation und Einsprossung gustatorische Fasern des N. intermedius in die Glandula lacrimalis gelangen. Gustatorische Impulse beim Essen führen dann zum Weinen («gustatorisches Weinen», Bogard-Syndrom).

Der Begriff kommt aus der afrikanischen Volkskunde, wonach Krokodile Mitleid und Reue für ihre Jadgbeute empfunden haben sollen und deshalb immer, wenn sie aßen, aus schlechtem Gewissen weinten.

25. Die erste erfolgreiche medikamentöse Behandlung der Epilepsie war Bromid. Warum empfahl ein Gynäkologe als erster ihre Anwendung?

In der Mitte des 19. Jahrhunderts glaubte man, dass sexuelle Aktivität, insbesondere die Masturbation, eine große Rolle für die Entwicklung von Epilepsien spielte. Da Bromid bekanntermaßen Impotenz verursacht, schlug Sir Charles Locock, der «Leibgynäkologe» von Königin Victoria, 1857 der Queen die Unterdrückung der Sexualfunktion (und Menstru-

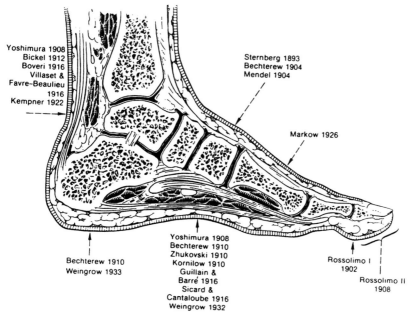

Abbildung 30.6: Variationen des Rossolimo-Reflex («gesteigerter Plantarreflex») bei Pyramidenbahnschädigungen (Aus: DeJong RN: The Neurologic Examination, 4. Aufl. Hagerstown, MD, Harper & Row, 1979, mit freundl. Erlaubnis)

ation) als Therapie ihrer Epilepsie vor. Er lag richtig, allerdings aus anderen Gründen.

> Scott DR: The discovery of anti-epileptic drugs. J Hist Neurosci 1:111, 1992.

26. Man nennt neurologische Schädigungen – normalerweise in der Medulla oder im oberen Zervikalmark – die die Faserverbindungen für die automatische, rhythmische Atmung zerstören und den Patienten zur vermehrten willkürlichen Atmung zwingen, was zuweilen Undines Fluch genannt wird. Wer war Undine und was war ihr Fluch?

Niemand und nichts. Undine ist das französische Wort für Meerjungfrau und bezieht sich auf eine namenlose Meerjungfrau in der französischen Version des Märchens von Hans Christian Andersen «Die kleine Meerjungfrau». Meerjungfrauen können in einer Art Pakt oder Vertrag (nicht als Fluch) eine menschliche Gestalt annehmen, müssen aber in das Meer zurückkehren, wenn ihr Liebhaber untreu sein sollte.

Die verstümmelte Übertragung von «Undines Fluch» auf neurologische Störungen mit Unterbrechung des Atmungsautomatismus geht auf das 1939 gespielte Theaterstück «Ondine» des französischen Autors Jean Giraudoux zurück. Dieser verschönerte die Geschichte der Meerjungfrau mit der Bestrafung des untreuen Ritters durch die Beendigung all seiner automatischen Lebensfunktionen, also auch der Atmung. Die unglückliche Meerjungfrau liebte und nicht etwa verfluchte ihren Prinzen jedoch immer und war ihm ewig treu.

> Giraudoux J: Ondine. New York, Random House, 1954.

27. Was sind «Finnische Schneebälle»?

Es sind osmophile, globuläre, intrazelluläre Einschlüsse mit außerordentlich feiner Granulierung, die man im Elektronenmikroskop bei den neuronalen Zeroidlipofuszinosen (z. B. Kufs-Syndrom) sieht. Sie sehen wirklich überhaupt nicht wie «Finnische Schneebälle» aus, was man sich auch immer darunter vorstellen mag.

28. Sie sind am Nordpol und müssen zum Überleben einen Eisbären erlegen und essen. Welche gesundheitlichen und neurologischen Probleme können akut auftreten?

Nicht lachen, denn diese Frage wurde mir bei meinem mündlichen 2. Staatsexamen Neurologie tatsächlich gestellt (ob im Ernst oder nicht, ist mir bis heute nicht bekannt)! Jedenfalls kann der Genuss von Eisbärleber zur einer **Vitamin A-Intoxikation** führen, mit der Folge von Abdominalschmerzen, Kopfschmerzen, Übelkeit, Erbrechen, Schwindel und Papillenödem, dem Tage später eine generalisierte Schuppung der Haut und dann die Erholung folgen. Keine weiteren Kommentare.

29. Was ist der leiseste Ton, den das menschliche Ohr detektieren kann?

Die Dezibelskala bei 0 entspricht dem leisesten hörbaren Geräusch. Sie entspricht der Energie, die das Trommelfell mit einer Intensität von 0,0002 Dyn pro cm^2 trifft, was einer Vibrationsamplitude in der Größenordnung weniger Atome entspricht.

30. Was ist die niedrigste Lebensform, die schläft?

Einige Insekten schlafen. Der Grund, warum Tiere schlafen, seine Vorteile in der Evolution oder für das Überleben, sind unbekannt. Es gibt viele Theorien zur Enstehung des Schlafes, keine davon hat sich bislang jedoch durchsetzen können.

31. Die meisten Menschen haben eine klar dominierende Hand (normalerweise rechts). Nennen Sie die niedrigste Lebensform die solch eine Seitenpräferenz oder Dominanz zeigt

Vögel haben bestimmte Neuronenpopulationen in der linken Hemisphäre zur Regulierung des Gesangs. Sie sind die niedrigste Lebensform bei der eine überzeugende Lateralisierung oder Dominanz nachweisbar ist. Der evolutionäre Grund für die Lateralisation des Gehirns ist unbekannt. Es gibt auch hier eine Reihe von Theorien, keine davon ist jedoch in der Lage eine Antwort zu geben.

32. Was ist die kleinste Substanzmenge, welche die menschliche Nase riechen kann?

Die olfaktorische Region besitzt mehr als 10 Millionen spezialisierte neuroepitheliale Zellen. Sie können Duftstoffe in einer Konzentration von 10^{-12} Mol erkennen, was letztlich wenigen Molekülen entspricht.

33. Welche Bewegung kann man bei «Toten» manchmal sehen?

Das **Lazarus-Zeichen** ist eine schnelle Flexion beider Arme über die Brust unter das Kinn. Es tritt bei hirntoten Patienten auf und wird als Reaktion spontaner Entladungen spinaler zervikaler Neurone interpretiert.

> Ropper AH: Unusual spontaneous movements in brain-dead patients. Neurology 34:1089, 1984.

34. Wie alt war George Huntington, als er die nach ihm benannte Chorea major beschrieb? Zu welcher medizinischen Fachrichtung gehörte er?

George Huntington (1851–1916) war Allgemeinarzt in East Hampton auf Long Island (**Abb. 30.7**). Im zarten Alter von 23 Jahren beschrieb er die hereditäre Chorea in kurzer, prägnanter und bis heute gültiger Form. Huntington stammte aus einer Arztfamilie, in der auch der Vater und der Großvater bereits in der gleichen Stadt praktiziert hatten. Deshalb erkannte der junge George das autosomal dominante Krankheitsbild, das ja mit voller Penetranz vererbt wird, in mehreren Familien, die über Generationen hinweg betreut wurden. Huntington begann übrigens den berühmten Erstbeschreibungsartikel mit einer Einführung zu der seit langem bekannten Chorea Sydenham (minor) und schloss mit dem Krankheitsbild, das ihn berühmt machte.

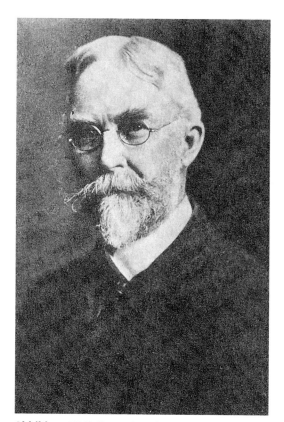

Abbildung 30.7: George Huntington (1851–1916)

> Osler W: Historical Note on Hereditary Chorea. Neurographs 1:113, 1908.

35. Wie kam es zur Beschreibung der Charcot-Marie-Tooth-Erkrankung?

Die Anerkennung für die Entdeckung einer «neuen» Krankheit wird oftmals nicht denen zuteil, die sie zuerst beschreiben, sondern denen, die sie beschreiben, wenn die Zeit dafür reif ist. Einige Autoren hatten das Krankheitsbild der peronealen Atrophie schon vorher beschrieben, darunter Virchow und Schultze, doch erst im Jahre 1886 war das medizinische Wissen so weit, es als eigene Krankheitsentität zu akzeptieren. Fast gleichzeitig publizierten der berühmte Jean Martin Charcot (1825–1893, Paris; **Abb. 30.8**) zusammen mit seinem Schüler Pierre Marie aus der Salpêtrière in Paris und Howard H. Tooth von der Cambridge Universität die Beschreibung des Krankheitsbildes der peronealen Atrophie. Für Tooth war dies das Thema seiner Dissertation, in der er sogar die einige Monate früher erschienene Beschreibung von Charcot zitierte. Tooth gebührt auch die Anerkennung für die Erkenntnis der früh beginnenden Atrophie der Peronealmuskeln und die Einführung des Terminus «peronealer Typ einer progressiven Muskelatrophie». Er erkannte die Störung als Neuropathie, während Charcot die Möglichkeit einer Myelopathie favorisierte. Obwohl bis heute natürlich eine Reihe von Varianten der hereditären motorisch-sensiblen Neuropathien beschrieben wurden, blieb diese Form eine abgegrenzte Entität.

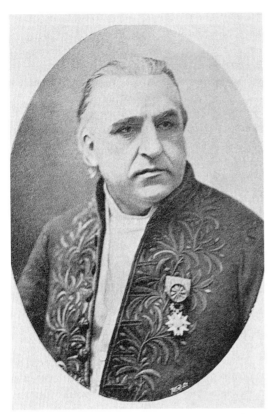

Abbildung 30.8: Jean Martin Charcot (1825–1893)

Tooth HH: The Peroneal Type of Progressive Muscular Atrophy. London, H. K. Lewis, 1886.

36. Beschrieben G. Guillain, J. A. Barré und A. Strohl ein neues Krankheitsbild?

Während des 1. Weltkrieges beschrieben Guillain, Barré und Strohl ein besonderes Krankheitsbild an 2 französischen Soldaten, das bis heute unter dem Namen Guillain-Barré-(Strohl)-Syndrom bekannt ist. Die Bedeutung lag jedoch nicht in der Entdeckung einer neuen Erkrankung, sondern in der Erkennung des speziellen Liquorsyndroms beim GBS, das durch die Einführung der Technik der Lumbalpunktion von Quincke 1891 möglich geworden war. Nachdem Landry schon 1859 die akute aufsteigende, vorwiegend motorische Paralyse (Landry-Paralyse) eingeführt hatte, bereicherten sie die Fachwelt mit dem Liquorbefund der «zytalbuminären Dissoziation». Die Frage der Lokalisation dieser Polyneuritis konnte übrigens weder von Landry, noch von Guillain et al. geklärt werden. Haymaker und Kernohan fanden dann 1919 die Primärläsionen an der Verbindungsregion der motorischen und sensiblen Fasern zum gemeinsamen Spinalnerven.

37. Für welches Krankheitsbild hielt Romberg seinen «Romberg-Versuch» für charakteristisch?

Der große deutsche Nervenarzt Moritz Heinrich Romberg (1795–1873, Berlin) schrieb als einer der Begründer der modernen Neurologie das erste große Lehrbuch der Neurologie von 1840 bis 1846. In seiner brillanten Beschreibung des Tabes dorsalis kommt auch der nach ihm benannte klinische Test vor, der beim aufrecht stehenden Patienten bei geschlossenen Augen zum Verlust des Gleichgewichtes führt. Romberg selbst dachte, dass das Zeichen pathognomonisch für den Tabes dorsalis sei und stellte damals auch noch keinen Bezug des Tabes zur Syphilis her. Der Romberg-Versuch ist allerdings auch bei einer Reihe anderer Erkrankungen positiv.

Zudem entstanden bis heute Diskussionen um die korrekte Durchführung und damit Interpretation des Tests. Romberg statierte, dass der Patient zu schwanken beginnt, wenn er im Stehen die Augen schließt, was heißt, dass er nicht schwankt, wenn die Augen offen sind. Dies wiederum bedeutet, dass die meisten Patienten mit einer zerebellären Ataxie keinen positiven Romberg-Versuch haben, da sie auch schon bei offenen Augen schwanken. Der Romberg-Versuch hat also seine Bedeutung als Indikator eines gestörten Lagesinns gleichwelcher Ursache und gehört als fester Bestandteil zur neurologischen Untersuchung.

Romberg MH: Lehrbuch der Nervenkrankheiten des Menschen. Berlin, A. Duncker, 1846.

38. Was ist der Veitstanz? Ist er das gleiche wie Chorea?

Thomas Sydenham (1624–1689), auch genannt der englische Hippokrates, hatte großen Einfluss auf die Medizin seiner Zeit und beschrieb als erster sowohl die Chorea minor als auch das rheumatische Fieber, erkannte allerdings damals nicht den Zu-

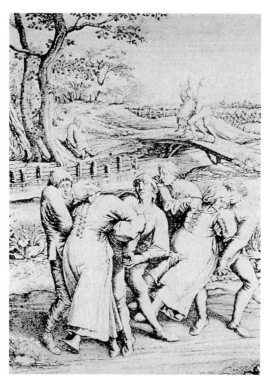

Abbildung 30.9: Tanzwütige nach Pieter Breughel d. Ä. (Radierung)

sammenhang beider Krankheitsentitäten. Fälschlicherweise bezeichnete er in seiner Originalbeschreibung 1686 die Chorea als Veitstanz, obwohl letzterer eigentlich ein komplett anderes Phänomen war. Während des Mittelalters, einer Zeit vielgestaltiger religiöser Mystizismen, der Unwissenheit und des Aberglaubens kam es zu Massenausbrüchen wilder emotionaler Tänze, der so genannten **Tanzmanie**, in ganz Europa (**Abb. 30.9**). Die «Opfer» wurden in die Kapellen des Sankt Veit gebracht. Im Jahre 303 starb dieser Märtyrer während der Christenverfolgung unter Diokletian und wurde zum Schutzpatron der mit der Tanzmanie befallenen Menschen. Seit Sydenhams terminologischer Wahl wird bis heute allerdings der Begriff Veitstanz synonym für die Chorea gebraucht.

> Hecker JFC: The Epidemics of the Middle Ages, Babington BG, London: Sydenham Society, 1844.
> Kelly EC: Thomas Sydenham, Med Classics 4:287–301, 1939.

39. Wie kam Parkinson zur Beschreibung der nach ihm benannten Erkrankung?

James Parkinson (1755–1824) war Allgemeinarzt in London und ein Mann mit vielen Talenten. Er schrieb wissenschaftliche Beiträge zur Palaeontologie und Geologie, war ein bedeutender Politreformer und publizierte in der Medizin über verschiedenste Erkrankungen, deren wichtigste unbestreitbar die Entdeckung der nach ihm benannten Schüttellähmung war.

Sein «Essay on the Shaking Palsy» basierte im wesentlichen auf Parkinson's brillanter Beobachtungsgabe, die er sich zum Hobby machte, indem er oft stundenlang den Menschen in der Londoner Innenstadt bei ihren Alltagsgeschäften zusah. So erkannte er das typische Gangbild mit der Schüttellähmung als zwei der drei Kardinalsymptome des Parkinson-Syndroms (der Rigor und die Akinese, die ja der Grund für die Gangstörung sind, wurden erst später voneinander differenziert). Parkinson hatte kein Autopsiematerial und dachte irrtümlich, dass die zugrunde liegende Läsion der Paralysis agitans im Halsmark läge. Erst spätere pathologische Studien wiesen dann den Neuronenverlust in der Substantia nigra und die intrazellulären Lewy-Körperchen nach.

> Parkinson J: An Essay on the Shaking Palsy, London: Sherwood, Neely, and Jones, 1817.

40. Welches Zeichen hat bei einer Meningitis mehr Aussagekraft, das Kernig- oder das Brudzinski-Zeichen? Wie sahen das Brudzinski und Kernig selbst?

Beide Zeichen werden heutzutage bei der Untersuchung als Indikatoren meningealer Irritationen (z. B. Meningitis, Blutung, Karzinomatose etc.) angewendet und gelten als etwa gleich aussagekräftig.

Der polnische Pädiater Josef Brudzinski (1874–1917) beschrieb sein Nacken-Zeichen im Jahre 1909, also 25 Jahre nachdem der Russe Vladimir Kernig (1840–1917) seine Untersuchungstechnik publiziert hatte. Beim **Brudzinski-Zeichen** führt die passive Anhebung des Nackens am liegenden Patienten mit meningitischer Reizung zur Flexion der Knie und der Hüften. Brudzinski betrachtete den positiven Test indirekt als Freisetzung eines primitiven tonischen Nackenreflexes und behauptete stetig, er sei in einem höheren Prozentsatz positiv als das Kernig-Zeichen, obwohl dies bis heute durch keine Studie eindeutig gezeigt werden konnte. Kernig beschrieb sein Zeichen ursprünglich 1884 als eine Einschränkung der passiven Knieextension, die er beim Patienten in sitzender Position untersuchte. Heute wird die passive Streckung der Knie nahezu ausschließlich am liegenden Patienten durchgeführt, der seine Hüften angewinkelt hat. Kernig vermutete als Ursache der Bewegungseinschränkung eine Spastizität der ischiokruralen Muskulatur und vergaß bei seiner Publikation auch, die massive Provozierbarkeit von Schmerzen zu kommentieren. Später interpretierte man den Test als protektive Reaktion, um den Dehnungs-induzierten Schmerz der affizierten Ischiadikus-Wurzeln zu verhindern.

41. Was ist der Unterschied des Lasègue-Zeichen und des Kernig-Zeichens? Wann publizierte Lasègue seinen Test?

Das Lasègue-Zeichen wurde niemals von dem französischen Neurologen und Pathologen Charles Ernest Lasègue (1816–1883) selbst publiziert, sondern 1881 von seinem Schüler J. J. Frost in der Doktorarbeit beschrieben. Allerdings war auch das nicht die Erstbeschreibung, denn der Serbe Laza K. Lazarevic hatte bereits 1880 die Schmerzprovokation beim Beinanheben veröffentlicht.

Der Test dient der Untersuchung von Patienten mit Ischialgien und wird oft mit dem Kernig-Zeichen verwechselt. Das **Lasègue-Zeichen** besteht aus 2 Manövern: Zunächst wird am liegenden Patienten das gestreckte Bein passiv angehoben. Dann wird das Manöver wiederholt, wobei die Hüfte abgewinkelt ist und die Ferse gegen den Po gehalten wird. Der Lasègue ist positiv, wenn der erste Test ischialgiforme Schmerzen verursacht, der 2. dagegen nicht. Ursache ist die Dehnung der affizierten Nervenwurzeln, die zur Schmerzprovokation führt. Beim Kernig Zeichen werden die Knie beim liegenden Patienten mit angewinkelten Hüften und Knien (beides 90°) passiv gestreckt. Obwohl die Tests damit strenggenommen nicht gleich sind, beruht ihre Aussage auf dem gleichen Mechanismus der Dehnung affizierter Nervenwurzeln.

> Dimitrijevic DT: Das Lasègue-Zeichen. Sudh Arch 39:338, 1955.

42. Heißt es richtigerweise Creutzfeldt-Jakob-Erkrankung oder Jakob-Creutzfeldt-Erkrankung?

Natürlich bereitet solch eine Frage nur den extremen Puristen und sorgfältigen Chronologisten des neurologischen Fachgebietes Kopfzerbrechen, da ja doch jeder weiß, was gemeint ist. Tatsächlich aber beschrieb zuerst im Jahre 1920 Hans Gerhard Creutzfeldt (1885–1964) aus Berlin den ungewöhnlichen Fall eines Patienten mit besonderen klinischen Ausfällen (Demenz, Myoklonien) bei eigenartigen pathologischen Befunden. Innerhalb der nächsten 3 Jahre publizierte dann Alfons Jakob (1884–1931) aus Hamburg, ein Schüler von Franz Nissl und Alois Alzheimer, 5 ähnliche Fälle und etablierte die Erkrankung als eigene Entität. Obwohl also Creutzfeldt vor Jakob war (CJD also), wird die Erkrankung wegen des größeren Anteils an der Charakterisierung manchmal auch als Jakob-Creutzfeldt-Krankheit bezeichnet. Heidenhain beschrieb übrigens 1929 noch eine Variante der CJD mit äußerst rapidem Verlauf und besonderem Befall des okzipitalen Kortex (Heidenhain-Variante).

> Creutzfeldt HG: Über eine eigenartige herdförmige Erkrankung des Zentralnervensystems. Z Ges Neurol Psychiat 57:1, 1920.
> Jakob A: Über eigenartige Erkrankungen des Zentralnervensystems mit bemerkenswerten anatomischen Befunden (spastische Pseudosklerose-Enzephalomyelopathie mit disseminierten Degenerationsherden). Deutsch Z Nervenheilk 70:132, 1921.
> Heidenhain A: Klinische und anatomische Untersuchungen über eine eigenartige organische Erkrankung des Zentralnervensystems im Praesenilium. Z Ges Neurol Psychiat 118:49, 1929.

43. Was spricht für die Verwendung von Eponymen bei Krankheiten, was dagegen?

Unter den vielen medizinischen Fachdisziplinen ist wohl die Neurologie diejenige mit dem größten Hang ihrer Terminologie zur eponymischen Bezeichnung von Krankheitssyndromen. Gegen ihre Verwendung spricht eindeutig, dass die Krankheitsbezeichnungen dann nicht deskriptiv sind. Verwirrung entsteht zudem, wenn mehr als eine Person an der Beschreibung beteiligt waren oder der Name einer Person bei vielen Erkrankungen auftaucht (siehe «Déjèrine-Syndrome»). Trotz der Nachteile vermeiden Eponyme oftmals langatmige deskriptive Terminologien (z. B. «multifokale motorische Neuropathie mit Leitungsblöcken und GM1-Antikörpern»), die dann häufig durch mehr oder weniger eindeutige Abkürzungen zu umgehen versucht werden (z. B. PML = progressive multifokale Leukenzephalopathie oder polymorphes Lichtexanthem oder Promyelozytenleukämie). Jedes Eponym stellt zudem eine medizinhistorische Belehrung dar und erhält die Namen derer am Leben, denen der medizinische Fortschritt und die Deskriptionen zu verdanken sind.

Die Ansichten über den Gebrauch der Eigennamen in der Medizin sind und werden kontrovers bleiben. Trotzdem gibt es einige Beispiele, wo kurze Eponyme aufgrund ihrer Prägnanz den langatmigen Adjektiv-geschmückten Latinismen mit impliziten Beschreibungen komplexer Symptomatologien und pathogenetisch-ätiologischer Heterogenität eindeutig überlegen sind (z. B. Horner-Syndrom, Raynaud-Syndrom).

> Wartenberg R: On Neurologic Terminology, Eponyms and the Lasègue Sign. Neurology 6:853, 1956.

Literatur

Wilkins RH, Brody IA: Neurological Classics, New York, London, Johnson Reprint Corporation, 1973.

Sachregister

Das Register verweist auf die Fragennummern, Angaben mit A auf Abbildungen, mit T auf Tabellen.

Ia-Fasern T2.2
Ib-Fasern 2.16, T2.2
1-Methyl–4-Phenyl–1,2,3,6-Tetrahydropyridine (MPTP) 11.10
2,5-Hexanedion 6.25
2/s-Spike-and-slow-wave-Aktivität A26.26, 26.29
2-Punkte-Diskrimination 2.62
3,4-Diaminopyridin 1.26
3/s-Spike-and-slow-Waves A26.19, 26.24
3 TC (Lamivudin) 24.98
4-Aminopyridin 1.26
5-HT siehe 5-Hydoxytryptamin (5-HT)-Rezeptoren
5-HT_3-Rezeptorantagonisten 1.22
5-Hydoxytryptamin (5-HT) 1.22
5-Hydoxytryptamin (5-HT)-Rezeptoren 1.22
5-Hydoxytryptamin-Rezeptoragonisten, bei Migräne 20.28
5-Hydroxyindolessigsäure 1.22
6-Hz-«spike and wave»-Variante A26.29, 26.32
14 und 6/s-positive Spitzen A26.27, 26.32
19 S-IgM-FTA-ABS-Test 24.43

A. axillaris 2.38, A2.6
A. basilaris A2.22
A. carotis externa 2.242
A. carotis interna (ACI) 2.242
A. centralis longa siehe A. recurrens
A. cerebelli inferior anterior (AICA) 2.249, 10.5, A2.22
A. cerebelli inferior posterior (PICA) 2.246, 10.5, A2.22
–, Gefäßverschluss 9.27, A9.6
A. cerebelli superior (SCA) 2.249, 10.5

A. cerebri anterior (ACA) 2.241, A2.22, A2.23
–, Kollateralkreislauf bei Verschluss 2.240
–, Versorgungsgebiet 2.241, A2.23
A. cerebri media (MCA) 2.241, A2.22, A2.23
–, Versorgungsgebiet 2.241, A2.23
A. cerebri posterior (PCA) A2.22, A2.23
–, Versorgungsgebiet 2.241, A2.23
A. communicans anterior A2.22
A. communicans posterior A2.22
A. facialis 2.242
A. hypophysealis superior 2.242
A. maxillaris 2.242
A. ophthalmica 2.242
A. radicularis magna (Adamkiewicz) 2.61, 8.14, **A8.3**
A. recurrens 2.244, 17.15
A. spinalis ant. 2.61, 8.13, **A8.3**
A. thalamogeniculata 2.243, 19.37, A2.23
A. vertebralis, Dissektion 9.27, A9.6
A.-spinalis-anterior-Syndrom 8.21
Aa. lenticulostriatae 2.243, A2.23
Aa. radiculares 8.13, **A8.3**
Aa. radiculospinales 2.61
Aa. spinalis post. 2.61, 8.15, **A8.3**
Aa. thalamoperforatae 2.243
Abasie 10.6
Abetalipoproteinämie (Bassen-Kornzweig-Erkrankung) T10.6
Absence-Epilepsie des Kindesalters 21.18
Absencen 21.8, 21.18
Absencen, EEG A26.19, 26.24
Absencen, Unterscheidung zu komplex fokalen Anfällen 21.11
Absence-Status 21.65, 21.67

Absolute Arrhythmie, Risiko für Schlaganfall **T17.6**, 17.42
Abtropfmetastasen 18.23
ACA siehe A. cerebri anterior
Acanthamoeba-Spezies 24.53
ACE siehe A. carotis externa
Acetamolamid-responsive Myotonie T4.5
Acetylcholin (ACh) 1.16, 5.3
Acetylcholinesterasehemmer 5.31
Acetylcholinrezeptor (AChR) 1.17, 5.3
–, Struktur 5.16, **A5.2**
Acetylcholinrezeptor-Antikörper (AChR-Ak) 5.12, 5.13
–, immunpathologische Mechanismen 5.14
Acetylsalicylsäure 17.45
ACh siehe Acetylcholin
AChE-Inhibitoren 5.31
AChR siehe Acetylcholinrezeptor
AChR-Antikörper 5.12–5.14
Achromasie 2.236
Achromatopsie 2.236
ACI siehe A. carotis interna
Aciclovir 19.32, 24.83
ACM Typ I (Chiari-Syndrom) 25.13
ACM Typ II (Arnold-Chiari-Syndrom) 25.13
ACM Typ III 25.13
ACM Typ IV 25.13
Acrodermatitis chronica atrophicans 6.23, 24.49
Acrylamid, toxische Polyneuropathie 6.25
ACTH, bei Hypophysentumor 18.46, **T18.9**
Actinomykose 24.21
AD siehe Alzheimer-Erkrankung

Adamkiewicz-Arterie 8.14, A8.3
ADCA T10.6
ADEM siehe akute disseminierte Enzephalomyelitis
Adenoma sebaceum 25.30
Adhaesio interthalamica 2.194
Adhäsionsmoleküle 1.34
Adrenalin 1.20
adrenokortikotropes Hormon, bei Hypophysentumor 18.46, **T18.9**
Adrenoleukodystrophie 25.20, A25.2, T13.1
Adrenomyeloneuropathie 25.20, A25.2, T13.1
Adson-Manöver 2.45
Adversivkrämpfe 21.9
Adynamie episodica Gamstorp siehe hyperkaliämische periodische Lähmung
AEP siehe Akustisch evozierte Potentiale
AFP 18.41, 18.72
Agenesie des Corpus callosum 25.8
Ageusie, bei Foramen-jugulare-Syndrom 2.126
Agnosie 15.53–15.61
–, Definition 15.53
Agraphie 15.51
Ahornsirupkrankheit T13.1
AICA siehe A. cerebelli inferior anterior
Aicardi-Syndrom 25.8
AIDP 6.41
–, Immunpathogenese 6.42
AIDS 24.96–24.111
–, Neuropathie 6.24
AIDS-Demenz-Komplex 18.15, 24.104
AIP, akute intermittierende Porphyrie 12.43
A-Kern siehe Nuclei anteriores thalami
Akinesie, beim Parkinson-Syndrom 11.11
akinetische Krise 11.20, 11.27
akinetischer Mutismus 9.38, T9.4
Akkommodation 2.215
Akromegalie 23.59
Aktin 2.7, 2.8, A2.2
Aktinomykose 24.60
Aktionspotential 1.8
aktive Zone 5.2, A5.1

Akustikusneurinom 10.17, A10.3
–, bilateral 18.39
akustisch evozierte Potentiale 13.20
akute disseminierende Enzephalomyelitis (ADEM) 24.92, T13.1
akute intermittierende Porphyrie 12.43
Alakrimie 12.38
ALD siehe Adrenoleukodystrophie
Alexie 15.47–15.52
–, Definition 15.47
–, Formen 15.49
–, Schädigungslokalisation 15.50
alien-hand-Zeichen 11.41, 14.68
Alkoholentzugsanfälle 21.32
Alkoholismus, Demenzsyndrome 14.14
–, essentieller Tremor 11.50
Alkohol-Myopathie T4.8
Allel 1.38
Alles-oder-Nichts-Verhalten 1.8
Allodynie 19.6
Allodystrophie siehe Sympathische Reflexdystrophie
Alpers-Syndrom T13.1
α-Amino-3-hydroxy-5-methyl-4-isoxazol siehe AMPA
αB-Crystallin 13.25
α-Bungarotoxin 5.52
α-Dihydroergocryptin 11.27
alpha-(α)-Wellen 26.2
alpha-EEG A26.1
alpha-Fetoprotein 18.41, 18.72
–, bei Louis-Bar-Syndrom 25.32
alpha-Galaktosidase-A 12.40
alpha-Glykosidase 4.21
α-Ketoglutarat 1.18
alpha-Koma-Muster A26.32, 26.34, 26.35
Alpha-2-Makroglobulin-Gen 14.30
α-Motoneurone 2.10
–, synaptische Verbindungen 2.12
α-Synuclein 11.14
ALS siehe amyotrophe Lateralsklerose
Alter, Bedeutung für Schlaganfall 17.27
Aluminiumenzephalopathie 23.32
Alzheimer-Erkrankung 14.15–14.47
–, «early-onset» 14.28
–, Amyloid 14.42

–, ApoE-4 14.31
–, assoziierte Erkrankungen 14.32
–, cholinerge Hypothese 14.40
–, Diagnose 14.15, 14.16
–, Diagnostik 14.19
–, EEG 26.18
–, familiäre Form 14.28
–, Genetik 14.28–14.30, T14.3
–, Neuropathologie 14.35–14.38
–, Neurotransmitter 14.41
–, NGF 14.44
–, Risikofaktoren 14.33, 14.34
–, Sprachstörungen 14.24
–, Subtypen 14.26
–, Symptome 14.20, 14.21
–, Tau-Protein 14.43
–, Therapie 14.45–14.47
AMAN 6.41
Amantadin, bei Multipler Sklerose 13.33
–, bei Parkinson-Syndrom 11.20
Amaurosis fugax, bei Arteriitis cranialis 20.71
Amboss 2.149, A2.16
Aminopyridine 13.33
Ammonshorn siehe Hippokampus
Amnesie 15.67
–, thromboembolisch transient 15.68
amnestische Aphasie 15.37
amnestische Episode siehe transiente globale Amnesie
Amöben-Meningoenzephalitis 24.53
AMPA 1.18
Amphiphysin-Antikörper 11.88
Amphotericin B, Nebenwirkungen 24.57
AMSAN 6.41
Amygdala siehe Corpus amygdaloideum
Amyloid, bei Alzheimer-Erkrankung 14.42
Amyloidose 12.41
amyotrophe Lateralsklerose 8.40–8.44
–, Diagnose 8.41
–, Differentialdiagnose 8.43
–, Elektromyographie 27.29
–, familiär **8.42**, 1.32
–, paraneoplastisch 8.41
AN siehe Akustikusneurinom
Anaesthesia dolorosa 19.8

Anakusis 2.157
Analgesie 19.8
Analgetika, adjuvante 19.49, **T19.8**
–, Substanzklassen 19.45, **T19.7**
Analgetika-Kopfschmerz 20.54
Analreflex T2.4
Anämie, Symptomatik 23.39
Anarthrie, Definition 16.35
Androgen-Rezeptor-Gen T1.4
Anenzephalus 25.10
Aneurysmen, intrazerebrale 17.50
Angelmann-Syndrom 1.39
angiodysgenetische Myelomalazie T8.2
Angiokeratoma corporis diffusum siehe Fabry-Syndrom
Angiomatosis retinae 18.54
Ankleideapraxie 15.65
ANNA-1 siehe anti-Hu-Antikörper 18.9
Anomie 14.57
Anosmie T2.7
Anosognosie 15.58, 15.59
Ansa lenticularis 2.188
Anstrengungskopfschmerz T20.3
Antecollis, bei Multisystematrophie 11.39
anterograde Amnesie 15.67
Antibiotika, Betalactam-Typ, Nebenwirkungen 24.33
anti-CA-Antikörper 5.19
Anticholinergika, bei Parkinson-Syndrom 11.20
Antidepressiva, EEG-Veränderungen 26.22
–, Schmerztherapie 19.50
Antiepileptika siehe Antikonvulsiva
anti-GAD-Antikörper 1.19, **11.88**
anti-GD1a-Antikörper 6.34
anti-GluR3-Antikörper 21.23
anti-Glutamat-Decarboxylase-Antikörper 11.88
anti-GQ1b-Antikörper 6.49
Antihistaminika-assoziierte QT-Syndrome 1.27
anti-Hu-Antikörper 10.21, 12.26, 18.8, 18.9
Antikonvulsiva **T21.11**
–, allergische Reaktionen 21.57
–, bei Migräne 20.33, 20.34
–, Blutkontrolle 21.59
–, Halbwertszeiten **T21.12**
–, Hirnstammdysfunktion 9.48

–, idiosynkratische Reaktion 21.57
–, Indikationen 21.64
–, Medikamenteninteraktionen **T21.14, T21.15**, 21.55, 21.56
–, Nebenwirkungen **T21.13**
–, neue Generation 21.48, 21.49
–, Prophylaxe 21.60, 21.61
–, rationelle Polytherapie 21.53
–, Schmerztherapie 19.51
–, teratogene Risiken 21.62
–, Wirkmechanismus 21.50
Antikonvulsivaspiegel, Indikation **T21.16**, 21.58
anti-La-Antikörper 12.21
Antimykotika 24.56
anti-neuronale-Antikörper siehe anti-Hu-Antikörper
Antiphospholipid-Antikörper 17.31
Antiphospholipid-Antikörper-Syndrom 23.47
anti-Purkinje-Zell-Zytoplasma-Antikörper siehe anti-Yo-Antikörper
anti-Recoverin-Antikörper 18.10
anti-Ri-Antikörper 10.21, 18.8
anti-Ro-Antikörper 12.21
Antithrombin III-Mangel, Schlaganfall 17.31
anti-Tr-Antikörper 10.21, 18.8
anti-Yo-Antikörper 10.21, 18.8
Antizipation 1.43
Anton-Syndrom 15.60
Anulus fibrosus 7.6
apallisches Syndrom 9.38, T9.4
APA-Syndrom 23.47
APC-Resistenz 17.31
Aphasie 15.1–15.45
–, Algorithmus zur Einteilung A15.2
–, bei Multilingualität 15.6
–, Definition 15.1
–, flüssig 15.10
–, Kindesalter 15.45
–, nicht-flüssig 15.10, 15.12
–, Prägnanztypen T15.1
–, primär progressive 15.44
–, subkortikale 15.40
–, Ursachen 15.2
Aphasietestung 15.9
Aphemie 15.26, 15.27
apneustische Atmung 2.134, A2.15
Apnoe-Test 9.65
ApoE siehe Apolipoprotein E
Apolipoprotein E 14.29, T14.3

Apomorphin 11.27
Apomorphintest 11.17
apoplektisches Gliom 18.23
Apoptose 1.33
APP siehe β-Amyloid-Präkursor-Protein
Apraxie 15.62–15.66
–, Definition 15.62
–, ideatorische 15.63
–, ideomotorische 15.63
–, konstruktive 15.66
–, motorische 15.63
–, Schädigungslokalisationen 15.64
AR T1.3
Ara-C siehe Cytosin-Arabinosid
Arachnoiditis T8.2
Aran-Duchenne, SMA T8.4
arc de cercle 21.41
Archicerebellum 10.2
Area calcarina 2.219, A2.19
Area entorhinalis 2.197, 2.200
Area postrema 1.5
Area praepiriformis 2.200
Area septalis 2.197
Area striata 2.219, A2.19
Argyll-Robertson-Pupille 2.216, 24.42
Aristoteles 30.15
Armadillo-Erkrankung siehe Neuromyotonie 4.26
Armextensoren, Innervation 2.39
Armplexuslähmung, obere 2.40
–, untere 2.41
Armplexusneuritis, akute 2.42
Arnold-Chiari-Malformation 25.13, T10.5, A8.5, A25.1
–, Klassifikation 25.13
Arteriitis cranialis siehe Arteriitis temporalis
Arteriitis temporalis 20.70–20.75, 23.89–23.91
–, Diagnostik 20.74, 23.91
–, Komplikationen 20.73
–, Pathogenese 23.90
–, Symptomatik 20.71, 23.89, 23.90
–, Therapie 20.75, 23.91
Arteriolitis, bei tuberkulöser Meningitis 24.58
arteriovenöse Malformation A17.4
Articulationes zygapophysiales 7.2
Arylsulfatase-A-Mangel T10.6
Aspartoacylasemangel siehe Morbus Canavan

Astasie 10.6
Asterixis **T11.18,** 11.87, 23.20
Asthenie 10.6
A-Streifen (anisotroper Streifen) A2.2, 2.7
Astrozyten 1.3
Astrozytom 18.22
–, spinal A8.6
Asynergie 10.6
ataktische Atmung siehe Biot-Atmung
Ataxia teleangiectatica (Louis-Bar-Syndrom) 25.32, T10.6
ataxic motor syndrome 9.40, 17.8, T9.5
Ataxie 10.6, 10.8
–, bei Wernicke-Enzephalopathie 23.9
–, mit isoliertem Vitamin-E-Mangel T10.6
–, sensibel T10.3, 10.8
–, zerebellär T10.3, 10.8
Ataxie-Hemiplegie-Syndrom T9.5, 9.40
Ataxie-Myokymie-Syndrom siehe episodische Ataxie Typ 1
Ataxien, hereditäre 10.12, T10.6
Ateminsuffizienz 23.35, 23.36
Atemregulation 2.130
Atemsstörungen A2.15
Atemtest 12.48, 12.49
Atemzentrum 2.130
ATM-Gen 25.32
Atonische Anfälle 21.8
ATP7B-Gen 11.91
ATPase-Aktivität 2.9
atypischer Gesichtsschmerz 19.43
Aufmerksamkeitsdefizit mit Hyperaktivitätsstörung 25.38
Augenbewegungen 2.164–2.169
Augenbewegungsstörungen, bei M. Whipple 23.8
–, bei Wernicke-Enzephalopathie 23.9
Augenbläschen 2.4
Aura epileptica 21.9
Aura, bei Migräne 20.13–20.15
aurikulotemporales Syndrom 12.64, T20.3
äußere Okulomotoriusparese siehe Ophthalmoplegia externa
äußerer Gehörgang, sensible Innervation 2.161

äußeres Fazialisknie 2.118
Autismus 25.39
autochthone Rückenmuskulatur, Innervation 8.9
autonome Dysfunktion, Anamnese 12.2
–, genetische Ursachen T12.5
–, körperliche Untersuchung 12.2
autonome Dysreflexie 12.61, 12.62
autonomes Nervensystem, Rezeptoren 12.5
autosomal dominante zerebelläre Ataxie siehe ADCA
Autotopagnosie 15.58
AVM siehe arteriovenöse Malformation
Axonotmesis T6.1, 6.3
Axon-Reflex, sudomotorischer 12.58
Azathioprin 13.29
Azetazolamid, bei Pseudotumor cerebri 20.69
AZT-Myopathie 4.50, 24.97

Babinski, Joseph A30.5
Babinski-Fröhlich-Syndrom 18.50
Babinski-Zeichen 30.22, T2.4
Baclofen, bei Dystonie 11.63
–, bei Spastik 13.34
–, bei Trigeminusneuralgie 19.41
–, Schmerztherapie 19.53
bakterielle Herdenzephalitis 23.1
bakterielle Meningitis, Behandlung T24.4
–, Liquorzellzahlen T24.1
–, Prädispositionsfaktoren T24.3
Bakterielle Toxine 24.36–24.41
Balint-Syndrom 9.36, 15.61
Balkenagenesie 25.8
Balo-Sklerose 25.22
Bandscheibensequester 7.7
Bandscheibenvorfall 7.7, A7.2
–, lumbal 7.10–7.12
–, thorakal 7.32
–, zervikal 7.37, 7.40, 7.41
–, zervikal, Differentialdiagnose T7.5
Bandscheibenvorwölbung 7.7
Bannwarth-Syndrom 24.49
Barbiturate, EEG-Veränderungen 26.22
Barbituratintoxikation, «burst suppression»-Muster A26.31, 26.33
Baroreflex 12.47

Barorezeptoren 12.47, 12.48
Barré, J.A. 30.36
Basalganglien 2.184–2.192, 11.1–11.9 A11.1
–, Afferenzen 2.191
–, Anatomie und Physiologie 11.1–11.9
–, Definition 2.184
–, Efferenzen 2.188–2.190, 11.6
–, funktionelle Organisation 2.192, 11.2, **A11.2**
–, Gefäßversorgung 2.243, A2.23
–, Neurotransmitter 11.4
–, Rolle des Nucleus subthalamicus 11.5
Basalmeningitis 24.58
Basenaustausch 1.39
basiläre Impression 9.44, T10.5
Basilariskopfsyndrom 9.36
Basilarismigräne 9.35
Basilarmembran 2.150
Bauchdeckenreflexe (BDR) T2.4
Bauchhautreflexe (BHR) T2.4
BCNU-Protokoll 18.27
BDNF 1.35, 8.44
BDR siehe Bauchdeckenreflexe
Bechterew-Kern 2.142
Becker-Kiener-Muskeldystrophie (BMD) 4.35
Becker-Myotonie T4.5
Bell-Parese siehe idiopathische Fazialisparese
Bell-Phänomen 2.115
Benedikt-Syndrom 9.32
benigne Epilepsie des Kindesalters mit zentrotemporalen Spikes siehe Rolando-Epilepsie
benigne epileptiforme Transienten des Schlafs A26.30, 26.32
benigne familiäre Neugeborenenkrämpfe 1.27
benigner paroxysmaler Lagerungsschwindel 9.58
Benommenheit, Definition 9.61
Benzodiazepine, bei essentiellem Tremor 11.50
–, EEG-Veränderungen A26.17, 26.22
beta-(β)-Wellen 26.2
β-Amyloid 14.42
β-Amyloid-Präkursor-Protein 14.35
β-Glukoronidase, Tumormarker 18.72

β-HCG 18.41
β-HCG, Tumormarker 18.72
Beta-Interferone 13.30
β-Rezeptorenblocker, bei Migräne 20.29–20.31
β2-Mikroglobulin, Tumormarker 18.72
Betz-Pyramidenzellen 2.226
Bewegungsblockaden («freezing») 11.11
Bewusstseinsstörungen 9.60–9.65
Bewusstseinsstörungen, bei Tumorpatienten 18.13
BHR siehe Bauchhautreflexe
Biceps-femoris-Reflex 7.11
Bielschowsky-Phänomen 2.105
binasale Hemianopsie 2.221, A2.19
Bindearmtremor 11.51
Bing-Horton-Syndrom siehe Clusterkopfschmerz
Binswanger-Krankheit 14.48
Biot-Atmung 2.136, A2.15
bipolare Ganglienzellen 2.48
bitemporale Hemianopsie 2.221, A2.19
Blasenstörungen, Therapie 13.36
Bleivergiftung, chronische 23.26
Bleomycin 18.78
Blepharospasmus 11.62
Blickfolgebewegungen 2.165
Blickparese, Definition 2.169
–, progressive supranukleäre 11.34
Blickrichtungsnystagmus, dissoziierter 9.42
Blickstabilisierung 2.166
Blickzentrum, praetektales 2.167
–, subtektales 2.167
Blickzielbewegungen 2.165
Blindennystagmus 2.146
Blinzelreflex 2.116
Blitz-Nick-Salaam-(BNS)-Anfälle 21.13, 26.23
Blockierungseffekt, EEG 26.3
blood brain barrier siehe Blut-Hirn-Schranke
Blutdruck, Regulationsmechanismen 12.45
Blutgerinnungsstörungen, Bedeutung für Schlaganfall 17.31
Blut-Hirn-Schranke 1.4–1.6
Blut-Liquor-Schranke 1.4
Blutsenkungsgeschwindigkeit, bei Arteriitis temporalis 20.71

Blutversorgung, Gehirn A2.22, **A2.23**, 2.239–2.250
–, Kleinhirn 10.5, 2.249
–, Rückenmark 2.61, **A8.3**
BMD siehe Becker-Kiener-Muskeldystrophie
Bogard-Syndrom 30.24
Bogengänge 2.141
Borrelia burgdorferi, 6.23, 24.49
Borreliose 6.23, 24.49–24.51
Botulinumtoxin 5.49, 11.65, 11.66
–, bei essentiellem Tremor 11.50
–, bei fokalen Dystonien 11.63
–, Schädigungsmechanismus 24.36
Botulismus 5.48, 5.49
bovine spongiforme Enzephalopathie (BSE) 1.44
BPPV, benigner paroxysmaler Lagerungsschwindel 9.58
Brachialgia paraesthetica nocturna 6.29
Brachialgie 2.51
Brachium conjunctivum siehe Pedunculus cerebellaris superior
Brachium pontis siehe Pedunculus cerebellaris medialis
Brachytherapie siehe interstitielle Radiotherapie
Bradbury-Eggleston-Syndrom siehe reine autonome Insuffizienz
Bradykinesie 11.11
Bradyphrenie 14.57
brain-derived neurotrophic factor siehe BDNF
Brandt-Daroff-Übungen 9.59
breach rhythm A26.10, 26.9
Brechreflex 2.121
Breughel-Syndrom 11.62
Broca-Aphasie 15.13, 15.14, A15.1
Broca-Areal A2.21, 2.235
Brodmann, Korbinian 30.16
Brodmann-Area A2.20
Brodmann-Area 4 siehe Gyrus praecentralis
Brodmann-Area 6 siehe prämotorischer Kortex 2.75
Brodmann-Area 8 2.165
Brodmann-Area 17 2.165
Brodmann-Area 44/45 2.154
Brody-Syndrom T4.5
Bromid, als Antikonvulsivum 30.25

Bromocriptin, bei Parkinson-Syndrom 11.27
–, bei Prolaktinom 18.49
Brown-Séquard, C.E. 30.7
Brown-Séquard-Syndrom 8.19
Brucellose, Liquorbefund 24.74
Brücke siehe Pons
Brudzinski, J. 30.40
Brudzinski-Zeichen 30.40
Brustschmerz, Differentialdiagnose T7.4
Brustwirbelsäule, Erkrankungen 7.32–7.34
BSE siehe bovine spongiforme Enzephalopathie
BSE-Epidemie 24.68
BTX siehe Botulinumtoxin
bulbäre Enzephalitis siehe Hirnstammenzephalitis 18.6
Bulbärhirnsyndrom T9.8
Bulbärparalyse 8.40, **9.44**
bulbospinale Muskelatrophie (Kennedy-Syndrom) T1.4, T8.4
Bulbus medullae spinalis 9.44
Bulbus olfactorius 2.199
Buprenorphin T19.12
Burdach-Strang siehe Tractus spinobulbaris lat.
burst-suppression-Muster, EEG A26.31, 26.33
Büschelzellen 2.200
BWS siehe Brustwirbelsäule

C. jejuni 6.45
C5-Syndrom 2.51
C5-Syndrom, Elektrophysiologie 27.42, 27.43
C6-Syndrom 2.51, **7.39**
C7-Syndrom 7.39
C7-Syndrom, Elektrophysiologie 27.40
C8-Syndrom, Elektrophysiologie 27.39
Cabergolin 11.27
CACNA1A-Gen T1.2, T1.4
CACNL1A3-Gen T1.2
CADASIL 20.38
Café-au-lait-Flecken 25.29
CAG-«repeats» T1.4
Caisson-Krankheit T8.2
Cajal-Kern 2.167
Canalis facialis 2.118
Canalis n. optici 2.217

cancer associated retinopathy siehe CAR-Syndrom 18.10
Capsaicin-Salbe 19.55
Capsula externa A2.17
–, Gefäßversorgung 2.245, A2.23
Capsula interna A2.17
–, Gefäßversorgung 2.244, A2.23
–, Topologie der Fasern 2.76
Caput obstipum T11.13
Carbamazepin, bei Epilepsien T21.11
–, bei Trigeminusneuralgie 19.41
Carbon-Disulfide, toxische Polyneuropathie 6.25
Carcinoembryonales Antigen, Tumormarker 18.72
Carnitin-Myopathie 4.22
Carnitin-Palmityl-Transferase-Typ-I-Mangel T4.5
Carnitin-Palmityl-Transferase-Typ-II-Mangel T4.5
CAR-Syndrom 18.10
Catechol-O-Methyltransferase 1.20
Catechol-O-Methyl-Transferase-Hemmer 11.28
Cauda equina 2.60
Cavum tympani 2.149, A2.16
CBD siehe kortikobasale Degeneration
CCNU-Protokoll 18.27
CEA, Tumormarker 18.72
central-core-Myopathie T4.6, 4.38
Cephalosporine, bei Neuroborreliose 24.51
Cerebellum siehe Kleinhirn
C-Fasern T2.2
CFS siehe chronic fatigue syndrome
CGRP, Calcitonin-Gene-related-Peptid, bei Migräne 20.22
Chagrinleder-Flecken T25.9
Charcot, J.M. A30.8, 30.35
Charcot-Gelenke 8.28
Charcot-Marie-Tooth-Erkrankung 6.16, 30.35
Charlin-Syndrom siehe Nasoziliaris-Neuralgie
Chemodektome 18.52
Chemorezeptoren 2.71
Chemotherapeutika, neurologische Nebenwirkungen T18.11
Chemotherapie 18.25
–, Antiemese 18.27
cherry-red spot 25.23

Cheyne-Stokes-Atmung 2.132, A2.15
Chiari-Syndrom T10.5, 25.13
Chiasma opticum 2.217
Chinarestaurant-Syndrom T20.3
Chiray-Foix-Nicoleso-Syndrom 9.33
Chloroquin-Myopathie 4.21
cholinerge Krise 5.38
cholinerge Synapsen 1.16
Chondrodystrophische Myotonie T4.5
Chorda tympani 2.92
Chordome 18.42
Chordotomie 19.59
Chorea 11.73–11.78
–, bei M. Wilson 11.75
–, postrheumatische 11.75
–, senile 11.75
–, Ursachen 11.75
Chorea chronica progressiva siehe Huntington-Erkrankung
Chorea hereditiva siehe Huntington-Erkrankung
Chorea Huntington sine chorea 11.74
Chorea minor gravidarum 11.75
Chorea minor Sydenham 11.75
Chorea minor, bei Antiphospholipid-Antikörpersyndrom 11.75
–, bei Lupus erythematodes 11.75
Choreoathetose, paroxysmale 11.58
Choreophrenie 11.73
Choriongonadotropin 18.41, 18.72
chronic fatigue syndrome 19.14
chronische inflammatorische demyelinisierende Polyneuropathie siehe CIDP
chronische paroxysmale Hemikranie 20.43
Churg-Strauss-Syndrom 6.36, 23.86
CIDP 6.50–6.56
–, Immunglobuline 6.55
–, Plasmapherese 6.54
–, Therapie 6.52–6.55
CIDP-1 6.51
CIDP-MGUS 6.51
ciliary neurotrophic factor siehe CNTF
Cingulum 2.198
Circulus arteriosus Willisi 2.239, A2.22
Cisplatin 18.78

CJD siehe Creutzfeldt-Jakob-Krankheit
CK siehe Creatinkinase
CK-BB 4.11
CK-Isoenzyme 4.11
CK-MB 4.11
CK-MM 4.11
Clarke-Säule 2.73
Claudicatio intermittens 7.17
–, Zungenmuskulatur 20.71
Claudicatio masseterica 20.71
Claudicatio spinalis 7.13
Claustrum 2.184, **A2.17**, A11.1,
Clonazepam, bei Epilepsien T21.11
–, bei Grand-mal-Status **T21.18**, 21.69
Clopidogrel 17.44
Clostridium botulinum 5.48, 24.36
Clostridium tetani 24.36
Clusteratmung 2.135, A2.15
Clusterkopfschmerz 20.39–20.48
–, Differentialdiagnose T20.7
–, Provokationsfaktoren 20.42
–, Therapie 20.45–20.48
CMCT «central motor conduction time» siehe MEP
CM-Kern siehe Nucleus centromedianus A2.18, 2.195
CMV siehe Cytomegalie-Virus
CMV-Retinitis 24.105
CNPase (2',3'-cyclic nucleotide 3'-phosphodiesterase) 13.25
CNTF («ciliary neurotrophic factor») 1.35, 8.44
Cobalamin-Mangel 23.6, 23.12
Coca-Cola-Urin 4.19
Codon 129 T24.6
Coeruloplasmin 11.91
Cogan-Syndrom 23.92
Colliculi superiores et inferiores 2.95, 2.154, **A2.11**
Columna anterior **A2.10**, 2.52, 8.1
Columna intermediolateralis 8.8, 12.11
Columna lateralis **A2.10**, 2.52, 8.1
Columna posterior **A2.10**, 2.52, 8.1
Coma vigile siehe apallisches Syndrom
Commissura anterior 2.200
Commissura epithalamica 2.206
COMT siehe Catechol-O-Methyltransferase
COMT-Hemmer 11.28

conduction aphasia siehe Leitungs-
  aphasie
Confluens sinuum A30.3, 30.11
Conus medullaris 2.60
Copolymer 1 13.30
cord sign 17.62
Corpora angiokeratoma 12.40
Corpora geniculatae, Gefäßversor-
  gung 2.243, A2.23
Corpora mamillaria 2.197
Corpus amygdaloideum 2.197
Corpus geniculatum laterale 2.218
Corpus geniculatum mediale 2.154
Corpus Luysii siehe Nucleus subtha-
  lamicus
Corpus striatum 2.184, 11.1, A11.1
–, Anteile 2.185
Corpus trapezoideum 2.154
Cortex cerebri, Schichten 2.226
Corti-Organ 2.152, 2.153
Corynebacterium diphteriae 24.36
Costen-Syndrom T20.3
Costoclavicular-Syndrom 2.45
Cowdry Typ A-Einschlusskörper
  24.82
Coxsackieviren 24.76
CP siehe Zerebralparese
CPAP-Therapie 22.15
CPH siehe chronische paroxysmale
  Hemikranie
Creatinkinase-Spiegel (CK) 4.10
Cremasterreflex T2.4
Creutzfeldt, H.G. 30.42
Creutzfeldt-Jakob-Krankheit
  24.66–24.69
–, Diagnosekriterien **T24.6**
–, EEG 24.66, A26.14, T26.1
–, Formen **T24.6**
–, «new variant» 1.44, 24.70
–, Pathogenese 24.67
–, Schutzmaßnahmen 24.69
critical illness-Neuropathie 6.26
Crush-Syndrom T4.9
CSF «cerebrospinal fluid» siehe
  Liquor cerebrospinalis
CT-1 («cardiotrophin–1») 1.35
CTS siehe Karpaltunnelsyndrom
Curare 5.51
Curschmann-Batten-Steinert-
  Syndrom siehe dystrophische
  Myotonie
Cushing-Reaktion 12.32
Cyclandelat, bei Migräne 20.32

Cyclophophamid 13.29, 13.30
Cystatin B 21.22
Cystein-Dioxygenase-Defekt 25.28
Cysticercus cellulosae 24.55
Cytomegalie-Virus 24.91
–, neurologische Erkrankungen
  18.16, 24.91
Cytosin-Arabinosid (Ara-C), bei
  Meningeosis carcinomatosa 18.74

D1-D5-Rezeptoren 1.20, **11.8**
D4T (Stavudin), Polyneuropathie
  24.98
Dale-Prinzip 1.15
Dämerattacken 21.20
dancing-eyes-dancing-feet-Syndrom
  11.93
Dandy-Walker-Syndrom 25.10,
  T10.5
Dantrolen 13.34
Dapson-induzierte Neuropathie
  T6.4
Darkschewitsch-Kern 2.167
DAT, Demenz vom Alzheimer-Typ
  siehe Alzheimer-Erkrankung
Daumenabduktoren, Innervation
  2.39
ddC (Zalcitabin) 24.98
ddI (Didanosin) 24.98
Deafferenzierungsschmerz 19.33
Decussatio pyramidarum 2.78, **8.4**
Deiters-Kern 2.81, 2.142
Deiters-Stützzellen 2.152
déjà vu 21.9
Déjèrine-Klumpke-Lähmung 2.41
Déjèrine-Roussy-Syndrom 19.37
Déjèrine-Syndrom 9.25
Déjèrine-Thomas-Erkrankung siehe
  olivo-ponto-zerebelläre Atrophie
Dekompressionskrankheit T8.2
Dekortikationsstarre 2.140
Dekrement 5.28
Deletion 1.39
Delirium 14.6, 14.7
delta-(δ)-Wellen 26.2
Delta-Zeichen 17.62
Demenz, allgemein **14.1–14.14,**
  23.5
–, bei Alkoholismus 14.14
–, bei Chorea Huntington 14.63
–, bei M. Whipple 23.8
–, bei Parkinson-Erkrankung
  14.62

–, bei progressiver supranukleärer
  Blickparese 14.64
–, Definition 14.1
–, Differentialdiagnose **T14.1**
–, extrapyramidale Symptome
  T14.6
–, Labordiagnostik T14.2
–, Lewy-Körper 14.65
–, subkortikale siehe subkortikale –
–, Ursachen 14.12
–, vaskuläre siehe vaskuläre –
–, vom Alzheimer-Typ siehe Alz-
  heimer-Erkrankung
–, vom Binswanger-Typ 14.48
–, vom Frontalhirn-Typ 14.39
demyelinisierende Erkrankungen
  T13.1
Demyelinisierung 13.2
Dendrotoxin 1.27
Denervierungsaktivität, Elektro-
  myographie 27.13
Denervierungs-Hypersensitivität
  1.23
Denny-Brown-Syndrom siehe sub-
  akute sensorische Neuronopathie
Dentato-rubro-pallido-luysiale
  Atrophie T1.4, T11.2
Dermatom, Definition 8.10
Dermatome 2.49, **A2.9**
Dermatomyositis 4.43, A4.1
–, Dermatomyositis, Häufigkeit
  Tumor 18.5
–, Hautveränderungen 4.45
–, Muskelbiopsie A4.1
Descartes, René 30.19, 30.21
Desoxyribonukleinsäure 1.37
Devic-Syndrom (Neuromyelitis
  optica) 25.22
Dezerebrationsstarre 2.139
DFT, Demenz vom Frontalhirn-Typ
  14.39
Diabetes mellitus 23.60
–, autonome Störungen T12.3
–, Komplikationen 23.60–61
Diabetisches Koma 23.50
–, Pathogenese **T23.4**
Dialyse-Demenz 23.30, 23.32
Diastematomyelie 25.10
Diazepam, bei Grand-mal-Status
  T21.18, 21.69
DIC siehe disseminierte intravasale
  Gerinnung
Didanosin 24.98

Diencephalon 2.4, 2.5
dienzephales Syndrom T9.8
diffuse Sklerose Schilder 25.22, T13.1
Dihydrocodein T19.12
Dihydropyridin-Rezeptor 4.29
Dihydroxy-Phenyl-Essigsäure (DOPAC) 1.20
Dimethyl-Amino-Proprionitril (DMAPN), toxische Polyneuropathie 6.25
Diphterietoxin, Schädigungsmechanismus 24.36
Diplegia facialis 2.117
Dipyridamol 17.45
direct-pathway-Basalganglien 11.2, A11.2
direkter Weg Basalganglienschleife 2.192
Discus intervertebralis 7.2
Diskektomie 7.12
diskogene zervikale Myelopathie 7.36
Diskonnektionssyndrome 15.69
Diskushernie siehe Bandscheibenvorfall
Diskusprotrusion siehe Bandscheibenvorwölbung
disseminierte intravasale Gerinnung 23.46
dissoziierte Empfindungsstörung, Brown-Séquard-Syndrom 8.19
–, Gesichtsbereich 2.111
distale Axonopathie 6.2, A6.1
DM siehe Dermatomyositis
DMD siehe Duchenne-Muskeldystrophie
DM-Kern siehe Nucleus medialis dorsalis
DMPK siehe MyD-Gen
DNA-Reperaturdefekt, bei Louis-Bar-Syndrom 25.32
DNS siehe Desoxyribonukleinsäure
DNS-Polymerase 1.41
DOPA-Decarboxylase 1.20
Dopamin 1.20, 1.21
–, Biosynthese 1.20
–, Funktionen im Nervensystem 1.21
Dopaminagonisten 11.26, 11.27
Dopamin-Rezeptoren (D1 bis D5) 1.20, **11.8**

Dopamin-β-Hydroxylase (DBH) 1.20
Dopamin-β-Hydroxylase-Mangel T12.5
Downbeat-Nystagmus, bei Arnold-Chiari-Malformation 9.55
D-Penicillamin 11.92
–, Myopathie 4.48
DRD siehe L-Dopa responsive Dystonie
dreamy state 21.9
DREZ-Operation («dorsal root entry zone coagulation») 19.59
Drittelzellen 2.254
drop attacks 9.34
DRPLA siehe dentato-rubro-pallido-luysiale Atrophie
Duchenne-Muskeldystrophie (DMD) 4.35, 4.36
Ductus semicirculares siehe Bogengänge
Dura mater, Gefäßversorgung 2.242
Durafistel, Meningitis 24.10
Dyck-Lambert, SMA T8.4
Dysäquilibrium-Syndrom 23.30, 22.31
dysarthria-clumsy hand-Syndrom 17.8, T9.5
Dysarthrie 16.1–16.40
–, bulbär 16.18
–, Definition 16.2
–, hyperkinetische 16.14
–, Ursachen 16.3, 16.12
–, zerebellär 16.16
Dysarthrophonie 16.1–16.40
–, Definition 16.2
Dysästhesie 19.6
Dysdiadochokinese 2.183, **10.6**
Dyskinesien, akute 11.79
–, Definition 11.54
–, L-Dopa-induziert T11.6, 11.25
–, medikamentöse 11.79–11.83
–, späte Medikamenten-induzierte 11.80
Dyslexie 15.48
Dysphagie 16.41–16.51
–, bei Myopathien 4.14, T4.3
–, Definition 16.41
–, oropharyngeal 16.46, T16.3, T16.4
–, ösophageal T16.4, T16.6
Dysphonie, Definition 16.2
–, spasmodische 16.31

Dysraphie 25.10
Dyssomnien **22.4, T22.1**
Dyssynergia cerebellaris myoclonica (Ramsay-Hunt-Syndrom) T10.6
Dystonie **11.54–11.65**
–, Definition 11.55
–, fokale 11.61
–, Genetik 11.60
–, idiopathische 11.57
–, Klassifikation **T11.12**
–, myoklonische 11.59
–, Operation 11.64
–, oromandibuläre 11.62
–, Schreibkrampf 11.62
–, sekundäre **T11.13**, 11.56
–, spasmodische 11.62
–, symptomatische 11.56
–, Therapie 11.63
–, Tremor 11.47
Dystrophia adiposo-genitalis 18.50
Dystrophia myotonica siehe dystrophische Myotonie
Dystrophin 4.32
Dystrophin-Gen 4.35
Dystrophinopathien 4.32
Dystrophische Myotonie Curshmann-Steinert **4.34, T1.4**
DYT1–4 11.60

EA-1 siehe episodische Ataxie Typ 1
EA-2 siehe episodische Ataxie Typ 2
EAE, experimentelle autoimmune Enzephalomyelitis 13.24
EAMG, experimentelle autoimmune Myasthenia gravis 5.12
early onset cerebellar ataxia siehe EOCA
EBV (Epstein-Barr-Virus) 24.76
Echolalie 15.18
ECHO-Viren 24.76, 24.77
Edinger-Westphal-Kern 2.92, 2.99, **A2.11**
Edrophonium-Test siehe Tensilon-Test
EEG, «spikes» A26.22, 26.27, 26.28
–, Allgemeinveränderung 26.16
–, altersabhängige Frequenzbereiche A26.6
–, beim Hirninfarkt A26.11, 26.11, 26.12
–, Hirntoddiagnostik 26.36
–, Normalbefund 26.3, A26.1
–, postiktale Veränderungen 26.31

–, Provokationsmaßnahmen 26.25
–, triphasische Wellen, Differentialdiagnose 26.21
–, Ursprung elektrischer Aktivität 26.1
Eigenblutpatch 20.59
Eineinhalb-Syndrom 2.169, **9.43**
Einklemmungssyndrome T9.8
Einschlusskörperchen, zytoplasmatische 8.42
Einschlußkörperchenmyositis 4.47
Einstichaktivität 27.8
Einzelfaser-EMG **5.29**, 27.26
Eisenbahnnystagmus 2.146
Eisenmangelanämie 23.41
Eispickelkopfschmerz T20.3
Ekbom-Syndrom siehe Restlesslegs-Syndrom
Eklampsie 23.95–23.97
–, Therapie 23.97
Ektoderm 2.1
El Escorial-Kriterien, Diagnose ALS 8.41
Elektroenzephalographie siehe EEG
Elektromyographie siehe EMG
Eletriptan 20.28
Elsberg-Syndrom 6.48
Embryologie Nervensystem 2.1–2.5
Embryonale Hirnabschnitte T2.1
EMG, amyotrophe Lateralsklerose 27.29
–, Definition 27.1
–, Denervierungsaktivität 27.13
–, Differenzierung Wurzelschädigung Plexusschädigung 7.24
–, Einstichaktivität 27.8
–, Endplattenaktivität 27.10
–, Endplattenrauschen 27.10
–, Faszikulationspotential 27.6
–, Fibrillationen 27.7
–, Guillain-Barré-Syndrom 27.30
–, Indikationen 27.2
–, myopathische Prozesse 27.12, 27.15
–, myotone Entladungen 27.11
–, neuropathische Prozesse 27.15
–, Neurotmesis 27.14
–, pathologische Spontanaktivität 27.6, 27.7, 27.9, 27.13, 27.14
–, Plexusläsion 27.31
–, Polymyositis 27.28
–, Polyneuropathie 27.27
–, positive scharfe Wellen 27.9

–, pseudomyotone Entladungen 27.11
–, Radikulopathie 7.22–7.24
–, Rekrutierungsverhalten motorischer Einheiten 27.15
–, Sulcus ulnaris-Syndrom 27.37
–, Wurzelkompressionssyndrome 7.22–7.24, 27.32
EMG-Ermüdungstest, bei Myasthenia gravis 5.28, 5.29
Eminentia mediana 1.5
empty sella, bei Pseudotumor cerebri 20.66
empty triangle sign 17.62
En-bloc-Bewegung T11.1
Encephalomyelitis disseminata siehe Multiple Sklerose
Endhirn 2.5
end-of-dose-Akinese **T11.5**, 11.23
Endokarditis 23.1
Endolymphe 2.150
Endolymphhydrops 9.57
Endomysium A2.2
Endothelzellen 1.4
Endplattenaktivität, EMG 27.10
Endplattenpotential 1.10
Endplattenrauschen, EMG 27.10
Endstellnystagmus 2.146
Engpasssyndrom der oberen Thoraxapertur 2.45
Entacapon 11.28
Enthemmungsphänomene 9.45
Enthirnungsstarre siehe Dezerebrationsstarre
entorhinaler Kortex 2.200
Enzephalitis periaxialis concentrica siehe Balo-Skerose
Enzephalitis periaxialis diffusa siehe Schilder-Sklerose
Enzephalitis 24.78–24.83
–, Erreger 24.78
Enzephalofaziale Angiomatose siehe Sturge-Weber-Erkrankung
Enzephalomalazia rubra 17.64
Enzephalomeningitis 24.1
Enzephalomyelitis, postinfektiös 24.92
Enzephalopathie 23.4
–, EEG 26.16, 26.17, A26.13
–, hepatische 23.16
–, urämische 23.29
EOAD, «early onset» Alzheimer-Erkrankung 14.28

EOCA T10.6
eosinophile Polymyositis T4.7
EP siehe evozierte Potentiale
Ependymoblastome 18.29
Ependymom 18.38
–, Häufigkeitsgipfel 18.38
–, Hirnstamm 9.47
–, Komplikation 18.38
Ependymzellen 1.3
Ephapsen-Hypothese 19.40
Epiconus 2.60
Epiduralabszess 24.23–24.25
–, Erreger 24.23
–, Therapie 24.25
Epilepsia partialis continua Kozevnikow 21.9, **21.65**
–, Therapie 21.71
Epilepsie, Ätiopathogenese 21.24, 21.25
–, bei erblichen Erkrankungen 21.33
–, Definition 21.3
–, Diagnostik 21.35–21.43
–, Fahrtauglichkeit 21.76
–, idiopathische T21.2
–, kryptogene T21.2
–, nach Schädel-Hirn-Trauma 21.34
–, Positronen-Emissionstomographie 21.38
–, Risikofaktoren für **T21.3**
–, Schwangerschaft 23.100–23.101
–, «single-photon»-Computer-Emissionstomographie 21.39
–, symptomatische T21.1
–, Ursachen T21.4
Epilepsiechirurgie 21.73–21.75
–, Formen 21.74
–, Indikation 21.73, 21.75
–, Kontraindikationen 21.75
Epilepsiesyndrome, mit Myoklonien T11.17
Epilepsietherapie **21.44–21.64**
–, Grundregeln 21.44
–, Indikation 21.45, 21.46
–, Primärtherapie Antikonvulsiva T21.11
Epileptische Anfälle, anfallsauslösende Substanzen T21.6
–, bei Diabetes insipidus 23.49
–, bei Diabetes mellitus 23.49
–, bei HIV-Infektion 24.102
–, bei Hypoparathyreoidismus 23.49

–, bei Hypothyreose 23.49
–, bei M. Addison 23.49
–, bei Sprue 23.7
–, bei Thyreotoxikose 23.49
–, Definition 21.1
–, Differentialdiagnose T21.8, T21.9
–, fokal 21.5
–, generalisiert 21.5
–, Klassifikation T21.1
–, metabolische Veränderungen T21.5
–, MRT-Untersuchung 21.37
–, peripartal 23.100
–, primär generalisiert 21.6
–, Prolaktinspiegel 21.27
Epileptische Syndrome, Definition 21.12
–, Klassifikation T21.2
Epimysium A2.2
Episodische Ataxie Typ 1 (EA-1) 1.27, T1.2, **T10.6**
Episodische Ataxie Typ 2 (EA-2) **T10.6**
Epley-Befreiungsmanöver 9.59
Eponyme 30.43
EPS siehe extrapyramidal-motorisches System
Epstein-Barr-Virus siehe EBV
Erb-Duchenne-Lähmung 2.40
Ergotamintartrat, bei Migräneattacke 20.27
Erlanger-Gasser-Einteilung Nervenfasern T2.2
Erythema chronicum migrans 24.50
Erythromycin, Ototoxizität 24.34
Erythrosopalgie siehe Clusterkopfschmerz
Essentieller Tremor 11.43–11.50, T11.9
–, Genetik 11.43
–, Pathophysiologie 11.45
–, Therapie 11.50
–, Varianten **T11.11**, 11.49
ET siehe essentieller Tremor
Ethosuximid, bei Epilepsien T21.11
Ethylenoxid, toxische Polyneuropathie 6.25
Eulenburg-Myotonie T4.5
Eustachische Röhre (Tuba auditiva) 2.149, A2.16
evozierte Potentiale 13.20
Exner-Areal (Handgebiet) A2.21, 2.237

Exozytose 1.10
experimentelle allergische Enzephalomyelitis siehe EAE
experimentelle autoimmune Myasthenia gravis siehe EAMG
Extensionstest 7.38
Exterozeption 2.86
exterozeptive Reflexe siehe Fremdreflexe
extraaxiale Hirnstammläsion 9.14
extrafusale Muskulatur 2.10, 2.13
extrapyramidale Symptome, bei Demenz T14.6
extrapyramidal-motorisches System 2.184, A11.1
Extrinsic-Faktor 8.38
exzitatorisches postsynaptisches Potential 1.10
Exzitotoxizitätshypothese 1.31

Fabry-Syndrom 12.40
face of the giant panda, bei Wilson-Erkrankung 11.91
Facetektomie 7.12
Facettengelenk A7.1
Facettensyndrom 7.8, **7.15**
Facies articularis 7.2, A7.1
Facies myopathica 4.34
Fahrtauglichkeit, bei Epilepsie 21.76
Faktor II-Mutation 17.31
Faktor VIII-Mangel 23.45
Faktor V-Leiden-Mutation siehe APC-Resistenz
Fallneigung, bei Kleinhirnschädigung 2.183
familiäre Dysautonomie siehe Riley-Day-Syndrom
familiäre dyskaliämische periodische Lähmungen 4.29
familiäre hemiplegische Migräne T1.2
familiäre spinale Ataxie siehe Friedreich-Ataxie
Farbenblindheit siehe Achromatopsie
Fasciculi proprii 8.7
Fasciculus cuneatus (Burdach) 2.62, A2.10
Fasciculus gracilis (Goll) 2.62, A2.10
Fasciculus lateralis 2.38, 2.39, A2.6
Fasciculus longitudinalis medialis 2.82
–, bei INO 9.42

Fasciculus medialis 2.38, 2.39, A2.6
Fasciculus posterior 2.38, 2.39, A2.6
Fasciculus posterior-Läsion, Differentialdiagnose 27.41
Fasciculus proprius anterolateralis 8.7
Fasciculus proprius posterius 8.7
Fasciculus thalamicus 2.188
fast-channel-Syndrom T5.3
Fasziitis mit Eosinophilie (Shulman-Syndrom) T4.7
Faszikulationspotential, Elektromyographie 27.6
fatale familiäre Insomnie 1.44, **24.72**
fatigue, bei Multipler Sklerose 13.33
Faziale Dissoziation T11.1
Fazialishöcker 2.118
Fazialiskern, motorisch, Reflexbögen 2.116
Fazialiskerngebiet A2.13
–, kortikale Versorgung A2.13
Fazialisknie, inneres und äußeres 2.118
Fazialisparese, bei Borreliose 24.49
–, EMG 27.46
–, Nervenleitgeschwindigkeit 27.46
–, nukleär 2.114, 2115
–, peripher 2.114, 2.115
–, zentral 2.114, 2.115
Felbamat 21.48, 21.49, **T21.11**
Fentanyl T19.12
Fettsäuren, langkettige 25.20
FFI siehe fatale familiäre Insomnie
Fibrillationen, Elektromyographie 27.7
Fibromyalgie-Syndrom 19.13–19.18
–, diagnostische Kriterien **T19.3**, 19.13
–, Differentialdiagnose 19.14
–, Klinik 19.14
–, Therapie 19.18
Fieberkrämpfe 21.15, **25.34–25.36**
Filum terminale 2.59
Fingeragnosie 15.52
Fingerflexoren, Innervation 2.39
Finger-Nase-Versuch (FNV) T10.2
Finnische Schneebälle 30.27
Fisher-Grade, Subarachnoidalblutung T17.57
Fissura mediana ant. 2.52, 8.1
Fissura mediana post. 2.52, 8.1

Sachregister

Fixationspendelnystagmus 2.146
Fixationsreflex 2.215
flapping tremor siehe Asterixis
Flechsig-Strang siehe Tractus spinocerebellaris posterior
FLM siehe Fasciculus longitudinalis medialis
Flocculus A10.1
–, Gefäßversorgung 2.249
floppy baby T25.4
Fluchtreflex T2.4
Fluconazol 24.56
Flucytosin 24.56
Flügelplatte 2.3
FMS siehe Fibromyalgie-Syndrom
Foix-Alajouanine-Syndrom T8.2
fokale Anfälle 21.5
–, Charakteristika 21.9
Fokale Dystonie 11.61, 11.62
Folsäure-Mangel 23.6, 23.13
Foramen infrapiriforme 2.29
Foramen interventriculare Monroi 2.259
Foramen ischiadicus major 2.28
Foramen jugulare 2.124
Foramen-jugulare-Syndrom 2.126
Foramen lacerum 2.92
Foramen-magnum-Dekompression 8.30
Foramen mediana Magendii 2.259
Foramen stylomastoideum 2.118
Foramen suprapiriforme 2.28
Foraminae laterales Luschkae 2.259
Foraminotomie 7.12, 7.40
Forel-Felder 2.188
Forel-Kreuzung (Haubenkreuzung) 2.178
Formagnosie 15.54
Formatio reticularis siehe Retikularisformation
Fornix 2.198
Fortifikationsspektren 30.6
Fosphenytoin 21.70
Fossa interpeduncularis 2.77
Foster-Kennedy-Syndrom 30.10
Foville-Syndrom 9.29
Fowler-Test 2.160
Fragiles X-Syndrom T1.4
frameshift 1.39
Frataxin 10.13
Frataxin-Gen T1.4
FRAXA siehe Fragiles X-Syndrom
FRDA siehe Friedreich-Ataxie

freezing 11.23
Fremdreflexe 2.17
–, Funktion T2.3
–, pathologische 2.18
–, physiologische 2.18
Frequenzansprechgebiet 2.151
Frey-Syndrom 12.64, T20.3
Friedreich-Ataxie **10.13**, T1.4, T10.6
Friedreich-Fuß 10.13
Frontalhirnsyndrom, Basaltyp 14.39
–, Konvexitätstyp 14.39
Frontallappen, Funktionen 2.230
Frontallappen-Epilepsie 21.21
Frühdyskinesien 11.79
Frühsommer-Meningoenzephalitis 24.90
FSH, bei Hypophysentumor 18.46, **T18.9**
FSME 24.90
FTA-ABS-Test 24.43
Fukosidose T13.1
Fukuyama-Syndrom T13.1
Funikuläre Myelose **8.38**, 23.12
funktionelles Klonieren 1.42
Funktionsgewinnmutation 1.40
Funktionsmyelographie 7.14
Funktionsverlustmutation 1.40
Furosemid, bei Pseudotumor cerebri 20.69
Fußrückenreflex 30.23
Fusssohlenreflex T2.4
F-Welle 27.21
–, Guillain-Barré-Syndrom 27.30

GABA 1.19
GABA-Rezeptoren 1.19
Gabapentin 21.48, 21.49
–, bei Epilepsien T21.11
–, Schmerztherapie 19.52
GAD siehe Glutamat-Decarboxylase
gain of function 1.40
γ-Aminobuttersäure siehe GABA
gamma-knife siehe stereotaktische Strahlentherapie
γ-Motoneurone 2.10
γ-Motoneurone, Innervation 2.15
Gangataxie, bei M. Whipple 23.8
Ganglienhügel 2.184
Gangliofibrome 25.29
Ganglion, Definition 2.48
Ganglion Gasseri, Gefäßversorgung 2.242

Ganglion geniculi (Knieganglion) 2.118
Ganglion oticum 2.92
Ganglion pterygopalatinum 2.92
Ganglion spirale 2.152
Ganglion submandibulare 2.92
Ganglion trigeminale (Gasseri) 2.109
–, Gefäßversorgung 2.242
Ganglionitis siehe subakute sensorische Neuronopathie
Gangliosid-Antikörper s. a. GM1-Antikörper 6.34
Ganser-Syndrom 14.5
Garin-Bujadoux-Bannwarth-Syndrom siehe Neuroborreliose
Gasser-Ganglion siehe Ganglion trigeminale
Gaumensegel-Myoklonus 2.176
GBS siehe Guillain-Barré-Syndrom
GCS, Glasgow-Coma-Scale **9.61**, T17.8
GDNF («glial cell-derived neurotrophic factor») 1.35
Gedächtnis 1.13, **15.67–15.69**
Gegenhalten 9.45
Gehirnentwicklung, Stadien 2.4, 2.5, **A2.1**
Gehörgang, äußerer 2.149, A2.16
Gehörknöchelchen 2.149, A2.16
Gehörsystem 2.149–2.163, **A2.16**
Gelegenheitsanfälle, bei Alkoholentzug 21.32
–, Definition 21.2
–, Ursachen **T21.7**
Gelsolin-assoziierte Amyloidosen 12.41
GEM, «granular electron-dense osmiophilic material» 20.38
Gen 1.38
Genduplikation 1.39
generalisierte Anfälle, bei Hämodialyse 23.30
–, Charakteristika 21.8
generalisierte Tendomyopathie siehe Fibromyalgie-Syndrom
genetischer Fluss 1.37
Gennari-Streifen 2.228
Gerstmann-Sträussler-Scheinker-Syndrom 1.44, 24.65
Gerstmann-Syndrom 15.52
Geruch 2.199–2.202
Geschmacksschwitzen 12.64

Gesichtsfelder 2.220–2.225, A2.19
Gesichtsschmerz **19.38–19.44**
–, atypischer 19.43
–, Ursachen 19.44, **T20.3**
geste antagonistique, bei Dystonie 11.55
Gestose 23.95
Gewichtsheberkopfschmerz T20.3
Gilles de la Tourette A30.4
Gilles-de-la-Tourette-Syndrom **11.69–11.72**
–, Häufigkeit 11.70
–, Diagnosekriterien 11.69
–, Sprachstörungen 16.15
–, Therapie **T11.16**, 11.72
–, Vererbung 11.71
–, Zwangsstörungen 11.70
Glandula lacrimalis, Innervation 2.92
Glandula parotis, Innervation 2.92
Glandula sublingualis, Innervation 2.92
Glasgow-Coma-Scale siehe GCS
Glatirameracetat 13.30
Glaukomanfall T20.7
Gleichgewichtsapparat 2.141–2.148
Gleichgewichtspotential 1.7
Gliastift 8.27
Gliazellen 1.3
Glioblastom 18.23, A18.1
–, Abtropfmetastasen 18.23
–, Charakteristika 18.23
–, Metastasierung 18.23
Gliom 18.22
–, Hirnstamm 9.46
Gliosarkom 18.23
GLOA, ganglionäre lokale Opioid-Analgesie 19.27
globale Aphasie 15.28
–, Schädigungslokalisation 15.29, A15.1
Globus hystericus 16.41
Globus pallidus 2.184, A2.17, **A11.1**
Glomeruli cerebellares 2.174
Glomeruli olfactorii 2.200
Glomus caroticum 12.47
Glomus-jugulare-Tumoren 18.51, A18.4
Glomustumor 18.51, 18.52, A18.4
Glossopharyngeus-Neuralgie 19.42
Glossopharyngeus-Vagus-Gruppe 2.120, 2.124
Glukokortikosteroide 6.53

Glukosespiegel im Liquor T24.2
Glutamat 1.18
–, exzitotoxische Wirkung 1.31
Glutamat-Decarboxylase 1.19
Glutamat-Kopfschmerz T20.3
Glutamatrezeptor-Antagonisten 1.31
Glutamatrezeptor-Antikörper 21.23
Glutamat-Rezeptoren, metabotrope 1.18
Glutamin 1.18
Glycin-Rezeptor 11.90
Glykogenose **T4.5**
Glykogenose Typ II Pompe, maligne frühinfantile Form 4.21
Glykogenose Typ V (McArdle) 4.19, 4.20, T4.5
Glykogenose Typ VII (Tarui) 4.19, T4.5
Glykogenose Typ VIII T4.5
Glykogenose Typ IX T4.5
Glykogenose Typ X T4.5
Glykogenose Typ XI T4.5
Glyzeroltrioleat 25.20
GM1-Antikörper 6.34, 6.56
GM1-Gangliosid 6.45
GM2-Gangliosidose, M. Tay-Sachs 25.24
Golgi-Sehnenorgane 2.16, 2.63
Golgi-Zellen (Typ II) 2.173
Goll-Strang siehe Tractus spinobulbaris medialis
gonadotropes Hormon, bei Hypophysentumor 18.46, **T18.9**
Gordon-Kniephänomen 11.73
Gottron-Zeichen 4.45
Gowers-Strang siehe Tractus spinocerebellaris anterior
GPe, Globus pallidus externus 11.1
GPi, Globus pallidus internus 11.1
Grand mal 21.8, 21.19
Grand-mal-Status, Therapie **T21.18**, 21.69
Granulationes arachnoideales siehe Paccioni-Granulationen
Gratiolet-Sehstrahlung siehe Radiatio optica
Greifreflex 9.45, T2.4
Großhirnstiele siehe Pedunculi cerebri
Grundbündel 8.7
Grundplatte 2.3
GTM, generalisierte Tendomyopathie, siehe Fibromyalgie-Syndrom
GTP-Cyclohydrolase I 11.58
GTS siehe Gilles-de-la-Tourette-Syndrom
Guanethidin-Blockade, bei Sympathischer Reflexdystrophie 19.26
Guillain, G. 30.36
Guillain-Barré-Syndrom **6.40–6.49**, T6.9
–, Arrhythmien 12.17
–, autonome Störungen 12.14–12.20
–, Blutdruckschwankungen 12.15
–, *Campylobacter*-Infektion 6.45
–, chronische siehe CIDP
–, Elektromyographie 27.30
–, F-Welle 27.30
–, klinisches Bild 6.40
–, Laborbefunde 6.43, T6.9
–, Leitungsblock 27.30
–, Liquorsyndrom 6.43, T6.9
–, Nervenleitgeschwindigkeit 27.30
–, Therapie 6.47
–, Varianten 6.49
Guillain-Mollaret-Dreieck 2.176
Gürtelrose 19.30
gustatorisches Weinen 30.24
Gyrus cinguli 2.197
Gyrus dentatus 2.197
Gyrus frontalis inferior posterior A2.21, 2.235
Gyrus hippocampalis 2.197
Gyrus olfactorius lateralis (Area praepiriformis) 2.200
Gyrus parahippocampalis 2.197
Gyrus postcentralis 2.72
Gyrus praecentralis 2.75
Gyrus temporalis superius posterius A2.21, 2.235
Gyrus temporalis transversus 2.154
Gyrus-angularis-Syndrom siehe Gerstmann-Syndrom

Haarzellen 2.152
Haarzellen, efferente Innervation 2.163
Habituation 1.13
Hachinski-Ischämie-Skala **T14.4**, 14.51
Haemophilus influenzae, Typ B 24.6
Haemophilus-Meningitis 24.6, 24.10
–, Chemoprophylaxe 24.6

Hallervorden-Spatz-Erkrankung 25.28
Halluzinationen, hypnagoge 22.16, 22.19
Halsrippensyndrom 2.45
Halswirbelsäule siehe HWS
HAM/TSP (HTLV-1-assoziierte-Myelitis) 8.37
Hämangioblastom, Kleinhirn 18.54, 25.33
Hamartome, Retina 25.30
Hammer 2.149, A2.16
Hämochromatose 23.16, 23.24
Hämophilie 23.45
hämorrhagische Enzephalitis 24.81
Handgebiet siehe Exner-Areal
Handgrifftest 12.48
Handmuskeln, Innervation 2.39
hard disc 7.35, 8.31
Hartnup-Erkrankung (Aminoazidurie) T10.6
Haubenkreuzung 2.178
Haut-Axon-Reflex 12.57
Hautinnervation, peripher 2.49, A2.9
Hautreflexe siehe Fremdreflexe
Hautversorgung, sensibel 2.49, A2.9
HD siehe Huntington-Erkrankung
Head-Zonen 19.9
Heidenhain-Variante 30.42
heliotropes Erythem 4.45
HELLP-Syndrom 23.95
Helminthen, Liquorbefund 24.74
Hemiballismus 11.5
Hemilaminektomie 7.12
Hemineglekt 15.58
Hemisphärektomie 21.74
–, funktionelle 21.23
Hensen-Streifen siehe H-Streifen
Heparin-induzierte Thrombozytopenie 23.46
hepatische Enzephalopathie 23.18
–, Klassifikation **T23.1**
–, Pathogenese 23.17
–, Therapie 23.18
hepatolentikuläre Degeneration, M. Wilson 23.22
Hepatosplenomegalie, bei metabolischen Erkrankungen des Nervensystems T25.7
hepatozerebrale Degeneration 23.16
Herdenzephalitis, septische 24.60

hereditäre sensible und autonome Neuropathie T12.2, T12.5
Heredopathia atactica polyneuritiformis (M. Refsum) 6.16
Herpes zoster **19.30–19.32**
–, bei Tumorerkrankungen 18.18
–, Therapie 19.32
Herpesenzephalitis **24.79–24.83**
–, Histopathologie 24.82
–, Liquorbefund 24.81
–, Therapie 24.83
Herpes-simplex-Typ 2-Virusmeningitis 24.84
Herpes-simplex-Enzephalitis siehe Herpesenzephalitis
Herpes-simplex-Virus Typ 1 24.80
Herpes-simplex-Virus Typ 2 24.84
Herzfrequenzvariabilität 12.48
Herzinsuffizienz 23.4
Herzklappenerkrankungen 23.1
Herzkrankheit 23.1
Herzrhythmusstörung 23.4
Herztransplantation, autonome Dysfunktion 12.33
Herzwandaneurysma 23.1
Heschl-Querwindung 2.154
Heubner-Arterie 17.15
Heubner-Arteriitis 24.42
Hexacarbon 6.25
Hexacarbon-Neuropathie 6.25
Hexenschuss 7.27
Hexosaminidase A 25.24
hinteres Stromgebiet 2.238
Hinterstrangbahnen 2.62, **A2.10**
–, Kreuzung 2.66
–, Nervenfasertypen 2.64
–, Verlauf 2.65
Hinterstrangschädigung, klinische Zeichen 2.62
Hinterwurzel (Radix dorsalis) 2.46
Hippokampus 2.198
Hippokampus-Amygdala-Epilepsien 21.20
Hippokrates 30.17
Hirayama-Krankheit T8.4
Hirnabszess **24.16–24.22**, A24.1
–, Bildgebung 24.18, A24.1
–, Genese 24.16
–, Klinik 24.17
–, multipel, Erreger 24.21
–, otogen 24.22
–, rhinogen 24.22

Hirnarterienaneurysmen 17.50, 17.51
Hirnbläschen 2.4
Hirnblutung **17.9**, 23.1, A12.5
–, bei Hämodialyse 23.30, 23.33
–, bei Leberinsuffizienz 23.16
–, Symptome 17.9
–, Ursachen 17.10
Hirninfarkt siehe zerebrale Ischämie
Hirninfarkt, EEG A26.11, 26.11, 26.12
Hirn-Liquor-Schranke 1.4
Hirnmetastasen **18.57–18.67**, A18.5
–, Häufigkeitsverteilung Primärtumoren **T18.10**
–, multipel 18.62
–, solitär 18.61
–, Therapie 18.63, 18.64
Hirnnerven, allgemein **2.85–2.93**
–, Funktion T9.1
Hirnnervenausfälle, Hauptsymptome T3.1
Hirnödem, vasogenes 1.6
–, zytotoxisches 1.2
Hirnschenkel siehe Pedunculi cerebri
Hirnstamm 2.83, 2.84
–, Blutversorgung 9.21–9.24, A9.5
–, demyelinisierende Erkrankungen 9.50, 9.51
–, funktionelle Neuroanatomie 9.1–9.20
–, Gefäßversorgung 2.247
–, vaskuläre Erkrankungen 9.21–9.40
Hirnstammblutung 9.39
Hirnstammdysfunktion, metabolische Ursachen 9.48
Hirnstammenzephalitis 18.6
–, Erreger 18.6
Hirnstammerkrankungen Symptome 3.16
–, Untersuchungsbefunde 3.18
Hirnstammkoma, EEG A26.32, A26.33, 26.35
Hirnstamm-Komplex, bei AEP 9.18
Hirnstammläsion, bildgebende Diagnostik 9.16
–, Differentialdiagnose T9.3
–, elektrophysiologische Untersuchung 9.18–9.20
–, Klinik 9.13

–, Lokalisationsdiagnostik 9.10
–, Symptome **T9.2**
Hirnstamm-Metastasen 9.47
Hirnstamm-MS 9.50
Hirnstammreflexe, Elektrophysiologie 9.20
Hirnstammsyndrome 9.13, **9.25–9.36**
Hirnstamm-TIA, Symptome 9.34
Hirnstammtumoren, Schlafstörung 22.36
Hirntod 9.64, 9.65
–, EEG-Ableitung 26.36
Hirntumoren, Altersverteilung T18.6
–, Bestrahlungsdosis 18.26
–, Bestrahlungstechniken 18.25
–, Chemotherapie 18.25
–, Einteilung 18.19, **T18.2, T18.3**
–, Häufigkeit 18.20, 18.21, **T18.5**
–, Indikation postoperative Strahlentherapie 18.25
–, Indikation präoperative Strahlentherapie 18.25
–, Inzidenz T18.5
–, Lage 18.21, T18.7
–, Liquoraussaat 18.32, 18.33
–, Metastasierung 18.32
–, Operation 18.25
–, Strahlentherapie 18.25
–, symptomatische Therapie 18.25
–, Therapiegrundsätze 18.25
–, Überlebenszeiten 18.28, **T18.28**
–, Verkalkungen 18.37
–, WHO-Gradeinteilung T18.4
Hirnvenenthrombose **17.61–17.66**
–, Ätiologie T17.11
–, blande 17.65
–, Diagnose 17.62
–, Formen 17.62
–, puerperale 17.65
–, septische 17.65
–, Symptome **T17.10**
Histaminkopfschmerz siehe Clusterkopfschmerz
HIT, Heparin-induzierte Thrombozytopenie 23.46
HIV-Enzephalopathie 24.104, T13.1
HIV-Infektion **24.96–24.111**
–, aseptische Meningitis 24.100
–, epileptische Anfälle 24.102
–, Kryptokokken-Meningitis 24.107

–, medikamentöse Myopathie 24.97
–, neurologische Manifestationen **T24.8**
–, Polyneuropathie 24.99
–, Sehstörungen 24.105
–, Stadieneinteilung 24.96
–, Verlauf Syphilis 24.111
HIV-Myelitis 8.39
HIV-Myelopathie 8.39
HIV-Myopathie 4.50
HIV-Neuropathie 6.24
HKS, hyperkinetisches Syndrom 25.38
HMSN Typ I (Charcot-Marie-Tooth) 6.16
HMSN Typ II (hypertrophische progressive Neuritis, Déjerine-Sottas) 6.16
HMSN Typ IV (Heredopathia atactica polyneuritiformis, M. Refsum) 6.16
HNPP, hereditäre Neuropathie mit Neigung zu Druckparesen 6.22, T1.3
Hochfrequenz-Stimulation 11.29
Hoffmann-Reflex siehe H-Reflex
Hofmann-Tinel-Zeichen 6.29
HOH siehe hypoadrenerge orthostatische Hypotension
Höhenkrankheit 23.38
Hohlfuß (Pes cavum) 10.13
Homonyme Hemianopsie 2.221, A2.19
Homovanillin-Mandelsäure 1.20
Homozystein 17.31
Hörbahn 2.154, 2.155
–, Kreuzung 2.156
–, Verbindungen 2.155
–, Verlauf 2.154
horizontale Blickbewegung, Generierung 2.164
Horner-Syndrom 2.209
–, bei Syringomyelie 8.28
–, bei unterer Armplexuslähmung 2.41
–, Denervierungshypersensitivität 2.211
–, pharmakologische Testung 2.211
–, postganglionär peripher 2.209
–, präganglionär peripher 2.209
–, zentral 2.209
hot-dog-Kopfschmerz T20.3

H-Reflex (Hoffmann-Reflex) **7.23,** 27.20
HSAN siehe hereditäre sensible und autonome Neuropathie
HSAN Typ III siehe Riley-Day-Syndrom
Hsps («heat shock proteins») 13.25
H-Streifen A2.2, 2.7
HTLV-1 8.37
HTLV-1-assoziierte Myelitis 8.37
humaner Herpesvirus Typ 6 (HHV-6) 13.26
Humerusfraktur, Nervenschädigung 2.44
Hunt-Hess-Einteilung Subarachnoidalblutung T17.8
Huntingtin 11.76
Huntingtin-Gen 1.43, 11.76
Huntington, George 30.34, A30.7
Huntington-Erkrankung 1.43, **11.73,** 11.74, 11.76–11.78, T.1.4
–, Demenz 14.63
–, Genetik 11.76
–, Klinik 11.73
–, Neuropathologie 11.77
–, Prognose 11.78
–, Sprachstörung 16.14
Hustenkopfschmerz T20.3
Hustenreflex 2.121
HVS siehe Homovanillin-Mandelsäure
HWS **7.35–7.42**
HWS-Syndrom 7.8
Hydrocephalus 2.257
Hydrocephalus communicans 2.257
Hydrocephalus occlusus 2.257
Hydromorphon T19.12
Hyoscyamin 13.36
Hyperabduktions-Syndrom 2.45
Hyperakusis 2.162
Hyperalgesie 19.6
Hyperästhesie 19.6
Hypercholesterinämie, Bedeutung für Schlaganfall 17.28
Hyperekplexie 11.90
Hyperhidrose 12.63
Hyperhomozysteinämie 17.31
Hyperkaliämie 23.64
hyperkaliämische periodische Lähmung 4.29, 4.30
Hyperkalzämie 23.69
Hyperkapnie, Symptomatik 23.35

hyperkinetisches Syndrom 11.71, 25.38
hyperkinetisch-hypotone Syndrome A11.2, 11.2
Hypermagnesiämie 23.72
Hypernatriämie 23.65, 23.68
Hyperparathyreoidismus 23.49
Hyperparathyreoidismus, Symptomatik 23.55, 23.56
Hyperpathie 19.6
hyperPP siehe hyperkaliämische periodische Lähmung
Hypersensitivitätsangiitis 23.87
Hypersensitivitätsangiitis Typ Zeek 23.87
Hypersomnie 22.3, 22.16, 22.25
–, Differentialdiagnose T22.5
hypertensive Enzephalopathie 17.47
Hyperthyreose, Symptomatik 23.55
Hypertonie, Bedeutung für Schlaganfall 17.24
hypertrophische progressive Neuritis 6.16
Hyperventilation, EEG 26.25
–, Pathogenese 23.37
–, Symptomatik 23.37
Hyperviskositätssyndrom 23.43, 23.44
–, Symptomatik 23.42
hypnagoge Hypersynchronie A26.20, 26.26
Hypnotika, EEG-Veränderungen 26.22
hypoadrenerge orthostatische Hypotension 12.50
Hypoglossusparese 2.129
Hypokaliämie 23.63
hypokaliämische periodische Lähmung 4.29, 4.30, T1.2
Hypokalziämie 23.70, 23.71
hypokinetisch-hypertone Syndrome A11.2, 11.2
Hypokretin 22.24
Hypomagnesiämie 23.71
Hypomimie 11.11
Hyponatriämie 9.51, **23.65–23.67**
Hypoparathyreoidismus 23.49
–, Symptomatik 23.55, 23.56
Hypophyse, Gefäßversorgung 2.242
Hypophysenadenome 18.46, **T18.9**
Hypophysenapoplexie 18.48

hypoPP siehe hypokaliämische periodische Lähmung
Hypothermie 12.34
–, EEG 26.37
Hypothyreoidismus, kongenital 25.27
Hypothyreose, Symptomatik 23.52
–, Therapie 23.53
Hypoxie, Symptomatik 23.35
hypoxische Hirnschädigung, EEG 26.20, 26.34
hypoxisch-ischämische Hirnschädigung, perinatal 25.2
Hypsarrhythmie A26.18, 26.23
–, bei M. Tay-Sachs 25.24
hysterische Anfälle siehe psychogene Anfälle

ICAM-1, «intercellular adhesion molecule 1» 1.34
icecream-headache T20.3
ICP siehe infantile Zerebralparese
idiopathische Dystonien 11.57, 11.58
idiopathische thrombozytopenische Purpura 23.46
Idiosynkrasie 21.57
IGF-1 («insulin-like growth factor 1») 1.35, 8.44
Immunelektrophorese, Liquor 13.17
Immunneuropathien **6.31–6.39**
–, Definition 6.31
–, Pathogenese 6.33, 6.34
Immunthrombozytopenien, sekundäre 23.46
Impotenz, Differentialdiagnose 23.104, T12.4
imprinting 1.39
Impulsiv-Petit-mal 21.8, 21.14
inclusion body myositis 4.43
Incus 2.149, A2.16
indirect pathway, Basalganglien 11.2, A11.2
indirekter Weg, Basalganglienschleife 2.192
Indomethacin-abhängiger Gesichtsschmerz 20.43
Induratio penis plastica T12.4
Indusium griseum 2.197
Infantile Hypotonie siehe «floppy baby»

infantile Zerebralparese 25.15–25.17, **T25.6**
inhibitorisches postsynaptisches Potential (IPSP) 1.26
Inkrement 5.44
Innenohr, Gefäßversorgung 2.248
innere Kapsel siehe Capsula interna
innere Okulomotoriusparese siehe Ophthalmoplegia interna
inneres Fazialisknie 2.118
INO siehe internukleäre Ophthalmoplegie
Insertion 1.39
Insomnie 22.3
–, Definition 22.26
–, Therapie 22.28
–, Ursachen T22.6
insulin-like growth factor 1 siehe IGF-1
Intentionstremor 2.183, **11.51**
Interferon-α2a 6.55
Interferontherapie 13.30
internukleäre Ophthalmoplegie 2.169, **9.42**
–, bei Sprue 23.7
interstitielle Radiotherapie 18.25
Intoxikation, Hirnstammdysfunktion 9.48
intraaxiale Hirnstammläsion A9.4, **T9.3**
intrafusale Muskulatur 2.13, 2.15
intramedulläre Hirnstammläsion 9.14
intrathekale Morphintherapie 19.58
intravenöse Immunglobuline (IVIg) 4.35, 4.37, 6.55
intrazelluläre Kalziumkanäle 1.29
intrazerebrale Blutung siehe Hirnblutung
Intrinsic-Faktor 8.38
Intumescentia lumbalis 2.60
Intumescentia cervicalis 2.60
involved field-Bestrahlung 18.25
Ionengradienten 1.7
Ionenkanal **1.24**
Ionenkanal-Erkrankungen 1.25, T1.2
IPS, idiopathisches Parkinson-Syndrom siehe Morbus Parkinson
Iris-Hamartome 25.29
Irisheterotopien, bei Sturge-Weber-Erkrankung 25.31

Isaacs-Syndrom siehe Neuromyotonie
Ischämie-Test 4.23
Ischiadikus-Dehnungsschmerz 2.50
Isoniazid 13.35
–, Polyneuropathie 24.35
–, Therapie tuberkulöse Meningitis 24.61
I-Streifen (isotroper Streifen) A2.2, 2.7
IT15 11.76
Iterationen 16.39
ITP siehe idiopathische thrombozytopenische Purpura
IV-Fasern T2.2
IvIG siehe Immunneuropathien
Ixodes ricinus 6.23, 24.49

Jackson-Anfälle 21.9
Jackson-Status 21.65
Jakob, Alfons 30.42
Janetta-Operation T19.6
Janz-Syndrom 21.14
Japanese B-Enzephalitis 24.78
Jargon-Aphasie 15.16
Jeansnerv 2.23
Jerve-Lange-Nielsen-Syndrom 1.27
Jet-lag 22.29, 22.30
Jitter 5.29, 27.26
Joubert-Syndrom T10.5
Juvenile Absence-Epilepsie 21.14
Juvenile myoklonische Epilepsie 21.14

Kainat-Rezeptoren 1.18
Kaliumkanalblocker 1.26
Kaliumkanäle 1.26
Kaliumkanäle, Erkrankungen 1.27
Kallmann-Syndrom T2.7
kalorischer Nystagmus 2.147, 2.148
Kalzium 1.28
Kalziumantagonisten, bei Migräne 20.32
Kalziumkanäle 1.29
–, Erkrankungen T1.2
–, intrazelluläre 1.29
–, spannungsgesteuerte 1.29
–, transmittergesteuerte 1.29
Kanalolithiasis 9.58
Kapselblutung 17.9
Kardiomyopathie, bei Myopathien 4.15, T4.4

kardiorespiratorische Polysomnographie 22.10
kardiovaskuläre Störungen bei ZNS-Erkrankungen 12.29–12.32
Karotidodynie T20.3
Karotisendarteriektomie 17.46
Karotissinus-Reflex 12.47
Karotisstenose, asymptomatisch 17.46
Karotisstenose, symptomatisch 17.46
Karpaltunnelsyndrom (CTS) 6.29
–, bei Akromegalie 23.59
–, Definition 27.33
–, Diagnostik 27.34
–, Therapie 27.35
Kataplexie 22.16, 22.17
Katecholamine 1.20
Kauda-Syndrom 8.23
Kaumuskulatur, Innervation 2.108
Kausalgie 19.7
Kehlkopfmuskulatur, Innervation 16.25
Keilbeinmeningeom, Foster-Kennedy-Syndrom 30.10
Keinig-Zeichen 4.45
Kellner-Hand 2.40
Kennedy-Syndrom siehe Bulbospinale Muskelatrophie
Kernig, Vladimir 30.40
Kernig-Zeichen 30.40
Ketoconazol 24.56
KHB siehe Kleinhirnbrückenwinkel
Kiefergelenksclaudicatio 20.71
Kiemenbögen 2.93
Kiemenbogennerven 2.93
kinetischer Tremor 11.51
Kipptischuntersuchung 12.2
Kirschroter Makulafleck 25.23
kissing spine 7.2
K-Komplex A26.7, 26.5
Kleinhirn 2.170–2.183
–, Afferenzen 2.177, 10.4, T2.5, T10.1
–, Anatomie A10.1
–, anatomische Unterteilung 2.170
–, Efferenzen 2.177, 10.4, T2.5, T10.1
–, erbliche Erkrankungen T10.6
–, Erkrankungen T10.5, T10.6, 10.11–10.22
–, Fasersysteme 2.174

–, funktionelle Gliederung T10.1, A10.1
–, funktionelle Neuroanatomie 10.1–10.10
–, Gefäßversorgung 2.249, 10.5
–, Regelkreis 2.176
–, Tumoren 10.14
Kleinhirn, Untersuchungsmethoden T10.2
Kleinhirnagenesie T10.5
Kleinhirnatrophie, Differentialdiagnose 10.22
Kleinhirnblutung **10.15**, 17.9, A10.2
Kleinhirnbrückenwinkel-Syndrom 10.16
Kleinhirnbrückenwinkel-Tumor 10.17, 18.53
Kleinhirnerkrankungen, Sprachstörungen 16.16
–, Symptome 3.19
–, Untersuchungsbefunde 3.20
Kleinhirnhemisphären 2.170, **A10.1**
Kleinhirnhemisphären, Blutversorgung 10.5
–, Symptome bei Schädigung 10.6
Kleinhirnherniation 10.18
–, Therapie 10.19
Kleinhirninfarkt, Symptome 10.15
Kleinhirnkerne 2.178
Kleinhirnkerne, Blutversorgung 10.5
–, Verbindungen 2.178
Kleinhirnlappen, Funktionen 2.171
Kleinhirnrinde, Schichten 2.172
–, Zellen 2.173
Kleinhirnschädigung, Lokalisation 10.9
–, Symptome 10.6
Kleinhirnseitenstrangbahnen 2.73, 2.74, **A2.10**
Kleinhirnstiele, Blutversorgung **9.23**, 10.5
Kleinhirnstiele, Fasern 2.179, 10.4
Kleinhirnsyndrome **T10.4**, 10.10
Kleinhirntonsillen-Konus 10.18
Kleinhirnwurm 2.170, **A10.1**
–, Blutversorgung 10.5
–, Symptome bei Schädigung 10.6
Kletterfasern 2.174
Klingelknopffibrome 25.29
klonisch-tonische Anfälle 21.8
Klonus 3.15

Klumpke-Lähmung **2.41**, 30.9
Klüver-Bucy-Syndrom 14.39
Knieganglion (Ganglion geniculi) 2.118
Knie-Hacke-Versuch (KHV) T10.2
Knipsreflex (Fingerbeugereflex) T2.4
Knochenleitung 2.158
Knochenreflex 2.19
Koagulase-negative Staphylokokken 24.9
Kochleariskerne 2.154
Koenen-Tumoren 25.30
Koitus-Kopfschmerz siehe postkoitaler Kopfschmerz
Koli-Meningitis 24.14
Koma **9.61–9.63**
–, bei Diabetes mellitus 23.50
–, bei Diabetes mellitus, Pathogenese T23.4
–, bei Hyperthyreose 23.50
–, bei Hypothyreose 23.50
–, Definition 9.61
–, EEG A26.32, A26.33, 26.35
–, Myxödem 23.53
–, Untersuchung Hirnstammfunktion 9.62
kommunizierender Hydrozephalus siehe Hydrocephalus communicans
komplex fokale Anfälle, Charakteristika 21.10
–, Unterscheidung zu Absencen 21.11
komplexes regionales Schmerzsyndrom 19.20
Kompressionssyndrom N. ulnaris siehe Sulcus ulnaris-Syndrom
Konfabulationen 9.49
kongenitale myasthene Syndrome 5.25
kongenitale Myopathien **T4.6**
konjugierte Augenbewegungen 2.167
konsensuelle Lichtreaktion 2.206
Kontrazeptiva, Bedeutung für Schlaganfall 17.30
Konus-Syndrom 8.23
Konvergenz 2.215
konzentrische Sklerose Baló T13.1, 25.22
Kopf, schmerzempfindliche Strukturen T10.1

Kopfkissenphänomen 11.12
Kopfrose 19.30
Kopfschmerzen, bei Arteriitis cranialis 20.72
–, bei Hirntumoren 20.63, 20.64
–, Häufigkeit 20.1, 20.2
–, Klassifikation **T20.3**
–, Notfall 20.5
–, postpunktionelle 30.1
Koprophyrie 12.43
Koproporphyrinogen-Oxidase 12.43
Korbfasern 2.174
Korbzellen 2.173
Korektopie, bei Basilariskopfsyndrom 9.36
Kornealreflex 2.116, T2.4
Körnerschicht (Stratum granulosum) 2.172
Körnerzellen 2.173
Körnerzellhypoplasie T10.5
koronare Herzkrankheit 23.1
Körperschemastörung 15.58
Korsakow-Psychose 9.49, 23.9
–, Differentialdiagnose 23.15
–, Symptomatik 23.9
Kortex 2.226–2.237, A2.20, A2.21
–, Funktionsmodule 2.227
Kortikale Schädigungen, Symptome 3.22–3.26
–, Untersuchungsbefunde 3.26
Kortikobasale Degeneration **11.41**, 14.68
–, Stimmstörung 16.34
kortikoretikuläre Hypothese, Epileptogenese 21.25
Kortikospinale Bahnen 2.75–2.79
Kortikosteroide **6.53**
–, bei Arteriitis cranialis 20.75
–, bei Multipler Sklerose 13.27
–, Indikation bei ZNS-Infektionen 24.32
Kozevnikov-Status, Therapie 21.71
KPA, komplex partieller Anfall T21.1, 21.10, 21.11
Krampfanfall siehe epileptische Anfälle
Krampi, Definition 4.16
–, Klassifikation T4.5
Kraniopharyngeom 18.50, A18.2
Krebs siehe Tumoren
Kretinismus 25.27
Krokodilstränen 30.24

Krückenlähmung 2.43
Kryptokokken-Meningitis 18.17, **24.60**
–, bei HIV-Infektion 24.107
Kufs-Syndrom **T25.8**, 30.27
Kugelberg-Welander-Muskelatrophie T8.4
Kuru 1.44, **24.71**
Kuru-Plaques 24.71
Kurvendepression, EEG 26.11, 26.12
Kyphoskoliose, bei Syringomyelie 8.28

L3-Syndrom, Elektrophysiologie 27.45
L4-Syndrom 2.50, 7.11
L5-Syndrom 2.50, 7.11
–, Elektrophysiologie 27.44
Labyrinthfistel 9.54
LAER-(«lactate ammonia exercise ratio»)-Test siehe Ischämie-Test
Lafora-Einschlusskörper-Erkankung 21.22
Lageempfindung 2.62
Lagophthalmus 2.115
Laktat-Dehydrogenase-Mangel T4.5
Lakunärer Infarkt 17.8, **T9.5**
Lambda-Wellen A26.24, 26.28
Lambert-Brody-Syndrom T4.5
Lambert-Eaton-Syndrom 5.41–5.47, 18.4, T1.2
–, assoziierter Tumor 5.42
–, autonome Symptome 12.23
–, EMG-Diagnostik 27.25
–, Klinik 5.41
–, Nervenleitgeschwindigkeit 27.25
–, Symptome 18.4
–, Therapie 5.46, 12.24
–, Vorsichtsmaßnahmen bei chirurgischen Eingriffen 5.47
–, «warming up» 18.4
Lamina granularis externa 2.226
Lamina granularis interna 2.226
Lamina multiformis 2.226
Lamina pyramidalis externa 2.226
Lamina pyramidalis interna 2.226
Lamina quadrigemina siehe Lamina tecti
Lamina tecti (Vierhügelplatte) 2.95, A2.11
Lamina terminalis 1.5
Lamina zonalis 2.226

Laminae medullares externae 2.195
Laminae nach Rexed 2.53, **A2.10**
Laminektomie 7.12
Lamotrigin 21.48, 21.49, T21.11
Lance-Adams-Syndrom T11.17
Landry-Paralyse 30.36
Längenkontrollsystem, Muskel 2.13, 2.16
Langzeithabituation 1.13
Langzeitpotenzierung 1.13
Lappenblutungen T17.1
Larynx, Innervation 2.121
Lasègue, Charles Ernes 30.41
Lasègue-Zeichen 2.50, **30.41**
Lateralsklerose, primäre 8.46
Latexagglutination Liquor 24.5
Lautheitsausgleich, beim Fowler-Test 2.160
Lazarevic, Laza K. 30.41
Lazarus-Zeichen 30.33
LCMV (lymphozytäres Choriomeningitis-Virus) 24.73, 24.76
L-Deprenyl, bei Parkinson-Erkrankung 11.19
LDH-Isoenzym, Tumormarker 18.72
LD-Kern siehe Nucleus lateralis dorsalis
L-Dopa 1.20. 11.21
–, periphere Nebenwirkungen Therapie 11.22
–, Therapie Parkinson-Syndrom 11.21, 11.24
L-Dopa-Entzugssyndrom 4.52
L-Dopa-induzierte Chorea 11.75
L-Dopa-induzierte Dyskinesien T11.6, 11.25
L-Dopa-responsive Dystonie 11.58
L-Dopa-Test 11.17
Legasthenie 15.48, 25.37
Leigh-Syndrom T13.1
Leitfähigkeit 1.24
Leitungsaphasie **15.21**, 15.22, A15.1
Leitungsblock 6.5, 6.6, 27.30
Lemniscus lateralis 2.154
Lemniscus medialis 2.65, 2.66
–, Blutversorgung 9.23
Lemniscus trigeminalis 2.110
LEMS siehe Lambert-Eaton-Syndrom

Lendenwirbelsäule siehe LWS
Lennox-Gastaut-Syndrom 21.13
–, EEG A26.26, 26.29
Leptospirose 24.52
Leptospirosis icterohaemorrhagicae 24.52
Lernen 1.13
LES siehe Lambert-Eaton-Syndrom
Leukenzephalopathie, nach Strahlentherapie 18.82
Leukoaraiose 14.48
Leukodystrophie, metachromatische 25.19
Leukostase 18.14
Levodopa siehe L-Dopa
Lewy-Körper 11.15
Lewy-Körper-Demenz, Klinik 14.66
Lewy-Körper-Krankheit 14.65
LGCC, «ligand-gated calcium channels» siehe transmittergesteuerte Kalziumkanäle
LH, bei Hypophysentumor 18.46, **T18.9**
Lhermitte-Zeichen 8.18
L-Hydroxyphenylalanin 1.20
Lichtreflex 2.206, T2.4
–, bei Okulomotoriusschädigung 2.214
–, Reflexbogen 2.206
lid lag-Phänomen 4.34
LID, L-Dopa-induzierte Dyskinesien T11.6, 11.25
Lidschlussreflex (Orbicularis-oculi-Reflex) 2.115
ligand-gated channels siehe transmittergesteuerte Kalziumkanäle
Lila-Krankheit siehe Dermatomyositis
limbische Enzephalitis 18.6
–, Antikörper 18.6
–, Differentialdiagnose 18.6
–, Liquorbefund 18.6
limbisches System 2.197, 2.198
Lindau-Krankheit 18.54
Lindau-Tumor 18.54, 25.33
linkage analysis 1.42
Linsenkern siehe Nucleus lentiformis
Lipidstoffwechsel, Bedeutung für Schlaganfall 17.28
Lipidstoffwechsel-Störungen, Muskelkrämpfe T4.5
Lipodystrophie, intestinale 23.8

Liquor cerebrospinalis 2.251–2.262, A2.24, T2.8
–, Definition 2.253
–, erniedrigter Glukosespiegel T24.2
–, Gesamtmenge 2.255
–, Normwerte **T2.8**
–, Produktion 2.251, 2.253
Liquorbefund, aseptische Meningitis 24.2
–, bakterielle Meningitis 24.3
–, tuberkulöse Meningitis 24.59
–, virale Meningitis 24.72
Liquoruntersuchung, Tumormarker 18.72
Liquorzirkulation 2.259, **A2.24**
Lisch-Knötchen 25.29
Listeria monocytogenes 24.29
Listerien-Meningitis 24.29
Listerien-Meningoenzephalitis 24.60
Lisurid 11.27
Lithium-Intoxikation, EEG 26.20
Little-Krankheit siehe infantile Zerebralparese
Lloyd-Hunt-Einteilung Nervenfasern T2.2
LOAD, «late onset» Alzheimer-Erkrankung 14.29
Lobärblutungen T17.1
Lobus flocculonodularis **A10.1**
Lobus frontalis siehe Frontallappen
Lobus limbicus, Definition 2.197
Lobus occipitalis siehe Okzipitallappen
Lobus parietalis siehe Parietallappen
Lobus temporalis siehe Temporallappen
locked-in-Syndrom 9.37, 9.38, **T9.4**
Logoklonie 15.18
Logorrhoe 15.18
Lokalanästhetika, Schmerztherapie 19.54
long term depression siehe Langzeithabituation
long term potentiation siehe Langzeitpotenzierung
Lorenzo's Öl 25.20
loss of function 1.40
Louis-Bar-Syndrom 25.32, T10.6
lower body-Parkinsonismus 11.36
LP-Kern siehe Nucleus lateralis posterior

LTD, «long term depression» siehe Langzeithabituation
LTP, «long term potentiation» siehe Langzeitpotenzierung
Lues cerebrospinalis 24.42
Luftembolie, bei Hämodialyse 23.30
Luftleitung 2.158
Lumbago 7.27
Lumbale Wurzelkompressionssyndrome 2.50, **7.10–7.12**
Lumbalgie 7.19–7.31
–, Therapie 7.28–7.31
Lumbalpunktion 2.260, 2.261
Lumboischialgie 7.19–7.31
Luschkae-Foramen siehe Foraminae laterales Luschkae
LWS 7.10–7.31
–, Instabilität 7.4
LWS-Spondylose 7.4
Lyme-Erkrankung 6.23, 24.49
Lymphadenopathie-Syndrom 24.96
Lymphome, primäre im ZNS 18.43–18.45
–, systemische 18.44
–, ZNS-Manifestationen 18.44
Lysetherapie bei Hirninfarkt, Risiken 17.37
Lyssa siehe Tollwut

M. biceps brachii, Innervation 2.39
M. biceps femoris 2.31
M. brachialis, Innervation 2.39
M. ciliaris 2.215
M. ciliaris, Innervation 2.92, 2.101
M. coracobrachialis, Innervation 2.39
M. cricoarythenoideus lateralis 16.23
M. cricoarythenoideus posterius 16.24
M. cricothyroideus lateralis 16.23
M. deltoideus, Innervation 2.39
M. digastricus, venter anterior, Innervation 2.108
M. dilatator pupille, Innervation 2.208
M. glutaeus maximus 2.26
M. glutaeus medius 2.28
M. glutaeus minimus 2.28
M. infraspinatus, Innervation 2.37
M. interarythenoideus 16.23
M. latissimus dorsi, Innervation 2.39

M. levator palpebrae, Innervation 2.101
M. levator scapulae, Innervation 2.35
M. masseter, Innervation 2.108
M. mylohyoideus, Innervation 2.108
M. obliquus inferior, Innervation 2.101
M. obliquus superior, Innervation 2.103
M. obliquus superior, Parese 2.105
M. orbitalis (Müller) 2.209
M. pectoralis major, Innervation 2.39
M. pectoralis minor, Innervation 2.39
M. plantaris 2.32
M. popliteus 2.32
M. pterygoideus lateralis, Innervation 2.108
M. pterygoideus medialis, Innervation 2.108
M. rectus inferior, Innervation 2.101
M. rectus lateralis, Innervation 2.112
M. rectus medialis, Innervation 2.101
M. rectus superior, Innervation 2.101
M. semimembranosus 2.32
M. semitendinosus 2.32
M. serratus anterior, Innervation 2.35
M. sphincter pupillae, Innervation 2.92, 2.101
M. stapedius, Funktionsausfall 2.162
M. sternocleidomastoideus, Innervation 2.125
M. subscapularis, Innervation 2.39
M. supraspinatus, Innervation 2.37
M. temporalis, Innervation 2.108
M. tensor fasciae latae 2.28
M. tensor tympani, Funktionsausfall 2.162
M. tensor tympani, Innervation 2.108
M. tensor veli palatini, Innervation 2.108
M. teres major, Innervation 2.39
M. teres minor, Innervation 2.39

M. thyroarytheoideus 16.23
M. tibialis posterior 2.32
M. trapezius, Innervation 2.125
M. triceps surae (M. gastrocnemius) 2.32
Machado-Joseph-Erkrankung T1.4, T10.6
mAChR siehe muskarinischer Acetylcholinrezeptor
MacKenzie-Zonen 19.8
MAG (Myelin-assoziiertes Glykoprotein)-Antikörper 6.34, 6.39, 13.25
Magendi-Foramen siehe Foramen mediana Magendii
Magnetresonanztomographie siehe MRT
Makroglobulinämie Waldenström 6.38
Makrozephalie T25.5
Malabsorption 23.6
Maladie de Morvan 8.28
Malaria, zerebrale 24.54
Maldigestion 23.6
maligne Hyperthermie **4.38**, T1.2
malignes neuroleptisches Syndrom 4.51–4.53
Malleus 2.149, A2.16
Mandelkern 2.184, A2.17
Mandibulargelenkssyndrom T20.3
MAO, Monoamino-Oxidase 1.20
MAO-B-Hemmer 11.28
march of convulsion 21.9
Marchiafava-Bignami-Syndrom 9.52
Marcus-Gunn-Pupille 2.213
Marie, Pierre 30.35
Mary-Walker-Phänomen 5.17
Maschinenatmung siehe neurogene Hyperventilation
Masern-Enzephalitis 24.94
Masern-Infektion, neurologische Komplikationen 24.94, 24.95
Massa intermedia siehe Adhaesio interthalamica
Masseterreflex 9.20, T2.4
Mastozytose 12.65
MBP («myelin basic protein») 13.25
MCA siehe A. cerebri media
McArdle-Erkrankung, Therapie 4.19, 4.20
McBurney Inzision 2.24

MCD, minimale zerebrale Dysfunktion 25.37
Meatus acusticus externus 2.149, A2.16
Meatus acusticus internus 2.118
Mechanorezeptoren Haut 2.63
medialer Kniehöcker siehe Corpus geniculatum mediale
mediales Längsbündel siehe Fasciculus longitudinalis medialis
Medikamente, anfallsauslösende T21.6, 21.30
–, Kleinhirnschädigung T10.5
–, ototoxische 24.34
Medikamenten-EEG A26.17, 26.22
Medikamenten-induzierte Bewegungsstörungen 11.79–11.83
Medikamenten-induzierte Myopathie, bei HIV 24.97
Medikamenten-induzierter Dauerkopfschmerz 20.53, 20.54
Medikamenten-induziertes Parkinsonoid 11.37
Medulla oblongata 9.3, A9.1
–, Gefäßversorgung 9.22, A9.5
Medulla-oblongata-Syndrom, dorsolaterales 9.27, A9.6
Medulla-oblongata-Syndrom, mediales 9.25
medulläres Rhythmuszentrum, Funktionsstörung 2.136
Medulloblastom 18.29–18.31
–, 5-Jahres-Überlebensrate 18.31
–, Prognosefaktoren 18.30
Medulloepitheliom 18.29
Megalenzephalie T25.5
Megalomanie 24.42
Meige-Syndrom 11.62
Meissner-Tastkörperchen 2.63
MELAS 4.39
Melatonin 1.22
Membrana tectoria 2.152
Membrana tympanica 2.149, A2.16
Membranpotential 1.7
MEN 2b siehe multiple endokrine Neoplasie Typ 2b
Mendel-Bechterew-Reflex (Plantarmuskelreflex) T2.4, 30.23
Meningeom 18.34–18.36
–, Inzidenz 18.34
–, Prädilektionsstellen 18.35
–, Therapie 18.36

Meningeosis carcinomatosa 18.68–18.74
–, Diagnostik 18.73
–, Klinik 18.68
–, Liquoruntersuchung 18.71
–, Prognose 18.68
–, Therapie 18.74
Meningitis, aseptische 24.2
–, bakteriell 24.1
–, bei Durafistel 24.10
–, Komplikationen T24.5
–, Letalität 24.14
–, nach neurochirurgischer OP 24.8
–, nach Schädel-Hirn-Trauma 24.11
–, nicht-infektiöse aseptische 24.64
–, polymikrobielle 24.27
–, Prädispositionsfaktoren T24.3
–, Prophylaxe 24.6
–, rezidivierend, Prädisposition 24.26
–, seröse bakterielle 24.74
–, syphilitische, Hirnnervenbefall 24.47
–, Therapie T24.4
–, tuberkulöse 24.58–24.62
Meningoenzephalitis 24.1
Meningoenzephalozele 25.10
Meningokokken-Meningitis 24.6, T24.5
Meningomyelozele A25.1
Meningoradikuloneuritis, bei Borreliose 24.49
Meningozele 25.10
Menkes-Syndrom T13.1
MEP siehe motorisch evozierte Potentiale
MEPP, Miniatur-Endplattenpotentiale 5.3
MER siehe Muskeleigenreflex
Meralgia paraesthetica 2.25
Merosin 1.34
MERRF 4.39
mesencephale Formatio reticularis (MRF) 2.167
Mesenzephales Syndrom T9.8
Mesenzephalon, Blutversorgung 9.24, A9.5
metabolische Enzephalopathien, EEG A26.13
metachromatische Leukodystrophie (M. Krabbe) 25.19, T10.6
Metastasen, extradural 18.67
–, Hirnstamm 9.47

–, intradural extramedulläre 18.67
–, intramedullär 18.67
Metencephalon 2.5
Methadon T19.12
Methionin-Biosynthese 23.11
Methotrexat, bei Meningeosis carcinomatosa 18.74
Methotrexat, bei Multipler Sklerose 13.29
Methylbromid, toxische Polyneuropathie 6.25
Methyl-n-Butyl-Keton 6.25
Methysergid, bei Migräne 20.35
Meyer-Schleife 2.223
MG siehe Myasthenia gravis
MGUS («monoclonal gammopathy of unknown significance») 6.38
MGUS-Neuropathie 6.39
Miconazol 24.56
migraine accompagnée 20.13
Migräne 20.9–20.37
–, Auslösefaktoren T20.4
–, auslösende Nahrungsmittel T20.5
–, bei Schwangerschaft 20.36, 20.37
–, Charakteristika 20.15, 20.16
–, Diagnostik 20.21
–, Komplikationen 20.19
–, Pathophysiologie 20.22–20.24
–, Prophylaxe T20.6, 20.29
–, Symptome 20.11
Migräneattacke, Phasen 20.12
–, Therapie 20.26
Migräneaura 20.13–20.15
Migrationsstudien, Multiple Sklerose 13.23
Mikroadenome, Hypophyse 18.46
Mikroangiopathie, zerebrale 23.5
Mikrogliazellen 1.3
Mikrographie 11.11
Mikrophonie 11.11
mikrovaskuläre Dekompression (Janetta-Operation), Therapie der Trigeminusneuralgie 19.41
Millard-Gubler-Syndrom 9.28
Miller-Fisher-Syndrom 6.49
mimische Muskulatur, Innervation 2.113
mimisches Beben 24.42
Miniatur-Endplattenpotentiale (MEPPs) 5.3
Minimal mental status examination 14.9, 14.10

minimale zerebrale Dysfunktion 25.37
Mitochondriale Enzephalomyopathie mit Laktatazidose und «stroke-like episodes» siehe MELAS
Mitochondropathien 4.39
Mitomycin-C 18.78
Mitoxantron 13.30
Mitralzellen 2.200
Mittelhirn 9.5, A9.3
–, Anatomie 2.94, A2.11
–, Gefäßversorgung 9.24
Mittelhirnsyndrom 2.77, T9.8
–, dorsales 9.32
–, dorsolaterales 9.33
–, ventrales 9.31
Mittelhirntremor 11.51
Mittelohr 2.149, A2.16
MLD siehe metachromatische Leukodystrophie
Mm. rhomboidei, Innervation 2.35
MMN 6.56
MMSE siehe «minimal mental status examination»
Möbius-Syndrom 2.117
MOBP («myelin oligodendrocyte basic protein») 13.25
Moersch-Woltman-Syndrom siehe Stiff-Person-Syndrom
MOG («myelin oligodendrocyte glycoprotein») 13.25
Molekularbiologie, fundamentales Prinzip 1.37
Molekularschicht 2.172
Mollaret-Dreieck 2.176
Monoamino-Oxidase 1.20
Monoamino-Oxidase-B-(MAO-B)-Hemmer 11.19
monoklonale Gammopathien 6.38
monoklonale Gammopathien unbestimmter Signifikanz siehe MGUS
Monomelische Amyotrophie T8.4
Mononeuritis multiplex, Ursachen T6.6
Mononucleosis infectiosa 24.76
monosynaptischer Dehnungsreflex siehe Muskeleigenreflex
Monroi-Foramen 2.259
Moosfasern 2.174
Morbus Addison 23.57
Morbus Alexander T13.1, T25.5

Morbus Alzheimer siehe Alzheimer-Erkrankung
Morbus Baastrup 7.2
Morbus Behçet 23.81
Morbus Bourneville-Pringle siehe tuberöse Sklerose
Morbus Canavan (Aspartoacylasemangel) T13.1
Morbus Cockayne T13.1
Morbus Cushing 23.58
Morbus Eales 23.92
Morbus Friedreich siehe Friedreich-Ataxie
Morbus Huntington siehe Huntington-Erkrankung
Morbus Krabbe siehe metachromatische Leukodystrophie
Morbus Leigh (nekrotisierende Enzephalopathie) T10.6
Morbus Little siehe infantile Zerebralparese
Morbus Menière 9.57
Morbus Menière, «recruitment» 2.160
Morbus Parkinson, akinetisch-rigide Form 11.15
–, Äquivalenztyp 11.15
–, Ausschlusskriterien 11.18
–, autonome Dysfunktion 12.35
–, chirurgische Therapie 11.29
–, Demenz 14.62
–, Diagnosekriterien T11.3
–, Diagnostik 11.17
–, Fluktuationen T11.5, 11.23
–, genetische Faktoren 11.14
–, krankheitsbedingte Schwankungen 11.23
–, L-Dopa-Therapie 11.21. 11.25
–, oxidativer Stress 11.14
–, Pathophysiologie 11.10
–, Prädominanztypen 11.15
–, therapiebedingte (L-Dopa-induzierte) Fluktuationen T11.5, 11.23
–, Transplantationschirurgie 11.30
–, tremordominante Form 11.15
–, Umweltfaktoren 11.14
–, Ursache 11.14
Morbus Recklinghausen siehe Neurofibromatose
Morbus Refsum 6.16, 30.12, T10.6
Morbus Steinert siehe dystrophische Myotonie

Morbus Sudeck siehe sympathische Reflexdystrophie
Morbus Tay-Sachs 25.24
Morbus Waldenström 6.38
Morbus Weil 24.52
Morbus Werlhof 23.46
Morbus Whipple 23.8
Morbus Wilson siehe Wilson-Erkrankung
Morphin T19.12
Moschcowitz-Syndrom 18.78
Motoneuronerkrankungen 8.40–8.46
–, Dysarthrie 16.18
motor unit action potential siehe MUAP
motorisch evozierte Potentiale 13.20
motorische Einheit 4.4
motorischer Fazialiskern, Reflexbögen 2.116
motorisches Sprachzentrum A2.21, 2.235
Mount-Reback-Syndrom siehe paroxysmale Choreoathetose
M-Protein 6.38
MPS, «myofascial pain syndrome», siehe Myofasziales Schmerzsyndrom
MPTP-Modell der Parkinson-Erkrankung 11.10
MPTP-Parkinsonismus 11.14
MRF siehe mesencephale Formatio reticularis
MRT, Hirnstammläsion 9.16
MRT, Wirbelsäulenerkrankungen 7.21
MS siehe Multiple Sklerose
MSA siehe Multisystematrophie
MSA-OPCA, Multisystematrophie olivo-ponto-zerebellärer Typ 11.38
MSA-SND, Multisystematrophie striatonigraler Typ 11.38
MSLT siehe multipler Schlaflatenz-Test
MST, multiple subpiale Transsektion 21.74
MTX siehe Methotrexat
Mu- oder My-Aktivität A26.9, 26.8
MUAP, Definition 27.3
–, myopathisch 27.5

–, neuropathisch 27.5
–, polyphasisch 27.4
Mukopolysaccharidose Typ I, Pfaundler-Hurler 25.19
Multicore (Minicore-)-Myopathie T4.6
multifokale motorische Neuropathie siehe MMN
Multiinfarkt-Demenz (MID) 14.48
multiple endokrine Neoplasie Typ 2b 12.42
Multiple Sklerose **13.3–13.36**, A13.1
–, Ätiologie 13.23–13.26
–, axonale Schädigung 13.6
–, Autoantigene 13.25
–, Autoimmunhypothese 13.24
–, bei Kindern 25.22
–, Diagnose 13.14–13.22
–, Diagnosekriterien **T13.2, T13.3**
–, Differentialdiagnose 13.15
–, Eineinhalb-Syndrom 9.43
–, Epidemiologie 13.23
–, «fatigue» 13.33
–, Hirnstammbefall 9.50
–, Histopathologie 13.6
–, HLA-Suszeptibilität 13.25
–, Immunsuppression 13.29
–, INO 9.42
–, Interferontherapie 13.30
–, Kernspintomographie 13.22, A13.1
–, klinischer Verlauf 13.10
–, Krankheitsprognose 13.12
–, Liquorsyndrom 13.17
–, Pathogenese 13.5
–, Prognosefaktoren 13.13
–, Schlafstörung 22.36
–, Schubrate 13.11
–, Steroidpulstherapie 13.28
–, Symptome 13.8
–, Therapie 13.27–13.36
–, Virushypothese 13.26
multiple sleep latency test siehe multipler Schlaflatenz-Test
multipler Schlaflatenz-Test 22.11, 22.13
Multiples Myelom (Plasmozytom) 6.38
Multiple-Sklerose-assoziierter Retrovirus (MSRV) 13.26
Multisystematrophie **11.38–11.40**
–, Definition 11.38

–, Differenzierung zum Parkinson-Syndrom 11.39
–, Therapie 11.40
–, Verlauf 11.40
Mumpsvirus 24.76
Munbodendrüsen, Innervation 2.92
Münzenzähler-Phänomen 11.11
Muskarinischer Acetylcholinrezeptor 1.17
Muskel, Längenkontrollsystem 2.13, 2.16
–, Spannungskontrollsystem 2.13, 2.16
Muskelatrophie 4.6
Muskeldehnungsreflex siehe Muskeleigenreflex
Muskeldystrophie **4.31–4.36**
–, Typ Duchenne 4.35
Muskeleigenreflex **2.10–2.16**
–, Schema A2.3
–, Unterschiede zu Fremdreflex **T2.3**
Muskeleigenreflexapparat A2.3
Muskelerkrankung siehe Myopathien
Muskelfaser 2.6, 4.3
Muskelfasertypen 2.9, **4.5**
Muskelhypertrophie 4.12, T4.1
Muskelhypotonie 2.183
Muskelkontraktion, Ablauf der 2.8
Muskelkontraktionskopfschmerz siehe Spannungskopfschmerzen
Muskelkrämpfe siehe Krampi 4.16
Muskelschwäche, bei Tumorpatienten 18.12
Muskelspindelapparat 2.15
Muskelspindeln 2.63
–, Innervation 2.10
Muskulatur, axiale, Innervation 8.9
Muskulatur, embryologischer Ursprung 4.2
Mutation 1.38
μ-Rhythmus A26.9, 26.8
Myalgie T4.5
myasthene Krise 5.37
myasthene Syndrome, Differentialdiagnose **T5.5**
–, kongenitale 5.25
Myasthenia gravis **5.5–5.40**
–, Diagnostik 5.20
–, Differentialdiagnose T5.5
–, Elektrophysiologie 27.24

–, Epidemiologie 5.10
–, genetische Disposition 5.11
–, kontraindizierte Medikamente **5.34, T5.4**
–, Kortikosteroide 5.35
–, Krise 5.37, 5.38
–, Medikamenten-induzierte 5.36
–, neonatale 5.24
–, Nervenleitgeschwindigkeit 27.24
–, Schweregrade **T5.1**
–, Stimmstörung 16.28
–, Symptome 5.6
–, Vorsichtsmaßnahmen bei chirurgischen Eingriffen 5.47
Myasthenie-Score T5.2, 5.8
Mycobacterium tuberculosis, Liquorbefund 24.74
MyD-Gen 4.33
Myelencephalon (Medulla oblongata) 2.5
Myelin **13.1**, 30.4
Myelin-assoziiertes Glykoprotein siehe MAG
Myelinbildung 1.3, 13.1
Myelinolyse, extrapontine 9.51
–, pontine 9.51
Myelitis transversa **8.24–8.26**, A8.4
Myelo-CT 7.20
Myelographie 7.14, **7.20**
Myelomalazie, angiodysgenetische T8.2
Myelomeningozele 25.10
–, Komplikationen 25.12
Myelopathie **8.16–8.39, T8.2**
–, Definition 8.16
–, klinische Befunde 8.17
–, spondylogen 7.36, 8.32
–, Ursachen 8.18, **T8.2**
–, vertebragen 8.32
–, zervikale 7.36, **8.31–8.34**
Myelozele 25.10
Myoadenylat-Desaminase-Mangel T4.9
Myoblasten 4.3
Myofasziales Schmerzsyndrom 19.11–19.18, **T19.2**
–, diagnostische Kriterien **T19.2**
–, Therapie 19.17
–, Triggerpunkte 19.12
Myofibrillen **4.3**, A2.2
Myoglobin 2.9
Myoglobinurie 4.54, T4.9
–, X-chromosomale 4.35

Myoidzelle 5.22
Myokardinfarkt 23.1, 23.2
Myoklonische Anfälle 21.8
Myoklonische Dystonie 11.59
Myoklonische Epilepsien T11.17
Myoklonus 4.25, **11.84–11.86,**
  T11.17
–, baltischer 30.5
–, Klassifikation **T11.17**, 11.85
–, nokturnaler 22.32
–, physiologischer 11.94
–, Therapie 11.86
Myoklonus-Epilepsie 21.22
 – mit «ragged red fibers» siehe
   MERRF
Myokymie 4.25
Myopathien **4.1–4.54**
–, Ateminsuffizienz 4.13, T4.2
–, bei M. Addison 23.57
–, bei Sprue 23.7
–, Definition 4.1
–, Dysarthrie 16.30
–, inflammatorisch 4.41–4.47
–, kardiale Beteiligung 4.15, T4.4
–, kongenitale **T4.6**
–, metabolische **T4.5**
–, Symptome 3.5
–, toxische 4.48–4.50, **T4.8**
–, Untersuchungsbefunde 3.6
Myophosphorylase-Mangel (Glyko-
  genose Typ V McArdle) 4.19,
  T4.5
Myorhythmie 4.25
Myosin 2.8
Myosinfilamente A2.2, 2.7
Myositis, Klassifikation 4.41, **T4.7**
Myotom, Definition 8.19
myotone Entladungen, Elektro-
  myographie 27.11
myotone Salven, Vorkommen 4.24
Myotonia congenita T4.5
Myotonia dystrophica siehe dystro-
  phische Myotonie
myotonic dystrophy-Gen siehe
  MyD-Gen
Myotonin-Protein-Kinase-Gen siehe
  MyD-Gen
Myotoxine T4.8
Myotubuli 4.3
My-Rhythmus A26.9, 26.8
Myxödem 23.52, 23.53
Myxödem-Koma 23.53

N. abducens 2.106, 2.112
N. accessorius 2.125
N. accessorius, Schädigung 2.127
N. auricularis 12.60
N. auriculotemporalis 2.92
N. axillaris 2.39, **A2.8**
N. cutaneus antebrachii medialis
   2.39
N. cutaneus brachii medialis 2.39
N. cutaneus femoralis lateralis 2.23
N. cutaneus femoris posterior 2.29
N. cutaneus surae lateralis 2.27
N. dorsalis scapulae 2.35
N. facialis 2.113–2.118
–, Funktion 2.113
N. femoralis 2.22
N. femoralis-Läsion, Differential-
   diagnose 27.45
N. genitofemoralis 2.23
N. glossopharyngeus 2.124
N. glutaeus inferior 2.26, 2.29
N. glutaeus superior 2.28
N. hypoglossus 2.128
–, Schädigung 2.129
N. iliohypogastricus 2.23
N. ilioinguinalis 2.23
N. infraorbitalis 2.111
N. intermedius 2.92, 2.113
N. ischiadicus 2.27, 2.31, **A2.5**
N. laryngeus recurrens 16.25
N. mandibularis 2.107
N. maxillaris 2.107
N. medianus 2.39, **A2.7**
N. mentalis 2.111
N. musculocutaneus 2.39, A2.6
N. obturatorius 2.22
N. oculomotorius, Funktionen
   2.101
–, Ursprung und Verlauf 2.100
N. ophthalmicus 2.107
N. opticus, Verlauf 2.217
N. pectoralis medialis 2.39
N. peronaeus communis 2.27, **A2.5**
–, Äste 2.33
N. peronaeus profundus 2.27
N. peronaeus superficialis 2.27
N. peronaeus-Läsion, Differential-
   diagnose 27.44
N. petrosus major 2.92
N. petrosus minor 2.92
N. pudendus 2.30
N. radialis 2.39, **A2.8**
–, Druckschädigung 2.43

N. radialis-Läsion, Differential-
   diagnose 27.40, 27.41
N. saphenus 2.22
N. sinuvertebralis siehe Ramus
   meningeus
N. spinalis, Äste 2.47
N. subscapularis 2.39
N. supraorbitalis 2.111
N. suprascapularis 2.37
N. suprascapularis-Läsion, Differen-
   tialdiagnose 27.42
N. thoracicus longus 2.35, **A2.6**
N. thoracicus longus-Läsion, Diffe-
   rentialdiagnose 27.43
N. thoracodorsalis 2.39, A2.6
N. tibialis 2.27, **A2.5**
–, Muskelversorgung 2.32
N. trigeminus **2.107–2.111**
–, Funktion 2.108
–, Kerngebiete 2.109
–, Nervenaustrittspunkte 2.111
–, nukleäre Schädigung 2.111
–, Ursprung 2.107
N. trochlearis, Funktion 2.103
–, Verlauf 2.104
N. trochlearis-Parese 2.105
N. tympanicus 2.92
N. ulnaris 2.39, **A2.7**
N. ulnaris-Läsion, Differential-
   diagnose 27.39
N. vagus, Elektrostimulation
   21.74
–, Funktionen 2.124
N. vestibulocochlearis, Funktion
   2.119
nAChR siehe nikotinischer Acetyl-
   cholinrezeptor
Nackenschulterrandsyndrom 7.8
Naegleria fowleri 24.53
Naevus flammeus, bei Sturge-
   Weber-Erkrankung 25.31
NAIP «neuronal apoptosis inhibi-
   tory protein» 1.33
Naratriptan 20.28
Narkolepsie **22.16–22.24**
–, Diagnostik 22.20
–, HLA-Typisierung 22.24
–, Therapie 22.21
Narkolepsie-Kataplexie-Syndrom
   22.16
Nasoziliaris-Neuralgie T20.3
NBTE siehe nicht-bakterielle
   thrombotische Endokarditis

NCL siehe Neuronale Zeroidlipo-
   fuszinosen
Nebenniereninsuffizienz 23.57
Neck-Compression-Test 7.38
Negrikörperchen 24.89
Nekrose 1.33
Nemaline-Myopathie (= Stäbchen-
   myopathie) T4.6
Neocerebellum 10.2
Neologismen 15.17
Neostriatum 11.3
Nernst-Gleichung 1.7
Nernst-Potential 1.7
Nervenbiopsie 6.17
Nervenfasern, Klassifikation T2.2,
   2.10
–, Regeneration 6.2, A6.1
Nervenleitgeschwindigkeit, Ampli-
   tudendekrement 27.24, 27.25
–, Fazialisparese 27.46
–, F-Welle 27.21
–, Guillain-Barré-Syndrom 27.30
–, H-Reflex 27.20
–, Indikation 27.16
–, Lambert-Eaton-Syndrom 27.25
–, Myasthenia gravis 27.24
–, Neurotmesis 27.22
–, Normalwerte 27.17, 27.19
–, Polyneuropathie 27.27
–, Serienreizung 27.24, 27.25
–, Sulcus ulnaris-Syndrom 27.37
Nervenschädigungen, Muster 6.2,
   A6.1
–, periphere 6.28–6.30
Nervenstimulationstechniken,
   Schmerztherapie 19.57
Nervensystem, Funktionen des 1.1
Nervenverdickung, Ursachen T6.7
Nervenverletzungen, Klassifikation
   T6.1, 6.3
Nervenwachstumsfaktor (NGF,
   «nerve growth factor») 1.35
Neugeborenenmeningitis 24.7
Neuralgie, postherpetische 19.30
neuralgische Schulteramyotrophie
   2.42
Neuralleiste (Crista neuralis) 2.1
Neuralleistenderivate 2.2
Neuralrinne 2.1
Neuralrohr, Bildung 2.1
Neuralwülste 2.1
Neurapraxie T6.1, 6.3
Neurektomie 19.59

Neuritis n. optici 13.7
Neuritis vestibularis 9.56
Neuroblastome 18.29
Neuroborreliose 6.23, 24.49–24.51
–, Therapie 24.51
Neurobrucellose 24.60
Neuroepitheliale Zellen 1.3
Neurofibrom, spinales A8.6
Neurofibromatose 10.17, 18.39,
   25.29, A10.3
–, klassische Form 18.39
Neurofibrome 18.39, 25.29
neurogene Hyperventilation 2.133,
   A2.15
Neurokardiogene Synkope 12.51
Neurokutane Syndrome siehe
   Phakomatosen
Neuroleptika, Bewegungsstörungen
   11.79–11.83
Neuroleptika-induzierte Frühdyski-
   nesien 11.79
neurologische Symptome, zugrunde
   liegende zelluläre Veränderungen
   1.2
neurologische Untersuchung
   3.1–3.37
Neurolues siehe Neurosyphilis
neuromuskuläre Erkrankungen,
   Symptome 3.7
–, Untersuchungsbefunde 3.8
neuromuskuläre Synapse 1.10, 5.1,
   A5.1
–, Physiologie 5.3, 5.4
Neuromyelitis optica (Devic-Syndrom) 25.22, T13.1
Neuromyotonie (Isaacs-Syndrom)
   1.27, 4.26
neuronal apoptosis inhibitory protein siehe NAIP
neuronale Nekrose 25.2
neuronale Zeroidlipofuszinosen
   25.26, T25.8
Neuronen-spezifische Enolase siehe
   NSE
Neuropathie, Definition 6.1
–, Schwangerschaft 23.102
–, Symptome 3.9
–, Untersuchungsbefunde 3.10
–, urämische 23.28
neuropathische Schmerzsyndrome
   19.29–19.37
neuropathischer Schmerz, Charakteristika 19.5

neuropathischer Tremor 11.52
Neuroporus ant. 2.1
Neuroporus post. 2.1
Neurosyphilis 24.42–24.48
–, bei HIV-Infektion 24.109
–, Liquoruntersuchung 24.44
–, serologische Tests 24.43, A24.2
–, Therapie 24.48
Neurotmesis T6.1, 6.3, 27.22
–, Elektromyographie 27.14
Neurotransmitter, Definition 1.14
–, exzitatorische 1.18
neurotrophe Faktoren 1.35
Neurozystizerkose 24.55
new variant Creutzfeldt-Jakob-
   Erkrankung 24.70
NF-1 siehe Neurofibromatose
NF-2 siehe Neurofibromatose
NGF siehe Nervenwachstumsfaktor
Niacin-Mangel 23.6, 23.15, T10.5
nicht-bakterielle thrombotische
   Endokarditis 18.14
nicht-kommunizierender Hydro-
   zephalus siehe Hydrocephalus
   occlusus
Nierentransplantation 23.34
nigrostriales System 11.7
Nikotin, Bedeutung für Schlaganfall
   17.26
nikotinischer Acetylcholinrezeptor
   1.17
Nikotinsäure-Mangel 23.15
Nitrosoharnstoffe 18.27
NKS siehe neurokardiogene Syn-
   kope
NLG siehe Nervenleitgeschwindig-
   keit
NMDA 1.18
NMDA-Rezeptoren 1.18
N-Methyl-D-aspartat siehe NMDA
Nn. pectorales laterales 2.39, A2.6
Nodulus A10.1
Nokardiose 24.21, 24.60
nokturnaler Myoklonus 22.32
Non-Hodgkin-Lymphome ZNS
   18.43
Nonne-Pierre-Marie-Menzel-
   Erkrankung siehe ADCA
non-NMDA-Rezeptoren 1.18
non-REM-Schlaf 22.1
Noradrenalin 1.20
Noradrenalin-Antwort 12.7
Noradrenalin-Spiegel 12.6

Normaldruckhydrozephalus 2.258
normokaliämische periodische Lähmung 4.29, 4.30
nosokomiale Infektion 24.28
Notch3-Gen 20.38
Nozizeption, Definition 19.1
nozizeptiver Schmerz 19.4
NPH siehe Normaldruckhydrozephalus
NSAIDs, nicht-steroidale Antiphlogistika
NSE, Neuronen-spezifische Enolase 24.67
NTS siehe Nucleus tractus solitarii
Nuclei anteriores thalami A2.18, 2.195
Nuclei cochlearis 2.154
Nuclei lemnisci laterales 2.154
Nuclei pontis 10.4
–, Gefäßversorgung 9.23
Nuclei terminales n. vestibularis 2.142
Nucleus accessorius autonomicus siehe Edinger-Westphal-Kern
Nucleus ambiguus 2.121, 2.125
Nucleus caudatus 2.184, A2.17, A11.1
Nucleus caudatus, laterale Begrenzung 2.187, A2.17
Nucleus centromedianus A2.18, 2.195
Nucleus commissurae posterior 2.167
Nucleus corporis trapezoidei dorsalis 2.154
Nucleus corporis trapezoidei ventralis 2.154
Nucleus cuneatus accessorius 2.177, T2.5
Nucleus Darkschewitsch 2.167
Nucleus dentatus 2.178
–, Blutversorgung 10.5
Nucleus dorsalis n. vagi 2.124
Nucleus emboliformis 2.178
Nucleus fastigii 2.178
Nucleus globosus 2.178
Nucleus interpositus T10.1
Nucleus interstitialis (Cajal) 2.167
Nucleus lateralis dorsalis A2.18, 2.195
Nucleus lateralis posterior A2.18, 2.195
Nucleus lentiformis 2.186
Nucleus medialis dorsalis A2.18, 2.195

Nucleus medialis olivae superioris (Oliva superior) 2.154
Nucleus motorius dorsalis 2.92
Nucleus oculomotorius accessorius 2.92
Nucleus Perlia 2.215
Nucleus pontinus n. V siehe Nucleus sensorius principalis n. V
Nucleus praestitialis 2.167
Nucleus pulposus 7.6
Nucleus reticularis A2.18, 2.195
Nucleus ruber 2.98, **A2.11**
Nucleus salivatorius 2.123
Nucleus salivatorius inf. 2.92
Nucleus salivatorius sup. 2.92
Nucleus sensorius principalis n. V 2.109
Nucleus solitarius siehe Nucleus tractus solitarii
Nucleus spinalis n. V 2.109
Nucleus subthalamicus 2.184, A11.1
–, Bedeutung bei M. Parkinson 11.5
Nucleus terminalis inferior n. VIII (Roller) 2.142
Nucleus terminalis lateralis n. VIII (Deiters) 2.142
Nucleus terminalis medialis n. VIII (Schwalbe) 2.142
Nucleus terminalis superior n. VIII (Bechterew) 2.142
Nucleus thoracicus 2.73
Nucleus tractus mesencephalicus n. V 2.109
Nucleus tractus solitarii (Tractus solitarius) 2.122, A12.4, **12.10**
Nucleus ventralis anterior A2.18, 2.195
Nucleus ventralis lateralis A2.18, 2.195
Nucleus ventralis posterolateralis A2.18, 2.110, 2.195
Nucleus ventralis posteromedialis A2.18, 2.195
Nucleus vestibularis lateralis (Deiters-Kern) 2.81
Nystagmus **2.146**
–, bei Kleinhirnerkrankungen 10.6
–, Definition 2.146
–, kalorischer 2.147
–, kongenitaler 2.146
–, pathologischer 2.146
–, physiologischer 2.146

Objektagnosie, «apperzeptive» 15.54
–, klassische 15.54
–, Schädigungslokalisationen 15.55
Obliquus-Parese 2.105
obstruktives Schlaf-Apnoe-Syndrom 22.14, 22.15
OCR siehe okulo-zephaler Reflex
Odontalgie 19.44
off-Phasen **T11.5,** 11.23
Ohrmuschel, sensible Innervation 2.161
okuläre Syphilis 24.105
okulogyre Krise T11.1
Okulomotoriusparese 2.102
okulo-zephaler Reflex 9.62
Okzipitallappen, Funktionen 2.233
Okzipitallappen-Epilepsie 21.21
olfaktorisches Rindenareal 2.200
Oligodendrogliom 18.24
Oligodendrozyten 1.3
oligoklonale Banden 13.17, 13.18
Oliva inferior 2.120, 2.128, A2.14
Oliva superior 2.154
olivo-kochleäres Bündel siehe Tractus olivocochlearis
olivo-ponto-zerebelläre Atrophie siehe OPCA
Ommaya/Rickham-Reservoir 18.74
Ondansetron 13.35
one-and-a-half-Syndrom siehe Ein-einhalb-Syndrom
on-off-Phänomen **T11.5,** 11.23
on-Phasen **T11.5,** 11.23
OOR siehe Orbicularis-oculi-Reflex
OPCA 11.38
OPCA, Schlafstörung 22.36
Ophthalmoplegia externa (äußere Okulomotoriusparese) 2.102
Ophthalmoplegia interna (innere Okulomotoriusparese) 2.102
Opiate, Agonisten T19.11
Opiate, Antagonisten T19.11
Opiate, Äquivalenzdosen **T19.12**
Opiatresistenz 19.66, 19.67
Opioidrezeptoren **T19.11**
Opisthotonus, bei Tetanus 24.38
Opsoklonus-Myoklonus-Syndrom **11.93,** 18.11
Optikusatrophie 2.225
Optikusgliom 18.39
Optikusneuritis 13.7
optokinetischer Nystagmus («Eisenbahnnystagmus») 2.146

Orbicularis-oculi-Reflex (Lidschlussreflex) 2.115, 2.116, 9.62
organische Phosphoester, toxische Polyneuropathie 6.25
Organum vasculosum laminae terminalis 1.5
Orgasmuskopfschmerz siehe postkoitaler Kopfschmerz
Orthostasesyndrome 12.51
orthostatische Hypotension, Maßnahmen 12.53
–, nicht-neurogene Ursachen 12.54
OSAS siehe obstruktives Schlaf-Apnoe-Syndrom
Ösophagus, Innervation 2.121
Osteomalazie 23.13
Osteophyten 7.5
osteosklerotisches Myelom 6.37, 6.38
Oszillationen 2.146
Otitis externa, «maligne» 24.31
Ototoxizität, Medikamente 24.34
ovales Fenster (Fenstra ovalis) 2.149, A2.16
overflow-Phänomen 11.57
Oxcarbazepin 21.48, 21.49
Oxybutynin 13.36

P/Q-Typ VGCC T1.2
P0-Antikörper 6.34
P2-Antikörper 6.34
P65 siehe Synaptotagmin
Paccioni-Granulationen (Granulationes arachnoideales) 2.259
Pachymeningitis cervicalis 24.42
PACNS 23.92
PACNS, Symptomatik 23.93
PAF «pure autonomic failure» siehe reine autonome Insuffizienz
painless sensory neuropathy 19.29
Paläocerebellum 10.2
Palilalie 16.39, 16.40
Pallidotomie 11.29
Palmomentalreflex (PMR) 9.45, T2.4
PAN siehe Panarteriitis nodosa
Panarteriitis nodosa 6.36, 23.83–23.85
–, Differentialdiagnose 23.85
–, Pathogenese 23.83
–, Symptomatik 23.83, 23.84
Pandy-Reaktion 2.256

Pandysautonomie, akute 12.19, 12.20
Panhypopituitarismus, bei Kraniopharyngeom 18.50
Papez-Regelkreis 2.198
Papilla n. optici 2.225
paradoxe Hyperkinesien 11.23, T11.1
Paragangliome 18.52
Parakinesie 11.73
Parallelfasern 2.174
Paralysis agitans siehe Morbus Parkinson
paramediane pontine Retikularisformation (PPRF) 2.164, 9.42
Paramyotonia congenita T4.5
paraneoplastische ALS 8.41
paraneoplastische autonome Neuropathie 12.25
paraneoplastische autonome Syndrome 12.22
paraneoplastische intestinale Pseudoobstruktion 12.27
paraneoplastische Kleinhirndegeneration 10.20, 10.21, 18.7, 18.8
paraneoplastische Retinadegeneration siehe CAR-Syndrom
paraneoplastische Syndrome T18.1
–, Häufigkeit 18.2
Paraphasien 15.15
Paraphrasien 15.15
Paraproteinämien 23.44
Parasiteninfektionen 24.53–24.55
Parasomnien 22.3, 22.4, T22.2
Parästhesien 19.6
Parasympathikus, Anatomie A12.1, 12.4
–, muskarinische Rezeptoren 12.5
–, nikotinische Rezeptoren 12.5
–, Reaktionen T12.1
Parietallappen, Funktionen 2.232
Parietallappen-Epilepsie 21.21
parieto-okzipitaler Assoziationskortex (Area 17) 2.165
Parinaud-Syndrom 9.41
PARK 1 11.14
PARK 2 11.14
Parkbanklähmung 2.43
Parkin 11.14
Parkinson, James 30.39
Parkinson-Dysarthrophonie 16.13
Parkinson-Gangbild 11.11

Parkinsonismus siehe Parkinson-Syndrom
Parkinsonoid, medikamentöses 11.37
Parkinson-Syndrom 11.10–11.41
–, Ätiologie T11.2, 11.13
–, auslösende Medikamente T11.1
–, Sprachstörung 16.13
–, Symptome 11.11
–, Therapie T11.4, 11.19–11.30
–, vaskuläres 11.36
Parotisdrüse, Innervation 2.92
paroxysmale Choreoathetose 11.58
paroxysmale Dyskinesien 11.58
paroxysmale nokturnale Dystonie 22.33, 22.35
Parsonage-Turner-Syndrom 2.42
partielle Anfälle siehe fokale Anfälle
pathologische Enthemmungsphänomene 9.45
pathologische Spontanaktivität, Elektromyographie 27.13, 27.14
pathologisches Lachen 9.45
pathologisches Weinen 9.45
Paukenhöhle 2.149, A2.16
Pavor nocturnus 22.31
PCA siehe A. cerebri posterior
PCD siehe paraneoplastische Kleinhirndegeneration
PCR siehe Polymerasekettenreaktion
Pediculus arcus vertebralis A7.1
Pedunculi cerebellares, Kleinhirnstiele 10.4
Pedunculi cerebri, Großhirnstiele 2.77
Pedunculus cerebellaris inferior 10.4
Pedunculus cerebellaris medialis 10.4
Pedunculus cerebellaris superior 10.4
Pelizaeus-Merzbacher-Erkrankung 25.21, T13.1
Pellagra 23.15, T10.5
Pemolin 13.33
Pendeltest 11.12
Penicillin, Nebenwirkungen 24.33
Pentazocin T19.12
Pergolid 11.27
perifaszikuläre Atrophie A4.1
Perilymphe 2.150
Perimysium A2.2

Perineum, Innervation 2.30
periodische (dyskaliämische) Lähmungen 4.28–4.30
periodische lateralisierte epileptiforme Entladungen siehe PLEDs
periphere Fazialisparese 2.114, A2.13
periphere Hautinnervation 2.49, **A2.9**
periventrikuläre Leukomalazie 25.2
Perlia-Kern 2.215
PERM («progressive enzephalomyelitis with rigidity and myoclonus») 11.89
Peroxisomen-Störung 25.20
PET, Positronen-Emissions-Tomographie, bei M. Parkinson 11.17
Pethidin T19.12
Petit mal 21.19
Petit-mal-Status 21.65
PFK siehe Phosphofruktokinase
Phakomatosen **25.29–25.33**
Phalen-Test 6.29
Phänokopie 11.57
Phantomschmerz 19.33, 19.34
Phäochromozytome, bei von-Hippel-Lindau-Erkrankung 25.33
Pharynx, Innervation 2.121
Phenobarbital, bei Epilepsien T21.11
–, bei Grand-mal-Status **T21.18**, 21.69
Phenylethanolamin-N-Methyltransferase (PNMT) 1.20
Phenytoin, bei Epilepsien T21.11
–, bei Grand-mal-Status **T21.18**, 21.69
–, bei Trigeminusneuralgie 19.41
PHN siehe postherpetische Neuralgie
Phonation, Definiton 15.3
Phonematische Paraphasien 15.15
Phosphatidyl-3'-Kinase-Superfamilie, Mutation T10.6
Phosphofruktokinase 4.19
Phosphofruktokinase-Mangel (Glykogenose Typ VII Tarui) 4.19, T4.5
Phosphoglycerat-Kinase-Mangel T4.5
Phosphoglycerat-Mutase-Mangel T4.5

Phosphorylase-b-Kinase-Mangel T4.5
Photonen-Megavolt-Therapie 18.25
Photostimulation, EEG 26.25
Physostigmin 5.30
Phytansäure 30.12
PICA siehe A. cerebelli inferior posterior
Pick-Kugeln 14.39
Pillendreher-Phänomen 11.1
Pilzinfektion 24.56, 24.57
–, Liquorbefund 24.74
Pinealome 18.40
Pineoblastome 18.29
Piritramid T19.12
Pitre-Gesetz 15.8
Plantarflexoren, Innervation 2.32
Plantarmuskelreflex **30.23**, A30.6, T2.4
Plasma-Katecholamine 12.6
PLEDs («periodic lateralized epileptiform discharges») A26.16, 26.21
Plexopathie, bei Borreliose 6.23
Plexus brachialis 2.34–2.45, **A2.6**
–, Fasciculus lateralis 2.38, A2.6
–, Fasciculus medialis 2.38, 2.39, A2.6
–, Fasciculus posterior 2.38, 2.39, A2.6
–, Primärstränge 2.36
–, Sekundärstränge 2.38
Plexus brachialis-Läsion, untere, Differentialdiagnose 27.39
Plexus choroidei, Gefäßversorgung 2.243, A2.23
–, Lage 2.252
Plexus lumbosacralis 2.21–2.33
–, Pars lumbalis 2.21–2.23, **A2.4**
–, Pars sacralis 2.27–2.31, **A2.5**
Plexusläsion, Elektromyographie 27.31
Plexusneuritis siehe neuralgische Schulteramyotrophie
PLP siehe Proteolipid-Protein
PM siehe Polymyositis
PMLE siehe progressive multifokale Leukenzephalopathie
PMP22 6.22, T1.5
PMR siehe Palmomentalreflex
PNET 18.29, A.18.3
Pneumokokken-Meningitis **T24.3**, 24.11

PNP siehe Polyneuropathie
POEMS-Syndrom 6.37
Polioencephalitis haemorrhagica superior 9.49
Poliomyelitis 8.45
Polycythämia vera rubra 23.43
Polyglutaminerkrankungen 1.43, **T1.4**
polymerase chain reaction siehe Polymerasekettenreaktion
Polymerasekettenreaktion 1.41
Polymorphismus 1.38
Polymyalgia rheumatica 20.71
Polymyositis 4.43
Polymyositis, Elektromyographie 27.28
Polyneuropathie **6.7–6.27**
–, antiretrovirale Medikamente 24.98
–, Beginn obere Extremität T6.3
–, bei Kollagenosen 6.36
–, bei Vaskulitis 6.36
–, bei Vitamin-B$_{12}$-Mangel 23.12
–, Definition 6.7
–, diabetische 6.21, 23.60
–, Häufigkeitsverteilung T6.8
–, Hirnnervenbeteiligung T6.2
–, Isoniazid 24.35
–, Klassifikation 6.7
–, mit autonomen Störungen 23.60, **T12.2**
–, mit motorischen Ausfällen T6.4
–, mit proximalem Beginn 6.10
–, mit sensiblen Ausfällen T6.5
–, schmerzhafte 19.29
–, sensomotorisch axonale 23.28
–, tastbare Nervenverdickung T6.7
–, toxische 6.25
Polyzythämie, bei von-Hippel-Lindau-Erkrankung 25.33
Polyzythämie, sekundär 23.43
Pons 9.4, A9.2, **A2.12**
Pons, Gefäßversorgung 9.23, A9.5
Ponsblutung 9.39, 17.9
Ponsgliom 9.46
pontines Syndrom, ventrales 9.28
Pontocerebellum 2.171, **10.3**, T10.1
Porphobilinogen-Deaminase 12.43
Porphyria variegata 12.43
Porphyrie **12.43**, 23.25
Porphyrie, Differentialdiagnose 23.26

Poser-Kriterien Multiple Sklerose T13.3
positionelles Klonieren 1.42
positive okzipitale scharfe Transienten im Schlaf siehe POSTS
positive scharfe Wellen, Elektromyographie 27.9
Positronen-Emissions-Tomographie, bei M. Parkinson 11.17
Postexpositionsprophylaxe, bei Tollwut 24.88
postherpetische Neuralgie **19.30–19.32**
–, Pathophysiologie 19.31
–, Therapie 19.32
Posthypoxische Leukenzephalopathie T13.1
postiktale EEG-Veränderungen 26.31
postinfektiöse Enzephalomyelitis siehe akute disseminierte Enzephalomyelitis
postkoitaler Kopfschmerz 20.60–20.62
Post-Polio-Syndrom 24.93
Postpunktionskopfschmerz 20.57–20.59
POSTS A26.25, 26.28
postsynaptisches Potential 1.10
posttraumatische Epilepsie 21.34
posttraumatischer Tremor 11.53
posturales Tachykardiesyndrom 12.51, **12.55**
POTS siehe posturales Tachykardiesyndrom
PP-MS, primär progrediente MS 13.10
PPRF siehe paramediane pontine Retikularisformation
PPS siehe Post-Polio-Syndrom
Prader-Willi-Labhart-Syndrom 1.39
Pramipexol 11.27
prämotorischer Kortex 2.75
Präsenilin-1 14.28, T14.3
Präsenilin-2 14.28, T14.3
präsynaptische Endigungen 1.10
Praziquantel, Therapie Neurozystizerkose 24.55
Prazosin 13.36
primär systemische Amyloidose 6.38
Primäraffekt, Syphilis 24.42
primäre Angiitis des ZNS 23.92, 23.93

primäre Lateralsklerose 8.46
primer 1.41
Primidon, bei Epilepsien T21.11
–, bei essentiellem Tremor 11.50
Primitive neuroektodermale Tumoren siehe PNET
PRIND siehe prolongiertes reversibles ischämisches Defizit
Prion 1.44, 24.65
Prionerkrankungen 1.44, **24.65–24.72**, T24.6
Prion-Protein 1.44
PRL, bei Hypophysentumor 18.46, **T18.9**
Procainamid, Myopathie 4.48
Processi uncinati 7.2
Processus spinosus 7.2, A7.1
progredienter Insult 17.34
progressive Bulbärparalyse 8.40
progressive multifokale Leukenzephalopathie 18.15, T13.1
progressive Paralyse 24.42
progressive stroke siehe progredienter Insult
Progressive supranukleäre Blickparese **11.32–11.35**, T11.7
–, Demenz 14.64
–, Diagnostik 11.33
–, Differenzierung zum Parkinson-Syndrom **T11.7**, 11.34
–, Klinik 11.32
–, Krankheitsverlauf 11.35
–, Therapie 11.35
Prolaktin, bei Hypophysentumor 18.46, **T18.9**
Prolaktinom, Therapie 18.49
Prolongiertes reversibles ischämisches Defizit (PRIND) 17.34
PROMM siehe proximale myotone Myopathie
Propanolol, bei essentiellem Tremor 11.50
Propanthelin 13.36
Propionibacterium acnes 24.9
Propriozeption 2.62, 2.73
Prosencephalon 2.4, 2.5
Prosodie, Definition 15.3
Prosopagnosie 15.56, 15.57
Protein 14-3-3, bei Creutzfeldt-Jakob-Krankheit 24.67
Protein C-Mangel 17.31
Protein S-Mangel 17.31

Proteolipid-Protein 13.25
Proteolipid-Protein-Erkrankung 25.21
Protoporphyrinogen-IX-Oxidase 12.43
Protozoen, Liquorbefund 24.74
proximale myotone Myopathie (PROMM) 4.24
PrP-Protein 1.44, **24.67**
Pseudo-Arylsulfatase-Mangel 25.19
Pseudobulbärparalyse 9.45
Pseudoclaudicatio 7.13
Pseudodemenz 14.3, 14.4
Pseudodystonie T11.13
Pseudo-Eineinhalb-Syndrom 9.43
Pseudoepilepsie siehe psychogene Anfälle
Pseudo-Graefe-Zeichen 4.34
Pseudohypertrophie 4.12, T4.1
Pseudo-INO 9.42
Pseudomonas aeruginosa 24.31
Pseudomyasthenie siehe Lambert-Eaton-Syndrom
pseudomyotone Entladungen, Elektromyographie 27.11
Pseudomyotonie 4.26
Pseudo-Parkinson-Syndrom 11.36
Pseudoprolaktinom 18.49
pseudoradikuläre Schmerzen, Definition 7.26, 7.27
Pseudotumor cerebri **20.65–20.69**, T20.8
–, Ätiologie T20.8
–, Diagnose 20.66
–, EEG 26.10
–, Sehstörungen 20.68
–, Therapie 20.69
pseudounipolare Ganglienzellen 2.48
PSP siehe progressive supranukleäre Blickparese
psychogene Anfälle 21.41
PTC siehe Pseudotumor cerebri
Pterygopalatinum-Neuralgie T20.3
Ptose 2.102
Pulvinar thalami A2.18, 2.195
Pupillenerweiterung, Reflexbogen 2.208
Pupillenreflex siehe Lichtreflex
Pupillenstarre, amaurotisch 2.212
Pupillenstörung, afferente 2.212
Puppenkopfphänomen siehe okulozephaler Reflex

pure autonomic failure siehe reine autonome Insuffizienz
pure motor stroke 17.8, **T9.5**
pure sensory stroke 17.8, **T9.5**
Purinstoffwechsel-Störungen T4.5
Purkinje-Zell-Antikörper 10.21
Purkinje-Zellen 2.173
Purkinje-Zellschicht (Stratum ganglionare) 2.172
Purpura Schönlein Henoch 23.87
Putamen 2.184, A11.1, A2.17
Putamen, Gefäßversorgung 2.245, A2.23
Putti-Syndrom 7.15
Pyknolepsie 21.18
Pyramidenbahn 2.75–2.79, **A2.10**
–, Definition 8.3
Pyramidenbahnkreuzung 2.78, **8.4**
Pyrazinamid, Therapie tuberkulöse Meningitis 24.61
Pyridostigmin 5.30, 5.32
Pyridoxin-Mangel 23.6, 23.13

QSART, quantitativer sudomotorischer Axon-Reflex-Test 12.58
QT-Syndrome 1.27
Quadrantenanopsie 2.223, A2.19
Quadriceps-Myopathie 4.35
Querschnittsmyelitis **8.24–8.26**, A8.4
Querschnittssyndrom, akutes 8.20
Quincke, Heinrich 30.1
Quintusneuralgie siehe Trigeminus-Neuralgie

Rabbit-Phänomen 11.11
Rabies siehe Tollwut
Rachischisis siehe Myelozele
Rachitis 23.13
Rademecker-Komplex 24.95
Radiatio optica (Gratiolet-Sehstrahlung) 2.219, A2.19
Radiatio thalamocingularis 2.198
Radices craniales n. XI 2.125
Radices spinales n. XI 2.125
Radikale 1.32
Radikulararterien 8.13, **A8.3**
Radikuläre Syndrome **2.50, 2.51**, 7.10–7.12, 7.32, 7.33, 7.37–7.42, T7.1
–, Ursachen T7.2
Radikulitis, bei Borreliose 6.23
Radikulopathie 2.50, 2.51

Radikulopathien, klinische Testung T7.1
Radionekrose 18.82
Radiotherapie bei Hirntumoren, postoperativ 18.25
–, primär 18.25
Radix cochlearis 2.119
Radix vestibularis 2.119
Raeder-Syndrom 2.210
ragged red fiber 4.40
Rami circumferentes breves 9.23
Rami cirumferentes longi 9.23
Ramsay-Hunt-Syndrom 24.85
Ramus communicans albus A12.4, 12.11
Ramus communicans griseus A12.4, 12.11
Ramus dorsalis N. spinalis 7.26
Ramus meningeus 7.26
random oscillations **T11.5**, 11.23
Ranvier-Schürring 1.9
rapid eye movements siehe REM
Rasmussen-Bündel siehe Tractus olivocochlearis
Rasmussen-Enzephalitis 21.23
Rathke-Tasche 18.50
Raymond-Cestan-Syndrom 9.30
RE siehe Rasmussen-Enzephalitis
Rebound-Phänomen 2.183, 10.6
Recessus-lateralis-Syndrom 7.8, **7.15**
recruitment, beim Fowler-Test 2.160
Recurrensparese, bei Foramen-jugulare-Syndrom 2.126
–, beidseitig T16.2
–, einseitig T16.1
reflektorische Pupillenstarre siehe Argyll-Robertson-Pupille
Reflexe **T2.4**
–, in Kindesentwicklung T25.1
Reflexverbindungen, akustische 2.155
Refraktärzeit 1.8
Refsum-Erkrankung 6.16, 30.12, **T10.6**
reine autonome Insuffizienz 12.44
Reissner-Membran 2.150
Reithosenanästhesie 8.23
Relaxation nach Jacobson 20.52
REM-Schlaf 22.1
–, autonome Veränderungen 12.56
–, EEG A26.6

REM-Schlaf-Parasomnien 22.33
REM-Schlaf-Verhaltensstörung 22.36
–, Differentialdiagnose 22.36
Renshaw-Zellen 2.11
respiratorische Insuffizienz, bei Myopathien 4.13, T4.2
–, neurologische Ursachen T23.2
Restless-legs-Syndrom 22.37
Retentio urinae 8.20
Retikularisformation 2.80
–, Funktion 2.84, **9.60**
retikulospinale Bahn siehe Tractus reticulospinalis
Retina 2.203
Retinahamartome 25.30
Retinopathie, durch Tumortherapie 18.77
Retrobulbärneuritis 2.225
retrograde Amnesie 15.67
Reverse Transkriptase 1.41
Rexed laminae 2.53, **A2.10**
Reye-Syndrom 23.16, **23.19**, 24.86
–, bei Varizella-zoster-Virus 24.86
Rhabdomyolyse 4.54, T4.9
rheumatoide Arthritis 23.76–23.78
Rhizotomie 19.59
rhythmisiertes temporales theta der Schläfrigkeit A26.28, 26.32
Ribonukleinsäure 1.37
Ribot-Regel 15.7
Riechbahn 2.200
Riechzellen 2.199
Riesenzellarteriitis siehe Arteriitis temporalis
Rifampicin, Therapie tuberkulöse Meningitis 24.61
Rigor, beim Parkinson-Syndrom 11.11
Riley-Day-Syndrom **12.37–12.39**
–, Kardinalkriterien 12.38
–, Pathogenese 12.39
Riluzol 8.42, **8.44**, 11.28
rimmed vacuoles 4.43
ring enhancing lesion, Differentialdiagnose 24.20
Rinne-Versuch 2.159
Risus sardonicus 24.38
Rizatriptan 20.28
RLS siehe Restless-legs-Syndrom
RNS siehe Ribonukleinsäure
Rolando-Epilepsie 21.14
Roller-Kern 2.142

Romberg, Moritz Heinrich 30.37
Romberg-Versuch 30.37
Ropinirol 11.27
Rose-Syndrom 24.39
Rossolimo-Reflex **30.23**, A30.6, T2.4
Rotatokollis siehe Tortikollis
Rr. caroticotympanici 2.242
Rr. choroidei posteriores 2.243, A2.23
RR-MS («relapsing remitting MS») 13.10
Ruber-Tremor 11.51
Rückenmark, Abschnitte 2.56
–, Anatomie 2.52–2.61, 8.1, A2.10, A8.1
–, Aszension 2.57
–, Bahnen 2.54, 2.55, 8.2, **T8.1, A2.10**
–, Blutversorgung 2.61, **8.13–8.15**, A8.3
–, Segmente **A8.2**, 8.12
–, somatotopische Organisation **A8.1**
–, spinale Reflexmechanismen 8.7
–, Topographie Bahnen **A2.10, T8.1**
Rückenmarkserkrankungen, Symptome 3.13
–, Untersuchungsbefunde 3.15
Rückenmarkskompression 8.35, **T8.3**
–, metastatische 18.57
Rückenmarksmetastasierung 18.67
Rückenmarkssyndrom, ventrales 8.21
–, zentrales 8.22
Rückenmarkstumoren 8.36
–, Häufigkeit T.18.5
Rückenschmerzen, Therapie **7.28–7.31**
–, Ursache **T7.3**
Rucknystagmus 2.146
Ruhetremor, beim Parkinson-Syndrom 11.11
rundes Fenster (Fenestra cochleae) 2.149, A2.16
Russel-Hakenbündel 2.178
Ryanodin-Rezeptor-Antikörper 5.19
Ryanodin-Rezeptor-Gen (*RYR-1*) 4.38, T1.2
RYR1-Gen 4.38, T1.2

S100β 13.25
S1-Syndrom 2.50, **7.11**, 7.23
SAB siehe Subarachnoidalblutung
Sacculus 2.141
SAE siehe subkortikale arteriosklerotische Enzephalopathie
Sakkaden, Definition 2.165
Sakkadendysmetrie 2.165
Sakkadenverlangsamung 2.165
Salbengesicht 11.11
saltatorische Erregungsleitung 1.9
Sanduhrneurinom 8.34
SAPS siehe Schlaf-Apnoe-Syndrom
Sarkolemm A2.2, 2.7
Sarkomer 2.7
sarkoplasmatisches Retikulum A2.2, 2.7
Sauerstoffinhalation, bei Clusterkopfschmerz 20.46
Saugreflex **9.45**, T2.4
Saure-Maltase-Mangel 4.21
SCA siehe spinozerebelläre Atrophie
SCA 1 T1.4
SCA 1–7 **T10.6**
SCA 6 T1.4
Scala media 2.150
Scala tympani 2.150
Scala vestibuli 2.150
Scapula alata, Ursachen 6.30
Schädelbasis-Syndrome siehe Foramen-jugulare-Syndrom
Schädel-Hirn-Trauma, Epilepsie 21.34
Schädigung des 1. motorischen Neurons, Untersuchungsbefunde 3.15
Schalenkern siehe Putamen
Schallempfindungsschwerhörigkeit 2.158, 2.159
Schallleitungsschwerhörigkeit 2.158, 2.159
Schanz-Krawatte 7.41, 8.33
Schellong-Test 12.2, 12.48
Scheuklappenphänomen siehe bitemporale Hemianopsie
Schiefhals 11.61
Schilder-Sklerose 25.22
Schilling-Test 8.38
Schirmer-Test 2.115
Schlaf **22.1–22.37**
–, epileptiforme Entladungen 26.30
–, motorische Aktivitäten im 22.33

–, periodische Bewegungen im 22.32
Schlafapnoephase 2.138
Schlaf-Apnoe-Syndrom bei Akromegalie 23.59
–, obstruktives 22.14, 22.15
Schlafbedarf 22.8
Schlafdauer 22.8
Schlaf-EEG A26.2-A26.6, 26.4
Schlafentzugs-EEG 26.25
Schlafformen 22.1
Schlaflähmung 22.16, 22.18, 22.23
Schlaflatenz 22.11–12
Schlafmuster 22.9
Schlafpolygraphie 22.10
Schlafpolygraphie, Beeinflussung 22.13
Schlafregulation 22.2
Schlafspindeln, EEG A26.3
Schlafstadium 1, EEG A26.2
Schlafstadium 2, EEG A26.3, 26.4
Schlafstadium 3, EEG A26.4
Schlafstadium 4, EEG A26.5
Schlafstörungen, in Assoziation mit psychiatrischen oder anderen Erkrankungen 22.4
–, Formen 22.3
–, Klassifikation 22.4
Schlafterror 22.31
Schlaf-Wach-Rhythmusstörungen 22.3
Schlaf-Wach-Stadien 22.10
Schlafwandeln 22.33, 22.34
Schlaganfall **17.1–17.47**
–, Alter 17.26
–, Blutgerinnungsstörung 17.31
–, Definition 17.1
–, Diagnostik 17.18–17.22
–, Drogenabusus 17.29
–, Häufigkeit 17.2
–, Hypercholesterinämie 17.28
–, Hypertonie 17.24
–, kardiale Ursachen 17.25
–, Kontrazeptiva 17.30
–, MR-Angiographie 17.22
–, Nikotin 17.26
–, Risikofaktoren **T17.4**, 17.23–17.32
–, Todesursachen 17.33
–, Typen **T17.2**
Schleifenkreuzung siehe Lemniscus medialis
Schluckakt 16.42

Schluckreflex 16.43
Schluckstörung, Arten 16.45
Schmerz **19.1–19.69**
–, akuter 19.2
–, chronischer, Kriterien 19.2
–, Definition 19.1
–, Klassifikation 19.3
–, neuropathischer 19.4
–, nozizeptiver 19.4
–, psychogener 19.4
–, somatischer 19.4
–, übertragener 19.9
–, viszeraler 19.4
–, zentraler 19.36
Schmerzanamnese T19.1
Schmerzfasern 2.71
Schmerzsyndrom, chronisch postoperatives 7.31
–, komplexes regionales 19.20
–, muskuläres 19.11–19.18
–, neuropathisches 19.29–19.37
–, zentral dysästhetisches 19.35
Schmerztherapie **19.45–19.60**, T19.9
–, adjuvante Analgetika 19.49, **T19.8**
–, Antikonvulsiva 19.51
–, Baclofen 19.53
–, Gabapentin 19.52
–, intrathekale Morphingabe 19.69
–, Lokalanästhetika 19.54
–, Medikamentenpumpen 19.58
–, Nervenstimulationstechniken 19.57
–, nicht-steroidale Antiphlogistika 19.48
–, Operation 19.59
–, Opiatresistenz 19.66, 19.67
–, Therapiestrategien **T19.9**
–, topische Analgetika 19.55
–, trizyklische Antidepressiva 19.50
–, Verhaltenstherapie 19.56
–, WHO-Stufenschema T19.10
Schmetterlingsgliom 18.23, A.18.1
Schnappatmung 2.137
Schnarchen 22.14
Schnauzenreflex (Chvostek) T2.4
Schnecke, knöcherne 2.149, A2.16
Schnüffelsucht 6.25
Schreibkrampf 11.62
Schulteramyotrophie, neuralgische 2.42

Schulter-Hand-Syndrom 19.23
Schulterluxation, Nervenschädigung bei 2.44
Schumacher-Kriterien der MS T13.2
Schüttellähmung siehe Parkinson-Erkrankung
Schwalbe-Kern 2.142
Schwangerschaft, Epilepsie 23.100–23.101
–, neurologische Erkrankungen 23.94–23.98
–, Neuropathie 23.102
Schwartz-Jampel-Syndrom T4.5
Schweifkern siehe Nucleus caudatus
Schwerpunktneuropathie, Ursachen T6.6
Schwindel **9.53–9.59**, T9.6, T9.7
–, Definition 9.53
–, klinische Untersuchung T9.7
–, Ursachen 9.54, T9.6
SCN4A T1.3
SDH siehe subdurales Hämatom
SDS siehe Shy-Drager-Syndrom
second wind 4.19
Sedativa, EEG-Veränderungen 26.22
Segawa-Variante Dystonie 11.58
segmentale Demyelinisierung 6.2, A6.1
Sehnervenkreuzung siehe Chiasma opticum
Selegilin 11.19
semantische Paraphasien 15.15
Semont-Manöver 9.59
senile Plaques 14.35
Senilität 14.2
sensible Nervenfasern 2.87
sensorische Aphasie siehe Wernicke-Aphasie
sensorische Nervenfasern 2.87
SEP siehe somatosensibel evozierte Potentiale
Septum-pellucidum-Zyste 25.10
Serotonin 1.22
–, bei Migräne 20.24
Serumkrankheit 23.87
SFEMG «single fiber electromyography» siehe Einzelfaser-EMG
Shapiro-Syndrom **12.34**, 25.8
Shukowski-Eigenreflex 30.23
Shulman-Syndrom T4.7
Shuntinfektion 24.9

Shy-Drager-Syndrom 11.38
Sialidose 21.22
Sicca-Syndrom siehe Sjögren-Syndrom
Sichelzellanämie 23.40
Sicherheitsfaktor 5.15
Siebenmann-Syndrom siehe Foramen-jugulare-Syndrom
Signe des cils 2.115
signe du plateau 2.45
Silbenstolpern 24.42
Simpson-Test 5.9
Sinus caroticus 12.47
Sinus-cavernosus-Thrombose **17.63**, 24.30
Sinus-cavernosus-Syndrom, infektiöses 24.30
Sinusitis T20.7
Sinusvenenthrombose **17.61–17.66**, 23.94, **A30.3**
–, Therapie 17.66
Sjögren-Syndrom 23.79
–, autonome Störungen 12.21
Skalenus-Syndrom 2.45
skandierende Sprache 2.183
Skelettmuskel, histologischer Aufbau **A2.2**
Skelettmuskel-Autoantikörper 5.19
Sklerodermie 23.80
Skotom, zentrales 2.222
SLE siehe systemischer Lupus erythematodes
slow channel-Syndrom T5.3
Sluder-Neuralgie siehe Pterygopalatinum-Neuralgie
SMA I (Werdnig-Hoffmann) T8.4
SMA II (intermediärer Typ) T8.4
SMA III (Kugelberg-Welander) T8.4
SMA IV T8.4
small-fiber-Neuropathie 6.7, 19.29
smn-Gen «survival motor neuron» 1.33
smooth pursuits siehe Blickfolgebewegungen
SNAP-25 T1.1
SNc siehe Substantia nigra pars compacta
SND siehe striato-niagrale Degeneration
SNr siehe Substantia nigra pars reticulata
SOD1 siehe Superoxid-Dismutase Typ1

soft disc 7.38
Sölder-Linien **2.109**, 2.111
soluble NSF attachment protein siehe SNAP-25
Somatoafferenzen, Definition 2.86
–, spezielle 2.89
Somatoefferenzen, Definition 2.91
somatosensibel evozierte Potentiale 13.20
Somatotropes Hormon 23.59
–, bei Hypophysentumor 18.46, **T18.9**
Somnolenz, Definition 9.61
Sonnenuntergangsphänomen 9.41
Sopor, Definition 9.61
Sotos-Syndrom T25.5
spannungsgesteuerte Ionenkanäle 1.24
spannungsgesteuerte Kalziumkanäle 1.10, 1.29
Spannungskontrollsystem, Muskel 2.13, 2.16
Spannungskopfschmerzen **20.49–20.52**
–, Therapie 20.52
–, Typen 20.51
–, Ursache 20.50
spasmodische Dysphonie 16.31
spasmodische Dystonie 11.62
Spasmus facialis, Botulinumtoxin 11.66
spastic paraplegia (SPG) 8.46
Spastik, Therapie 13.34
spastische Spinalparalyse 8.46
SPECT, Single-Photonen Emissions Computertomographie, bei M. Parkinson 11.17
speech arrest 16.6
Sphinkter-Detrusor-Dyssynergie 13.36
spike-and-slow-wave-Komplexe A26.22, 26.27
spike-and-wave 26.27–26.32
spikes, EEG A26.22, 26.27, 26.28
Spike-wave-Stupor 21.65
Spina bifida 25.10, 25.11
spinale Heredoataxie siehe Friedreich-Ataxie
spinale Muskelatrophie (SMA) **T8.4**, 8.45
spinale Syndrome **8.19–8.23**
spinaler Schock 8.20
spinales Astrozytom A8.6

spinales Neurofibrom A8.7
Spinalganglion 2.48
Spinalis-anterior-Syndrom 8.21
–, bei rheumatoider Arthritis 23.78
Spinalkanalstenose **7.13–7.18**
–, Biomechanik 7.14
–, Differentialdiagnose 7.17
–, Klinik 7.13
–, Operationsindikation 7.18
–, Prognose 7.18
–, Ursachen 7.16
Spinalnerv, Äste 2.47
Spinalnervenpaare 2.58
Spinalparalyse, spastische 8.46
Spindelkoma, EEG A26.33
Spingomyelinose (Niemann-Pick-Erkrankung) T10.6
Spinnwebengerinnsel 24.59
spinobulbäre Muskelatrophie siehe bulbospinale Muskelatrophie
Spinocerebellum 2.171, **10.3**, T10.1
spinozerebelläre Atrophie T1.4, **T10.6**
Spiralganglion (Ganglion spirale) 2.152
Spirochäten, Liquorbefund 24.74
Spirochäteninfektionen **24.42–24.52**
Spitzenpotentiale EEG siehe «spikes»
SP-MS («secondary progressive MS») 13.10
Spondylitis tuberculosa T8.3
spondylogene Myelopathie 7.36
Spondylolisthesis, Definition 7.3
Spondylolyse, Definition 7.3
Spondylopathie 7.2
Spondylose 7.2, 7.3
–, zervikale 8.31
Spongioblastome 18.29
Spontanaktivität, Elektromyographie 27.6, **27.7**, 27.9
Sprache, Definition 15.3
Sprachstörung 16.1
Sprachzentrum, motorisches siehe Broca-Areal
–, sensorisches siehe Wernicke-Areal
spreading depression, bei Migräne 20.22
Sprechapraxie **15.11**, 15.26
Sprechen, Definition 15.3
Sprechmotorik 16.1
Sprechstörung 16.1

sprouting 1.12
Sprue 23.7
SRD siehe sympathische Reflexdystrophie
SSPE siehe subakute sklerosierende Panenzephalitis
Stäbchen, Funktion 2.204
Stammhirn 2.83
Stapedius-Reflex 2.116
Stapes 2.149, A2.16
Staphylokokken-Meningitis 24.8–24.10, **T24.3**
Staphylokokkus epidermidis 24.9
Startle-Epilepsie 11.90
Startle-Syndrom 11.90
statische Enzephalopathie, Risikofaktoren T25.2, T25.3
Status epilepticus 21.65–21.72
–, Definition 21.65
–, Ursachen T21.17
Status komplex partieller Anfälle, Therapie **T21.18**
Status lacunaris 14.48
Status marmoratus 25.2
Status migraenosus 20.19
Status pseudoepilepticus 21.41
Status psychomotoricus 21.65
Status subchoreaticus 11.74
Status vegetativus siehe apallisches Syndrom
Stauungsinfarkt, bei Hirnvenenthrombose 17.64
Stavudin, Polyneuropathie 24.98
Steele-Richardson-Olszewski-Syndrom siehe progressive supranukleäre Blickparese
Steigbügel 2.149, A2.16
Stellatumblockade, bei sympathischer Reflexdystrophie 19.26
stereotaktische Ablationstechniken, Schmerztherapie 19.59
stereotaktische Operation, bei essentiellem Tremor 11.50
–, bei Parkinson-Syndrom 11.29
Stereotaktische Strahlentherapie 18.25
Stereotypie 11.81
Sternzellen 2.173
Steroide 6.53
Steroidpulstherapie, bei Multipler Sklerose 13.28
STH siehe somatotropes Hormon
Stickoxid-Exposition 8.38

stiff baby 11.90
Stiff-Man-Syndrom, Stiff-Person-
  Syndrom 11.88
Stilling-Clarke-Säule 2.73
Stimmtremor 16.33
Stimulationselektroden, Epilepsie-
  chirurgie 21.74
STN siehe Nucleus subthalamicus
Stottern 16.36–16.38
Strabismus, Botulinumtoxin 11.66
Strachan-Syndrom 23.10
Strahlenmyelopathie **18.79**, T13.1
Strahlenplexopathie 18.58
Strahlensensitizer 18.26
Strahlentherapie, Akutreaktion
  18.80
–, frühe Spätreaktion 18.81
Stratum ganglionare 2.172
Stratum granulosum 2.172
Stratum moleculare 2.172
Streifenkörper siehe Corpus stria-
  tum
Streptomycin, Therapie tuberkulöse
  Meningitis 24.61
Stria lateralis (tractus olfactorius)
  2.200
Stria medialis (tractus olfactorius)
  2.200
Stria medullares 2.154
Striae acusticae dorsales (Stria me-
  dullares) 2.154
striato-niagrale Degeneration
  11.38
Striosom 11.3
Strohl, A. 30.36
Sturge-Weber-Erkrankung 25.31
Sturzkampfbombergeräusch 4.24,
  27.11
subakute sensorische Neuronopa-
  thie 12.26
subakute sklerosierende Panenzephalitis **24.95**, A26.15, T26.1
–, EEG A26.15, T26.1
subakute spongiforme Enzephalopathie siehe Creutzfeldt-Jakob-
  Krankheit
subakute zerebelläre Degeneration
  siehe paraneoplastische Kleinhirndegeneration
Subarachnoidalblutung A17.5,
  17.48–17.60
–, Diagnostik 17.53
–, Geschlechtsverkehr 20.61

–, Häufigkeit 17.48
–, Klinik 17.52
–, Komplikationen 17.56, 17.59
–, konservative Therapie 17.55
–, neurologische Ausfälle 17.58
–, Operation 17.54
–, Prognose T17.9
–, Schweregrade T17.8
–, Therapie Vasospasmus 17.55
–, Ursachen 17.49
subclavian-steal-Syndrom 9.35
subdurales Hämatom, EEG 26.14
subfornikales Organ 1.5
Subklavia-Anzapf-Syndrom 9.35
subkommissurales Organ 1.5
subkortikale arteriosklerotische
  Enzephalopathie 14.48
subkortikale Demenz **14.57–14.68**,
  T14.5
–, Charakteristika 14.57
–, Differenzierung zu kortikaler
  14.58, 14.59
–, Erkrankungen mit **T14.5**
–, Neuroanatomie 14.60
subkortikale Schädigungen, Symp-
  tome 3.22–3.26
–, Untersuchungsbefunde 3.26
subkortikale sensorische Aphasie
  15.20
Substantia gelatinosa **A2.10**, 2.53
Substantia nigra **2.96**, 2.184, 11.1,
  A2.11, A11.1
Substantia nigra pars campacta
  2.96, 2.184, 11.1
Substantia nigra pars reticulata
  2.96, 2.184, 11.1
Substantia perforata anterior
  2.200
Substanz P 2.71
–, bei Migräne 20.22
sudomotorischer Axon-Reflex 12.58
Sulcus ulnaris-Syndrom
  27.36–27.38
Sulfitoxidasemangel T13.1
Sulkokommissuralarterien 8.13,
  A8.3
Sumatriptan 20.28
Superoxid-Dismutase Typ 1 1.32,
  8.42
Suralis-Biopsie 6.17
survival motor neuron siehe *smn*-
  Gen
SVT siehe Sinusvenenthrombose

swinging flashlight test 2.213
Sydenham, Thomas 30.38
Sydenham-Chorea 11.75
Sympathikus, adrenerge Rezeptoren
  12.5
–, Anatomie A12.1, 12.4
–, Reaktionen T12.1
Sympathikusblockade, bei sympa-
  thischer Reflexdystrophie 19.27
Sympathische Reflexdystrophie
  19.19–19.28
–, Definition 19.19
–, Diagnostische Tests 19.26
–, Prädispositionsfaktoren 19.24
–, Stadien 19.22
–, Symptome **T19.5**, 19.21
–, Therapie 19.27, 19.28
–, Varianten 19.23
Synapse 1.10
–, chemische 1.10
–, cholinerge 1.16
–, elektrische 1.10
–, inhibitorische 1.10
–, Plastizität 1.12
synaptische Plastizität 1.12
synaptische Vesikel 1.11
synaptischer Spalt 1.10
Synaptobrevin T1.1
Synaptophysin T1.1
Synaptotagmin T1.1
Syndrom der kaudalen Brücken-
  haube (Raymond-Cestan-
  Syndrom) 9.30
Syndrom der oberen Zweihügel
  9.41
Syndrom des kaudalen Brücken-
  fußes (Foville-Syndrom) 9.29
Synkope, Mechanismen 12.52
–, neurokardiogene 12.51
Synoviitis 7.5
Syntaxin T1.1
Syphilis **24.42–24.48**
–, serologische Tests 24.43, **A24.2**
Syphilisdiagnostik, bei HIV-Infek-
  tion 24.110
Syphilitische Meningitis, Hirnner-
  venbefall 24.47
Syringobulbie 8.27
Syringomyelie **8.27–8.30**, A8.5
–, Klinik 8.28
–, Ursache 8.29
systemischer Lupus erythematodes
  23.47, **23.73–23.75**

Tabak-Alkohol-Amblyopathie 8.38
Tabes dorsalis 24.42
Taboparalyse 24.42
Taenia solium 24.55
Tagesschläfrigkeit 22.11, **22.14**, 22.16, 22.26, **T22.5**
Takayasu-Vaskulitis 20.73
taktile Diskrimination 2.62
Tangentialfasern 2.174
tangles 14.35
Tanzmanie 30.38, A30.9
Tardivdyskinesie 11.80
–, Pathogenese 11.82
–, Therapie 11.83
Tarui-Erkrankung 4.19
task-specific-Tremor siehe kinetischer Tremor
Taubheit, einseitige 2.157
Tau-Protein 14.43
Tectum (Dach) 2.94, **A2.11**
Tegmentum (Haube) 2.94, **A2.11**
Teilleistungsschwäche 25.37
Teleangiektasien siehe Louis-Bar-Syndrom
Telencephalon 2.5
Telophragmata siehe Z-Streifen
temporale Abblassung Papille 2.225
Temporallappen, Funktionen 2.231
Temporallappen-Epilepsie, Symptomatik 21.20
Temporomandibulargelenks-Dysfunktion 19.44
TENS 19.57
Tensilon-Test 5.26, 5.27
tension headache siehe Spannungskopfschmerzen
teratogene Effekte, Antikonvulsiva 21.63
Tetanie 23.70
Tetanospasmin 24.36
Tetanus **24.37–24.41**
–, Häufigkeit 24.37
–, Symptome 24.38
–, Therapie 24.41
Tetanusimpfung 24.41
Tetanustoxin, Schädigungsmechanismus 24.36
tethered cord 25.10, 25.12
Tetrahydrobiopterin 11.58
TGA siehe transiente globale Amnesie
Th1-Helferzellen 13.25
Th2-Helferzellen 13.25

Thalamische Aphasie 15.40, 15.41
Thalamotomie 11.29
Thalamus **2.193–2.196, A2.18**
–, Afferenzen T2.6
–, Efferenzen T2.6
–, Gefäßversorgung 2.243, A2.23
–, Kerngruppen A2.18, 2.195
–, laterale Begrenzung 2.193, A2.17
–, mediale Begrenzung 2.193, A2.17
–, Verbindung mit optischem System 2.218
Thalamusschmerz 19.37
Theiler-Virus 13.26
Thermokoagulation, Therapie der Trigeminusneuralgie 19.41
theta-(τ)-Wellen 26.2
Thiamin-Hypovitaminose **9.49**, 23.6, 23.9
Thiopentalnarkose, bei Grand-mal-Status **T21.18**, 21.69
Thiotepa, bei Meningeosis carcinomatosa 18.74
Thomsen-Myotonie T4.5
thoracic-outlet-Syndrom 2.45, 6.28
thrombotisch thrombozytopenische Purpura Moschkowitz 23.46
Thrombozythämie, essentielle 23.46
Thrombozytopathie 23.46
Thrombozytopenie 23.46
Thrombozytose 23.46
Thymektomie, bei Myasthenia gravis 5.23
Thymitis 5.18
Thymom 5.18
Thymus, Rolle bei der Myasthenia gravis 5.21
Thyreotoxikose, Symptomatik 23.54
thyreotropes Hormon, bei Hypophysentumor 18.46, **T18.9**
TIA **17.34**, 23.2
–, Hirnstamm 9.34
Tiagabin 21.48, 21.49
Tic douloureux siehe Trigeminus-Neuralgie
Ticlopidin 17.45
Tics **11.67–11.72**
–, Definition 11.67
–, Klassifikation T11.15
–, Phänomenologie T11.14
–, primäre Formen T11.15, 11.68
–, sekundäre Formen T11.15
–, Ursachen 11.68

Tigerauge-Zeichen 25.28
tight junctions 1.4
Tine-Test 24.62
Tinnitus 9.57
Titin-Antikörper 5.19
Tizanidin 13.34
Toleranz, Schmerztherapie 19.47
Tollwut, Hirnbefall 24.89
–, Postexpositionsprophylaxe 24.88
Tollwut-Virus 24.87
Tolosa-Hunt-Syndrom T20.7
tomakulöse Neuropathie **6.22**, T1.3
tonisch-klonische Anfälle 21.8
Tooth, Howard H. 30.35
top-of-the-basilar-Syndrom siehe Basilariskopfsyndrom
Topiramat **21.48**, 21.49, T21.11
TORCH 25.5
Torcular Herophili 30.11
Torsin-A-Gen 11.60
Torsionsdystonie siehe Dystonie
Tortikollis 11.61, T11.13
TOS siehe «thoracic outlet»-Syndrom
Tourette-Syndrom siehe Gilles-de-la-Tourette-Syndrom
Tourettismus T11.15
Toxine, Kleinhirnschädigung T10.5
Toxoplasmose 24.21
Toxoplasmose-Enzephalitis, Therapie 24.108
TPHA-Test 24.43
Tractus cerebelloreticularis 10.4
Tractus cerebellorubralis 10.4
Tractus corticonuclearis 2.76
Tractus cortico-ponto-cerebellaris T2.5, 2.177
Tractus corticospinalis anterior 2.78, 8.4, **A2.10**
Tractus corticospinalis lateralis 2.78, 8.4, **A2.10**
Tractus corticospinalis **2.75–2.79**
–, Kreuzung 2.78
Tractus cuneocerebellaris 2.73, 10.4
Tractus dentato-rubro-thalamicus 2.182, **10.4**, T2.5
Tractus fastigiobulbaris (rectae) 2.178, 10.4
Tractus fronto-ponto-cerebellaris 2.180
Tractus mamillothalamicus (Vicq d'Azyrsches Bündel) 2.198
Tractus olfactorius 2.200

Tractus olivocerebellaris 10.4
Tractus olivocochlearis 2.163
Tractus opticus 2.217
Tractus pallidonigralis 2.190
Tractus pallidorubralis 2.189
Tractus pallidosubthalamicus 2.190
Tractus pallidotegmentalis 2.189
Tractus reticulocerebellaris 10.4
Tractus reticulospinalis 2.80, A2.10
Tractus rubrospinalis 2.178
Tractus solitarius 12.10, **A12.4**
Tractus spinobulbaris lat. (Burdach) 2.62, **A2.10**
Tractus spinobulbaris med. (Goll) 2.62, **A2.10**
Tractus spinocerebellaris anterior 2.73, 10.4, **A2.10, T2.5**
Tractus spinocerebellaris posterior 2.73, 10.4, **A2.10, T2.5**
Tractus spinocerebellaris rostralis 2.73
Tractus spinothalamicus ant. und lat. 2.67, **A2.10, A8.1**
Tractus spinothalamicus, Verlauf 2.69
Tractus tectocerebellaris 10.4
Tractus tegmentalis centralis (zentrale Haubenbahn) 2.176
Tractus trigeminocerebellaris 10.4
Tractus vestibulocerebellaris 2.143, 10.4, **T2.5**
Tractus vestibulospinalis lateralis **2.81**, 2.143, 2.144, **A2.10**
Tractus vestibulospinalis medialis **2.81**, 2.143, 2.144, **A2.10**
Tramadolol T19.12
Tränendrüse, Innervation 2.92
Transaldolase 13.25
transiente epileptische Amnesie 15.68
transiente globale Amnesie 15.68
transiente ischämische Attacke siehe TIA
transkortikale Aphasien **15.30–15.36**
transkortikal-motorische Aphasie 15.14, **15.33**
transkortikal-sensorische Aphasie **15.31**, 15.32
Translokation 1.39
transmittergesteuerte Kalziumkanäle 1.29
Transmitterquanten 1.10

Transthyretin-assoziierte Amyloidosen 12.41
transverse Myelitis siehe Querschnittsmyelitis
Trapezkörper 2.154
Tremor **11.42–11.53**
–, bei Sprue 23.7
–, Charakteristika **T11.8**
–, Definition 11.42
–, dystoner 11.47
–, essentieller 11.43, T11.9
–, kinetischer 11.51
–, Klassifikation 11.42
–, neuropathischer 11.52
–, orthostatischer 11.48
–, physiologischer 11.44, **T11.10**
–, posttraumatischer 11.53
Trendelenburg Zeichen 2.28
Treponema pallidum 24.42
Trichloräthylen, toxische Polyneuropathie 6.25
Trientine 11.92
Trigeminus-Neuralgie **19.38–19.41**
–, bei Multipler Sklerose 19.39
–, bei Sharp-Syndrom 23.80
–, bei Sklerodermie 23.80
–, bei SLE 23.80
–, Pathophysiologie 19.40
–, Therapie 19.41, **T19.6**
Triggerpunkte, Fibromyalgie-Syndrom T19.3
Trigonum n. hypoglossi 2.128
Trihexphenidyl, bei Dystonie 11.63
Trinukleotiderkrankungen **T1.4**
Trinukleotid-Wiederholungen 1.39, 1.43, **T1.4**
Triorthokresylphosphat (TOCP), toxische Polyneuropathie 6.25
triphasische Wellen A26.13, A26.14
triplet repeats 1.39, 1.43, **T1.4**
Trochlearis-Parese 2.105
Trommelfell 2.149, A2.16
Trömner-Reflex (Fingerbeugereflex) T2.4
tropische spastische Paraparese 8.37
Tropomyosin A2.2
Troponin A2.2
Tryptophan 1.22
TSC siehe tuberöse Sklerose
TSH siehe thyreotropes Hormon
T-System (Transversalsystem) A2.2
TTP siehe thrombotisch thrombozytopenische Purpura

Tuba auditiva 2.149, A2.16
Tubera Hirnrinde 25.30
tuberkulöse Meningitis **24.58–24.62**
–, Differentialdiagnose 24.60
–, Klinik 24.58
–, Liquorbefund 24.59
–, Therapie 24.61
Tuberkulose 24.21
Tuberöse Sklerose 25.30, **T25.9**
Tularämie, Liquorbefund 24.74
Tumorembolien 18.14
Tumoren, hintere Schädelgrube, EEG A26.12
–, Hirnstamm 9.47
–, Kleinhirnbrückenwinkel 10.17
–, zerebrale Metastasierungsrate **T18.10**
Tumorerkrankungen, neurologische Probleme bei 18.1
Tumormarker, Liquoruntersuchung 18.72
Tumorschmerzen, Therapie **19.61–19.67**
Tuschepräparat, Kryptokokkose 24.107
Typ-I-Faser-Atrophie 4.6
Typ-I-Fasern 2.9, **4.5**
Typ-II-Faser-Atrophie 4.6
Typ-II-Fasern 2.9, **4.5**
Tyrosin 1.20
Tyrosin-Hydroxylase **1.20**, 11.58

Überlaufblase 8.20
Unci corporis 7.2
Uncus 2.197
Undines Fluch **2.138**, 30.26
unipolare Ganglien 2.48
Unkovertebralgelenke 7.2
unterer Olivenkern siehe Oliva inferior
Untersuchung, neurologische 3.1–3.37
Unterzungendrüsen, Innervation 2.92
Unverricht-Lundborg-Erkrankung 21.22
urge-Inkontinenz 13.36
Utriculus 2.141

VA-Kern siehe Nucleus ventralis anterior
Vallaix-Druckpunkte 2.50

Valproat, bei Epilepsien T21.11
Valsalva-Manöver 12.48
van Bogaert-Leukenzephalitis siehe subakute sklerosierende Panenzephalitis
Vancomycin, Ototoxizität 24.34
Varizella-zoster-Virus, Herpes zoster 19.30
–, Infektion bei Tumorerkankungen 18.18
–, neurologische Komplikationen 24.86
Vaskuläre Demenz **14.48–14.56,** 23.5
–, Definition 14.48
–, Diagnostik 14.49, **14.53, 14.54,** T14.4
–, neuropsychologische Testung 14.52
–, Therapie 14.56
Vaskulitis **23.82–23.93,** T23.5, A23.1
–, Klassifikation T23.5
–, primäre ZNS- 23.93
vasomotorischer Kopfschmerz siehe Spannungskopfschmerz
Vater-Pacini-Körper 2.63
VBI siehe Vertebrobasiläre Insuffizienz
vCJD, «variant» CJD
VDRL-Test 24.43
vegetatives Nervensystem siehe autonomes Nervensystem
Veitstanz 30.38, A30.9
ventrales Rückenmarkssyndrom 8.21
ventrikuloatrialer Shunt, Infektion 24.9
ventrikuloperitonealer Shunt, Infektion 24.9
VEP siehe Visuell evozierte Potentiale
Verapamil, bei Clusterkopfschmerz 20.47
verbale Paraphasien siehe semantische Paraphasien
Verhaltenstherapie, Schmerzen 19.56
Vermis 2.170, **A10.1**
–, Blutversorgung 10.5
Verschlusshydrozephalus siehe Hydrocephalus occlusus
Versiv-Anfälle 21.9

Vertebralisdissektion A9.6
Vertebrobasiläre Insuffizienz (VBI) 9.34
Vertexwellen **26.4,** 26.28, A26.2, **A26.23**
Vertigo siehe Schwindel
vertikale Blickbewegungen, Generierung 2.167, 2.168
Verwirrheit, Definition 9.61
very long chain fatty acids 25.20
vesicle associated membrane protein siehe Synaptobrevin
vesicular monoamine transporters siehe VMAT 1,2
vesikelassoziierte Proteine 1.11, **T1.1**
vesikulärer Monoamin-Transporter (VMAT) 1.20
Vestibulariskerne 2.142
–, Efferenzen 2.143
–, Projektionen 2.145
Vestibularisparoxysmie 9.54
Vestibulocerebellum **2.171,** 10.3, T10.1
vestibulo-okulärer-Reflex (VOR) 2.166, **9.62**
vestibulospinale Bahn siehe Tractus vestibulospinalis
VGCC(«voltage-gated calcium channels») siehe spannungsgesteuerte Kalziumkanäle
VHL siehe Von-Hippel-Lindau-Krankheit
Vibrationsempfindung 2.62
Vicq d'Azyr-Bündel 2.198
Vicq-d'Azyr-Streifen 2.228
Vidianus-Neuralgie T20.3
Vierhügelplatte siehe Lamina tecti
Vigatrabin 21.48, 21.49
Vigilanzstörungen, Definition 9.61
Vigorimeter-Test 5.9
Viren, Durchseuchung **T24.7**
–, neurale Wanderung 24.87
Virusinfektionen, Formen 24.73
Virusmeningitis, Klinik 24.76
visuell evozierte Potentiale siehe VEP
visuell-räumliches Empfinden 2.234
Viszeroafferenzen, Definition 2.88
–, spezielle 2.90
Viszeroefferenzen 2.92

viszeromotorische Nervenfasern 2.92
Vitamin-A-Intoxikation 30.28
Vitamin A-Mangel 23.6
Vitamin-B_1-(Thiamin-)Mangel **9.49,** 23.9, 23.10
Vitamin B_6-Mangel 23.13
Vitamin-B_{12}-(Cobalamin)-Mangel **8.38,** 23.11, 23.12
Vitamin C-Mangel 23.14
Vitamin D-Mangel 23.6, **23.13**
Vitamin E-Mangel 23.6, T10.5
Vitamin-K-Mangel 23.14
VLCFA siehe «very long chain fatty acids»
VL-Kern siehe Nucleus ventralis lateralis
VMAT 1,2 T1.1
Vogt-Koyanagi-Harada-Syndrom 24.64
voltage-gated calcium channels siehe spannungsgesteuerte Kalziumkanäle
voltage-gated channels siehe spannungsgesteuerte Ionenkanäle
Von-Hippel-Lindau-Krankheit **18.54,** 25.33
VOR siehe vestibulo-okulärer Reflex
vorderes Stromgebiet 2.238
Vorderhirn, Entwicklung 2.5
Vorderhorndegeneration 8.45
Vorderseitenstrangbahnen 2.67–2.72, A2.10, A8.1
–, Empfindungsqualitäten 2.67
–, Kreuzung 2.70
–, Nervenfasertypen 2.68
–, Topologie Fasern A8.1
–, Verlauf 2.69
Vorderwurzel (Radix ventralis) 2.46
Vorhofflimmern 23.1
VPL-Kern siehe Nucleus ventralis posterolateralis
VPM-Kern siehe Nucleus ventralis posteromedialis
Vulpian-Bernhardt, Typ SMA T8.4

Wachstumshormon siehe somatotropes Hormon
Wada-Test 16.9
Walker-Warburg-Syndrom T13.1
Wallenberg-Syndrom 9.27, A9.6
Waller-Degeneration **6.2,** 27.22, A6.1

Sachregister

Wanderwellendispersion 2.153
Wanderwellentheorie 2.151
warm up-Phänomen 4.34
Wartenberg-Test 11.12
wearing off **T11.5**, 11.23
Weber-Syndrom 2.77, **9.31**
Weber-Versuch 2.158
Wegener-Granulomatose 23.88
weicher Gaumen, Innervation 2.121
Werdnig-Hoffmann-Muskelatrophie T8.4
Wernicke-Aphasie 15.19, 15.20
–, Schädigungslokalisation 15.20, A15.1
Wernicke-Areal (sensorisches Sprachzentrum) 2.235, **A2.21**
Wernicke-Enzephalopathie **9.49**, 23.9
–, bei Sprue 23.7
Wernicke-Korsakow-Syndrom 9.49, 23.9
Westphal-Reflex 11.73
Westphal-Variante Huntington-Erkrankung 11.74
West-Syndrom **21.13**, 26.23
Wilson-Erkrankung **11.91**, 11.92, 23.16, 23.22
–, Differentialdiagnose 23.23
–, Genetik 11.91
–, Therapie 11.92
Wirbelhämangiom T8.3
Wirbelsäule **7.1–7.8**, A7.1
–, Schmerzsyndrome 7.8
–, sensible Versorgung 7.26
Wirbelsäulenerkrankungen, Diagnostik 7.19, 7.20
Wortfindungsstörungen 15.37
Worttaubheit 15.23–15.25
Wundstarrkrampf siehe Tetanus
Würgereflex 2.121
Wurzelblockade 7.12
Wurzelkompressionssyndrome **2.50, 2.51**, 7.10–7.12, 7.32, 7.33, 7.37–7.42, **T7.1**
–, Elektromyographie 7.22, 27.32
–, klinische Testung 2.50, 2.51, 7.11, T7.1
–, lumbal 2.50, 7.10–7.12
–, Operationsindikation 7.12, 7.40
–, Symptome 3.11
–, thorakal 7.32, 7.33
–, zervikal 2.51, 7.37–7.42
Wurzelreizsyndrome, Ursachen T7.2

X-chromosomale Myoglobinurie 4.35

Zahnrad-Phänomen 11.11
Zalcitabin 24.98
Zapfen 2.203, 2.205
zentral dysästhetisches Schmerzsyndrom 19.35
Zentralarterien 8.13, **A8.3**
zentrale extrapontine Myelinolyse 9.51
zentrale Fazialisparese 2.114, A2.13
zentrale Haubenbahn 2.176
zentrale pontine Myelinolyse **9.51**, 23.67
zentrale Sympathikusbahn 2.208
zentraler Schmerz 19.36
zentromedulläres Syndrom 8.22
zentronukleäre («myotubuläre») Myopathie T4.6
zerebelläre Dysfunktionen, bei Sprue 23.7
zerebellärer Tremor, Therapie 13.35
Zerebellitis, bei Varizella-zoster-Virus-Infektion 24.86
zerebello-retinale Hämangioblastomatose siehe Von-Hippel-Lindau-Krankheit
zerebrale Ischämie **17.1–17.47**, 23.2–23.3, **T17.3**
–, arterio-arterielle Embolie 17.6
–, Basistherapie 17.36
–, Doppler 17.22
–, Gefässsymptome T17.3, 17.13, 17.14
–, kardiale Diagnostik 17.21
–, kardiale Embolie 17.7
–, lakunärer Infarkt 17.8, T9.5
–, Lysetherapie 17.37, 17.38
–, Marcumarisierung 17.41
–, Neuroprotektion 17.39
–, Pathophysiologie 17.4
–, Primärprävention 17.43
–, Schlafstörung 22.36
–, Sekundärprävention **T17.7**
–, Stadieneinteilung 17.34
–, Symptome **17.5–17.8**
–, Therapie 17.33–17.47, T17.5
–, thrombotisch 17.5
–, Ursachen 17.4
Zerebralparese, infantile 25.15–25.17, **T25.6**

zerebrohepatorenales Syndrom (Zellweger-Syndrom) T13.1
Zeroidlipofuszinosen 21.22, **25.26**, T25.8
zervikale Diskushernie, Differentialdiagnose T7.5
zervikale Myelopathie 7.35, 7.36, **8.31–8.34**
–, bei rheumatoider Arthritis 23.78
–, Differentialdiagnose 8.34
–, diskogen 8.32
–, vertebrogen 8.32
zervikale Spondylose **7.35**, 7.36, 8.31, A7.3
zervikaler Bandscheibenvorfall, Differentialdiagnose T7.5
–, Symptome **2.51**, 7.37, 7.39, T7.1
–, Therapie 7.40, 7.41
Zervikobrachial-Syndrom 7.38
Zidovudin, Myopathie **4.50**, 24.97
Ziehl-Neelsen-Färbung 24.59
Ziliospinaler Reflex (Schmerzreflex) 9.62, T2.4
Zink-Acetat 11.92
zirkumventrikuläre Organe 1.5
ZNS-Borreliose 24.49
ZNS-Erkrankungen, kardiovaskuläre Störungen bei 12.29–12.32
ZNS-Infektionen, bakteriell **24.1–24.35**
–, HIV 24.96–24 111
–, Kortikosteroidtherapie 24.32
–, Parasiten 24.53–24.55
–, Pilze 24.56, 24.57
–, Spirochäten 24.42–24.52
–, viral **24.73–24.95**
ZNS-Lymphome, primäre 18.43–18.45
ZNS-Tumoren siehe Hirntumoren
ZNS-Vaskulitis, primäre 23.92
Zöliakie 23.7
Zolmitriptan 20.28
Zona intermedia A10.1
Zona lateralis A10.1
Zonula occludens 1.4
Zoster gangraenosus 19.30
Zoster generalisatus 19.30
Zoster sine herpete 19.30
Z-Streifen (Zwischenscheiben) A2.2, 2.7
Zunge, Geschmacksempfindung 2.122

Zungenbiss, bei epileptischem Anfall 21.8
Zungenfaszikulationen 9.45
Zungenmuskulatur, Innervation 2.128
Zwangsgreifen 9.45
Zweipunktediskrimination 2.62
Zwiebelschalenformation 6.16
Zwischenhirn, Bestandteile 2.5
Zwischenwellen siehe theta-(τ)-Wellen)
Zwischenwirbelscheiben 7.2
zytoalbuminäre Dissoziation 6.43

Notizen

Notizen

Notizen

Notizen

Notizen

Notizen

Anzeigen

Gerhard Riecker

Fragen und Antworten zur Inneren Medizin

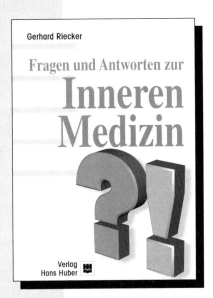

2000. 432 Seiten, 4 Abb., 3 Tab., Kt
DM 39.80 / Fr. 35.90 / öS 291.–
(ISBN 3-456-83379-2)

Mündliche Prüfungen erleben im Medizinstudium eine Renaissance, weil die wesentlichen Probleme und Fragen, mit denen Ärzte später konfrontiert werden, sich nur in komplexen Zusammenhängen lernen und abfragen lassen. Dieses Buch, das die Summe aus den langjährigen und überaus beliebten internistischen Prüfungskursen des Autors zieht, behandelt in ausgewählten Testfragen und individuellen Falldarstellungen alle Themen, die für die Prüfung in der Inneren Medizin relevant sind – und für die Praxis danach! Mit Schlüssel zum Gegenstandskatalog. «Wer dieses Werk durchgearbeitet hat, fürchtet sich vor keiner mündlichen Prüfung in der Inneren Medizin. Da es auch noch Spaß gemacht hat, anhand von interessanten Anamnesen und Verläufen Medizin zu lernen, wird dieses Werk bestimmt genauso viele begeisterte Leser finden wie Rieckers Examens-Vorbereitungskurs.» F. Erdmann, Köln

**Verlag Hans Huber
Bern Göttingen Toronto Seattle**

http://Verlag.HansHuber.com

Weltgesundheitsorganisation (WHO)

Internationale Klassifikation neurologischer Erkrankungen

Neurologische Adaptation der ICD-10 Kapitel VI (G) «Neurologische Erkrankungen» mit Referenzhinweisen zu anderen neurologisch relevanten Abschnitten der ICD-10. Deutsche Ausgabe herausgegeben von Ch. Keßler (Greifswald) H. J. Freyberger (Stralsund)

2001. Etwa 400 Seiten, Gb etwa DM 98.– / Fr. 85.– / öS 715.–
(ISBN 3-456-82188-3)

Mit der Einführung der ICD-10 wird sich auch die Diagnostik und Klassifikation neurologischer Erkrankungen grundlegend ändern. Gegenüber der Klassifikation nach ICD-9 wurden eine Reihe wichtiger Veränderungen vorgenommen, die nicht nur die formale Struktur des Systems, sondern auch inhaltliche Gesichtspunkte betreffen. Im vorliegenden Band werden Handlungsanweisungen für die neurologische Diagnostik nach ICD-10 gegeben. Diese stützen sich auf das Kapitel VI (G) «Neurologische Erkrankungen», das in dem Band ausführlich kommentiert in der deutschen Übersetzung wiedergegeben und durch Auszüge aus anderen Kapiteln der ICD-10, so weit diese für die neurologische Diagnostik relevant sind, ergänzt wird. Hierzu gehören etwa psychiatrische Störungen, Erkrankungen des Herz-Kreislaufsystems, infektiöse und parasitäre Erkrankungen und die Klassifikation von Tumoren und Neoplasmen.
Jedes Kapitel enthält eine Übersicht zu den einzelnen Erkrankungen und zu weiteren separat kodierbaren Aspekten von Morbidität und Mortalität. Ausführlich wird in dem Band auf das auch in der neurologischen Diagnostik relevante Prinzip der Komorbidität und der multiaxialen Abbildung diagnostischer Aspekte eingegangen.

Verlag Hans Huber
Bern Göttingen Toronto Seattle

http://Verlag.HansHuber.com